U0363039

编　委 （按姓氏拼音排序）

编写秘书　　张　黎　付　朋

"十四五"时期国家重点出版物出版专项规划项目
湖北省公益学术著作出版专项资金资助项目

神经外科亚专科学丛书

名誉主编 赵继宗
总 主编 赵洪洋 王 硕 毛 颖

功能神经外科

GONGNENG SHENJING WAIKE

主 编 ◆ 于炎冰 张建国 刘如恩

华中科技大学出版社
http://press.hust.edu.cn
中国·武汉

内 容 简 介

本书是神经外科亚专科学丛书之一。

本书共八篇,分别为功能神经外科概述、颅神经疾病、药物难治性癫痫、运动障碍性疾病、疼痛、精神疾病、慢性意识障碍、痉挛状态。

本书可作为各相关学科临床医师,科研人员,医学院校教师、研究生、本科生等的专业书籍和参考读物。

图书在版编目(CIP)数据

功能神经外科/于炎冰,张建国,刘如恩主编. —武汉:华中科技大学出版社,2023.6
(神经外科亚专科学丛书)
ISBN 978-7-5680-9543-3

Ⅰ.①功… Ⅱ.①于… ②张… ③刘… Ⅲ.①神经外科学 Ⅳ.①R651

中国国家版本馆 CIP 数据核字(2023)第 109058 号

功能神经外科   于炎冰　张建国　刘如恩　主编
Gongneng Shenjing Waike

总 策 划:车　巍
策划编辑:蔡秀芳
责任编辑:张　琴
封面设计:原色设计
责任校对:刘　竣
责任监印:周治超
出版发行:华中科技大学出版社(中国·武汉)　　　电话:(027)81321913
　　　　　武汉市东湖新技术开发区华工科技园　　　邮编:430223
录　　排:华中科技大学惠友文印中心
印　　刷:湖北新华印务有限公司
开　　本:889mm×1194mm　1/16
印　　张:32.75
字　　数:1007 千字
版　　次:2023 年 6 月第 1 版第 1 次印刷
定　　价:328.00 元

丛书编委会

丛书序

神经外科发展至今，随着科学技术的进步，人们对中枢神经系统疾病的治疗效果和减少并发症发生的要求越来越高，精准化和精细化治疗是满足这一要求的必经之路。神经外科亚专科学的建立和发展正是顺应了这一要求，采用了精准化和精细化的组织形式，以利于对精准化和精细化治疗研究的不断深入进行。

在这一大背景下，我们组织了全国神经外科亚专科学的领军人物，分别主编"神经外科亚专科学丛书"的十一个分册。本丛书介绍了相关亚专科学的理论知识和临床实践经验，除了强调规范化的传统治疗外，重点阐述了近年来在神经外科亚专科学领域出现的新技术、新业务，并指导性地提出了这些新技术、新业务的应用要点和注意事项。本丛书是神经外科医生、护士和相关领域工作人员临床诊疗必备的重要参考书。术业专精，才能术业精进，博而不精已不能满足当前科学技术迅速发展的需求，我们需要培养在神经外科亚专科学领域深入钻研、熟练掌握先进设备操作技术等的专家。将时间和精力集中于焦点，突破的机会就会大大增加，这也是早出人才、快出人才的路径，同时可为患者带来先进的治疗手段和更好的治疗效果。

我国的神经外科事业在一代又一代奋斗者的努力下，已跻身世界先进行列。这套"神经外科亚专科学丛书"反映了当今中国神经外科的亚专科学水平。本丛书为"十四五"时期国家重点出版物出版专项规划项目、湖北省公益学术著作出版专项资金资助项目。本丛书的出版必将极大地推动我国神经外科学及其亚专科学的发展进步，为神经外科从业人员带来一部系统的集神经外科学及其亚专科学之大全的鸿篇巨制。

华中科技大学同济医学院附属协和医院原神经外科主任
湖北省医学会神经外科分会原主任委员
湖北省医师协会神经外科医师分会原主任委员
二级教授，博士研究生导师

首都医科大学神经外科学院副院长
中华医学会神经外科学分会主任委员
教授，博士研究生导师

复旦大学附属华山医院院长
中华医学会神经外科学分会候任主任委员
教授，博士研究生导师

2023年5月

前　言

随着 21 世纪科学技术的迅猛发展，现代神经外科进入了快速发展的轨道，各亚专业迎来了新时代、新局面。如果说神经外科是外科学皇冠上的明珠，那么功能神经外科很有可能是最明亮、璀璨的那颗。毫无疑问，功能神经外科是目前发展最迅速、最具有前景的神经外科亚专科。一方面，多模态影像融合技术、机器人辅助技术、立体定向技术、神经电生理技术使得功能神经外科治疗更加精准；另一方面，神经调控技术、人工智能算法、纳米新材料、脑网络机制研究、脑机接口以及与脑科学、脑计划的有机结合给功能神经外科带来了更加美好的前景，使功能神经外科展现出无限发展潜能。

本书根据神经外科亚专科分类，对功能性神经疾病的外科治疗进行全面系统的介绍，重点阐述了颅神经疾病、药物难治性癫痫、运动障碍性疾病、疼痛、精神疾病、慢性意识障碍、痉挛状态的外科治疗，参考和借鉴了当今国内外最新的指南、专家共识等文献资料，着重于临床实践，具有明确的临床实用指导意义。本书内容新颖，条理清楚，图文并茂。相信本书对我国功能神经外科工作更加规范、广泛的开展具有一定的指导意义和推动作用。

在本书编写过程中，我们得到了丛书总主编和顾问们的倾心指导，得到了全国多家知名医院的功能神经外科专家的鼎力相助，得到了华中科技大学出版社的大力支持与指导。在此由衷感谢所有给予我们无私帮助和支持的朋友。

功能神经外科发展日新月异。由于本书编写时间仓促，内容可能存在不足之处，敬请广大同仁不吝指正。

编　者

目　录

第一篇　功能神经外科概述

第二篇　颅神经疾病

第三篇　药物难治性癫痫

第四篇　运动障碍性疾病

第五篇　疼　　痛

第六篇　精 神 疾 病

第七篇　慢性意识障碍

第八篇　痉 挛 状 态

功能神经外科概述

第一章　绪论

功能神经外科致力于采用神经外科手术方法治疗功能性疾病。近年来,功能神经外科在我国神经外科界取得了长足进步,其治疗疾病谱和治疗技术手段都发展迅猛、日新月异。功能神经外科大体包括以下工作内容:颅神经(又称脑神经)疾病、药物难治性癫痫、运动障碍性疾病、疼痛、精神疾病、慢性意识障碍、痉挛状态等的外科治疗。

一、颅神经疾病

显微血管减压术(microvascular decompression,MVD)是目前治疗颅神经疾病最有效的外科方法。1934 年 Dandy 教授首先提出颅神经疾病血管压迫学说,美国 Gardner 教授基于这一学说最先应用 MVD治疗三叉神经痛,1967 年 Jannetta 将显微镜下 MVD 应用于三叉神经痛、面肌痉挛、舌咽神经痛(GN)等颅神经疾病中。随后该项技术在世界范围内得到广泛应用,是基于血管压迫学说的颅神经疾病治疗史上重要的创新技术之一。近年来,随着显微外科理念逐步深入、内镜技术的成熟以及三维影像技术、神经电生理评估等辅助技术的不断进步,MVD 获得了更好的治疗效果。MVD 对颅神经疾病的治愈率高、并发症发生率低。MVD 的发展、进步和颅神经疾病发病机制的逐渐阐明有助于扩展 MVD 的治疗范畴,从三叉神经痛、面肌痉挛、舌咽神经痛等常见的颅神经疾病到中间神经痛、偏侧咬肌痉挛、神经源性高血压、顽固性致残性耳鸣和(或)眩晕、动眼神经麻痹、滑车神经麻痹以及痉挛性斜颈等更多的颅神经疾病,均取得了长足的发展和进步。

二、药物难治性癫痫

癫痫是常见的神经系统疾病之一,影响全世界各个年龄段近 5000 万人。它是大脑神经元异常电活动导致短暂的大脑功能障碍的一种发作性疾病。流行病学资料显示,国内癫痫的总体患病率为7.0‰,中国有 900 万～1000 万的癫痫患者。虽然大部分癫痫通过正规、科学地服用抗癫痫药物可以控制发作,但30%～40%的癫痫患者仍有发作,或无法忍受药物带来的副作用的患者,需要进行外科治疗。我国癫痫外科的开展始于 20 世纪 50 年代,手术方式包括致痫区切除术、胼胝体切开术、神经调控手术等。癫痫外科手术可使很多患者的癫痫得到控制或者减少发作,现已成为治疗药物难治性癫痫的重要手段。

三、运动障碍性疾病

运动障碍性疾病是指各种原因导致的随意运动调节功能紊乱,包括随意运动障碍和不随意运动障碍,可分为运动减少性障碍和运动增多性障碍。常见的运动障碍性疾病包括帕金森病及帕金森综合征、特发性震颤、肌张力障碍(如痉挛性斜颈、Meige 综合征等)。运动障碍性疾病治疗以内科和外科综合治疗为主,如药物、手术、心理和康复治疗等等。自 1987 年脑深部电刺激术首次应用于特发性震颤和帕金森震颤以来,至今已逾 30 年,现已成为运动障碍性疾病主要的外科治疗方法。我国自 1998 年开展脑深部电刺激治疗帕金森病以来,目前手术的患者已 3 万余例,可充电脑起搏器、远程程控、变频疗法、3T 磁共振兼容、闭环刺激、方向性电极等新技术迭代更替,提高了手术疗效。

四、疼痛

疼痛是较为常见和复杂的功能神经外科疾病症候群之一。疼痛发生、进展的内在机制的复杂性,导致其治疗方法众多、疗效不确定性很大。当各种镇痛药物无法缓解疼痛时,则需功能神经外科医师的介入。时至今日,各式各样的镇痛手术层出不穷,包括但不限于脊神经背根入髓区切开(毁损)术、脑毁损手术、神经调控技术(脑深部电刺激术、脊髓电刺激术、周围神经电刺激术等)、鞘内泵入药物输注等。技术的进步和对疼痛内在机制研究的逐步深入将为采用功能神经外科技术治疗疼痛提供更为广阔的发展空间。

五、精神疾病

精神疾病是全世界较普遍的疾病之一,随着人们工作节奏加快、生活压力不断加大,我国精神疾病发病率也不断攀升。其基本治疗方法包括药物治疗和心理治疗,此外,非药物、神经毁损和神经调控的治疗,也取得了进一步的进展。关于精神疾病的神经外科治疗可以追溯到1935年,当时采用额叶白质切开术,并首次使用"精神外科"一词。此后随着立体定向技术、计算机断层扫描和磁共振成像技术的发展,神经毁损手术和脑深部电刺激术逐渐得到应用,为患有严重精神疾病的患者带来了治疗希望。

六、慢性意识障碍

意识障碍是指各种严重脑损伤导致的意识丧失状态,如昏迷、植物状态和微意识状态等。慢性意识障碍是指意识丧失超过28天的意识障碍,可进一步细分为持续性植物状态和微意识状态。持续性植物状态指保存脑干基本反射及睡眠-觉醒周期,有自发睁眼或刺激睁眼,但无意识内容的状态;而微意识状态显示波动但可重复的意识征象。外科治疗包括脑深部电刺激术、脊髓电刺激术、硬膜外皮层(又称皮质)刺激术和鞘内巴氯芬注射等,临床上通过综合运用多种治疗方法,对意识障碍患者的意识起到了促醒作用。

七、痉挛状态

痉挛状态是由于上运动神经元损害导致的感觉、运动控制障碍,物理康复治疗是最基础的首选治疗方式。当严重的痉挛妨碍了康复治疗的顺利进行时,外科治疗的重要性凸显,治疗方式包括局部肌内注射肉毒毒素、选择性脊神经后根切断术、选择性周围神经切断术、颈部去交感神经术、脑深部电刺激术、肌腱以及骨关节矫形外科手术等,应根据患者的病情实施个体化治疗方案。广义的痉挛状态不仅仅包括上述以锥体束受累为主的传统意义上的病症,越来越多的以痉挛为主要表现的局限性肌张力障碍、锥体外系疾病、精神疾病也被纳入功能神经外科的治疗范畴。痉挛状态的治疗手段也日趋多样化,展示出广阔的发展前景。

(于炎冰 张建国 刘如恩)

参 考 文 献

[1] Kaufmann A M,Price A V. A history of the Jannetta procedure[J]. J Neurosurg,2019,132(2): 639-646.

[2] 于炎冰. MVD治疗颅神经疾病的现状与未来[J]. 中华脑科疾病与康复杂志(电子版),2018,8(1): 1-4.

[3] Suzuki K,Muroi A,Kujiraoka Y,et al. Oculomotor palsy treated by microvascular decompression[J]. Surg Neurol,2008,70(2):210-212.

[4] Mikami T,Minamida Y,Ohtsuka K,et al. Resolution of superior oblique myokymia following microvascular decompression of trochlear nerve[J]. Acta Neurochir(Wien),2005,147(9): 1005-1006.

[5] Fam M D,Scott C,Forster A,et al. Microvascular decompression for superior oblique myokymia:case report[J]. Br J Neurosurg,2014,28(4):552-555.

［6］ Benabid A L，Pollak P，Gervason C，et al. Long-term suppression of tremor by chronic stimulation of the ventral intermediate thalamic nucleus[J]. Lancet，1991，337(8738)：403-406.

［7］ 中华医学会神经外科学分会功能神经外科学组，中华医学会神经病学分会帕金森病及运动障碍学组，中国医师协会神经内科医师分会帕金森病及运动障碍学组，等. 中国帕金森病脑深部电刺激疗法专家共识[J]. 中华神经外科杂志，2020，36(4)：325-337.

［8］ 孟凡刚，张建国. 脑深部电刺激术的应用领域和价值[J]. 中华神经外科杂志，2019，35(10)：973-975.

［9］ 中国医师协会神经修复专业委员会意识障碍与促醒学组. 慢性意识障碍诊断与治疗中国专家共识[J]. 中华神经医学杂志，2020，19(10)：977-982.

［10］ 于炎冰.痉挛状态的外科治疗[J]. 中华神经外科杂志，2019，35(1)：3-5.

第二章 功能神经外科影像学评估

  功能神经外科是神经外科近 30 年来发展较为突出的亚专科之一,其发展主要来源于三个方面:一是分子生物学的发展,提高了人们对功能神经外科诊疗范畴疾病在病因学层面的认知水平;二是医学工程学的进步,包括新型调控设备、新型激光设备、手术机器人等的广泛应用,使得功能神经外科手术的安全性与疗效均得到一定提高;三是本章节所述之重点,医学影像学的进步使得原本抽象的功能神经疾病更为具象化、可视化,大幅提高了诊断的准确性、特异性,同时大幅提升了治疗的靶向性。

  1895 年,Wilhelm Röntgen 在试验阴极射线管时发现了 X 射线,开启了医学影像学的发展纪元,其个人也因此获得了 1901 年诺贝尔物理学奖。历经 Cormack、Housefield(1979 年诺贝尔生理学或医学奖)等卓越科学工作者在理论、数学推算、计算机算法实现等层面的努力,X 射线计算机断层扫描(CT)终于诞生,而其初心所在便是用于人脑的检查。磁共振领域,首先是 Bloch 与 Purcell(1952 年诺贝尔物理学奖)阐述了磁共振的物理原理,而 Paul C Lauterbur 与 Peter Mansfield(2003 年诺贝尔生理学或医学奖)以此发明了磁共振成像技术,随后,Ogawa 在此基础上发明了 BOLD-fMRI(血氧水平依赖性功能磁共振成像),开启了脑功能成像时代。

  精准的诊断是当代医学所提倡的、个体化治疗的前提条件。在这方面,影像学进展主要集中于分子影像学。通过分子生物学基础研究,探究疾病本质,发现特定生物标志物,再通过波谱分析、功能磁共振、体素分析、纤维素成像、静息态功能磁共振、同位素标记等成像新方法、新手段,基于磁共振或正电子发射断层成像(PET),使生物标志物显像,便可大幅提高疾病诊断的水平。例如,帕金森病的突触前多巴胺能系统功能影像学检查可作为帕金森病诊断强有力的证据。又例如局灶性肌张力障碍,大量围绕 DYT1 基因突变致病患者影像学数据的研究表明,其存在与基因突变对应的影像学标志物。当数据量不断提高时,结合深度学习算法,此类分支称为遗传影像学。

  所谓"评估",不仅仅是明确疾病的诊断,还需将疾病程度、类型等具体信息加以个体化定量。在空间维度,功能神经外科疾病常常被认为非单一靶点障碍,而是存在网络性异常,而功能神经外科影像学不仅可用于单一靶点的衡量,还可衡量功能疾病的网络特征(关键节点、集群系数、链接强度等);而在时间维度,功能神经外科影像学不仅可以分析单一时间点横截面的状态特征,还可以充分利用任务设计等方式,获取其特定时间序列中的信号表现特征,从而动态成像,大幅加深疾病评估的程度。以癫痫为例,目前普遍认为功能神经外科影像学在致痫区定侧定位方面,证据等级与脑电图相同,甚至具有更高证据等级力度。在微小病灶的评估方面,7T 等高场强磁共振的应用、多模态融合共注册的后处理方式、量化体素自动检测等进展,使得许多原本隐匿的微小致痫区得以检出,十分有力地提高了癫痫外科干预靶点设计时的针对性,减少了副损伤,从而实现更小的侵袭、更好的癫痫无发作率。

  功能神经外科的外科治疗,以"精准"为特色,是极有创新空间的神经外科手术分支之一。20 世纪 40 年代,Spiegel 教授团队首先将影像学与立体定向脑图谱相结合,发展至今日,通过 CT 与 MRI 将脑结构具象化,已是脑深部电刺激术等立体定向体系下的功能神经外科手术在手术计划设计过程中的"金标准"。在高场强磁共振、纤维素成像、静息态功能磁共振等成像新方法、新手段的帮助下,功能神经外科治疗的靶点已发展至颅内任何位置,既可为皮层、皮层下核团等灰质,也可以为海马穹窿、内囊前肢等白质纤维束集中之处。同时,也可将原有靶点进一步精细化,如丘脑底核,可根据纤维束连接再次分为 4 个区域,也可根据其功能,分为 3 个区域,结合患者病情特征,设计特定亚分区的靶点路径,对于疗效提升具有显著意义。

疗效预测一直是医学诊疗的难题。功能神经外科所诊治疾病大多并非直接危及生命之病,大多数手术以改善生活质量为首要目的,而手术费用往往高于神经外科平均手术费用,因此临床对于疗效预测有着更高的要求。早期的疗效预测,往往依赖于医生的经验,随后循证医学高度发展,通过分析过往疾病或建立前瞻队列,从而得出针对群组水平的疗效风险因素的分析结果。目前,以深度学习为特点的人工智能发展迅速,通过贝叶斯模型等方式,结合分子影像学、功能神经外科影像学等影像学新方法、新技术所获得的特征性信号,有望达到个体水平的疗效预测,进而个体化精准把握手术适应证与手术时机,这是今后值得期待的重大发展方向。

功能神经外科影像学评估的发展,存在典型交叉学科特性,理论物理学的发展是根本,医学工程学的发展是实现工具,深度学习算法的发展是推动力度,分子生物学的发展是指导线索,而要统一、协调并最终应用于临床,必须依赖临床医生。当代功能神经外科医生身处飞速发展的创新时代,应把握机遇,加强交叉学科知识学习,研发新方法与新技术的临床应用转化方案,最终使广大患者获益。

(栾国明)

参 考 文 献

[1] Benabid A L, Chabardes S, Torres N, et al. Functional neurosurgery for movement disorders: a historical perspective[J]. Progress in Brain Research,2009,175:379-391.

[2] Röntgen W C. On a new kind of rays[J]. Science,1896,3(59):227-231.

[3] Cormack A M. Early two-dimensional reconstruction(CT scanning) and recent topics stemming from it[J]. Journal of Computer Assisted Tomography,1980,4(5):658-664.

[4] Mansfield P, Glover P M, Beaumont J. Sound generation in gradient coil structures for MRI[J]. Magnetic Resonance in Medicine, 1998,39(4):539-550.

[5] Giasson B I, Duda J E, Quinn S M, et al. Neuronal α-synucleinopathy with severe movement disorder in mice expressing A53T human α-synuclein[J]. Neuron,2002,34(4):521-533.

[6] Spencer S S. The relative contributions of MRI, SPECT, and PET imaging in epilepsy[J]. Epilepsia,1994,35 Suppl. 6:S72-S89.

[7] Duncan J S. Imaging in the surgical treatment of epilepsy[J]. Nature Reviews Neurology,2010,6(10):537-550.

[8] Cendes F, Andermann F, Gloor P, et al. MRI volumetric measurement of amygdala and hippocampus in temporal lobe epilepsy[J]. Neurology,1993,43(4):719-725.

[9] Brusko G D, Kolcun J P, Wang M Y. Machine-learning models: the future of predictive analytics in neurosurgery[J]. Neurosurgery,2018,83(1):E3-E4.

第三章 神经电生理技术

第一节 脑 电 图

一、脑电图原理

神经元的电活动是大脑功能的基础,细胞与细胞之间通过电信号进行编码和传递信息,任何神经元活动产生的跨膜电流均导致细胞内外的电压改变,在细胞外产生即刻局部电场。大量神经元活动产生的细胞外电场在空间上进行加权叠加,而脑电信号记录的就是局部电场中不同位置相对于参考位置在时间进程中的动态电压变化。目前认为皮质表面记录到的脑电活动主要来自皮质锥体细胞顶树突的突触后电位,颅骨和头皮对皮质电活动具有电压衰减和高频滤波作用,从头皮记录到的电位只有皮质表面电位的 $1/10 \sim 1/5$,反映的是记录电极下方 $6 \ cm^2$ 以上的大脑皮质的神经元突触后电位的净得效应。

二、脑电图记录

(一)电极的种类

常规头皮脑电图(EEG)记录的电极主要有以下几种。

1. 盘状电极 直径约 7 mm,接触头皮一侧的中间向外凸起,有一圆孔,用于注入导电膏。临床上通常使用导电膏固定电极,方便安装及取下电极,但容易脱落。也可用火棉胶固定电极,不易脱落,但安装及取下电极均费时费力。

2. 柱状电极 又称桥式电极,电极一端与头皮垂直接触,另一端与直角支架连接形成桥式结构,用特制的弹性胶带电极帽固定在桥的横梁上。安装方便快捷,但患者稍有活动,电极就容易脱落。

3. 针电极 用针尖裸露而针体绝缘的银针刺入头皮进行记录,虽然降低了电阻,但给患者带来疼痛,且有感染可能,因此国际临床神经电生理学会规定常规头皮 EEG 记录禁用针电极,对昏迷或脑死亡患者可使用,但应一律使用一次性针电极。

4. 特殊部位的电极 如蝶骨电极,可选用一次性软性蝶骨电极,穿刺点位于颧弓中点下缘乙状切迹,耳屏前方 1.5 cm,穿刺方向略向后上方,深度为 $4 \sim 5$ cm,接近卵圆孔。其记录颞叶内侧及底面的异常放电。

(二)电极的安放

根据国际脑电图学会的建议,头皮 EEG 记录常规使用 $10\% \sim 20\%$ 系统(简称国际 10-20 系统)确定电极的安放位置。国际 10-20 系统包括 19 个记录电极和 2 个参考电极。

1. 记录电极的安放 首先在头皮表面确定两条基线,一条为鼻根至枕外隆凸的前后连线,另一条为双耳前凹之间的左右连线,二者在头顶的交汇点为 Cz(中央中线)电极的位置。从鼻根向后 10% 处为 FPz(额极中线),从 FPz 向后每 20% 依次为 Fz(额中线)、Cz、Pz(顶中线)及 Oz(枕中线),Oz 与枕外隆凸的距离为 10%。双耳前凹连线距左耳前凹 10% 处为 T3(左中颞),以后向右每 20% 放置一个电极,依次为 C3(左中央)、Cz、C4(右中央)和 T4(右中颞),T4 与右耳前凹间距为 10%。从 FPz 通过 T3 至 Oz 的连线为左颞连线,沿左颞连线从 FPz 向左 10% 为 FP1(左额极),以后每 20% 放置一个电极,依次为 F7(左前颞)、T3(左中颞)、T5(左后颞)及 O1(左枕),其中 T3 为此线与双耳前凹连线的交点,O1 距 Oz 为

10％。右颞连线与此对应,从前向后依次为 FP2(右额极)、F8(右前颞)、T4(右中颞)、T6(右后颞)及 O2(右枕)。从 FP1 至 O1 和从 FP2 至 O2 各作一连线,为左、右矢状旁连线,沿矢状旁连线从 FP1 和 FP2 向后每 20％为一个电极位点,左侧依次为 F3(左额)、C3(左中央)、P3(左顶)和 O1(左枕),右侧依次为 F4(右额)、C4(右中央)、P4(右顶)和 O2(右枕)。在国际 10-20 系统中,FPz 和 Oz 不包括在 19 个记录位点内,该系统与解剖部位基本吻合,但前颞例外,F7 和 F8 分别位于双侧额下回的后方,头皮表面与前颞区最接近的部位是 T1 和 T2,位于眼外眦与外耳孔连线的后 1/3 点向上 2 cm 处。

根据国际脑电图学会的规定,只有用尺测量后安置的电极才能称为国际 10-20 系统电极,目测估算的位置只能称为近似国际 10-20 系统电极位置。

2. 参考电极的安放

(1) 耳垂参考电极:国际 10-20 系统的标准参考电极位置为耳垂,左右耳垂分别标记为 A1 和 A2。耳垂参考电极安装方便,较少受躯体运动的干扰,但易受到邻近部位脑电活动的干扰而造成耳电极活化。

(2) 乳突参考电极:将电极固定在耳后的乳突部位(M1,M2),不易受头部运动的影响,但易被脑电活化或心电活动激活。

(三) 导联组合

EEG 反映的是两点之间的电位差,每一导联的 EEG 必须由两个电极进入同一放大器的正、负两端才能产生。EEG 的导联组合是判断 EEG 波形、极性和定位的基本依据。导联组合分为参考导联和双极导联两类。

1. 参考导联 参考导联又称单极导联,所有记录电极均连接放大器的负端(G1),参考电极连接正端(G2)。如果参考电极接近零电位,则单极导联记录反映的是每一记录位点的绝对电位和其真正的波形、波幅与位相,容易记录到较深部位的异常波,特别适用于对波形和位相的识别与分析,但实际上在人体表面没有真正的零电位,只能选择受各种生物电场影响较小且较少运动的部位作为参考电极的位置。目前绝大多数正常和异常脑波图形最初是在以耳垂参考电极作为参考电极的单极导联上被发现和描述的。

(1) 在用耳垂参考电极作为参考时,主要有两种连接方法。最常用的方法是每侧的记录电极连接同侧耳垂参考电极,但外侧记录电极(F7、F8、T3、T4、T5、T6 或同侧蝶骨电极)与耳垂参考电极的距离近,造成电压偏低。如果一侧耳垂参考电极被邻近的脑电活动或外来干扰活化,可引起假性左右半球不对称的图形,甚至掩盖异常波的起源。

另一种方法是将每侧记录电极连接对侧耳垂参考电极,可增加外侧记录电极与耳垂参考电极的距离,但仍存在一侧耳垂参考电极活化引起不对称图形的问题。

(2) 平均参考:平均参考是将头皮的每个记录电极分别串联一个 1~2 MΩ 的电阻,然后并联在一起,头皮各点的电位被显著减弱并被平均,电位接近于零,以此作为参考,可使参考电极不受位置的影响,使各记录电极的电压具有可比性。但是,如果某一个或几个记录位点有一过性的非常高的电压,将在平均参考上反映出来(参考电极活化),引起所有记录部位出现一个与其极性相反的波形,而引起参考电极活化的波源则会被其相反极性抵消。

(3) Laplacian 导联法。一个头皮记录电极记录的是其下方 6 cm² 以上的大脑皮质所产生的电活动,但受到容积传导的影响,远距离的脑电活动也会影响局部电位,从而影响对脑电起源的判断。Laplacian 导联法根据每个电极下方的径向电流源密度将某个记录电极周围邻近的数个电极的电位进行叠加平均后,作为该电极的参考,这种方法也称为源推导(source derivation,SD)或源电流密度导联法。其优点是能够消除远场电位的影响,突出局部棘波的相对电压且波形更尖,特别适用于对局灶性棘波的定位。但在广泛性放电时一般不采用此种导联方式。

2. 双极导联 双极导联是将两个记录电极分别连接前置放大器的 G1 和 G2 两端。由于两个记录电极都有电活动,因此实际引出的波形为两点之间的电位差。双极导联对分析在极性上有明显改变的图形特别有用。当同一个电极的信号分别进入一个放大器的 G1 端口和另一个放大器的 G2 端口时,即表现为位相倒置。换句话说,当一对位相倒置的波形具有一个公共电极且该电极进入两个放大器不同输入端时,可作为波形定位的依据。

常用的双极导联组合有纵联(香蕉导联)、横联、环联、三角导联以及以 Cz 为中心的放射状双极导联组合等。

(四)脑电图记录方法

1. 患者准备 检查前一天患者应洗头,以减少头皮油脂造成的皮肤电阻增加,避免服用镇静催眠药物和中枢兴奋药物,除因特殊需要,一般不应停用抗癫痫药物。EEG 检查前应向患者说明检查目的,并向患者解释此项检查无痛苦、无伤害,减少患者的紧张和恐惧心理,检查中应安慰患者,使其情绪放松,避免紧张焦虑。检查室应安静,温度适宜,避免使患者过热出汗或过冷寒战而影响记录效果。

2. 安放电极 先用酒精或丙酮擦拭头皮,去除油脂和角质层,按照国际 10-20 系统的位置安放电极,使用医用胶带和网状弹力头套固定。有条件时应该增加同步心电图和表面肌电图的记录。

3. 仪器的准备 在为患者安放电极之前应该首先打开仪器,确保仪器正常运行后为患者安放电极。电极安放完毕后,常规测试电阻,尽可能使每个电极的电阻不超过 5 kΩ,并特别注意电极之间的阻抗匹配,电阻差不能过大。然后调整仪器参数,包括灵敏度(7~10 μV/mm)、低频滤波(0.53 Hz)或时间常数(TC 为 0.3 s)、高频滤波(70 Hz)、50 Hz 陷波、屏显时间(10 s/p)等,选择导联,在确定仪器各项性能正常后开始记录 EEG。

4. 描记时间和诱发试验 根据国际脑电图学会的要求,常规 EEG 描记应至少记录 20 min 清醒状态下的无干扰图形,并进行数次睁闭眼试验,过度换气和闪光刺激应作为常规诱发试验并额外增加记录时间。没有禁忌证的患者,过度换气应至少持续 3 min,在过度换气开始前应记录至少 1 min,结束后再继续记录至少 1 min,如有异常,应继续记录直至异常现象消失。常规 EEG 记录时间可根据患者情况及诊断要求适当延长,但不应随意缩短记录时间。

三、视频脑电图监测

视频脑电图监测(video-EEG,VEEG)是在长程 EEG 监测的基础上增加 1~2 个摄像镜头,同步拍摄患者的临床情况。

(一)监测前准备

监测前应对每一例患者的情况有大致了解,如发作的时间规律、主要发作表现、用药情况、监测目的等。根据个体的情况设计监测方案,如是否需要加做眼动图、肌电图或其他特殊生理记录,是否需要特殊的诱发试验,是否需要提前建立静脉通路以备监测中观察药物疗效等。

(二)电极固定

长程 EEG 监测使用盘状电极,电极安装及固定方法同常规 EEG 监测。记录时间超过 24 h 者,每天应放松绷带,必要时微调头皮电极位置,以防止电极长时间压迫而损伤局部皮肤。

(三)多导生理记录

根据患者情况、监测目的及仪器设备的条件,可同步记录心电、眼动、肌电、呼吸等多种生理信号。主要用于发作性质(癫痫性和非癫痫性)或发作类型的鉴别。其中做普通肌电图检查时将电极常规放置在左右三角肌和(或)下颌部,必要时增加左右下肢或四肢远端肌群,每一个部位放置一对盘状电极互为参考,两个电极间隔 2~3 cm。

(四)视频监测

VEEG 配备 1~2 个彩色摄像镜头,一个用于拍摄患者全身,另一个拍摄面部或其他局部的特写。具有远红外功能的镜头可在夜间黑暗环境下拍摄,但为黑白图像。

监测中应保证患者随时处于拍摄范围内,并调整合适的姿势和角度,以便能观察到某些有意义的局部或细微的动作,亦可使用具有自动跟踪功能的镜头,可在一定范围内跟踪患者的活动。

患者床旁应安放麦克风,记录现场各种声音,特别是患者发作时伴有的声音。麦克风的拾音范围应广泛,可拾取各种环境背景音。

(五)记录过程

应记录包括清醒、入睡、至少一个完整睡眠周期和觉醒后的 EEG,并在记录开始时或结束前进行睁闭眼和过度换气试验,必要时进行闪光刺激或特殊刺激诱发试验。对于发作比较频繁的患者,应尽可能记录发作期图形,必要时延长记录时间。对于癫痫外科术前评估的患者,应至少监测 3 次惯常发作。对记录中出现的发作和其他事件随时进行标记,以供事后分析时参考。

(六)现场观察和处置

监测中如出现临床发作或 EEG 显示有发作期图形,在场人员应即刻进行如下操作:①在保证患者安全的前提下,避免对患者进行不必要的搬动或其他操作,减少各种干扰的产生,避免遮挡镜头;②立即掀开被子,使患者全身充分显示;③呼唤患者名字或要求其执行一些简单命令,如"把手抬起来",注意其意识和反应性;④使患者轻轻活动肢体,注意肌张力情况和有无轻微的局部抽动;⑤观察眼神和瞳孔;⑥观察运动性症状、自动症及其发作演变过程;⑦观察发作后意识恢复情况和有无 Todd 麻痹,进行语言交流以判断是否存在发作后失语;⑧发作结束后询问患者对发作的记忆和感受。对发作过程的现场观察比观察录像更加准确可靠,是对 VEEG 结果的重要补充。

(七)监测中的用药

对癫痫频繁发作、持续状态或电持续状态的患者,应与临床负责医生联系,必要时静脉给予抗癫痫药物控制发作。新生儿不明原因频繁惊厥发作时应在抗惊厥药物治疗之前首先给予诊断性维生素 B₆ 静脉注射。EEG 技术人员应标注给药名称、剂量和时间,并在药后继续监测 1~2 h 或更长时间,以观察药物对 EEG 的影响和发作控制情况。

(八)回放分析

VEEG 的录像回放要与 EEG 完全同步,当出现以下情况时必须调出录像资料与 EEG 同步回放分析。

(1) 在患者有明确的临床发作时,根据同步录像资料,观察和描述发作临床特征和相应的 EEG 改变。要特别注意发作开始时的部位和发作过程中症状的演变,以及发作期 EEG 改变开始的部位和演变过程。

(2) 在 EEG 显示类似发作期图形,而在监测中未注意到有明显临床发作时,需重新回顾录像资料,以确定有无轻微的临床症状或电发作。

(3) 在出现来源不明的可疑图形或节律性波形时,需根据录像资料鉴别是否为干扰伪差,确定伪差来源。

对发作期 VEEG 数据应单独剪辑保存,剪辑时必须保留足够长的发作前基线图形,对大多数发作应保留从发作开始前 30 s 至 1 min 直至发作结束完全恢复背景活动后 1 min 的图形,对肌阵挛、痉挛等短暂发作也要保留其前后各 10 s 左右的图形。打印发作期 EEG 时也应包括发作前后的背景活动。如果发作持续时间比较长,可间断打印几个有代表性的片段。发作的起始部分和结束部分特别重要,否则不能反映一次完整的发作过程。

四、脑电图的解读

1. 频率和波幅

(1) 频率:周期和频率是对 EEG 波形同一特征的两种描述方式。周期是指一个波从开始到终止的时间,单位为 ms。频率为 1 s 内相同周期的波形重复出现的次数,或一个波占 1 s 的几分之一,单位为赫兹(Hz)或周期/秒(c/s)。在实际工作中更常用频率作为分析单位。周期和频率的换算公式:频率(Hz)＝1000(ms)/周期(ms)。

头皮 EEG 分析的频率范围通常在 0.1~100 Hz,特别是 0.3~70 Hz 之间,即 Berger 频带。国际上统一用希腊字母命名,将 EEG 频率分为 δ(0.3～3.5 Hz)、θ(4～7.5 Hz)、α(8～13 Hz)、β(14～30 Hz)、γ(30/40～70/80)几个主要频带,其中 α、β 和 γ 又称快波频段,δ 和 θ 又称慢波频段。随着颅内 EEG 技术的发展和高采样率数字化 EEG 的应用,可进一步分析 80 Hz 以上涟波(ripple)和快涟波(fast ripple),频率范围分别为 80～200/250 Hz 和 200/250～500 Hz。

(2) 波幅:用于描述脑波的电压,是以微伏(μV)为单位测定任意两个电极之间的电位差,此电压的高度经放大器定标电压测定,可通过脑波的高度(mm)确定电压值。一般标准状态下,1 mm＝10 μV,在波幅较低时可将灵敏度调整为 1 mm＝7 μV,波幅较高时则可调整为 1 mm＝20 μV 或 1 mm＝30 μV。

(3) 频率和波幅的测量:频率是从一个脑波的波谷至下一个波谷的时间,或从波峰至下一个波峰的时间。波幅是从一个脑波的波谷至波峰的垂直高度。如果一个脑波的上升支和下降支不在一条水平线上,可在两个波谷之间作一连线,并从波峰作一与水平线垂直的线,该垂直线从波峰至两波谷连线的交点之间的距离即为波幅。导联方式对波幅的数值影响较大,一般在同等记录下,波幅由高到低依次为耳垂参考电极参考、平均参考、双极导联及 SD 参考。

2. 调节和调幅　调节指 EEG 频率的调节,反映脑电活动的规律性。正常成人枕区基本节律的脑波频率相当稳定,同一次记录中的一段时间内,同一部位的频率差不应超过 1 Hz,双侧大脑半球相应部位的频率差不应超过 0.5 Hz,否则为调节不良。

调幅指脑波波幅变化规律,反映脑电活动的稳定性。正常成人脑波的基本节律,特别是清醒期的枕区 α 节律呈现渐高-渐低的梭形串,每串节律持续约 1 s,两串之间为少量低波幅 β 活动,这种现象即为调幅。调幅不良可表现为持续无变化的节律性 α 波,也可表现为波幅参差不齐、完全没有节律性的 α 波。正常小儿在 9 岁以后才出现比较稳定的调幅现象。

3. 位相　位相又称时相,指脑波随时间的变化与基线的关系。在参考导联时,以基线为标准,某一脑波的波峰向上时为负相波,波峰向下时则为正相波。在同一时间点两个不同部位的脑波位相一致,即位相差等于零时为同位相信号,否则为非同位相信号。有 180° 位相差时出现位相倒置。

通常在双侧大脑半球相应部位的脑波是同位相的;同侧大脑半球两个相邻的部位也基本上是同位相的,或仅有很小的位相差;同侧前头部和后头部可以有 90° 左右的位相差。顶颞区左右部位存在位相差。在有脑局部病变时,双极导联下异常棘、尖波或 δ 波的位相倒置可作为定位的参考,但如病变范围特别大,或位于深部白质,对皮质有广泛的影响,或病灶位于中线区时,则难以根据位相定位。背景快波频带的 α 或 β 波位相倒置没有意义。

4. 波形　波形是对单个脑波形态的描述,其与整体 EEG 图形或发放模式是不同的术语。任何一种形态的脑波正常与否取决于年龄、状态、出现部位及出现方式等多种要素的综合。

(1) 正弦样波:正常脑波的基本形态类似正弦波,波峰和波谷都比较圆钝,负相和正相成分大致相当。正常的 α、δ、θ 波均为正弦样波。

(2) 弓形波:弓形波又称梳状节律波,波形一端圆钝而另一端尖锐,如同弓形(分为弓背向下形(如 μ 节律)和弓背向上形(如 14 Hz 和 6 Hz 正相棘波))。

(3) 带切迹的波:有些脑波的波峰形成一个小的凹陷,但深度没有达到该脑波高度的 1/2,形成带切迹的波形。

(4) 双相波:脑波沿基线上下各有一次明显偏转,形成正-负或负-正双相,波形可为尖波或慢波。

(5) 三相波:脑波沿基线上下有三次明显偏转,形成负-正-负三相尖波或尖慢复合波。典型的三相波第一相为波幅较低的负相尖波,第二相为波幅较高的正相尖波,时限宽于第一相,第三相为波幅高于第一相的慢波,整个三相波约为 1 Hz。

(6) 多相波:脑波沿基线有多次偏转,形成多位相的波群,通常为多棘波(图 3-1)或多棘慢复合波。

(7) 棘波:波峰尖而波底稍宽,上升支陡峭,下降支稍缓。计算机分析显示,在棘波的上升支之前通常有一个小的正相尖波成分,下降支降至基线以下以后逐渐回到基线水平,棘波时限在 70 ms 以内(图 3-2)。

(8) 尖波:与棘波相似,但时限为 70～200 ms,新生儿及婴幼儿可达 300～500 ms 甚至更宽,多数为

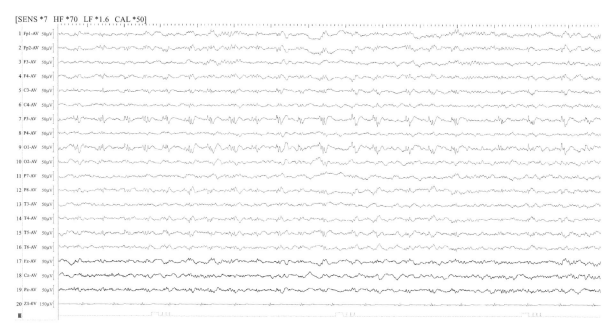

图 3-1　多棘波

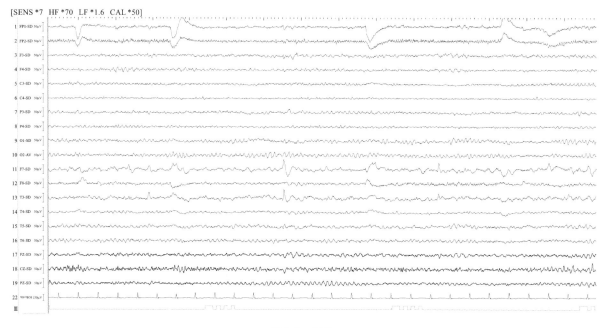

图 3-2　棘波

负相,也可为正相(图 3-3)。

(9)复合波:由两个或两个以上在产生机制上密切相关的波组成,如棘慢复合波(图 3-4)、尖慢复合波或多棘慢复合波等。

(10)重叠波:又称复形慢波,系在较慢的波上重叠波幅较低、频率较快的波,如 δ 波即为一种重叠波。

(11)多形性波:多为 δ 频段的慢波,波形畸变不规则,上升支和下降支极不对称,常有不规则的切迹或重叠波。

5. 脑波的分布方式

(1)广泛性:脑电活动出现在双侧大脑半球的各个脑区,双侧大脑半球相应区域频率和波幅基本对称,但前后脑区的波幅可有差别。可用于描述背景活动或阵发性活动。

[SENS *10 HF *70 LF *1.6 CAL *50]

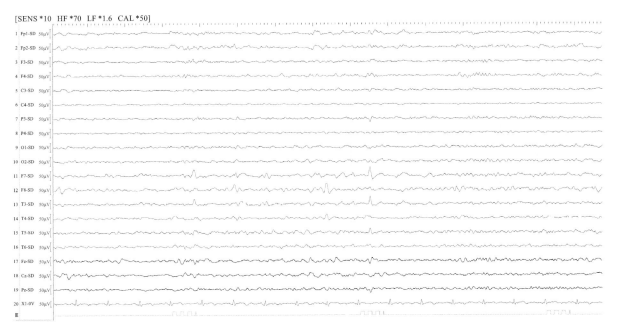

图 3-3　尖波

[SENS *7 HF *70 LF *1.6 CAL *50]

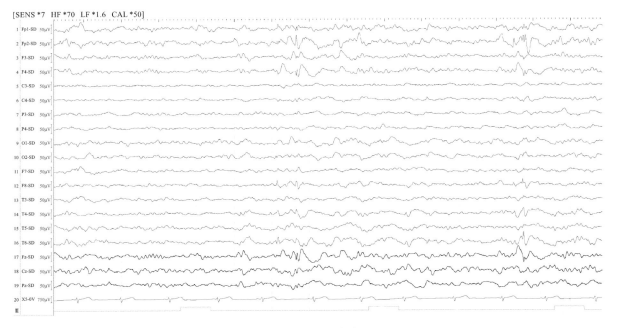

图 3-4　棘慢复合波

（2）弥漫性：与广泛性相似，但波形、波幅和（或）频率有随机的不对称及不同步现象。

（3）一侧性：仅用于描述一侧大脑半球的特殊脑电活动，如一侧大脑半球的慢波、棘慢复合波或低电压活动等。背景活动的一侧性改变也属于不对称改变。

（4）局灶性和脑区性：局限在某一局部的特殊脑电活动，如仅涉及一个电极记录部位称为局灶性，如同时累及相邻的几个电极记录部位则为局部性或脑区性。局灶性电活动可随时间而扩散至脑区不同范围。

（5）多灶性：在两个或两个以上不相邻的部位，且不在同一时间出现特殊脑波。

（6）游走性：某一特征的脑电活动从一个部位逐渐移行至同侧大脑半球或对侧大脑半球的另一个部位，一般可见到该波形的活动在一个部位逐渐减弱的同时在另一个部位逐渐出现，两个部位之间常有一定的衔接过程，或在时间上非常接近，但频率不一定一致。

（7）对称或不对称：双侧大脑半球各对应区域脑电活动的波形、频率和波幅大致相同为对称，反之为不对称。不对称包括背景活动不对称或某些特殊波形的不对称，也包括广泛性不对称或某一局部的左右不对称。

6. 脑波的出现方式　脑波的出现方式是相对于背景活动而言的。背景活动是指在脑电记录中普遍而连续出现的占优势数量的脑电活动，可以由正常波或异常波组成。同一个体不同状态（如清醒和睡眠）的背景活动明显不同，一般以清醒放松闭眼状态下的背景活动作为基本背景活动。在背景活动的基础上，可出现一些在波幅、波形、频率或节律等方面明显不同于背景活动特征的脑波。

（1）活动波：泛指任何一种连续出现的占优势的脑波。在 EEG 报告中，该术语广泛应用，但并无非常严格的定义。如以快波为主的 EEG 可以称为快活动 EEG，以慢波占优势的 EEG 称为慢活动 EEG。任何一种突出于背景活动的脑波连续数个发放都可统称为活动，如阵发性 θ 活动、尖波活动等。

（2）节律：频率和波形大致恒定的脑波连续出现，但波幅可有变化。

（3）爆发波：一组突出于背景活动，突然出现，突然终止，并持续一定时间的脑波。爆发波可由各种波形构成，但波幅通常明显高于背景活动。

（4）阵发波：与爆发波概念相似，为突出于背景活动并持续一段时间的脑波，但出现和终止不太突然。

（5）周期性波：某种突出于背景活动的脑波或波群以相似的间隔重复出现，可为广泛性、局灶性或一侧性。应注意周期性波群的波形特征和持续时间，以及两组波群之间的间隔时间。

（6）散发：单个脑波以不规则的间隔时间，出现在某些相同或不同的导联。

（7）偶发波：在一次常规 EEG 记录中仅出现 1～2 次的特殊脑波，或在长程 EEG 监测中每小时出现 1～2 次的特殊波形。

（8）一过性：又称短暂性，是指某种突出于背景活动的脑波仅在某种状态下少量而无规律出现，持续时间短暂。一过性波通常用于描述正常或良性变异型波形，很少用于描述异常波形。

（9）同步性或不同步性：两个或两个以上部位乃至双侧大脑半球同时出现的脑波为同步，反之为不同步。同步发放的脑波在前后头部可有 90°的位相差，或双侧大脑半球之间存在数十毫秒的时间差。

（10）同步化、去同步化和超同步化：

①头皮 EEG 的同步化程度是相对而言的。单个神经元的电活动在头皮上记录不到，EEG 记录到的各种波形，不论是慢波、快波还是棘波，都是一组神经元同步活动产生的，高波幅慢波比低波幅快波涉及更大范围的同步化，睡眠期比清醒期的同步化程度高，清醒闭眼比睁眼状态同步化程度高。

②去同步化是指 EEG 表现为以低波幅无节律的快波为主，反映了不同部位皮质以非同步电活动为主。

③超同步化是指一组神经元或大范围的皮质神经元电活动过度同步化。同步化的程度越高，波形的时程越短，参与过度同步化的神经元越多，波幅越高，从而形成棘波或尖波的发放。

五、正常脑电图

（一）正常清醒期脑电图

1. α 节律　α 节律是 EEG 中具有标志性的节律，国际脑电图描记法和临床神经生理学联合会对 α 节律的定义如下："清醒状态下出现在后头部的 8～13 Hz 的节律，一般在枕区电压最高，波幅可变动，成人常低于 50 μV，闭眼且精神放松状态下容易出现，注意力集中，特别是视觉注意和积极的精神活动可使其阻滞。"在确定 α 节律时，部位和反应性比频率更重要。α 节律是分析 EEG 背景活动最重要的指标，与脑功能状态及发育水平有密切关系。

α 节律多数波形圆钝或为正弦样波，其频率与年龄有密切关系，婴幼儿期枕区尚未形成 α 节律，一般在 3 岁左右出现最初的 α 节律，在 8 Hz 左右，10 岁时接近成人水平，达到 10 Hz。成人 α 节律的主频段为 9～11 Hz，60 岁以后 α 节律变慢。除年龄外，α 节律的频率对警觉水平、脑血流灌注水平及某些药物的影响特别敏感。α节律一般在枕区波幅最高,个体间差别很大,同一个体的波幅也呈现出有一定规律的波动。目前认为,正常情况下不同年龄段α节律波幅的变化主要是由于颅骨密度的增加而导致电阻的增加,而不是脑波本身的电压降低。左右枕区的α节律可有轻度的波幅差,多数右侧波幅较高,与左侧颅骨较右侧更厚有关。正常α节律的波幅呈渐高-渐低的梭形变化,称为调幅,反映脑波的稳定性。α节律主要分布在后头部(枕、顶、后颞区),有时可扩散到中央区、中颞区或颅顶。α节律突出的特点之一是外界或内源性刺激可使波幅明显降低或α节律完全消失,代之以低波幅不规则快波活动,类似睁眼状态下的图形,称为α抑制或α阻滞(图3-5)。

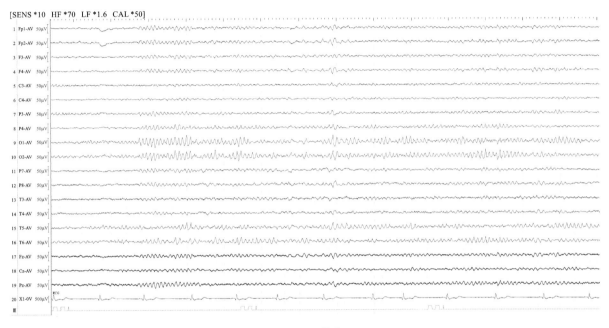

图 3-5　α节律

2. β活动　β活动指频率为 13~40 Hz 的快波活动(图3-6),是正常成人清醒 EEG 的主要成分,分布广泛,波幅通常较低,多在 20 μV 以下。额区β活动最常见。有颅骨缺损的患者,可见局部β活动数量增多,波幅增高,称为缺口节律。

苯二氮䓬类及水合氯醛等镇静催眠剂可引起大量β活动(频率为 18~25 Hz,波幅为 30~100 μV,前头部明显,常呈纺锤形节律),是 EEG 对药物的正常反应。β活动随年龄增长逐渐增多,到老年后又有所减少。

3. 中央区μ节律　中央区或 Rolandic 区 μ 节律是在清醒安静状态下出现于一侧或双侧中央区的一种梳状节律,在颅顶区最突出,频率为 9~11 Hz,波幅为 30~80 μV,其中常混有 20 Hz 左右的快波活动。μ节律呈负相尖而正相圆钝的波形,短-长程发放,可左右交替或同时出现,或从一侧游走至另一侧,有时扩散到顶区(图3-7)。μ节律是一种正常的生理性节律,其反应性与感觉运动皮质区的功能密切相关,不受睁-闭眼的影响,但可被躯体运动阻滞,而代之以 20~40 Hz 的β活动。

4. θ波和θ节律　θ波在正常人中的数量与年龄及状态密切相关。婴幼儿和儿童有较多的θ波,甚至呈节律性出现。正常成人清醒状态时仅有少量(约5%)散在的 6~7 Hz 的低波幅θ波,主要分布在额、中央区。

5. λ波　λ波是清醒期出现在枕区的双相或三相尖波,正相成分最突出,但在某些儿童也可表现为负相或双相波形,或正相波与负相波在同一次记录中混合出现。λ波主要位于枕区,一般双侧同步,也可仅出现在一侧,或可扩散到顶区和后颞区。深部电极记录证实λ波起源于距状裂或枕叶的外侧面。

6. 儿童后头部慢波　正常小儿后头部可有数量不等的慢波活动,以枕区最突出,称为儿童后头部慢波,属正常发育现象,进入青春期后消失。波形刻板,呈正弦样,具有与α节律一样的反应性,闭眼时随α节律一同出现,睁眼时则随α节律一同被阻滞,不出现在其他状态或其他部位。

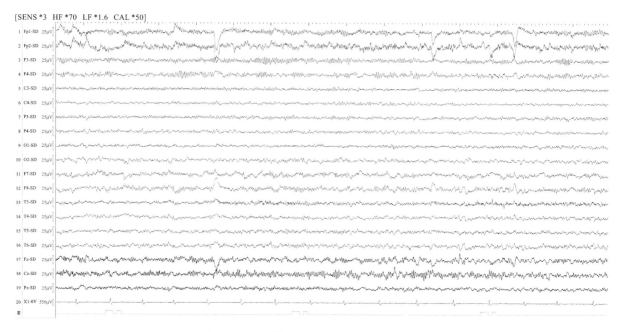

图 3-6　β 活动(氯硝西泮引起的药物性快波)

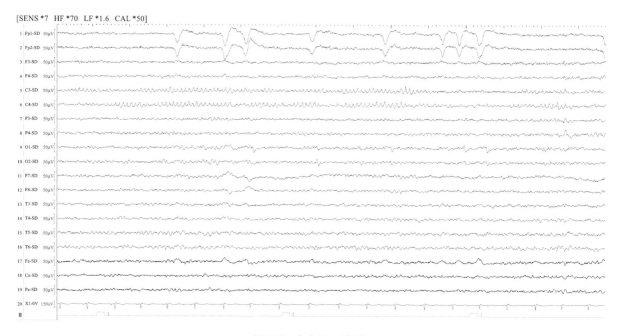

图 3-7　中央区 μ 节律

7. 枕区多位相慢波　枕区多位相慢波为 2~4 Hz 的中-高波幅多位相慢波,以正相波为主,反复出现在枕区 α 节律中。

8. 后头部节律性慢波　后头部节律性慢波间断出现在枕区 α 节律中,为 2.5~4.5 Hz 的中-高波幅慢波,持续 1~3 s 或更长时间,双侧出现或非恒定地出现于某一侧,在过度换气时更明显。高峰年龄为 4~7 岁,可持续到 11 岁。

9. 后头部孤立性慢波　后头部孤立性慢波又称后头部插入性慢波,是在后头部 α 节律中插入的单个慢波,有时其前面的 α 波较高而尖,容易被误认为棘慢复合波,应注意鉴别。

(二)正常睡眠周期脑电图

正常睡眠周期分为两个主要时相,即非快速眼动睡眠(non-rapid eye movement sleep,NREM)和快速眼动睡眠(rapid eye movement sleep,REM)。NREM 期根据睡眠深度进一步分成 Ⅰ~Ⅳ期。

1. 成人睡眠分期

（1）清醒期（W 期）：清醒期包括从完全警觉到思睡早期。在睁眼清醒期，EEG 特征是高频率、低电压的脑电活动，主要是 α 频率和 β 频率；可能出现快速眼球运动和眨眼；闭目后枕部导联可见显著的 α 活动，也可出现缓慢眼球运动。清醒期的判读规则如下。

①如果在一帧中枕区信号 50% 以上为 α 节律，则标为清醒期（图 3-8）。

②当看不到明显的 α 节律时，如果存在下列情况，也是清醒期：有快速眨眼的眼球运动；有阅读时的眼球运动；有连续不规则的快速眼球运动，并伴有正常清醒状态下较高的下颌肌电图水平。

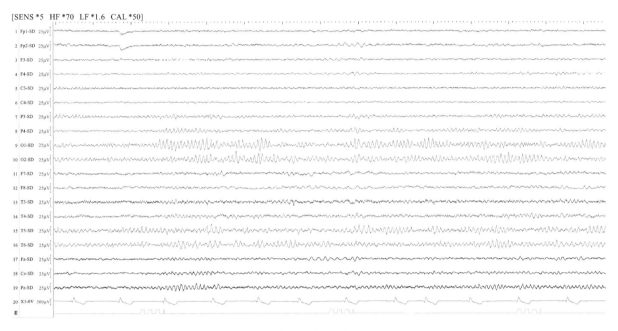

图 3-8　清醒期

（2）NREM Ⅰ期睡眠：EEG 背景波形为低电压混合频率波，4～7 Hz 占优势。特征性波形为顶尖波。N1 期判读规则如下。

①在此期也会出现 α 波，如果 α 波所占比例减少，代之以低电压混合频率波，且低电压混合频率波占一帧的 50% 以上，则这一帧标为 N1 期。

②如果清醒期没有出现 α 波，从开始出现以下任何一种现象时标为 N1 期：EEG 频率为 4～7 Hz，背景波频率比清醒期慢 1 Hz 或以上；颅顶区顶尖波；慢速眼动。

（3）NREM Ⅱ期睡眠：N2 期的特征是出现一个或一个以上非觉醒相关的 K-综合波或睡眠纺锤波。判读规则：如果在当前帧的前半部分或前一帧的后半部分发生了下面的两种情况之一，则将这一帧标定为 N2 期（在不满足 N3 期睡眠标准的前提下）：①与微觉醒无关的一个或多个 K-综合波；②一个或多个睡眠纺锤波。

（4）NREM Ⅲ期睡眠：又称慢波睡眠（图 3-9）、δ 波睡眠或深睡眠。EEG 以 δ 波为主，慢波活动频率为 0.5～2 Hz，振幅 > 75 μV，主要出现于额区。N3 期判读规则：不论任何年龄，当慢波活动占一帧的 20% 或更多时，标为 N3 期。

（5）REM 期睡眠：EEG 背景与 N1 期相似，为低电压混合频率波，间断出现 α 波，频率较清醒期慢 1～2 Hz。出现以下所有现象时判读为 R 期睡眠：①低电压、混合频率脑电活动；②肌电水平低；③有快速眼球运动。

2. 睡眠期 EEG 特点

（1）思睡期慢波活动：思睡期向浅睡期过渡时，可反复出现阵发性同步化的慢波，称为思睡期慢波节律。背景活动中的 θ 节律的波幅和分布逐渐增加，α 节律的波幅及分布先增加继而消失，称为"α 解体"（图 3-10）。

[SENS *15 HF *70 LF *1.6 CAL *50]

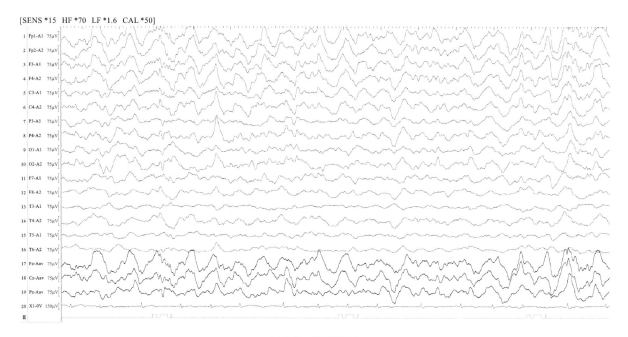

图 3-9 慢波睡眠

[SENS *10 HF *70 LF *1.6 CAL *50]

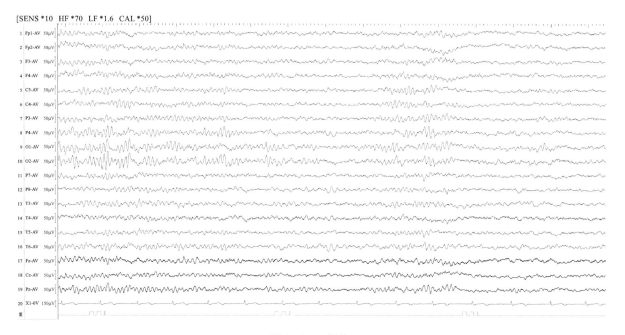

图 3-10 α 解体

（2）顶尖波：又称驼峰波或峰波，是浅睡期（NREM Ⅰ 期）的一个标志，并可延续到睡眠纺锤波期即 NREM Ⅱ 期的早期。顶尖波最大波幅出现在颅顶区（Cz），在缺少中线记录时以双侧中央、顶区较明显，可扩展至额、颞区。在参考导联记录时，波形为以负相成分为主的尖波（图 3-11）。典型的顶尖波双侧对称同步。如果一侧顶尖波恒定消失或电压明显低于对侧，则有病理意义。

（3）睡眠纺锤波：又称 σ 节律，是进入 NREM Ⅱ 期的标志，并可延续到 NREM Ⅲ 期。睡眠纺锤波产生于大脑皮质，其节律受丘脑-皮质投射系统的调节。睡眠纺锤波的出现部位以颅顶区最突出，并可波及双侧额、中央、顶区，有时可扩展至颞区。波形为 12～14 Hz 的梭形节律（图 3-12）。随着睡眠进程的发展，睡眠纺锤波的空间分布和频率有所不同。

（4）K-综合波：出现于 NREM Ⅱ 期并可延续到 NREM Ⅲ 期，主要分布在顶区和额区。一个完整的 K-综合波由两部分组成，首先是一个高波幅双相或多相慢波，类似顶尖波，但常比顶尖波更宽，慢波上升

[SENS *7 HF *70 LF *1.6 CAL *50]

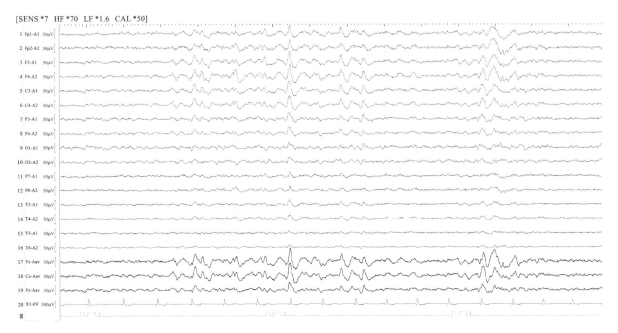

图 3-11　顶尖波

[SENS *10 HF *70 LF *1.6 CAL *50]

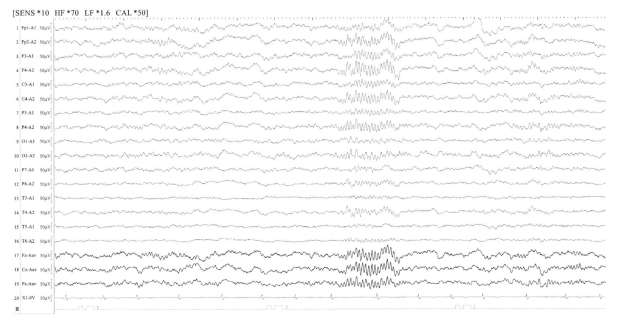

图 3-12　睡眠纺锤波

支上的切迹常常形成一个比较尖的成分,看起来类似尖慢复合波,慢波上可复合少量快波;慢波之后多有一个比较深的正相偏转,其后跟随一串 12～14 Hz 的纺锤波。K-综合波可单个出现,亦可连续重复出现(图 3-13)。

(5)睡眠期枕区一过性正相尖波:睡眠期枕区一过性正相尖波(POSTS)为睡眠中出现于枕区的单个或连续的 4～5 Hz 正相尖波,波幅为 20～80 μV,可双侧同步或不同步,在枕中线区波幅最高。参考导联时最明显,呈散发或非节律性连续出现。见于 NREM 各期,REM 期偶见或消失。

(6)觉醒反应:觉醒是指从睡眠中醒来的一个动态转换过程,而非持续的觉醒状态。从睡眠到觉醒转换期 EEG 的动态演变过程称为觉醒反应。儿童期常在额区出现 2.5～3.5 Hz 的高波幅节律性慢波,并迅速向后头部扩散且频率逐渐增快,称为觉醒期过度同步化。

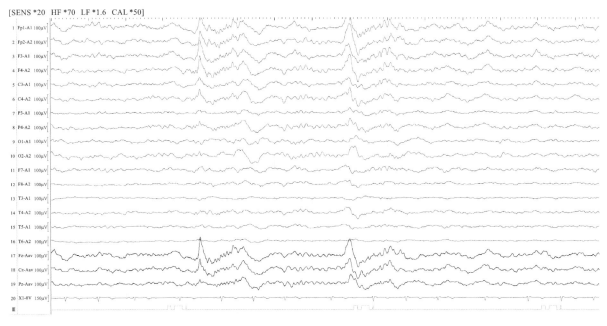

图 3-13   K-综合波

六、脑电图的诊断

EEG 的诊断缺乏"金标准",临床 EEG 诊断采用的是定性和半定量的方式,在正常和异常之间以及不同异常程度之间难以进行明确的定量划分。由于缺乏客观量化指标,EEG 结果的判断在很大程度上受医生和技术人员个人经验水平和综合分析能力的影响。

1. 正常 EEG   符合下列所有各项时为正常 EEG。

(1) 脑波分布有正常的部位差别,左右基本对侧,双侧大脑半球相应部位的波幅差不超过 30%。

(2) 清醒期全头部 α 波频率差不超过 2 Hz;α 节律为 9~11 Hz,主要分布在双侧枕区;双侧枕区 α 节律的波幅最高,调幅最好,生理反应最明显;在前头部可出现 α 频段的不规则节律,一般比枕区慢 1 Hz 以下,称为类 α 样节律;同一时段内左右两侧 α 波频率差不超过 0.5 Hz,有正常调幅;α 指数平均为 75%。

(3) β 活动在 20% 以下,波幅不超过 20 μV,以额、颞区为主。

(4) θ 活动不超过 5%,波幅不超过 30 μV。

(5) 全部记录中偶见 δ 活动,波幅不超过 50 μV。

(6) 过度换气、闪光刺激等诱发试验无异常反应。

(7) 生理性睡眠波按顺序出现,睡眠周期正常。

(8) 无阵发性异常电活动。

2. 界限性 EEG   又称边缘状态 EEG,指 EEG 改变介于正常和轻度异常之间。可以是正常 EEG 的变异,和遗传因素有关;也可见于精神紧张、情绪不稳定、非神经系统疾病或中枢神经系统疾病恢复期,临床无明确的诊断意义。有下述其中一项表现时可称为界限性 EEG。

(1) α 节律的频谱增宽,变化范围大于 2 Hz;波幅超过 100 μV,或轻度节律不规则。

(2) 双侧大脑半球相应部位波幅差超过 30%。

(3) 中等波幅 β 活动分布广泛或数量超过 40%。

(4) 额区低波幅 θ 活动轻度增多,数量超过 10%。

(5) 低波幅 δ 活动轻度增多。

(6) 出现某种临床意义不确定的波形。

(7) 睡眠周期紊乱。

3. 轻度背景异常   临床意义与界限性 EEG 相似,可见于 5%~10% 正常人。有下列一项表现即为轻度异常 EEG。

（1）α节律不规则,不稳定,调节、调幅不佳,频率减慢至 8 Hz,波幅超过 100 μV,生理反应不明显。

（2）双侧大脑半球相应部位波幅差超过 50%。

（3）β活动明显增多,波幅高于 50 μV。

（4）θ活动明显增多,主要出现在额区。

（5）δ活动轻度增多。

（6）过度换气时中等波幅 θ 频段慢波活动早期出现或延迟消失。

4. 中度背景异常　中度背景异常提示有明显的脑功能障碍,见于各种中枢神经系统的器质性或功能性病变。有下列异常之一即为中度异常 EEG。

（1）基本节律明显减慢,枕区出现 7~8 Hz 的慢 α 节律,或 α 节律消失,代之以 4~7 Hz 的 θ 节律。

（2）左右明显不对称。

（3）出现较多散在 3 Hz 左右中等波幅的 δ 波或 δ 活动。

（4）正常生理性睡眠波在一侧或双侧消失,或正常睡眠周期消失。

5. 重度背景异常　正常节律完全消失,表明有严重的脑功能障碍,临床常见于各种病因所致严重脑损伤,可伴有不同程度的意识障碍。有下列一项异常表现即为重度异常 EEG。

（1）背景以 δ 波为主,可有少量 θ 活动,或少量 α、β 频段的低波幅快波复合在慢波之上。

（2）背景以 θ 节律为主,有少量散在 δ、α、β 波。

（3）广泛性 α 活动。

（4）波幅和频率无规则,完全失去节律性。

（5）周期性波。

（6）持续低电压或电静息状态。

其中周期性波及电静息因预后不良,也被称为极度异常。

以上分级主要针对背景活动异常或广泛性及弥漫性异常,不适用于局限性异常。

6. 阵发性异常　阵发性异常直接描述阵发性异常(癫痫样放电)的波形、频率、出现时间、空间分布、出现方式、数量(半定量)和诱发方式,但不影响对背景活动的诊断标准。

第二节　术中神经监测

术中神经电生理监测(IONM),简称术中神经监测,是指在手术过程中运用神经电生理方法对神经系统功能的完整性进行评估的医疗技术。术中神经监测的应用可以有效减少手术操作导致的医源性神经损伤,提升手术安全质量,降低患者术后神经功能障碍率,在各类神经外科手术中已经获得了较为广泛的应用。尽管功能神经外科手术通常是安全的,但在一些关键操作,比如说致痫区的切除期间,对运动传导通路的监测仍然至关重要。功能神经外科手术常用的术中神经监测技术包括体感诱发电位(somatosensory evoked potential,SEP)监测、运动诱发电位(motor evoked potential,MEP)监测、脑干听觉诱发电位(brainstem auditory evoked potential,BAEP)监测及肌电图(EMG)监测等,本节将围绕以上技术进行简要介绍,以加深功能神经外科医师对相关技术的理解,从而更好地利用相关技术提升手术质量。

一、体感诱发电位监测

体感诱发电位(SEP)是对外周神经(一般选取上肢腕部正中神经和下肢踝部胫后神经)的本体感觉神经成分进行电刺激,刺激产生的信号经脊髓后索向上传递到感觉皮层,从而在感觉神经传导通路上所记录到的电活动。SEP 监测即在术中通过对 SEP 波幅和潜伏期变化的分析,监测感觉神经传导通路完整性的技术。当前常用的短潜伏期 SEP 监测具有易操作、刺激电压低、受肌松剂影响小、不干扰手术进程、能够连续监测的优势,但同时也具有波幅相对偏低(微伏级)、需要多次叠加平均、实时性差、易受外界干扰,以及只能间接反映运动功能状态等缺陷,很少独立使用。

SEP 监测的刺激电极采用表面片电极或金属条型电极,上肢常用刺激部位为腕部正中神经,下肢常用刺激部位为踝部胫后神经,推荐刺激参数:0.2～0.3 ms 方波恒流脉冲,上肢刺激强度为 15～25 mA,下肢刺激强度可在此基础上适当增加,刺激频率为 4.7～5.1 Hz。记录电极采用皮下针电极,推荐记录参数:上肢 SEP 记录导联 C3-Fz、C4-Fz,记录时间窗为 50 ms;下肢 SEP 记录导联 Cz-Fz,记录时间窗为 100 ms。平均次数为 50～200 次。上肢 SEP 通常观察 N20,下肢 SEP 观察 P37。这里需要解释的是,SEP 的波形主要是依据极性与潜伏期命名的。与工科不同,神经电生理学科一般将向上的波称为负相波(negative waveform,N 波),而向下的波称为正相波(positive waveform,P 波),而潜伏期则一般以数字的形式加在极性之后。比如 N20 可以解释为一个波形向上、潜伏期为 20 ms 的波。

术中电生理监测指标的所有变化均需在与基线进行对照的基础上得出。通常认为,波幅反映的是轴索同步活动,潜伏期反映的是神经纤维传导速度。SEP 的预警标准一般是波幅较基线水平降低 50% 或潜伏期较基线水平延长 10%。此外,做出预警前需考虑麻醉药物(如吸入麻醉可造成 SEP 的潜伏期延长和波幅降低)、体温、血压,以及其他术中辅助药物对 SEP 的潜在影响。

此外,SEP 在涉及皮层功能区的手术中可以用于中央沟的定位。中央沟是划分皮层感觉和运动功能区边界,而 SEP 具有在中央沟两侧呈位相倒置的特性,是在相关手术中辨别皮层感觉和运动功能区边界非常可靠、实用的技术。其原理是大脑皮层上传入刺激的偶极子是自中央后沟向中央前沟发生变化的,因此我们在中央后回感觉皮层可以记录到正常的 SEP,即一个双相的负-正诱发电位波形;而在中央前回运动皮层上则会记录到一个位相完全倒置的正-负诱发电位波形,即 SEP 的反转镜像。

二、运动诱发电位监测

运动诱发电位(MEP)是通过电/磁刺激脑运动区或其传出通路,在刺激点以下传出路径或靶肌记录到的电反应(通常为靶肌的复合肌肉动作电位)。MEP 监测是通过对术中 MEP 波形变化的分析,实现运动传导通路完整性评估的技术。根据所用刺激器及记录部位的不同,MEP 监测主要可分为经颅电刺激 MEP 监测和经颅磁刺激 MEP 监测。经颅磁刺激 MEP 监测无痛、安全,但价格昂贵,对手术部位、器械及麻醉条件等要求较高,故应用于术中神经监测有一定困难。相比之下,经颅电刺激 MEP 监测具有定位准确、价格低廉、安全、方便、可靠、实用等优点,已被广泛应用于术中运动功能的监测。

MEP 刺激电极一般采用盘状电极或针电极,电极放置根据脑电国际 10-20 系统,阳极置于中央前回手部和足部的投射区,即在国际 10-20 系统中 C3、C4 和 Cz 点的前方 2～2.5 cm 处,当手术切口范围较大时,也可放置在 C3、C4 后方约 2 cm 处;阴极放置在头皮的任意位置。阳极是有效电极,即刺激电极。推荐刺激参数:恒压/恒流刺激,刺激波为单相/双相方波,3～8 个成串刺激;刺激波宽 50～500 μs;刺激间期为 2～4 ms。记录 MEP 时通常将针电极放置于刺激皮层对侧相应的肢体肌腹中。对于每一肢体,应在两组或两组以上不同肌群安装电极,以便互相参照,而且在一组电极脱落或接触不良等情况下,仍可确保记录的稳定。上肢记录肌群通常采用鱼际肌等,下肢记录肌群通常采用胫前肌、拇短展肌等。推荐记录参数:窗宽 100 ms;低频滤波 10～100 Hz,高频滤波 1500～3000 Hz。近期有研究提出使用事前植入的深部电极连续获取 MEP,在切除致痫区的同时进行运动传导通路的持续监测,可以节约手术时间,但尚无在大样本群体中的应用报告。

主流观点一般认为:术中 MEP 波幅较基线水平下降 20%～30% 时应密切关注后续变化,并尝试排查原因;当波幅较基线水平降低 50% 或潜伏期较基线水平延长 10% 时,监测人员应立即向手术医师提出预警,以便手术医师调整手术策略使 MEP 恢复。然而,MEP 的预警标准因病种性质及病变位置存在差异,也有部分研究提出应以波幅消失,即所谓的"全或无"或波幅下降 80% 以上作为预警标准。此外,近年来一些研究也表明,MEP 发生显著变化的持续时间同样是影响患者术后神经功能预后的重要因素,它可以对现有预警体系形成有效的补充,为医师提供更全面的信息。总体来看,精细化与个体化将是未来术中神经监测领域发展的趋势。

三、脑干听觉诱发电位监测

脑干位于颅后窝,由中脑、脑桥、延髓三部分组成,是调节人体基本生命活动的中枢,也是上下行传导通路的必经之地。鉴于脑干的特殊解剖位置和关键生理功能,涉及颅后窝的各类手术都有可能通过牵拉、暴露等手术操作对脑干造成直接或间接损伤,产生严重后果。脑干听觉诱发电位(BAEP)监测是目前术中神经监测领域用于监测脑干功能的主要方法。由于该方法客观、敏感、简单、安全,目前已广泛应用于神经外科手术术中脑干功能的监测。

BAEP是指一定强度的声音刺激听觉器官后,在脑干听觉传导通路上产生并传导的一系列电活动。根据潜伏期和波幅的不同,BAEP可分为短潜伏期BAEP、中潜伏期BAEP和长潜伏期BAEP。短潜伏期BAEP反应波峰的潜伏期在10 ms之内,波幅通常在0.2 μV左右,主要产生于脑干内,受意识状态、麻醉药物等因素的影响相对较小,是术中神经监测的主要对象。一般来说,在没有相应神经损伤的前提下,术中BAEP的引出率可达100%。

BAEP有Ⅰ~Ⅶ七个主波成分,分别对应着不同的神经发生源(图3-14)。一般认为Ⅰ波神经发生源位于听神经颅外段;Ⅱ波神经发生源位于听神经颅内段和耳蜗神经核;Ⅲ波神经发生源位于上橄榄核;Ⅳ波神经发生源位于外侧丘系;Ⅴ波神经发生源位于下丘,有时与Ⅳ波波形合并为一;Ⅵ波和Ⅶ波分别对应内膝体和听辐射。其中Ⅰ、Ⅲ、Ⅴ三个主波成分较易辨认,也是BAEP监测的重点。当术中由于牵拉、暴露等原因造成脑干受压后,这些主波成分的波幅、潜伏期会出现相应的变化。值得注意的是,对于瘤体较大的听神经瘤等病变,即使患侧听神经受损,BAEP丧失,仍然可以通过健侧BAEP的改变及早发现脑干功能的变化。

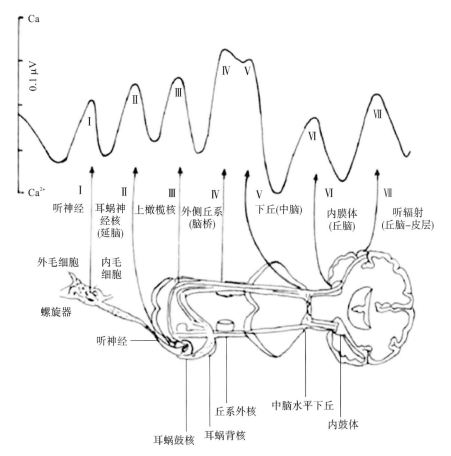

图 3-14　BAEP 各波来源示意图

BAEP 监测的刺激参数及记录参数如下。

①刺激参数。

耳机:耳道插入式耳机。

类型:Click。

脉宽:0.1 ms。

强度:80~90 dBHL。

极性:交替波或疏波。

频率:11.1~51.1 Hz。

掩蔽:对侧耳用低于给声强度 20~40 dB 的白噪声掩蔽。

②记录参数。

导联方式:A1-Cz,A2-Cz。

低频截止点:100~150 Hz。

高频截止点:3000 Hz。

陷波滤波:关闭。

扫描次数:1000~2000 次。

分析时间:10 ms。

术中 BAEP 监测一般选用耳道插入式耳机,一方面,可避免侵犯术野,另一方面,耳机固定相对稳定,给声强度可控。记录电极采用皮下针电极,置于乳突或耳垂,参考电极放置于头顶 Cz。在 BAEP 监测全程中,以基线为标准,当出现波幅降低或潜伏期延长改变时,应立即向手术医师提出预警,积极排查原因。BAEP 的重点监测指标包括 Ⅰ 波、Ⅲ 波及 Ⅴ 波的潜伏期和波幅,此外,Ⅰ~Ⅲ 峰间潜伏期、Ⅰ~Ⅴ 峰间潜伏期、Ⅲ~Ⅴ 峰间潜伏期及 Ⅴ、Ⅰ 波幅比也可作为参考。BAEP 监测目前尚无统一的正常波形标准和预警标准。一般认为单纯的潜伏期和峰间潜伏期延长,如在术中经手术策略调整可以恢复,则提示脑干功能的改变可能源于手术操作带来的刺激,患者预后相对良好;而 BAEP 波幅的下降或消失往往由重度牵拉引起,通常难以恢复,如同时伴有对侧 BAEP 的改变,则说明脑干移位较重且伴有严重损伤,患者预后难以保障。

四、肌电图监测

术中肌电图监测技术主要包括自由肌电图监测和诱发肌电图监测。自由肌电图监测可以实时监测自发性肌电反应和由刺激引发的肌肉爆发电位,是最简单、实用的监测方法。诱发肌电图监测则通常用于识别神经结构、定位神经走行和评估神经功能。肌电图监测应用的场合相对广泛,在功能神经外科手术中,较常用到肌电图监测的疾病主要是以三叉神经痛、面肌痉挛为代表的颅神经病变。

自由肌电图监测可以监测到的刺激主要是机械性刺激,包括牵拉、肿瘤分离、冷热冲洗液冲洗、单双极电凝器电凝、激光照射及超声雾化吸引等。监测常用参数如下:滤波器范围为 30~3000 Hz,背景扫描时程为 200 ms/D,灵敏度为 100 μV/D。术中自由肌电图监测可出现单个或连续爆发的肌电反应,具体如下。

①棘波:单个出现的爆发性电位,波形骤起骤落。这种类型的肌电反应可能是神经轴突机械感受器的一种特性,多与神经直接受压有关。直接的神经损伤、冲洗、将浸透生理盐水的纱布置于神经上或者电灼均可诱发此类反应。

②爆发性波:单独出现的纺锤形的短暂多相肌电活动,波形缓增缓减,持续时间较棘波长,可达数百毫秒。爆发性波可出现数个显著的峰值,出现频率较棘波低。临床意义同棘波。

③连续爆发性肌电反应:持续数秒的周期性的运动单元电位,这种情况大多数出现在神经受到明显牵拉时或者电灼后,很可能与神经本身的缺血或长时间机械牵拉、挤压有关,提示术后神经功能减退。视其频率和节律又可分为 A、B、C 三种序列波,其中 A 序列波与术后神经功能恶化相关性较高。

　　自由肌电图监测是实时和连续的,任何形式的肌电反应都说明神经受到一定程度的激惹或损伤。一般来说,手术中出现的肌电反应,可能是手术操作对神经的机械牵拉所致,也可能提示神经严重损伤,需要监测人员在临床中结合实际情况灵活分析。

　　诱发肌电图则是通过使用微量电流直接刺激神经,在该神经支配的肌肉上记录获得的肌电反应。术中采用诱发肌电图监测主要的目的有两个:一是确定刺激神经功能的完整性;二是鉴别刺激神经与其他神经、组织或肿瘤的关系。在正常情况下,颅神经与周围组织的关系比较容易辨认,但在病变导致颅神经和周边组织难以区分的情况下,电刺激是唯一可靠、有效的鉴别颅神经的方法。需要注意的是,由于神经纤维损伤轴突远端,华勒变性通常需要 48～72 h 才能到达运动终板,所以术中在损伤远端刺激可获得正常的反应,必须在损伤近端给予刺激才能发现潜伏期延长、波幅下降或消失等异常反应。

　　功能神经外科中较多涉及的肌电图监测:三叉神经的运动纤维起自脑桥中部的三叉神经运动核,其运动纤维包含于三叉神经下颌支内,支配各咀嚼肌,包括咬肌、颞肌、翼外肌和翼内肌等,其记录电极通常放在咬肌上;面神经监测一般只需要两组导联,即手术侧的眼轮匝肌和口轮匝肌。对于后组颅神经,迷走神经分出的喉上神经和喉返神经的运动纤维支配负责声带运动的环甲肌和其他声带运动肌,因此迷走神经监测可以通过气管插管记录电极直接记录声带肌的肌电活动;舌咽神经运动纤维支配的唯一肌肉是茎突咽肌,而针电极不容易直接插入该肌肉实现记录,但可以通过软腭后针电极间接接收茎突咽肌的肌电活动;副神经和舌下神经的术中神经监测相对直接,副神经监测可以将一对针电极插在手术同侧副神经支配的斜方肌和(或)胸锁乳突肌上,而舌下神经监测则是将一对针电极插入在手术同侧的舌肌上。

　　功能神经外科作为与神经功能关联最为密切的神经外科亚专科,与术中神经监测的关系也尤为密切,两者长期以来相互启发、共同进步,早已形成了学科的深度结合。功能神经外科的一些常见技术,包括术中皮层脑电图(ECoG)监测以及术中微电极记录等同样也属于术中神经监测的范畴,鉴于本书后文对这些技术有更为详尽的介绍,此处不再赘述。随着国内、国际临床神经电生理学科的蓬勃发展,将来会有更多的术中神经监测技术引入功能神经外科手术,而在功能神经外科与神经电生理医师的共同努力下,现有术中神经监测技术的应用范围也必将得到不断的拓展,最终推动学科联合发展,造福广大患者。

(张建国　乔慧)

参 考 文 献

[1] 刘晓燕. 临床脑电图学[M]. 2 版. 北京:人民卫生出版社,2017.

[2] 大熊辉雄. 临床脑电图学[M]. 5 版. 周锦华,译. 北京:清华大学出版社,2005.

[3] 中国抗癫痫协会,脑电图和神经电生理分会,临床脑电图培训教程编写组. 临床脑电图培训教程[M]. 北京:人民卫生出版社,2011.

[4] Buzsáki G,Anastassiou C A,Koch C. The origin of extracellular fields and currents-EEG,ECoG,LFP and spikes[J]. Nat Rev,Neurosci,2012,13(6):407-420.

[5] Beniczky S,Aurlien H,Brøgger J C,et al. Standardized computer-based organized reporting of EEG:SCORE-second version[J]. Clin Neurophysiol,2017,128(11):2334-2346.

[6] Beniczky S,Aurlien H,Brøgger J C,et al. Standardized computer-based organized reporting of EEG:SCORE[J]. Epilepsia,2013,54(6):1112-1124.

[7] Jobert M,Wilson F J,Ruigt G S F,et al. Guidelines for the recording and evaluation of pharmaco-EEG data in man:the International Pharmaco-EEG Society(IPEG)[J]. Neuropsychobiology,2012,66(4):201-220.

[8] Nuwer M R,Comi G,Emerson R,et al. IFCN standards for digital recording of clinical EEG. International federation of clinical neurophysiology[J]. Electroencephalogr Clin Neurophysiol,1998,106(3):259-261.

［9］　Libenson M H. Practical approach to electroencephalography［M］. Philadelphia：Saunders,2010.

［10］　Wu X，Liu X Q. Study of the alpha-frequency band of healthy-adults in quantitative［J］. Clin Electroencephalogr,1995,26(2)：131-136.

［11］　中国医师协会神经外科分会神经电生理监测专家委员会. 中国神经外科术中电生理监测规范 (2017版)［J］. 中华医学杂志,2018(17)：1283-1293.

［12］　Koo D L，Lee W G，Hong S C，et al. Clinical usefulness of intraoperative motor-evoked potential monitoring during temporal lobe epilepsy surgery［J］. J Clin Neurol,2019,15(3)：285-291.

［13］　Macdonald D B，Skinner S，Shils J，et al. Intraoperative motor evoked potential monitoring—a position statement by the American Society of Neurophysiological Monitoring［J］. Clin Neurophysiol,2013,124(12):2291-2316.

［14］　Chen D F，Willie J T，Cabrera D，et al. Continuous intraoperative neurophysiological monitoring of the motor pathways using depth electrodes during surgical resection of an epileptogenic lesion：a novel technique［J］. Oper Neurosurg(Hagerstown),2021,20(5)：E379-E385.

［15］　Brock S，Scaioli V，Ferroli P，et al. Neurovascular decompression in trigeminal neuralgia：role of intraoperative neurophysiological monitoring in the learning period［J］. Stereotact Funct Neurosurg,2004,82(5-6):199-206.

［16］　Park S K，Joo B E，Park K. Intraoperative neurophysiological monitoring during microvascular decompression surgery for hemifacial spasm［J］. J Korean Neurosurg Soc,2019,62(4):367-375.

第四章　立体定向技术

随着计算机技术、神经影像学和神经导航技术等的快速发展，尤其是神经外科手术机器人的应用，脑内病变定位实现了可视化、自动化、精准化，从而推动了立体定向技术的迅速发展。通常来讲，按照有无固定于颅骨的立体定向框架，将立体定向手术分为有框架立体定向手术和无框架立体定向手术。有框架立体定向手术就是将立体定向框架固定于患者的颅骨上，通过影像学扫描，将脑内结构的空间信息转换为定位框架可识别的刻度坐标，对此进行手术规划并确定靶点的位置坐标，并通过调节引导系统使得手术操作器械能够准确地到达手术靶点。无框架立体定向手术是在有框架立体定向手术的基础上发展而来，包括神经导航系统和机器人神经导航辅助的立体定向手术，采用无框架定位及手术方法，取代传统定向仪框架。但是，传统的有框架立体定向手术在脑肿瘤手术中仍在广泛应用，尤其是立体定向活检术，对于神经系统病灶的病理组织获得仍是重要的技术手段。这里主要介绍有框架立体定向手术。

颅腔好比一个有限的空间，脑内任何结构的位置与颅脑的空间都存在着一种关系，可运用解析几何坐标系原理测定。其基本原理和方法如下：在颅腔内设置三个相互垂直的平面，三个面的交点为大脑原点，以此为基准，可测定出脑内某一目标点的三维坐标值，即为目标点（靶点）的解剖坐标。而立体定向手术过程就是将脑内结构靶点通过影像学定位转换为立体定向仪的框架坐标，进行三维定位，利用立体定向导向系统将立体定向器械送至靶点，实施手术治疗。

1. 脑的三维平面

（1）水平面（X 平面）：通过前连合（AC）、后连合（PC）之间连线（AC-PC 线）的脑水平切面。

（2）矢状面（Y 平面）：通过两侧大脑半球中线（非颅骨中线）与 AC-PC 线重叠，且与水平面（X 平面）垂直的矢状切面。

（3）冠状面（Z 平面）：通过 AC-PC 线中点（O 点），并与上述 X、Y 两平面垂直的冠状切面。

这三个平面交点为大脑原点（O 点），以它为基准，测出脑内某一目标点在 X、Y、Z 三条线轴上坐标位置数据（图 4-1）。

关于三维坐标（X、Y、Z 轴）方向，一般观测坐标方法：左右为 X 轴，前后为 Y 轴，上下为 Z 轴。

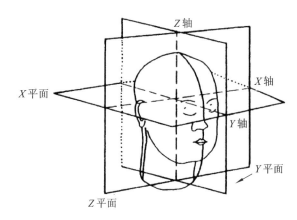

图 4-1　脑三维坐标平面和 X、Y、Z 轴方向

2. 大脑原点确定

（1）大脑原点（O 点）：不可见目标。前连合（AC）与后连合（PC）连成一线，此间距为 AC-PC 间径，在 AC-PC 间径中点作上下垂直线（Z 轴），通过此点作左右垂直线（X 轴），前后方向为 Y 轴。此三线交点为幕上 O 点（大脑原点），它是立体定向手术的重要标志，通过大脑原点可推算出坐标空间任何一点的 X、Y、Z 正、负坐标值。

（2）幕下 O 点：在第四脑室底作一切线，为幕下 Z 轴，通过第四脑室顶作 Z 轴垂直线，为幕下 Y 轴，此二线交点为幕下 O 点。通过此点作左右垂直线，为 X 轴。

在 O 点前为正值、后为负值，上为正值、下为负值，右为正值、左为负值（左右也可不计正负），得到的数值通常以毫米（mm）为单位（图 4-2）。

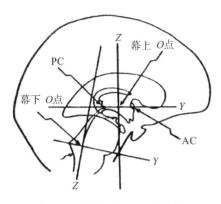

图 4-2　幕上、幕下 O 点确定
AC,前连合;PC,后连合

3. 立体定向仪的设计原理　立体定向仪按照基本的立体定向技术的原理设计,采用不同的坐标系统、引导操作系统和手术规划系统,实施手术靶点定位和手术过程。

（1）直角坐标系定向仪:根据笛卡尔直角坐标系统设计,其基本结构是立方形定位框架,如 Schaltenbrand-Bailey 定向仪、Talairach 定向仪。它调节简易,但是不能任意调节导向方位,临床应用受到限制。临床基本不再使用。

（2）柱坐标系定向仪:一种特定的混合坐标系,由直角坐标和极坐标组成。固定器多为一弓形架,与装在横向架上的结构来调节导向方位。可在左右、上下调节方向和深度,比直角坐标系定向仪稍方便。但是,该类定位准确性比较差。

（3）球坐标系定向仪:在特定直角坐标基础上,以定向仪中心"O"点作为球心,把定向仪直接固定在颅骨骨孔上,而目标点就恰好位于"O"点至目标点实际距离为半径的球面上,只要明确目标点投影前后左右角度,就可将操作器送到目标点,如 Riechert 定向仪。因夹角往往有一定误差,临床应用有一定困难性。

（4）混合性坐标系定向仪:多数定向仪是由直角坐标与球坐标相结合的混合性坐标系定向仪,导向与操作灵巧,调节角度大,精密度高,既可与 X 线、CT、MRI 相匹配进行辅助定位使用,又可与 γ 刀、X 刀、激光器等配合,适合各种手术要求。如 Leksell 定向仪、CRW/BRW 定向仪、Z-D 型定向仪、Todd-Wells 定向仪。这类定向仪,尤其 Leksell 定向仪、CRW/BRW 定向仪在临床上广泛应用。

4. 脑内靶点的三维定位　所谓靶点(目标点)定位就是把颅内目标结构通过三维坐标确定出来。目标结构一般可分为可见目标(靶点)与不可见目标(靶点),可见目标如金属结构、钙化结构、骨性结构,可通过 X 线、CT、MRI 直接显示出来。而不可见目标如苍白球、丘脑腹外侧核,必须先通过脑室造影或脑血管造影、CT、MRI 影像显示出脑内参考结构,如前连合、后连合、室间孔,然后依据参考结构位置推导出颅内各目标结构。但是,随着影像学发展,尤其是高场强 MR 的应用,不可见的脑内核团可通过特殊序列扫描变得可见,使靶点定位可视化。

立体定向过程就是把带有定位框架的影像片推算寻找出来的目标点(靶点)投影到定向仪上的三维坐标刻度上,计算它的坐标值(或左右、前后角度)的过程。依据这些读数(X、Y、Z 坐标值),调整定向仪上与之相应的数值,就可使脑内目标点坐标数值与定向仪上坐标数值吻合(重叠),此时用定向仪上导航系统能准确把手术器械送到颅内目标点(靶点),完成定向手术。

（牛朝诗）

参 考 文 献

[1]　傅先明,牛朝诗. 立体定向和功能性神经外科学[M]. 合肥:安徽科学技术出版社,2004.

[2]　姚家庆,戴蕙茹. 人脑立体定位应用解剖[M]. 合肥:安徽科学技术出版社,1992.

[3]　田增民,王亚明. 立体定向脑组织活检技术[M]. 北京:人民军医出版社,2012.

[4]　Fontaine D,Dormont D,Hasboun D,et al. Magnetic resonance guided stereotactic biopsies:results in 100 consecutive cases[J]. Acta Neurochir(Wien),2000,142(3):249-255.

[5]　Hamisch C,Kickingereder P,Fischer M,et al. Update on the diagnostic value and safety of stereotactic biopsy for pediatric brainstem tumors:a systematic review and meta-analysis of 735 cases[J]. J Neurosurg Pediatr,2017,20(3):261-268.

[6]　Grech-Sollars M,Vaqas B,Thompson G,et al. An MRS- and PET-guided biopsy tool for

intraoperative neuronavigational systems[J]. J Neurosurg,2017,127(4):812-818.

［7］　梅加明,牛朝诗,丁宛海,等.颅内病变立体定向活检出血的相关因素分析[J].立体定向和功能性神经外科杂志,2018,31(1):23-26.

［8］　Mathon B,Amelot A,Mokhtari K,et al. Increasing the diagnostic yield of stereotactic brain biopsy using intraoperative histological smear[J]. Clin Neurol Neurosurg,2019,186:105544.

［9］　Yu X,Liu Z H,Tian Z M,et al. Stereotactic biopsy for intracranial space-occupying lesions: clinical analysis of 550 cases[J]. Stereotact Funct Neurosurg,2000,75(2-3):103-108.

第五章　神经外科手术机器人辅助技术

在传统的开颅手术中,因解剖结构极为复杂,操作需要非常轻柔、精细,所以到目前为止还没有成熟的能够代替医生双手的机器人问世。立体定向技术基于脑、颅骨三维坐标定位进行颅内特定部位的活检、电刺激或电极植入等操作。人工的立体定向技术需要使用立体定向框架,该框架可以连接导向装置,并可以在多个维度上调节导向装置的位置和方向,达到精准定位颅内靶点的效果。在操作前需要将立体定向框架固定在头部后进行影像学扫描(CT、MRI),然后根据公式计算出某一靶点需要的各项参数。再将导向装置按照各项参数调整至目标位置,即可进行立体定向操作。整个过程的核心即为立体定向坐标的计算和导向装置的精准定位。随着电子计算机、数控技术的发展,以及工业机器人的出现,在1985年,就出现了神经外科手术机器人。随着电子科技的高速发展,神经外科手术机器人也在不断进步。针对传统的立体定向技术,手术辅助机器人具有手术时间短、操作简便、精准度高、靶点和入路选择性更多等优点,目前在有条件的地区已经逐步取代了传统的有框架立体定向手术。神经外科手术机器人的发展成为目前该领域的核心进展之一,涵盖了功能神经外科、神经肿瘤、神经内镜、脊柱神经外科等学科。

一、神经外科手术机器人的基本原理和组成

神经外科手术机器人从根本上讲是影像平台和机械平台的整合,其软件系统可以将患者手术前影像资料导入,并形成三维的立体图像。手术前可以将多模态影像资料(包括血管成像、病变的三维勾勒等)融合至该患者的影像资料中。其硬件系统可以根据软件设定,将机械臂和头端的导向孔(钻孔或指针定位)指向特定的方向。在手术时,通过不同的注册方式,如激光面部识别,或者骨性标记或皮肤标记等识别方式,将实际坐标和系统的假想坐标相配准的过程称为注册。然后通过手术计划系统,将机械臂指引到任何一个想要到达的位置和角度,并能计算与靶点的距离。通过导向孔进行钻孔和穿刺引流等操作,达到立体定向手术的目的。

二、目前国内外常见的机器人类型

国际上目前已投入商业化应用的神经外科手术机器人有英国 Renishaw 公司的 NeuroMate、美国 Mazor Robotics 公司的 Renaissance、美国 Pathfinder Technologies 公司的 Pathfinder 和法国 Medtech 公司的 ROSA。国内商业化应用的机器人主要有北京柏惠维康科技股份有限公司的机器人、华志微创医疗科技(北京)有限公司的机器人以及华科精准(北京)医疗科技有限公司的机器人等。

三、神经外科手术机器人的使用范围

神经外科中立体定向的操作均可以使用手术机器人辅助,例如颅内病变活检、癫痫患者的颅内电极植入、激光间质热疗、帕金森病等患者脑深部刺激器植入、颅内囊性病变穿刺引流、脑出血的穿刺引流、神经内镜使用以及脊柱椎弓根螺钉植入等。

四、神经外科手术机器人的使用流程规范

神经外科手术机器人可以应用在多种神经外科手术当中,其手术原理和流程相似,包括手术计划制订、术前影像采集、手术麻醉、头部固定、机器人注册等步骤。其标准化流程如下。

(1)手术计划制订:根据手术前头部影像(如 CT、增强磁共振成像等)勾画感兴趣区域(靶区),并设计路径。路径需要避开颅内血管,包括动脉、静脉和静脉窦,距离 5 mm 以上;尽量避开侧脑室、脉络丛、

尽量与骨面垂直线的夹角不大于 30°；尽量避开锥体束、下丘脑、脑干核团等重要结构。

（2）术前影像采集：一般需要 CT 薄扫（0.625 mm 层厚）刻盘使用，主要用于手术注册。需要头皮标记或骨性标记者应当天贴好头皮标记或植入骨性标记后行 CT。

（3）手术麻醉：需要全身麻醉（简称全麻）保证患者头部和机器人之间的相对稳定，并使用足够的肌松类和镇痛类药物，避免患者术中出现呛咳、清醒等造成头部移动的情况。

（4）头部固定：可以使用 Mayfield 头架、Leksell 框架、塑形枕等固定患者头部。使用头皮标记物注册的患者需要露出头皮标记，并且不能使其移位。使用面部激光注册的患者需要将面部区域充分暴露。对于立体定向精度较高的手术，如 SEEG（立体脑电图）电极植入、DBS（脑深部电刺激术）、脑干等区域的活检等，建议固定头部以后，锁死手术机器人后将头架和机器人之间连接固定，确保头部和机器人之间的稳定性。

（5）机器人注册：通过各种方法将现实手术患者头部特征和数字化影像相匹配的过程称为机器人注册。一般有面部激光注册和皮肤或骨性标记物注册。按照机器人注册流程，将机械臂依次指向标记物表面标记点，或使用激光扫描面部特定区域。注册完毕后需要进一步验证注册准确性。一般活检、引流、导航等需要的注册精度在 1 mm 以内，而 SEEG 电极植入、脑干等区域活检、DBS 等需要的注册精度在 0.3 mm 以内。

（6）手术操作步骤：机器人注册完毕后，完成消毒铺巾，手术区域不需要贴膜。使手术机器人机械臂和导向装置到位后，安装合适的限位器和使用匹配的钻头钻孔（钻孔前可以使用尖刀破皮）。计算好颅骨内板到外板之间的距离，使用限位器保证安全深度。使用柱状单极或克氏针刺破硬膜，然后将特定深度的立体定向装置（如电极、激光发生器等）植入颅内靶区域（或活检、引流等）。

（7）术后麻醉苏醒：迅速评估患者神经功能状态，较术前无明显变化者，可在手术后当天或第二天复查 CT。如果意识状态明显变差，或出现神经功能缺损，需要行急诊 CT 以排除颅内出血。

（8）术后视情况，给予抗感染和脱水药物，对于幕上病变使用预防性抗癫痫药物 2 周。术后 3～5 天可以出院。

五、神经外科手术机器人面临的问题和发展

神经外科手术机器人主要面临如下的问题。

（1）操作智能化程度的提高：如何能够更加方便、智能地获取患者影像数据，并且进行路径的规划，甚至利用人工智能自动规划路径，节约人工成本。

（2）手术引导精准度的提高：手术机器人注册、匹配和机械臂的移动都有精度问题，目前靶点精确度大概在 1～3 mm 数量级，对于一些神经核团还显得不够精确。

（3）手术辅助程度的提高：目前的机械臂仅有导向装置的作用，没办法真正帮助手术操作。因为立体定向操作过程相对流程化，机械臂的研发有助于进一步提高手术辅助程度，以期做到真正的"机器人手术"。

（赵国光　单永治）

参 考 文 献

［1］　Deboeuf L，Moiraghi A，Debacker C，et al. Feasibility and accuracy of robot-assisted, stereotactic biopsy using 3-dimensional intraoperative imaging and frameless registration tool[J]. Neurosurgery，2023，92（4）：803-811.

［2］　Jensdottir M，Sandvik U，Fagerlund M，et al. Laser interstitial thermal therapy using the Leksell Stereotactic System and a diagnostic MRI suite：how I do it[J]. Acta Neurochir（Wien），2023，165（2）：549-554.

［3］ Pivazyan G，Sandhu F A，Beaufort A R，et al. Basis for error in stereotactic and computer-assisted surgery in neurosurgical applications：literature review［J］. Neurosurg Rev，2022，46(1)：20.

［4］ Shlobin N A，Huang J，Wu C Y. Learning curves in robotic neurosurgery：a systematic review［J］. Neurosurg Rev，2022，46(1)：14.

［5］ Yao Y，Hu W H，Zhang C，et al. A comparison between robot-guided and stereotactic frame-based stereoelectroencephalography(SEEG) electrode implantation for drug-resistant epilepsy［J］. J Robot Surg，2023，17(3)：1013-1020.

［8］ Zhang D，Cui X H，Zheng J，et al. Neurosurgical robot-assistant stereoelectroencephalography system：operability and accuracy［J］. Brain Behav，2021，11(10)：e2347.

［9］ Robertson F C，Wu K C，Sha R M，et al. Stereotactic neurosurgical robotics with real-time patient tracking：a cadaveric study［J］. Oper Neurosurg (Hagerstown)，2022，22(6)：425-432.

［10］ 张剑宁，刘嘉霖. 手术机器人推动神经外科进入新时代［J］. 四川大学学报(医学版)，2022，53(4)：554-558.

［11］ Manjila S，Rosa B，Price K，et al. Robotic instruments inside the MRI bore：key concepts and evolving paradigms in imaging-enhanced cranial neurosurgery［J］. World Neurosurg，2023，176：127-139.

［12］ Kojima Y，Uda T，Kawashima T，et al. Primary experiences with robot-assisted navigation-based frameless stereo-electroencephalography：higher accuracy than neuronavigation-guided manual adjustment［J］. Neurol Med Chir (Tokyo)，2022，62(8)：361-368.

［13］ Rotim K，Splavski B，Vrban F. The safety and efficacy of robot-assisted stereotactic biopsy for brain glioma：earliest institutional experiences and evaluation of literature［J］. Acta Clin Croat，2021，60(2)：296-303.

［14］ Vakharia V N，Rodionov R，Miserocchi A，et al. Comparison of robotic and manual implantation of intracerebral electrodes：a single-centre，single-blinded，randomised controlled trial［J］. Sci Rep，2021，11(1)：17127.

［15］ Dehghani H，Sun Y，Cubrich L，et al. An optimization-based algorithm for trajectory planning of an under-actuated robotic arm to perform autonomous suturing［J］. IEEE Trans Biomed Eng，2021，68(4)：1262-1272.

［16］ Skyrman S，Lai M，Edström E，et al. Augmented reality navigation for cranial biopsy and external ventricular drain insertion［J］. Neurosurg Focus，2021，51(2)：E7.

［17］ 李治非，杨阳，苏月，等. 我国外科手术机器人研究应用现状与思考［J］. 中国医学装备，2019，16(11)：177-181.

［18］ 梁国标，陶英群. 功能神经外科精准时代的助推器——ROSA 手术机器人［J］. 中国微侵袭神经外科杂志，2017，22(2)：49-50.

［19］ Ball T，González-Martínez J，Zemmar A，et al. Robotic applications in cranial neurosurgery：current and future［J］. Oper Neurosurg (Hagerstown)，2021，21(6)：371-379.

［20］ Wagner C R，Phillips T，Roux S，et al. Future directions in robotic neurosurgery［J］. Oper Neurosurg (Hagerstown)，2021，21(4)：173-180.

［21］ Rubino F，Eichberg D G，Cordeiro J G，et al. Robotic guidance platform for laser interstitial thermal ablation and stereotactic needle biopsies：a single center experience［J］. J Robot Surg，2022，16(3)：549-557.

［22］ Naros G，Machetanz K，Grimm F，et al. Framed and non-framed robotics in neurosurgery：a

10-year single-center experience[J]. Int J Med Robot，2021，17(5)：e2282.

[23]　Kandregula S，Matias C M，Malla B R，et al. Accuracy of electrode insertion using frame-based with robot guidance technique in stereotactic electroencephalography：supine versus lateral position[J]. World Neurosurg，2021，154：e325-e332.

[24]　Xiong R C，Li F Y，Chen X L. Robot-assisted neurosurgery versus conventional treatment for intracerebral hemorrhage：a systematic review and meta-analysis[J]. J Clin Neurosci，2020，82(Pt B)：252-259.

[25]　De Benedictis A，Trezza A，Carai A，et al. Robot-assisted procedures in pediatric neurosurgery[J]. Neurosurg Focus，2017，42(5)：E7.

[26]　Smith J A，Jivraj J，Wong R，et al. 30 years of neurosurgical robots：review and trends for manipulators and associated navigational systems[J]. Ann Biomed Eng，2016，44(4)：836-846.

[27]　Bibi Farouk Z I，Jiang S，Yang Z Y，et al. A brief insight on magnetic resonance conditional neurosurgery robots[J]. Ann Biomed Eng，2022，50(2)：138-156.

[28]　Khanna O，Beasley R，Franco D，et al. The path to surgical robotics in neurosurgery[J]. Oper Neurosurg (Hagerstown)，2021，20(6)：514-520.

第二篇

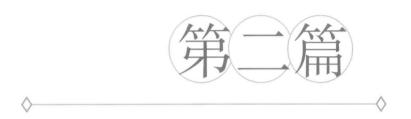

颅神经疾病

第六章 颅神经疾病概述

神经血管压迫(neurovascular compression,NVC)综合征是指血管压迫神经导致的一组临床症候群。Dandy 在 20 世纪 30 年代初首次强调 NVC 是三叉神经痛(trigeminal neuralgia,TN)的病因,1959 年 Gardner 和 Miklos 通过手术减压成功治疗了这种疾病。20 世纪 70 年代末,Jannetta 普及了 NVC 综合征的概念,该概念统一了一系列神经疾病,如 TN 和 GN(躯体感觉系统)、面肌痉挛(躯体运动系统)以及耳鸣和眩晕(特殊感觉系统)。随后,Jannetta 和 Gendell 提出了"神经源性高血压"理论,该理论指出左延髓腹外侧(VLM)的搏动性血管压迫可使个体易患高血压。1985 年,Jannetta 报道了 36 例 NVC 综合征合并高血压患者中的 32 例成功进行了显微血管减压术并使血压正常化。

数十年的临床研究表明,小脑脑桥角(cerebellopontine angle,CPA)区血管压迫不同颅神经根进/出脑干区(root entry/exit zone,REZ)可导致相应症候群,即 NVC 综合征。颅神经疾病主要包括特发性偏侧面肌痉挛(hemifacial spasm,HFS)、原发性三叉神经痛(PTN)、原发性舌咽神经痛、致残性位置性眩晕(disabling positional vertigo,DPV)、单侧致残性耳鸣等,给患者带来巨大痛苦,病情严重时患者甚至丧失正常生活和工作能力。显微血管减压术(microvascular decompression,MVD)是基于血管压迫学说,用于治疗 HFS、TN、GN 等颅神经疾病的首选外科方法,已在世界范围内得到广泛应用,并成为功能神经外科的重要内容之一。

颅神经疾病的诊断及鉴别诊断:术前明确诊断及仔细甄别颅神经疾病的原发特性至关重要,这是 MVD 成功的第一步。临床实践中因诊断错误而致 MVD 失败的例子屡见不鲜。继发性 HFS 甚为少见,多由 CPA 生长较广泛的胆脂瘤引起,症状典型,且多合并同侧 TN 或耳鸣、眩晕、听力下降等前庭蜗神经受压迫症状。此外,确诊特发性偏侧 HFS 必须与下列疾病相鉴别:习惯性眼肌痉挛、癔症性眼肌痉挛、局限性运动性癫痫、面神经麻痹后痉挛、眼口舌综合征、舞蹈症及手足徐动症所伴发的面部抽动、运动神经元病导致的 HFS 等。因其特有的临床体征,典型 HFS 确诊并不困难。值得引起重视的是,当临床体格检查不足以确立诊断或与眼口舌综合征等疾病相鉴别时,面神经电生理检查至关重要,当监测到异常肌肉反应(侧方扩散反应)典型异常波时,HFS 的诊断则可以确立。

TN 的多病因性导致了诊断及鉴别诊断的困难。继发于 CPA 肿瘤的 TN 在症状、体征上难以同典型的 PTN 相鉴别,确诊有赖于 CT、MRI。当 TN 与其他颅神经疾病伴发时,CPA 肿瘤的可能性明显增大。在进行详尽的影像学等检查排除继发病因之后,还需同其他头面部疼痛性疾病相鉴别,如 GN、中间神经痛、蝶腭神经痛、不典型面痛、丛集性头痛、带状疱疹后面痛等。典型 PTN 临床特点包括有明确范围的疼痛,呈发作性疼痛,存在缓解期,有诱发因素及扳机点,以及服用卡马西平等药物可有效缓解疼痛等。原发性 GN 的发病率仅为 TN 的 $0.2\%\sim1.3\%$,茎突过长及 CPA 占位性病变是其常见的继发病因,因此术前应常规检查茎突正侧位平片及 CT 或 MRI。咽部喷涂丁卡因后疼痛缓解是 GN 的最重要特点。

颅神经 REZ 受责任血管压迫最易发生脱髓鞘病变而产生症状,因此在 MVD 术中应把 REZ 的充分减压作为第一要旨。不同类型颅神经 REZ 范围是不同的,因此 MVD 减压范围亦应不同。减压范围不足可致疗效不佳,而盲目扩大减压范围则可增加术后并发症。一般来说,感觉性颅神经 REZ 范围远远大于运动性颅神经,如三叉神经、舌咽神经、前庭蜗神经 REZ 可涉及脑池段全长,而面神经 REZ 仅限于神经出脑干区附近,因此三叉神经、舌咽神经、前庭蜗神经应做到脑池段神经全程减压,而面神经的减压范围限于 REZ 附近即可。

由于 CPA 解剖结构复杂,神经功能重要,多余或不恰当的操作容易造成相关颅神经、小脑及脑干的副损伤。在保全患者正常神经功能的前提下,能否做到责任血管确切减压,在很大程度上与手术医生的技巧及经验相关。术中神经电生理监测(IONM)在 MVD 术中的应用有利于术中神经功能的保护和疗效评估。综合不同颅神经疾病各自的临床特点以及国内外学者多年的临床实践,应用于 MVD 的 IONM 技术主要包括功能保护性监测和疗效评估性监测。目前,随着 IONM 的推广应用,我国学者在该方面的应用研究水平也逐渐与国际接轨。如何客观地解读 IONM 信号变化的意义始终值得手术团队的重视,而 IONM 技术在 MVD 术中的应用方式和价值也值得进一步探讨。

近年来随着显微外科理念逐步深入和神经内镜技术的成熟及三维影像技术、神经电生理评估等辅助技术的不断进步,MVD 的安全性、有效性和精确性不断提高,具有更高的治愈率和更低的并发症发生率,获得了良好的治疗效果。在前人建立的血管压迫理论、责任血管分离移位的基础上,MVD 治疗颅神经疾病的新理论和新技术不断涌现,手术日臻完善,手术疗效也显著提升。MVD 已成为多种常见颅神经疾病如 HFS、TN、GN 等的首选治疗方案,同时也有多种少见颅神经疾病通过血管减压手术获得了良好的疗效,比如痉挛性斜颈、神经源性高血压、中间神经痛等。21 世纪 MVD 的治疗新进展包括:①对 CPA 区四间隙的划分,对不同间隙的血管压迫进行安全可靠的减压;②主要责任血管与次要责任血管的分类;③联合应用手术技巧同时加强辅助技术在 MVD 术中的应用;④延迟治愈理论;⑤明胶海绵防粘连技术显著降低了术后 Teflon 垫棉与颅神经之间的粘连发生率。

综上所述,新理论、新技术的建立、创新与发展有力地提升了 MVD 的有效性与安全性,MVD 治疗范畴不断扩展,目前成为多种颅神经疾病的首选治疗方案。我们在掌握颅神经疾病的特点和鉴别诊断的同时,还需要积极探索针对困难减压的手术治疗策略(包括精细的术前评估、灵活高超的手术技巧和先进的手术理念),深入了解和综合应用这一系列技术有效解决 MVD 术中可能出现的困难减压问题,显著减轻患者罹患疾病所遭受的痛苦。我们应该大力发展多中心、多学科合作,加强颅神经疾病回顾性和前瞻性等应用基础研究,让更多颅神经疾病患者得到更好的治疗。不断完善 MVD 需要对技术进行创新,让理论更完善、技术更先进、疗效更完美。

（于炎冰　张黎　刘江）

参 考 文 献

[1] 于炎冰.重视术中神经电生理监测在显微血管减压术中的应用[J].中华神经外科杂志,2017,33(9):865-868.

[2] 于炎冰.MVD 治疗颅神经疾病的现状与未来[J].中华脑科疾病与康复杂志(电子版),2018,8(1):1-4.

[3] 于炎冰.积极扩展显微血管减压术治疗颅神经疾患的范畴[J].中华脑科疾病与康复杂志(电子版),2020,10(5):257-261.

[4] 于炎冰.功能神经外科主要疾病的治疗策略与展望[J].中华神经创伤外科电子杂志,2020,6(1):1-3.

[5] 赵有让,于炎冰,张黎,等.显微血管减压术后的死亡原因及危险因素分析[J].中华神经外科杂志,2017,33(2):154-159.

[6] Bendtsen L, Zakrzewska J M, Heinskou T B, et al. Advances in diagnosis, classification, pathophysiology, and management of trigeminal neuralgia[J]. Lancet Neurol, 2020, 19(9): 784-796.

[7] Maarbjerg S, Di Stefano G, Bendtsen L, et al. Trigeminal neuralgia-diagnosis and treatment[J]. Cephalalgia, 2017, 37(7): 648-657.

[8] Tan E K, Chan L L. Neurovascular compression syndromes and hypertension: clinical relevance[J]. Nat Clin Pract Neurol, 2007, 3(8): 416-417.

第七章 三叉神经痛

第一节 概 述

三叉神经痛(TN)为局限于三叉神经分布区的一种反复发作性、短暂性、阵发性剧烈疼痛,多数为单侧面部发病,少数为双侧面部发病,John Fothergill 于 1773 年首先提出了 TN 的概念。原发性三叉神经痛(primary trigeminal neuralgia,PTN)指头面部的一种慢性疼痛,没有与发病有关的器质性病变,严重影响患者的生活质量,甚至导致焦虑、抑郁。

Penman 最早报道了 TN 的患病率,男性为 107/100 万,女性为 200/100 万。不久后,Katusic 和他的同事的一项调查研究表明,1945—1984 年明尼苏达州罗彻斯特市每 10 万人口 TN 的总体发病人数男女合计为 4.3。在英国,初级保健报告的年发病率(27/10 万)要高得多。而在我国哈尔滨、银川、长沙、上海、成都、广州六个城市的流行病学统计中,TN 患病率为 52.2/10 万,国内以及国际调整后患病率分别为 47.8/10 万、62.6/10 万。我国 1989 年的流行病学调查发现,21 个省的农村以及少数民族地区中有 14 个省检出 TN,将各省患病率按国际人口构成调整后发现,以黄河流域为中心的中原地区 TN 患病较多。

最近的一项研究表明女性中 TN 的患病率较高,为 0.03%～0.3%。女性和男性患 TN 的比例是 3:1,平均发病年龄为 57～61 岁,年龄在 37～67 岁之间的人群受影响最大。在 90% 的病例中,症状开始于 40 岁以后,发病率随着年龄的增长而逐渐增高,年发病率从 60～69 岁的 17.5/10 万上升至 70 岁以后的 25.6/10 万。此病在 30 岁以下的人群中不常见,据报道,只有 1% 的病例发生在 20 岁以下的人群中。儿童病例占所有 TN 病例的比例不到 1.5%。

目前尚无关于 TN 发病率是否存在种族或地理差异的报道,但有一些学者认为某些特定患者群体具有更高的 TN 发病风险。有文献证明,多发性硬化(multiple sclerosis,MS)患者中 TN 的发病率高于一般人群。超过 2% 的 TN 患者伴有 MS。虽然有报道称 TN 可先于 MS 发病,但在大多数病例中,MS 被认为是 TN 的潜在病因。有趣的是,在这两种情况下,临床表现都与经典的 TN 不同,大多数患者有双侧疼痛发作。

PTN 典型特点是疼痛范围局限于三叉神经分布区,以面颊、上颌、下颌或舌部较为明显,疼痛大多为单侧,通常因某些诱发因素发作,具有扳机点和一定缓解期,服用卡马西平等精神类药物有效等。绝大多数疼痛持续数秒至数分钟,一般为 1～5 min,个别病例疼痛可持续半小时以上。疼痛间歇期随病情的进展而缩短,发作间歇期疼痛可消失。疼痛可昼夜发作,发作次数从数十次至数百次不等。少数患者无剧痛,而表现为发作性"麻"。约 60% TN 患者除疼痛以外还会伴有血管-自主神经功能紊乱症状,主要表现为疼痛发作时伴有出汗、患侧眼或双眼流泪、流涎、瞳孔扩大、皮肤肿胀或皮温升高、面部潮红、结膜充血等。神经检查的目的通常是排除继发性三叉神经痛(secondary trigeminal neuralgia,STN),而典型性 TN 常无神经检查异常。疼痛发作时患者呈急性病容,表情紧张痛苦,伴有焦虑状态。此外,医生可能注意到患者无意识地眨眼或嘴小幅度运动。如果患者之前做过封闭、伽玛刀等治疗可能会有面部麻木、感觉减退等异常。

TN 是病因多且复杂的颅神经疾病,其诊断及鉴别诊断具有一定困难。目前多采用国际头痛学会分类委员会对 PTN 的诊断标准:①阵发性发作的面部疼痛。②疼痛至少包含以下 5 项中的 4 项表现:a.疼痛只限于三叉神经的一支或多支分布区;b.疼痛为突然的、强烈的、尖锐的、皮肤表面的刺痛或烧灼痛;c.疼痛程度严重;d.刺激扳机点可诱发疼痛;e.具有发作间歇期。③无神经系统损害表现。④每次发作形式刻板。⑤排除其他引起面部疼痛的疾病。TN 需与其他疾病导致的面部疼痛相鉴别,如舌咽神经痛、蝶腭神经痛、丛集性头痛、中间神经痛、不典型面痛等。

颅脑 CT、MRI 是常用的 TN 患者的辅助检查方法,可发现 STN 的常见病因,如颅脑肿瘤、炎症等。在肿瘤中 CPA 肿瘤占多数,其中胆脂瘤占首位。磁共振血管成像技术可能发现 CPA 区责任血管压迫三叉神经根部。部分患者尚需做葡萄糖耐量试验以排除糖尿病性神经病变。

在早期,药物治疗 TN 未见明显疗效。1920 年三氯乙烯的吸入使 TN 第一次得到有效治疗,而 TN 的现代治疗始于苯妥英钠的出现。该药于 1942 年由 M. Bergouignan 首次应用于临床,后经临床实践证明。应用最为广泛、止痛效果最好的药物是卡马西平,该药于 1962 年由 S. Blom 推荐应用。当前,临床上有各种各样的药物可供选择,如丙戊酸钠、加巴喷丁、拉莫三嗪以及奥卡西平等。其中卡马西平疗效最好,奥卡西平疗效可能和卡马西平疗效相当,且存在较小副作用;其余如加巴喷丁、丙戊酸钠、拉莫三嗪等药物,疗效欠佳或持续时间不长。然而,仍然有相当多的患者的疼痛属于药物难治性的,或在治疗过程中出现严重的药物不良反应。

对于 TN 外科治疗的探索与药物治疗的发展并驾齐驱。第一次尝试外科治疗 TN 发生在 1910 年,当时 Harris 给三叉神经节注射了酒精。1914 年,Hartel 描述了一种进入卵圆孔进行经皮注射的方法,至今仍在使用。仅在 Harris 描述他的方法 2 年后,Rethi 试图通过电凝三叉神经和神经节治疗 TN。甘油注射神经根切断术的起源可以追溯到 19 世纪晚期,当时医生在神经干旁注射各种药物,包括氯仿和渗透酸,目的是引起化学神经溶解。虽然报道这种方法对缓解疼痛是有效的,但这种效果是短暂的且经常伴有明显的虚弱、感觉丧失和感觉障碍。20 世纪 50 年代,在对瘢痕组织压迫三叉神经根或中窝神经节导致 TN 的研究中,研究者发现了球囊压迫三叉神经根的治疗方法。1952 年,Taarnhøj 描述了他的三叉神经根背根减压方法。Shelden 和 Pudenz 报道了第二和第三神经分离减压的方法。但直到 1983 年,Mullan 和 Lichtor 描述了经皮插入 Fogarty 气囊导管对三叉神经节进行压迫,三叉神经节压迫才成为一种可行的治疗选择。

在相当长的时间内一直盛行的外科治疗手段是三叉神经的毁损疗法——部分或完全切断三叉神经。1934 年,Dandy 首次观察并描述了小脑上动脉压迫三叉神经的现象,但他并没有对此进行治疗。1959 年,Gardner 及 Miklos 提出用血管压迫理论来解释 TN 的发生机制。TN 治疗的真正突破来自 1967 年 Jannetta 对显微血管减压术理论的发展。他的理论核心是血管对三叉神经的缓慢压迫出现级联反应,最后导致疼痛发生。因此,最合理的治疗为解除血管对三叉神经的压迫。Jannetta 开创性的工作包括提出 TN 的发生机制、分型、神经血管压迫的定位以及阐述可靠、安全的神经减压技术,这被证明是 20 世纪神经外科革命性的进展之一。

(于炎冰　张文川　张黎　刘江)

第二节　原发性三叉神经痛的诊断

原发性三叉神经痛 PTN 是一种临床诊断,其诊断标准以病史为基础,因此需要进行详细的病史记录,然后进行临床检查,以避免误诊。诊断要点如下。

一、PTN 的临床特点

PTN 患者三叉神经分布区域出现反复发作的阵发性剧烈疼痛。疼痛大多位于单侧,偶见双侧先后发病,疼痛表现为撕裂样、枪击样、烧灼样、针刺样、刀割样或电击样。疼痛可伴有患侧流泪、流涎、流涕或面部抽搐。典型的 PTN 存在触发点或扳机点,多位于上下唇、鼻翼、鼻唇沟、牙龈、颊部、口角等处,常常在患者咀嚼、进食、饮水、刷牙、洗脸、说话或受冷热刺激时发生。疼痛为短暂性发作,部分患者可有间歇期,时间为数周至数年不等。

典型 PTN 的临床特点包括：①疼痛有明确的范围；②发作性；③存在缓解期；④有诱发因素及扳机点；⑤初始时服用卡马西平有效。

二、PTN 的影像学检查

在进行显微血管减压术（microvascular decompression，MVD）之前，影像学检查（MRI、CT 等）有助于确诊 STN，对手术患者的筛选、术中责任血管的识别以及对手术难度的预估都有重要意义。对神经血管进行轴位、矢状位、冠状位的观察后发现 2 个以上层面有神经和血管接触的征象，则可高度怀疑为 NVC。需注意的是，由于文献报道 MRI 确认责任血管的灵敏度和特异度在不同的研究者中有很大的差异（灵敏度 52%～100%，特异度 29%～93%），因此并不能根据影像学检查确诊或排除是否存在责任血管对三叉神经的压迫，也不能将检查结果作为 MVD 的适应证或禁忌证。

（张黎　甄雪克）

第三节　三叉神经痛的术前评估

虽然显微血管减压术（MVD）用于颅神经疾病的治疗范畴越来越广，技术上也日臻成熟，但鉴于颅神经疾病的非致死致残性特点以及 MVD 的潜在严重风险，认真做好 MVD 的术前评估至关重要。

一、重视 TN 的鉴别诊断

MVD 治疗 TN 的疗效远远不如 HFS 的原因之一就是 TN 鉴别诊断的困难性导致误诊的经常发生，因此掌握多种头面痛的特征就显得尤为重要。问诊在 TN 的鉴别诊断中处于非常重要的地位。

PTN 首先要与 STN 相鉴别。STN 指由颅内外各种病变引起继发性三叉神经损害而导致的疼痛，其特点与 PTN 有所不同：疼痛持续时间较长，常可达数分钟至数十分钟，或呈持续性疼痛伴阵发性加重；通常无扳机点；多伴有三叉神经或邻近结构受累的症状和体征，有时尚可有其他颅神经损害或神经系统局灶症状和体征。常见的继发原因有 CPA 占位性病变、颅底原发性或转移性肿瘤（如鼻咽癌）、颅底蛛网膜炎等。颅脑 CT 及 MRI、鼻咽部软组织活检等有助于明确病因。

三叉神经炎较少见，多在感冒、鼻窦炎或牙科疾病后起病，也可由糖尿病、酒精中毒、痛风等引起。疼痛部位为三叉神经分布区，但疼痛呈持续性或阵发性加剧，疼痛区域内多有感觉过敏或减退等感觉障碍，有时伴咀嚼肌无力。眶上孔、眶下孔、颏孔等处存在压痛。无扳机点。本病病程短，使用激素、神经营养药等有效。

蝶腭神经痛又称 Slude 综合征，多见于女性，疼痛始发于鼻根、内眦、眼眶、眼球，尔后扩展至一侧牙龈、颧骨、耳、乳突部，甚至向同侧颈肩部放射。疼痛为烧灼样或钻样痛，持续数分钟至数小时，或呈持续性伴阵发性加剧，或周期性反复发作。发作时患侧鼻腔黏膜肿胀、鼻塞、鼻腔分泌物增加，可伴耳鸣、耳聋、畏光、流泪及下颌部皮肤灼热感和刺痛。蝶腭神经节阻滞或局部麻醉（简称局麻）可缓解疼痛，有助于鉴别。

非典型性面痛用于描述一组位置深在、可能局限，但患者又描述不清的面部疼痛，常为一侧性，范围不超过耳廓的高度。这一疾病范围较为笼统，病因不清，可能与感染、血管神经功能障碍及心理因素相关。疼痛范围往往包括两个或者更多的神经支配部位，并可越过中线。疼痛常持续数小时或数周，呈钻样、牵拉样、烧灼样，无扳机点，不被吃饭、说话、寒冷等因素诱发。止痛剂或三叉神经、舌咽神经阻滞术或切断术均无效。其与 TN 鉴别点在于：①疼痛缓慢开始，逐渐加重，非突然性及发作性；②疼痛弥散、深在、不易定位；③疼痛范围超过三叉神经分布区；④没有扳机点；⑤疼痛发作时可伴有同侧自主神经系统功能紊乱症状；⑥卡马西平等药物治疗无效，抗精神病药物治疗有效。

许多以牙痛起病的 TN 患者往往在拔除牙齿等口腔治疗无效后才前往神经科就诊。牙源性头面痛虽然疼痛也可非常剧烈,但多为持续性钝痛,无扳机点,服用卡马西平无效,口腔检查可见明确的牙源性病因。

其他需要与 TN 鉴别的头面痛还包括鼻源性头面痛、耳源性头面痛、眼源性头面痛、中间神经痛、丛集性头痛、其他先天性发育或变性疾病(如颞颌关节疼痛、茎突过长症、多发性硬化、延髓空洞症或枕大孔畸形)等,均可导致类似 TN 的症状,神经科细致查体及影像学检查有助于鉴别。

二、正确认识现阶段 MVD 前影像学评估的目的和意义

在 MVD 治疗之前,准确的影像学评估对于排除继发性病变、筛选手术患者、识别术中责任血管以及预估手术难度都有重要意义,但不具有决定意义。术前颅后窝薄层 CT 的意义在于鉴别肿瘤、明显的血管疾病以及发现可能存在的粗大的责任动脉和颅底骨质畸形,但无法显示颅神经及其周围的细小血管。高场强常规序列 MRI 能显示颅后窝脑实质、颅神经和血管,在发现 CPA 肿瘤或血管性疾病方面优于CT,但也较难清晰显示细小的血管。近年来,FISP、FLASH、FFE、SPGR、MP-RAGE、3D-TOF、T2W FSE、bFFE、CISS、FIESTA、3D-FIESTA＋C、MPR、MRTA 等 MRI 技术,以及 3D 后处理软件的应用大大提高了 CPA 血管神经结构的观察识别水平。颅神经血管压迫的影像学诊断标准:对颅神经血管 3 个不同方位层面(水平位、斜矢状位及冠状位)进行观察,如在 2 个以上层面见到有颅神经血管压迫或接触征象,则诊断为颅神经血管压迫;如仅能在某一层面显示颅神经血管接触,则诊断为可疑颅神经血管压迫。需注意:针对颅神经血管压迫的任何影像学检查结果都有一定的假阳性率和假阴性率,不足以作为确诊或排除的依据,也不能作为 MVD 的适应证或禁忌证。对于 TN 患者而言,术前发现且明确颅神经血管压迫是提示 MVD 可能有效的强烈信号,但影像学检查结果阴性不能作为手术禁忌证。

术中责任血管的准确识别更多依靠的是术者的技巧和经验,而不是术前的影像学检查,而血管的充分减压更是与之无关。如果术前发现了责任血管粗大、颅后窝容积狭小、脑池狭窄等因素而预估手术难度较大,对于 MVD 经验并不丰富的术者的确应该慎重考虑,必要时可以将患者转诊至有经验的医生进行手术;但对于有丰富 MVD 经验的术者而言,这种术前手术难度的预估其实并没有太大意义。因此,在现阶段应该正确认识 MVD 术前影像学评估的目的和意义,绝不可盲目夸大其作用,毕竟术者的技巧和经验是决定手术成败的最重要因素。

对 TN 患者术前进行颅后窝薄层 CT 可以发现一些占位性病变,如胆脂瘤、前庭神经鞘瘤、脑膜瘤、三叉神经鞘瘤等,有时责任血管为粗大的椎动脉或基底动脉时,CT 可显示。另外,CT 还可以评估乳突气房的发育情况,为乙状窦后入路开颅提供参考;还可以发现扁平颅底、颅底异常骨棘及颅后窝狭小等征象,以初步预估手术难度。

磁共振的特定序列扫描能显示脑干、小脑、神经及血管,在发现责任血管、评估神经血管关系以及辨别颅后窝占位性病变性质等方面优于 CT。以往对于 TN 等颅神经疾病的 MRI 检查多以三维时间飞跃(three-dimensional time of flight,3D-TOF)序列为基础进行观察。3D-TOF 序列是基于流动相关增强实现的,血流速度快的动脉在此序列上显示为高信号,其走行和来源能够清晰显示,血流较慢的小动脉或静脉难以显示,因此单独使用 3D-TOF 序列检查可能会对细小动脉及静脉因素评估不足。三维稳态进动快速成像(three-dimensional fast imaging employing steady state acquisition,3D-FIESTA)序列是水成像的一种,它采用短的 TR、TE 值,液体流动造成的失相位程度较轻,能增强 T_2/T_1 高比率组织(如脑脊液、水)的自旋,同时抑制 T_2/T_1 低比率组织(如脑组织、肌肉)的信号。成像效果、脑脊液呈高信号,神经与血管呈低信号,从而形成强烈的信号对比。该序列脉冲能立体显示颅神经的解剖走行,可为手术提供详尽的神经血管影像,减少不必要的手术探查,防止遗漏责任血管。但 3D FIESTA 序列的缺点为软组织缺乏对比,神经与血管信号类似,有时难以判断,主要依靠位置及走行方式来鉴别,且不能判断责任血管为动脉或静脉。另外,3D-FIESTA 序列图像常因颅底磁敏感伪影造成神经变形而致失真、模糊。采用 2 次射频脉冲激发来采集 2 组回波,2 组射频脉冲激发时 Mxy 处于不同的相位(如相差 $180°$),得到 2 组图像,并都可能有条形伪影,但这两组条形伪影位移的方向不同。把 2 组图像融合成 1 组最终的图像,条纹即

可被消除。这种改进后的序列被称为双激发 Balance-SSFP 序列，又被称为 3D-FIESTA＋C(FIESTA-cycled phases)序列。联合使用 3D-TOF 及 3D-FIESTA＋C 成像可以弥补各自的不足，帮助鉴别责任血管。

有学者尝试通过图像分析将以往的主观判断转换为数字化评分并进行统计学分析，发现 PTN 不仅与神经血管压迫程度有关，而且与责任血管至三叉神经出脑干区的距离密切相关。压迫程度越大且距离越近者，越容易产生 TN 的临床症状。

通过运用软件对 3D-TOF 序列及 3D-FIESTA＋C 序列进行融合、三维重建，可以实现动脉、静脉、神经、脑干等结构在一个三维空间的立体成像，图像逼真、清晰、直观，并可以进行任意角度的旋转，观察血管的形态、走行，可以为术者提供更加直观的参考。但是需要指出的是，由于影像设备的限制，一些细小的血管在磁共振序列上显示可能欠佳，同时由于影像学诊断水平的差异，单纯依靠影像学评估可能会导致责任血管的遗漏或判断错误。

三、做好手术耐受性评估

MVD 作为功能神经外科领域治疗效果最佳的手术，其有效性毋庸置疑。但颅神经疾病患者在选择手术之外也可以选择药物控制等内科保守治疗方法，因为疾病本身只会影响患者的生活质量，而不会危及其生命。术前对患者进行充分的手术耐受性评估，尽量避免手术本身带来的死亡等严重并发症的发生，最大限度改善患者的生活质量是术者首先要考虑的问题。

功能神经外科手术的一个基本原则就是在解除患者病痛的同时不引发患者所不能接受的严重并发症。困扰刚开始尝试行 MVD 的神经外科医生的一个主要问题就是术后严重并发症的发生。即使对有丰富 MVD 经验的医生，术中岩静脉出血、脑干穿动脉离断及术后小脑、脑干出血梗死等严重并发症也可导致灾难性后果，术后面瘫、听力障碍等颅神经相关并发症也并不鲜见。MVD 术后因 CPA、小脑半球血肿等而必须行颅后窝减压的概率为 0.3%～2.5%，其中约 1/3 患者最终死亡；加上术后远隔部位出血、脑梗死、脑积水、颅内感染、围手术期心肌梗死、肺栓塞等意外情况，MVD 的总死亡率为 0.1%～1%。因此，对 MVD 围手术期风险进行评估，采取相应措施提高 MVD 的安全性、降低术后并发症发生率是个极其重要的课题。

颅神经疾病患者多为中老年人，各脏器的代偿能力降低，对于手术及全身麻醉的耐受性差，如术后抗感染能力、骨髓再生能力等远较青壮年低下，故原则上来说年龄过大或者存在严重系统性疾病(高血压、糖尿病、冠心病、肝肾疾病、甲状腺功能亢进、甲状腺功能减退等)且控制不佳的患者，不建议行手术治疗。目前我们不提倡对存在严重系统性疾病且控制不佳的 TN 患者进行 MVD。

高血压是开颅术后发生颅内出血的重要高危因素之一。对于术前合并高血压患者，建议其严格控制血压后再行手术。若就诊时患者自诉无高血压，入院后查出高血压，且基础血压较高，建议暂缓行 MVD，待血压经过一段时间规律服药控制后方考虑入院行 MVD。利血平可能会导致手术中难以控制的低血压，因此长期口服利血平降压的患者必须停用 7 天以上方可考虑手术。

颅神经疾病合并高血糖又未严格控制的患者，术后由于手术的应激可能致血糖水平异常增高并伴胰岛素抵抗，患者出现感染、高渗性非酮症昏迷、心脑血管意外、急性代谢紊乱综合征等严重并发症的概率大大增加，故术前血糖经过内科正规控制后行 MVD 较为安全。

术前有甲状腺功能亢进或甲状腺功能减退的患者入院后必须复查甲状腺功能，应警惕术后相关代谢危象的可能。

MVD 术后患者机体将处于高代谢状态，主要表现为能量消耗及需求量增大。故术前充分地评估营养状况可以了解患者的能量储备、对手术的耐受能力和术后的恢复能力。主要监测指标包括体重、肱三头肌皮褶厚度、上臂肌围等。因严重疼痛影响进食的 TN 患者术前需监测氮平衡及血清生化指标，根据监测结果给予相应的处理，必要时行营养支持治疗。

术前长期口服阿司匹林、华法林等抗凝药者必须停药 7 天以上方可行 MVD。不建议在妇女月经期间行 MVD。

术前评估患者的心理状况也极为重要。因多年 TN 而导致患者严重抑郁症和（或）焦虑症并不少见，对此类患者应积极进行术前心理疏导治疗，心理状态稳定后再考虑手术。术前应用抗焦虑、抗抑郁类精神病药物者围手术期不可突然停药。

四、认真、细致、全面的术前医患沟通

神经外科涉及脏器范围虽相对狭窄，但病种复杂，病情进展迅猛，治疗风险高，且治疗费用相对较高，一旦出现不良医疗事件，特别容易引发纠纷。而从医患矛盾与冲突的现状来看，大多数医患纠纷并不是由于医疗技术差与医疗质量低而引起的，更多是由于医患双方角色认知的偏差、对医疗过程的不合理期望、对医患纠纷的归因偏差及医患双方的沟通不足而引起。

在过去很长一段时间里，由于对神经外科手术的敬畏，患方相对理解手术风险，神经外科领域纠纷相对较少。近 20 年来，由于神经科学的进步，新技术的开展，特别是显微外科、内镜与介入等技术的不断开展，神经外科患者的病死率和致残率明显降低。因此，患者对神经外科治疗开始乐观，对治疗结果期望值趋高。而现实情况是神经外科疾病具有风险高、变化快、不可预见性强、并发症复杂等特点，使得就医的预期值与疾病的实际转归间的差距客观存在，并成为引发医患纠纷的重要因素。神经外科疾病专业性强，对于那些深奥的疾病知识，一种情形是患者及家属存在认知"空白"，很多时候患者被动地遵从医生的判断与决策；另一种情形是患者及家属"一知半解"，在高度发达的互联网时代，患者有高度的参与意识，往往借助网络平台找寻相关知识，但是又缺少准确的核心信息。

MVD 治疗颅神经疾病已是非常成熟的手术，虽然这种手术时间短、创伤小、疗效显著，但手术仍然可能带来术后颅内出血、患侧听力丧失、后组颅神经损伤、疗效不佳或复发等情况。近年来，MVD 在国内得到飞速发展，患方通过各种途径对于手术也有了一定认识，但对于 HFS、TN 等颅神经疾病的发病原因、手术过程、术后可能的并发症等并没有客观、科学的认识。通常，术前患者及家属对以上并发症的发生认识不足，认为"MVD 是小手术，不会出大事"，这是非常错误的，对此，术前要进行充分的医患沟通，并通过充裕的沟通时间、科学的态度、良好的耐心来保证医患沟通的顺利进行。

神经外科疾病因其发展和转归有不可确定性和不可预见性，对此，在进行充分的入院沟通、围手术期沟通外，还需要将沟通贯穿于术后、出院等众多环节。总之，医患互惠双赢是医患沟通的目的，也是结果，既符合当下的需要，又符合医学的真谛。

（张黎　钱涛　陈礼刚）

第四节　显微血管减压术治疗三叉神经痛

一、MVD 治疗 TN 概述

MVD 经过数十年的发展、改良，已成为 PTN 的首选外科治疗方法。MVD 治疗 TN 的历史与对 TN 病因认识的进步密不可分，主要建立在三叉神经血管压迫病因学的理论基础之上。1966 年美国的神经外科大师 Jannetta 利用显微技术在显微镜下完成血管减压手术，并将这一手术正式命名为 MVD。Jannetta 认为 CPA 区三叉神经根受责任血管压迫而发生脱髓鞘病变，传入与传出神经纤维之间冲动发生短路是导致 TN 的根本病因，MVD 则通过用垫开物将责任血管推离三叉神经根部而达到治疗目的。20 世纪 70 年代中期以后 MVD 因其治疗 PTN 的安全性、有效性而迅速在临床推广。

（一）手术入路及探查

1. 手术切口与骨窗形成　TN MVD 采用气管内插管全身麻醉，手术体位取健侧向下侧卧位，头部下垂 15°并向健侧旋转 10°，颈部稍前屈，使下颌距胸骨约 2 横指，患侧乳突与手术台面大致平行并位于最

高位置。手术切口可采用耳后发际内 0.5 cm 与发际平行的竖切口或耳后发际内枕骨向颅底转折处上方 1 cm 处长 3~5 cm 的横切口,切口位置比 HFS MVD 高出 0.5~1.0 cm。骨窗直径为 1.5~2.0 cm,上缘显露至横窦下,前缘至乙状窦后,最好显露横窦与乙状窦交汇点,此点可视为骨窗显露的关键点。必要时可打开乳突气房以利显露,但需用骨蜡严密封闭。偶可见到局部骨质硬厚者,需用磨钻耐心磨开。乳突后导静脉出血时可剔除其周围软组织后涂抹骨蜡止血。开颅过程中有时可遇低位横窦或乙状窦后置等静脉窦变异,损伤后一旦出血,常很汹涌,可予常规压迫止血,不可电凝处理,以免静脉窦破口扩大,出血更加汹涌或导致静脉窦闭塞。

2. CPA 探查　MVD 治疗 TN 主要探查 CPA 第一、二间隙。在以常规手术入路探查 CPA 时,多采用乙状窦后紧邻天幕下方向,即先沿天幕与岩骨硬膜夹角(岩上窦方向)向术野深处探查,沿这个方向深入势必会遇岩上静脉阻挡手术入路而不得不对其进行处理。个别情况下岩上静脉属支较细长、游离度较大,充分解剖其蛛网膜后可良好显露三叉神经根与天幕之间的区域,而不必切断;绝大多数情况下需切断至少 1 支岩上静脉属支方可进一步深入。建议更改手术探查方向为乙状窦后紧邻听神经根上方方向,即切开硬膜后远离天幕而改由紧邻听神经根上方方向深处探查,此时遇岩上静脉阻挡手术入路的情况明显减少,多数情况下可不处理岩上静脉即可良好显露三叉神经根部,从而使因切断岩上静脉而导致严重并发症的可能性大为减少。但因操作上更加邻近听神经根,而听神经极为脆弱,很容易因机械性干扰增多或影响其血供而导致听力障碍,选择新的手术探查方向后听力障碍的发生率似有增高趋势。

(二)岩上静脉的处理策略

1. CPA 探查中的岩上静脉处理原则　虽然没有直接证据表明 MVD 术后的小脑梗死、出血与岩上静脉切断必然相关,但越来越多的学者认为处理岩上静脉时需慎重,能不切断尽量不切断,不得不处理时应尽量少切断其静脉属支。因此,目前的处理原则是尽量不切断靠近天幕方向的岩上静脉属支以免导致静脉性梗死甚至出血等严重后果。在 TN MVD 术中因岩上静脉属支阻挡手术入路,无法在不离断岩上静脉属支的情况下自三叉神经根与天幕之间间隙深入时,可从听神经上方入路进行探查。

2. 岩上静脉的电凝处理与止血　当岩上静脉属支较短粗、游离度较小时,试图通过解剖蛛网膜或经听神经上方入路良好显露三叉神经根与天幕之间 REZ 的尝试有时是徒劳和危险的,强力牵拉小脑半球可将岩上静脉主干自岩上窦处撕裂,造成意外的大出血,此时还是以切断岩上静脉为宜。电凝岩上静脉时应贴近其小脑侧以较小功率反复烧灼,有时需分次方能完全切断较粗的属支。电凝静脉前应尽量游离切断其周围的蛛网膜,以免电灼导致蛛网膜收缩,进而牵拉岩上静脉致岩上窦处撕裂出血。偶可遇见牵拉或电凝过程中岩上静脉破裂汹涌出血,往往令术者措手不及,吸净术野后耐心压迫止血是唯一处理方法。

3. 不建议切断岩上静脉的情况　下列情况下切断岩上静脉属支应极为慎重:①拟切断的岩上静脉属支主要引流脑干的静脉血;②拟切断的岩上静脉属支外观颜色较其他属支更接近动脉的外观,即静脉动脉化,估计其内血流比较湍急,切断后有可能引起急性回流障碍;③视野可及范围内岩上静脉属支很少,拟切断的岩上静脉属支又异常粗大,预计切断后其他属支代偿较为困难。在上述 3 种情况下,即使不处理岩上静脉就不能充分显露三叉神经根部,甚至该岩上静脉属支本身就是责任血管,都不建议对其进行电凝切断。此时,为保证疗效可行三叉神经感觉根 PR。

4. 岩静脉的保护　岩静脉又称 Dandy 静脉,是颅后窝重要的引流静脉。岩静脉通常位于三叉神经根上外侧,与三叉神经关系密切,岩静脉常常阻挡了三叉神经及责任血管的显露,手术中损伤岩静脉可能导致严重的并发症。由于岩静脉血管壁常常较薄,主干往往短粗,且弹性较差,变异多,手术的牵拉极易引起岩静脉破裂、出血,因此,术中应选择合适的保护策略。有学者提出可以根据岩静脉的走行及与三叉神经和听神经的位置关系进行分型(图 7-1),具体如下。

(1)Ⅰ型:岩静脉明显高于听神经水平,引流小脑表面血液回流到岩上窦。此种情况下岩静脉层面较高,在显露中可最先被观察到,较容易因牵拉导致破裂出血。手术过程中,需要充分解剖听神经及以下层面的蛛网膜,释放脑脊液后,为后续的操作赢得手术空间,随后,调整显微镜角度,解剖岩静脉周边蛛网

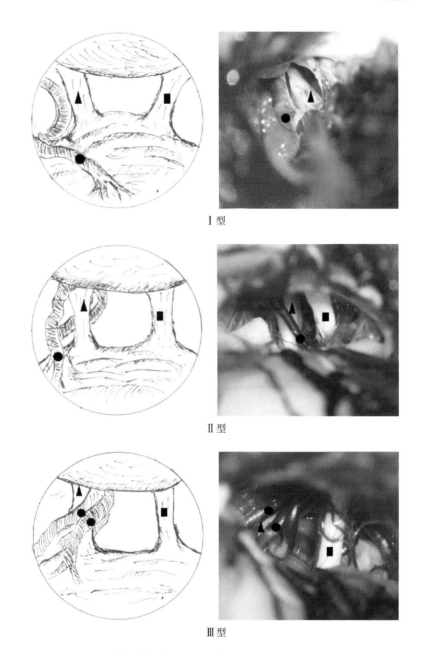

Ⅰ型

Ⅱ型

Ⅲ型

图 7-1　岩静脉的走行及三叉神经和听神经的位置关系分型
●表示岩静脉；▲表示三叉神经；■表示听神经

膜,并探查三叉神经周围。术中必要时可打开小脑水平裂,注意避免为了扩大视野而过度牵拉靠近天幕方向的小脑组织,尽可能降低岩静脉破裂出血的可能。

（2）Ⅱ型:单一或多条岩静脉引流小脑或脑干的血液在接近麦氏囊处汇入岩上窦和乙状窦的交界区。此种类型是最常见的,手术中一般不会形成过度牵拉。但岩静脉常常和三叉神经根关系密切,易形成粘连,在探查及减压过程中,需要注意锐性分离蛛网膜,避免直接牵拉岩静脉,同时需避免置入的Teflon垫棉压迫静脉而影响其回流。

（3）Ⅲ型:两条及以上的岩静脉对三叉神经形成了部分或完全遮挡。此种情况较少见。此种情况下,应充分游离静脉与静脉、静脉与小脑之间的蛛网膜,并打开小脑水平裂的蛛网膜,同时广泛开放蛛网膜下腔以及调整显微镜的投射角度,在必要时可以切断岩静脉的细小分支,利用静脉之间的间隙,通常能够顺利完成手术。

（三）血管减压技术

与 HFS 不同,任何与三叉神经脑桥侧池段相接触的血管都应被视为责任血管而必须加以处理。责任血管可位于颅神经 REZ、三叉神经中段、麦氏囊区。因此,探查神经时应通过调整显微镜角度或患者头位,分段显露神经,避免遗漏责任血管。TN MVD 术中主要责任血管依次为小脑上动脉(superior cerebellar artery,SCA)及其分支、小脑前下动脉(anterior inferior cerebellar artery,AICA)及其分支、岩上静脉(superior petrosal vein,SPV)属支。SCA 多位于神经内上方,AICA 和基底动脉(basilar artery,BA)多位于神经内下方,静脉压迫则无固定压迫部位。静脉单独或参与压迫者在 TN 经常可见到,但在其他颅神经疾病则甚为少见,应将责任静脉游离后垫开,尽量不予切断。因蛛网膜增厚粘连本身可能成为 TN 的重要致病因素,应将三叉神经感觉根自脑干至麦氏囊全程充分解剖,使其在轴位彻底松解,然后行血管减压。

二、MVD 治疗 TN 疗效评估与无效和复发的处理

（一）疗效评价标准

（1）治愈:症状完全消失。

（2）明显缓解:症状基本消失,偶有发作但不需药物治疗。

（3）部分缓解:症状减轻,但仍需药物控制。

（4）无效:症状无变化或加重。

以上(1)(2)两种情况都视为有效。TN MVD 术后延迟治愈者偶可见到,一般不超过 3 个月。

（二）可能影响疗效的相关因素

1. 病程　病程在 2 年之内的,术后多能立即缓解。然而病程在 7 年以上者,特别是伴有长期大剂量口服卡马西平者,术后残存疼痛的情况较易出现,常需术后小剂量口服卡马西平 2～3 周。因此,病程越短提示手术效果越好,相反则越差。

2. 既往治疗史　既往治疗史与手术效果相关。曾行三叉神经局部撕脱术、射频治疗不成功或伽玛刀等治疗失败的患者,术后仍存在疼痛的概率较高,这可能与局部神经造成的损伤及异常的神经电活动有关。

3. 术前症状是否典型　术前症状典型的患者术后长期治愈率明显高于非典型性 TN 患者。另外,病程与临床表现也相互影响,患者经过多方面、多方法的治疗,可能出现典型性 TN 表现变得不典型的现象,这可能与三叉神经根长期受压、神经变性有关。

4. 术中责任血管的压迫类型　MVD 治疗 TN 手术中探查发现存在明确的责任动脉者术后效果更好,尤其是术中发现责任动脉在神经根部形成压迹甚至造成神经色泽改变者。单纯的岩上静脉压迫者手术疗效不肯定,复发率或无效率相对较高,需根据患者情况考虑是否进行 PR。

5. 困难减压　术中探查见蛛网膜粘连严重可致三叉神经松解不彻底。有些病例存在粘连形成束带捆绑三叉神经的现象,或神经根部出现责任动脉或静脉贯穿致减压困难,或局部颅后窝明显狭小致手术操作空间狭窄,或术中遇到岩上静脉汹涌出血而止血后术野显露欠佳。这类困难减压患者术后效果差,并易出现复发的情况。

6. 术者经验　术者对 CPA 解剖的熟悉程度、显微操作技术水平、实施 MVD 的例数亦对 MVD 疗效产生直接影响。

（三）无效和复发的处理

国内外文献报道 MVD 治疗 PTN 的治愈率为 65%～90%,无效率为 1%～20%,复发率为 3%～15%。对有经验的术者而言总有效率可达 90%～95%,术者的经验和选择合适病例是影响 MVD 疗效的重要因素。无效或复发的患者根据首次手术具体情况和当前患者身体状况可考虑二次 MVD、PR、射频毁损、球囊压迫或立体定向放射外科(如伽玛刀)治疗。

TN 患者行 MVD 术后无效和复发的原因是多方面的。在行显微外科手术治疗之前,应进行详尽的检查,选择合适病例,术中仔细辨认以避免遗漏责任血管,移除压迫血管,充分减压,选择合适大小和形状的减压垫棉,尽量降低复发率和无效率。探查时未发现压迫血管或压迫不明确的病例中可能有一部分是因为术者经验欠缺等原因导致遗漏压迫血管,这也是 MVD 术后无效的一个原因;而对于 CPA 蛛网膜严重增厚粘连病例,术中解剖蛛网膜后,本来受牵拉的责任血管被松解而移位,远离神经根部,可能致使术者错误认为无责任血管压迫或压迫不明确,而且术后有可能因蛛网膜再次粘连牵拉而导致压迫复发。对于这两类病例,二次手术 PR 是一个可以接受的选择。

MVD 术后有 3%～15%的病例出现面部疼痛复发,复发后可以再次行手术治疗。但对于复发的原因和二次探查术时的术式选择一直存在争议。TN 患者 MVD 术后复发的原因是多方面的。Matsushima 等认为局部粘连、垫棉脱落等原因导致的责任血管重新压迫是复发的一个主要原因,对此类病例再次行 MVD 仍可获良效。中日友好医院神经外科的一组复发病例中 94.6%有 CPA 局部蛛网膜明显增厚粘连;62.2%的病例二次术中探查除见蛛网膜粘连之外未见新的责任血管压迫及其他异常,粘连的蛛网膜索带本身也可对神经根部构成压迫;21.6%的病例二次术中发现有 Teflon 垫棉粘连、脱落或移位,其中以垫棉粘连为主;在 4 例患者中二次术中发现复发是由于出现新的责任血管(含静脉)压迫,且均有局部蛛网膜粘连,蛛网膜粘连牵拉可能是新的血管靠近进而压迫神经根部的原因;二次术中探查无蛛网膜明显粘连及新的责任血管者仅 2 例。局部蛛网膜严重粘连是导致复发的最重要原因,Teflon 垫棉异常和出现新的责任血管这两个主要复发原因也直接或间接与蛛网膜粘连有关。已复发的病例二次手术后有可能因蛛网膜再次粘连导致压迫而再次复发。因此二次探查术时的术式选择应以 PR 为主。为保证疗效,只在以下情况并存时才考虑只行 MVD:①较年轻患者;②二次探查术中发现粘连不重;③存在明确的动脉性血管压迫;④血管减压满意。

三、MVD 治疗 TN 手术后常见并发症

(一)面部感觉障碍

面部麻木是 TN MVD 术后最为常见的并发症。其发生原因主要如下:①剥离神经周围增厚粘连的蛛网膜、松解推移附着在神经上的责任血管、放置减压垫棉等操作对三叉神经根的直接损伤;②术中过重或长时间牵拉致三叉神经滋养血管损伤,神经缺血;③三叉神经周围操作时遇动脉或静脉出血,使用双极电凝致神经热损伤;④术中部分切断三叉神经根部。其中,三叉神经周围的操作对三叉神经的损伤常常较轻,且仅表现为三叉神经第二、三支分布区域的麻木,术后配合神经营养药物治疗,麻木症状多可在手术后 3～6 个月完全消失。神经缺血和电凝热损伤,特别是在神经切断术中导致的麻木症状通常较重,且部分患者还伴有面部僵硬、蚁走感,常令患者难以忍受。术中神经周围的操作尽量避免使用电凝;对于神经上微小血管出血,采用止血材料覆盖压迫即可。手术中不能随意做出切断神经的决定,仅可在下述情况考虑部分切断神经:①术中责任血管不明确;②年龄 65 岁以上,高龄患者对麻木感的耐受力较强;③神经切断的比例不能超过 2/3,若三叉神经第一支受损,可引起角膜溃疡,甚至导致失明。

(二)继发性口周疱疹

疱疹多于术后 2～3 天出现,均发生在术侧上下唇及口角,符合单纯疱疹的表现,患者多无异常感觉,无需特殊处理,一周左右可以痊愈,且不会留有后遗症。其发生原因可能为三叉神经半月节潜伏的单纯疱疹病毒(HSV)在手术时被激活。MVD 可改变三叉神经节神经元转录,表现为 HSV 的激活。HSV 是否被激活与手术刺激神经的程度有关,手术中神经受损明显或行神经部分切断者,术后疱疹发生概率较大。

(三)复视

TN MVD 术后复视系滑车神经损伤所致。由于三叉神经邻近小脑幕,而滑车神经紧贴小脑幕从颅后窝延伸到颅中窝,在剥离神经及血管周围增厚粘连的蛛网膜时可能因牵拉致滑车神经损伤。因此,术

中需注意辨别滑车神经,尽量在靠近三叉神经一侧操作。因多为神经牵拉损伤,服用改善微循环和神经营养类药物后,复视多可在术后半年内逐渐恢复。

（四）听力障碍、耳鸣、头晕

目前术中为保留岩上静脉,避免其损伤可能出现的严重并发症,均采用沿听神经上方入路显露三叉神经。在剥离蛛网膜和牵拉操作中,可能伤及听神经或其滋养血管,导致听力障碍、耳鸣、头晕、平衡障碍等症状发生。因此,在显露三叉神经的过程中,术者必须谨慎操作,避免听神经受到干扰。MVD 经验不多的术者,特别是在术野显露不佳时,极易误将听神经视为三叉神经。将听神经减压操作后的结果多为听力丧失,而 TN 患者疼痛症状无改变。手术中确认三叉神经的方法:其头侧为小脑幕和岩静脉,尾侧为面听神经复合体,三叉神经位于岩上静脉与听神经之间的深部,从解剖上不难分辨。

（五）角膜溃疡、失明

角膜溃疡、失明多为三叉神经第一支损伤所致,易发生在二次手术的患者。因角膜感觉减退及神经营养不良,角膜发生难愈性溃疡、增厚、瘢痕形成,最终可致患眼失明。其发生原因:①剥离神经周围增厚粘连蛛网膜的操作直接损伤神经;②神经滋养血管损伤;③行三叉神经感觉根 PR 时,神经切断比例过大;此为主要原因。因三叉神经第一支损伤后症状难以治愈,可导致患者残疾,容易引发医疗纠纷,因此,术者术中应格外注意避免神经损伤。

四、椎基底动脉延长扩张症所致 TN 的手术治疗

椎基底动脉延长扩张症(VBD)是一种罕见的扩张性动脉病,病因不明,主要影响椎动脉(VA)和(或)基底动脉(BA)的动脉壁。据报道,VBD 相关 TN 与导致动脉粥样硬化的因素有关,例如高龄、男性和高血压。疼痛主要发生于左脸,左侧优势可能与血流动力学因素和椎动脉的解剖学不对称有关。自从 MVD 于 20 世纪被 Jannetta 等普及以来,它一直被认为是 TN 的最有效治疗方法。但是,由于过曲扩张的椎基底动脉(VBA)的尺寸大且弹性低,VBD 相关 TN 的 MVD 治疗仍面临一定的挑战。

尽管已报道了许多减压技术来解决此问题,但尚无一致的标准方法。这些技术通常可分为两种,即隔离法和转位法。从理论上讲,转位法可以避免减压部位周围的粘连和肉芽肿形成(这是 MVD 术后症状复发的主要因素)。但是,与传统的隔离法相比,属于转位法的大多数技术更耗时、更复杂,甚至更危险。在 REZ 和责任血管之间放置植入物以减轻神经压迫,相对容易。故隔离法易被一些术者所接受,但是更多的术者认为它与减压不足有关,因此降低了 MVD 的疗效。

使用生物医用胶悬吊技术的转位法仅需较少的时间和空间,而使用夹子、胶带、缝线和钛板的转位法则需要更多的时间和较大的工作空间来执行。医用胶悬吊技术简单且相对容易。尽管制作悬吊需要增加操作量,但两组的手术时间差异无统计学意义。人们普遍认为,由于硬化和穿支动脉的存在,VBA 的转位会很困难。幸运的是,尽管我们的研究中大多数 VBA 有不同程度的动脉粥样硬化,但我们没有遇到 VA 或 BA 因为太硬而无法足够转位的情况。广泛解剖蛛网膜至关重要,因为通常是周围的蛛网膜限制了 VBA 的活动性,而不是所谓的 VBA 可活动性差。当 VBA 的可活动性较差时,转位的幅度可以相对较小,但要确保在三叉神经和 VBA 之间留出一定的无接触空间。确认转位后,将 VBA 的近端部分作为锚固定在附近的岩骨壁的硬脑膜上。另外,在这些大动脉转位过程中,氰基丙烯酸酯胶的使用必须谨慎。过度添加会导致胶水溢出或滴撒,增加化学血管炎和周围神经损害的发生。胶水对神经血管结构的黏附也可以导致 TN 的早期复发。此外,还有报道在 MVD 期间使用氰基丙烯酸酯胶后的一些罕见且严重的并发症,包括动脉闭塞、新生动脉瘤形成和破裂。这些血管并发症被认为与氰基丙烯酸酯胶使用部位的局部严重炎症反应和动脉壁坏死有关。然而,少量使用氰基丙烯酸酯胶只会引起血管外膜炎性肉芽肿的形成,而不会导致血管内膜损伤。一般建议使用最少量的氰基丙烯酸酯胶且不牺牲 VBA 转位固定的牢固性。可以事先电凝灼烧岩骨壁的硬脑膜以引起纤维瘢痕的形成,在预期形成纤维瘢痕处喷胶以减少所需的胶量。当泄漏发生时,进行锐性解剖和水力解剖可以最大限度地减少损伤。

MVD 转位法在维持无疼痛状态(BNI Ⅰ)方面明显优于隔离法,并且 MVD 转位法在最后一次随访

中表现出更优的 BNI 评分。血流动力学研究中广泛应用的 CFD 分析可解释转位法为何提供了更好的镇痛效果。压迫三叉神经责任血管的区域 VBA,管壁两侧的壁面剪切应力(WSS)有差异。随着血管弯曲度的增加,血管两侧管壁的 WSS 差异也增大。三叉神经和 VBA 的压迫位置又往往在血管弯曲度较大的地方。如果仅仅插入植入物于"神经血管冲突"区,不足以抑制血管扩张和移位的发生。责任血管会在弯曲成角处显著的侧壁 WSS 差异的驱使下,逐渐向 WSS 高的方向移位,即再次靠近三叉神经。当距离足够近时,大 VBA 产生的动脉压力可通过插入的 Teflon 垫棉传递到神经,导致疼痛的复发。局部不对称的 WSS 引起的血管扩张和移位已在先前的研究中通过影像学随访观察得到证实。当采用转位法时,生物医用胶将 VBA 锚定在一个新的位置,并且该胶具有足够的强度以抑制血管反弹或移位。三叉神经与病变血管之间留出的空间能有效地阻断血管脉搏压力的传递,并使三叉神经从任何接触中解放出来,这被认为在出色的临床效果中起着重要的作用。此外,Zhang 等已将这种使用生物胶的转位技术先应用于治疗与 VA 压迫相关的 HFS,并发现该技术优于传统的隔离法,与 TN 手术的结果相似。

VBD 相关 TN 的 MVD 改善术前高血压的现象已有报道。假设血管压迫延髓腹外侧或左迷走神经 REZ 会导致原发性神经源性高血压,可解释术后高血压改善的机制。降血压作用对那些因无法忍受疼痛而需要手术的患者来说是一个额外的受益,但并不是进行手术的目的。

总之,对于 VBD 相关 TN,转位法在维持无疼痛状态方面明显优于隔离法。两者之间的并发症相似。然而,隔离法有较高面部感觉减退发生率的统计学趋势。此外,在 VBA 的"神经血管冲突"区(常在VBA 弯曲成角处)有显著的 WSS 差异,且较高 WSS 位于与三叉神经接触的一侧。该处显著的 WSS 差异能够驱动 VBA 向三叉神经方向的逐渐移位,从而可能导致隔离法治疗的失败或早期复发。当将迂曲扩张的 VBA 转位并固定在远离三叉神经 REZ 的新位置锚定后,由 WSS 差异引起的血管移位得到了很好的抑制,并且三叉神经与 VBA 之间的空间阻断了血管搏动压力的传递,从而显示出更好的疗效。

(于炎冰 张黎 熊南翔 袁越 刘江 任鸿翔 甄雪克)

第五节 经皮穿刺三叉神经半月节球囊压迫术

一、术前影像学评估

对于行经皮穿刺三叉神经半月节球囊压迫术的患者,术前首要关注的是卵圆孔及其周围骨质的发育情况,卵圆孔过大或过小、蝶骨翼突外侧板阻挡卵圆孔或颅底骨质缺损等都会为手术带来一定难度,所以术前应常规行颅底薄层 CT,评估是否存在以上情况,可以为术者进行卵圆孔穿刺提供参考。目前也有对磁共振序列扫描在行经皮穿刺三叉神经半月节球囊压迫术前评估中所起作用的一些初步探索和总结。在 3D-FIESTA 序列上麦氏囊呈高亮信号,和周围的结构对比明确,在矢状位上动态观察可以获得麦氏囊侧位的图像信息,可以据此大致估计术中球囊的形态。也可以通过运用软件对 CT 及 3D-FIESTA 序列进行融合、三维重建,对麦氏囊、颅骨进行三维立体成像,通过一些处理,还可以模拟穿刺入路,判断球囊形态等,从而为手术提供一些参考。

二、穿刺

首先将 C 形臂 X 射线机安放于手术床头侧,使球囊导管和接收器处于水平位。患者全麻成功后,使其处于仰卧位,再将患者头部调整至 C 形臂中间,将患者头部的侧位图像(图 7-2)投照于显示屏上,参考备用。进针点在口角外侧 2.5 cm(咬合面下方 1 cm),以矢状面上的瞳孔中点和冠状面上颧弓水平外耳道前 3 cm 为参考点规划穿刺角度,在侧位 X 射线机荧光屏上,穿刺针大致指向颞骨岩部与斜坡线交点处上方。在术者置入患者口腔内的另一只手的食指的辅助下,穿刺针在翼骨与下颌角之间行走于口腔黏膜下层,确保不要刺破口腔黏膜,从皮肤表面至卵圆孔的距离为 6~8 cm。当穿刺针到达颅中窝底卵圆孔附近时,用穿刺针前端探索卵圆孔轮廓,选择卵圆孔内下象限,将穿刺针置入 2~3 mm(图 7-3)。撤出穿刺针芯,将用生理盐水置换出空气的球囊导管通过针鞘置入麦氏囊内,直至其前端经过麦氏囊出口进入蛛网膜下腔少许,侧位图像显示其超过斜坡线 2 mm 左右。撤出球囊导管导丝,用 1 ml 注射器经导管注入可鞘内注射造影剂直至球囊呈现梨形(提示球囊位于麦氏囊内,而且压力充分),使其部分凸入麦氏囊出口(图 7-4)。所需造影剂平均容量大约 0.6 ml,波动于 0.3~1.0 ml 之间。压迫时间为 1~2 min,之后抽空造影剂,将导管与穿刺针同时拔出,压迫穿刺点 5 min,用无菌敷料覆盖,手术结束。使用经过改良的穿刺针(将针头略变钝),使穿刺一次完成,避免了原来的二次操作(先用锐针穿刺破皮后,再换成钝针继续穿刺)。穿刺针抵达卵圆孔和球囊开始充盈扩张时,可能发生三叉神经抑制反射,表现为显著的心率减慢,甚至心脏停搏,随后血压升高。当遇到严重的抑制反射时,建议立即停止操作,回撤穿刺针或排空造影剂。经静脉使用阿托品有助于防止或减缓抑制反射的发生。伴有重度传导阻滞,或心率<60 次/分者,经过阿托品试验后心率不能提升至大于或等于 60 次/分者,可以考虑在术前使用临时起搏器。

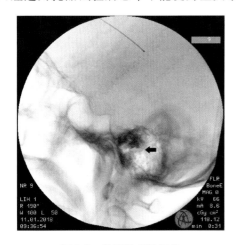

图 7-2　头部的侧位图像

要求双侧外耳孔重叠,图像上显示为一透亮区(箭头)。

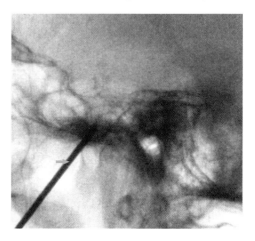

图 7-3　穿刺针(箭头所指物)位置

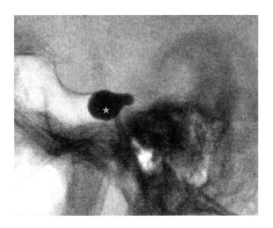

图 7-4　球囊呈梨形(五角星标记黑影处)

三、适应证

经皮穿刺三叉神经半月节球囊压迫术对典型三叉神经痛(classic trigeminal neuralgia)和特发性三叉神经痛(idiopathic trigeminal neuralgia)的良好疗效已经得到充分的证实,其优点尤其在显微血管减压术后复发的三叉神经痛患者和年老体弱、基础疾病较多及不适合开颅的三叉神经痛患者中得到体现。在继发性三叉神经痛尤其在继发于多发性硬化的三叉神经痛治疗方面亦有很多报道并展示了良好疗效。对于部分肿瘤因素引起的继发性三叉神经痛也有研究者尝试在临床使用经皮穿刺三叉神经半月节球囊压迫术。该术式对于一些非典型三叉神经痛症状,如疱疹后三叉神经痛和伴有结膜充血流泪等症状的治疗亦有少量报道,目前尚需要进一步的循证医学支持。

四、疗效

手术后即刻的疼痛缓解率为 97.4%,典型的梨形球囊、适当的压力和压迫时间预示着良好的术后结果。手术后 5 年和 10 年的疼痛缓解率分别大约为 80% 和 70%。对于复发的三叉神经痛患者,暂可先口服卡马西平或奥卡西平对症治疗,多数能够得到控制;若进一步加重,仍然可以继续选择经皮穿刺三叉神经半月节球囊压迫术治疗,能较好地控制疼痛,并不增加技术困难;如身体条件允许,也可以选择显微血管减压术或其他方法治疗。

五、并发症

手术同侧的面部感觉减退发生于绝大多数成功治疗的患者,大约半数患者的感觉减退于术后数月至 2 年得到恢复,而另一半仍会残留一定程度的感觉减退。其中 2%～10% 患者伴有不同程度的感觉异常,包括蚁走感、针刺感、紧缩感、烧灼感及瘙痒感等。对于不能耐受感觉异常的患者,需要在术前进行认真沟通,如能早期识别这类患者,建议谨慎选择该术式治疗,因为这种感觉异常往往会困扰患者,进一步导致心理问题等。同侧咀嚼肌无力也是十分常见的并发症,主要表现为张口困难和(或)偏斜,是三叉神经运动支受影响的表现,通过咀嚼锻炼,症状一般会在手术后 3～5

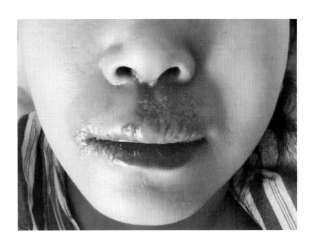

图 7-5　口周疱疹

个月恢复,应用康复理疗手段对症治疗尚在探索之中。手术后口面部的疱疹感染发生率相当高,不进行干预可在 1～2 周恢复,建议在围手术期使用抗病毒药物(如伐昔洛韦等,有助于显著降低术后疱疹的发生率)(图 7-5)。复视或外展神经麻痹症状偶有发生,一般术后 3～5 个月恢复,可能与球囊位置过深或压力过高相关,术中注意控制球囊位置和压力可以减少此类并发症的出现。穿刺过程中的少量静脉性出血并不少见,一般不影响手术操作,因为在穿刺的路径上及三叉神经周围存在很多静脉丛。动脉性出血罕见,在皮下时,多由于损伤上颌内动脉所致,且多见于面部较胖的患者,这种情况一般不会影响手术;进入颅内时,多由于错误穿刺至动脉所致,一旦发生,建议立即终止手术,必要时行全脑血管造影。术中球囊导管破裂偶有发生,提示使用可鞘内注射造影剂的必要性;目前由于球囊生产工艺的改进,球囊导管破裂的概率较前显著下降,但不能完全避免。手术相关的少见并发症还包括动静脉瘘、蛛网膜下腔出血、脑出血和脑缺血,考虑与穿刺位置不当、手术过程中的剧烈血压波动及血管斑块脱落等因素有关。手术后同侧听力下降并不常见,考虑与鼓膜张力下降有关。

（马逸　俞文华　李岩峰　钱涛）

第六节　经皮射频疗法治疗三叉神经痛

一、概述

三叉神经传导痛觉的无髓鞘细纤维在 70～75 ℃ 时就发生变性,而传导触觉的有髓鞘粗纤维能耐受更高的温度,温控热凝就是利用不同神经纤维对温度耐受的差异性,将毁损温度控制在 75 ℃ 左右,有选择性地破坏传导痛觉的细纤维,而保存对热抵抗力较大的传导触觉的粗纤维,从而达到镇痛又保留面部感觉的目的。20 世纪 60 年代 Sweet 及 Nugent 等利用这一原理采用射频热凝(RFT)治疗三叉神经痛,将温度控制在 65～75 ℃,选择性地破坏了传导痛、温觉的 Aσ 纤维和 C 纤维,而传导触觉的 Aα 纤维和 Aβ 纤维尚未变性。目前三叉神经 RFT 治疗根据毁损部位的不同分为三叉神经半月节射频和三叉神经周围支射频。

1. 射频热凝适应证

（1）原发性三叉神经痛者;

（2）药物治疗效果不理想或不能耐受药物不良反应者;

（3）各种外科治疗无效或效果不理想者；

（4）肿瘤导致三叉神经痛但无法有效解除病因者。

2. 射频热凝禁忌证

（1）面部感染者；

（2）严重高血压、冠心病患者；

（3）凝血机制障碍，有出血倾向者。

3. 射频热凝并发症

（1）面部感觉减退、麻木；

（2）咀嚼肌功能障碍、张口困难；

（3）耳鸣耳堵，角膜炎、角膜溃疡，颅神经损伤等。

4. 射频热凝疗效　国内外报道，RFT 治疗三叉神经痛的疼痛即刻缓解率为 $91\%\sim99\%$，因穿刺失败、患者不能耐受手术或其他因素迫使手术停止者占 6%。Taha 等综合了多家医院 6205 例射频热凝术、1217 例甘油注射术、759 例球囊压迫术、1417 例显微血管减压术、250 例三叉神经后根部分切断术，分析比较发现射频热凝术疗效最佳、死亡率最低，而显微血管减压术的并发症发生率与复发率最低。吴承远等报道对 1936 例患者行温控射频热凝术治疗，总有效率为 96.3%，1 年内复发率为 11.1%，2 年内复发率为 24.9%，无严重并发症发生。Tatli 等得出的结论是 5 年复发率为 46%。

二、三叉神经半月节射频

麦氏囊位于颞骨岩部，是两层硬膜之间脑脊液充填的一个区域，半月节位于麦氏囊内，穿刺针进入麦氏囊时可能会有少许脑脊液流出。半月节是经皮穿刺治疗三叉神经痛的主要靶点，类似于脊神经的背根神经节，其内有假单极神经元胞体。半月节内三叉神经的三个主要分支中 V1 纤维最靠内上，V3 纤维最靠外下。卵圆孔为一颅内通向颅外的管孔，多数由内后上向外前下的方向倾斜。卵圆孔位置较固定，位于翼弓外侧板根部后方，内前方为圆孔，外后方为棘孔，前方为眶下裂，后方为颈内动脉。卵圆孔一般可分为椭圆形、梨形、圆形、长条形、肾形五种形态，其中椭圆形最多，约占 70%。卵圆孔的长径均值为 7.54 mm，宽径均值为 3.66 mm。卵圆孔过小，有可能导致穿刺针无法顺利到达半月节；卵圆孔过大、形状不规则，会增加误伤周围重要结构的风险。卵圆孔穿刺技术如下。

（一）Hartel 前入路穿刺法

患侧口角外侧 3 cm（A）点，患侧外耳孔前 2.5 cm（B）点及同侧瞳孔下方（C）点三点，做 AB、AC 连线，在 AB 线上形成与面部垂直假象平面，在 AC 线上形成与面部垂直假象平面，穿刺针自 A 点进入，保持穿刺针在 AB 和 AC 平面内，对着瞳孔方向穿刺，多能到达卵圆孔附近（图 7-6）。

Hartel 前入路穿刺法能够辅助术者判断基本的穿刺角度与方向，降低穿刺角度较大偏差的出现概率。Hartel 前入路穿刺法只是根据颅面体表标记进行粗略定位，因颅骨变异极大，失败率高，往往需要 X 线、CT、神经导航的辅助。

X 线透视可实时观察穿刺针的走向，但侧位不能直接观察卵圆孔，只能在穿刺方向上提供一定的参考；前后位可以显示卵圆孔，但需要取过度后仰头位，这令患者极不舒适，从而影响卵圆孔的辨认，导致穿刺失败率仍较高。CT 引导下穿刺，卵圆孔显示清晰，但在穿刺过程中需要重复扫描，占机时间长，不能进行实时图像观察。另外，这两种方法都使患者和术者长时间暴露在 X 线中，接受较大剂量的放射线。立体定向技术操作较复杂，仍不够精确和不能在影像上实施实时跟踪穿刺。神经导航技术应用于卵圆孔精确定位有以下优点：①手术前可根据卵圆孔的长轴走向选择个体化的 Hartel 前入路的穿刺点和穿刺方向；②在导航计划中对颈内动脉、海绵窦等重要结构进行标记，手术中可通过虚拟图像实时观察穿刺针与上述结构的距离，可避免穿刺过程中因方向偏离导致的误伤（图 7-7）；③在电极进入三叉神经节后，根据电刺激诱发的感觉和运动反应，可通过虚拟图像勾画三叉神经节的支配分布，有目的地调整电极位置，做到对三叉神经不同分支的针对性热凝。

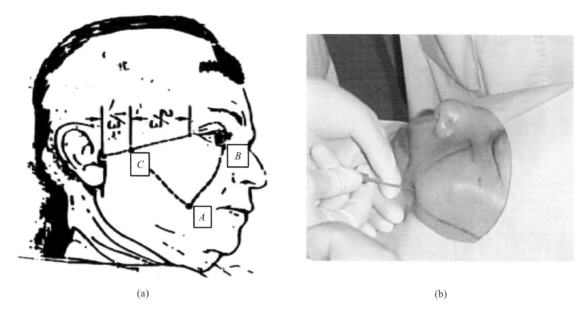

(a)   (b)

图 7-6　Hartel 前入路穿刺法

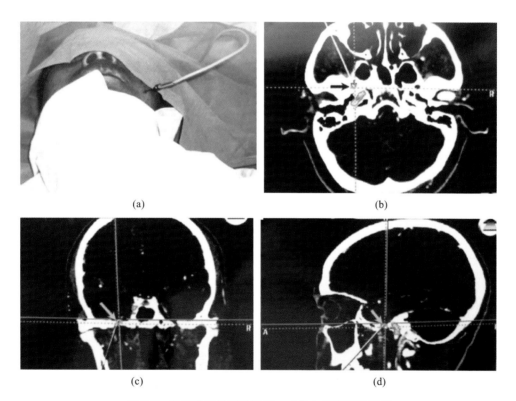

(a)   (b)

(c)   (d)

图 7-7　在导航引导下进行 Hartel 前入路卵圆孔穿刺

前入路穿刺卵圆孔三叉神经半月节射频热凝术基本操作步骤及注意事项具体如下。

（1）消毒铺巾，1%利多卡因局部浸润麻醉 A 点。

（2）取 A 点为进针穿刺点，使用前端裸露 0.5 cm 的 8 号绝缘电极针，针尖对准同侧卵圆孔，针身保持通过 AB、AC 两线与面部垂直的两个平面上，缓慢进针，直到卵圆孔。

（3）X 线（图 7-8、图 7-9）、CT 辅助定位。

（4）当针头接近或进入卵圆孔时，患者可出现剧痛，穿刺针有一种穿透筋膜的突破感，再进针 0.5～1 cm，即可达三叉神经半月节。如果针尖抵达卵圆孔边缘进针受阻，可将针尖左右或上下稍加移动，即可滑过骨缘进入卵圆孔，一般进针深度为 6～7 cm。

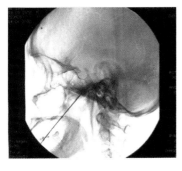

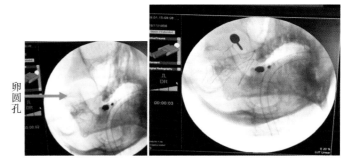

图 7-8　卵圆孔穿刺 X 线侧位片　　　　　图 7-9　X 线透视下穿刺卵圆孔

（5）在针尖确实进入卵圆孔后，拔出针芯有时可见脑脊液流出。

（6）根据疼痛分布区的不同调整针尖的位置，从卵圆孔前缘到半月节的距离为 6～10 mm（平均 8 mm）。电极穿刺方向与斜坡边缘的交点是上颌支神经根（三叉神经第二支）的位置；沿此穿刺方向再向前推进 5 mm 是眼支神经根（三叉神经第一支）的位置；沿此方向从斜坡边缘退出 5 mm 是下颌支神经根（三叉神经第三支）的位置。

（7）先给予每秒 50 次的方波，延时 1 ms，电压 0.1～0.5 V，进行脉冲电流刺激。如相应的三叉神经分布区出现感觉异常或疼痛，证实电极已到达相应的靶点。否则应重新调整。若需要超过 2 V 的电压刺激才能产生疼痛，提示针尖位置不理想，术后可能效果不佳。在刺激过程中如发现咬肌或眼球震颤（简称眼震），提示电极接近三叉神经运动根或其他颅神经，需重新调整电极，直至定位准确为止。

（8）在电极位置确定后，以温控射频热凝对靶点进行毁损，逐渐加温，温度控制在 60～75 ℃，分 2～3 次毁损，持续时间为每次 0.5～1 min。

（9）对同时多支疼痛者可以多靶点热凝，为避免复发，麻木区应包括全部扳机点。

（二）侧入路穿刺卵圆孔技术

侧入路穿刺卵圆孔技术适用于三叉神经第三支和部分第二支疼痛。操作：患者取患侧朝上侧卧位，采用经颞颌点三叉神经半月节侧入路穿刺法（图 7-10、图 7-11）。消毒皮肤，铺无菌巾，嘱患者微张开口。穿刺方法和三叉神经下颌支类似，但穿刺点较偏下方，即取颧弓下缘中点之下约 1 cm 处的下颌切迹上缘。用 1% 利多卡因局部麻醉，使用前端裸露 5 mm 的 8 号射频针自穿刺点紧贴下颌切迹上缘做向后 15°～20°、向上 15°～30°方向的刺入，进针约 4.5 cm 可达卵圆孔附近，在出现下颌部放射痛时亦可先沿垂直或稍偏上的方向刺入皮肤直抵翼外板，标记进针的深度后，退针至皮下。再取上述的角度重新推至所测的深度（或稍深些），局部注射少量麻醉药以减轻疼痛。当针头接近或进入卵圆孔时，患者因穿刺针触或刺到下颌神经而述下唇和舌内有闪电样刺痛，有时因针尖触及下颌神经的耳颞支而诉耳痛。

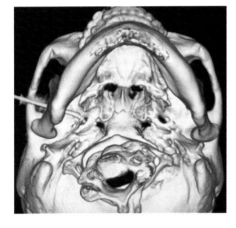

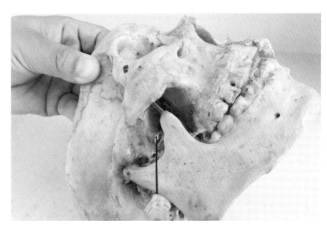

图 7-10　卵圆孔穿刺 CT 重建　　　　　图 7-11　侧入路穿刺卵圆孔

该技术突破了只有前入路才能到达卵圆孔的局限,避免了前入路穿刺可能损伤颅内重要结构的风险。该技术操作简单、安全有效,疼痛复发后可反复操作,仍然有效。与前入路相比,其缺点是当颅骨发育变异较大时,穿刺针不能进入卵圆孔或进入深度有限,疗效稍差。

三、三叉神经周围支射频

一般来说,周围支射频热凝术能短期解除患者的疼痛,半月节射频热凝术则能够更长时间地解除患者的疼痛,周围支射频热凝术更适合三叉神经单支分布区域疼痛。只要是穿刺能够到达的神经分支,通过射频热凝就能相应地解除该神经分支分布区域的疼痛。临床上常见的穿刺部位有眶上孔(眶上切迹)、眶下孔、圆孔、颏孔、腭大孔,或者不经过孔道直接穿刺上颌神经和下颌神经主干。

1. 眶上孔(眶上切迹)穿刺射频热凝 适合三叉神经第一支(眶上神经)疼痛,疼痛局限于额顶部。①具体操作:患者取仰卧位,确定眶上切迹后用 5 cm 直型射频针在定位点直接穿刺(注意防止穿刺针滑入眶内损伤眼球)。此时患者出现向额顶部放射的疼痛感,可经影像定位确定针尖的位置。②刺激(测试):用 50 Hz 频率测试感觉,当电压达到 0.1~0.5 V 时,患者诉有向额顶部放射性疼痛。③射频热凝:60 ℃、70 ℃、75 ℃,40 s 一个射频周期。

2. 眶下孔穿刺射频热凝 适用于三叉神经第二支疼痛,疼痛局限于鼻翼旁、上唇。①具体操作:患者取仰卧位,选择患侧鼻翼旁 0.5 cm 处为穿刺点,进针方向与眶下孔成 45°角,由内下向外上倾斜,直至瞳孔下方、眶下 0.2~0.3 cm 处眶下孔(图 7-12、图 7-13)。穿刺成功后患者有明显的疼痛,并放射至鼻翼旁和上唇。固定穿刺针,用 50 Hz 频率测试感觉,电压 0.1~0.5 V 时出现明显放射痛。②射频热凝:60 ℃、70 ℃、75 ℃、80 ℃,40 s 一个射频周期。

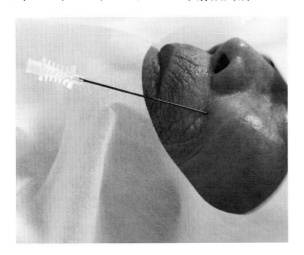 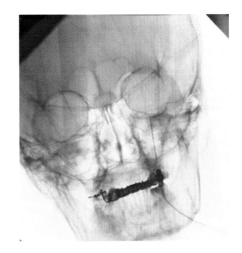

图 7-12 眶下孔穿刺　　　　　　　　图 7-13 眶下孔穿刺后 X 线影像

3. 圆孔穿刺射频热凝 适用于三叉神经第二支疼痛,疼痛发生部位为鼻翼、腮部、上唇、上牙、上颚。

(1)具体操作:①侧入路圆孔穿刺:以乙状切迹下缘中点下 1/3 处为进针点,局部麻醉后穿刺针进入 3~5 cm 抵达翼外板,退至皮下,再向内眦方向沿前上方进针。超过翼腭窝即达圆孔外口。因骨性结构阻挡,往往很难进入圆孔。②前路圆孔穿刺:穿刺点位于眶外侧缘垂直线和上颌骨颧突下缘的水平线交点后下方 1 cm 处,沿上颌结节后侧壁向翼腭窝方向进针,需要在 CT 或神经导航引导下到达圆孔(图 7-14、图 7-15)。

(2)感觉测试:频率 50 Hz,电压 0.1~0.5 V 时出现明显放射痛。

(3)射频热凝:60 ℃、70 ℃、75 ℃、80 ℃各 40 s,相应区域麻木后拔针。

4. 颏孔穿刺射频热凝 适用于三叉神经第三支疼痛,疼痛主要发生在下唇。①具体操作:患者取仰卧位,颏孔位于同侧眶下孔与口角连线的下唇下方,由于颏孔的方向向外上倾斜,取直型射频针穿刺时,进针方向应从外上向内下进针,约 45°角,进入颏孔时患者有明显的疼痛感传到下唇。②测试(刺激):频

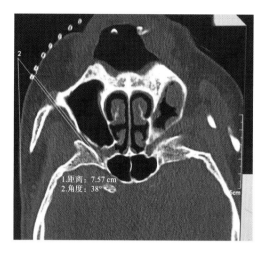

图 7-14　CT 引导下穿刺圆孔

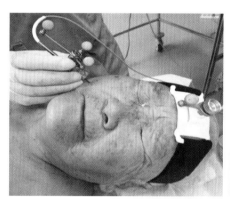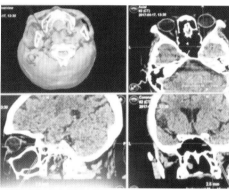

图 7-15　导航引导下穿刺圆孔

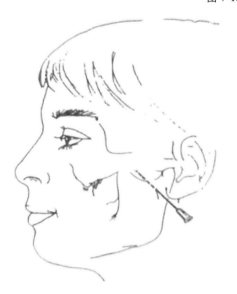

图 7-16　上颌神经直接穿刺示意图

率 50 Hz、电压 0.1～0.5 V 时有明显的疼痛放射至下唇。③射频热凝:60 ℃、70 ℃、75 ℃、80 ℃各 40 s,相应区域麻木后拔针。

5. 腭大孔穿刺射频热凝　临床上较少使用,适用于三叉神经第二支疼痛,疼痛发生于上颌双尖牙、磨牙的腭侧黏膜和牙槽骨。①穿刺操作:患者张口时腭与地平面约成 60°角。穿刺进针点在上颌第一磨牙的远中区、硬腭后缘前 5 mm(在无后磨牙时,则以硬、软腭交界为标志)。腭大孔处有一小凹,穿刺针尖进入腭大孔后,向后上进针有疼痛感时实施热凝。②射频热凝:60 ℃、70 ℃、75 ℃、80 ℃各 40 s,相应区域麻木后拔针。

6. 上颌神经直接穿刺射频热凝

①操作方法:局部麻醉后,取患侧耳屏前 3 cm、颧弓切迹下 5 mm 为穿刺进针点进针至翼外板,滑过翼外板前缘(图 7-16),向上、向前旋转进针,此时反射痛放射至鼻翼、上唇、上牙床、上颚。②刺激:50 Hz、电压 0.1～0.5 V 时出现明显的上颌神经支配区疼痛。③射频热凝:60 ℃、70 ℃、75 ℃、80 ℃各 40 s,相应区域麻木后拔针。

7. 下颌神经直接穿刺射频热凝　与上颌神经穿刺点一致,但穿刺针抵达蝶骨翼外板后调整进针方向为翼外板后上方(图 7-17、图 7-18)。必要时可以将射频电极插入射频套管针,带着一定的刺激强度进针更易寻找到下颌神经的放射痛。射频热凝:60 ℃、70 ℃、75 ℃、80 ℃各 40 s,相应区域(同侧舌尖和下唇)麻木后拔针。

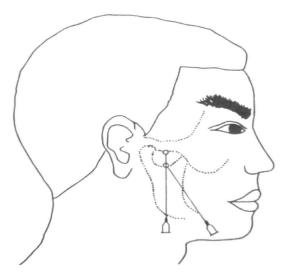

图 7-17　下颌神经直接穿刺示意图

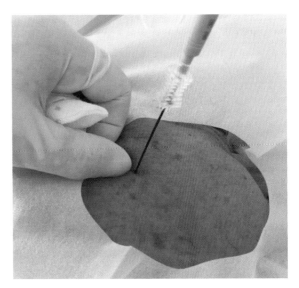

图 7-18　下颌神经直接穿刺

(张良文)

第七节　伽玛刀治疗三叉神经痛

一、概述

　　尽管三叉神经痛的外科治疗方法繁多,但因危险度、并发症、复发率等都具有程度不等的局限性,这促使人们不断寻求新的治疗方法或优化现有的治疗措施。目前,三叉神经痛的外科治疗主要包括显微血管减压术、球囊压迫术、甘油阻滞术、射频治疗、伽玛刀放射外科(gamma knife radio surgery,GKRS)治疗等。伽玛刀系统由 200 多个 ^{60}Co 放射源组成的阵列和围绕该阵列的 18000 kg 防护罩构成。放射源发出的所有伽玛射线束聚焦到同一点(等中心点)。定位精度可达 0.1～1 mm。伽玛刀放射外科治疗作为一种微创放射外科技术,对三叉神经痛有确切的疗效且风险低,应作为治疗三叉神经痛的重要方法之一。

二、演变

　　Leksell 最先尝试用立体定向放射外科技术治疗原发性三叉神经痛。他在 1953 年将 X 射线束交叉照射三叉神经节,治疗 2 例三叉神经痛患者,照射剂量分别为 16.5 Gy 和 22 Gy,2 例患者分别于治疗后 1个月和 5 个月疼痛消失。以后,随着伽玛刀立体定向放射外科技术的发展,有关的报道日渐增多。1991年,Lindquist 等报道伽玛刀治疗 46 例三叉神经痛,照射靶点为三叉神经半月节,其中,24 例采用 X 线颅骨标志定位,22 例借助脑池造影定位,该 22 例中有 13 例在治疗 6 个月后疼痛消失,但在治疗后 2.5 年时仅有 4 例未复发疼痛。1993 年 Rand 等报道 12 例三叉神经痛伽玛刀治疗情况,靶点仍为三叉神经半月节,采用 CT 或 MR 定位,使用 4 mm 或 8 mm 准直器照射,中心剂量为 57～75 Gy,7 例疼痛消失或改善。此时期伽玛刀的疗效并不理想,其原因可能与定位方法或靶点选择有关。之后,一些学者对定位方法、靶点位置、照射剂量等进行了改进,使伽玛刀的治疗效果发生显著改变。1996 年 Kondziolka 等报道 5 个中心 50 例三叉神经痛的伽玛刀治疗结果:全部采用 MR 扫描定位,靶点为三叉神经根近脑干处,使用单个4 mm 准直器照射,中心剂量为 60～90 Gy,平均随访 18 个月(11～36 个月),58%疼痛消失,38%疼痛明显改善,有效率高达 96%。1998 年 Young 等报道 110 例三叉神经痛伽玛刀治疗结果:采用 MR 扫描定位,靶点为三叉神经根近脑干处,使用单个 4 mm 准直器照射,中心剂量为 70 Gy 或 80 Gy,随访 4～49 个月,76.4%疼痛消失,11.8%疼痛明显改善,有效率为 88.2%。

20 世纪 90 年代以来,随着立体定向放射外科治疗设备的改进和神经影像技术的发展,MRI 模拟定位和 3D-TOF 的结合定位使放射治疗靶点更准确,立体定向放射外科治疗三叉神经痛的报道亦日渐增多,有效率高达 90%左右,而并发症仅限于面部麻木。这表明立体定向放射外科不失为三叉神经痛的一种理想治疗方法,特别适合高龄或凝血功能障碍不宜手术者。

三、机制

总体而言,伽玛刀治疗原发性三叉神经痛的确切机制目前尚未明确。因很难获得治疗后确切的组织学改变,伽玛刀引起的超微结构的长远变化和疼痛缓解之间的关系仍不十分清楚,神经纤维的改变及其程度与疗效及副作用之间的关系也不清楚。伽玛刀治疗三叉神经痛常用的靶点是三叉神经根近脑桥处和(或)三叉神经脑池段。临床实践发现,三叉神经痛伽玛刀治疗后,多数患者并不出现三叉神经功能障碍,且疼痛缓解的病程亦有早有晚。伽玛刀治疗剂量远低于完全阻断神经感觉传导所需的剂量,单纯以三叉神经的放射性毁损来解释这一现象显然是不够的。有学者推测,放射外科通过损伤局部足够多的神经轴突群以缓解疼痛;而面部感觉保存率高表明保存的未受损伤的神经轴突群足以保持大多数患者的神经功能。早期疼痛缓解和三叉神经功能保留的原因:放射能量功能性地阻断了神经信号的"短路"传递,但不影响正常的触突传递,归因于电生理学阻滞或神经急性水肿;而晚期疼痛缓解和三叉神经失能则可能由放射致神经纤维轴突变性损伤或毛细血管损伤引起。这种"二元"机制是较符合临床实际的。

现有研究在最佳剂量、靶点和长期疗效,以及个性化分层治疗上仍未达成共识。致力于伽玛刀治疗部分脱髓鞘三叉神经的电生理学特性的研究,有助于增进人们对该领域的理解。弥散张量成像(DTI)技术能够分析伽玛刀治疗后不同时间点三叉神经超微结构的变化。有效病例伴有各向异性分数非同步减少,以治疗后 2 年时最明显,提示各向异性分数的非同步减少有望作为伽玛刀治疗有效的特征性改变。对该领域的深入研究可能有望丰富临床工作者对于伽玛刀治疗三叉神经痛机制方面的理解。

四、三叉神经痛伽玛刀治疗的适应证与禁忌证

(一)适应证

三叉神经痛据其病因有原发性和继发性之分,适应证主要如下。

(1) 以卡马西平为主的药物治疗无效或不能耐受药物不良反应者;

(2) 年龄大,体质差或伴有其他疾病不能耐受全身麻醉开颅手术者;

(3) 血液系统疾病或肝功能障碍致凝血功能差,具出血倾向者;

(4) 因缺血服用抗凝药和(或)抗血小板药物者;

(5) 显微血管减压术和(或)针对三叉神经半月节的外科治疗(射频热频治疗、甘油阻滞术和球囊压迫术)无效或复发者;

(6) 部分继发性三叉神经痛(如继发于 CPA 肿瘤或血管畸形),不能手术或拒绝手术者,可在治疗三叉神经痛的同时治疗继发性病变;

(7) 伴多发性硬化的三叉神经痛药物治疗无效者。

(二)禁忌证

伽玛刀治疗三叉神经痛的禁忌证如下。

(1) 三叉神经在 MRI 上显示不清者,常见于椎基底动脉延长扩张症;

(2) 不能明确诊断为三叉神经痛的面部疼痛者。

五、技术规范

(一)治疗前准备

患者治疗前需要明确诊断,填制包括流行病学信息如性别、年龄、侧别、受累分支、病程、既往治疗情况、有无感觉障碍等在内的治疗简表,按巴罗神经学研究所(Barrow Neurological Institute,BNI)疼痛强度量表进行评级:Ⅰ级,疼痛完全缓解,不需要任何药物;Ⅱ级,偶有疼痛,不需要药物治疗;Ⅲa级,服药情况下不痛;Ⅲb级,有时疼痛,服药后可完全控制;Ⅳ级,仍有疼痛,药物治疗不能完全控制;Ⅴ级,疼痛持续,无缓解。需要行头颅 MRI 检查,确认三叉神经脑池段和 REZ,并确定三叉神经和血管的关系或占位性病变压迫。当前三维稳态构成干扰序列(3D-CISS)或三维稳态进动快速成像(3D-FIESTA)+三维时间飞跃(3D-TOF)序列,或 CUBE-T2 序列,能够明确三叉神经的位置及周围血管走行。

(二)头架安装

患者不需剃发,消毒后在局部麻醉下安装 Leksell 立体定向头架。要点是使患者听眶线与头架的基环尽量平行,使三叉神经脑池段的走行与 MRI 轴位平行;头架位置可适当后移,使靶点尽量位于框架的中心。

(三)影像资料采集

一般定位方法采用 1.5 T 及以上的头颅 MRI,通常选择两项体积立体定向三维 MRI 序列识别三叉神经,如 3D-CISS 或 3D-FIESTA+3D-TOF 序列(层厚为 1~2 mm),可清晰显示三叉神经及其周围血管。头颅 CT 不能直接显示三叉神经,只能根据解剖学标志进行大致定位,且存在一定误差,故不推荐作为首选定位方法,但可作为不能接受头颅 MRI 检查患者的选择。对于伽玛刀治疗后复发的患者,可行头颅增强 MRI 检查。若发现三叉神经有增强表现,可考虑降低放射剂量、调整照射靶点位置或分次治疗,以降低治疗后出现面部麻木的概率。

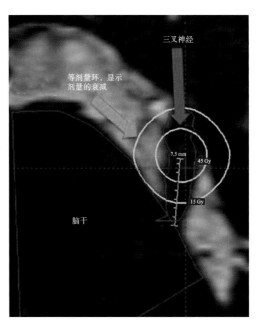

图 7-19 三叉神经痛伽玛刀治疗规划图(包括三叉神经勾勒曲线、脑干周边剂量线、靶点中心剂量线)

(四)治疗规划

影像资料采集完成后行治疗规划(包括靶点、照射剂量和照射范围),通过专业设计的计算机和软件系统完成。伽玛刀治疗三叉神经痛最近几年的主要进展集中在治疗规划方面,主要为靶点位置和照射剂量(图 7-19)。

1. 靶点 三叉神经痛伽玛刀治疗领域专家 Regis 教授提倡用三叉神经脑池段,即 REZ 和半月节之间的中间部分,并将此技术称为马赛技术(Marseille technique)。在高清 MRI 显示清楚且周围没有重要结构,能够耐受较大的照射剂量时,可以将剂量从 80 Gy 提升到 90 Gy。在一组 497 例患者的临床实践中,1 年后疼痛完全或明显缓解者达 92%,5 年后达 80%,10 年后仍高达 68%;其中 1 年后 BNI 分级Ⅰ级的患者占 86%,5 年后 65%,10 年后仍高达 45%。早期一些学者选择三叉神经半月节作为靶点,疗效并不理想,临床上已很少采用。随着高清 MRI 的出现,脑干至三叉神经半月节之间的三叉神经更易得到清楚的显示,能够满足伽玛刀技术对三叉神经的每一个点进行照射处理的需求,且三叉神经根部的受照容积较三叉神经半月节小,故目前大多数学者倾向于选择三叉神经根作为靶点。目前靶点有 2 种选择方案,即三叉神经根邻近脑干处或靠近麦氏囊区,其中以三叉神经根邻近脑干处最为常用,理由是在该区域三叉神经被覆的是少突胶质细胞鞘而非神经鞘,因而对放射更敏感。临床实际应用时,行 1 mm 的 MR 薄层水平和冠状扫描,可以产生良好的软组织对比度,MRI 加增强薄层 3D-TOF-MRA 可清楚显示面神经、三叉神经脑池段与毗邻血管、肿瘤等的关系,使三叉神经行径得到清楚显示,是三叉神经 REZ 立体定位的理想手段。靶点中心位置与三叉神经和脑桥交界处的距离因所施剂量而定,一般为 2～4 mm。脑桥受照剂量不超过 15 Gy。Kondzioika 等选用三叉神经半月节近感觉神经根进脑干区,即三叉神经感觉根入脑桥处这一部分作为放疗靶点,取得满意疗效。为减少脑桥放射剂量,也有伽玛刀使用者(包括 Matsuda S 和 Park S 等教授)将靶点前移到靠近麦氏囊区,结果和靶点 REZ 相比,在疼痛缓解和面部感觉障碍并发症方面没有统计学意义上的差别。但也有学者如 Sharim J 和 Xu Z 等,指出同等疗效下,靶点前移到靠近麦氏囊区面部感觉障碍发生率稍低些。

也有采用双靶点的,即覆盖三叉神经整个脑池段,有效率似有更高的趋势,但两者的差异并无统计学意义;同时,采用双靶点放射治疗的患者面部麻木的发生率略高。

2. 剂量 在三叉神经痛的立体定向放射外科治疗中,最适剂量仍在不断探讨中。一些学者主张中心剂量 60～65 Gy 的低剂量照射,而另一些学者则主张 80～90 Gy 高剂量照射。目前,大多数学者认为 70 Gy 以上的照射是控制疼痛所必需的,但给予 90 Gy 以上的照射时,疼痛控制率并未获得显著提高,而三叉神经功能障碍的发生率却增高,因而推崇的中心剂量为 70～90 Gy。Warren Boling 教授早期采用 80 Gy,后期 85 Gy,选择 REZ 作为靶点,使用 4 mm 准直器,30% 等剂量曲线刚好接触脑干,结果显示 85 Gy 具更高的疼痛缓解率和更长的持续时间,而面部感觉障碍发生率为 11%,同 80 Gy 差别不大。一组来自美国克利夫兰医学中心和密歇根中部医疗中心的数据显示,靶点选择 REZ,照射剂量最大者(达 90 Gy),疼痛控制更好,但面部感觉障碍发生率更高。Regis 教授提倡用马赛技术治疗的一组病例(797 例患者),疼痛控制效果及持续时间更好,仅 2.2% 患者出现恼人的面部麻木(图 7-20)。

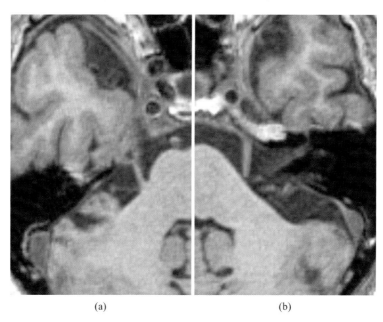

(a)　　　　　　　　　　(b)

图 7-20　三叉神经痛伽玛刀靶点与治疗剂量

(a)脑池段 90 Gy;(b)脑干段 80 Gy。

3. 照射范围 在原发性三叉神经痛的伽玛刀规划设计中,一般使用 4 mm 准直器照射。有的学者为了增加三叉神经的照射长度和获得更理想的等剂量曲线,采用双准直器照射,认为这有助改善效果。有学者对 55 例原发性三叉神经痛患者采用双靶点治疗,一个靶点放在三叉神经根近脑桥处,另一个放在近半月节处,中心剂量为 84～90 Gy,周边剂量为 42～45 Gy,脑桥临界剂量为 20 Gy。经 4～72 个月(平均 30 个月)随访,术后疼痛缓解时间为 6 h 至 16 个月(平均 4 个月),总有效率为 95.7%,面部感觉异常等并发症发生率为 10.8%,由此认为双靶点治疗较单靶点治疗的优越性更明显。不过,Flickinger 在一组 87 例患者的观察中发现,以双准直器增加三叉神经的照射长度并没有使疼痛控制率得到提高,而并发症的发生率却显著增高,结合多个中心的治疗经验,Flickinger发现多准直器照射并不是决定效果的关键因素。

4. 焦点剂量率 射线汇聚靶点单位时间的照射剂量即焦点剂量率。伽玛刀采用^{60}Co作为放射源,在其半衰期(约5.26年)内,随着钴源衰变,焦点剂量率也降低。这种自然衰变使得在提供相同累积剂量时需延长治疗时间。一般以大于2.0 Gy/min为高焦点剂量率。文献报道,采用高焦点剂量率的放射治疗,更多的三叉神经痛患者在早期随访时可获得疼痛缓解,且在后期随访时复发率较低,但并发症发生率也相应增高。因而,当钴源在低焦点剂量率时,可适当增加照射剂量,以提高疗效;反之,当钴源在高焦点剂量率时,可适当降低照射剂量,以减少并发症的发生。

对于治疗规划,在《中国三叉神经痛伽玛刀放射外科治疗专家共识(2020版)》的推荐意见中,靶点设计是伽玛刀放射外科治疗的重要内容之一,包括单靶点和双靶点,单靶点多选择在三叉神经靠近麦氏囊区或三叉神经根进脑干区前方的4 mm区域;双靶点选择覆盖三叉神经整个脑池段。采用双靶点的有效率有更高的趋势,但患者面部麻木的发生率略高。一般选择4 mm的准直器。靶点中心的放射剂量为70～90 Gy,规划的等剂量曲线一般为50%。此外,还应考虑综合剂量和焦点剂量率这两个放射剂量参数。在高综合剂量和高焦点剂量率的情况下,同等照射剂量的放射效率更高,因此应根据设备的焦点剂量率调整照射剂量(高等级证据,强推荐)。

目前,国际上采用Regis教授提倡的马赛技术,即以REZ和半月节之间的三叉神经脑池段为靶点,放射剂量为90 Gy。

靶点中心剂量中位数为85 Gy(范围70～90 Gy),一般按靶点中心剂量90 Gy进行规划,如果10 mm^{3}脑干接受的最大剂量大于15 Gy,就减少规划剂量,如果剂量降得太低,就需要使用射束路径挡块屏蔽,这样就有可能避免所谓的Flickinger效应(神经毒性随着神经的照射剂量增加而增大)。

六、疗效评估

三叉神经痛患者伽玛刀治疗后的疗效判定,需要针对疼痛缓解情况和并发症出现情况两方面进行评估。

(一)起效时间

对于伽玛刀出现疗效的时间,文献报道不一,多数在数天到数月内,综合各中心的数据,多数在半年内,中位值为2个月,据此多数患者治疗后3～6个月仍不能减停药物。也有报道短至治疗后即刻,长至治疗后一年。因此,判定伽玛刀治疗是否有效,应至少观察一年。

(二)疗效判定

按BNI疼痛强度量表进行评级,AAN/EFNS评估了3项独立结局的病例系列研究后发现,在治疗后达疼痛完全缓解即BNI评级为Ⅰ级,第1年时多达69%,第3年时仍达52%。Regis教授纳入研究的497例患者中,BNI评级为Ⅰ级第1年时多达86%,第5年时仍达65%,第10年时仍高达45%。BNI评级为Ⅰ～Ⅱ级第1年时92%,第5年时80%,第10年时68%。对患者而言,BNI评级Ⅰ～Ⅲb级均被认定为治疗有效。

(三)并发症

伽玛刀治疗三叉神经痛的并发症仅限于三叉神经失能(一般在治疗后6个月到2年内出现,也有延迟到治疗后5年发生的)。长期随访的不良反应仅为三叉神经感觉紊乱,主要为偶尔面部刺痛或面部感觉障碍,发生率为20%～30%,程度由轻到严重不等,可累及整个面部。这种感觉紊乱不影响绝大多数患者日常工作生活,不被认为是感觉障碍,感觉迟钝的患者疼痛控制得更好。长期随访中,多数疼痛控制较好的患者未主诉面部感觉迟钝。显然,面部感觉紊乱与伽玛刀治疗的技术细节有关,疼痛控制与剂量有关,但过高的剂量会导致严重感觉障碍的风险增加却不能带来更高的疼痛控制率。靶点越靠近脑干,面部麻木和感觉减退风险越大。Dhople随访了102例患者,平均随访5.6年(13～115个月),靶点为

REZ,中位最大剂量为 75 Gy(70~80 Gy),早期疼痛完全缓解率为 81%,恼人的感觉迟钝发生率为 6%（全部感觉障碍未报道）。Kondziolka 随访了 503 例患者,其中 107 例随访超过 5 年,靶点在三叉神经入脑桥前 3~8 mm,最大剂量为 80 Gy,早期疼痛完全缓解率为 89%,感觉功能障碍发生率为 10.5%。Young 随访了 315 例患者,平均随访(68.9±41.8)个月,靶点在三叉神经,20%等剂量曲线覆盖脑桥,所有患者接受 90 Gy 的照射剂量,感觉迟钝发生率为 32.9%,严重恼人症状发生率为 4.5%,干眼综合征发生率为 22.4%,咀嚼无力发生率为 11.2%。也有报道面部感觉障碍发生率 9%~37%,痛性感觉缺失极少。Regis 教授纳入研究的 497 例患者治疗后 5 年内感觉功能紊乱(包括感觉异常或者客观的感觉功能缺失)发生率为 21.1%,平均出现时间在治疗后 12 个月内(1~65 个月),轻度感觉迟钝发生率为 8.3%,重度感觉迟钝发生率为 4.6%。BNIⅡ级患者占 12.3%,Ⅲ级患者占 1.6%,Ⅳ级患者占 0.6%。长期随访半年、1 年、2 年、3 年、5 年、7 年,面部感觉迟钝发生率分别为 6.4%、10.2%、16.8%、18.3%、20.4%、21.1%。同期显微血管减压术面部麻木发生率低于 5%,而球囊压迫术或甘油阻滞术或射频热凝治疗的面部麻木发生率几乎为 100%。

面部麻木也有 BNI 评分:Ⅰ级,无面部麻木;Ⅱ级,轻度面部麻木,不引起不适;Ⅲ级,有点恼人的面部麻木;Ⅳ级,恼人的面部麻木。在并发症研究中,建议以统一的标准进行统计,便于比较和后续科学研究。

其他并发症还包括面部蚁行感、眼干、咀嚼无力等。

（四）复发

当 BNI 分级有变化时,级别升高者,均视为复发。轻度复发表现为发作频度和疼痛强度较低,患者能耐受,并且不需要新的外科治疗;重度复发则被定义为需要额外的开颅、经皮半月节的各种治疗,或者放射外科治疗。

理论上,接受伽玛刀治疗的多数三叉神经痛患者会复发。一组针对 130 例患者随访 7~14.5 年的数据显示,早期疼痛缓解率为 93.8%,第 10 年时下降为 51.5%,可以预测的是随着随访时间延长,复发率仍将继续增高。

七、继发性三叉神经痛的伽玛刀治疗或辅助治疗

患者诊断为继发性三叉神经痛,影像学检查提示颅内有较小的肿瘤或血管畸形,不愿手术治疗或年龄较大,或存在手术禁忌证时,也可应用伽玛刀治疗。

（一）肿瘤相关性三叉神经痛的伽玛刀治疗

肿瘤引起的三叉神经痛约占三叉神经痛的 6%,常见于三叉神经行经的肿瘤,包括海绵窦、麦氏囊、CPA、岩尖、岩斜坡的肿瘤,良恶性均可,如脑膜瘤、三叉神经鞘膜瘤、前庭神经鞘膜瘤、表皮样囊肿、转移瘤和鼻咽癌等,其中以脑膜瘤和前庭神经鞘膜瘤常见。大部分因压迫三叉神经根出脑干区或三叉神经半月节导致疼痛,少部分由于头部恶性肿瘤侵犯颅底,直接破坏三叉神经周围支而产生持续性疼痛。对于肿瘤相关性三叉神经痛选择行伽玛刀治疗时,肿瘤的直径以不大于 3 cm 为宜,治疗机制仍不清,不同于经典三叉神经痛的伽玛刀治疗,可能涉及异常电传递的减弱;另外,肿瘤导致的三叉神经脱髓鞘面积不同于经典三叉神经痛,治疗阈值有差别,所接受的照射剂量明显低于经典三叉神经痛的照射剂量;而且肿瘤皱缩情况与疼痛控制不完全相关。

肿瘤相关性三叉神经痛的治疗规划有两种情况:①继发于复发性的颅底恶性肿瘤的三叉神经痛,伽玛刀治疗仅对肿瘤瘤体进行照射,照射剂量可酌情比常规对肿瘤治疗的剂量略大。②对于伴脑膜瘤或前庭神经鞘膜瘤的情况,有两种不同的规划:一是将肿瘤作为靶点进行照射,二是分别将肿瘤和三叉神经根部作为不同靶点,进行剂量规划后同时照射。以肿瘤为靶点,早期疼痛控制情况:BNI 分级Ⅰ级 50.5%,BNI 分级Ⅰ~Ⅲb 级 83.8%;以肿瘤和三叉神经为靶点,早期疼痛控制情况:BNI 分级Ⅰ~Ⅲb 级 83.7%,两种规划没有明显统计学差异。在持续显效方面,以肿瘤和三叉神经为靶点者,优于单纯以肿瘤为靶点者。复发率为 34.7%。主要并发症是面部麻木,靶点为肿瘤的并发症发生率约为 12.6%,而靶点

兼具肿瘤和三叉神经的并发症发生率为 26.7%。

（二）伴多发性硬化症相关性三叉神经痛的伽玛刀治疗

伴多发性硬化症相关性三叉神经痛是一种具有挑战性的疾病,多发性硬化症中三叉神经痛的患病率比普通人群高 20 倍,且常累及双侧,其特征是持续性疼痛伴发作性恶化,其病理生理学与三叉神经束、三叉神经核或三叉神经 REZ 的脱髓鞘斑块有关。治疗方法大致同经典三叉神经痛,其中伽玛刀是一个令人满意的治疗选择,因疼痛控制率良好,并发症相对能耐受。由于发病机制的不同,短期和长期疼痛控制率比经典三叉神经痛稍低。一组数据显示,初始疼痛(BNI Ⅲ b 级以上)发生率为 83%,平均随访 44.6 个月,显著下降至 47%。然而失效后再次伽玛刀治疗,效果相似,甚至更好。

（三）伴 CPA 血管病变三叉神经痛的伽玛刀治疗

小脑动静脉畸形(AVM)很少见,占所有颅内 AVM 的 7%~15%,伴三叉神经痛的小脑 AVM 罕见,近 60 多年发表的相关英文文献仅 17 篇。在过去 20 年内,主要治疗措施为血管内栓塞和(或)伽玛刀治疗,直接手术切除仅报道 5 例,其中全切者仅 2 例。由于位置深在、不常见且难度大,对于治疗目前没有一致的意见,伽玛刀治疗不失为一种可兼顾 AVM 和三叉神经痛的较为安全的治疗方式。少数幕上 AVM 也可因引流静脉动脉化压迫三叉神经导致三叉神经痛。其他血管性病变,如颅内动静脉瘘、颅内海绵状血管瘤也可导致三叉神经痛。治疗规划根据血管病变的大小及与三叉神经的关系行个体化设计。一般以三叉神经和血管性病变作为共同靶点。若颅内血管畸形包绕三叉神经,可选择血管畸形的照射剂量;若颅内血管畸形仅压迫三叉神经,可分别对三叉神经和颅内血管畸形进行剂量规划(图 7-21)。

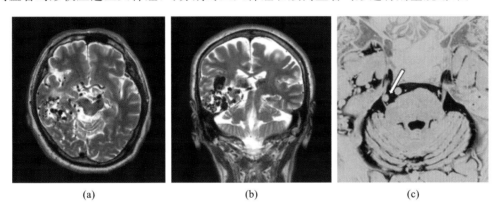

(a)　　　　　　　　　(b)　　　　　　　　　(c)

图 7-21　伴 CPA 血管病变三叉神经痛

八、影响疗效的相关因素

伽玛刀治疗三叉神经痛总有效率达 90% 左右,但仍有部分病例无效或复发。其疗效与许多因素有关。

（一）靶点的选择

早期多采用三叉神经半月节作为靶点,目前对于原发性三叉神经痛多采用 REZ 作为照射靶点。采用 4 mm 准直器照射。也有人采用两个等中心点照射,认为可以提高疗效,但也有人认为双靶点照射不但不能提高疗效,反而会增高并发症的发生率。Regis 教授提倡用脑池段作为靶点,而不采用 REZ,这样靶点能够耐受更大的照射剂量而不出现额外的并发症。对于由肿瘤引起的继发性三叉神经痛,应以肿瘤作为靶点,在其周围可见到三叉神经的情况下,同时选择三叉神经作为靶点。

（二）照射剂量

照射剂量是通过在疗效和并发症之间进行取舍和平衡来决定的。剂量过大可能会损害神经功能,剂量过小则缓解神经疼痛的效果不佳。实验研究发现,三叉神经根接受伽玛射线 100 Gy 的照射后,影像资料显示靶点部位出现直径约 4 mm 的对比增强区域,病理学检查提示有局灶性坏死灶。80 Gy 仅引起局部三叉神经轴突变性。目前认为三叉神经痛伽玛刀治疗的照射剂量为 70~90 Gy。这一剂量明显高于肿瘤治疗的常规剂量,这可能是因为三叉神经感觉根属正常组织,对放射治疗相对不敏感,只能通过加大剂量而达到治疗目的。在此剂量范围内,随剂量增加,疗效提高,但三叉神经功能障碍发生率也有明显增高。

(三)三叉神经痛的原因

临床观察结果显示伽玛刀治疗原发性三叉神经痛的疗效较继发性三叉神经痛疗效好,前者有效率超过 90%,而后者仅为 70%~80%,且其复发率也较高,特别是恶性肿瘤患者几乎都复发,这可能与肿瘤继续生长等因素有关。此外,首次接受伽玛刀治疗者较再次治疗者疗效好,虽然再次治疗仍有较高的疼痛缓解率,但易出现一些较重的神经功能障碍。MR 片上清楚显示三叉神经根是伽玛刀治疗准确定位的基础,因此,如该神经显示不清,势必会影响其疗效。

(四)初治和其他治疗方式无效的再治疗

Kondziolka 等的临床研究表明首选伽玛刀为治疗手段的三叉神经痛患者比曾经使用其他方法治疗无效的三叉神经痛患者可获得更为理想的疼痛缓解率。Kondziolka 等报道首选伽玛刀治疗的三叉神经痛患者的总缓解率达 94%,而 Measawa 等报道的 220 例原发性三叉神经痛伽玛刀放射治疗经平均 1 年的随访总缓解率为 85.6%。因其中的 135 例曾经接受过其他手术治疗无效,故影响了总缓解率。这些现象可能是因为使用其他方法治疗无效的患者通常是一些顽固病例,疗效相对较差,尤其是曾经行手术治疗的患者,其三叉神经周围的结构可能已经改变而影响立体定向的准确性,从而影响疗效。

九、总结

三叉神经痛是一组病因较明确的颅神经疾病。使用以卡马西平为主的药物治疗有效,但会逐渐失效或出现头晕及共济失调等副作用,需要进一步外科治疗。显微血管减压术或肿瘤切除术等病因治疗是不适合或不能接受手术治疗的三叉神经痛患者的首选,包括原发性和继发性。伽玛刀治疗三叉神经痛是否有效,靶点选择和剂量是关键要素,有延迟显效现象,多数需要逐渐停药,大概率会复发,复发后再次行伽玛刀治疗仍有效。并发症主要为面部麻木。

(徐伦山)

第八节　三叉神经痛外科治疗的术式选择

三叉神经痛首选药物治疗,一般随着时间的推移,患者常常需要增加药物剂量以控制症状,当患者口服药物效果不佳,或不能耐受其副作用时,可考虑外科手术治疗。三叉神经痛的手术治疗方式主要包括显微血管减压术(MVD)、针对三叉神经节的外科术式、神经根部伽玛刀放射治疗、针对三叉神经颅外段的治疗。

一、显微血管减压术

MVD 是通过枕下乙状窦后入路开颅,解除三叉神经周围血管压迫,从而实现治疗三叉神经痛的目的,文献统计的总有效率可达 80.3%~96% 甚至更高。一般而言,MVD 术后患者疼痛即刻消失,但也有少许研究发现,部分患者也可能存在 1 个月左右的延迟恢复。MVD 对典型的三叉神经痛效果良好,如果患者术前疼痛以持续状态为主,则术后疗效相对较差。部分学者认为:男性、无静脉压迫、术前病程较短是 MVD 取得较好远期预后的有利因素。

(1)适应证:确诊为 PTN;早期口服卡马西平、奥卡西平等药物效果良好,现口服药物无效或不能耐受;病程大于 1 年;影像学检查提示手术安全性较高,身体情况良好,心肺功能无明显手术禁忌,能够耐受全麻手术。

（2）疗效及并发症：MVD对原发性三叉神经痛具有良好的疗效。临床上也存在部分患者，在MVD术后面部疼痛症状会出现复发，相关报道的复发率可达10%～30%。对于初次行MVD术后复发的患者，再次行MVD也是一个较好的选择。文献统计的再次行MVD的即刻有效率可达90.3%～93.3%，1年有效率约67%，10年有效率约42%。但再次行MVD需要慎重。由于此类患者常常存在蛛网膜与脑组织及周边的神经血管紧密粘连，炎性肉芽肿形成，少部分患者存在初次手术导致的局部小脑组织破坏、梗死或软化等，再次手术风险及难度均增加，甚至可能出现脑出血等严重并发症。

MVD是三叉神经痛所有治疗方法中侵入性最高的疗法，对于经验丰富的医师来讲，其并发症的发生率一般较低。文献报道的死亡率为0.15%～0.8%，术后死亡的原因包括脑出血、严重的脑梗死、神经系统感染等，约一半的患者在随访中神经功能可逐步恢复。听力下降发生的概率为1.2%～6.8%，一般认为，听力下降是内听动脉受到手术的牵拉、干扰导致其收缩所致，术中使用脑干听觉诱发电位监测有利于降低这一并发症的发生率。其他的并发症包括无菌性脑膜炎、脑脊液漏等。

二、针对三叉神经节的外科术式

针对三叉神经节的外科术式主要针对三叉神经节本身，一般是通过导管针或电极在透视引导下，穿过面颊部，沿上颌骨和下颌骨之间进入颞下窝，最终到达卵圆孔方向后，经卵圆孔到达麦氏囊。麦氏囊由颅后窝突入颅中窝后内侧的硬脑膜陷窝形成，其内含有脑脊液、神经纤维及三叉神经节。当导管针或电极到达麦氏囊后，可实施球囊压迫、射频热凝、注射高浓度的甘油等对三叉神经节造成损伤，最终达到治疗三叉神经痛的目的。在治疗机制上，射频热凝通过损伤小的痛觉纤维，而注射高浓度的甘油和球囊压迫通过损伤较大的有髓神经纤维发挥作用。因此，射频热凝需要在患者保持清醒状态下，通过其诱发疼痛的表现来判断到达位置，而接受注射高浓度的甘油和球囊压迫的患者可以在全麻状态下接受治疗。由于对小的神经纤维的损伤会导致角膜传入神经阻滞和角膜炎，射频热凝无法对累及三叉神经第一支的疼痛进行治疗。

（一）经皮球囊压迫术

1. 经皮球囊压迫术（percutaneous balloon compression，PBC）手术适应证 因高龄而不能耐受或恐惧MVD；射频治疗、MVD、伽玛刀等治疗无效或复发；影像学检查提示行MVD相对困难或风险较大；身体能够耐受全麻手术，且能够理解手术并发症及风险。

2. 手术疗效及并发症 由于其创伤小、有效率高、花费较低，在国内逐步得到普及。文献报道的术后疗效为92%～100%，5年疼痛缓解率可达到80%，10年疼痛缓解率仍可达到70%。PBC后主要的并发症是面部麻木和咀嚼肌无力。除此之外，外展神经麻痹导致复视或滑车神经麻痹等并发症也偶见报道。

（二）射频热凝术

射频热凝术适应证基本同PBC，但射频热凝术无需全麻。由于容易损伤三叉神经眼支，出现角膜反射减退或消失，该术式对累及三叉神经第一支的疼痛不适用。

射频热凝术一般在确定位置后，置入射频电极，将电极与射频仪连接，通过调控温度对传导痛觉的神经进行阻滞。通常大部分患者术后即有较好的疗效，但总体近远期疗效均不及PBC。术后并发症主要包括面部麻木等。

三、神经根部伽玛刀放射治疗

目前临床上关于该方法的研究及相关数据逐年增多。该技术最重要的步骤是通过立体定位的方法找到放射治疗的靶点。研究者通过一项随机双盲对照试验发现，射线照射区域的长度与患者面部感觉异常等并发症呈明显相关性。这项研究从另一个角度证明，三叉神经REZ是三叉神经痛发病和存在的一个重要位置。伽玛刀放射治疗与其他疗法的起效时间并不一样，大多数患者在术后6～8周疼痛方可逐步控制。

伽玛刀放射治疗不需要麻醉过程,其对患者的一般情况、心肺功能要求比较低,治疗风险小,特别适合不能耐受麻醉的高龄、合并多种基础疾病的患者。治疗前需安装头架定位,一般选择三叉神经感觉根入脑桥区作为靶点,选择合适的剂量进行照射。

从相关文献报道结果来看,在伽玛刀放射治疗1年后,高达69%的患者在没有服用药物的情况下实现了疼痛的完全缓解。其3年有效率能达到52%。患者面部麻木的比例为9%~37%,随着时间的推移,患者面部麻木一般会逐步改善。从治疗的有效率来看,伽玛刀放射治疗仍很难令人满意。文献分析提示,伽玛刀放射治疗的患者中,至少有34%的患者难以实现1年内无疼痛,多次行伽玛刀放射治疗可提高有效率,但同样也会导致患者面部麻木等并发症的概率明显提高。

四、针对三叉神经颅外段的治疗

三叉神经颅外段的治疗主要是针对三叉神经丛头面部骨孔伸出的位置,主要方法包括神经切除、酒精注射、射频或冷冻损伤。但从相关研究来看,其临床有效率及远期疗效均难以令人满意,目前临床上一般不作为首选治疗方法。

(梁维邦　张文川　张黎)

参 考 文 献

[1] 邓竹,张黎,于炎冰,等. 三叉神经痛显微血管减压术无效或复发的原因与外科处理[J]. 中国微侵袭神经外科杂志,2019,24(11):525-528.

[2] 李强,于炎冰,杨文强,等. 责任血管与三叉神经痛显微血管减压术的关系[J]. 中华脑科疾病与康复杂志,2020,10(3):178-182.

[3] 世界华人神经外科医师协会放射神经外科专业委员会. 中国三叉神经痛伽玛刀放射外科治疗专家共识(2020版)[J]. 中华神经外科杂志,2020,36(10):984-989.

[4] 吴承远,孟凡刚,刘玉光,等.选择性射频热凝治疗三叉神经痛1936例临床分析与手术技巧[J]. 中国疼痛医学杂志,2005,11(1):15-18.

[5] 闫志勇,窦以河,张黎,等. 乙状窦后入路显微手术治疗原发性三叉神经痛的手术探查方向选择[J]. 中国微侵袭神经外科杂志,2009,14(3):100-102.

[6] 中国医师协会神经外科医师分会功能神经外科专家委员会,北京中华医学会神经外科学分会,中国显微血管减压术治疗脑神经疾患协作组. 中国显微血管减压术治疗面肌痉挛专家共识(2014)[J]. 中华神经外科杂志,2014,30(9):949-952.

[7] 中华医学会神经外科学分会功能神经外科学组,中国医师协会神经外科医师分会功能神经外科专家委员会,上海交通大学颅神经疾病诊治中心. 三叉神经痛诊疗中国专家共识[J]. 中华外科杂志,2015,53(9):657-664.

[8] 中华医学会神经外科学分会功能神经外科学组,中国医师协会神经外科医师分会功能神经外科专家委员会,北京医学会神经外科学分会. 中国显微血管减压术治疗三叉神经痛和舌咽神经痛专家共识(2015)[J]. 中华神经外科杂志,2015,31(3):217-220.

[9] Al-Otaibi F,Alhindi H,Alhebshi A,et al. Histopathological effects of radiosurgery on a human trigeminal nerve[J]. Surgical Neurology International,2013,4(Suppl 6):S462-S467.

[10] Alpert T E,Chung C T,Mitchell L T,et al. Gamma knife surgery for trigeminal neuralgia:improved initial response with two isocenters and increasing dose[J]. Journal of Neurosurgery,2005,102 Suppl:185-188.

[11] Arnold M. Headache classification committee of the International Headache Society(IHS)the international classification of headache disorders[J]. Cephalalgia,2018,38(1):1-211.

[12] Bendtsen L, Zakrzewska J M, Heinskou T B, et al. Advances in diagnosis, classification, pathophysiology, and management of trigeminal neuralgia[J]. The Lancet Neurology, 2020,19 (9):784-796.

[13] Boling W, Song M, Shih W, et al. Gamma knife radiosurgery for trigeminal neuralgia: a comparison of dose protocols[J]. Brain Sciences,2019,9(6):134.

[14] Cho K R, Lee M H, Im Y S, et al. Gamma knife radiosurgery for trigeminal neuralgia secondary to benign lesions[J]. Headache,2016,56(5):883-889.

[15] De Toledo I P, Conti Réus J, Fernandes M, et al. Prevalence of trigeminal neuralgia: a systematic review[J]. J Am Dent Assoc,2016,147(7):570-576. e2.

[16] Farri A, Enrico A, Farri F,et al. Headaches of otolaryngological interest: current status while awaiting revision of classification. Practical considerations and expectations [J]. Acta Otorhinolaryngol Ital,2012,32(2):77-86.

[17] Flickinger J C, Pollock B E, Kondziolka D, et al. Does increased nerve length within the treatment volume improve trigeminal neuralgia radiosurgery? A prospective double-blind, randomized study[J]. International Journal of Radiation Oncology Biology Physics,2001,51(2): 449-454.

[18] Garcia M, Naraghi R, Zumbrunn T, et al. High-resolution 3D-constructive interference in steady-state MR imaging and 3D time-of-flight MR angiography in neurovascular compression: a comparison between 3T and 1.5T[J]. American Journal of Neuroradiology, 2012, 33 (7): 1251-1256.

[19] Gorgulho A. Radiation mechanisms of pain control in classical trigeminal neuralgia[J]. Surgical Neurology International,2012,3(Suppl 1):S17.

[20] Jawahar A, Wadhwa R, Berk C, et al. Assessment of pain control, quality of life, and predictors of success after gamma knife surgery for the treatment of trigeminal neuralgia[J]. Neurosurgical Focus,2005,18(5):1-7.

[21] Kondziolka D, Lunsford L D, Flickinger J C, et al. Stereotactic radiosurgery for trigeminal neuralgia: a multiinstitutional study using the gamma unit[J]. Journal of Neurosurgery,1996,84 (6):940-945.

[22] Kondziolka D, Zorro O, Lobato-Polo J, et al. Gamma knife stereotactic radiosurgery for idiopathic trigeminal neuralgia[J]. Journal of Neurosurgery,2010,112(4):758-765.

[23] Kotecha R, Kotecha R, Modugula S, et al. Trigeminal neuralgia treated with stereotactic radiosurgery: the effect of dose escalation on pain control and treatment outcomes[J]. Int J Radiat Oncol Biol Phys, 2016,96(1):142-148.

[24] Kugai M, Suyama T, Kitano M, et al. A case of high-grade arteriovenous malformation manifesting as trigeminal neuralgia successfully treated by embolization in multimodal treatment [J]. Journal of Neuroendovascular Therapy,2019,13(9):382-387.

[25] Liu P F, Liao C L, Zhong W X, et al. Symptomatic trigeminal neuralgia caused by cerebellopontine angle tumors[J]. J Craniofac Surg, 2017,28(3):e256-e258.

[26] Maarbjerg S, Di Stefano G, Bendtsen L, et al. Trigeminal neuralgia-diagnosis and treatment [J]. Cephalalgia,2017,37(7):648-657.

[27] Maesawa S, Salame C, Flickinger J C, et al. Clinical outcomes after stereotactic radiosurgery for idiopathic trigeminal neuralgia[J]. Journal of Neurosurgery,2001,94(1):14-20.

[28] Manzoni G C, Torelli P. Epidemiology of typical and atypical craniofacial neuralgias [J].

Neurological Sciences,2005,26 Suppl:s65-s67.

[29] Marshall K, Chan M D, McCoy T P, et al. Predictive variables for the successful treatment of trigeminal neuralgia with gamma knife radiosurgery[J]. Neurosurgery,2012,70(3):566-573.

[30] Massager N, Lorenzoni J, Devriendt D, et al. Gamma knife surgery for idiopathic trigeminal neuralgia performed using a far-anterior cisternal target and a high dose of radiation[J]. Journal of Neurosurgery,2004,100(4):597-605.

[31] Nurmikko T J, Eldridge P R. Trigeminal neuralgia—pathophysiology, diagnosis and current treatment[J]. British Journal of Anaesthesia,2001,87(1):117-132.

[32] Peciu-Florianu I, Régis J, Levivier M, et al. Trigeminal neuralgia secondary to meningiomas and vestibular schwannoma is improved after stereotactic radiosurgery: a systematic review and meta-analysis[J]. Stereotactic and Functional Neurosurgery,2021,99(1):6-16.

[33] Phan K, Rao P J, Dexter M. Microvascular decompression for elderly patients with trigeminal neuralgia[J]. J Clin Neurosci,2016,29:7-14.

[34] Pollock B E, Phuong L K, Foote R L, et al. High-dose trigeminal neuralgia radiosurgery associated with increased risk of trigeminal nerve dysfunction[J]. Neurosurgery,2001,49(1):58-64.

[35] Régis J, Tuleasca C, Resseguier N, et al. Long-term safety and efficacy of gamma knife surgery in classical trigeminal neuralgia: a 497-patient historical cohort study [J]. Journal of Neurosurgery,2016,124(4):1079-1087.

[36] Régis J, Tuleasca C, Resseguier N, et al. The very long-term outcome of radiosurgery for classical trigeminal neuralgia[J]. Stereotactic and Functional Neurosurgery,2016,94(1):24-32.

[37] Sekula R F, Frederickson A M, Jannetta P J, et al. Microvascular decompression for elderly patients with trigeminal neuralgia: a prospective study and systematic review with meta-analysis [J]. Journal of Neurosurgery,2011,114(1):172-179.

[38] Sheehan J, Pan H C, Stroila M, et al. Gamma knife surgery for trigeminal neuralgia: outcomes and prognostic factors[J]. Journal of Neurosurgery,2005,102(3):434-441.

[39] Spina A, Nocera G, Boari N, et al. Efficacy of gamma knife radiosurgery in the management of multiple sclerosis-related trigeminal neuralgia: a systematic review and meta-analysis [J]. Neurosurgical Review,2021,44(6):3069-3077.

[40] Taha J M, Tew J M, Buncher C R. A prospective 15-year follow up of 154 consecutive patients with trigeminal neuralgia treated by percutaneous stereotactic radiofrequency thermal rhizotomy [J]. Journal of Neurosurgery,1995,83(6):989-993.

[41] Tatli M, Satici O, Kanpolat Y, et al. Various surgical modalities for trigeminal neuralgia: literature study of respective long-term outcomes[J]. Acta Neurochirurgica,2008,150(3):243-255.

[42] Tuleasca C, Carron R, Resseguier N, et al. Patterns of pain-free response in 497 cases of classic trigeminal neuralgia treated with gamma knife surgery and followed up for least 1 year[J]. Journal of Neurosurgery,2012,117 Suppl:181-188.

[43] Varela-Lema L, Lopez-Garcia M, Maceira-Rozas M, et al. Linear accelerator stereotactic radiosurgery for trigeminal neuralgia[J]. Pain Physician,2015,18(1):15-27.

第八章 面肌痉挛

第一节 概　述

　　面肌痉挛(HFS)是呈缓慢进展的患侧面神经分布区域的肌肉强直或痉挛,具有发作无规律、呈间歇性等临床特点,表现为不自主、无痛性等面部肌肉痉挛。HFS的发病机制有面神经根出脑干区周围性轴突短路学说和中枢性神经核团过度兴奋学说。约90%患者是由CPA血管压迫面部神经根部引起。

　　由于漏诊、误诊以及人口基数少等原因,至今HFS的流行病学报道十分少见。HFS女性多见,女、男发病率之比约为3∶2,左侧多发,虽然有儿童发病的个别报道,但此病仍然是典型的成人疾病,平均发病年龄约为45岁。Whisnant等统计了美国部分地区从1960年到1984年24年间的HFS发病情况,发现男性发病率为7.4/10万,女性发病率为14.5/10万,多见于40～79岁。Dietrichs等统计了挪威的HFS发病情况,其发病率为9.8/10万,39.7岁以上人群中发病率增高。尽管至今仍没有研究报道亚洲地区的发病率,但普遍认为其发病率可能高于西方人。

　　1966年Jannetta进一步证实HFS由CPA异常血管压迫引起。Jannetta于1982年报道了MVD治疗229例HFS的结果:术中发现98%有血管压迫,行MVD术后仅2.2%的患者无效。他认为CPA面神经根受责任血管压迫而发生脱髓鞘病变,传入与传出神经纤维之间冲动发生短路是导致HFS的根本病因,MVD通过用垫开物将责任血管推离面神经根部而达到治疗目的。20世纪70年代中期以后,随着神经电生理监测、手术显微镜的应用和对CPA血管、神经显微解剖的深入研究,MVD因其治疗HFS的安全性、有效性而迅速在临床推广。

　　HFS开始发病时,多起自上、下眼睑,表现为眼角跳动,即眼轮匝肌间歇性抽搐。病情进展缓慢,开始时抽搐较轻,短时间即缓解,间歇期较长,逐渐缓慢向面颊扩展至一侧面部的所有肌肉,但额肌一般不受累。严重时半侧面部痉挛,不能睁眼,甚至可出现患侧面肌强直性痉挛及嘴角向上提的"怪相"。起自口角向上发展的较少见。重者可累及颈阔肌。

　　HFS为电击样抽搐发作,抽搐时间短则数秒,长则十余分钟,有间歇期,间歇期随症状加重而逐渐缩短。患者自己不能控制症状,经常在情绪紧张、劳累、生气、遇见陌生人、在公共场所露面时发作明显。入睡后多抽搐停止,但也有入睡后因抽搐而醒者。双侧HFS者十分少见,若有,往往是一侧先于另一侧发病,而且抽搐一侧轻、另一侧重。少数患者于抽搐时伴有面部的轻度疼痛(称为抽搐痛)。神经系统检查除见一侧面部肌肉阵发性不自主抽动外多无其他阳性体征。部分患者由于长期抽搐可出现患侧面肌无力、萎缩及舌前2/3味觉丧失。本病进展缓慢,一般不会自行好转或自愈。

　　按Cohen等制定的痉挛强度分级,HFS可分为以下五级:0级,无痉挛;1级,外部刺激引起瞬目增多或面肌轻微颤动;2级,眼睑、面肌自发轻微颤动,无功能障碍;3级,痉挛明显,有轻微功能障碍;4级,严重痉挛和功能障碍,如患者因不能持续睁眼而无法看书,独自行走困难。

　　头部CT及MRI均无明显异常,MRA有时可显示粗大血管压迫面神经根部。

　　典型的HFS依据临床特点可确定诊断,但应与其他疾病进行鉴别诊断,例如眼肌痉挛、局限性运动性癫痫、Meige综合征、舞蹈症伴发的面部抽动、运动神经元病造成的面部痉挛等,其中Meige综合征应尤为注意。当体格检查尚不足以明确诊断HFS时,应该进行全面分析,尤其是电生理监测的应用。异常肌肉反应(abnormal muscle response,AMR)是HFS特征性的电生理表现,出现AMR典型异常波即可确诊。AMR监测不仅有助于确定责任血管和提高MVD疗效,而且有助于减少术后并发症发生。

目前,MVD已成为治疗HFS的首选方法,在临床广泛应用。MVD术后主要并发症之一为听力障碍,包括听力下降、耳鸣、听力丧失等。脑干听觉诱发电位(brain stem auditory evoked potential,BAEP)监测是应用最广泛的术中听觉电生理监测手段。耳蜗电图(electrocochleogram,ECochG)是将记录电极置于耳蜗电位发生器附近所记录到的近场电位。ECochG与BAEP联合监测可以更加全面准确和及时地反映术中听觉功能损伤的情况,对HFS患者行MVD治疗时的听觉功能保护具有重要意义。

　　HFS的外科治疗:①肉毒毒素疗法:肉毒毒素是一种嗜神经蛋白,可阻滞所有胆碱能神经(包括周围运动神经)末梢的乙酰胆碱释放,注射入病肌时能造成暂时性弛缓性麻痹。近年来国内外报道应用A型肉毒毒素多点注射法治疗HFS对90%以上患者有效。根据病情选择注射部位与药物剂量。影响疗效的最重要因素是注射肌肉及注射位点。多在注射后经过2～5天潜伏期逐步见效,持续有效期约3个月。②面神经周围支药物注射疗法:面神经呈扇形分布于面部表情肌,注射前可用电刺激仪确定面神经分支位置,注入少量普鲁卡因后再注入药物。面神经注射药物可用无水酒精,由于注射后面神经传导功能障碍,所以它所支配的面肌立即出现瘫痪或不全瘫痪,可暂时中断面神经的传导功能,使面肌抽搐解除。疗效通常可维持6个月至1年,复发后可再次注射。也可应用东莨菪碱、盐酸奎宁、地西泮或维生素B_{12}行面神经干注射,取得一定近期疗效,虽不引起面瘫,但疗效不及无水酒精。③从乳突前缘和乳突后缘入路经茎乳孔面神经主干药物注射疗法。④MVD:药物(如卡马西平)治疗HFS总是无效的。肉毒毒素注射等面神经破坏性治疗后HFS总会复发,反复注射后可能导致不可逆的面瘫、肌萎缩,甚至面部变形。因此一旦确诊HFS,MVD是唯一的治疗选择。

(于炎冰　张黎　刘江)

第二节　面肌痉挛的诊断与鉴别诊断

一、面肌痉挛的诊断依据

1. 临床表现　对怀疑面肌痉挛的患者需要进行详细的病史询问和细致的体格检查。典型的面肌痉挛的临床表现:阵发性半侧面部肌肉不自主抽搐(双侧抽搐发生率<1%)。上、下眼睑抽搐,尤其是下眼睑抽搐常常为初发症状,后逐渐缓慢向面颊部扩展,累及绝大多数面部表情肌,严重者可波及颈部肌肉,部分患者可伴有耳鸣。抽搐发作有间歇期,间歇期表情如常,每遇紧张、激动时加重。多在中年后起病,50～60岁是最好发的年龄。本病缓慢进展,极少自愈。

　　继发性偏侧面肌痉挛较为少见,多由同侧CPA占位性病变所致。常见病变为胆脂瘤、脑膜瘤和神经鞘瘤。常常合并同侧的TN、耳鸣、眩晕、听力下降等颅神经症状。

2. 影像学检查　面肌痉挛的影像学检查包括颅后窝薄层CT和MRI,其检查目的有两个:首先,通过影像学结果明确近脑干区是否存在脱髓鞘及占位性病变,从而排除继发性病因。其次,对术中责任血管进行识别以及预估手术难度。近年来随着神经影像技术的进步,如MRTA、MRI 3D-CISS、FIESTA等核磁序列的出现,颅后窝、神经、血管、脑脊液等不同介质的显示水平有了很大的提高,为判断责任血管提供了很好的依据。需要注意的是,针对责任血管的任何影像学检查结果都有一定的假阳性率及假阴性率,因此,不足以作为面肌痉挛确诊或排除的依据。

3. 神经电生理学评估　异常肌肉反应(AMR)多被应用于对面肌痉挛的鉴别诊断,若患者高度怀疑为面肌痉挛,而症状表现不典型,此时行AMR监测可用于确诊面肌痉挛。

二、面肌痉挛的鉴别诊断

1. 眼睑痉挛　面肌痉挛绝大多数表现为单侧表情肌的不自主抽动,而眼睑痉挛绝大多数表现为双侧、同步的眼轮匝肌的抽搐。即使存在极少数的双侧面肌痉挛,其面部抽搐的症状也是非同步的。眼睑痉挛患者初期表现为眼睛干燥、瞬目增多、畏光畏风，后期逐渐发展为睁眼困难，多年后症状仍局限于双侧眼睑。

2. Meige 综合征　本病通常缓慢起病，发病前多有眼部不适。最常见的首发症状为眼睑痉挛，部分患者从眼睑痉挛开始呈节段性、对称性向下发展，累及下面部、口、下颌、舌甚至颈部的肌肉。患者表现为双面部不自主抽动，咂嘴，吐舌，累及颈部、躯干或中线部位肌肉时则出现痉挛性斜颈、构音障碍、呼吸困难等肌张力异常表现。上述症状在打哈欠、吹口哨、唱歌时明显缓解（Tricks 现象），在疲劳、紧张、光刺激时加重，睡眠时消失。

3. 迟发性运动障碍　此类患者常常有地西泮类或多巴胺拮抗剂等药物服用史。典型表现为刻板性的面部、口周、颈部、躯干和肢体的异常运动。

4. 面瘫或面神经损伤后异常再生性后遗症　患者在发病前均有特发性面神经麻痹或面神经损伤的病史，主要表现为联带运动，如进行闭眼动作时可同时引起同侧的张嘴动作。此联带运动在休息时消失。

5. 局灶性皮层癫痫　患者表现为起源于皮层的运动性癫痫发作症状，包括面部肌肉持续、重复、刻板的异常运动，脑电图检查能够记录到癫痫样放电，可与面肌痉挛相鉴别。

6. 咬肌痉挛　本病是一种咬肌功能紊乱疾病，表现为上下颌咬合障碍、磨牙及张口困难，严重者可下颌紧闭，是由于支配下颌闭合的咬肌呈阵发性不自主收缩而引起。电生理研究显示可能与三叉神经运动根病变有关。临床上可分为闭口性咬肌痉挛及开口性咬肌痉挛两种类型。本病不累及眼睑，可资鉴别。

（张黎　甄雪克）

第三节　面肌痉挛术前评估

面肌痉挛（HFS）的术前评估在遵循三叉神经痛术前评估中基本内容的前提下，尚需注意以下几点。

一、高度重视 HFS 的诊断与鉴别诊断

原发性 HFS 首先要与继发性 HFS 相鉴别。CPA 肿瘤、血管病、脑干肿瘤或炎症以及面神经损伤后均可能发生 HFS，但以上疾病多伴有其他颅神经受损的表现，如同侧的面部疼痛、面部麻木、听力下降等神经系统症状或体征，仔细询问病史、查体及影像学检查有利于明确诊断。

HFS 与贝尔麻痹后遗症的鉴别有时是困难的。面肌纤颤、联带运动可统称为贝尔麻痹后面神经高兴奋性后遗症，在临床上也最容易与 HFS 相混淆。没有面瘫病史的 HFS 易与贝尔麻痹后面神经高兴奋性后遗症相鉴别，但在很多情况下，仅仅依靠临床表现，医生难以将贝尔麻痹后特发性 HFS 与贝尔麻痹后面神经高兴奋性后遗症准确鉴别开来。鉴别诊断的关键点在于对患者既往病史的详细询问，贝尔麻痹后特发性 HFS 必然是在贝尔麻痹完全治愈一段时间后方才出现，而贝尔麻痹后面神经高兴奋性后遗症则没有这一临床表现完全正常的治愈期。

Meige 综合征是另一个需要同 HFS 相鉴别的重要疾病，又称特发性眼睑痉挛-口下颌肌张力障碍或眼口舌综合征，多表现为双侧眼睑痉挛与口面部异常不自主运动合并存在。常伴有焦虑症、抑郁症等精神障碍，面肌 EMG 显示面肌不同步放电，频率正常，可能系锥体外系功能紊乱所致。

其他需要与 HFS 仔细鉴别的疾病包括抽动症、习惯性眼睑痉挛、癔病性眼睑痉挛、干眼症、痛性抽搐、局灶性癫痫、锥体外系疾病（如舞蹈症、手足徐动症）等。

二、HFS MVD 术前影像学评估

CPA 的局部解剖较为复杂，单一模态影像提供的数据信息量较少，不能满足临床需求。不同模态的影像可从不同角度提供相关信息，各种成像方法有其优、缺点，可相互补充。临床上需要采用多种模态的

影像对同一病变进行显示,以便提供更多、更有价值的影像信息。在此背景下,将 3D-TOF-MRA 及 3D-FIESTA MRI 检查的 DICOM 数据导入计算机三维重建软件,分别对患者的血管、脑干、面听神经进行三维建模应用于临床。目前多种计算机软件能够实现影像融合,常用的软件包括 3D Slicer、SPM、Osirx、Avizo 等。

(一)影像学检查方法

术前 MRI 检查应用美国 GE 公司生产的 MRI 扫描仪(头部 8 通道线圈)。3D-TOF-MRA 序列扫描参数:重复时间(TR)21 ms,回波时间(TE)2.8 ms,翻转角 15°,视野(FOV)240 mm×240 mm,矩阵 512×512,1 次采集,层厚 1.0 mm。3D-FIESTA MRI 序列扫描参数:TR 4.8 ms,TE 1.5 ms,翻转角 55°,FOV 240 mm×240 mm,矩阵 512×512,2 次采集,层厚 1.0 mm。

(二)血管、脑干、面听神经的三维重建方法

将 3D-TOF-MRA 及 3D-FIESTA MRI 检查的 DICOM 数据导入计算机三维重建软件,分别对患者的血管、脑干、面听神经进行三维建模。

(1)血管重建:应用软件选择 3D-TOF-MRA 序列,通过调整适当阈值充分显示 MRA 区域重建血管。

(2)脑干重建:应用软件打开 FIESTA 序列,通过调整适当阈值充分显示脑干区域并修建切割重建脑干。

(3)面听神经重建:应用软件打开 FIESTA 序列,应用手动画图功能标记出面神经及听神经,从而完成对责任血管、脑干、面听神经的个体化三维重建。三维模型可以在计算机屏幕上以任意方向旋转和从任何角度研究。

(三)神经血管三维重建的意义

在术前对 HFS 患者进行三维建模,重建 CPA 解剖结构安全且方便,可以为术者提供一个更清晰、直观的 CPA 空间解剖,展现更多个体化解剖细节,并从多个角度和方向对责任血管与面神经的关系进行评估,有助于明确临床诊断和责任血管的来源与空间方向,为术者提供指导和手术风险程度的预评估,可避免遗漏责任血管,减少并发症和复发。

(于炎冰 钱涛 张黎)

第四节 显微血管减压术治疗面肌痉挛

一、手术技术

(一)术前准备

术前要结合患者术前检查及既往史,进行详细的手术评估。对于有高血压、糖尿病、心脏病等内科疾病的患者,术前要经正规治疗至病情稳定以降低手术风险,术前口服阿司匹林、波立维、利血平等药物者,需停药至少 1 周再进行手术。术前 1 天耳后枕部剃发,上界到耳廓上缘水平,后方到枕部中线,下方至发际。采用气管插管静脉复合全身麻醉,需要术中监测 AMV 时,只在全身麻醉诱导插管时使用短效肌松剂。

(二)手术体位

取健侧向下侧卧位,头部下垂 15°并向健侧旋转 10°,颈部稍前屈,使下颌距离胸骨约 2 横指,患侧乳突与手术台面大致平行并位于最高位置,便于保持手术显微镜光轴与入路一致。使用肩带拉开肩膀以扩大肩部与头颅的夹角,便于手术操作,切记要牵拉适当,避免造成臂丛损伤。

（三）手术切口

采用耳后发际内 0.5 cm 与发际线平行的斜竖切口，也可采用耳后发际内枕骨向颅底转折处长 3～4 cm 的横切口（图 8-1）。切口大小取决于患者颈部的长短、粗细及肌肉厚度。前者的优点是术后切口上方头皮麻木相对少见且轻微，沿着肌肉走行方向切开利于关颅时严密缝合以消灭无效腔，缺点是当肌层过厚时可能会妨碍手术操作；后者的优点是便于术中显微镜下操作，缺点是很有可能伤及枕部皮神经而导致术后局部麻木，横断肌肉后有时严密缝合困难。

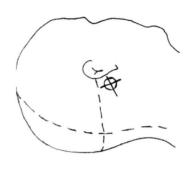

图 8-1　手术切口及骨窗

（四）骨窗

根据颅骨的厚度，骨窗直径为 1.5～2 cm，上缘位于横窦下 1～1.5 cm，前缘应至乙状窦后，下缘接近颅底水平。骨窗前缘越接近乙状窦，镜下操作过程中对小脑组织的牵拉少，从而最大限度地减少牵拉引起的副损伤。开颅过程中有时可遇低位横窦或乙状窦后置等静脉窦变异，一旦损伤，出血常很汹涌，可予常规压迫或缝扎止血。骨窗缘涂抹骨蜡以止血及封乳突气房，对于颅骨与硬膜之间的渗血可用明胶海绵压迫止血。

（五）探查 CPA

以倒"T"形或"Y"形剪开硬膜并悬吊，如不慎将横窦或乙状窦边缘剪开，可遇汹涌出血，可予常规缝合压迫止血。对于硬膜表面及切缘的出血尽量少用双极电凝止血以免硬膜皱缩而不利严密缝合。对于切开硬膜过程中的小脑表面出血以双极电凝止血。用头端 4 mm 的脑压板将小脑半球向内上方抬起，开放小脑延髓池，缓慢排放脑脊液。应避免脑脊液过多过快释放而致幕上远隔部位、颅底、小脑幕附近岩静脉属支破裂出血。使用脑压板时应逐步牵开、深入，范围要在 1 cm 以内，且要间断性牵拉，以免相应颅神经张力长时间过高而受损。

（六）探查面神经根出脑干区

充分释放脑脊液后，通过调整患者头部后旋角度或者调整手术显微镜光轴即可良好显露面神经根出脑干区，而不必过分牵拉甚至切除小脑绒球。首先剪开舌咽、迷走神经处的蛛网膜，然后向面听神经方向逐步剪开面神经根出脑干区动脉血管周围的蛛网膜，注意轻柔操作，切勿损伤动脉向脑干发出的穿支动脉以及滋养第Ⅷ颅神经的内听动脉。

（七）责任血管的判断及处理

责任血管多呈袢状从面神经 REZ 通过并造成压迫。当面神经 REZ 有多根血管存在时，责任血管常位于血管丛的深面。在责任血管判断方面，需要注意以下三点：首先，在面肌痉挛（HFS）患者中极少见静脉作为责任血管，绝大多数存在动脉压迫；其次，椎动脉作为唯一责任血管构成压迫者罕见，其下方或深面往往隐藏着小脑前下动脉（AICA）或者小脑后下动脉（PICA），后者往往是真正的主要责任血管；最后，不同于三叉神经痛的 MVD，切勿将位于面神经远端、在脑桥侧池内的游离血管，尤其是仅与面神经干接触或并行的血管误认为责任血管。

常见的责任血管：AICA 主干和（或）分支，PICA 主干和（或）分支，椎动脉，多根动脉（共同压迫）。将责任血管充分游离后，向颅底方向或内侧推移，使其离开颅神经 REZ，而后于责任血管与脑干之间置入垫棉。垫棉不宜过大，以免垫开物本身形成新的压迫。置入垫棉后应确保其固定，防止滑脱。责任血管垫开后注意动脉不能扭曲成角，否则可能影响脑干血供。

于炎冰、姜晓峰等按照责任血管的数目、血管管径和弹性大小、压迫点的多少、复杂程度、减压空间的大小等将责任血管分为简单血管压迫类型与复杂血管压迫类型。简单血管压迫类型：①单支或多支血管压迫，能够被推开至远离神经根；②椎基底动脉不作为主要及次要责任血管，与其分支血管呈平行关系而不是叠加关系，因此椎基底动脉不参与压迫神经根，局部空间大，利于垫棉的放置，便于减压。复杂血管压迫类型:①非椎动脉多支血管联合压迫,压迫点多,以及伴有短小的脑干穿支血管;②粗大的椎基底动脉单独作为主要责任血管直接压迫或者作为次要责任血管叠加在其分支血管上压迫神经根,血管张力大,难以充分减压。根据不同责任血管,通常采用的置入垫棉方法有责任动脉悬吊法、架桥法、套垫法、预垫法、盲垫法、分层置入垫棉法、生物力学分压法、多点置入垫棉法等。

椎动脉与PICA和(或)AICA共同形成责任血管时,最常见的情况为叠压关系。也就是说,椎动脉常常交叉叠压在其他动脉之上对面神经REZ形成压迫。这时椎动脉为次要责任血管,椎动脉之下,直接压迫面神经REZ的血管为直接责任血管。单点、单层的减压方式往往会让减压的支撑点局部承受较大的压力,有可能导致术后的其他不适。建议分层多点置入垫棉进行减压操作。手术时,首先在椎动脉的近心端和(或)远心端置入垫棉,将椎动脉充分推离脑干。其次,将椎动脉与脑干间的责任血管垫离面神经REZ以达到面神经REZ充分减压的目的。少见的多根血管压迫形式为椎动脉和PICA或AICA,或者PICA和AICA并行经过面神经REZ形成压迫。此种情况相对较为简单,手术关键是术者要知道此类血管压迫形式的存在,术中注意减压时对面神经REZ进行充分的暴露,操作技巧同单根责任血管压迫型的。总之,多根责任血管压迫型面神经MVD相对较为复杂,对术者提出了更高的要求。在良好显露和充分减压的原则下,多根责任血管压迫型面神经MVD的安全性和有效性仍能得到很好的保证。

(八) 关颅

减压操作完成后,用温生理盐水在显微镜下反复冲洗术野,注意水流不能太急以免伤及娇嫩的听神经,然后彻底止血。对于小脑表面、颅壁的活动性出血以双极电凝止血最为稳妥。对于小脑绒球、颅神经表面的渗血可用止血纱布及明胶海绵压迫止血,避免双极电凝止血以免热传导伤及脑干、听神经或舌咽神经。对于颅底或天幕方向的静脉性渗血压迫止血即可。

确认无出血后,在硬膜剪开处下方小脑表面放置一小块明胶海绵以防硬膜缝合过程中损伤小脑。利用切口的肌筋膜补片或人工硬膜将硬膜严密缝合至不漏水,缝合完毕前再次颅内冲洗,确认无活动性出血。必要时用可吸收人工硬膜贴附于硬膜表面。再次用骨蜡严密封闭骨缘乳突气房。可使用小钛板修补颅骨缺损。不置引流物。严格按肌肉、筋膜、皮下组织、皮肤四层缝合切口,不留无效腔。

二、MVD 治疗 HFS 的疗效评价

(一) 术后疗效的评价标准

(1) 治愈:患者术后 HFS 症状完全消失。

(2) 明显缓解:症状基本消失,仅在情绪紧张、激动等特定情况下偶然出现,患者主观上满意。

(3) 部分缓解:患者术后面部抽动症状减轻,但仍有发作。

(4) 无效:患者术后 HFS 症状没有改善,甚至加重。

术后出现(1)(2)两种情况,均视为手术有效。

(二) 延迟治愈

HFS 患者经 MVD 术后,约有 1/5 面部抽动症状不能立即完全消失,或者在缓解数天后再现,其症状可与术前相似、稍减轻或明显减轻,经过一段时间后才逐渐完全消失。此现象称为延迟治愈。延迟治愈持续的时间一般在 6 个月至 2 年,但 1 年以上消失的仅占 5.6%。其具体发生原因尚不明确,可能与术前病程长短、责任血管类型等因素相关。鉴于延迟治愈现象的存在,建议对 MVD 术后患者至少随访 1 年再评价疗效。切不可在 MVD 术后短期内针对症状未消失的患者进行二次手术。

三、二次 MVD 治疗首次术后无效或复发 HFS

(一) 术后无效及复发

MVD 治疗 HFS 有 2.2%～6% 的患者无效。MVD 治疗 HFS 术后复发定义为术后一段时间内完全

治愈,然后又出现症状,重现的痉挛可以比术前轻、重或与术前相同,术后治愈期应超过 1 年。有学者将症状在 1 年内再现者定义为未愈,而将 1 年后症状重现定义为复发。综合国外文献,MVD 术后 HFS 复发率为 3.3%～20%。Payner 等发现,在经过 2 年以上长期随访的 571 例患者中,MVD 术后复发率平均为 7.0%,其中 86% 发生于术后 2 年内,2 年后的复发率仅为 1%,由此认为 MVD 术后 2 年内未复发即可认为治愈。而 Fukushima 对 2890 例 MVD 患者平均随访 10 年,发现 HFS 复发可发生于术后 1～8 年任何时间而不仅是集中于 2 年内。Kondo 将其收治的 751 例 HFS 患者划分为 A 和 B 两组,进行 5～20 年的随访,结果:B 组治愈率(89%)高于 A 组(84.2%),A 组复发率为 8.9%,B 组为 6.9%,他强调术者的经验和术中的正确操作对手术结果有重要影响。

综合文献报道,手术无效的主要原因:①面神经 REZ 显露不佳影响对责任血管的正确识别;②手术探查过程中责任血管移位造成识别困难;③将仅与面神经简单接触或与其并行的血管误认为责任血管;④遇到责任血管为粗大硬化椎动脉或有多条短小穿动脉时放置垫棉困难,未能充分减压;⑤置入垫棉过多或置于面神经 REZ 而构成新的压迫。对术后无效的患者施行二次 MVD 原则上应是有效的。由于部分患者存在延迟治愈的情况,建议不必急于对无效患者施行二次手术,而应随访 12 个月以上。

术后复发的主要原因:①垫入物脱落或移位;②新的责任血管构成压迫;③所垫明胶海绵或肌肉块被吸收;④垫入物过薄或变薄,仍可将责任血管的搏动性冲击压迫传导至面神经 REZ;⑤局部蛛网膜粘连对面神经根形成包裹性压迫;⑥垫入物放置位置不当和(或)大小不合适,周围粘连后导致责任血管的搏动性冲击可通过垫入物传导重新对 REZ 形成压迫。因此,首次 MVD 时选择合适的垫入物和垫入位置可有效防止复发。一旦复发,再次手术仍有效。Engh 等对 41 例首次 MVD 治疗无效或复发的病例再次手术探查时发现垫棉放置不当或大小不适可能是复发的原因,且其再手术治愈率为 70.6%,总有效率为 94.1%。

(二)二次 MVD 的处理原则

首次 MVD 治疗 HFS 无效或复发后可实施二次 MVD,但会因为局部蛛网膜粘连、解剖关系不清而使手术难度和风险增大,疗效降低,术中剥离时对神经或其滋养血管的损伤导致术后发生听力障碍、面瘫等并发症的概率明显增高。对于排斥二次 MVD 的患者,亦可考虑行面神经射频热凝术。

对首次 MVD 术后无效或复发的患者实施再次手术时,需要注意以下几点:①按前次手术切口切开,尽可能减少使用电凝,以防术后切口不愈合;②稍扩大骨窗,显露至正常的硬膜,以便硬膜的剥离;③剥离小脑表面的粘连,要严格沿小脑表面逐步剥离进入;④以听神经或后组颅神经为标志物,确定手术区域;⑤尽可能按标准入路进行操作,即锐性剥离后组颅神经根部、面听神经及桥延沟表面的蛛网膜,显露面神经 REZ 和远端,探查、分析前次手术无效或复发的原因;⑥及时调整显微镜光轴的角度和稍旋转患者头部位置,使术野良好显露;⑦缺乏 MVD 经验的术者,其通常做法是将垫棉放置在面神经的远端段与血管之间,而遗漏位于 REZ 的主要责任血管;此时,将责任血管游离后推移,放置垫棉即可获得满意手术效果;而前次手术放置的垫棉,由于与神经、血管粘连紧密,为避免损伤,多不处理;⑧如前次手术放置的垫棉过多,则可沿面神经根锐性剥离垫棉,并分块去除;因责任血管已与周围组织粘连固定,垫棉部分取出后血管不会发生复位;如前次手术放置的垫棉过少或责任血管推移不够,血管或垫棉仍与 REZ 接触,可沿神经表面剥离,尽可能将血管游离后推移离开 REZ;⑨对于粗大迂曲的椎动脉或血管袢过长的责任血管,采用责任动脉悬吊法,能牢固固定血管,使神经获得充分的减压。

再次手术时对前次手术放置垫棉的处理原则:由于垫棉良好的组织相容性,往往与神经、血管粘连紧密,剥离极为困难,强行剥离极易造成损伤,如垫棉不妨碍再次手术操作,则无需处理;如需要取出垫棉,应从神经或脑干一侧剥离,神经达到减压范围时即应停止剥离,无需完全取出垫棉。术中实时的神经电生理监测能及时提醒术者神经受到干扰,并能提示神经获得减压的程度,对判断手术后效果有一定指导意义。

四、颅神经损伤并发症

(一)听力障碍

术后手术侧听力障碍作为 MVD 术后最常见的严重并发症,近年来其发生率并无明显下降,尤其是术后手术侧听力永久性丧失,给患者造成较大痛苦。导致 MVD 术后手术侧听力障碍的可能原因如下。

(1)机械损伤:分为直接损伤和间接损伤。直接损伤主要为听神经受到机械性损伤伴水肿。间接损伤主要为对听神经的热传导损伤。

(2)血管因素:当遇到责任血管为短小的穿支动脉、血管穿行于面听神经之间或神经根被动脉包绕时,充分移位隔垫血管时会导致内听动脉张力过高、痉挛或扭曲成角,引起听神经供血障碍。

(3)乳突开放:乳突气化良好的患者,如果术中乳突开放,可导致脑脊液流入中耳鼓室,此处可积液引起传导性耳聋,但多可恢复。

(二)面瘫

MVD 术后面瘫分为 2 类:术中对面神经造成直接损伤而导致术后立刻出现患侧面瘫;术后 3 天到 2 周发生的迟发性面瘫。表现为患侧面部表情肌瘫痪、额纹消失、眼裂扩大、鼻唇沟平坦、口角下垂,面部被牵向对侧;闭目时瘫痪侧眼球转向上内方,露出角膜下的白色巩膜。术后即刻出现的面瘫多为术中面神经直接受损或血供受影响所致,其症状轻重及恢复情况取决于损伤程度,最终部分患者难以完全恢复正常。

HFS MVD 术后迟发性面瘫将在另一章节中详细论述。

(三)耳鸣

MVD 术后手术侧耳鸣常为一过性,长期持续耳鸣发生率较少。可能原因:①术中前庭蜗神经的损伤,主要为神经机械性损伤伴水肿;②术中内听动脉的位置改变引起内耳及前庭蜗神经供血改变。减少术中对听神经过度牵拉及干扰可降低术后耳鸣的发生率。针对出现耳鸣的患者进行早期的扩血管药物及高压氧治疗,可有效缓解症状。

(四)复视

复视是 MVD 术后较为常见的并发症,与术中置入垫棉并推移责任血管时刺激展神经有关,一般是可逆的。术后出现复视,一般无需特殊治疗,症状多在 3 个月内自行缓解。

(五)平衡障碍及眩晕

平衡障碍、眩晕为 MVD 术后常见并发症,多为一过性。原因主要如下:①术中对前庭蜗神经过度牵拉及干扰,以及隔垫血管时造成血供障碍或改变;②术中过度牵拉小脑。另外,术后复视的患者也常常伴有眩晕感。

(六)后组颅神经损伤或刺激症状

后组颅神经包括舌咽神经、迷走神经、副神经及舌下神经。其受损或刺激后主要表现为声音嘶哑、吞咽困难、饮水呛咳、咽部感觉减退或消失、阵发性干咳。

五、脑损伤并发症

(一)小脑挫裂伤

MVD 术后小脑挫裂伤多由手术操作不当引起,如脑压板用力压脑组织的情况下对小脑皮层或深部脑组织造成损伤,形成脑挫伤或血肿,临床表现为程度不等的头痛、头晕甚至步态不稳、恶心、呕吐等,是 MVD 较为严重的术后并发症之一,也是手术患者死亡的主要原因。

(二)脑干梗死

MVD 术后脑干梗死虽极为少见,多与术中损伤脑干供血动脉有关,但一旦发生,后果严重,重度者预后极差,较轻者多无生命危险,但神经功能障碍多难以完全恢复。

六、颅内出血

(一)术中颅内出血

颅内出血是 MVD 术后最严重的并发症,是患者死亡或致残的主要原因。其发生既与患者本身基础疾病、手术难度有关,也与术者的经验密切相关。当术者缺少 MVD 经验、显微操作不当,再遭遇颅后窝狭小等原因使术野显露不佳、血管周围粘连严重,锐性剥离或推移血管时可造成局部动脉主干损伤。主干动脉一旦损伤,因出血凶猛,加之术野狭小、脑组织膨起,往往很难处理,预后凶险。对于大动脉出血,压迫止血困难,往往需电凝止血,电凝后如动脉闭塞,可造成小脑或脑干梗死。

(二)术后颅内出血

MVD 术后颅内出血、形成血肿可在术后数小时、数天,甚至数周后发生,但多发生在术后 24 h 内。主要包括手术侧 CPA 出血、小脑脑内血肿、蛛网膜下腔出血、脑室内出血、小脑半球静脉性梗死后出血、颅后窝硬膜外血肿、脑干出血、远隔部位出血等。

1. 发生原因

(1)患者大多基础疾病较多且未进行正规治疗,如既往有高血压和(或)糖尿病病史,基础体质较差等。

(2)术中头位过高、脑脊液释放过快过多、颅内压(ICP)下降过快,从而导致颅内小静脉过度扭曲、移位、断裂或脑组织移位偏转,引起局部或远隔部位的出血。

(3)患者体位、手术切口、骨窗位置不正确,造成手术入路、神经显露困难。术者手术经验不足,过重、长时间地牵拉小脑,导致脑组织和血管损伤。术者粗暴操作,止血不彻底。

2. 治疗 术后 24 h 内应密切观察患者意识、瞳孔、呼吸、血压、心率、血氧等的变化。尤其对于高龄、基础疾病复杂、术中已发现有小脑半球损伤和(或)血管破裂出血的患者,当术后出现剧烈头痛、呕吐、血压波动范围大、血压不稳以及意识淡漠等情况时应高度警惕颅内出血的可能,应立即行头部 CT,根据实际情况积极及时手术以清除血肿和减压,有效预防脑疝发生。术中血肿清除后,应根据颅内压情况,决定是否需要扩大骨性减压范围和开放枕大孔,根据幕上脑积水情况决定是否行侧脑室外引流术。

七、其他并发症

(一)脑脊液漏

脑脊液漏是 MVD 术后常见并发症之一,分为切口漏、鼻漏、耳漏,可引起严重逆行性颅内感染而致严重后果,应引起注意。

(二)颅内感染

开颅术后颅内感染并不少见,在正确的抗感染治疗下多可治愈,严重颅内感染需要间断腰椎穿刺甚至腰大池置管引流辅助抗感染治疗。

(三)颅内积气

MVD 术后颅内积气极为常见,大部分患者无症状,个别患者可因气体刺激脑皮层引起谵妄、烦躁等精神症状。

(四)脑积水

脑积水多为凝血块堵塞第四脑室流出道或颅后窝高压压迫第四脑室所致。

(五)低颅压综合征

低颅压综合征为在术中释放大量的脑脊液所致。患者常表现为不同程度的头痛、头晕、恶心、呕吐等。抬高头部或变动体位时症状可加剧(尤以老年患者伴有脑萎缩时更容易发生),放低头位后症状可部分缓解。

(于炎冰 张黎 袁越 舒凯 屈建强 姜晓峰 甄雪克)

第五节 面肌痉挛围手术期神经电生理监测

随着手术技术的不断提高,目前 MVD 治疗面肌痉挛(HFS)的有效率已达到 70%～97.4%,但仍有部分患者存在术后无效、复发或者术后听力障碍等情况。事实上,仅靠医生的经验很难客观判断减压程度以及责任血管,围手术期的神经电生理监测有助于解决上述难题。术中神经电生理监测能够在患者全麻状态下,客观有效地评估面听神经功能、判断面神经是否被充分减压以及辨别真正的责任血管,有助于提高手术治疗的有效率和安全性,神经电生理监测还有助于 HFS 的术前诊断以及术后疗效评估。目前 HFS 围手术期常用的神经电生理监测技术包括异常肌肉反应(abnormal muscle response,AMR)/侧方扩散反应(lateral spread response,LSR)监测、ZL 反应(Z-L response,ZLR)监测和脑干听觉诱发电位(brainstem acoustic evoked potential,BAEP)监测等。

一、AMR/LSR

HFS 的最常见病因是迂曲扩张的异常血管直接压迫面神经 REZ 从而导致局部颅神经的脱髓鞘损害,但其进一步病理生理机制目前仍存在争议,目前两种主要的假说包括"短路"学说和"核性"学说。"核性"假说认为面神经受压迫处产生的逆行冲动,"点燃"了面神经核,从而导致异常兴奋,使面部表情肌不自主抽搐。"短路"假说认为脱髓鞘的面神经节段上相邻轴突之间形成"短路",形成异位冲动从而导致 HFS。

MVD 解除血管对面神经的直接压迫是治疗 HFS 的一种较成熟的手术方式,术中神经电生理监测的目标是为术者提供面神经运动核及面神经的功能状态信息,辅助术者判断显微血管减压的效果,以及为术后症状的改善提供一定的预测。常见的监测方法包括 AMR、面神经 F 波监测等。

(一)AMR 定义

1985 年 Møller 及 Jannetta 首次提出电刺激 HFS 患者患侧面神经的分支可以诱发另一支所支配肌肉产生收缩。同年 Nielsen 报道了通过电刺激面神经颞支诱发同侧颏肌 AMR 的现象。该反应机制可能与假突触传递有关。AMR 在文献中常常与"侧方扩散反应(LSR)"同义,但实际上 LSR 在提出伊始时指的是刺激面神经分支后产生的逆行冲动通过面神经上的假突触传递(或"短路")扩散到面神经另一分支的现象。这种说法忽略了面神经核兴奋性增高的"核性"理论,因此使用"AMR(AMR)"这一术语更为合理。

(二)AMR 表现

由电刺激面神经的某一分支引起的 AMR 包括一个起始的 EMG 电位,具有约 10 ms 的时延。其后跟随一系列的多样化电位(后放电)。这种刺激也激发一个直接来自该神经支配肌肉的反应。当紧密接触面神经并引起相应症状的血管远离面神经时,AMR 通常可以立刻消失。AMR 的幅度仅为直接肌肉反应幅度的 5%～10%,表明 AMR 仅激活了运动单元中的一部分。

(三)AMR 监测方法

根据 Møller 提出的方法,将两对双绞线针电极植入患侧相应部位皮下(面神经颞支-颏肌,面神经下颌缘支-眼轮匝肌),分别记录电流刺激患侧面神经颞支后同侧颏肌的诱发电位,以及电流刺激患侧面神经下颌缘支后同侧眼轮匝肌的诱发电位(图 8-2)。电流刺激采用波宽为 200 ms 的单个方形波,刺激电流取可以稳定诱发出 AMR 的最低强度(阈值强度,一般最低 2 mA,若术中减压后 AMR 波幅明显下降或消失,则逐渐增加刺激量,直到 100 mA 刺激强度仍无法诱发 AMR,视为 AMR 消失)电流。记录的原始诱发电位经 30～100 Hz 带通滤波和 50 Hz 陷波滤波预处理后用于观察有无诱发 AMR。监测时间节点取肌松剂代谢后、打开骨窗后、剪开硬脑膜后、释放脑脊液后、血管减压后及缝合硬脑膜后。观察 AMR 是否消失,记录诱发 AMR 的阈值强度。

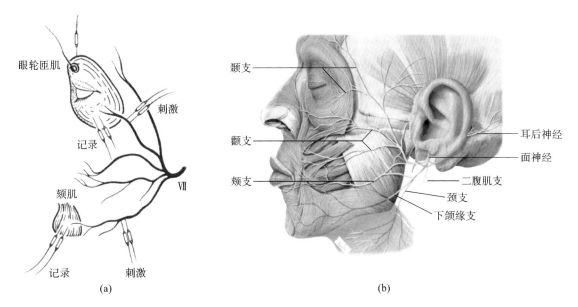

图 8-2　AMR 记录电极和面神经分支分布关系

记录电极:使用细针电极,相距 1 cm 置于颏肌、眼轮匝肌表面记录 AMR 和直接肌肉反应。刺激电极:颞支,细针电极置于眼角与外耳道连线中点;下颌缘支,细针电极置于沿下颌角处下颌骨边缘。

AMR 在垫开责任血管后通常会立即消失,跟随的 AMR 起始部分潜伏期 10 ms 之后的后续放电在硬膜切开、面神经显露后可消失或出现频率降低。如果 AMR 在移开血管后仅波幅降低,需确认有无其他血管压迫神经根。在一些患者中,AMR 在硬膜或蛛网膜切开时即完全消失或幅度降低,可通过应用短时间 50 pps 的刺激重新激发 AMR。

对于行 MVD 解除 HFS 时记录的 AMR,在将责任血管移开神经前进行记录。增加刺激频率(从 5 pps 到 50 pps),持续较短时间,直至 AMR 再次出现(图 8-3)。

（四）麻醉条件

吸入性麻醉剂和静脉麻醉对面神经 EMG 影响较小,但神经肌肉阻滞剂可显著影响 AMR 监测。理想情况下,在这类手术中患者不应该使用神经肌肉阻滞剂。血压和温度对面神经 EMG 的监测稍有影响。

（五）AMR 临床应用意义

文献报道,AMR 只在 HFS 患者中出现,所以 AMR 可以应用于面神经 MVD 的术中监测。自 Møller 及 Jannetta 首次报道 AMR 波后,很多研究者建议在术中进行 AMR 监测从而有助于辨别责任血管及评估减压是否充分。根据一项纳入 855 例患者的 Meta 分析,充分减压责任血管后 AMR 消失者相对于 AMR 未消失者,HFS 症状的完全缓解率提高 4.2 倍。

精确评估 MVD 进程是确保面神经充分减压、痉挛症状完全缓解及减少不必要颅神经干扰及术后并发症的关键。根据循证医学原则,Sun 等将判定 MVD 终止的证据分为三类:全长证据、血管证据及电生理证据。全长证据指显微镜下探查面神经颅内段全程(1～4 区)后确认无血管压迫。血管证据指所有与面神经有解剖学接触的血管均已充分妥善处置(分离与减压)。所有的责任血管及潜在责任血管均应分离并减压以保证 HFS 不再复发。电生理证据指减压前表现为阳性的 AMR 在减压后波形完全消失。Liang 等认为 MVD 只能在 AMR 完全消失后终止。

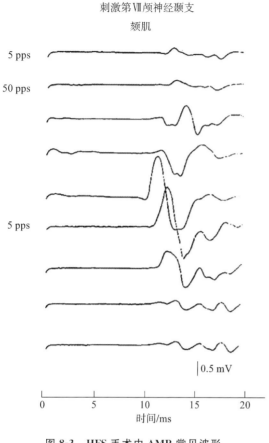

刺激第Ⅶ颅神经颞支
额肌

5 pps

50 pps

5 pps

|0.5 mV

时间/ms

图 8-3 HFS 手术中 AMR 常见波形

然而,AMR 消失情况与术中减压情况、预后等往往不匹配,用 AMR 消失与否来评价 MVD 疗效存在争议。

1. 减压前 AMR 消失 AMR 在硬膜或蛛网膜切开时立即完全消失且通过应用短时间 50 pps 的刺激不能重新诱发 AMR 时,责任血管很可能是比较宽松的血管袢,这是由于脑池内压力下降导致血管袢与神经失去接触。需要仔细探查浮动的宽松血管,以免出现责任血管遗漏,导致术后症状再次出现。

2. 减压后 AMR 不消失 在 MVD 术中,如果垫开一根血管后 AMR 仍然存在,可能存在串联式血管压迫,应继续探查面神经根部,包括面神经穿出脑干表面的部位,以确认任何可能导致痉挛的血管。再次责任血管减压后,AMR 大部分均消失。

但部分病例彻底减压(指所有与面神经有接触的血管均已减压)后 AMR 未完全消失,主要表现为波形无明显变化、波幅下降和增加刺激量后 AMR 复现等。根据循证医学原则,建议探查面神经颅内段全程(1～4 区)后确认无血管压迫,所有的责任血管及潜在责任血管均应分离并减压以保证 HFS 不再复发。出现术中 AMR 持续不消失的可能原因与

HFS 的病理生理机制有关:①除了责任血管直接压迫面神经外,可能存在严重的神经脱髓鞘和(或)面神经运动核团和运动皮层的过度兴奋,而面部运动抑制皮层功能障碍,责任血管的搏动造成了面神经运动核团和运动皮层兴奋性的个体差异。如果这种兴奋在减压后立即下降或被抑制,那么 AMR 很快消失;如果这种兴奋在减压后无明显变化或波动,那么 AMR 可能出现延迟消失或复现,直到面神经再髓鞘化或放电阈值增加。②患者面部肌肉收缩的停止并不总是与肌电的恢复同时发生,这可能导致术后患者症状延迟消失。③延迟消失时间也可能与术前症状持续时间相关,我们建议对于术前症状持续时间较长的患者,即使已经达到充分减压,仍给予受损面神经再生或面神经运动核稳定更多的时间。同时,因为出现持续性 AMR 的概率较高,患者症状也有可能出现延迟缓解。

AMR 波形在术中的变化特点对术者的操作有重要参考意义,而传统的 AMR 监测方法可能无法充分反映疾病的复杂性,特别是没有观察到 AMR 的患者通常被排除在分析之外。通过更多的监测肌肉方法,可显著提高 AMR 监测的灵敏性和特异性。

AMR 刺激阈值在术中的变化特点对术者的操作有重要参考意义。①术者在术中做到充分减压但 AMR 未消失时,符合以下情况的患者术后疗效相对较好:a. 减压操作前,AMR 刺激阈值升高较基础阈值大于或等于 1 倍者;b. 在手术结束时,AMR 完全消失者;c. 在手术结束时,AMR 未消失但刺激阈值升高较基础阈值大于或等于 1 倍者。②术中彻底减压后,本已消失的 AMR 再次出现时不需要立即重新手术探查减压,仍可保证优良疗效,患者有较大概率获得延迟治愈,对其疗效评价应至少延长至术后 1 年。

3. 减压后 AMR 消失

Joo 等研究发现:在术后 1 周,术中 AMR 消失与术后 HFS 症状的消失有关;而在术后 6 个月的随访中,又得出术中 AMR 改变与术后 HFS 的预后并不相关的结论。当手术由对 MVD 熟练的外科医生进行时,术中有 AMR 监测的 MVD 并不比没有 AMR 监测的 MVD 显示出更好的疗效,对于术中 AMR 波

持续存在的患者,术者在确认充分减压后,应适时结束手术以避免过度操作,减少术后并发症的发生(图 8-4)。

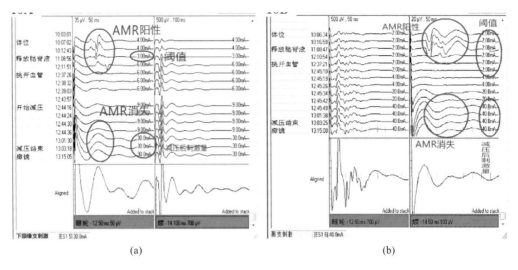

(a)　(b)

图 8-4　充分减压责任血管后 AMR 消失

分别给予下颌缘支和颞支电流刺激,减压前于同侧眼轮匝肌、颞肌记录 AMR,释放脑脊液后 AMR 消失,减压后增大刺激量,AMR 未出现。

（六）结论

文献报道的 MVD 术后延迟治愈率为 5.2%～40%,MVD 术后 AMR 持续存在的患者中有 85.71% 获得了满意的长期结果,AMR 的消失有助于预测 MVD 术后 HFS 的早期缓解。然而,关于长期结果的 Meta 分析表明,AMR 的消失几乎不能有效预测 HFS 患者的长期结果,仍需要精心设计的前瞻性队列研究来验证。

在绝大多数情况下,AMR 消失与否可以评估 MVD 减压是否充分,预判术后疗效。但由于存在假阳性和假阴性,因此强调彻底减压、不遗漏责任血管是 MVD 的关键,要细致探查桥延沟直至面神经脑干段甚至颅内段血管,对可疑责任血管要做到细心探查,轻柔操作,避免遗漏责任血管。在责任血管充分彻底减压,甚至微小血管、面听神经间贯穿血管二次减压的前提下,AMR 仍未消失,可结束减压手术。

探查面神经颅内段全程以获得全长证据时有可能造成对颅神经的过度干扰,导致术后发生听力障碍、面瘫等并发症,建议在这种情况下监测面神经及听神经功能以检测可能的损伤。

二、ZLR

ZLR 首先由 Zheng 等报道并应用于 HFS 的 MVD 术中监测。当直接刺激责任血管时,神经冲动通过血管壁上交感神经与颅神经纤维存在的病理性神经连接,最终可以在面部记录到一个特定的波形。在多血管压迫的情况下可以有效辨别责任血管。

（一）记录方法及相关参数

用于诱发 ZLR 的记录电极及其参数与 AMR 相同,刺激电极为术中同心圆探针。在 MVD 术中可将刺激探头直接置于压迫点附近(5 mm 之内)可疑的责任血管壁上。刺激频率为 0.5～1 Hz,刺激强度为 1～2 mA。当刺激责任血管时,可以从眼轮匝肌、口轮匝肌以及颞肌上记录到 ZLR。ZLR 形态与 AMR 类似,潜伏期为(7.3±0.8) ms(图 8-5)。

（二）解读及预警

如果是单根责任血管压迫面神经,ZLR 给术者提供的信息与 AMR 相同:当责任动脉从面神经压迫部位移位后,ZLR 和 AMR 均即刻消失。当面神经存在多根血管压迫时,只有刺激真正的责任血管壁才

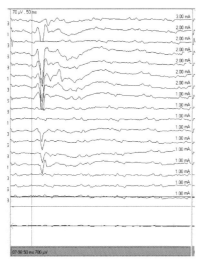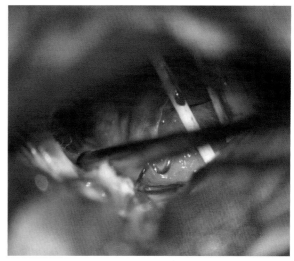

图 8-5　刺激责任血管后,可在面肌上记录到 ZLR

能记录到 ZLR。若术中存在 AMR 缺失,或已经将压迫面神经的血管移位减压后 AMR 始终存在,ZLR 监测对于判断是否还存在压迫至关重要。AMR 和 ZLR 的联合监测可以提供更多有用的信息,在某些情况下 ZLR 可能是术中唯一有用的监测方法。

三、BAED

听力缺失(hearing loss,HL)是 MVD 治疗 HFS 常见的并发症之一。机械损伤(压迫、撕裂、剪切、牵拉)、缺血性损伤(内听动脉痉挛)以及热损伤(电凝热灼伤)均是引起听力缺失的主要原因。BAEP 监测是耳蜗神经监测的重要手段,不仅可以早期预警以避免听觉传导通路的进一步损伤,还有助于评估总体的脑干功能(图 8-6)。当接收到声音刺激后,可以在颅顶部记录到耳蜗及各中枢的诱发电位。一般可以记录到 5～7 个波峰向上的波形,由罗马数字标记。由于 I 波、III 波、V 波较为稳定,常用于术中监测。

(一)记录方法及相关参数

通常选用宽带交替性咔嗒音,刺激强度可根据个人术前听阈以及手术室记录环境来综合决定,一般术中为 60～70 dB nHL。若术前存在听力下降,则需要增强到 90～100 dB nHL。对侧耳使用 30～35 dB nHL 的空白音干扰。刺激频率通常为 20～50 Hz(如 33.1 Hz),避免采用 10 Hz 或 10 Hz 的倍数。

根据脑电图国际 10-20 系统进行定位,放置记录电极。通常采用以下导联记录:通道(1),头顶(Cz)到同侧耳垂(Ai)/乳突(Mi);通道(2),头顶(Cz)到对侧耳垂(Ac)/乳突(Mc)。由于 BAEP 的潜伏期很短且波幅较小,扫描时间为 10～15 ms,灵敏度为 0.1～0.2 微伏/格。低通滤波为 10～100 Hz,高通滤波为 1500～3000 Hz。

(二)解读及预警

麻醉诱导完毕,摆放好体位后,应首先获得稳定明确的 BAEP 基线,并在整个手术过程中使用相同的刺激参数。术中监测时,采用自身对照的方式比较患者的基线和术中得到的波形。BAEP 监测指标包括 I 波、III 波和 V 波的潜伏期和波幅,还可以监测 I～III 峰间潜伏期、I～V 峰间潜伏期、III～V 峰间潜伏期以及 V、I 波幅比。每个峰的潜伏

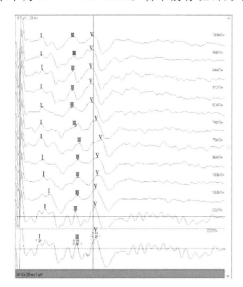

图 8-6　典型的 BAEP,术中一过性 V 波潜伏期延长,后恢复正常

期为从刺激开始到波峰的发生时间,单位为毫秒(ms)。将潜伏期及潜伏间期的变化作为传导通路功能变化的直接证据。

目前尚无统一、绝对的波形数据标准和报警标准,应根据多项指标来进行综合判断。通常,进行性的 V 波潜伏期延长和(或)波幅降低具有重要意义。当出现 V 波潜伏期延长大于 0.5 ms 或波幅下降大于 50% 时,应立即再次确认,若连续两次出现异常应及时报警并查找原因。术中 BAEP 出现 V 波波幅下降大于 50% 或消失,强烈提示术后可能出现听力下降。

(李世亭 姜晓峰)

参 考 文 献

[1] 李冬雪,牛朝诗. 面肌痉挛的发病机制及治疗研究进展[J]. 中华神经医学杂志,2018,17(7):746-749.

[2] 任鸿翔,张黎,姜伟浩,等. 脑干听觉诱发电位联合耳蜗电图监测在显微血管减压术中的应用[J]. 中华神经医学杂志,2021,20(6):571-577.

[3] 上海交通大学颅神经疾病诊治中心. 面肌痉挛诊疗中国专家共识[J]. 中国微侵袭神经外科杂志,2014,19(11):528-532.

[4] 应婷婷,袁艳,王旭辉,等. 联合监测在面神经微血管减压术中的应用[J]. 中华神经外科疾病研究杂志,2016,15(1):72-74.

[5] 于炎冰. 积极扩展显微血管减压术治疗颅神经疾患的范畴[J]. 中华脑科疾病与康复杂志(电子版),2020,10(5):257-261.

[6] 于炎冰,张黎. 经乙状窦后入路显微血管减压术治疗面肌痉挛的手术技巧[J]. 中华神经外科杂志,2012,28(3):322-323.

[7] 于炎冰. 显微血管减压术[M]. 北京:人民卫生出版社,2015.

[8] 袁越,张黎,李锐,等. 微血管减压术治疗面肌痉挛复发原因分析[J]. 立体定向和功能性神经外科杂志,2004,17(1):16-18.

[9] 张胜平,王向鹏,李玉,等. 神经电生理监测在原发性面肌痉挛显微血管减压术中的应用[J]. 临床神经外科杂志,2021,18(1):25-30.

[10] 甄雪克,张黎,于炎冰. 面肌痉挛显微血管减压术后听力障碍的预后及影响因素分析[J]. 中华神经外科杂志,2016,(8):806-809.

[11] 甄雪克,张黎,于炎冰. 显微血管减压术治疗贝尔麻痹后面肌痉挛的临床研究[J]. 中华神经外科杂志,2016,32(10):989-991.

[12] 中国医师协会神经外科医师分会功能神经外科专家委员会,北京中华医学会神经外科学分会,中国显微血管减压术治疗脑神经疾患协作组. 中国显微血管减压术治疗面肌痉挛专家共识(2014)[J]. 中华神经外科杂志,2014,30(9):949-952.

[13] 中华医学会神经外科学分会功能神经外科学组,中国医师协会神经外科医师分会功能神经外科专家委员会. 显微血管减压术围手术期电生理评估中国专家共识[J]. 中华外科杂志,2017,55(10):725-733.

[14] 中华医学会眼科学分会神经眼科学组. 我国 Meige 综合征诊断和治疗专家共识(2018 年)[J]. 中华眼科杂志,2018,54(2):93-96.

[15] 周慧玲,张璇,宋春莉,等. 偏侧面肌痉挛的神经电生理研究进展[J]. 中国微侵袭神经外科杂志,2016,21(10):470-472.

[16] Chaudhry N, Srivastava A, Joshi L. Hemifacial spasm: the past, present and future[J].

Journal of the Neurological Sciences,2015,356(1-2):27-31.

[17] Deluca C, Tommasi G, Moretto G, et al. Focal motor seizures mimicking hemifacial spasm[J]. Parkinsonism Relat Disord,2008,14(8):649-651.

[18] Ghali M G Z, Srinivasan V M, Viswanathan A. Microvascular decompression for hemifacial spasm[J]. International Ophthalmology Clinics,2018,58(1):111-121.

[19] Lee M H, Lee S, Park S K, et al. Delayed hearing loss after microvascular decompression for hemifacial spasm[J]. Acta Neurochirurgica,2019,161(3):503-508.

[20] Lee S H, Park B J, Shin H S, et al. Prognostic ability of intraoperative electromyographic monitoring during microvascular decompression for hemifacial spasm to predict lateral spread response outcome[J]. Journal of Neurosurgery,2017,126(2):391-396.

[21] Lee S H, Rhee B A, Choi S K, et al. Cerebellopontine angle tumors causing hemifacial spasm: types, incidence, and mechanism in nine reported cases and literature review[J]. Acta Neurochirurgica,2010,152(11):1901-1908.

[22] Lefaucheur J P, Daamer N B, Sangla S, et al. Diagnosis of primary hemifacial spasm[J]. Neurochirurgie,2018,64(2):82-86.

[23] Li X Y, Zheng X S, Wang X H, et al. Microvascular decompression treatment for post-Bell's palsy hemifacial spasm[J]. Neurological Research,2013,35(2):187-192.

[24] Liu J, Liu P, Zuo Y, et al. Hemifacial spasm as rare clinical presentation of vestibular schwannomas[J]. World Neurosurgery,2018,116:e889-e894.

[25] Møller A R, Jannetta P J. Microvascular decompression in hemifacial spasm: intraoperative electrophysiological observations[J]. Neurosurgery,1985,16(5):612-618.

[26] Nielsen V K. Electrophysiology of the facial nerve in hemifacial spasm: ectopic/ephaptic excitation[J]. Muscle Nerve,1985,8(7):545-555.

[27] Nugroho S W, Perkasa S A H, Gunawan K, et al. Predicting outcome of hemifacial spasm after microvascular decompression with intraoperative monitoring: a systematic review[J]. Heliyon, 2021,7(2):e06115.

[28] Park S K, Joo B E, Lee S, et al. The critical warning sign of real-time brainstem auditory evoked potentials during microvascular decompression for hemifacial spasm [J]. Clinical Neurophysiology,2018,129(5):1097-1102.

[29] Park S K, Joo B E, Park K. Intraoperative neurophysiological monitoring during microvascular decompression surgery for hemifacial spasm[J]. Journal of Korean Neurosurgical Society,2019, 62(4):367-375.

[30] Sekula R F Jr, Frederickson A M, Arnone G D, et al. Microvascular decompression for hemifacial spasm in patients>65 years of age: an analysis of outcomes and complications[J]. Muscle Nerve,2013,48(5):770-776.

[31] Sindou M, Keravel Y. Neurosurgical treatment of primary hemifacial spasm with microvascular decompression[J]. Neurochirurgie,2009,55(2):236-247.

[32] Song H M, Xu S B, Fan X S, et al. Prognostic value of lateral spread response during microvascular decompression for hemifacial spasm [J]. Journal of International Medical Research,2019,47(12):6120-6128.

[33] Thirumala P D, Altibi A M, Chang R, et al. The utility of intraoperative lateral spread recording in microvascular decompression for hemifacial spasm: a systematic review and meta-

analysis[J]. Neurosurgery,2020,87(4):E473-E484.

[34] Yang M, Zheng X S, Ying T T, et al. Combined intraoperative monitoring of abnormal muscle response and ZL response for hemifacial spasm with tandem compression type[J]. Acta Neurochirurgica,2014,156(6):1161-1166.

[35] Ying T T, Li S T, Zhong J, et al. The value of abnormal muscle response monitoring during microvascular decompression surgery for hemifacial spasm[J]. International Journal of Surgery, 2011,9(4):347-351.

[36] Zhang J, Li Z H, Wang J F, et al. Prognostic value of abnormal muscle response during microvascular decompression for hemifacial spasm: a meta-analysis[J]. World Neurosurgery, 2020,137: 8-17.

[37] Zhang X, Zhao H, Tang Y D, et al. The effects of combined intraoperative monitoring of abnormal muscle response and ZL response for hemifacial spasm[J]. World Neurosurgery,2017, 108:367-373.

[38] Zhang Y L, Ren H X, Jia G, et al. Predictive values of maximum changes of brainstem auditory evoked potentials during microvascular decompression for hemifacial spasm[J]. Acta Neurochirurgica,2020,162(11):2823-2832.

[39] Zheng X S, Hong W Y, Tang Y D, et al. Discovery of a new waveform for intraoperative monitoring of hemifacial spasms[J]. Acta Neurochirurgica,2012,154(5): 799-805.

[40] Zheng X S, Hong W Y, Tang Y D, et al. Sympathetic nerves bridge the cross-transmission in hemifacial spasm[J]. Neuroscience Letters,2012,517(1):52-55.

[41] Zhu W, Sun C J, Zhang Y, et al. AMR monitoring in microvascular decompression for hemifacial spasm: 115 cases report[J]. J Clin Neurosci,2020,73:187-194.

第九章　舌咽神经痛

第一节　舌咽神经痛的诊断与鉴别诊断

舌咽神经痛是一种比较少见的脑神经疾病,部分患者临床症状不典型,诊断较为困难。临床工作中,对于疑诊舌咽神经痛的患者,应耐心细致地询问患者的发病情况、疼痛部位(包括起始部位及放射到的部位)、每次疼痛持续时间、诱发因素及伴随症状等,结合详细的体格检查及影像学检查,做出诊断。

一、诊断

(一)临床特点

(1)疼痛部位:舌咽神经分布区域的阵发性剧痛,发生在一侧舌根、咽喉、扁桃体、耳根部及下颌后部,有时以耳根部疼痛为主要表现。按疼痛的部位一般可分为2型:口咽型(疼痛区始于咽侧壁、扁桃体、软腭及舌后1/3,而后放射到耳区,此型最为多见)和耳型(疼痛区始于外耳、外耳道及乳突,或介于下颌角与乳突之间,很少放射到咽侧,此型少见)。

(2)疼痛性质及持续时间:多数疼痛十分剧烈,可呈刀割、针刺、撕裂、烧灼、电击样剧烈疼痛,每次发作持续数秒至数分钟不等,严重疼痛发作后可出现持续几分钟的声音嘶哑。也有少数患者疼痛不十分剧烈,持续时间较长,数分钟至半小时不等。间歇期完全不痛,通常每天发作数次至数十次不等,其间可有不同时间的疼痛缓解期,多次发作后,间歇期缩短,发作频率增加。

(3)诱发因素:常常由吞咽、说话或者打哈欠诱发。

(4)伴随症状:可伴有疼痛以外的症状,如发作期严重者伴有咳嗽、喉痉挛及同侧唾液增多,以及心律不齐、心动过速或过缓甚至心搏骤停等迷走神经功能亢进表现。患者由于疼痛,心排血量减少,脑部供血不足,出现双眼一过性的黑矇、头晕,呈天旋地转样,甚至出现低血压昏厥。可合并三叉神经痛或喉上神经痛。

(二)体格检查

一般的舌咽神经痛患者检查时多无异常表现,偶于同侧下颌角后有压痛,或舌后对苦味感觉过敏。有的患者在咽后壁、舌根、扁桃体窝处可有疼痛触发点。

(三)扳机点阻滞

扳机点阻滞对诊断有较大的意义。Rushton等建议使用10%可卡因或其他表面麻醉剂如4%丁卡因、2%利多卡因等作用于受累的扁桃体和咽部,用来诊断舌咽神经痛。如果患者疼痛能缓解2 h,并在这期间患者能正常吃饭、饮水、耐受对扳机点的刺激,应诊断为舌咽神经痛。据统计,该试验诊断的正确率为89.6%。但结果阴性者,如临床症状典型,不能除外本病的诊断。

如果疼痛是由特殊动作如打哈欠或咀嚼引起的,医生应设法证实由这些动作引起的疼痛是可以缓解的。如果患者没有立即产生疼痛但预计不久后会发生,应该对扳机点注射长效局麻药如0.5%布比卡因来观察是否能避免下次发作。如果症状以耳部为主,医生可向外耳道注射2%利多卡因或0.5%布比卡因来观察是否可以缓解疼痛或避免下一次发作。

（四）影像学检查

CT、MR 及 DSA（数字减影血管造影）对舌咽神经痛的诊断都有较大的价值，但其中以 MR 最为常用和重要。3D-TOF-MRA 及 3D-FIESTA 可以较为清晰地显示舌咽神经与周围血管的关系，如能清晰地显示舌咽神经根部受到责任血管尤其是动脉的压迫，对舌咽神经痛的诊断及下一步治疗是否选择 MVD 具有重要的价值（图9-1）。

（五）卡马西平的治疗效果

卡马西平和其他抗惊厥药治疗舌咽神经痛往往不如三叉神经痛有效。但如果口服卡马西平有较好的效果，对舌咽神经痛的诊断有一定的帮助。

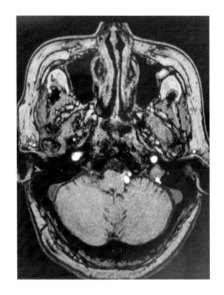

图 9-1　舌咽神经 MRTA 显示：右侧舌咽神经与一小动脉密切接触

二、鉴别诊断

临床上舌咽神经痛应与三叉神经痛、茎突过长综合征、喉上神经痛、膝状神经节痛、蝶腭神经节痛、颈肌部炎性疼痛和颞下颌关节紊乱综合征等相鉴别。

（一）三叉神经痛

两者的疼痛性质与发作情况相似，部位亦毗邻，第三支痛易和舌咽神经痛相混淆。二者的鉴别点：三叉神经痛位于三叉神经分布区，疼痛较表浅，扳机点在睑、唇或鼻翼，说话、洗脸、刮胡须可诱发疼痛；舌咽神经痛位于舌咽神经分布区，疼痛较深在，扳机点多在咽后、扁桃体窝、舌根，咀嚼、吞咽常诱发疼痛。

（二）茎突过长综合征（Eagle's 综合征）

过长的或生长方向异常的茎突或钙化的茎突舌骨韧带压迫舌咽神经可引起舌咽神经痛。该疼痛往往发生于单侧咽部及耳前，是继发性舌咽神经痛的常见原因。行茎突 X 线或 CT 重建检查可确诊（图 9-2 至图 9-4）。

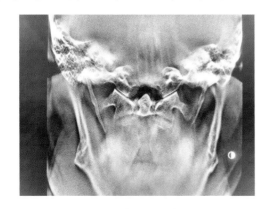

图 9-2　右侧茎突过长

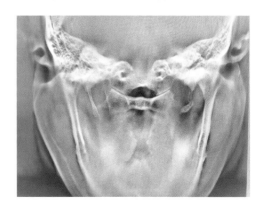

图 9-3　左侧茎突形态发育异常

（三）喉上神经痛

喉深部、舌根及喉上区间歇性疼痛，可放射到耳区和牙龈，说话和吞咽可诱发，在舌骨大角间有压痛点，用1%丁卡因卷棉片涂抹梨状窝区及舌骨大角处，或用2%普鲁卡因行神经封闭，均能完全制止疼痛。以此可与舌咽神经痛相鉴别。

（四）膝状神经节痛

耳和乳突区深部痛常伴有同侧面瘫、耳鸣、耳聋和眩晕。发作后耳屏前、乳突区及咽前柱等处可出现疱疹，疼痛呈持续性。膝状神经节痛者，在咀嚼、说话及吞咽时不诱发咽部疼痛，但在叩击面神经时可诱

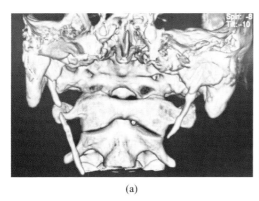
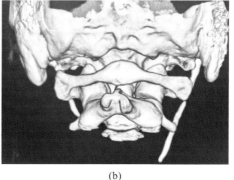

(a)　　　　　　　　　　　　　　(b)

图 9-4　CT 重建显示右侧茎突过长

发疼痛,无扳机点。

（五）蝶腭神经节痛

此病的临床表现主要是鼻根、眶周、牙齿、颜面下部及颞部阵发性剧烈疼痛,其性质似刀割、烧灼及针刺样,并向颌、枕及耳部等放射,每天发作数次至数十次,每次持续数分钟至数小时不等,疼痛发作时多伴有流泪、流涕、畏光、眩晕和鼻阻等,有时舌前 1/3 味觉减退,上肢运动无力。疼痛发作无明显诱因,也无扳机点,用 1% 丁卡因棉片麻醉中鼻甲后上蝶腭神经节处,5～10 min 疼痛即可消失。

（六）颈肌部炎性疼痛

发病前有感冒发热史,单个或多块颈肌发炎,引起颈部或咽部痛,运动受限,局部有压痛,有时可放射到外耳,用丁卡因喷雾喷咽部黏膜不能止痛。

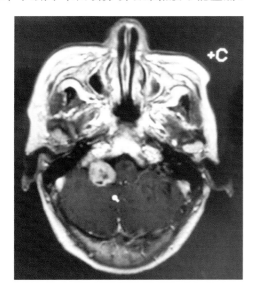

图 9-5　右侧 CPA 神经鞘瘤继发性舌咽神经痛

（七）颞下颌关节紊乱综合征

此病特征是局限于颞下颌关节区的疼痛,多为单侧,双侧者较少见。患者可出现关节炎、肌痛、肌筋膜痛、肌腱炎、牙关紧闭、肌痉挛。当表现为单侧间断性疼痛时,易与舌咽神经痛混淆。但前者常在颞下颌关节运动时疼痛并可出现杂音,颞下颌关节处常有触痛及关节活动受限。

（八）继发性舌咽神经痛

颅底、鼻咽部及 CPA 肿物或炎症等病变均可引起舌咽神经痛,但多呈持续性痛,伴有其他脑神经障碍或其他的神经系统局限体征。X 线颅底拍片、头颅 CT 及 MRI 等检查有助于病因诊断(图 9-5)。

排除可引起继发性舌咽神经痛的颅内损伤很重要。大脑和颅骨的 CT 和 MRI 能检出可能压迫、拉伸、刺激神经的 CPA 肿瘤。其他能引起舌咽神经痛的原因包括咽旁间隙损伤、颅骨岩部乳腺癌或肺转移癌、扁桃体术后感染、咽旁间隙肿瘤、咽癌、鼻咽癌和颅后窝动静脉畸形等。

（赵长地　张黎）

第二节　乙状窦后入路神经外科手术治疗舌咽神经痛

1910 年 Weisenburg 首先描述了舌咽神经痛（GN），之后的 10 年间，针对 GN 没有有效的外科治疗手段。Sicard 和 Robineau 在 1920 年首先提出采用外科手术方法治疗 GN，此后各种手术方式相继开展。1922 年，Adson 率先采用经颅舌咽神经根切断术治疗 GN。1927 年，Dandy 将其推广，曾对 2 例患者经枕下入路将舌咽神经根切断并获得满意疗效，并提出疼痛复发的原因与迷走神经和舌咽神经根之间存在交通有关，从而确立了舌咽神经根＋迷走神经上部根丝部分切断术（partial rhizotomy，PR）为治疗 GN 的经典术式。此后各种手术入路相继开展。Torigoe 曾报道经口咽入路将舌咽神经根切断并获得痊愈，但以后未见类似报道。1977 年，Laha 与 Jannetta 提出可以应用 MVD 治疗 GN 并取得满意疗效。目前大多数学者认为乙状窦后入路操作方便、损伤小、并发症少，是较理想的手术入路。经由该入路可行舌咽神经根 MVD 及舌咽神经根、迷走神经上部根丝 PR，两者都是治疗 GN 安全有效的手术方法。

经皮穿刺舌咽、迷走神经射频热凝术现较少应用。有伽马刀治疗成功的报道，但由于舌咽神经根纤细、定位困难，该术式尚未广泛开展，也缺乏远期随访结果。

单纯 MVD 治疗 GN 的有效性和安全性均毋庸置疑，但以下诸多因素导致减压过程中容易遇到责任动脉无法被满意推移的情况：①舌咽神经根和迷走神经根丝在解剖位置上更加邻近颅底，局部操作空间小，REZ 不易充分显露，在某些严重颅底凹陷、颅后窝容积狭小的病例中，甚至根本无法显露 REZ；②责任血管多为迂曲硬化的 PICA 主干和（或）VA（图 9-6），穿动脉较多；③责任血管多隐藏于延髓后外侧沟内，位置深在、隐蔽；④后组脑神经比较纤细且排列紧密，更易受到损伤。以上情况可直接或间接导致 MVD 术中减压困难。当由于各种原因责任动脉无法被满意推离 REZ 而可能影响减压效果时，可将责任动脉推向颅底硬膜后在责任动脉与该处硬膜之间涂以少量医用 EC 耳脑胶固定，从而将责任动脉悬吊离开 REZ 以达到满意减压效果。有学者甚至主张在 GN MVD 术中常规应用动脉悬吊法。但同时应注意到，后组脑神经在解剖位置上邻近悬吊处颅底，生物胶的化学性刺激常可导致后组脑神经功能障碍。应用动脉悬吊法可能带来的危害包括动脉损伤和化学性（无菌性）脑膜炎，小心细致的镜下操作、术终反复冲洗可使其发生率降低。

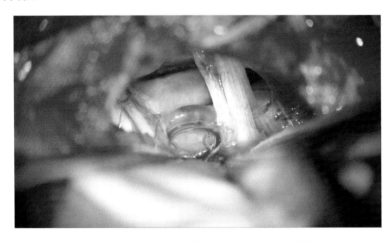

图 9-6　GN MVD：VA 及 PICA 分支压迫后组脑神经

Miyazaki 认为神经内镜可以扩大手术视野，提高 MVD 的有效性及安全性。在内镜辅助下，不需要过多牵拉小脑和脑神经即能充分显露 REZ，并可协助辨别责任血管，从而减少术中对小脑及听神经的损伤。Ferroli 等认为内镜较好地扩大了舌咽神经及迷走神经 REZ 的显露，并在 30°内镜协助下处理了 4 例 GN 患者；但是 King 等提出，内镜下过多的额外操作反而可能会延长手术时间并增加副损伤可能。在目前的技术条件下，多主张内镜辅助下的 MVD，而并不提倡行单纯内镜下 MVD。

舌咽、迷走神经根 PR 的手术入路同 MVD，探查 CPA 后行舌咽神经根及迷走神经上部 1～2 根根丝切断。对于需经颅手术治疗的 GN 患者是采用 MVD 还是 PR,多年来一直存在争议。Taha 为探讨治疗 GN 的最佳手段,曾对 14 例患者进行平均长达 10 年的长期随访,认为舌咽、迷走神经根 PR 是首选治疗方法,MVD 仅适用于下列情况:①术中探查有责任血管压迫迷走神经下部根丝,而切断这些根丝可能引起声带肌麻痹及吞咽困难;②患双侧 GN。Ferrante 认为,不论术中探查有无可疑血管在 REZ 形成压迫,均应行舌咽神经根切断术。反之,Kondo 提倡只采用 MVD,并强调:①如果 REZ 周围有蛛网膜粘连,则应一律将其锐性分离松解;②使责任动脉远离神经根部;③如发现同时有静脉压迫,应将静脉电凝后切断。Masatou 等认为如果影像学检查有以下 3 个发现,行 MVD 效果最佳:①PICA 高起点;②PICA 形成向上的祥状环路;③PICA 通过橄榄上部。Patel 等认为 MVD 是治疗典型 GN 的最有效手术方式,尤其是症状局限在咽喉部时。Ferroli 等同样认为 MVD 是治疗耐药性 GN 的首选外科方法。

Sampson 等单纯采用 MVD 治疗 47 例患者,术后即刻治愈率达 98%(46/47),平均随访 12.7 年,治愈率 96.6%(28/29),但术后发生持久性(大于 6 个月)脑神经并发症的概率达到 11%。因此他们认为 MVD 是有效的,但与 PR 相比较并不能使术后脑神经并发症的发生率显著降低。张黎等的临床研究表明,针对术中探查的不同情况采取三种不同的手术方式(PR、MVD 以及二者合用)均取得满意效果,并发症少且轻微。手术方式的选择应根据术中探查的具体情况而定:①如有明确责任血管压迫 REZ 时应行 MVD;②如无责任血管压迫 REZ 时应行 PR;③如果责任血管压迫不明确或虽有明确血管压迫但由于各种原因无法做到满意充分减压时,则行 MVD+PR。

当术者根据术中探查结果决定行 PR 术式时,下一步的选择包括:①在切断舌咽神经根的同时是否需加行迷走神经上部根丝切断?②如决定加行迷走神经上部根丝切断术,那么切断多少根丝为宜?在临床上,以上两点目前均尚无定论。方树民等根据疼痛触发点和诱发动作不同,将 GN 分为三型,即单纯型、耳型、迷走型(复杂型),认为前两型无须切断迷走神经根丝,而对于复杂型则必须切断迷走神经上部 1~2 根根丝,才能确保术后疼痛无复发。中日友好医院神经外科的显微解剖学研究发现舌咽神经根与迷走神经上部第 1 根丝之间有交通支者占 9.3%,且均发生于二者之间无间隙或间隙很小时,二者之间间隙较大时均未发现存在有交通支;在 9.3% 的病例中发现迷走神经根丝较少(少于 4 根),且根丝均较粗大。研究者认为从根治症状和防止疼痛复发的角度考虑,当发现舌咽神经根与迷走神经上部第 1 根丝之间有交通支时必须加行迷走神经上部根丝切断;二者之间无间隙或间隙很小时,如迷走神经根丝较少且较粗大(图 9-7),为防止切断后出现后组脑神经并发症,不加行迷走神经根丝切断或只部分切断上部第

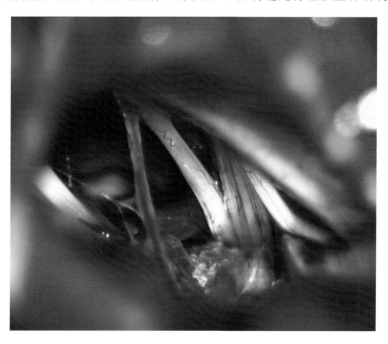

图 9-7　舌咽神经根较粗大,迷走神经根丝较少且较粗大

1根丝,反之则加行根丝切断,因为在二者之间无间隙或间隙很小时往往意味着舌咽神经根与迷走神经根 REZ 紧密相邻,责任血管很容易同时压迫二者 REZ,当由于各种原因无法做到责任血管的满意充分减压而决定行 PR 术式时,应加行根丝切断以根治症状;二者之间间隙很大时不必加行根丝切断。有学者认为外耳道深面及下颌角下方的疼痛来源于迷走神经,行 PR 时需加行迷走神经上部根丝切断。但 Kondo 认为由疼痛位置并不能判断症状来自舌咽神经还是迷走神经。张黎等也倾向于不能通过临床症状来决定是否需加行迷走神经上部根丝切断。

切断多少迷走神经根丝为宜? Rhoton 认为若迷走神经上部根丝较下部根丝粗大,应少切断一些上部根丝,而下部根丝较粗大时,则应多切断一些上部根丝。Taha 则认为切断的迷走神经根丝数目的多少应根据临床症状及手术经验而定。同样,为防止出现后组脑神经并发症,张黎等认为如迷走神经根丝较少且较粗大,最好只切断或只部分切断上部第 1 根丝;迷走神经根丝较多且较纤细或上部第 1、2 根丝之间有交通支时,可行上部 2 根根丝切断,但一般不应超过 2 根;同时主张不能通过临床症状来决定切断迷走神经根丝的比例。

(朱宏伟 张黎)

参 考 文 献

［1］ Steven B，Alan N，Ajay A. Treatment options for glossopharyngeal neuralgia[J]. Therapy，2005，2(5)：733-737.

［2］ Rey-Dios R，Cohen-Gadol A A. Current neurosurgical management of glossopharyngeal neuralgia and technical nuances for microvascular decompression surgery[J]. Neurosurg Focus，2013，34(3)：E8.

［3］ Sampson J H，Grossi P M，Asaoka K，et al. Microvascular decompression for glossopharyngeal neuralgia：long-term effectiveness and complication avoidance[J]. Neurosurgery，2004，54(4)：884-889.

［4］ Kandan S R，Khan S，Jeyaretna D S，et al. Neuralgia of the glossopharyngeal and vagal nerves：long-term outcome following surgical treatment and literature review[J]. Br J Neurosurg，2010，24(4)：441-446.

［5］ Ferroli P，Fioravanti A，Schiariti M，et al. Microvascular decompression for glossopharyngeal neuralgia：a long-term retrospectic review of the Milan-Bologna experience in 31 consecutive cases[J]. Acta Neurochir(Wien)，2009，151(10)：1245-1250.

［6］ King W A，Wackym P A，Sen C，et al. Adjunctive use of endoscopy during posterior fossa surgery to treat cranial neuropathies[J]. Neurosurgery，2001，49(1)：108-115.

［7］ 张黎,于炎冰,徐晓利,等. 选择性舌咽、迷走神经根丝切断术治疗舌咽神经痛[J]. 中华神经外科疾病研究杂志,2006,5(2):159-162.

［8］ Patel A，Kassam A，Horowitz M，et al. Microvascular decompression in the management of glossopharyngeal neuralgia：analysis of 217 cases[J]. Neurosurgery，2002，50(4)：705-710.

［9］ 张黎,于炎冰,马延山,等.显微神经外科手术治疗舌咽神经痛的术式选择和随诊观察[J].中华神经外科杂志,2006,22(12):745-747.

［10］ 张黎,于炎冰,徐晓利,等.原发性舌咽神经痛显微外科手术治疗的并发症[J].中国临床神经外科杂志,2006,11(4):204-206.

第十章 前庭蜗神经疾病

第一节 前庭蜗神经疾病的诊断与鉴别诊断

前庭蜗神经由前庭上神经、前庭下神经和耳蜗神经组成,因此,前庭蜗神经受血管压迫可能引起耳鸣和(或)眩晕症状,有时伴有感音及神经性听力损失,也被称为前庭蜗神经压迫综合征。临床上引起耳鸣、眩晕症状的疾病众多,病因复杂,而前庭蜗神经压迫综合征缺乏临床特异性,目前无有效的确诊手段;因此,虽然 MVD 作为治疗三叉神经痛、面肌痉挛、舌咽神经痛等颅神经疾病的首选外科手段已在临床广泛实施,但前庭蜗神经疾病的 MVD 的病例选择、手术指征及疗效评价都有待进一步明确。近年来,随着高分辨率磁共振、神经电生理技术及显微神经外科技术的进步,越来越多的前庭蜗神经压迫病例被报道,且通过 MVD 治疗获得满意效果,但目前临床仍没有明确的诊断标准,需要更多的临床大数据研究来确定。

一、前庭蜗神经疾病诊断

前庭蜗神经压迫综合征的主要临床表现有致残性位置性眩晕(disabling positional vertigo,DPV)和顽固性耳鸣。由于血管压迫神经的位置不同,可表现为单一的眩晕或耳鸣,或表现为同时眩晕和耳鸣。诊断需排除其他疾病,尤其是耳源性疾病。

前庭蜗神经受刺激的表现为 DPV。DPV 概念由 Jannetta 于 1984 年提出,经常的轻重不一的真性眩晕和伴有呕吐的旋转感是其重要特征。这种症状可突然出现,表现为严重眩晕伴恶心、呕吐,与前庭神经炎不同的是服用前庭功能抑制药物无效,久而久之症状持续存在,不能自行缓解或逐渐加重,卧床时症状可减轻而运动时症状加重,患者多逐渐减少日常活动,工作及驾车受限,甚至轻微活动都难以完成;另一重要特点是患者行走时可出现"醉酒样"共济失调步态,不是摇摇晃晃,而是经常向患侧倾斜;此外,患者可有头内部运动感,像时钟的前后摆动,像坐在船上,站立或行走时有地面上下浮动感。

前庭蜗神经受刺激的症状和体征对于辨别 DPV 起到重要作用,也是用来辨别病变侧别的重要依据。患者可表现为持续性耳鸣,呈高调或高低混合,像发动机的轰鸣声或鸣鸣声,也可表现为搏动性耳鸣,严重影响工作、社交和生活;大部分为单侧。另一表现是缓慢听力受损,早期表现为低频听力丧失,与梅尼埃病的区别是没有波动性,不能自行好转。

相邻颅神经同时受压表现出的症状对前庭蜗神经压迫综合征的鉴别诊断和侧别辨别有重要帮助,如压迫中间神经可同时伴有耳深部疼痛,压迫面神经可有面肌痉挛,压迫三叉神经(通常是第二支)可有分布区的疼痛或麻木,这些都提示该侧存在血管压迫。

二、前庭蜗神经疾病鉴别诊断

(1)梅尼埃病:又称为梅尼埃综合征,是一种以膜迷路积水为特征的耳源性眩晕疾病,特征性表现为旋转性眩晕反复发作,波动性感音性听力损失,常伴耳鸣和(或)耳胀满。而梅尼埃病所导致的眩晕呈发作性,持续 1~24 h,通常 2~3 h 即进入间歇期,间歇期症状完全缓解。而 DPV 症状不呈发作性表现,更加稳定持久。梅尼埃病所致听力下降呈波动性,发作期加重,间歇期减轻,而前庭蜗神经压迫综合征所致听力下降可无波动性。甘油脱水试验有助于诊断梅尼埃病,临床上可将 1.2~1.5 g/kg 的甘油加等量生理盐水或果汁空腹饮下,服用前和服用后 3 h 内,间隔 1 h 做一次纯音测听,若患者服用甘油后平均听阈提高 15 dB 或以上,或言语识别率提高 16% 以上,可诊断。

（2）良性发作性位置性眩晕（benign paroxysmal positional vertigo，BPPV）：最常见的眩晕,表现为当头部运动到某一特定位置时可诱发短暂的眩晕,并伴有眼震和自主神经症状,特点是反复发作性眩晕,眩晕常在体位变化时诱发,眩晕持续时间一般短于 1 min。变位试验是诊断 BPPV 的重要手段,即通过体位改变可诱发特定的眼震,而耳石复位可完全缓解,且 BPPV 不伴有耳鸣及听力下降,这些均可与前庭蜗神经压迫综合征相鉴别。

（3）前庭神经炎：眩晕的第二常见原因,常因病毒感染引起,表现为突发眩晕,伴恶心、呕吐,症状呈持续性,持续数天或数周,症状可完全消失,前庭功能抑制药物如苯海拉明、东莨菪碱治疗有效,且不会引起听力异常,可与前庭经压迫综合征相鉴别。

（4）血管性眩晕：多发生在具有基础疾病的老年人,多由椎基底动脉供血不足引起,表现为突然站立或旋转颈部时发病,发病间期无不适,不伴有耳部症状,可通过脑血管成像来明确。

三、辅助检查

（1）耳内镜检查：多无异常,用于排除中耳疾病所致眩晕或听力下降。

（2）电测听纯音听力图：包括气导听阈和骨导听阈,用于鉴别传导性耳聋和感音神经性耳聋。传导性耳聋表现为低频听力损失,而患侧渐进性高频区间感音神经性耳聋或听力丧失是血管压迫前庭蜗神经的指征。

（3）前庭功能检查：因前庭功能复杂,检查项目较多,主要用于区别中枢性与外周性眩晕。

①自发性眼震：检查受检者在无前庭刺激、头体位固定情况下不同方向凝视时有无眼震及眼震情况,受检者取头直端坐位。a.自发眼震试验：无视觉目标刺激,受检者保持平视前方,三种情况（正常明室睁眼平视,闭眼,暗室睁眼平视）下分别记录眼动至少 20 s。b.凝视试验：受检者依次注视四个偏心位置的视标,左 30°,右 30°,上 25°,下 25°,每个位置记录至少 20 s,有眼震出现时观察记录 60 s。一般认为连续出现 3~5 个慢相速度大于 5°/s 的连续眼震波为异常（阳性）,前庭外周与中枢的损伤均可引起。

②位置与变位性眼震：检查受检者头体位相对于重力发生变化时或处于特定位置时是否发生眼震。常规采取 5 个头位检查,每个头位记录 30 s,注意头与躯干一起变位,一般认为连续出现 3~5 个慢相速度大于 5°/s 的连续眼震波为异常（阳性）,常见于 BPPV。DPV 也可表现为阳性,但耳石复位无效。

③冷热水试验：将与正常体温相差 7 ℃（如 30 ℃ 和 44 ℃）的水灌入一侧耳内,注管口径为 4 mm,在 40 s 内注完 250~500 ml 后,停止注水,观察反应,先冷水后热水,间隔 5 min 交替试验,记录自灌水开始至眼震停止时间。正常者为 2 min 左右。Jarosław 等报道前庭蜗神经压迫综合征患者可表现为减弱或消失。

四、BAEP

BAEP 被认为是术前最敏感的检查指标,是血管压迫的重要指征,DPV 或耳鸣患者均可出现异常,Møller 等认为患侧Ⅰ~Ⅲ峰间潜伏期延长≥0.2 ms 或健侧Ⅲ~Ⅴ峰间潜伏期延长 0.2 ms 是血管压迫听神经的指征,前者准确性更高;听力正常患者患侧Ⅰ~Ⅲ峰间潜伏期延长>2.3 ms 及对侧Ⅲ~Ⅴ波潜伏期延长>2.2 ms 也被认为不正常,提示双侧 DPV。对于无耳鸣、听力正常的 DPV 患者,BAEP 常用于提示是哪一侧病变。

五、影像学检查

有学者认为 MRI 检查对于发现血管压迫具有较好的敏感性与特异性,有学者主张只有 MRI 发现血管压迫时才对 DPV 患者行 MVD。但也有不同意见,如有人认为术前 MRI 检查的目的并非为发现责任血管,而是为排除肿瘤等继发性病变。我们倾向于后一种观点。经验表明,细小的 AICA 分支同样可以作为责任血管起到压迫作用,而此类血管被 MRI 发现的概率很低,同时,当术前 MRI 发现压迫血管很可能是椎动脉时则可以预期有很大治愈可能。

(张黎　宗强)

第二节　显微血管减压术治疗前庭蜗神经疾病

一、手术指征和禁忌证

前庭蜗神经压迫综合征的诊断依靠患者病史、症状,及电测听纯音听力图检查、前庭功能检查、BAEP 监测、MRI 等进行综合判断,还需排除神经耳源性疾病;且目前报道其手术有效率并不像三叉神经痛、面肌痉挛一样高,Minke 等在 2016 年一项 Meta 分析中总结了 35 个研究(包括 572 例病例),仅有28% 的耳鸣患者术后缓解,32% 的眩晕患者术后有效,同时耳鸣伴眩晕的有效率为 62%。而 Møller 等报道的 207 例 DPV 患者实施 MVD 术后,随访的 163 例单侧症状患者中,有 129 例(79%)症状消失或显著改善,26 例双侧症状患者中,20 例(77%)症状消失或显著改善,因此 Møller 等认为 MVD 是治疗 DPV 的有效方案,其有效率与三叉神经痛 MVD 和面肌痉挛 MVD 有效率相似(分别约为 80% 和 85%);因此,严格的患者筛选和把握手术指征尤为重要。

Møller 等列出了 DPV 的手术指征:①耳鸣、眩晕、听力障碍,三种症状中任一种或多种症状的混合。②排除神经耳源性疾病,且内科保守治疗无效。内科保守治疗包括使用卡马西平、改善内耳微循环的药物、激素,生物反馈疗法,理疗,以及心理治疗等。③MRI 提示前庭蜗神经血管压迫。Møller 等同时指出,单从眩晕症状很难明确是哪一侧血管压迫,需借助 BAEP 监测、电测听纯音听力图检查、前庭功能检查、相邻颅神经症状来明确。

我们凭经验认为,症状符合 DPV,内科保守治疗无效,且可排除神经耳源性疾病的患者均有指征实施 MVD。

目前的研究表明耳鸣的原因十分复杂,而确定耳鸣的原因为血管压迫更为困难,而且从 MVD 获益的耳鸣患者少之又少,目前 MVD 大多仅推荐用于各种治疗无效的耳鸣。同样,Møller 等在 2007 年提出耳鸣患者手术指征:①严重的耳鸣病史。②听力检查异常,包括电测听纯音听力图有狭窄的下降,言语辨别能力低于正常,在 500 Hz、1000 Hz、2000 Hz 振幅下中耳反射反应振幅为三个 5 dB 增量。③BAEP监测发现 Ⅰ~Ⅲ波潜伏期延长及 Ⅱ波波幅降低。而对于 MRI 发现血管压迫患者、合并其他颅神经疾病的患者,以及单侧发病患者,MVD 有效性更高。

于炎冰、张黎等在中日友好医院做了包括大量患者的长期病例研究,并提出前庭蜗神经压迫综合征的手术指征:①内科保守治疗无效的顽固性、致残性耳鸣或眩晕;②病程<3 年;③排除神经耳科学病因;④患者有积极接受手术的愿望;⑤耳鸣为单侧;⑥有证据明确提示眩晕手术侧别;⑦手术侧 BAEP异常;⑧耳鸣伴或不伴患侧轻-中度听力障碍,电测听纯音听力图有异常,排除严重听力障碍;⑨眩晕伴前庭功能检查异常。目前不主张对单纯听力障碍者行 MVD。

禁忌证:存在严重系统疾病(如心肺功能差),难以耐受全麻手术。对于单纯耳鸣并出现严重听力障碍的患者亦不建议手术治疗。

二、手术方案及疗效评价

同三叉神经痛、面肌痉挛等颅神经 MVD 方案,患者多取侧卧位,病变侧位于上方,经乙状窦后入路,术中需辨认前庭蜗神经及责任血管,对于典型的压迫,术中可见神经表面形成压迹,将责任血管推离神经并用聚四氟乙烯棉垫开或隔开。

术中注意事项:①术中需全程显露脑干至内耳门神经全貌,避免遗漏责任血管,大多数责任血管位于神经出脑干处,而 Borghei-Razavi 等指出血管袢压迫内耳门处神经亦可导致前庭蜗神经压迫综合征;②与前庭蜗神经相接触的静脉可电凝后切断,但要注意电凝能量尽可能低,持续滴水降温,将血管与神经推离后再电凝,以避免损伤神经而导致听力障碍;③术中可采用神经内镜探查,避免责任血管遗漏;④术中需全程监测 BAEP,术中单侧出现的 BAEP 变化需引起注意,同侧反应潜伏期延长 0.5~1.5 ms,或波幅变化大于 50% 均需告知手术医师并积极寻找原因。

对于术后疗效的评估大多针对患者对症状改善的主观感受,症状消失或显著改善定义为手术有效,Møller 等评价 DPV 术后有效为恢复正常工作和生活,包括可正常驾车;将无效定义为较术前症状无改善;Guevara 等按耳鸣术后主观感受将疗效分为 4 级:①耳鸣完全消失;②耳鸣好转;③耳鸣无变化;④耳鸣加重。电测听纯音听力图检查、BAEP 监测、前庭功能检查也被推荐用于术前及术后监测评价。

Yap 等在 2008 年报道了一项系统研究,总结前庭蜗神经 MVD 的有效率,其中单纯耳鸣行 MVD 的有效率为 28%~100%,单纯眩晕有效率为 75%~100%。2016 年,van den Berge 等通过系统回顾和 Meta 分析评估了前庭蜗神经的 MVD 治疗耳鸣和(或)眩晕的成功率(成功率定义为完全缓解的患者所占百分比),耳鸣患者为 28%,眩晕患者为 32%,如果患者同时患有耳鸣和眩晕,则治疗成功率为 62%,耳鸣合并眩晕患者的治疗成功率高于仅耳鸣或眩晕的患者。这一显著差异表明,当患者同时出现 2 种症状时,其病理学特征可能更符合血管压迫,因此 MVD 是合适的治疗方法。

前庭蜗神经 MVD 对于耳鸣的治疗效果并不理想,Møller 等报道 72 例行 MVD 的顽固性耳鸣患者,其中 13 例(18.1%)耳鸣消失,16 例(22.2%)症状改善,8 例(11.1%)症状略好转,而有 33 例(45.8%)无效,2 例术后加重;该项研究发现耳鸣好转及改善组平均病程(5.2 年)要短于无效组(平均病程 7.9 年),提示 MVD 对于顽固性耳鸣早期效果好,病程越长,疗效越差。这可能与听神经长期受压导致脱髓鞘病变不可逆有关。

血管压迫位置可能与耳鸣的频率有关,De Ridder 等认为耳蜗神经后下侧减压对低频改善的效果最好,而高频改善则发生在耳蜗神经后上侧减压时,低频的听力改善似乎也比高频的好。

中日友好医院报道了 21 例前庭蜗神经 MVD 治疗耳鸣、眩晕病例,其中单纯耳鸣 13 例,单纯眩晕 6 例,耳鸣伴眩晕 2 例,术中均发现有动脉性血管压迫前庭蜗神经,术后平均随访 8 个月,15 例耳鸣患者中,治愈 8 例、好转 4 例、无效 3 例,治愈率 53.3%,总体有效率 80%;8 例眩晕患者中,治愈 4 例、好转 2 例、无效 2 例,治愈率 50%,总体有效率 75%。术中全程彻底解剖前庭蜗神经及后组颅神经蛛网膜,松解前庭蜗神经粘连,从神经出脑干处到内耳门全面探查,保证了手术有效率。

Bishnoi 等报道了一例 MVD 术后复发的眩晕患者,再次行 MVD,术中清理垫棉以减少对 REZ 的压迫,并辨认可疑血管,予以垫开,术后患者眩晕症状好转。对于复发的 DPV 患者,再次手术有效率可能降低,并面临更大手术风险,术前需严格评估。

三、术后并发症

van den Berge 等的病例 Meta 研究中,对 22 项研究(492 例患者)的并发症进行了分析,3% 的患者出现轻微并发症,包括暂时性面瘫、脑膜炎、脑脊液漏等,6% 出现严重并发症。最常见的并发症是术后永久性听力障碍(5% 的患者)。总体而言,11% 的患者在 MVD 术后出现了并发症。无手术死亡患者。术中为保护听力,需注意避免对前庭蜗神经的干扰,尽量不要牵拉内听动脉,使神经保持湿润,术中 BAEP 出现潜伏期延长超过 1 ms 则暂停手术。

总体而言,血管压迫前庭蜗神经可能是耳鸣、眩晕的其中一个因素,因此术前严格的病例筛选尤为重要,特别是要排除神经耳源性疾病。MVD 具有一定安全性,再次手术更需术前严格评估,目前无标准的诊断及手术指征,有待进一步临床及基础研究。

(张黎　宗强)

参 考 文 献

[1] 中国医药教育协会眩晕专业委员会,中国康复医学会眩晕与康复专业委员会,中西医结合学会眩晕专业委员会,等. 前庭功能检查专家共识(一)(2019)[J]. 中华耳科学杂志,2019,17(1):117-123.

[2] 李斌,唐旭霞. 手术治疗耳鸣进展[J]. 浙江中西医结合杂志,2018,28(9):812-814.

[3] 王瀚,矫婧,韩光良,等. 显微血管减压治疗顽固性眩晕合并耳鸣一例并文献复习[J]. 中华脑科疾病与康复杂志(电子版),2020,10(6):378-380.

[4] 位振清,刘荣耀,梁战华,等. 微血管减压术治疗面肌痉挛合并耳鸣1例[J]. 中华神经外科疾病研究杂志,2018,17(1):80-81.

[5] 张黎,于炎冰,袁越,等. 前庭蜗神经显微血管减压术的初步报告[J]. 中华神经外科疾病研究杂志,2011,10(2):129-132.

[6] Bishnoi I, Mewada T, Singh D, et al. Redo microvascular decompression in a patient of resistant cochleovestibular nerve compression syndrome[J]. Asian Journal of Neurosurgery,2017,12(4):735-737.

[7] Borghei-Razavi H, Darvish O, Schick U. Disabling vertigo and tinnitus caused by intrameatal compression of the anterior inferior cerebellar artery on the vestibulocochlear nerve: a case report, surgical considerations, and review of the literature[J]. Journal of Neurological Surgery Reports,2014,75(1):e47-e51.

[8] Brackmann D E, Kesser B W, Day J D. Microvascular decompression of the vestibulocochlear nerve for disabling positional vertigo: the House Ear Clinic experience[J]. Otol Neurotol,2001,22(6):882-887.

[9] De Ridder D, Ryu H, De Mulder G, et al. Frequency specific hearing improvement in microvascular decompression of the cochlear nerve[J]. Acta Neurochirurgica,2005,147(5):495-501.

[10] De Ridder D, Ryu H, Møller A R, et al. Functional anatomy of the human cochlear nerve and its role in microvascular decompressions for tinnitus[J]. Neurosurgery,2004,54(2):381-390.

[11] Jannetta P J, Møller M B, Møller A R. Disabling positional vertigo[J]. New England Journal of Medicine,1984,310(26):1700-1705.

[12] Møller A R, Møller M B. Microvascular decompression operations[J]. Progress in Brain Research,2007,166:397-400.

[13] Møller M B, Møller A R, Jannetta P J, et al. Microvascular decompression of the eighth nerve in patients with disabling positional vertigo: selection criteria and operative results in 207 patients[J]. Acta Neurochirurgica,1993,125(1-4):75-82.

[14] Møller M B, Møller A R, Jannetta P J, et al. Vascular decompression surgery for severe tinnitus: selection criteria and results[J]. Laryngoscope,1993,103(4 Pt 1):421-427.

[15] Okamura T, Kurokawa Y, Ikeda N, et al. Microvascular decompression for cochlear symptoms[J]. Journal of Neurosurgery,2000,93(3):421-426.

[16] Ryu H, Yamamoto S, Sugiyama K, et al. Neurovascular compression syndrome of the eighth cranial nerve. Can the site of compression explain the symptoms? [J]. Acta Neurochirurgica,1999,141(5):495-501.

[17] Schwaber M K, Hall J W. Cochleovestibular nerve compression syndrome. Ⅰ. Clinical features and audiovestibular findings[J]. Laryngoscope,1992,102(9):1020-1029.

［18］　van den Berge M J C，van Dijk J M C，Posthumus I A，et al. Microvascular decompression of the cochleovestibular nerve for treatment of tinnitus and vertigo：a systematic review and meta-analysis of individual patient data［J］. Journal of Neurosurgery，2016，127(3)：588-601.

［19］　Yap L，Pothula V B，Lesser T. Microvascular decompression of cochleovestibular nerve［J］. Eur Arch Otorhinolaryngol，2008，265(8)：861-869.

［20］　Zhang L，Yu Y B，Yuan Y，et al. Microvascular decompression of cochleovestibular nerve in patients with tinnitus and vertigo［J］. Neurology India，2012，60(5)：495-497.

第十一章　神经源性高血压

第一节　神经源性高血压的诊断及鉴别诊断

高血压分原发性高血压和继发性高血压，现在原发性高血压不再被认为是局限于心血管系统受累的疾病，而是多系统因素积聚而成。高血压是心脏病、卒中、充血性心力衰竭和肾病的主要危险因素。高血压严重威胁着人类健康，发病率呈逐年上升趋势。目前，相关人员正在做出重大努力，以促使对患有或有可能患高血压的个人进行最佳血压控制。虽然做出了诸多努力来维持正常血压控制，但仍有一部分患者考虑是难治性高血压。其中，发病年龄不符合原发性高血压发病规律，并排除其他继发性高血压的患者应高度警惕神经源性高血压（neurogenic hypertention）。神经源性高血压通常是指左侧延髓头端腹外侧区（rostral ventrolateral medulla，RVLM）及第Ⅸ、Ⅹ颅神经 REZ 受血管压迫引起的高血压。

一、高血压诊断

（1）高血压：在未使用降压药物的情况下，诊室收缩压≥140 mmHg 和（或）舒张压≥90 mmHg。

（2）难治性高血压（RHTN）：尽管同时使用 3 种降压药物，通常包括长效钙通道阻滞剂、肾素-血管紧张素系统阻滞剂（血管紧张素转换酶抑制剂或血管紧张素受体阻滞剂）和利尿剂，但患者血压仍高于目标（收缩压≥130 mmHg，舒张压≥80 mmHg）。

（3）顽固性高血压：使用 5 种及以上（包括 1 种长效噻嗪类利尿剂和 1 种盐皮质激素受体拮抗剂在内，给予最大剂量）降压药物治疗，血压仍难以控制（血压＞140/90 mmHg）。

（4）神经源性高血压：临床研究发现部分原发性难治性高血压和顽固性高血压可能是神经源性的，而不是容量依赖性的。

目前神经源性高血压尚无统一的诊断标准。需要在排除继发性高血压的基础上，通过病史、临床表现、实验室检查及影像学检查等进一步明确诊断。

二、神经源性高血压的诊断性评估

（一）病史

应全面详细了解患者病史，包括以下内容。

（1）家族史：询问患者有无卒中、糖尿病、血脂异常、冠心病或肾病的家族史。

（2）病程：初次发现或诊断高血压的时间、场合、血压最高水平。如已接受降压药物治疗，说明既往及目前使用的降压药物种类、剂量、疗效及有无不良反应。

（3）症状及既往史：询问目前及既往有无卒中或一过性脑缺血、冠心病、心力衰竭、心房颤动、外周血管病、糖尿病、痛风、血脂异常和肾病等疾病及治疗情况。

（4）继发性高血压的线索：例如肾炎史或贫血史；肌无力、发作性软瘫等；阵发性头痛、心悸、多汗；打鼾伴有呼吸暂停；是否长期应用使血压升高的药物。

（5）生活方式：盐、酒及脂肪的摄入量，吸烟状况，体力活动量，体重变化，睡眠习惯等情况。

（6）心理社会因素：包括家庭情况、工作环境、文化程度以及有无精神创伤史。

（二）体格检查

仔细的体格检查有助于发现继发性高血压线索。体格检查内容：测量血压、脉率、体重指数（BMI）、腰围及臀围；观察有无库欣病面容、神经纤维瘤性皮肤斑、甲状腺功能亢进性突眼征或下肢水肿；听诊颈动脉、胸主动脉、腹部动脉和股动脉有无杂音；触诊甲状腺，全面的心肺检查，检查腹部有无肾脏增大（多囊肾）或肿块，检查四肢动脉搏动和神经系统体征。

（三）实验室检查

（1）基本项目：血生化（血钾、血钠、空腹血糖、血脂、血尿酸和血肌酐）、血常规、尿液分析（尿蛋白、尿糖和尿沉渣镜检）、心电图、颅神经 MRI/MRA 等。

（2）推荐项目：超声心动图、颈动脉超声、糖化血红蛋白检查、血清高敏 C 反应蛋白检查、尿白蛋白/肌酐值检查、尿蛋白定量、胸部 X 线摄片等。

（3）选择项目：为排除继发性高血压，必要时需要完善以下检查项目。血浆肾素活性或肾素浓度检查、血和尿醛固酮检查、血和尿皮质醇检查、血游离甲氧基肾上腺素及甲氧基去甲肾上腺素检查、血或尿儿茶酚胺检查、肾动脉超声和造影、肾和肾上腺超声、CT 或 MRI 等。

（四）血压测量

建议行动态血压监测（ABPM）。使用自动血压测量仪器，测量次数多，无测量者误差，避免白大衣效应，可以测量夜间睡眠期间血压，鉴别白大衣高血压和检测隐蔽性高血压。

注意事项：①使用经过国际标准方案认证的动态血压监测仪，并定期校准。②通常白天每 30 min 测量 1 次，晚上睡眠期间每小时测量 1 次。应确保 24 h 期间血压有效监测，每小时至少有 1 个血压读数；有效血压读数应达到总监测次数的 70% 以上，白天血压的读数≥20 个，夜间血压的读数≥7 个。③动态血压监测指标：根据 24 h、白天（清醒活动）、夜间（睡眠）SBP 和 DBP 平均值计算动态血压监测数值。

三、神经源性高血压的诊断标准

（1）符合《中国高血压防治指南（2018 年修订版）》中的高血压诊断标准；

（2）排除了内分泌性、肾性高血压等常见继发性高血压；

（3）长期服用 3 种及以上降压药物，血压控制仍不理想；

（4）颅后窝磁共振薄扫及三维时间飞跃法磁共振血管成像（3D-TOF-MRA）检查证明左侧 RVLM 及第Ⅸ、Ⅹ颅神经 REZ 存在位置异常的血管压迫（具体表现为左侧 RVLM 存在血管压迹；第Ⅸ、Ⅹ颅神经 REZ 存在血管压迹或位置偏移）。

四、神经源性高血压的鉴别诊断

神经源性高血压目前尚无标准的定义及诊断标准。明确神经源性高血压前，首先应排除假性难治性高血压和继发性高血压。

（一）假性难治性高血压

假性难治性高血压的常见原因：血压测量不准确、药物依从性差、治疗不合理和白大衣效应。肥胖、高钠盐摄入、过度饮酒、大量吸烟、焦虑抑郁和不合理使用药物等生活方式是假性难治性高血压的重要影响因素。

（二）继发性高血压

难治性高血压应考虑继发性高血压的可能性。

（1）肾实质性高血压：常见导致肾实质性高血压的疾病包括各种原发性肾小球肾炎、多囊肾性疾病、肾小管-间质疾病、代谢综合征肾损害、单克隆免疫球蛋白相关肾病、遗传性肾病。肾实质性高血压的诊断依据：肾病史，蛋白尿，血尿，肾功能异常，表皮生长因子受体水平降低，肾脏大小、形态异常；必要时行肾脏病理活检。

（2）肾动脉狭窄所致高血压：主要特征是肾动脉主干或分支狭窄，导致患肾缺血，肾素-血管紧张素系统活性明显增高，引起高血压及患肾功能减退。肾动脉狭窄是引起高血压和（或）肾功能不全的重要原因之一，发病率占高血压人群的 $1\%\sim3\%$。经动脉血管造影目前仍是诊断肾动脉狭窄的金标准。

（3）阻塞性睡眠呼吸暂停综合征（OSAS）所致高血压：OSAS 导致间歇性低氧、睡眠片段化、交感神经过度兴奋、神经体液调节障碍等。该类患者中高血压的发病率为 $35\%\sim80\%$。多导睡眠呼吸监测仪是诊断 OSAS 的金标准。

（4）原发性醛固酮增多症所致高血压：肾上腺皮质球状带自主分泌过多醛固酮，导致以高血压、低钾血症、肾素活性受抑为主要表现的临床综合征。筛查主要依据血醛固酮与肾素的比值。确诊试验主要有高钠饮食试验、静脉生理盐水试验、氟氢可的松抑制试验及卡托普利试验。

（5）嗜铬细胞瘤/副神经节瘤所致高血压：嗜铬细胞瘤表现为血压大幅度升高、尿中儿茶酚胺及其代谢物增多，影像学检查有利于确诊。嗜铬细胞所致高血压瘤是临床可治愈的一种继发性高血压。

（6）其他少见的继发性高血压：库欣综合征、甲状腺功能异常、甲状旁腺功能亢进症、肾素瘤等所致高血压。

（孙洪涛　张黎）

第二节　显微血管减压术治疗神经源性高血压

神经源性高血压可首选药物治疗，但部分患者效果并不理想。显微血管减压术（microvascular decompression，MVD）治疗神经源性高血压是一种可行的治疗方法。这种方法的疗效、预后已得到多个研究中心的临床研究证实。对于难治性高血压患者，排除肾实质性病变、肾动脉狭窄、原发性醛固酮增多症、嗜铬细胞瘤等引起的继发性高血压后，影像学证实有血管压迫 RVLM 或第Ⅸ、Ⅹ颅神经 REZ，可诊断为神经源性高血压。如合并颅神经症状如三叉神经痛、面肌痉挛、舌咽神经痛等是最佳手术指征，不伴有颅神经症状的单纯神经源性高血压患者也可考虑手术治疗。MVD 的最佳时机是在机体出现其他器官损伤之前。神经源性高血压患者的筛选、诊断缺乏统一的标准，而对于 MRI 诊断神经血管压迫的准确性还值得商榷，要准确判断哪些高血压患者适宜手术治疗很困难，严格掌握手术适应证是最重要的。

一、手术适应证及禁忌证

（一）手术适应证

（1）口服 3 种及 3 种以上降压药物血压仍控制不佳；
（2）3D-TOF-MRA 检查证实左侧 RVLM 及第Ⅸ、Ⅹ颅神经 REZ 存在位置异常的血管压迫；
（3）术前排除任何继发性高血压，如嗜铬细胞瘤或肾动脉狭窄等引起的高血压；
（4）经过正规降压治疗后至少 3 次不同时间测量血压而每次血压仍较高；
（5）长期服用降压药物严重影响肝肾功能及日常生活；
（6）年龄在 70 岁以下，无严重心、肝、肾功能障碍。

（二）手术禁忌证

（1）有症状性心力衰竭或射血分数<35%；
（2）近 6 个月内有症状性心肌梗死或卒中；
（3）近 6 个月内有心绞痛；
（4）肾功能不全；
（5）继发性高血压；
（6）严重凝血机制紊乱；
（7）术前患有糖尿病，血糖控制较差；

（8）年龄在 65 岁以上，有难以治愈的恶性疾病，治疗过程中可能有生命危险；

（9）其他因素致患者依从性较差，如痴呆、近 6 个月有酒精或药物滥用史等。

二、手术流程

（一）术前准备

术前化验主要包括血常规、尿常规、肝肾功能、血生化、血脂、肾素-血管紧张素-醛固酮以及血、尿儿茶酚胺等；辅助检查主要包括心电图、心脏彩超、肾上腺彩超、肾动脉彩超、磁共振检查等。所有患者进行颅后窝磁共振薄扫及磁共振血管成像检查，见图 11-1(a)。给予 24 h 动态血压监测。术前准备措施包括术区备皮、抗生素皮试、胃肠道准备、手术签字等。

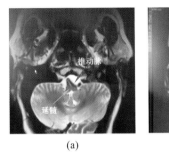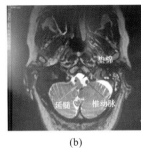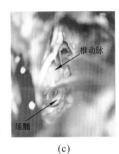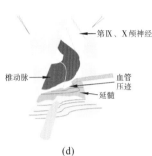

(a)　　　　　　　(b)　　　　　　　(c)　　　　　　　(d)

图 11-1　患者 MRI 及手术示意图

(a)术前 MRI；(b)术后 MRI；(c)术中所见；(d)手术示意图。

（二）手术方法

在气管插管全身麻醉下实施 MVD，全身麻醉成功后，取侧卧位，采取乙状窦后-小脑绒球下入路（合并三叉神经痛时采取乙状窦后-小脑幕下入路）。取患侧枕部长约 4 cm 皮肤切口，逐层切开头皮全层、肌肉及骨膜，在枕骨鳞部钻孔，用磨钻及咬骨钳扩大骨孔直径至约 2 cm，骨窗外缘为乙状窦，下缘近颅底（合并三叉神经痛时上缘接近横窦）。"⊥"形切开硬膜并悬吊，显微镜下暴露、松解小脑延髓池蛛网膜下腔，根据患者情况充分暴露 RVLM 和第Ⅸ、Ⅹ颅神经 REZ 或第Ⅴ、Ⅶ颅神经 REZ，在明确颅神经疾病责任血管的同时，对 RVLM 进行充分探查，而后以垫棉对压迫颅神经和 RVLM 的责任血管进行垫离，对大血管或复杂血管压迫者可行多点垫离，以确保解除颅神经压迫的同时对 RVLM 充分减压，见图 11-1(c)。检查术野，无出血后严密缝合硬膜，逐层关颅。

（三）术后治疗

术后常规给予心电监护，维持基本生命体征稳定，血压不稳定者可给予静脉药物降压。术后 4～6 h复查头颅 CT 以排除术区出血可能；术后 6 h 平卧，暂禁食；术后第 1 天可抬高床头 30°，进流食，适度增加床上活动；术后第 2 天可逐步坐起，无明显不适者可适度下床活动。患者术后常见头痛、头晕症状，可对症处理。术后 7 天头部伤口拆线，患者无特殊不适即可出院。术后复查颅后窝磁共振薄扫以了解RVLM 和第Ⅸ、Ⅹ颅神经 REZ 受压缓解情况，见图 11-1(b)。

三、MVD 治疗神经源性高血压的临床结果

1985 年 Jannetta 等报道了 53 例颅神经疾病合并高血压的患者，排除其他病因后诊断为神经源性高血压，术前应用大剂量降压药物仍不能有效控制血压。对这些患者均行 MVD 治疗，术中发现 51 例患者有明显责任动脉伴随或压迫左侧的第Ⅸ、Ⅹ颅神经 REZ，并且以椎动脉、PICA 及其分支多见。通过对左侧 RVLM 进行充分减压，术后随访 2～9 年，31 例患者血压恢复正常，13 例停止药物治疗。Levy 等对原发性高血压患者行左侧延髓腹外侧 MVD 治疗，取得了良好疗效；2005 年 Nicholas 等再次通过临床资料报道了原发性高血压与 RVLM 及第Ⅸ、Ⅹ颅神经 REZ 异常血管密切相关；Geiger 等和 Legrady 等通过对临床患者术前及术后长期血压监测证实了通过显微神经外科手术治疗原发性高血压是一种值得肯定

的治疗方法。2001年,Frank等对8例神经源性高血压患者行MVD,3例血压恢复正常,2例血压明显降低;MVD治疗神经源性高血压已经得到国内外学者的广泛认可,但术后疗效不尽相同。2014年,Marc Sindou在一项回顾性研究中,对48例神经源性高血压患者进行MVD,术后14例患者血压完全恢复正常,14例患者显效,10例患者有效。Geiger等对神经源性高血压患者行MVD治疗后有效率为87.5%,而在Yamamoto等的研究中,有效率仅为23.8%。

目前,国内对MVD治疗神经源性高血压的临床研究进展缓慢,武警特色医学中心神经创伤及修复研究所对38例术前确诊为神经源性高血压的患者行MVD,结果为治愈11例(28.9%),显效12例(31.6%),有效7例(18.4%),无效8例(21.1%),显效率60.5%,有效率78.9%。所有患者的颅神经压迫症状均消失并且未出现严重并发症,进一步验证了MVD治疗神经源性高血压的疗效。所研究的神经源性高血压患者,术前影像资料及术中所见均证实左侧RVLM及第Ⅸ、Ⅹ颅神经REZ存在动脉压迫,通过对这两个位点实施MVD,术后血压控制情况比较理想,有效率为78.9%。责任血管以PICA最多见,其次为椎动脉,这与文献报道一致。有文献报道大血管压迫MVD术后有效率明显高于单纯小血管,但武警特色医学中心的研究显示,对于不同类型血管压迫行MVD术后有效率虽略有不同,但差异无统计学意义,可能与例数有关,后期仍需大样本试验验证。另外,所研究病例中椎动脉压迫型比例较高,远高于其他常规颅神经疾病椎动脉压迫型比例,可能因为椎动脉的扩张和位置变异容易同时累及颅神经和延髓。而颅内段椎动脉变异最常见于VBD。VBD是由遗传性或自身免疫性疾病等因素引起血管壁异常导致的椎动脉或基底动脉的异常扩张、延长和迂曲,这些解剖变异、位置异常的椎基底动脉在空间有限的颅后窝更容易对延髓及毗邻的后组颅神经造成压迫而引起神经源性高血压。另外,该组病例中有8例(21.1%)患者术后颅神经症状消失而血压水平并无改善。这部分患者可能合并有其他引发高血压的因素,单纯解除RVLM及第Ⅸ、Ⅹ颅神经REZ的压迫并不能够完全解除病因;另外,也可能与迷走神经长期受血管压迫而导致受损难以修复,以及长期高血压所致其他器官损害有关。目前,MVD治疗神经源性高血压的疗效已经得到国内外学者的广泛认可,但术后疗效不尽相同。不同文献报道术后血压下降情况不同,亦有学者发现部分患者术后血压维持正常2年后又上升至术前水平,武警特色医学中心的孙洪涛等认为术后疗效的差异性和不稳定性可能与减压位点的减压充分程度、责任血管固定的稳定性有关,但其具体机制还需多中心、大样本的手术病例进一步验证。

四、术后并发症

(1)颅神经损伤并发症:复视、面部感觉异常、面瘫、听力障碍、耳鸣、平衡障碍及眩晕、吞咽障碍、声音嘶哑等。

(2)脑损伤并发症:小脑挫裂伤、脑干梗死、小脑梗死等。

(3)颅内出血:术中出血、术后颅内出血、小脑脑内血肿、小脑脑桥角血肿、蛛网膜下腔出血和脑室内出血、小脑半球静脉性梗死后出血、颅后窝硬膜外血肿、脑干出血、远隔部位出血等。

(4)其他并发症:脑积水、良性颅内压增高症、低颅压性头痛、颅内积气、脑脊液漏、颅内感染、排斥反应等。

五、MVD治疗神经源性高血压需要探讨的问题

目前临床研究及手术治疗仍存在诸多问题,首先,应用显微神经外科方法对RVLM血管进行干预的手术适应证还不明确,无客观标准;其次,RVLM由于血管吻合丰富,针对延髓血管的手术有一定的难度,手术副损伤可出现致命性后果,对于为治疗高血压进行开颅手术所承担的风险依然有待商榷;最后,目前国内MVD治疗神经源性高血压手术例数相对较少,更缺少远期疗效的追踪,急需大宗临床试验数据的支持。

目前报道的手术入路几乎全是显微镜下枕下乙状窦后入路或乙状窦后锁孔入路,并对REZ的相关解剖研究得比较详细,且对MVD的预后及并发症有深刻的研究。对责任血管粗大迂曲过长者,为防止

植入物过多、脱落，可将责任血管适当垫离后用细线悬吊于小脑幕或硬脑膜上，或者用医用胶将责任血管固定以尽量远离脑干。内镜应用是对传统 MVD 的有益补充和改良，值得进一步完善、推广。

随着病理生理学及影像技术的不断发展，广大医生对神经源性高血压的发病机制、临床特点以及影像学表现都会有更深层次的理解，对手术治疗的理念也会不断更新。这有助于筛选出更多适合手术治疗的神经源性高血压患者，部分患者甚至可以通过手术终生受益。MVD 治疗神经源性高血压有非常广泛的应用前景，有待于国内外同道积极探索、共同努力。

（于炎冰　孙洪涛　张黎）

参 考 文 献

[1] 牛学刚，刁云锋，魏正军，等. 不同责任血管所致面肌痉挛与原发性高血压的相关性分析[J]. 中华神经外科杂志，2018，34(2)：166-170.

[2] 孙洪涛，刁云锋，牛学刚，等. 显微血管减压术治疗神经源性高血压 38 例并文献回顾[J]. 中华高血压杂志，2017，25(9)：854-859.

[3] 殷玉华，李善泉，张晓华，等. MRTA 对原发性高血压"颅内血管压迫"病因诊断的探讨[J]. 中国临床神经科学，2000，8(2)：114-116，144.

[4] 于炎冰. 脑神经疾病于炎冰 2020 观点[M]. 北京：科学技术文献出版社，2019.

[5] 赵万勇，刘成龙，孙洪涛. 椎-基底动脉扩张延长症相关脑神经疾病的研究进展[J]. 中华神经外科杂志，2016，32(7)：740-743.

[6] Akimura T，Furutani Y，Jimi Y，et al. Essential hypertension and neurovascular compression at the ventrolateral medulla oblongata：MR evaluation[J]. American Journal of Neuroradiology，1995，16：401-405.

[7] Barley J，Ellis C. Microvascular decompression：a surgical option for refractory hypertension of neurogenic etiology[J]. Expert Review of Cardiovascular Therapy，2013，11(5)：629-634.

[8] Boogaarts H D，Menovsky T，De Vries J，et al. Primary hypertension and neurovascular compression：a meta-analysis of magnetic resonance imaging studies：a review[J]. Journal of Neurosurgery，2012，116(1)：147-156.

[9] Geiger H，Naraghi R，Schobel H P，et al. Decrease of blood pressure by ventrolateral medullary decompression in essential hypertension[J]. The Lancet，1998，352(9126)：446-449.

[10] Gosmanova E O，Mikkelsen M K，Molnar M Z，et al. Association of systolic blood pressure variability with mortality，coronary heart disease，stroke，and renal disease[J]. Journal of the American College of Cardiology，2016，68(13)：1375-1386.

[11] Jannetta P J，Segal R，Wolfson S K Jr. Neurogenic hypertension：etiology and surgical treatment. Ⅰ. Observations in 53 patients[J]. Annals of Surgery，1985，201(3)：391-398.

[12] Jannetta P J，Segal R，Wolfson S K Jr，et al. Neurogenic hypertension：etiology and surgical treatment. Ⅱ. Observations in an experimental nonhuman primate model[J]. Annals of Surgery，1985，202(2)：253-261.

[13] Kjeldsen S，Feldman R D，Lisheng L，et al. Updated national and international hypertension guidelines：a review of current recommendations[J]. Drugs，2014，74(17)：2033-2051.

[14] Kleineberg B，Becker H，Gaab M R，et al. Essential hypertension associated with neurovascular compression：angiographic findings[J]. Neurosurgery，1992，30(6)：834-841.

[15] Legrady P，Voros E，Bajcsi D，et al. Neurovascular pulsatile compression and neurosurgical decompression of the rostral ventrolateral medulla in medically resistant hypertensive patients

[J]. Kidney Blood Press Res,2008,31(6):433-437.

[16]　Miller J P, Selman W R. Hypertension and neurovascular compression [J]. Journal of Neurosurgery,2012,116(1):145-146.

[17]　Morimoto S, Sasaki S, Miki S, et al. Neurovascular compression of the rostral ventrolateral medulla related to essential hypertension[J]. Hypertension,1997,30(1 Pt 1):77-82.

[18]　Morimoto S, Sasaki S, Takeda K, et al. Decreases in blood pressure and sympathetic nerve activity by microvascular decompression of the rostral ventrolateral medulla in essential hypertension[J]. Stroke,1990,30(8):1707-1710.

[19]　Naraghi R, Gaab M R, Walter G F, et al. Arterial hypertension and neurovascular compression at the ventrolateral medulla: a comparative microanatomical and pathological study[J]. Journal of Neurosurgery,1992,77(1):103-112.

[20]　Rusu M C, Popa E, Jianu A M, et al. The vascular layers on the rostral ventrolateral medulla [J]. Rom J Morphol Embryol,2012,53(4):951-956.

[21]　Sakuma T, Morimoto S, Aota Y, et al. Efficacy of clonidine in patients with essential hypertension with neurovascular contact of the rostral ventrolateral medulla[J]. Hypertension Research,2010,33(6):633-637.

第十二章　偏侧咀嚼肌痉挛

偏侧咀嚼肌痉挛(hemimasticatory spasm,HMS)是一种罕见的咀嚼肌紊乱性运动障碍性疾病,主要表现为单侧咬肌和(或)颞肌不自主地痉挛性收缩,痉挛严重时可折断牙齿,甚至可导致颞下颌关节脱位。自1980年Kaufman首次使用肌电图(EMG)研究本病以来,文献报道的病例仅有50余例。本病的病因及发病机制尚不明确,主流观点是可能与三叉神经周围支受深层结缔组织或血管压迫导致的脱髓鞘病变相关。目前治疗方法尚无标准化方案可循,主要包括药物治疗、A型肉毒毒素局部肌内注射和显微外科手术治疗。

一、病因及病理生理机制

HMS病因及其发病机制尚未完全探明,根据病变部位的不同可分为中枢起源及外周起源两大类。

(一)中枢起源

卒中等疾病可导致脑组织结构改变,这可能诱发神经元的过度活跃,进而导致咀嚼肌群的不自主痉挛性收缩。Gunduz等报道了一例脑桥梗死后一周出现HMS的患者,由于梗死部位与三叉神经核相邻,因此提出咀嚼肌痉挛可能与梗死后三叉神经运动核的过度活跃相关。Auger等发现HMS与面肌痉挛在症状发作时肌电图存在相似的阵发性高频放电表现,结合面肌痉挛的神经血管压迫病因学说,推测HMS的发病与三叉神经运动根或运动核的异常兴奋性电活动相关。然而,与中枢起源的相关病例报道例数较少,仍需大样本研究进一步加以证实。

(二)外周起源

目前主流观点为HMS起源于三叉神经周围支受深层结缔组织或血管压迫所致脱髓鞘病变继发的异位兴奋,该学说的理论基础与三叉神经的解剖密切相关。下颌神经支配咬肌及颞肌的分支走行于翼外肌和颅骨之间的狭窄空间,局部病变可改变周围血管及深层组织的结构,进而压迫、牵拉神经,产生局灶性脱髓鞘改变,异位兴奋的出现导致咬肌收缩抑制功能受损,最终引起咀嚼肌群的痉挛性收缩。该解剖特点亦可解释为何HMS主要累及咬肌及颞肌。Cruccu等对2例HMS患者行神经传导速度检查,发现刺激患者的肌肉神经和三叉神经根后,患者颞下窝三叉神经运动支传导速度减慢,推测患者伴随的偏侧面部萎缩(facial hemiatrophy,FHA)中深部组织的结构改变可压迫咀嚼神经而产生局灶性损伤。HMS往往选择性地局限于咬肌、颞肌和(或)翼内肌,却少有累及翼外肌,这也提示痉挛可能来自散在分布的远端神经分支,而非运动束紧密聚集的运动根。

由于HMS的临床表现、发作时肌电图特征与面肌痉挛具有相似之处,有学者认为神经血管压迫亦可导致HMS。然而,在HMS的早期报道中,由于病例数量和手术技术的限制,神经血管压迫学说仅为一种推测,在手术探查中并未发现明确责任血管。随着神经影像学的发展和MVD的普及,影像学检查和术中探查发现的存在责任血管压迫的HMS病例逐渐增加。Wu等对10例HMS患者行磁共振血管造影,造影结果提示其中7例患者的三叉神经周围存在迂曲血管,手术探查发现6例责任血管为小脑上动脉,2例为岩静脉,1例为小脑上动脉及岩静脉,1例未发现明确的责任血管。MVD术后随访显示多数患者痉挛症状明显缓解。以上发现有力地说明了血管压迫为HMS的病因之一。

二、症状及体征

HMS主要表现为单侧咀嚼肌阵发性的不自主痉挛收缩,可无先兆地自发出现,亦可由咀嚼、大笑等主动运动诱发并加重。发作通常持续数秒至数分钟,短暂的抽搐往往不会伴有肌肉疼痛,而长时间痉挛时可因肌肉过度收缩和(或)咬伤唇舌而出现疼痛。HMS 主要累及单侧闭口肌群,以咬肌、颞肌多见,表现为不自主咬牙、闭口,发作时张口困难;偶可累及翼内肌,除表现为不自主咬牙外,还可伴下颌左右错动。

查体时可发现受累肌肉肥大和(或)患侧面部皮下组织萎缩,发作时肌肉痉挛收缩,严重者可形成明显突起的硬结。瞬目反射多为正常,下颌反射可减弱。受累肌肉及患侧皮肤病理活检结果大多无异常,部分患者可伴有进行性加重的偏侧面部萎缩和(或)局限性硬皮病。

三、辅助检查

HMS 的诊断及鉴别诊断主要基于临床表现和肌电图检查,其中肌电图检查结果尤为重要。HMS 发作时的肌电图表现与面肌痉挛相似,为与痉挛同步出现的不规则爆发性高频运动单位电位,每次可持续数秒至数分钟不等。发作期与静息期肌电图表现存在显著差别,发作时可观察到受累肌肉高频放电、肌电节律正常、咬肌静息期(masseter silent period,MSP)消失,而静息期肌电图表现通常无异常高频自发放电现象。HMS 的高频运动单位放电区别于靠近运动核的中枢病变所致电位异常,这也进一步提示异常兴奋性电活动起源于外周。头颅 MR 检查可观察到部分患者存在患侧咀嚼肌肥大及皮下脂肪层变薄等征象,并可用于排除颅内占位性病变。头颅 MR 血管造影可见部分患者三叉神经旁存在迂曲血管影。

四、诊断及鉴别诊断

目前国际上公认的 HMS 诊断标准为 1993 年美国口腔颌面疼痛学会公布的颞下颌关节紊乱病的分类及诊断标准。诊断标准共分为以下四点:①休息时及功能活动时急性发作的疼痛;②持续性不自主的肌肉收缩;③下颌运动明显受限并常伴有急性错殆;④肌电活动增加,可高于甚至明显高于静息位。虽然 HMS 症状往往较为典型,但由于其临床罕见、医师认识不足等原因易致误诊而延误治疗。需要与 HMS 鉴别诊断的主要疾病包括面肌痉挛、三叉神经痛、下颌肌张力障碍等。面肌痉挛早期多表现为单侧眼轮匝肌的阵发性不随意收缩,痉挛时几乎不会出现疼痛,且受累肌肉无肥大。三叉神经痛发作时表现为剧烈的电击、针刺样疼痛,其程度、性质等特征与 HMS 发作时的肌肉收缩产生的钝痛不同,且常常存在诱发症状发作的扳机点。下颌肌张力障碍表现为肌肉持续性收缩而产生面部扭曲、重复运动和(或)异常姿势,可合并颈肩部、四肢肌张力障碍,部分患者存在利用触觉刺激控制或减轻症状的"感觉诡计"现象。此外,还应注意与破伤风、局部运动性癫痫等可导致颞下颌关节功能紊乱的疾病鉴别。

五、治疗方法

HMS 的治疗方法尚无标准化方案可循,主要包括药物治疗、A 型肉毒毒素局部肌内注射和显微外科手术治疗。治疗目的除了缓解患者痉挛症状外,还包括尽可能寻找并消除导致痉挛发生、发展的因素。

（一）药物治疗

卡马西平、苯妥英钠、氟哌啶醇、地西泮、丙戊酸钠等药物已被尝试用于治疗 HMS,然而除了卡马西平和苯妥英钠初期疗效较为满意外,多数患者在接受上述药物治疗后症状并无明显改善。随着患者病程的延长,药物治疗效果往往也较为有限,且可能伴有不同程度的副作用,这也进一步限制了口服药物疗法的临床应用。

（二）A 型肉毒毒素局部肌内注射

肉毒毒素是肉毒梭状芽孢杆菌分泌的神经毒素,注射入体内后通过抑制神经肌肉接头处乙酰胆碱的释放而造成局部肌肉麻痹,发挥对肌肉的化学性去神经支配作用。其肌肉解痉效果与口服药物相比更为稳固持久。对于药物疗效不佳或药物副作用明显的患者,可选择肉毒毒素注射治疗。此外,与手术治疗相比,肉毒毒素注射治疗较为简便安全,治疗时能通过改变注射剂量而达到不同程度的解痉效果,且患者在注射期间可保持清醒,规避了全身麻醉的风险。注射过程中疼痛轻微,治疗后患者能快速恢复正常工作、生活,患者整体接受度较高。

目前已有研究证实局部肌内注射 A 型肉毒毒素可有效缓解患者肌肉痉挛症状。Kim 等对 1 例 HMS 患者进行 A 型肉毒毒素咬肌局部注射,治疗后痉挛症状缓解达 4 个月,且咬肌肥大程度明显减轻。虽然局部注射肉毒毒素可有效缓解肌肉痉挛,但随着神经再生和毒素代谢,其抑制乙酰胆碱释放的作用逐渐减弱,递质传递和肌肉功能可逐步恢复,导致痉挛症状的复发。通常注射后 1～3 天痉挛症状即可明显减轻,维持 3～6 个月后疗效逐渐消退,重复注射可获得相似的良好疗效。肉毒毒素注射后可能出现上睑下垂、口干眼干、注射点肌肉无力等副作用,但不良反应往往轻微而短暂。

由于肉毒毒素含有外源蛋白,注射入体内后可引起中和性抗体的生成。影响毒素免疫原性的因素除了制造工艺、毒素来源、抗原蛋白负荷等制剂自身因素外,还包括注射剂量、注射频率、注射位点等治疗操作因素。在临床应用中应遵循个体化原则,根据个体差异、受累肌肉、痉挛程度等因素调整注射剂量、注射频率(间隔不小于 3 个月),并使用小剂量注射。操作者需严格掌握注射部位肌肉、血管和神经分布,在肌电图和(或)超声引导下定位注射位点。需要注意的是,肉毒毒素注射仅能消除肌肉痉挛症状,无法根治本病,痉挛症状复发后仍需重复注射以维持疗效,且部分患者可能因产生中和性抗体而影响后续疗效。注射前应向患者充分告知疗效的局限性、重复注射的必要性和可能的并发症等事项,引导患者对疗效产生合理的期望并提高治疗依从性。

(三)显微外科手术治疗

在 HMS 外科治疗的早期探索中,由于发病机制不清、病变部位不明等因素的限制,仅有少量患者接受试验性手术治疗(如咬肌切开术、三叉神经运动根冷冻术),且疗效较为有限。随着对 HMS 病因认识的深入,三叉神经受结缔组织或血管压迫所致脱髓鞘病变的学说逐渐被广泛接受,同时,这也是 MVD 治疗 HMS 的理论基础。然而对于三叉神经的具体受压部位尚存争议,部分学者认为本病中神经受压位置与三叉神经痛相似,位于神经根进/出脑干区。但三叉神经在颞下窝处也易受深部结缔组织、上颌动脉分支及面横动脉分支的压迫,且在早期手术探查中未发现明确的颅内血管压迫,故亦有学者认为压迫部位位于三叉神经远端分支。

目前已有手术探查证实 HMS 患者中存在压迫三叉神经的责任血管,MVD 可有效缓解痉挛症状。Chon 等在对 1 例 HMS 患者的颅后窝探查中发现小脑上动脉直接压迫三叉神经运动根,MVD 术后 20 个月的随访中患者症状未见复发。Wang 等报道了 6 例接受三叉神经根 MVD 的 HMS 患者,术中发现小脑上动脉压迫 2 例、小脑前下动脉压迫 2 例、小脑上动脉和小脑前下动脉共同压迫 2 例。术后随访显示 4 例患者痉挛症状完全缓解,1 例患者症状部分缓解,1 例患者症状未缓解,所有患者均未出现神经功能障碍相关并发症。

亦有学者在 MVD 基础上根据责任血管的不同联合,应用三叉神经运动支部分或全部切断术治疗 HMS。武广永等报道了 7 例接受显微外科手术的 HMS 患者,对其中 4 例责任血管明确为小脑上动脉的患者行 MVD＋三叉神经运动支部分切断术,对 3 例无明确责任血管或责任血管为岩静脉的患者行 MVD＋三叉神经运动支完全切断术。术后随访表明,MVD＋三叉神经运动支完全切断术在疗效方面整体优于 MVD＋三叉神经运动支部分切断术,但完全切断术后患者可能出现轻度咀嚼肌萎缩。

目前手术治疗多采用经枕下乙状窦后入路的三叉神经运动支 MVD。术中分离粘连蛛网膜后充分暴露三叉神经根,探查确认责任血管后,使用 Teflon 垫棉分隔责任血管与三叉神经运动支(图 12-1)。然而,根据 MVD 术后随访结果,单纯显微血管减压后患者症状虽然明显减轻,但并未完全消失,且部分患者在术后 6 个月内出现症状复发,程度甚至重于术前。这提示神经血管压迫并非唯一病因,HMS 的发生和发展可能也与血管压迫引起的中枢神经系统兴奋性改变有关。一种可能的推测是血管压迫神经可反复激活外周神经初级传入信号,随着时间的推移进而导致中枢神经元的异常兴奋,此时单纯的血管减压往往无法获得良好疗效。

因此,对于血管压迫较为明确的病例,可在显微血管减压的基础上,选择性地切断支配颞肌和咬肌的运动支;对于血管压迫不明确或责任血管为静脉的病例,可予以运动根完全切断,并分离或电凝与神经接触的小静脉。三叉神经运动支分支往往数目不一,分支少时,神经束较为粗大;分支多时,神经束较为纤细。因此术中电生理监测对于确认选择性切断的三叉神经运动支尤为重要。在全身麻醉后,使用针电极分别刺入颞肌和咬肌。使用微电极刺激神经根,并通过针电极监测肌肉电位。当术中机械牵拉或电极刺激运动支时,可监测到其所支配的相应肌肉电活动的显著变化。三叉神经运动支和感觉支之间存在丰富的吻合支,部分切断运动支虽然可有效缓解患者痉挛症状,但由于邻近神经纤维的替代作用,可能出现症状复发,故三叉神经运动支完全切断术在理论基础与实际疗效方面可能整体优于三叉神经运动支部分切断术。值得注意的是,已观察到部分患者在三叉神经运动支完全切断术后出现咀嚼肌的去神经性萎缩,虽然程度轻微且并未影响面部外观及咀嚼能力,但完全切断术对咀嚼肌形态及功能的远期影响仍需要进一步观察与探究。

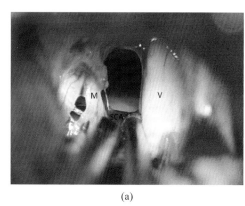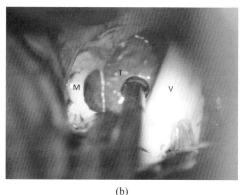

(a) (b)

图 12-1　MVD 术中图片

(a)分离粘连蛛网膜、电凝小静脉后轻微牵拉小脑以充分暴露三叉神经根,可见小脑上动脉于三叉神经腹侧压迫三叉神经主干及运动支;(b)使用 Teflon 垫棉分离三叉神经和小脑上动脉。M,三叉神经运动支;V,三叉神经;T,Teflon 垫棉;SCA,小脑上动脉。

总体而言,在 HMS 的治疗中,卡马西平、苯妥英钠等药物初期可部分减轻痉挛,但长期症状缓解率较低,且可能伴随一定的副作用;局部注射 A 型肉毒毒素缓解痉挛效果满意,但费用高昂且可能产生免疫抵抗,需要重复注射以维持疗效;显微外科手术可对 HMS 病因进行针对性治疗,术后即刻和长期疗效均较为确切,并发症整体自限且轻微,极大地提高了患者生活质量。然而,目前接受显微外科手术治疗的 HMS 患者数量仍然较少,疗效和并发症观察大多来自样本量有限、随访时间短的散在个案报道,其远期有效性和安全性仍需有长期随访资料的大样本临床研究来进一步证实。

六、总结

作为一种罕见的咀嚼肌紊乱性运动障碍性疾病,HMS 病因在长期的探索中逐渐明晰,目前学者们普遍认为 HMS 起源于三叉神经周围支受深层结缔组织或血管压迫所致脱髓鞘病变继发的异位兴奋。HMS 的诊断及鉴别诊断建立在病史、症状、体征及辅助检查的基础上,其中临床表现及肌电图检查尤为重要。A 型肉毒毒素局部肌内注射由于可迅速有效缓解痉挛症状,是目前主流的保守治疗方案,但其存在费用高昂、复发率高等缺点。显微外科手术如 MVD、三叉神经运动支部分/完全切断术可对病因进行针对性治疗,术后即刻及长期疗效较为确切,并发症整体有限且轻微,具有良好应用前景,但其手术时机、术式选择、术中电生理监测及远期疗效评价等方面仍需进一步探究。

(刘如恩　赵卫国　陈国强　武广永　郑文韬　蔡瑜)

参 考 文 献

[1]　武广永,张志宇,刘志,等.单侧咀嚼肌痉挛的显微手术治疗(附 7 例报道)[J].中国临床神经外科杂

志,2017,22(12):808-810.

[2] Aoki K R. Pharmacology and immunology of botulinum toxin type A[J]. Clinics in Dermatology, 2003,21(6):476-480.

[3] Auger R G,Litchy W J,Cascino T L,et al. Hemimasticatory spasm:clinical and electrophysiologic observations[J]. Neurology,1992,42(12):2263-2266.

[4] Chon K H, Lee J M, Koh E J, et al. Hemimasticatory spasm treated with microvascular decompression of the trigeminal nerve[J]. Acta Neurochirurgica,2012,154(9):1635-1639.

[5] Coderre T J,Katz J,Vaccarino A L,et al. Contribution of central neuroplasticity to pathological pain:review of clinical and experimental evidence[J]. Pain,1993,52(3):259-285.

[6] Dou N N,Zhong J,Zhou Q M,et al. Microvascular decompression of trigeminal nerve root for treatment of a patient with hemimasticatory spasm[J]. J Craniofac Surg,2014,25(3):916-918.

[7] Ebersbach G, Kabus C, Schelosky L, et al. Hemimasticatory spasm in hemifacial atrophy: diagnostic and therapeutic aspects in two patients[J]. Mov Disord,1995,10(4):504-507.

[8] Esteban A,Traba A,Prieto J,et al. Long term follow up of a hemimasticatory spasm[J]. Acta Neurologica Scandinavica,2002,105(1):67-72.

[9] Gunduz A,Karaali-Savrun F,Uluduz D. Hemimasticatory spasm following pontine infarction[J]. Mov Disord,2007,22(11):1674-1675.

[10] Kaufman M D. Masticatory spasm in facial hemiatrophy[J]. Ann Neurol,1980,7(6):585-587.

[11] Kim J H, Han S W, Kim Y J, et al. A case of painful hemimasticatory spasm with masseter muscle hypertrophy responsive to botulinum toxin[J]. Journal of Movement Disorders,2009,2 (2):95-97.

[12] Kim H J,Jeon B S,Lee K W. Hemimasticatory spasm associated with localized scleroderma and facial hemiatrophy[J]. Archives of Neurology,2000,57(4):576-580.

[13] Kumar N,Krueger B R,Ahlskog J E. Hemimasticatory spasm with lateral jaw deviations[J]. Movement Disorders: Official Journal of the Movement Disorder Society, 2008, 23 (15): 2265-2266.

[14] Parisi L, Valente G, Dell'Anna C, et al. A case of facial hemiatrophy associated with linear scleroderma and homolateral masseter spasm[J]. Ital J Neurol Sci,1987,8(1):63-65.

[15] Pirazzini M, Rossetto O, Eleopra R, et al. Botulinum neurotoxins: biology, pharmacology, and toxicology[J]. Pharmacological Reviews,2017,69(2):200-235.

[16] Thompson P D, Carroll W M. Hemimasticatory spasm—a peripheral paroxysmal cranial neuropathy[J]. J Neurol Neurosurg Psychiatry,1983,46(3):274-276.

[17] Thompson P D, Obeso J A, Delgado G, et al. Focal dystonia of the jaw and the differential diagnosis of unilateral jaw and masticatory spasm[J]. J Neurol Neurosurg Psychiatry,1986,49 (6):651-656.

[18] Wang Y N,Dou N N,Zhou Q M,et al. Treatment of hemimasticatory spasm with microvascular decompression[J]. J Craniofac Surg,2013,24(5):1753-1755.

[19] Wu G, Ouyang J, Zhang Z, et al. Observation of effects of different surgical treatments on unilateral masticatory muscle spasm[J]. World Neurosurgery,2018,110:e560-e566.

第十三章　痉挛性斜颈

第一节　痉挛性斜颈的诊断与鉴别诊断

一、痉挛性斜颈的诊断

痉挛性斜颈(spasmodic torticollis,ST)指颈部肌肉因中枢神经异常冲动造成不可控制的痉挛或阵挛,使头颈部向一侧痉挛性倾斜扭转;颈部深浅肌肉均可受累,常伴疼痛,导致患者出现多动症状和姿势异常;被大多数学者认为是一种锥体外系疾病,是临床上较为常见的局灶性肌张力障碍性疾病。

目前 ST 的诊断必须符合以下两点:①确定患者是否是肌张力障碍。②确定患者有肌张力障碍后,主要依据患者的病史、临床表现,结合颈部肌肉神经生理检测和影像学检查,再排除其他因素导致的斜颈后,做出诊断。

(一)临床特点

本病好发于成人,平均发病年龄在 30~50 岁,男女比例大致相等。起病缓慢,病情逐渐加重,之后保持相对稳定。在起病初期,患者间断出现颈部"牵拉、推拉"感或头部不自主扭转,亦可有疼痛感,症状逐渐加重。后期则表现为头颈部持续性不自主运动或姿势异常,病情趋于稳定。多种因素可加重或缓解斜颈的症状,通常放松、睡眠、"感觉诡计"可使症状减轻,而疲劳、紧张、情绪激动可加重症状,影响患者的日常生活和情绪。

(二)临床分型

1. 根据异常姿势分型

(1)旋转型:头部绕身体纵轴向一侧做痉挛性或阵挛性旋转,为最常见的一种类型,责任肌肉为一侧的胸锁乳突肌,重者涉及旋转侧的头夹肌、斜方肌。根据头部与身体纵轴有无倾斜,又分为三种亚型:水平旋转型、后仰旋转型和前屈旋转型。

(2)后仰型:头部痉挛性或阵挛性后仰,面部朝天,责任肌肉为双侧头夹肌、斜方肌。

(3)前屈型:头部向胸前痉挛性或阵挛性屈曲,责任肌肉为双侧胸锁乳突肌。

(4)侧挛型:头部偏离纵轴向左侧或右侧旋转,严重患者的耳、颞部与肩膀逼近或贴紧,常伴同侧肩膀上抬现象,责任肌肉为同侧的斜方肌、斜角肌。

(5)混合型:颈部肌肉痉挛无规律,头颈姿态多变。

2. 根据病情严重程度分型

(1)轻度:肌痉挛的范围较小,仅有单侧发作,无肌痛。

(2)中度:双侧发作,有轻度肌痛。

(3)重度:不仅双侧颈肌受到连累,并有向邻近肌群,如肩部、颜面部、胸肌及背部长肌群蔓延的趋势,且有严重肌痛。

(三)辅助检查

颈部肌肉肌电图和 CT/MRI 检查,基本可以明确主要痉挛肌肉,为外科手术治疗提供依据。

1. 颈部肌肉肌电图检查

肌电图检查可以明确痉挛肌肉的分布，对评估手术方式和判断预后具有参考价值。

2. 颈部 CT/MRI 检查

痉挛肌肉因痉挛致肥大，颈部 CT/MRI 检查可以直观地发现痉挛肥大的肌肉，并可测量肥大比例，根据肥大比例可将肌肉分为原动肌、协同肌、随从肌。与对侧同名肌相比，肥大比例大于 50％ 称为原动肌，肥大比例在 30％～50％ 称为协同肌，肥大比例小于 30％ 称为随从肌。以此确定它们之间的主、次关系，为手术治疗提供参考。

二、痉挛性斜颈的鉴别诊断

主要与下列疾病相鉴别：先天性肌性斜颈、癔症性斜颈、寰枢椎半脱位、药物性斜颈、继发性神经性斜颈等。

（一）先天性肌性斜颈

起病年龄小，病因不明，可能与先天性发育异常有关，也可能是子宫内胎位不正或分娩时局部受损伤，引起局部缺血所致。一侧胸锁乳突肌发生纤维性挛缩后形成畸形，头颅偏向患侧下颌指向健侧，颈部活动受限制。面部两侧不对称，与健侧相比，患侧的面部小而平，严重者可致患侧肩部升高，脊柱侧凸。

（二）癔症性斜颈

常因精神创伤突然发病，颈部不自主运动呈多变性，与感觉不适同时出现，无感觉诡计，情绪稳定或心理治疗后症状很快好转或消失。

（三）寰枢椎半脱位

表现为颈部疼痛，枕大神经疼痛，活动受限。寰枢椎开口位 X 线片主要特征性表现是枢椎齿突与寰椎两侧间距不对称，侧位 X 线片能清楚显示齿突和寰枢前弓之间的距离变化。

（四）药物性斜颈

患者有吩噻嗪类、丁酰苯类抗精神病药物的服用史，属于药物不良反应。

（五）继发性神经性斜颈

颈椎肿瘤、颈椎损伤、骨关节炎、颈椎结核等可导致本病，颈椎间盘突出、枕大神经炎等因颈部神经及肌肉受刺激导致强直性斜颈。一侧半规管受刺激引起的迷路性斜颈、先天性眼肌平衡障碍引起的眼性斜颈、先天性颈椎畸形引起的骨性斜颈、小脑第四脑室肿瘤早期所引起的斜颈等，均无阵挛作为鉴别，需进一步检查发病原因。

（赵海康　张黎）

第二节　改良 Foerster-Dandy 手术治疗痉挛性斜颈

一、改良 Foerster-Dandy 手术治疗痉挛性斜颈概述

由于 ST 病因尚不明确，所以目前的外科治疗主要为症状性治疗。自 1641 年 Minnus 首次使用胸锁乳突肌切断术治疗 ST 以来，临床上出现过多种手术方法，包括选择性周围神经切断术、单纯肌肉切断术、副神经根切断术、颈神经根切断术、副神经根减压术、Foerster-Dandy 手术、丘脑毁损术、脊髓电刺激术及脑深部电刺激术等。

神经外科医师多选用切断颈部受累的肌群和切断支配颈部肌群神经根的方法，也是目前最有效、最直观的可以改善斜颈患者病症的治疗方式。经典 Foerster-Dandy 手术为沿用数十年的传统外科术式，即双侧硬脊膜下 $C_1 \sim C_4$ 脊神经前根及副神经根切断术，尤其对于复杂重度难治性患者，可获得良好效果，

在某些方面是其他术式所不能替代的。但是传统的术式存在较大弊端：不根据临床型别和肌肉痉挛的情况，一律行双侧前根切断和等量去神经术以麻痹颈肌，生理毁损大，牺牲了很多正常功能的肌肉，术后并发症多，相当一部分患者丧失头部自主旋转能力和(或)肩部活动能力或出现吞咽困难、颈肩痛、颈围变细等并发症，且手术创伤及风险均较大。

基于经典 Foerster-Dandy 手术的弊端，神经外科医师对该术式进行了两次改良。改良 Foerster-Dandy 手术的原理：①将基于颈段选择性脊神经后根切断术(selective posterior rhizotomy，SPR)治疗脑性瘫痪(简称脑瘫)导致的上肢痉挛状态的原理应用于 ST 的治疗中，对于重度 ST 患者行相应 SPR 也可以部分缓解痉挛，配合前根选择性部分切断，既可保证疗效，又可避免全部前根切断的弊端，使术后并发症大幅减少。②针对不同症状的患者采取不同的治疗方案。不同临床分型的患者痉挛的责任肌肉是不同的，术前运用肌电图(electromyogram，EMG)检查准确判定痉挛责任肌肉(包括主要和次要责任肌肉)是改良的一个关键步骤，有助于决定切断相应脊神经前根还是后根及切断的比例。③手术如需切除 C_3 及其以下的椎板，则行椎板成形复位术，以避免切除椎板范围过大；术中保留 C_1 以下颈髓齿状韧带以免影响颈髓稳定性。

神经外科医生分别采用初次改良和二次改良术式治疗 ST 患者，不断完善术式，手术效果良好，在保证手术效果的前提下，减少了手术创伤及并发症的发生。手术方法如下。

（一）初次改良 Foerster-Dandy 手术

采用气管插管全身麻醉，麻醉成功后取俯卧位(图 13-1(a))，行枕颈后正中入路(图 13-1(b))硬膜下双侧副神经根、C_1 脊神经根切断术和选择性 $C_2 \sim C_3$ 脊神经前、后根切断术。显露枕后及上颈椎，行部分枕鳞、枕大孔后缘、寰椎后弓、枢椎棘突椎板切除，根据所需切断脊神经根的节段决定是否切除 C_3 棘突椎板。切开硬膜后在手术显微镜下，根据临床分型、主要责任肌肉的主要神经支配及病情轻重决定切断副神经根及脊神经前根情况，切断比例为 30%～100%。在神经肌电生理指导下选择需要部分切断的脊神经后根小束，选择阈值低的后根小束予以切断，切断比例根据临床分型、病情轻重及相应前根切断情况决定，一般为 10%～70%。完成显微操作后常规关闭切口(图 13-2)。实施初次改良手术的患者痉挛程度得到了很大程度的改善，同时并发症显著减少，收到了良好的效果。

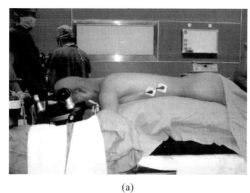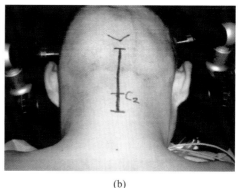

(a)　　　　　　　　　　　　　　　　(b)

图 13-1　初次改良 Foerster-Dandy 手术体位及入路

(a)手术体位；(b)手术切口。

（二）二次改良 Foerster-Dandy 手术

术中不咬除枕鳞及枕骨大孔，其余骨切除范围同初次改良术式，改在神经内镜辅助下行硬膜下双侧副神经根切断术(图 13-3)，C_1 脊神经根切断术，选择性 $C_2 \sim C_4$ 脊神经前、后根切断术，其余步骤同初次改良 Foerster-Dandy 术式。图 13-4 所示为斜颈行改良 Foerster-Dandy 手术前后对比，患者临床症状明显缓解，术后即感觉痉挛状态明显缓解，二次改良 Foerster-Dandy 手术后肌肉的不自主活性明显下降，无脊髓损伤表现，治疗效果良好，手术并发症减少。与初次改良 Foerster-Dandy 手术相比，二次改良

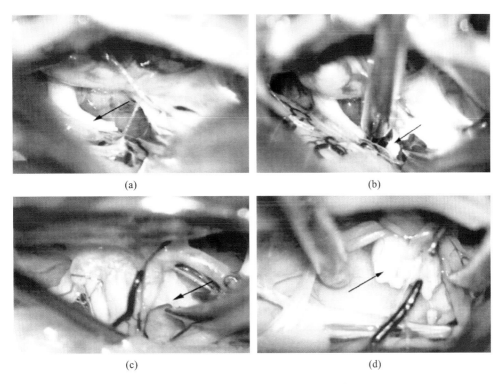

图 13-2　初次改良 Foerster-Dandy 手术

(a)副神经根切断；(b)C_1 神经根选择性切断；(c)C_2 神经根选择性切断；(d)C_3 神经根选择性切断。

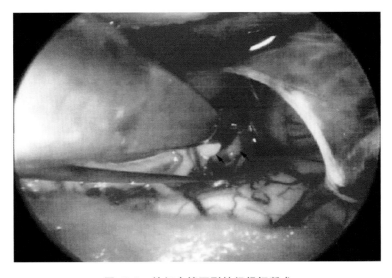

图 13-3　神经内镜下副神经根切断术

Foerster-Dandy 手术后患者吞咽困难发生率明显下降。

　　二次改良 Foerster-Dandy 手术是神经外科个体化和规范化治疗原则的一个良好体现，是从患者实际的病情出发，针对不同症状的患者采取不同的治疗方案，在获得最大化的疗效与最小化的神经功能缺损间取得平衡，既可有效处理责任神经，又能保护正常神经肌肉的功能，是治疗 ST 安全、长期有效的外科手段。

　　二次改良 Foerster-Dandy 手术治疗疗效良好，明显优于初次改良 Foerster-Dandy 手术，在不降低疗效及不增加神经系统并发症的前提下，进一步减少手术创伤，缩短手术时间，减少术中失血量，增加寰枕部稳定性，降低吞咽困难、颅内感染等并发症的发生率，从而可在最大限度缓解临床症状的同时最大限度减少手术并发症。

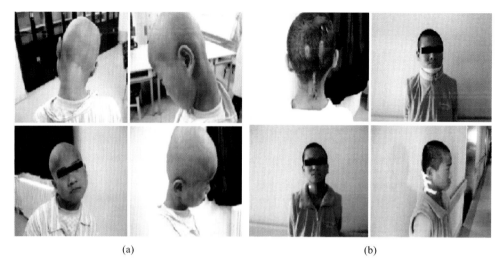

图 13-4　斜颈行二次改良 Foerster-Dandy 手术前后对比

(a)术前；(b)术后。

二、围手术期神经电生理监测

围手术期神经电生理监测内容：①手术前后行头颈部痉挛主要责任肌肉（胸锁乳突肌、斜方肌、头夹肌）肌电图（EMG）检查，根据其动作电位波幅高低客观判定手术疗效；②术中行脊神经前、后根直接电刺激术，观察相应肌肉收缩情况及自由描记动作电位波幅高低，进而行选择性脊神经前、后根切断术；③术中通过体感诱发电位（somatosensory evoked potential，SEP）监测脊髓传导通路功能完整性，及时发现手术可能对颈髓造成的副损伤。

神经电生理监测在改良手术治疗的围手术期具有重要作用。手术前后同一痉挛责任肌肉 EMG 相关参数的差异可用于客观评估手术疗效。术中神经电生理监测量化了神经切断的比例，可避免神经损伤，术中 SEP 监测能有效地减少高位颈髓损伤的可能。在应用 SEP 监测保证脊髓功能完整的前提下，通过术前与术后相关参数的对比分析，能客观准确评价二次改良 Foerster-Dandy 手术的疗效，通过神经电刺激判断神经切断的比例，可保护脊髓功能，进一步提高手术疗效，减少并发症的发生。

（于炎冰　刘江　张黎　赵海康）

第三节　副神经根显微血管减压术治疗痉挛性斜颈

自 20 世纪 80 年代以来，显微血管减压术（microvascular decompression，MVD）治疗颅神经疾病的应用越来越广泛，已成为一种成熟的手术方式，在面肌痉挛、三叉神经痛、舌咽神经痛、前庭蜗神经压迫综合征、原发性神经源性高血压、中间神经痛、ST 等疾病的治疗中有着显著的效果。

1981 年，Freckmann 首次报道将 MVD 用于治疗 ST，对 11 例 ST 患者进行了副神经根神经血管松解术，术后 10 例患者症状得到改善。之后有学者也发表了 MVD 治疗 ST 的病例报道。但早期的 MVD 操作并不仅限于神经减压，通常还合并副神经脊髓根和（或）颈神经根的交通支部分切断，因此并非真正的 MVD。1995 年，Jho 和 Jannetta 开始对 20 例 ST 患者进行 MVD 治疗，它们认为 ST 的原因可能是长时间血管压迫神经导致轴突脱髓鞘，进而神经出现异位放电，增强反射弧的功能，从而引起颈部肌张力增高。手术的目的是解除血管压迫，恢复神经的正常解剖状态。他们通过颈副神经和上颈神经的 MVD 取得了较为显著的效果。研究发现，较常见的受压血管为椎动脉和（或）PICA，最常见的部位在第 1 齿状韧带水平，因为在这一水平椎动脉进入蛛网膜下腔，$C_1 \sim C_3$ 的腹侧根或背侧根受椎动脉脊髓支的压迫。Jho 和 Jannetta 不切断任何神经,并且将神经减压的范围扩大到 $C_1 \sim C_3$ 神经根。在术后长时间的随访中,痊愈 13 例(65%),无效 2 例(10%)。之后,不少国内外学者运用该方法治疗 ST,也取得了不错的效果。

一、手术适应证

(1)原发性成人 ST。
(2)药物治疗效果不满意,或产生了严重的不良反应。
(3)已持续至少六个月的异常头部姿势,症状不再进展。
(4)排除继发性斜颈,如颈椎畸形、颅内病变、全身型肌张力障碍性疾病、认知障碍和精神障碍等。
(5)一般身体状况良好,能耐受手术治疗。

二、术前准备

(1)进行以神经系统和颈背部肌张力、压痛情况为主的全身体格检查。
(2)进行常规颈部 X 线、CT 或 MRI 检查,确定因痉挛而肥大的颈部肌肉。
(3)行 MR 血管成像(MRA)检查,了解神经与周围血管的关系。
(4)行颈部肌电图检查以明确责任肌肉。

三、手术步骤

所有患者均全身麻醉。常采用乙状窦后入路,患者取侧卧位,头部用头架固定,以提高操作稳定性;床头抬高 15°~20°,发际内做直切口,在横窦乙状窦交汇处钻孔,打开骨窗至约 2 cm×3 cm,暴露乙状窦边缘后,以倒"T"形剪开硬脑膜并悬吊。显微镜下于后组颅神经水平松解蛛网膜,充分引流脑脊液后暴露副神经脊髓根、$C_1 \sim C_2$ 脊神经。辨别责任血管,锐性分离、松解压迫脊髓根、$C_1 \sim C_2$ 脊神经根及高位颈髓的血管袢,并将其移位。用柔软的 Teflon 垫棉将责任血管隔开,使其既不和神经根接触,也不和颈髓接触,使神经和颈髓得到充分的减压。术中采用电生理监测技术对斜方肌和胸锁乳突肌进行运动诱发电位实时监测,观察神经减压前后斜方肌和胸锁乳突肌运动诱发电位的峰值和潜伏期,指导手术操作。减压操作结束后,用 37 ℃生理盐水彻底冲洗术野,以排出颅内积气和恢复颅内压并确保无出血。还要注意观察 Teflon 垫棉是否漂移,缝合硬膜时,尽量严密不透水缝合,防止脑脊液漏。最后,分层缝合肌肉、皮下组织和头皮。

四、疗效评估

(1) 分别于术前、术后第 6 个月进行评估。评估手术后颈部姿态异常的缓解及恢复程度,将手术效果分为 4 级。
①痊愈:颈部姿态和活动完全正常,可进行正常工作、生活和学习。
②显效:可见轻度颈部姿态异常,劳累或紧张时加重。
③进步:斜颈症状有所改善,但颈部姿态异常仍较为明显。
④无效:斜颈症状无改善甚至较术前加重。
痊愈、显效、进步均为有效。
(2) 分别于术前、术后第 2 周,进行胸锁乳突肌、斜方肌等主要痉挛肌肉神经肌电图检查,记录其静息状态转折数及波幅变化。
国内外文献报道副神经根 MVD 治疗 ST 的有效率为 70%~90%,术者的经验和选择合适病例是影响疗效的重要因素。

五、总结

副神经根 MVD 治疗 ST 疗效肯定,创伤小,并发症少。对于术前 MRA 检查提示有典型血管压迫的患者,可以先进行 MVD 治疗。副神经根 MVD 治疗 ST 的最大优点是没有神经和肌肉切断手术后引起的不可逆性神经和肌肉功能障碍,不会导致颈肌萎缩和无力。如果选择正确而且神经血管减压充分,会取得相当满意的效果。即使少部分患者术后无效,仍可以通过再次手术或其他手术方法来进行补充。该术式的难点是手术要求较高,需要手术医师具有娴熟的手术技巧和丰富的临床经验。

(赵海康　张黎)

第四节　肌切除及周围神经术式治疗痉挛性斜颈

ST 属于原发性颈部肌张力障碍,多表现为局限性症状,Bertrand 报道选择性周围神经切断术治疗 ST 取得良好的疗效。陈信康在 20 世纪 70 年代认为 ST 是由颈部一组局限的肌肉痉挛所致,并提出二联术,即周围神经加肌肉切断术。该术式作为一种治疗方法,取得了较好的效果,后经改进为三联术。三联术包括旋转型 ST 选择头部旋向侧颈后痉挛肌肉(头、颈夹肌,肩胛提肌)切断术、对侧副神经切除术,及颈神经后支切断术(一侧 $C_1 \sim C_6$ 脊神经后支切除术)。

一、手术适应证

(1) ST 诊断明确。
(2) 注射肉毒毒素无效或口服药物无效及不良反应严重。
(3) 病程超过 6 个月、ST 症状已经稳定、分型属重度 ST 者,或轻度 ST 严重影响生活和工作者。
(4) 一般身体状况良好,能耐受手术治疗。

二、术前准备

(1) 进行以神经系统和颈背部肌张力、压痛情况为主的全身体格检查。
(2) 进行常规颈部 X 线、CT 或 MRI 检查,确定因痉挛而肥大的颈部肌肉。
(3) 行 MR 血管成像(MRA)检查,了解神经与周围血管的关系。
(4) 行颈部肌电图检查以明确责任肌肉。

三、手术方法

(一)术式①:选择性肌肉离断术

1. 切口

(1) "7"字形切口:在痉挛肌侧枕项部发际内至颈后取"7"字形(左侧则为反"7"字形)皮肤切口(图 13-5)。切口的水平段位于枕外隆凸下方 1 横指,起自中线,止于乳突内缘。斜切口上端与水平切口相连,向下止于 C_7 或 C_1 横突平面,离中线 2 cm。此切口皮瓣较大,优点是便于显露肩胛提肌、斜角肌等颈部侧方肌肉。缺点是切口相关并发症较多。

(2) 倒拐形切口:枕项线中外 1/3 的交点上 2 cm 至 C_6 棘突旁 2 cm 斜形切口(图 13-6)。此切口皮瓣较小,切口相关并发症较少,但颈部侧方显露不足。需根据术前手术计划选择合适的手术切口。

2. 皮瓣形成与夹肌离断　切开皮肤后游离皮下组织,术野的大部分由宽阔的斜方肌所占有。在斜方肌上缘与胸锁乳突肌后缘形成的间隙内可见部分头夹肌及其内侧缘。夹肌的下层是与脊柱平行走行的头半棘肌。平行夹肌内侧缘切开斜方肌达中线,翻开斜方肌肌瓣,充分显露头夹肌和头半棘肌上部。游离头夹肌的内缘,用电刀沿中线自内侧向外切断夹肌与项韧带、棘突和棘上韧带的连结,将头夹肌下部离断,将其翻转游离。切断头夹肌与乳突和上项线的连接。将其离断并部分移除。应注意其腹侧面有丰富的血供和神经支配,应对肌残端做间断缝合,防止术后渗血(图 13-7)。

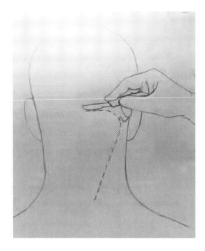

图 13-5 "7"字形切口

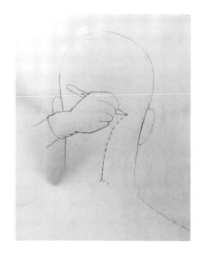

图 13-6 倒拐形切口

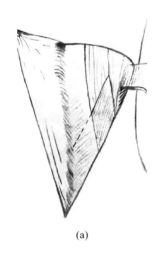

(a)

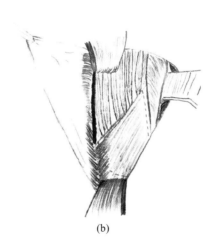

(b)

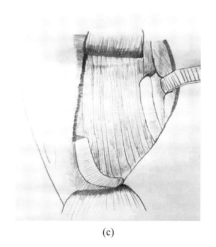

(c)

图 13-7 皮瓣形成与夹肌离断

（二）术式②：$C_1 \sim C_6$ 脊神经后支选择性切断术

$C_1 \sim C_6$ 脊神经都在头半棘肌与颈半棘肌的间隙内走行。夹肌切除后头半棘肌的上项线附着处到 C_7 脊神经平面清晰地显露在术野内，为下一步显露后支创造了良好条件。在头半棘肌内侧丛及外侧丛之间切开头半棘肌向下达 C_7 脊神经平面，向上达到上项线，并在其上项线附着点下 1.5 cm 处，用电刀以较小功率分次薄层切割横断，近腹侧面时改用双极电凝，以防损伤枕下三角内的结构。将头半棘肌肌瓣向两侧牵开，显露枕下三角及颈半棘肌筋膜。

1. C_1 脊神经后支离断 首先找到枕下三角，它的内侧是头后大直肌，上方是头上斜肌，下方是头下斜肌，根据短肌肌纤维不同走向确定枕下三角所在。C_1 脊神经位于枕下三角内，患者肌肉痉挛肥厚，枕下三角有时呈闭合状态，可分别在下斜肌和上斜肌穿线向下和向外牵开。三角张开后确定寰椎后弓的位置。显微镜下通过 0.5 V 电刺激在寰椎后弓与椎动脉平行段之间寻找神经，确认定位并用钝头显微剥离子解剖。找到分支后逆行追踪至主干。主干几乎与椎动脉相垂直，先发出外侧支支配咽喉肌，并有细支与 C_2 脊神经交通支相连。背支（终末支）分叉成 3～4 分支，支配大直肌、小直肌、上斜肌、下斜肌和头半棘肌的腹侧面。在分支前将主干切断，周围支撕脱、毁损。做双侧 C_1 脊神经切断时必须保留外侧支。

2. C_2 脊神经后支离断 C_2 脊神经后支自寰枢韧带下外侧、枢椎后弓上缘发出后先向下行，在下斜肌下缘处折返向上、向中线斜行，穿过头半棘肌及斜方肌，经历一段很长的行程后分布在枕部皮下，是诸后支中最粗、行程最长的分支。牵开头半棘肌肌瓣时，即可在寰枢水平找到 C_2 脊神经后支。只要顺着神经逆向分离到寰枢膜，就能找到 C_2 脊神经主干及很早发出的背支和侧支。侧支支配夹肌、头最长肌和头半棘肌等，电刺激可诱发广泛肌收缩。对主干在分支前电凝切断、切除 $1\sim2$ cm。其发出交通支与 C_1、C_3 脊神经后支相连，均予以离断。

3. $C_3\sim C_6$ 脊神经后支离断　$C_3\sim C_6$ 脊神经后支都在头半棘肌和颈半棘肌之间走行，附着在颈半棘肌筋膜下各支与动、静脉伴行。首先找到与脊神经后支相对应横突间隙，用神经刺激器以 $2\sim5$ V 电流刺激横突间隙周围颈半棘肌筋膜，通过观察夹肌和半棘肌的收缩情况，确认脊神经后支分支或主干，沿神经向椎间孔方向分离，在神经近起始段处电凝、切断或部分切除。

(三) 术式③: 副神经离断术

根据副神经的走行及其在体表的投影，可采用两种手术入路行副神经离断术。

1. 后入路　平卧，头旋向对侧，肩下垫薄枕。对胸锁乳突肌及斜方肌行肌电图监测。切口开始于乳突，沿着胸锁乳突肌的后缘轻度向后弯曲，终止在副神经穿出斜方肌的位置，即在斜方肌的垂直部和水平部的交界处。切开皮肤及颈阔肌，游离胸锁乳突肌表面，在颈外静脉上方可分离出耳大神经，切口的上方可找到枕小神经，对电刺激无反应，应加以保护。在耳大神经和枕小神经之间的空间内可解剖出副神经的胸锁乳突肌分支，其分成数支进入胸锁乳突肌肌内，电刺激可诱发胸锁乳突肌收缩。沿此支逆行解剖至副神经分叉点，胸锁乳突肌分支和斜方肌分支常在一淋巴结附近汇合。分别刺激两分支可见相应肌肉抽动。电生理确认后，在汇合点后切断胸锁乳突肌分支，保留斜方肌分支。

2. 前入路　此入路便于显露高位分叉的副神经，是最常使用的手术入路。平卧，头旋向对侧，肩下垫薄枕，对胸锁乳突肌及斜方肌行肌电图监测。以术侧下颌角水平线与胸锁乳突肌前缘的交点为中点在胸锁乳突肌前缘做 $3\sim4$ cm 斜形切口(图 13-8)，切开颈阔肌显露胸锁乳突肌，沿胸锁乳突肌前缘钝性分离至胸锁乳突肌肌深面，相当于下颌角平面打开颈深筋膜，在二腹肌下缘可觅见一淋巴结，在其外、后侧可分离出向下、向背侧斜行的副神经主干或分支，给予电刺激以明确神经性质。沿神经分离找到副神经分叉部，电生理确认后离断胸锁乳突肌分支。对于分叉部过低的病例，可切开神经外膜，将分支分开，高位切断胸锁乳突肌分支，撕除周围段。在寻找副神经时，需与舌下神经相区别，后者也在二腹肌后腹下缘发出，与副神经只有 10 mm 的距离。舌下神经的误伤将引起舌肌萎缩。神经离断前电生理确认可避免这种误伤。由于胸锁乳突肌还接受 C_2、C_3 脊神经前支支配，对于前屈型病例或术前肌电图显示Ⅲ级痉挛的胸锁乳突肌应行全部横断，术中要注意勿损伤颈内静脉。

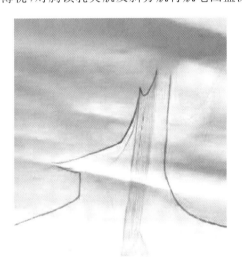

图 13-8　副神经离断术前入路

四、术式组合

针对不同的斜颈类型，可采取不同的手术组合。

(1) 旋转型：采用术式①+②+③组合，即对侧副神经离断加旋向侧颈后肌肉部分离断加 $C_1\sim C_6$ 脊神经后支选择性切断术。

(2) 侧挛型：采用术式①+②+③组合，即屈向侧副神经离断加同侧颈后肌肉部分离断加 $C_1\sim C_6$ 脊神经后支选择性切断术。

(3) 前屈型：采用术式③，即双侧副神经离断术。

(4) 后仰型：采用术式①+②组合，即双侧颈后肌肉部分离断加 $C_1\sim C_6$ 脊神经后支选择性切断术。

五、疗效评价

术后 6～12 个月评估疗效。

（1）痊愈：头颈恢复正常姿态和活动，正常工作、学习和生活。

（2）显效：头颈姿态大致正常，仅在劳累和紧张时有斜颈动作。

（3）进步：斜颈症状较术前改善，偏斜角度和力度减轻。

（4）无效：和术前比较无变化。

国内外文献报道二联术或三联术治疗 ST 的长期有效率为 68%～95%，主要与 ST 患者的类型有关。

六、总结

根据不同的类型而采用三种术式相组合的理论基础为不同类型 ST 的头部姿态是各相关肌肉收缩构成的，而不是颈部全部肌肉参与的结果。手术治疗只需要针对这些主要肌肉，没有必要切断双侧颈神经根和副神经根。术中可行神经电生理监测，其目的在于及时发现手术操作对神经组织的影响，避免永久性的神经损伤，有效保护头颈部的生理运动功能。

（李俊 王潞 赵海康）

参 考 文 献

[1] 李俊,王潞.痉挛性斜颈的临床治疗[J].临床外科杂志,2019,27(10):840-843.

[2] 刘江,徐晓利,于炎冰,等.痉挛性斜颈外科治疗进展[J].国际神经病学神经外科学杂志,2007,34(2):168-171.

[3] 刘江,于炎冰,袁越,等.内镜辅助下选择性颈神经根切断术治疗痉挛性斜颈[J].中国临床神经外科杂志,2011,16(3):156-158.

[4] 刘江,袁越,张黎,等.神经电生理监测在二次改良 Foerster-Dandy 手术治疗痉挛性斜颈围手术期的应用[J].中华神经外科杂志,2015,31(5):477-481.

[5] 刘江,张黎,袁越,等.两次改良 Foerster-Dandy 手术治疗痉挛性斜颈的对比研究[J].中华神经外科杂志,2011,27(5):440-443.

[6] 刘红举,于炎冰,任鸿翔,等.改良 Foerster-Dandy 手术治疗痉挛性斜颈的长期随访结果（附 550 例报告）[J].中华神经外科杂志,2019,35(1):6-9.

[7] 田向阳,于炎冰,张岭,等.神经内镜下选择性脊神经后根切断术治疗脑损伤后肢体肌痉挛[J].中华神经外科杂志,2019,35(4):343-346.

[8] 于炎冰.重视术中神经电生理监测在显微血管减压术中的应用[J].中华神经外科杂志,2017,33(9):865-868.

[9] 于炎冰.MVD 治疗颅神经疾病的现状与未来[J].中华脑科疾病与康复杂志,2018,8(1):1-4.

[10] 于炎冰.功能神经外科主要疾病的治疗策略与展望[J].中华神经创伤外科电子杂志,2020,6(1):1-3.

[11] 于炎冰,张黎.中国显微血管减压术治疗脑神经疾患术中减压植入物专家共识(2016)[J].中华神经外科杂志,2016,32(10):976-977.

[12] 于炎冰,张黎,马延山,等.改良 Foerster-Dandy 手术治疗痉挛性斜颈[J].中华神经外科杂志,2005,21(2):88-90.

[13] 于炎冰,张黎,徐晓利,等.选择性颈段脊神经后根部分切断术治疗脑瘫性上肢痉挛状态（附 17 例报告）[J].中国微侵袭神经外科杂志,2006,11(12):538-539.

[14] 于炎冰,张黎,徐晓利,等.显微血管减压术后复发三叉神经痛的手术治疗[J].中华神经外科杂志,

2006,22(9):538-540.

［15］ 于炎冰,张黎,徐晓利,等.责任动脉悬吊法在显微血管减压术中的应用[J].中华神经外科杂志, 2006,22(12):726-728.

［16］ 张黎,于炎冰,冯利东,等.显微血管减压术治疗多根颅神经疾患[J].中华神经外科杂志,2004,20 (4):299-302.

［17］ 张黎,于炎冰,郭京,等.Teflon 材料在神经外科显微血管减压术中的应用[J].生物医学工程研究, 2004,23(1):44-45.

［18］ 朱佳琳,张黎,于炎冰.神经内镜在显微血管减压术中的应用进展[J].中华神经外科杂志,2020,36 (6):645-648.

［19］ Bertrand C M. Selective peripheral denervation for spasmodic torticollis: surgical technique, results,and observations in 260 cases[J]. Surgical Neurology,1993,40(2):96-103.

［20］ Brunori A,Greco R,Bruni P,et al. Surgical treatment of spasmodic torticollis: is there a role for microvascular decompression? With an illustrative case report[J]. Journal of Neurosurgical Sciences,1996,40(1):43-51.

［21］ Cohen-Gadol A A,Ahlskog J E,Matsumoto J Y,et al. Selective peripheral denervation for the treatment of intractable spasmodic torticollis: experience with 168 patients at the Mayo Clinic [J]. Journal of Neurosurgery,2003,98(6):1247-1254.

［22］ Graupman P,Feyma T,Sorenson T,et al. Microvascular decompression with partial occipital condylectomy in a case of pediatric spasmodic torticollis[J]. Childs Nerv Syst,2019,35(7):1263-1266.

［23］ Jho H D,Jannetta P J. Microvascular decompression for spasmodic torticollis [J]. Acta Neurochirurgica,1995,134(1-2):21-26.

［24］ Luzzi S,Del Maestro M,Trovarelli D,et al. Endoscope-assisted microneurosurgery for neurovascular compression syndromes: basic principles,methodology,and technical notes[J]. Asian Journal of Neurosurgery,2019,14(1):193-200.

［25］ Ravindran K,Kumar N G,Englot D J,et al. Deep brain stimulation versus peripheral denervation for cervical dystonia: a systematic review and meta-analysis[J]. World Neurosurg,2019,122: e940-e946.

［26］ Speelman J D,van Manen J,Jacz K,et al. The Foerster-Dandy operation for the treatment of spasmodic torticollis[J]. Acta Neurochir Suppl(Wien),1987,39:85-87.

［27］ Taira T. Neurosurgical management of dystonias[J]. Rinsho Shinkeigaku,2006,46(11):970-971.

［28］ Tsymbaliuk V I,Tretyak I B,Freidman M Y,et al. Denervation and myotomy of muscles of the omotrapezoid triangle of the neck improve the outcomes of surgical treatment of laterocollis and torticollis subtypes of spasmodic torticollis: 58 case analysis[J]. Acta Neurochirurgica,2016,158 (6):1159-1164.

［29］ Tubbs R S,Benninger B,Loukas M,et al. The nerve of McKenzie: anatomic study with application to intradural rhizotomy for spasmodic torticollis[J]. British Journal of Neurosurgery, 2014,28(5):650-652.

［30］ Wilson T J,Spinner R J. Selective cervical denervation for cervical dystonia: modification of the bertrand procedure[J]. Oper Neurosurg(Hagerstown),2018,14(5):546-555.

第十四章　中间神经痛

　　中间神经痛也被称为膝状节神经痛或者原发性耳痛,是一种罕见类型的面部疼痛,疼痛通常位于耳深部,有间断发作特征。疼痛常常可被外耳道后壁的机械刺激诱发,但是诱发区并不总是存在。疼痛可能有不同的发作形式,包括持续的、阵发性的,甚至是持续疼痛与阵发性疼痛的组合。疼痛的性质有钝痛、刺痛和电击痛,伴流泪症状在文献中很常见,但也不一定存在。其他伴随症状包括听力丧失、眩晕、耳鸣、面部潮红和多汗,以及感觉超敏。

　　中间神经痛的发病机制目前尚未完全明了。一种假说是疼痛是由于带状疱疹病毒感染引起,病毒感染后在皮肤组织中繁殖,引起皮肤疱疹,然后病毒沿神经向中枢蔓延,侵犯神经节,引起病毒感染性神经炎,引发神经性疼痛。另一种假说是血管压迫超过阈值,导致神经出脑干区的脱髓鞘改变,继而神经纤维间假性突触形成,这是中间神经痛最可能的病因。本病的相关文献较少,因此目前关于该病的流行病学和治疗效果的资料仍缺乏权威统一的认识。

一、中间神经相关解剖

　　中间神经的命名源于其位于面神经和前庭蜗神经之间。1977 年 Heinrich August Wrisberg 将其命名为"面神经的中间支",因此中间神经也被称为 Wrisberg 神经,其中副交感神经纤维支配泪腺、鼻腔和软腭的腺体,并传入来自舌、外耳及鼻腔的皮肤区域的感觉。它走行在面神经的运动根旁,被认为是面神经的一部分,通常由一根神经干构成,但在某些情况下,它可由多达 6 个细根组成。

　　中间神经包含来源于三个不同核团的纤维:①来自上泌涎核的副交感纤维;②来自延髓味觉中枢(孤独核上极)的感觉纤维;③来自三叉神经脊束背部的皮肤感觉纤维。副交感分泌神经节后纤维分布于泪腺、颌下腺、鼻腔及部分口腔腺体。特殊感觉纤维传递来自舌的前 2/3、口底、部分上颚等处的味觉感受器的神经冲动,经鼓索到孤束核。皮肤表面的传入纤维传递来自耳廓、耳后区域、外耳道后壁和鼓膜外层等处的感觉接收器的神经冲动。

二、诊断

　　因为没有明确的影像学指征或者其他辅助检查可明确诊断中间神经痛,中间神经痛像其他颅神经疾病一样主要靠特定的临床症状来确定诊断。也有学者认为中间神经痛的确诊只能通过术中证实中间神经出脑干区被血管压迫,且血管减压或中间神经切断后疼痛明显减轻或消失来实现。中间神经痛的临床表现多样,但其主要特征性表现为单侧的与耳相关的阵发性疼痛,疼痛可位于外耳道、耳廓、耳后区域,甚至软腭,有时放射到颞部或者下颌角。疼痛可能被外耳道感觉或者机械刺激所触发,疼痛可伴有流泪、味觉异常、唾液分泌异常。

　　中间神经痛可分为两种类型:一种是以耳痛为主的耳型,常始发于耳内或耳前,呈间歇性、阵发性或持续性剧烈疼痛,并可放射至同侧面部、舌外侧及咽部。另一种为边界不清的面部疼痛,持续时间达数小时。发作时常伴有同侧鼻黏膜充血及流泪,有时可出现味觉及听觉改变。

　　为了明确诊断,须排除其他非神经痛性耳痛,包括外耳的炎症或中耳炎,耳廓、外耳道、颞骨、鼻咽部位的恶性肿瘤,牙科疾病,颞下颌关节疾病,血管病变,鼻咽部和喉部病变引起的疼痛,CPA 的占位性病变,以及茎突过长综合征等。因此对于拟诊断中间神经痛的病例必须进行详细的神经内科、口腔科和耳鼻喉科检查。

　　中间神经痛与其他的神经痛的鉴别诊断也很重要。耳的感觉由第 V、VII、IX、X 颅神经等,以及第 2 和第 3 颈神经支配,所以中间神经痛与其他的面部相关的神经痛部位重叠并不罕见,而最可能的鉴别诊断是三叉神经痛和舌咽神经痛,其与中间神经痛的疼痛特征非常相似,鉴别时应注意疼痛的部位分布及诱发因素。中间神经痛患者说话、洗脸及吞咽不会诱发耳部发作性疼痛,可作为与三叉神经痛和舌咽神经痛鉴别的依据。特别是深耳痛伴有间歇性面部或咽疼痛发作时,须与非典型三叉神经痛或舌咽神经痛鉴别。鉴别的重要手段是丁卡因实验,如果扁桃体窝处喷洒丁卡因后疼痛消失,则支持舌咽神经痛的诊断,或高对比度 MRI T2 加权序列(如 CISS 和 FIESTA)发现明显的神经血管压迫,也可支持舌咽神经痛诊断,但不是确诊的可靠证据。

当评估疑似中间神经痛患者时,为了明确诊断,首先必须行 MRI CPA 薄扫检查,可以明确压迫第Ⅶ、Ⅷ颅神经的血管袢;因中间神经过于纤细,即使高分辨率的 MRI 也无法显示,所以只能根据 MRI 图像上第Ⅶ、Ⅷ颅神经与血管的关系来估计中间神经是否受到血管压迫。其他的检查包括脑干听觉诱发电位监测、前庭功能检查等。以上检查可以排除其他疾病引起的耳痛,只有在充分排除其他疾病的前提下,才能诊断中间神经痛。

三、治疗

中间神经痛首选的治疗是内科治疗,手术只作为顽固性患者的选择。通常使用的药物是卡马西平、加巴喷丁、拉莫三嗪。因为这些药物抑制神经系统不同部位的兴奋,所以联合用药可能对那些单药治疗无效的患者有益。药物治疗之外的另一个选择是区域神经阻滞。

在药物保守治疗无效,或药物不耐受、过敏、副作用明显等情况下,与患者充分沟通后可以考虑选择手术治疗。有部分学者选用膝状神经节切除术治疗中间神经痛,但干眼症及面瘫等并发症发生率较高。目前常见的两种手术方式是中间神经脑池段切断术和神经进脑干区显微血管减压术。文献报道只有1/3的中间神经痛患者术中可发现血管压迫,最常见的血管为小脑前下动脉,其次为小脑后下动脉。在这部分病例中,单纯行神经减压术也足以达到疼痛缓解的效果,但目前绝大多数学者倾向于采用乙状窦后入路中间神经脑池段减压加切断术。术中应常规行神经电生理监测以保护听神经功能。无论术中是否发现血管压迫,术后疗效无明显差异。

中间神经脑池段切断术的手术入路与面肌痉挛显微血管减压术相同。患者取健侧卧位,耳后枕下切口,乙状窦后开骨窗直径至约 2 cm,前缘达乙状窦后缘,切开硬脑膜,显微镜下释放脑脊液至小脑塌陷,探查患侧 CPA。对于颅神经周围的局部蛛网膜尽量给予广泛彻底的锐性分离,可减少手术操作中对前庭蜗神经的牵拉,从而降低听力损失的风险;不使用自动牵开器,对需要暴露的部位进行间断牵拉。因为中间神经痛、三叉神经痛、舌咽神经痛等有疼痛区域的重叠,通常术中需要探查三叉神经,行三叉神经减压术;探查面听神经,显露压迫中间神经的血管以确认压迫部位,行神经减压并切断中间神经;探查舌咽、迷走神经,行神经减压术。即使对术前明确诊断中间神经痛的患者也要对舌咽神经、迷走神经进行探查和减压。操作结束后对硬膜进行水密缝合,预防脑脊液切口漏和鼻漏,对乳突气房用骨蜡严密封闭,对颅骨采用修补材料修补,对肌肉、皮肤按解剖层次逐层缝合(图 14-1、图 14-2)。

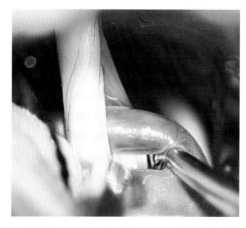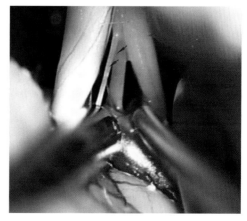

图 14-1　使用显微镜手术剪剪开蛛网膜后可见前庭蜗神经、面神经、小脑前下动脉→中间神经

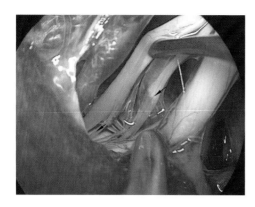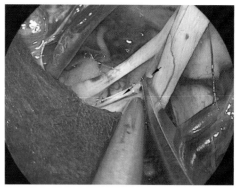

图 14-2 使用内镜手术剪剪开蛛网膜后可见前庭蜗神经、面神经、小脑前下动脉→中间神经

文献报道的中间神经切断并发症包括泪液、唾液分泌障碍,味觉减退,眩晕等,但往往短期可恢复,术后一般不会出现耳聋及面瘫。如果手术适应证选择恰当,那么绝大多数患者的疼痛会得到缓解。虽然文献报道初次手术效果不好的病例再次手术大部分可达到满意效果,但仍强烈建议只对症状特别严重并且其他治疗无效的患者考虑重复手术。在手术前与患者进行充分细致的交流并确定患者对手术预期有理性的态度。

四、总结

中间神经痛是一种罕见的面部神经痛,具有间断发作、疼痛部位位于耳深部的特点,常被外耳道后壁的感觉或机械刺激诱发。中间神经痛的疼痛部位与三叉神经痛和舌咽神经痛常有重叠,耳、颞下颌关节、鼻咽的影像学检查有助于鉴别,临床上应特别注意防止漏诊、误诊。

对于内科保守治疗效果不佳的患者,乙状窦后入路中间神经脑池段减压及切断术是目前最佳治疗方法。平行于第Ⅶ、Ⅷ颅神经方向对小脑进行牵拉,牵拉应该遵循最小化原则。广泛的锐性蛛网膜分离以及小脑动态牵拉有利于小脑的牵开并减少颅神经损伤。这些手术策略可保证充分的暴露且对颅神经进行安全的探查并切断中间神经。术中对第Ⅴ、Ⅶ、Ⅸ、Ⅹ颅神经脑池段全程均进行广泛充分探查和减压,如果怀疑合并三叉神经痛或舌咽神经痛,应积极行减压或神经根切断术。

(陈国强)

参 考 文 献

[1] Peris-Celda M，Oushy S，Perry A，et al. Nervus intermedius and the surgical management of geniculate neuralgia[J]. J Neurosurg,2018,131(2):343-351.

[2] Goulin Lippi Fernandes E，van Doormaal T，de Ru S，et al. Microvascular decompression of the Ⅶ/Ⅷ cranial nerve complex for the treatment of intermediate nerve neuralgia：a retrospective case series[J]. Oper Neurosurg (Hagerstown),2018,15(4):378-385.

[3] Robblee J. A pain in the ear：two case reports of nervus intermedius neuralgia and narrative review[J]. Headache,2021,61(3):414-421.

[4] Watanabe K，Tubbs R S，Satoh S，et al. Isolated deep ear canal pain：possible role of auricular branch of vagus nerve-case illustrations with cadaveric correlation[J]. World Neurosurg,2016,96:293-301.

[5] Sakas D E，Panourias I G，Stranjalis G，et al. Paroxysmal otalgia due to compression of the intermediate nerve：a distinct syndrome of neurovascular conflict confirmed by neuroimaging. Case report[J]. J Neurosurg,2007,107(6):1228-1230.

[6] Wang Y，Yu C Y，Huang L，et al. Familial neuralgia of occipital and intermedius nerves in a

Chinese family[J]. J Headache Pain,2011,12(4):497-500.

[7] Younes W M, Capelle H H, Krauss J K. Microvascular decompression of the anterior inferior cerebellar artery for intermediate nerve neuralgia[J]. Stereotact Funct Neurosurg,2010,88(3): 193-195.

[8] Zong Q, Zhang K, Han G L, et al. Rhizotomy targeting the intermediate nerve, the glossopharyngeal nerve and the upper 1st to 2nd rootlets of the vagus nerve for the treatment of laryngeal neuralgia combined with intermediate nerve neuralgia—a case report[J]. BMC Surg, 2014,14:60.

[9] Chen Y L, Song Z F, Wan Y F,et al. Intermediate nerve neuralgia can be diagnosed and cured by microvascular decompression[J]. J Craniofac Surg,2014,25(4):1187-1189.

[10] Clifton W E, Grewal S, Lundy L, et al. Clinical implications of nervus intermedius variants in patients with geniculate neuralgia: let anatomy be the guide[J]. Clin Anat, 2020, 33 (7): 1056-1061.

[11] Onoda K, Kawaguchi A, Takaya Y, et al. A case of nervus intermedius neuralgia[J]. World Neurosurg,2020,137:89-92.

[12] Inoue T, Shima A, Hirai H, et al. Nervus intermedius neuralgia treated with microvascular decompression: a case report and review of the literature[J]. NMC Case Rep J,2017,4(3): 75-78.

[13] Tang I P, Freeman S R, Kontorinis G, et al. Geniculate neuralgia: a systematic review[J]. J Laryngol Otol,2014,128(5):394-399.

[14] Burmeister H P, Baltzer P A, Dietzel M,et al. Identification of the nervus intermedius using 3T MR imaging[J]. AJNR Am J Neuroradiol,2011,32(3):460-464.

[15] Holste K G, Hardaway F A, Raslan A M, et al. Pain-free and pain-controlled survival after sectioning the nervus intermedius in nervus intermedius neuralgia: a single-institution review [J]. J Neurosurg,2018,131(2):352-359.

[16] Yamamoto Y, Hashikata H, Toda H, et al. Nervus intermedius section to mobilize the anterior inferior cerebellar artery in microvascular decompression surgery for hemifacial spasm: a technical case report [J]. World Neurosurg,2019,122:491-494.

[17] Tubbs R S, Steck D T, Mortazavi M M, et al. The nervus intermedius: a review of its anatomy, function, pathology, and role in neurosurgery[J]. World Neurosurg,2013,79(5-6): 763-767.

第十五章 间歇性动眼神经麻痹及滑车神经功能障碍

第一节 间歇性动眼神经麻痹

一、临床特征

经典的动眼神经麻痹是一种常见的症状,其特征是持续性的单侧上睑下垂、瞳孔扩张和眼球运动受限,由多种疾病引起。后交通动脉瘤压迫是其众所周知的原因之一。然而,间歇性动眼神经麻痹是一种罕见的症状,很少被报道。反复发作的单侧动眼神经麻痹是间歇性动眼神经麻痹的一个独特特征。间歇性动眼神经麻痹的特点为阵发性发作,每次发作持续数秒至数分钟,并可自行缓解,间歇期可随病程的延长逐渐缩短。发作时典型症状为患侧上睑下垂、瞳孔散大、对光无反应,以及轻度眼外斜视。

二、发病原因

间歇性动眼神经麻痹的发病机制仍不清楚。有学者认为这种罕见症状是由颅内压升高引起的假脑瘤的非特异性表现,这些学者报道了数例因艾滋病相关隐球菌性脑膜炎引起间歇性动眼神经麻痹的患者,应用甘露醇后症状有缓解,故认为颅内压升高可能在其发病机制中起一定作用。而也有人认为,间歇性动眼神经麻痹是由于动眼神经的短暂缺血造成。另有学者证明了非动脉瘤性血管压迫也可能是间歇性动眼神经麻痹的原因。有国内学者描述了由血管压迫引起的间歇性动眼神经麻痹,在这些病例中,并没有颅内压升高的迹象,故间歇性的症状可能与受血压影响的血流量变化有关。我们认为,对于间歇性动眼神经麻痹,可能存在更严格的条件,从而导致血管压迫诱发间歇性动眼神经麻痹。

三、手术治疗

目前研究已证实,血管压迫动眼神经可导致间歇性动眼神经麻痹。显微血管减压术一般用于面肌痉挛和三叉神经痛的治疗,而间歇性动眼神经麻痹伴非动脉瘤性血管压迫动眼神经也已被报道可通过显微血管减压术成功治疗。

(任鸿翔 甄雪克)

第二节 滑车神经功能障碍

上斜肌肌肉纤颤(superior oblique myokymia,SOM)临床罕见,可导致单侧眼球震颤、旋转,患者在向下凝视时可出现明显复视症状。此病最早由 Duane 于 1906 年提出。Samii 等认为 SOM 是颅神经血管压迫综合征的一种表现,即支配上斜肌的滑车神经 REZ 存在责任血管压迫,最终造成 SOM。

SOM 缺乏有效治疗手段。传统的治疗方法,如口服抗癫痫药物(如加巴喷丁)、β 受体阻滞剂,或者上斜肌肌肉或肌腱切断术,均为姑息性治疗措施,且复发率高。1998 年,Samii 等首次报道了一例 MVD 治疗的 SOM 病例,术中发现滑车神经 REZ 存在一根细小的动脉,经枕下乙状窦后入路的 MVD 术后患者眼球旋转的症状即刻消失。2019 年，Kawasaki 等报道了一例采用小脑上入路 MVD 治疗的 77 岁 SOM 病例，术后症状消失(图 15-1、图 15-2)。

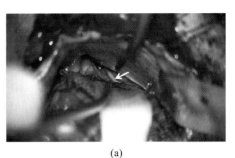

(a)

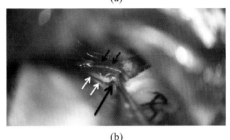

(b)

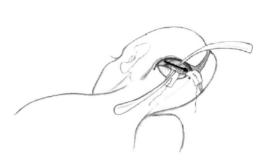

图 15-1　手术体位及入路

图 15-2　滑车神经功能障碍 MVD 要点

白色箭头所示为滑车神经，短黑箭头所示为责任血管，长黑箭头所示为滑车神经压痕。

　　目前为止，临床报道滑车神经功能障碍的病例甚少，且多为个案报道。综合来看，滑车神经根部受责任血管压迫可能造成慢性 SOM，临床上可表现为致残性的视觉功能障碍症状，对于此类患者而言，MVD 可以完全缓解症状，达到临床治愈。

(任鸿翔　甄雪克)

参 考 文 献

［1］　Antonini G，Di Pasquale A，Cruccu G，et al. Magnetic resonance imaging contribution for diagnosing symptomatic neurovascular contact in classical trigeminal neuralgia：a blinded case-control study and meta-analysis［J］. Pain,2014,155(8):1464-1471.

［2］　Azran M S，Waljee A，Biousse V，et al. Episodic third nerve palsy with cryptococcal meningitis［J］. Neurology,2005,64(4):759-760.

［3］　Cano M，Lainez J M，Escudero J，et al. Pituitary adenoma presenting as painful intermittent third nerve palsy［J］. Headache,1989,29(7):451-452.

［4］　Duane A. Unilateral rotary nystagmus［J］. Transactions of the American Ophthalmological Society,1906,11(Pt1):63-67.

［5］　Fukami S，Akimoto J，Fukuhara H，et al. Microvascular decompression for oculomotor nerve palsy due to compression by infundibular dilatation of posterior communicating artery［J］. World Neurosurg,2018,119:142-145.

［6］　Wang J，Gong X Y，Sun Y，et al. Prevalence of nerve-vessel contact at cisternal segments of the oculomotor nerve in asymptomatic patients evaluated with magnetic resonance images［J］. Chinese Medical Journal,2010,123(8):989-992.

［7］　Joshi S，Tee W W，Franconi C，et al. Transient oculomotor nerve palsy due to non-aneurysmal neurovascular compression［J］. J Clin Neurosci,2017,45:136-137.

［8］ Kawasaki T，Fujitsu K，Ichikawa T，et al. Superior oblique myokymia：a case report of surgical treatment，review of the literature，and consideration of surgical approach［J］. World Neurosurg，2019，131：197-199.

［9］ Keane J R. Intermittent third nerve palsy with cryptococcal meningitis［J］. Journal of Clinical Neuro-Ophthalmology，1993，13(2)：124-126.

［10］ McCammon A，Kaufman H H，Sears E S. Transient oculomotor paralysis in pseudotumor cerebri ［J］. Neurology，1981，31(2)：182-184.

［11］ Møller A R. The cranial nerve vascular compression syndrome：Ⅱ. A review of pathophysiology ［J］. Acta Neurochirurgica，1991，113(1-2)：24-30.

［12］ Moorthy G，Behrens M M，Drachman D B，et al. Ocular pseudomyasthenia or ocular my asthenia' plus'：a warning to clinicians［J］. Neurology，1989，39(9)：1150-1154.

［13］ Samii M，Rosahl S K，Carvalho G A，et al. Microvascular decompression for superior oblique myokymia：case report［J］. Journal of Neurosurgery，1998，89(6)：1020-1024.

［14］ Suzuki K，Muroi A，Kujiraoka Y，et al. Oculomotor palsy treated by microvascular decompression ［J］. Surgical Neurology，2008，70(2)：210-212.

［15］ Tummala R P，Harrison A，Madison M T，et al. Pseudomyasthenia resulting from a posterior carotid artery wall aneurysm：a novel presentation：case report［J］. Neurosurgery，2001，49(6)：1466-1469.

［16］ Welch M J，Jay W M. Episodic oculomotor nerve palsy in a patient with leptomeningeal metastatic adenocarcinoma of the breast［J］. Neuro-Ophthalmology，2010，34(5-6)：356-357.

［17］ Wykes W N. Prolactinoma presenting with intermittent third nerve palsy［J］. British Journal of Ophthalmology，1986，70(9)：706-707.

第三篇

药物难治性癫痫

第十六章　药物难治性癫痫概述

癫痫是由不同原因导致的大脑神经元过度同步化放电所引起的一种临床综合征。其作为神经系统的第二大疾病，发病率在 5‰ 左右，具有发作性、周期性、症状刻板性的特点。随着抗癫痫药物在临床应用中的开展，临床中逐渐发现约有 30% 的癫痫无法通过抗癫痫药物得到满意的控制，自 20 世纪末，药物难治性癫痫的概念被逐渐提出，国际上有"medically refractory epilepsy""medically intractable epilepsy""pharmacoresistant epilepsy"等近义词语被广泛使用。直到 2009 年，经由国际抗癫痫联盟组织的第 28 届国际癫痫会议上的讨论，"药物难治性癫痫"（drug-resistant epilepsy）的定义与用词得到了初步的统一，并于 2010 年正式刊文，定义为"足量应用两种符合指征的抗癫痫药物但无效的癫痫"。其核心回答了两个问题：①如何评价单一抗癫痫药物的治疗效果？②几种抗癫痫药物治疗失败时才能被定义为药物难治性癫痫？这一概念的最大意义在于为癫痫外科的开展提出了规范性的指导。药物难治性癫痫被认为是外科治疗的指征。但随着临床研究的开展，诸如海马硬化、局灶性皮层发育不良等解剖结构上的异常被发现为药物难治性癫痫的高危因素，在发展为药物难治性癫痫前的"外科早期干预"这一概念逐渐形成。而这在更深层意义上反映了研究者对"某些类型的癫痫并不适宜药物治疗"这一背后本质的认识，外科治疗对于某些类型的癫痫应当被视为与药物治疗等位的治疗方式，而并非单纯是药物治疗方式的补充。正如 2010 年国际抗癫痫联盟正式刊文中所说，制定统一概念与定义的主要目的是改善患者预后与推进临床研究。一类疾病的定义并不应该是刻板不变的，而应随临床与科研的需求与时俱进。我们在从事癫痫外科的过程中也应当从实际临床需要及患者的各方面综合考虑，而不应呆板地照本宣科。

药物难治性癫痫的外科治疗方法总体可分为针对局灶性病变的切除性手术，针对广泛性病变的大脑半球性手术以及以缓解为主要目的的离断性手术与神经调控性手术。癫痫外科最主要的工作内容就是通过系统的术前评估，对药物难治性癫痫患者进行科学的分类，根据药物难治性癫痫的类型选择适合的治疗方式；形成了包含病因学、症状学、影像学、脑电图学等的庞大的学科体系，涉及视频脑电图、结构磁共振、功能磁共振、脑磁图、PET、SPECT（单光子发射计算机断层成像）、颅内脑电图等多模态的检查技术。针对不同手术方式背后机制的研究推动了学科的发展。诸如，随着对症状学知识的积累，不同脑区所产生的局灶性癫痫的特点逐渐被明晰；随着人们对脑网络认识的深入，对局灶性癫痫也逐渐由"寻找致痫区"向"确定致痫网络的关键节点"发生改变，这对临床工作者的术前评估策略产生了重大影响；而对于大脑半球性病变的成因，神经调控治疗癫痫的机制是什么这些关键问题也亟待解决，因为只有明确了这些问题才能进一步提升当前对药物难治性癫痫的治疗效果。

总之，外科技术在药物难治性癫痫中的应用既是一个古老的领域又是一个充满朝气的领域，在该领域中还有无数瑰宝等待着临床工作者、科研工作者去发掘。

（张建国　张凯）

参 考 文 献

[1]　Kwan P,Brodie M J. Early identification of refractory epilepsy[J]. N Engl J Med,2000,342(5)：314-319.

[2]　Wiebe S,Blume W T,Girvin J P,et al. A randomized,controlled trial of surgery for temporal-lobe epilepsy[J]. N Engl J Med,2001,345(5)：311-318.

[3]　Kwan P, Arzimanoglou A, Berg A T, et al. Definition of drug resistant epilepsy：consensus

proposal by the ad hoc Task Force of the ILAE commission on therapeutic strategies：definition of drug resistant epilepsy[J]. Epilepsia，2009，51(6)：1069-1077.

[4] Engel J. Early surgical therapy for drug-resistant temporal lobe epilepsy：a randomized trial[J]. JAMA，2012，307(9)：922-930.

[5] Ryvlin P，Cross J H，Rheims S. Epilepsy surgery in children and adults[J]. Lancet Neurol，2014，13 (11)：1114-1126.

[6] Dwivedi R，Ramanujam B，Chandra P S，et al. Surgery for drug-resistant epilepsy in children[J]. N Engl J Med，2017，377(17)：1639-1647.

[7] Chen Z，Brodie M J，Liew D，et al. Treatment outcomes in patients with newly diagnosed epilepsy treated with established and new antiepileptic drugs：a 30-year longitudinal cohort study[J]. JAMA Neurol，2018，75(3)：279-286.

[8] Zaccara G，Mula M，Ferrò B，et al. Do neurologists agree in diagnosing drug resistance in adults with focal epilepsy？[J]. Epilepsia，2019，60(1)：175-183.

第十七章　癫痫的病理生理学及病理组织学研究

第一节　癫痫的病理生理学

人类大脑皮质包括两大类神经元,即投射神经元和中间神经元。投射神经元(如锥体神经元)是一种向位于大脑较远区域的神经元"投射"或发送信息的细胞。中间神经元(如篮细胞)通常被认为是影响附近神经元活动的局部回路细胞。大多数主神经元在突触后神经元上形成兴奋性突触,而大多数中间神经元在主细胞或其他抑制性神经元上形成抑制性突触。当主神经元在抑制性神经元上形成突触时可能发生反复抑制,而抑制性神经元又在主细胞上形成突触以实现负反馈环路。最近的研究表明,一些中间神经元似乎有相当广泛的轴突投射,而不是先前提出的局部的轴突结构。在某些情况下,这类中间神经元可能为大量神经元提供非常强的同步或起搏器活动。

神经元兴奋性的基本机制是动作电位,兴奋性突触神经传递增加、抑制性神经传递减少、电压门控离子通道的改变和细胞内或细胞外离子浓度的改变,有利于细胞膜的去极化。当几个同步的阈下兴奋性刺激发生时,会导致超兴奋状态,减少它们在突触后神经元中的时间总和。动作电位是由于神经元膜去极化而产生的,膜去极化沿着轴突向下传播,在轴突末端诱导神经递质释放。动作电位以全或无的方式出现。因此,膜电位随配体门控通道的激活而变化,配体门控通道的电导受与神经递质结合的影响;或者激活电压门控通道,其电导受跨膜电位变化的影响;或者随着细胞内离子区隔的变化而变化。

神经递质是突触前神经末梢在突触处释放的物质,随后与该配体的特定突触后受体结合。配体结合导致通道激活和离子进出细胞。大脑中的主要神经递质是谷氨酸、γ-氨基丁酸(GABA)、乙酰胆碱(ACh)、去甲肾上腺素、多巴胺、5-羟色胺和组胺。其他如神经肽和激素,发挥调节作用,可在较长时间内改变神经传递。主要的兴奋性神经递质是谷氨酸。谷氨酸受体有几种亚型。在兴奋性主细胞和抑制性中间神经元上都发现了谷氨酸受体,并已在某些类型的神经胶质细胞上得到证实。促离子亚类为 α-氨基-2,3-二氢-5-甲基-3-氧代-4-异噁唑丙烷酸(AMPA)受体、红藻氨酸受体和 N-甲基-D-天冬氨酸(NMDA)受体;它们允许谷氨酸激活时离子内流。它们通过阳离子通透性以及对药理激动剂或拮抗剂的不同敏感性相互区别。所有离子型谷氨酸受体对 Na^+ 和 K^+ 都是可渗透的,Na^+ 的流入和 K^+ 的流出促进膜去极化和动作电位的产生。NMDA 受体也有一个 Ca^{2+} 通道,在静息状态下被 Mg^{2+} 阻断,但在局部细胞膜去极化的条件下,Mg^{2+} 被置换,该通道对 Ca^{2+} 具有渗透性。Ca^{2+} 内流倾向于进一步使细胞去极化,并且在过度神经元激活(如癫痫持续状态和缺血)的情况下有助于 Ca^{2+} 介导的神经元损伤,可能导致细胞死亡,这一过程称为兴奋性毒性。另一种主要类型的谷氨酸受体是代谢型受体。因激动剂效力、信号转导机制和突触前后定位不同,至少有 3 种代谢型受体亚型。使用癫痫动物模型的实验研究表明,NMDA、AMPA 和红藻氨酸激动剂能诱导癫痫发作,而其拮抗剂抑制癫痫发作。代谢激动剂似乎具有可变效应,可能取决于其不同的位置和信号转导机制。主要的抑制性神经递质 GABA 与 2 种主要受体亚型相互作用:$GABA_A$ 受体和 $GABA_B$ 受体。$GABA_A$ 受体是在突触后膜发现的,而 $GABA_B$ 受体是在突触前膜发现的,因此可以调节突触释放。在成人大脑中,$GABA_A$ 受体可影响 Cl^-;激活后,Cl^- 内流使膜超极化并抑制动作电位。众所周知,$GABA_A$ 受体激动剂(如巴比妥类和苯二氮䓬类)可抑制癫痫发作。$GABA_B$ 受体与第二信使系统有关,而与 Cl^- 无关,由于位于突触前,它们会导致递质释放的衰减。第二信使系统通常导致 K^+ 通道打开,导致超极化电流。某些 $GABA_B$ 受体激动剂,如巴氯芬,会使兴奋性增高和加剧癫痫发作。与癫痫相关的是,谷氨酸和 GABA 都需要从突触间隙不断地再摄取和被清除。谷氨酸和 GABA 的转运体存在于神经元和胶质细胞(主要是星形胶质细胞)上。在动物模型中,对转运体功能的干扰也被证明可以激活或抑制癫痫样活动,这主要取决于哪个转运体被阻断。

神经元活动的复杂性部分归因于控制一个或多个细胞区域的电激活水平的各种机制。这些机制可能在神经元内部或细胞环境中起作用,包括其他细胞(如邻近的神经元、胶质细胞和血管内皮细胞)以及细胞外空间,以改变神经元的兴奋性。前者可称为"神经元"或"内在的",后者可称为"神经元外"或"外在的"。神经元(内在的)的因素包括:①电压门控通道和配体门控通道的类型、数量和分布。这些通道决定跨膜电位变化的方向、程度和速率,进而决定动作电位是否发生。例如,电压门控钠通道构成动作电位快速去极化的基础。如前所述,在配体门控通道中,GABA 受体复合物介导 Cl^- 内流,Cl^- 内流使细胞超极化,形成神经元抑制的基础。②受体的生化修饰。例如,NMDA 受体的磷酸化增加了对 Ca^{2+} 的通透性,导致兴奋性增加。③激活第二信使系统。例如,去甲肾上腺素与其 α 受体的结合激活环 GMP,进而激活打开 K^+ 的 G 蛋白,从而降低兴奋性。④通过 RNA 编辑调节基因的表达。神经元外(外在的)的因素包括:①由于细胞外空间体积的变化而引起的细胞外离子浓度的变化。例如,细胞外容量的减少导致细胞外 K^+ 浓度的增加,阻止细胞复极所需的 K^+ 向外运动,从而有效地增加兴奋性。②突触接触的重塑。例如,传入轴突末端向目标细胞体靠近的运动增加了突触内向离子电流,使目标神经元达到阈值的可能性增加。③以前的突触经验。如短暂的高频刺激(如长时程增强(LTP)),也会提高这种突触的效能,增加它们的兴奋性。④通过神经胶质细胞调节递质代谢。例如,如果神经胶质代谢或兴奋性递质(如谷氨酸或乙酰胆碱)的摄取减少,则兴奋性增加。

如上所述,不仅很多因素可以影响单个神经元的兴奋性,网络也会影响神经元的兴奋性。神经元以精细的阵列连接在一起,提供另一个层次的对神经元兴奋性的控制。一个非常基本的神经网络的例子是对齿状回和海马的充分研究。在齿状回,神经网络的传入连接可以直接激活投射神经元(如颗粒细胞)。传入也可以直接激活局部中间神经元(双极细胞和篮状细胞),这些中间神经元可能抑制附近的投射神经元(前反馈抑制)。此外,投射神经元可能反过来激活中间神经元,中间神经元反过来作用于投射神经元(后反馈抑制)。因此,环路中一个或多个细胞功能的改变可以显著影响相邻和远处的神经元。例如,产生更多连接的兴奋性轴突的芽生可以使连接神经元网络的兴奋性增加。或者,抑制神经元的丢失也会增加网络的兴奋性。抑制功能也可以通过激活或"驱动"抑制神经元的兴奋性而丧失。

癫痫发作过程中发生的超同步化放电可能从一个非常局限的皮质区域开始,然后扩散到邻近区域。癫痫发作的开始以两个同时发生的事件为特征:①动作电位的高频爆发;②神经元群的超同步。来自足够数量的神经元的同步爆发导致 EEG 上出现所谓的棘波放电。在单个神经元水平,癫痫样活动包括持续的神经元去极化导致动作电位爆发,与动作电位爆发完成相关的平台样的去极化,然后是快速复极化和超极化。这个序列称为阵发性去极化漂移(paroxysmal depolarizing shift,PDS)。神经元膜相对较长的去极化导致的爆发活动是由于细胞外 Ca^{2+} 的内流,从而导致电压依赖性钠通道的开放、Na^+ 的流入和重复动作电位的产生。随后的超极化后电位由 GABA 受体和 Cl^- 流入介导,或通过 K^+ 流出介导,具体情况取决于细胞类型。

局灶性发作在大脑内传播的过程会导致周围抑制的丧失,并通过局部的皮质连接将癫痫活动扩散到相邻区域,然后通过胼胝体等长联络纤维扩散到更远的区域。爆发性活动的传播通常由完整的超极化和抑制性神经元产生的周围抑制区域所阻止。在充分激活的情况下,周围神经元通过多种机制重新聚集。反复的放电会导致:①细胞外 K^+ 增加,减弱超极化外向 K^+ 电流的范围,使邻近神经元去极化;②突触前膜 Ca^{2+} 的聚集,导致神经递质释放增强;③去极化诱导兴奋性氨基酸受体 NMDA 受体亚型的激活,导致更多的 Ca^{2+} 内流和神经元激活。但目前仍不清楚的是癫痫发作为什么通常在几秒或几分钟后结束,而癫痫持续状态为什么终止失败。

我们对导致患者癫痫反复发作的中枢神经系统异常的理解仍然有限。重要的是要理解发作和癫痫可能由许多不同的病理过程引起,这些病理过程破坏了兴奋和抑制之间的平衡。癫痫可由扰乱细胞外离子稳态、改变能量代谢、改变受体功能或改变递质摄取的过程引起。尽管在病因上存在重大差异,但皮质神经元同步爆发性活动的结果表面上似乎具有相似的表型。与潜在的病理生理学相比，参与同步爆发的神经元网络的位置和功能可能更多地影响癫痫发作的表型。

人类大脑皮质由 3～6 层神经元组成。系统发育中最古老的皮质部分（archipallium）由 3 个不同的神经元层构成，例如位于内侧颞叶的海马。内侧颞叶癫痫是临床很常见的一种癫痫类型，主要累及海马。海马是一个特别重要的皮质结构，由三个主要区域组成：下托、海马体（Ammon 角）和齿状回。海马体和齿状回由 3 层神经元构成，下托是从 3 层到 6 层神经元的过渡区，海马的重要区域包括 CA1、CA2、CA3。由于内嗅皮质-齿状回-海马环路的构成相对简单，其在边缘系统癫痫的实验模型中得到深入研究。这些研究产生了两种关于细胞网络变化的理论，这两种细胞网络变化导致海马（部分性癫痫发作常见的起源部位之一）变得过度兴奋。其中一种理论：中间神经元的选择性缺失降低了齿状颗粒细胞（一组重要的主神经元）的正常前反馈和后反馈抑制。另一种理论：损伤后发生突触重组，并通过相邻齿状颗粒细胞之间的轴突"芽生"产生反复的兴奋性连接。最近，有人提出，GABA 能抑制神经元的丢失实际上是兴奋性神经元的丢失，而不是 GABA 能抑制神经元的丢失，兴奋性神经元通常刺激抑制性中间神经元，从而抑制齿状颗粒细胞。这些神经网络的高兴奋性机制不是相互排斥的，可以是协同作用，并且可能在人类癫痫大脑中共存。

癫痫发作似乎也同时发生在广泛的皮质区域。这种全身性癫痫发作的机制尚不确定。失神发作（也称为小发作）是一种全身性发作，临床上表现为短暂的凝视和 EEG 上特征性的棘波复合体爆发。失神发作时的全身性棘波放电可能是由连接皮质和丘脑的环路在睡眠过程中产生的振荡节律畸变引起的。这种振荡行为涉及位于丘脑内的 $GABA_B$ 受体、Ca^{2+} 通道和 K^+ 通道之间的相互作用。这些受体和通道的药理学调节可诱发失神发作，有人推测，失神发作的遗传形式可能与该系统成分的突变有关。

那么正常网络是如何向高兴奋性网络转变的呢？临床观察表明某些形式的癫痫是由特定事件引起的。例如，大约 50% 遭受严重头部损伤的患者会发展为癫痫。然而，有相当一部分人外伤后数月或数年内不会出现临床症状。最初损伤后的"静默期"（silent period）表明，在某些情况下，癫痫的发生过程涉及神经网络随时间的逐渐变化。在此期间发生的变化可能包括抑制性中间神经元（或驱动它们的兴奋性中间神经元）的延迟坏死，或轴突侧支的芽生或出现自我强化环路等。癫痫发生的一个重要实验模型是点燃模型，即每天对某些大脑区域（如海马或杏仁核）进行阈下刺激（电刺激或化学刺激）会导致后放电，最终导致刺激诱发的临床发作，在某些情况下，还会导致自发的癫痫发作。这种兴奋性的变化是永久性的，可能涉及中枢神经系统的长期生化和（或）结构性变化。在点燃模型中，研究者测量到了各种变化，包括谷氨酸通道特性的改变、神经元的选择性丢失和轴突重组。然而，点燃的确切机制及其对人类癫痫发生的适用性仍不清楚。因此，未来对于获得性病变发展为癫痫的预防可能受益于真正具有"抗癫痫"作用的化合物，这些化合物可以防止这些网络的变化，而不是仅仅具有"抗发作"的作用。

（邵晓秋　张建国）

第二节　癫痫的病理组织学研究

药物难治性癫痫的病理组织学涵盖了一个广泛的疾病谱系，包括发育畸形、肿瘤、缺氧、外伤、感染、血管异常等。2017 年，Blümcke 等回顾性分析了欧洲国家近万例药物难治性癫痫患者的病理组织学，占前三位的依次是海马硬化（36.4%）、脑肿瘤（23.6%）以及皮质发育畸形（malformation of cortical development，MCD，19.8%）。我们曾经开展了包括 435 例国人药物难治性癫痫的病理学研究，结果表明：常见的病理学类型依次为皮质发育畸形（MCD）（57.2%）、瘢痕脑回（22.8%）和肿瘤（11.7%）。海马硬化可发生于 17% 的病例且多伴发于局灶性皮质发育不良、瘢痕脑回或肿瘤患者。

一、皮质发育畸形

随着外科手术切除治疗药物难治性癫痫的进展，皮质发育畸形（MCD）被置于癫痫病因分类中的重要位置,尤其是在儿童和青少年的病例中。MCD 是一组局灶性或弥漫性皮质结构异常病变的总称。癫痫外科病理中常见的 MCD 包括局灶性皮质发育不良(focal cortical dysplasia,FCD)、结节性硬化(tuberous sclerosis)、半侧巨脑回及灰质异位等。

1. 局灶性皮质发育不良　FCD 是 MCD 中最常见的病理类型,可见于任何脑叶,但额叶和颞叶多见,通常为单侧病变。组织学上包括两个方面的异常:其一为皮质结构异常,指垂直方向的柱状结构异常和水平方向的皮质分层结构紊乱;其二为细胞水平的异常,主要包括形态异常神经元和气球样细胞。形态异常神经元细胞形态怪异、体积巨大、胞质内尼氏体成簇,免疫组化染色示胞质内有丰富的神经丝蛋白。气球样细胞多单个或成堆分布于灰白质交界处、邻近的白质以及分子层内,细胞体巨大,单核或双核,有时核偏位,胞质苍白或淡嗜伊红色。FCD 的分型体系经过多次更新,2011 年国际抗癫痫联盟(ILAE)将 FCD 分为Ⅰ型(包括FCDⅠa、FCDⅠb、FCDⅠc)、Ⅱ型(包括 FCDⅡa、FCDⅡb)以及Ⅲ型(包括 FCDⅢa、FCDⅢb、FCDⅢc、FCDⅢd)。FCDⅠa 皮质垂直方向排列紊乱,出现微柱状结构;FCDⅠb 皮质水平方向排列紊乱;FCDⅠc 皮质既有垂直方向排列紊乱也有水平方向排列紊乱。FCDⅡa 在皮质结构紊乱的基础上,出现形态异常神经元;FCDⅡb 皮质结构紊乱,可见形态异常神经元和气球样细胞。FCDⅢ型并非独立病变:FCDⅢa 皮质结构紊乱伴有海马硬化;FCDⅢb 皮质结构紊乱邻近药物难治性癫痫相关低级别肿瘤;FCDⅢc 皮质结构紊乱邻近血管畸形;FCDⅢd 皮质结构紊乱邻近其他幼年时期获得的病变如外伤、缺血性损伤、脑炎等。近年来 ILAE 正在筹划应用分子生物学和分子遗传学手段探索和阐明 FCD 分子机制及其对新分类的推动作用。

2. 结节性硬化　结节性硬化患者最显著的异常是在大脑皮质中形成多个结节样病变。皮质结节主要位于脑回顶部,颜色灰白,质地较硬。组织学表现为皮质分层结构紊乱,出现形态异常神经元和气球样细胞(或称巨大细胞),伴有星形胶质细胞的异常增生,并可见钙化。结节性硬化的组织学有时和 FCDⅡ型难以鉴别。免疫组化染色提示上述异常细胞成分中 mTOR 通路的两种下游蛋白质(4E-BP1 和 S6)呈高度活化状态。结节性硬化还常合并有室管膜下巨细胞星形细胞瘤。

3. 半侧巨脑回　在脑组织的发育过程中,神经元和神经胶质异常过度增殖可以影响一侧大脑半球的一部分或整个大脑半球。大体所见为一侧大脑半球弥漫性增大,常伴有同侧侧脑室扩张,中线结构向对侧偏移,灰白质分界不清。镜下见病变皮质明显增厚,皮质分层结构模糊不清,出现体积较大的形态异常神经元。白质中也可见到类似于 FCD 的形态异常神经元及气球样细胞。

4. 灰质异位　在白质中出现异位的灰质团或岛,则称为灰质异位。根据异位灰质团或岛出现的部位不同,可以将其分为皮质下灰质异位、室管膜下灰质异位或脑室周围灰质异位。根据病变的形态又可将其分为结节状灰质异位和带状灰质异位。

二、低级别癫痫相关神经上皮肿瘤

伴有长期癫痫病史的原发性脑肿瘤有两组。一组为经典的与癫痫相关的脑肿瘤,包括神经节细胞胶质瘤(ganglioglioma,GG)、胚胎发育不良性神经上皮肿瘤(dysembryoplastic neuroepithelial tumor,DNT)、血管中心型胶质瘤(angiocentric glioma,AG)及脑膜血管瘤(MA)等。另一组肿瘤相对少见,包括弥漫性星形细胞瘤、少突胶质细胞瘤等。

1. 神经节细胞胶质瘤　GG 是最常见的癫痫相关肿瘤,绝大多数 GG 位于颞叶。GG 在组织学上由神经元和胶质成分混合构成,前者通常为分化成熟的神经节细胞,不规则地散布于胶质细胞中,伴有泡状核和明显的核仁。胶质成分通常为星形胶质细胞,也可见少突胶质细胞,组织学分级为 WHOⅠ级。瘤内可见血管周围淋巴细胞袖套、促纤维生成和钙化。免疫组化染色神经元成分呈 NeuN、NF 和突触素阳性,胶质成分呈 GFAP 和波形蛋白阳性。70%~80% 的 GG 中 CD34 表达显著,呈簇状或弥漫阳性。Ki-67 增殖指数在 1%~2%。GG 的 BRAF V600E 点突变约出现于 50% 的病例中。

2. 胚胎发育不良性神经上皮肿瘤　DNT 最常见的发生部位是颞叶,尤其是颞叶内侧,肿瘤于皮质内多呈结节状生长。组织学特征是"特殊的胶质神经元成分",这种结构是由少突胶质细胞沿着束状的神经轴索及小血管排列形成的柱状和管样结构,其间为黏液样的基质,有时可见成熟的神经元"漂浮"于黏液样基质中,组织学分级为 WHO Ⅰ级。免疫组化染色少突胶质细胞通常为 Olig-2 和 S-100 阳性,Ki-67 标记指数通常低于 1%。FGFR1 变异发生在 58.1%~82% 的 DNT 中。

3. 血管中心型胶质瘤　该肿瘤好发于儿童及青少年,多数位于额叶或颞叶。组织学上肿瘤表现为单一性的梭形细胞围绕血管生长,可以平行于血管排列,也可以垂直于血管壁形成类似菊形团样结构。免疫组化染色肿瘤细胞呈 GFAP 和波形蛋白阳性,EMA 点灶状阳性,D2-40 弥漫或点灶状阳性。AG 生物学行为属良性过程,组织学分级为 WHO Ⅰ级。绝大多数 AG 存在 MYB-QKI 基因融合。

4. 脑膜血管瘤　MA 是罕见的发生于大脑皮质的一种错构性瘤样病变,其中 1/3 与神经纤维瘤病(neurofibromatosis,NF)有关,NF2 型比 NF1 型更常见。病变常位于浅表皮质或与脑膜相连的脑实质内,边界清楚,质地较硬。镜下见皮质内多量血管增生,血管周围可见增生的脑膜内皮细胞或梭形细胞,并常伴有大量钙化和砂粒体形成。有的病例病变皮质上方可同时发生脑膜瘤。

三、海马硬化

海马硬化是颞叶癫痫手术切除标本中最常见的病理变化。大体表现为海马萎缩,质地硬韧。镜下表现为海马不同区域锥体神经元不同程度的丢失及胶质细胞的增生。2013 年国际抗癫痫联盟(ILAE)将海马硬化分为三个亚型:①海马硬化 ILAE 1 型:CA1 及 CA4 区神经元重度脱失伴胶质细胞增生。②海马硬化 ILAE 2 型:CA1 区神经元中-重度脱失及胶质细胞增生。③海马硬化 ILAE 3 型:CA4 区神经元中-重度脱失及胶质细胞增生。应用这种分型方法进行临床病理相关性分析后发现,海马硬化 ILAE 1 型患者多因 5 岁以前的诱因而致早年发病,术后癫痫控制效果良好。

四、脑血管畸形

1. 血管畸形　临床上较常见的是动静脉畸形(arteriovenous malformation,AVM)和海绵状血管瘤(cavernous hemangioma,CH),并且是引发癫痫的重要原因。

大体上 AVM 为一团异常、扭曲的血管团。镜下见管腔形状不规则、大小不一和管壁厚薄不均的畸形血管。CH 大体上由境界比较清楚的分叶状血管团组成,切面呈蜂窝状,形似海绵。镜下病变由大小不一的血管组成,管壁较薄,管腔内衬内皮细胞,腔内充满红细胞。病灶周围脑组织变性、胶质细胞增生,间质内可见大量的含铁血黄素沉积。

2. Sturge-Weber 综合征(SWS)　组织病理上可见脑膜血管瘤,镜下表现为大量扩张的薄壁血管,伴血流淤滞及血栓形成。软脑膜下皮质浅层可见沿脑回呈带状分布的钙化灶,以血管壁及其周围尤为明显。

五、炎症性疾病

中枢神经系统的感染性疾病如病毒、细菌、真菌以及寄生虫感染,也是癫痫的原因之一。我们总结的 273 例药物难治性癫痫患者中有 13 例(4.8%)是由明确的炎症性病变导致的。在大脑半球或多脑叶切除的 46 例药物难治性癫痫患者中,中枢神经系统炎症性病变多达 8 例(17.4%),包括拉斯马森综合征、巨细胞病毒性脑炎、结核性脑膜炎及囊尾蚴虫感染。

1. 病毒性脑炎　病毒感染易引起额颞叶皮质受损,在软脑膜、脑组织的间质内及血管周围有淋巴细胞、单核细胞及小胶质细胞的浸润,血管周围常可见淋巴细胞袖套。此外,神经元或神经胶质细胞核中还可以看到病毒包涵体,皮质内可出现小胶质细胞结节和嗜神经节现象。

2. 拉斯马森综合征　病变主要累及一侧大脑半球,绝大多数患者有进行性的大脑半球萎缩。病变的严重程度不同,病理表现不同。肉眼可见脑回萎缩,累及脑膜时可见脑膜增厚发白。镜下病变较为弥漫,表现为非特异性的慢性炎症改变,类似于病毒性脑炎。拉斯马森综合征的病因尚不清楚,有人认为与病毒感染、自身免疫障碍有关。

六、瘢痕脑回

1. 缺氧、缺血及出血后　婴幼儿继发性的瘢痕脑回多与围产期的缺氧缺血性损伤有关。组织学可见皮质正常结构消失,神经元脱失伴有胶质细胞增生,并常可以看到岛样分布的残存神经元。病变严重处脑组织软化坏死、囊性变、囊腔周围胶质增生,瘢痕形成。随着病程的迁移,最终出现脑萎缩,脑组织质地较硬。出血后的瘢痕脑回可以观察到含铁血黄素的沉积。

2. 脑外伤后　脑外伤后的瘢痕脑回也是引发癫痫的一个常见原因。在我们的单中心病例中瘢痕脑回常累及多个脑叶,其中 39.68% 是由脑外伤引起的。病程较短的患者可见组织崩解、疏松水肿,伴吞噬细胞浸润。病程较长的患者可见明显的胶质细胞增生及 Rosenthal 纤维出现。经常见到含铁血黄素的沉积。

(朴月善　刘如恩)

参 考 文 献

[1]　刘静,朴月善,卢德宏,等.难治性癫痫 273 例的临床病理学分析[J].中华神经科杂志,2009,42(10):676-681.

[2]　孙福海,朴月善,王玮,等.难治性癫痫相关脑肿瘤的临床病理学研究[J].中华病理学杂志,2009,38(3):153-157.

[3]　王跃峰,朴月善,卢德宏,等.难治性癫痫 46 例患者大脑半球或多脑叶切除标本的临床病理学分析[J].中华神经科杂志,2011,44(1):24-29.

[4]　阮清源,倪海春,朴月善,等.颞叶内侧硬化的组织学分型及临床病理相关性[J].中华神经科杂志,2012,45(12):874-878.

[5]　刘翠翠,陈诗赟,朴月善,等.难治性癫痫相关脑炎的临床病理学观察[J].中华病理学杂志,2016,45(5):318-323.

[6]　Matsumoto H,Ajmonemarsan C. Cellular mechanisms in experimental epileptic seizures[J]. Science,1964,144(3615):193-194.

[7]　Wiechert P,Herbst A. Provocation of cerebral seizures by derangement of the natural balance between glutamic acid and gamma-aminobutyric acid[J]. J Neurochem,1966,13(2):59-64.

[8]　Prince D A,Wilder B J. Control mechanisms in cortical epileptogenic foci. "Surround" inhibition[J]. Arch Neurol,1967,16(2):194-202.

[9]　Croucher M J,Collins J F,Meldrum B S. Anticonvulsant action of excitatory amino acid antagonists[J]. Science,1982,216(4548):899-901.

[10]　Walther H,Lambert J D,Jones R S,et al. Epileptiform activity in combined slices of the hippocampus,subiculum and entorhinal cortex during perfusion with low magnesium medium[J]. Neurosci Lett,1986,69(2):156-161.

[11]　Foldvary-Schaefer N,Bautista J,Andermann F,et al. Focal malformations of cortical development[J]. Neurology,2004,62(Suppl 3):S14-S19.

[12]　Palmini A,Najm I,Avanzini G,et al. Terminology and classification of the cortical dysplasias[J]. Neurology,2004,62(Suppl 3):S2-S8.

[13]　Yu F H,Mantegazza M,Westenbroek R E,et al. Reduced sodium current in GABAergic interneurons in a mouse model of severe myoclonic epilepsy in infancy[J]. Nat Neurosci,2006,9(9):1142-1149.

[14]　Scharfman H E. The neurobiology of epilepsy[J]. Curr Neurol Neurosci Rep,2007,7(4):

348-354.

[15]　Blümcke I，Pauli E，Clusmann H，et al. A new clinico-pathological classification system for mesial temporal sclerosis[J]. Acta Neuropathol,2007,113(3):235-244.

[16]　Piao Y S，Lu D H，Chen L，et al. Neuropathological findings in intractable epilepsy:435 Chinese cases[J]. Brain Pathology,2010,20(5):902-908.

[17]　Boison D. Methylxanthines,seizures,and excitotoxicity[J]. Handb Exp Pharmacol,2011(200):251-266.

[18]　Thom M，Blümcke I，Aronica E. Long-term epilepsy-associated tumors[J]. Brain Pathology,2012,22(3):1593-1599.

[19]　Barkovich A J，Guerrini R，Kuzniecky R I，et al. A developmental and genetic classification for malformations of cortical development:update 2012[J]. Brain,2012,135(5):1348-1369.

[20]　Blümcke I，Thom M，Aronica E，et al. International consensus classification of hippocampal sclerosis in temporal lobe epilepsy:a task force report from the ILAE commission on diagnostic methods[J]. Epilepsia,2013,54(7):1315-1329.

[21]　Ni H C，Chen S Y，Chen L，et al . Angiocentric glioma:a report of nine new cases, including four with atypical histological features[J]. Neuropathol Appl Neurobiol,2015,41(3): 333-346.

[22]　Blümcke I,Aronica E,Becker A,et al. Low-grade epilepsy-associated neuroepithelial tumours—the 2016 WHO classification[J]. Nat Rev Neurol,2016,12(12):732-740.

[23]　Blümcke I,Spreafico R,Haaker G,et al. Histopathological findings in brain tissue obtained during epilepsy surgery[J]. N Engl J Med,2017,377(17):1648-1656.

第十八章　癫痫外科的术前评估、手术适应证与手术治疗方案选择

我国目前共有约900万癫痫患者,其中药物难治性癫痫患者为200万～300万。对于药物难治性癫痫,外科手术提供了缓解甚至根治的可能。药物难治性癫痫的术前评估需要由神经内外科、儿科、神经影像学、神经心理学以及护理学等多个学科共同参与完成,通过对患者术前资料(包括临床症状学、电生理学资料、影像资料等)进行综合分析,从而对癫痫发作做出全面的评估和认识,确定癫痫发作的可能起源和致痫区,进而制定个体化的综合治疗方案和康复策略。癫痫的综合治疗应以减少或消除癫痫发作、提高患者生活质量并使其回归社会为目标,而并非单纯为了消除癫痫发作而进行不顾后果的切除性外科手术。术前评估是癫痫外科非常关键的环节,术后疗效在很大程度上取决于致痫区和功能区的准确定位。术前评估的第一个目标是通过有创或无创的检查方式来识别致痫区(epileptogenic zone,EZ)。根据神经影像学上可识别的病理结构的清晰度,以及与临床症状学、临床脑电图的关系,可能需要更复杂或有创的方法来识别。第二个目标是在成功识别和定位EZ后,制定策略,以确保病变可以安全被切除,而没有显著的身体或认知后遗症。

第一节　癫痫发作症状学

癫痫术前评估是对癫痫发作相关的解剖-电-临床资料进行综合分析以判定癫痫病灶的过程,其中临床发作症状是癫痫术前评估的"三足"之一,其重要性不言而喻。2017年国际抗癫痫联盟(ILAE)提出了新版癫痫发作分类,该分类与目前仍广泛应用的1981年版ILAE癫痫发作分类相比,更加重视癫痫发作的起源,以症状学表现作为癫痫发作分类的核心内容,并强调根据发作症状的演变对癫痫发作进行分类,这有助于理解癫痫发作的症状网络并定位癫痫发作起源,因此临床实用性更强。新版分类将所有癫痫发作分为局灶起源的、全面起源的和未知起源的三大类,其中旧版中部分性发作继发全面性发作改名为局灶起源的癫痫发作进展为双侧强直阵挛;同时所有类型的癫痫发作根据是否存在运动症状命名为运动性发作和非运动性发作;此外,局灶起源的癫痫发作还根据是否合并意识障碍分为意识清楚和伴有意识障碍的癫痫发作。通过对癫痫发作过程中的临床表现和症状的演变顺序进行分析,可了解癫痫发作癫痫样放电的传播方式,并对癫痫病灶进行定位和定侧,进而明确治疗方案和手术切除范围。然而,癫痫发作的症状学特点十分复杂,同一发作症状可由不同癫痫病灶引起,相同癫痫病灶亦可出现不同的发作症状。这是因为发作产生区和癫痫病灶并不一致,癫痫发作过程中,癫痫样放电活动可激活其传播途径上的症状产生区,使该区表达相应症状,所以通过发作症状学定位的脑区可能和癫痫病灶接近,也可能距离较远。例如,似曾相识感多见于起源于颞叶内侧的癫痫发作,但亦可见于岛叶、扣带回、顶叶、枕叶等位置的癫痫病灶引起的癫痫发作中;而起源于颞叶内侧的癫痫发作,则可出现似曾相识感、恐惧感、自主神经症状、意识障碍等多种不同的癫痫发作症状。表18-1列举了部分具有定侧价值的癫痫发作症状学表现。

表 18-1　部分癫痫发作症状学表现的定侧价值

症状学表现	癫痫病灶侧别	特异性
局灶性躯体感觉发作	对侧	90%
偏侧视野先兆	对侧	100%

续表

症状学表现	癫痫病灶侧别	特异性
局灶性躯体运动发作(强直阵挛)	对侧	90%
大发作前10 s内的头部强直性偏转	对侧	90%
不对称强直("4"字征)	强直侧肢体的对侧	90%
单侧肌张力障碍	对侧	100%
单侧肢体自动征	同侧	80%
发作期自动症伴意识保留	非优势侧	100%
发作期失语	优势侧	100%
发作期呕吐	优势侧	80%
发作期讲话	非优势侧	80%
发作后单肢瘫痪	瘫痪对侧	100%
发作后失语	优势侧	80%

第二节   癫痫脑电图学

脑电图检查对癫痫病灶的评估和手术患者的选择至关重要。发作期及发作间期脑电图的分析,能提供定侧或定位信息,用于判断癫痫病灶的范围,能够帮助确定结构性病变是否具有致痫性,或者帮助确认多个病灶中具有致痫性的病灶,以及判断是单一发作起源还是多灶起源。

1. 发作间期癫痫样放电   癫痫发作是脑内神经元阵发性异常超同步化电活动的临床表现,这种异常电活动可通过头皮脑电图记录到,称为癫痫样放电(epileptiform discharge)。发作间期通过头皮脑电图可以记录到癫痫样放电,其具有阵发性特点,即能够从背景活动中区分出来。大多数癫痫样放电具有负相棘波或尖波的特征,多数棘波或尖波后跟随一个慢波,构成棘慢复合波或尖慢复合波,也可表现为多棘波或多棘慢复合波。癫痫样放电中包含了很多和癫痫诊断分型有关的信息,应在了解各型癫痫临床发作和脑电图特点的基础上全面分析,包括放电的时间和空间分布、波形特点以及与生物周期、环境和状态的关系等。这些对寻找发作诱因,确定发作类型和综合征诊断都很有价值。头皮脑电图记录到的癫痫发作间期出现的异常癫痫样放电具有一定的癫痫病灶定位价值,包括异常的快波(如棘波、棘慢复合波、尖波、尖慢复合波等)和慢波节律等。发作间期出现恒定的、局灶性慢波或电压抑制,通常提示存在局部结构异常或者功能障碍,如局灶性皮质发育不良(focal cortical dysplasia,FCD)、海绵状血管瘤等;恒定于某一区域的持续性或者反复的棘/尖波节律、多棘/尖波则可能与某些发育性病理变化相关,如发育性肿瘤等,因此具有较高的定位价值。发作间期的癫痫样放电范围如果超出了癫痫病灶的区域,或者出现在病灶对侧,均提示手术预后不佳,术后癫痫复发的可能性较大。存在局灶性结构异常的同时监测到了广泛的癫痫样放电,则提示致痫区域较广泛。

2. 发作期脑电图   发作期脑电图可反映癫痫发作的实时电生理学变化特点,对于判断癫痫起源、演变和波及范围具有重要意义,因此是药物难治性癫痫术前评估的一项重要内容,尤其对于可能行切除性手术的局灶性癫痫患者的癫痫病灶定位具有较大的价值,因此本部分着重介绍局灶起源的癫痫发作的发作期脑电图特点。

发作期脑电图经常可记录到明显不同于背景活动的阵发性脑电图,可以表现为节律、频率、波形、波幅、空间扩散等方面的改变,并具有特征性的演变过程。同一患者发作期脑电图可能与发作间期脑电图特征不完全相同或完全不同。临床主要根据发作期脑电图的特征确定癫痫发作的类型和起源。

局灶起源的癫痫发作的脑电图改变通常可见从局灶开始的放电,提示异常电活动起源于一侧大脑半球的局部区域。发作期脑电图分析的重要内容是判断发作症状出现之前脑电图变化的起始区域,这对定位至关重要。通常来说,局灶起源的发作期脑电图在发作的开始有以下几种形式。①局灶性:发作开始的放电影响到极少数头皮电极,脑电图常常表现为某导联从背景活动突然或逐渐变化为低波幅快波活动,且波幅逐渐增高,频率逐渐变慢,范围逐步扩大(募集现象)。②局部性:涉及一定范围脑区的头皮脑电图可显示发作起源于脑叶的一部分。③一侧性:发作期脑电图显示放电累及一侧大脑半球,难以进一步精细定位,表现为一侧大脑半球突然出现广泛性电压降低或节律性异常放电。④双侧性:发作期放电起源于双侧大脑半球,头皮电极双侧电压大致相等。局灶起源的癫痫发作的头皮脑电图有多种类型的发作起始模式:①发作期间背景电活动突然消失,由另一种完全不同的节律性活动所取代,并且有频率、波幅和范围的演变,多数表现为频率逐渐减慢、波幅逐渐增高、范围逐渐扩大,直至发作终止。②发作间期的背景电活动突然出现局部性或一侧性的电活动抑制。③发作初期在区域性或一侧性电抑制的背景下出现局灶性的低波幅快波活动,意味着该记录电极邻近癫痫病灶具有较高的定位价值,手术切除该区域后通常具有良好的预后。术前评估中,如患者多次发作的发作期脑电图起始模式均具有明显的一致性,则通常说明其癫痫病灶为局灶性单一病灶;但如果发作期脑电图的起始模式复杂多变,则说明其癫痫病灶范围较大或存在多个癫痫病灶,提示手术后预后不佳。

当脑部局灶性起源的放电启动后,癫痫样放电会通过不同的传导通路和纤维连接迅速扩展至脑部其他区域,表现在脑电图上即出现脑电图波形、频率、波幅和波及范围的动态演变,同时伴有临床发作症状的不断变化;有时癫痫样放电仅在癫痫病灶周围传播,例如 Jackson 癫痫,有时也可通过特殊的传导通路扩散至其他脑区或远隔区域,例如视觉传导的腹侧/背侧通路即可将后头部起源的癫痫发作传导至颞叶、顶叶、额叶或对侧等远隔区域。发作期脑电图有时能反映出这种电活动的传播模式,但多数情况下,头皮脑电图很难准确定位癫痫发作起始部位,因此在可能有外科适应证的情况下,通常需要通过植入颅内电极进行发作期颅内脑电图监测,才能更准确地判断癫痫发作起源。

3. 颅内脑电图监测及皮质电刺激　当无创性检查证据不能准确定位致痫区的位置和范围或致痫区与功能区重叠时,需要采用侵入性颅内脑电图监测定位致痫区以及评估致痫区与功能区的关系。颅内电极可采用深部电极和(或)硬膜下电极。使用何种电极并无定论,每个癫痫中心应当根据自身情况选择。一般的建议:当致痫区可能位于相对表浅的位置或功能区时,可考虑采用硬膜下电极;当致痫区可能位于深部结构(中线、颞叶内侧、岛叶-岛盖和脑沟深部),或为再次手术时,建议使用深部电极。立体脑电图(stereoelectroencephalography,SEEG)电极的埋藏设计基于癫痫发作的解剖-电-临床特征,其在三维角度上对癫痫网络进行精准的勾画,最终回答癫痫放电起始与传播的假设。与头皮脑电图类似,颅内脑电图应于发作间期采集并应尽可能采集到足够数量的惯常发作。此外,应常规进行颅内电极皮质电刺激,评估致痫区及功能区的位置关系。

第三节　癫痫神经影像学

1. 头部计算机断层扫描(computed tomography,CT)　头部 CT 是神经内外科常用的辅助检查方式,其通过向人体的某一部位发射 X 射线或 γ 射线,并通过灵敏度极高的探测器接收穿透的粒子,通过计算机进行重建进而形成断面扫描图像,具有扫描时间短、图像清晰、普及率高等特点。虽然与头部 MRI 相比具有分辨率低的缺点,但其对于钙化、出血等病变的显示更为清晰,因此对于一些可能合并钙化、出血的癫痫病灶,头部 CT 更具优势。

2. 头部磁共振成像(magnetic resonance imaging,MRI)　在癫痫术前评估中,MRI 是常用的辅助检查手段之一。建议场强选择 1.5 T 及以上,常规 MRI 序列包括 T1 加权成像、T2 加权成像、液体抑制反转恢复序列(fluid-attenuated inversion recovery sequence,FLAIR 序列)等。对于特殊的兴趣区或结构可灵活调整扫描角度,例如为显示海马,可选择垂直于海马长轴的扫描序列(冠状位);而一些出血性病灶(如微小血管畸形)则在磁敏感加权成像上能够得到更好的显示。薄层的 T1 加权磁化强度预备梯度回波序列(MPRAGE 序列),能比传统 T1 加权成像方法更为清晰地显示皮质结构异常,有利于微小病变或结构异常的检出。

近年来,高场强 MRI 技术(场强为 7 T 以上的 MRI 技术)得到了快速发展和应用,其具有更高的信噪比,因此在图像质量、结构性病变和影像特征显示方面,高场强 MRI 技术均比常规场强(3 T 或 1.5 T)MRI 更清楚,所以在常规场强 MRI 未见明显异常或仅有可疑表现的药物难治性癫痫病例,采用高场强 MRI 技术将为癫痫病灶定位提供新的可能。例如,海马硬化是颞叶内侧型癫痫主要病理改变,7 T MRI 通过观察异常的海马形态学,从而提高诊断颞叶内侧型癫痫海马硬化的敏感性,同时可对硬化部位进行区分,且 MRI 可发现海马头部指状突起缺失,对诊断海马硬化具有更高的敏感性和特异性;高场强 MRI 技术的梯度回波和 3D-FLAIR 扫描序列,能发现常规场强 MRI 不能发现的 FCD 病灶。

3. PET/CT 与 PET/MRI 技术　正电子发射断层成像(positron emission tomography,PET)是核医学领域的一项重要技术,借助正电子核素标记物(常用 [18]F 标记的脱氧葡萄糖,即 [18]FDG)。PET 可以无创、定量、动态评价活体组织的功能状态,与头部 CT 结合的 PET/CT 技术可同时进行 PET 和 CT 成像,使医生在了解生物代谢信息的同时获得精准的解剖定位,从而对疾病做出全面、准确的判断和定位。在癫痫发作间期,癫痫病灶由于存在海马或大脑皮质萎缩、神经元减少,局部血流量减少和葡萄糖代谢率降低,一般呈低代谢状态;而在癫痫发作的发作期,病灶中大量神经元的同步放电,使能量消耗增加,导致局部血流量增多和葡萄糖代谢率增高,呈高代谢状态。目前常用的示踪剂是 [18]FDG,核医学界正在研发多种新型示踪剂以更好地了解组织代谢情况。近年来,在 PET/CT 基础上发展出分辨率更高的 PET/MRI 技术。该技术是将 PET 的分子成像功能与 MRI 的三维成像功能结合起来的一种新技术,具有灵敏度高、精准性好的优点,并且对人体的放射性损伤大幅度减低,对于癫痫病灶的精确定位有着其他影像设备无可比拟的优势,实现了解剖和代谢信息的互相补充、参考和印证,提高了癫痫病灶检测的特异性和敏感性。PET 技术作为一种功能成像技术,其对代谢异常区显示的敏感性较高,但其特异性较低。因此在癫痫术前评估中,PET 所显示的代谢异常区常多于甚至远远多于癫痫病灶,需要结合其他临床资料综合分析,进而决定切除范围。

4. 单光子发射计算机断层成像　单光子发射计算机断层成像(singlephoton emission computed tomography,SPECT)的基本原理:首先,患者需要摄入含有半衰期适当的放射性同位素药物(常用 [99m]Tc 标记的双半胱乙酯),在药物到达所需要成像的断层位置后,由于放射性衰变,将从断层处发出 γ 光子,通过光电倍增管将光信号转化为电信号并进行放大,进而通过计算机设备获取该断层的信号并重建显示出断层图像。SPECT 图像通过 MRI 融合成像术进行影像学后处理(包括影像配准、密度标准化、减影、融合等),可用于显示组织器官的生物学活动,亦可用于显示癫痫病灶的位置。同时,SPECT 还可在癫痫发作期进行扫描,一般在癫痫发作的前 20 s 内注射示踪剂并进行扫描,进而获得更准确结果。SPECT 能够提供脑血流、代谢及受体功能变化的信息,进而可为定位致痫区和确定手术方案提供有力依据。对于一些头皮脑电图难以确定侧别或癫痫病灶位置的药物难治性癫痫病例,发作间期和发作期 SPECT 可能可以弥补其他检查的不足和缺点,带来更有价值的定位、定侧信息,因此,SPECT 已越来越多地应用于药物难治性癫痫的术前评估。

第四节　功能及神经心理评估

1. 脑磁图　脑磁图(magnetoencephalography,MEG)是一项较新的成像技术,其利用高度敏感的磁场探测器,无创性地从头皮外记录大脑自发性生物电相关的磁场变化。相对于头皮 EEG,MEG 具有更高的时间和空间分辨率,是癫痫的术前评估过程中重要的选择,能够用于致痫区和功能区的定位。MEG 在定位致痫区方面有以下优点:无创、时间分辨率高、空间分辨率高、灵敏度高。尽管如此,MEG 还存在一些缺点,限制了其使用,包括难以采集发作期数据、抗干扰能力弱、对受试者配合度要求高、检查费用高等。随着采集方式和分析方法的不断改进,MEG 将来有可能逐渐克服上述不利因素,在癫痫的术前评估乃至神经科学的研究中发挥越来越大的作用。

2. 功能磁共振成像　功能磁共振成像(fMRI)是一种在活体进行的无创性功能成像技术,其成像原理是当大脑神经元放电活跃时,局部脑区的血流量增加,氧合血红蛋白增加,脱氧血红蛋白减少,两种血红蛋白的顺磁性不同。这种血氧水平变化引起的 MRI 信号变化称为血氧水平依赖(BOLD)性 fMRI。它包括任务态和静息态 fMRI,前者可应用于运动区及语言区的定位,后者可用于癫痫病灶定位。fMRI 技术的优点是空间分辨率高,有利于深部病灶的发现并确定手术范围,但是其时间分辨率低,因此临床上将 EEG、fMRI 结合起来,从而能够了解并分析异常间期放电时血氧水平依赖的反应,对于癫痫病灶的判定有一定价值。

3. Wada 试验　Wada 试验由日本神经科医师 Juhn Wada 于 1949 年开始应用,当时通过颈内动脉注射异戊巴比妥麻痹一侧大脑半球,从而定位语言优势半球。此后,蒙特利尔神经病学研究所的 Miner 于 1962 年利用 Wada 试验对记忆功能进行判断,这是该方法的第二个用途。尽管目前可以采用 fMRI 和 MEG 对功能区进行定位,但是因为语言产生过程的复杂性,上述方法并不能完全替代 Wada 试验对语言优势半球进行定侧。目前 Wada 试验是癫痫术前评估的一个重要方法,是预测术后记忆功能和语言优势半球定侧的"金标准"。

Wada 试验的适应证主要如下:在预测要切除、离断或毁损的脑区可能全部或部分负责患者的记忆或语言功能,术后可能会给患者带来严重的记忆或语言功能障碍的情况下,需要预测术后记忆功能和对语言优势半球进行定侧。例如:当右利手患者的致痫区定位在左侧颞叶内侧结构,但是 MRI 显示无明显结构性改变,且神经心理评估提示患者记忆功能良好时,癫痫外科手术的目的是提高患者的生活质量,而不是单纯的术后无发作,术前的决策需要充分考虑患者术后功能保留的情况。Wada 试验能提供相关功能信息,确保每个患者能获得良好的风险收益比。

4. 神经心理评估　癫痫术前评估中神经心理评估的目的包括:①评估语言、记忆等重要认知功能的优势侧别;②协助致痫区及功能受损脑区的定侧及定位;③预测癫痫手术对患者脑功能损害的潜在风险,为术后功能预后评估提供依据;④为手术后疗效评估提供基线参考。建议由神经心理专业人员采用对应的神经心理评估量表进行评估。

第五节　手术适应证

原则上讲,若患者经过规范的抗癫痫发作药物(anti-seizure medication,ASM)治疗,仍未达到癫痫发作的有效控制,癫痫已影响患者的生活质量,患者和家属有强烈的手术意愿,且患者能够耐受手术,并能在围手术期很好地配合,就可以考虑进行术前评估。

癫痫外科手术适应证如下。

(1)患者符合 2010 年国际抗癫痫联盟所定义的"药物难治性癫痫"标准,即经过正确选择且能耐受的两种抗癫痫药物(单药或者联合用药)治疗后,仍未能达到持续无发作目的者。

(2)神经影像学检查发现大脑组织有异常的结构性病变,包括海马硬化、肿瘤性病变、局灶性皮质发育不良、海绵状血管瘤、各种原因导致的局灶性脑软化、结节性硬化等。

(3)对于结构性致痫区局限于一侧大脑半球,可行大脑半球切除或离断手术,如拉斯马森综合征、偏侧巨脑回、偏侧惊厥-偏瘫-癫痫综合征等。

(4)某些特殊的癫痫综合征,虽然表现为全面性发作,但仍可通过外科手术治疗控制癫痫发作,如婴儿痉挛症、Lennox-Gastaut 综合征(LGS)、Landau-Kleffner 综合征(LKS)、拉斯马森综合征、Sturge-Weber 综合征。

(5)认知功能低下不是手术的禁忌。对于成人患者,认知功能低下提示存在广泛性脑功能异常,手术要相对谨慎;对于儿童患者,频繁的发作或放电可能导致弥漫性脑功能障碍,而手术治疗有助于患儿的精神运动发育。

(6)对于某些基因相关性癫痫,也可进行外科手术治疗,如 mTOR 和 GATOR1 复合体相关基因突变合并结构性病变等。

（7）对于涉及功能区的致痫区，切除性手术应谨慎。应重点评估致痫病变的性质、致痫区所累及的脑功能可塑性程度、拟采取的手术方式等，以避免手术后遗留永久性的功能障碍。必要时可采取立体定向电极射频毁损等试验性治疗。

（8）手术需要得到患者及其家属的理解和配合，并取得同意。

第六节 手术治疗方案选择

切除和离断手术是癫痫外科主要的手术方式（手术目的为根治性），其通过切除和离断致痫区以达到术后无发作的目的，常用的手术方式包括致痫区切除术、前颞叶切除术、脑叶或多脑叶切除/离断术、大脑半球切除/离断术等。局灶毁损手术运用立体定向技术，精确毁损脑内的致痫区，其疗效取决于致痫区的精确定位、范围及毁损手术技术。以往常采用立体定向放射外科，近年来则发展了立体脑电图引导下的射频热凝、磁共振引导激光间质热疗等技术。神经调控利用电刺激改变神经系统功能而获得疗效，主要包括迷走神经电刺激术、脑深部电刺激术、反应性神经电刺激术等。胼胝体切开术属于一种姑息性手术，通过阻断癫痫放电的传播通路以达到减轻发作的目的。

（张凯 朱丹 胡文瀚 丁虎）

参 考 文 献

［1］ 刘晓燕.临床脑电图学［M］.北京:人民卫生出版社,2006.

［2］ 李世绰,郑晓瑛,吴立文.中国癫痫预防与控制绿皮书［M］.北京:北京大学出版社,2009.

［3］ 中国抗癫痫协会癫痫中心规范化建设工作委员会.癫痫外科治疗术前评估规范（草案）［J］.癫痫杂志,2020,6(4):273-295.

［4］ Wiebe S,Blume W T,Girvin J P,et al. A randomized,controlled trial of surgery for temporal-lobe epilepsy［J］. New England Journal of Medicine,2001,345(5):311-318.

［5］ Engel J,McDermott M P,Wiebe S,et al. Early surgical therapy for drug-resistant temporal lobe epilepsy:a randomized trial［J］. JAMA,2012,307(9):922-930.

［6］ Jobst B C,Cascino G D. Resective epilepsy surgery for drug-resistant focal epilepsy:a review［J］. JAMA,2015,313(3):285-293.

［7］ Fisher R S,Cross J H,French J A,et al. Operational classification of seizure types by the International League Against Epilepsy:Position Paper of the ILAE Commission for Classification and Terminology［J］. Epilepsia,2017,58(4):522-530.

［8］ Isnard J,Taussig D,Bartolomei F,et al. French guidelines on stereoelectroencephalography (SEEG)［J］. Neurophysiol Clin,2018,48(1):5-13.

第十九章　颅内电极植入与记录

癫痫的本质是大脑的同步化的异常放电,因此,记录并分析神经电生理信号是术前评估的重要部分。头皮 EEG 因为电极片覆盖在头皮表面,受到头皮、颅骨、硬脑膜等解剖结构的电压衰减作用,因此某些微弱或深部结构的电活动往往难以被记录到;此外,由于上述解剖结构的容积传导效应,头皮 EEG 的空间分辨率受到很大限制,往往不能精确反映异常脑电活动的位置。

颅内脑电图(intracranial electro-encephalography,iEEG)是指将颅内电极植入脑内与皮质接触,直接从皮质采集脑电活动的脑电记录方式。与头皮 EEG 不同,iEEG 可以最大限度地排除头皮、颅骨、硬脑膜等解剖结构对脑电活动记录的影响,同时也大大减小了各种外界干扰带来的伪差。iEEG 不仅能够记录电活动,而且能够通过与皮质接触的电极施加电流来刺激该区域,通过观察放电及诱发的患者临床表现来确认致痫区或定位功能区。iEEG 使人类所能监测的脑电活动频带范围得到了极大的拓展,也使脑电记录的空间分辨率精确到了亚毫米级。iEEG 与癫痫外科关系密切,不仅有广泛的临床应用,同时也是进行神经科学研究的绝佳平台。对于致痫区定位困难的药物难治性癫痫患者,通过综合分析无创性检查数据,制订合理的电极植入方案,iEEG 可以有效定位癫痫发作的确切来源,帮助癫痫外科医生进行手术计划的制订,最终使患者获益。

一、颅内脑电图的历史

早在 20 世纪 30 年代中期,神经外科医生就已经开始通过术中暴露的皮质进行 EEG 记录,以此明确肿瘤切除的范围。第一个获益于此的病例是由波士顿外科医生 Jason Mixter 完成手术的一例额叶癫痫患者。至 20 世纪 40 年代初期,Wilder Penfield 与 Herbert Jasper 所领导的蒙特利尔神经病学研究所,引入并广泛使用了用于暴露大脑皮质的 ECoG 技术,同时结合脑部电刺激,使其共同作为癫痫性大脑病灶定位的主要手段。但直至 20 世纪 40 年代后期,Wilder Penfield 与 Herbert Jasper 才开始利用植入硬膜外条状导线对患者进行长程监测,从而开始真正意义上研究颅内的发作期脑电。20 世纪 50 年代早期,多位研究者发表了数十篇关注深部电极记录脑电的报道,但是从这些研究中的描述来看,并没有刻意追求电极放置的精准性。直至 20 世纪 50 年代后期,来自法国的 Jean Bancaud 与 Jean Talairach 设计了一种新的立体定向技术,大大提高了深部电极放置到靶点的精确性,即立体脑电图(stereoelectroencephalography,SEEG)。后来随着 SEEG 不断的发展,SEEG 记录时间逐渐延长,并演变成了今日的长程监测。20 世纪70 年代后期到 80 年代早期,Sidney Goldring 及同事利用植入大面积硬膜外电极来评估药物难治性癫痫患者,但是因硬膜外的记录逊于直接获取于脑表面的结果,而且由于硬膜上痛觉纤维的存在,无法通过硬膜外电极行电刺激,最终导致该技术被放弃。同时期,以法国为代表的欧洲 SEEG 理念逐渐被北美一些中心所接受,并得到了一定的发展。

二、颅内脑电图的适应证及方法选择

对于药物难治性癫痫,需要考虑 iEEG 的情况大致如下。

(1)术前无创性评估资料结果不一致,或是 MR 阴性的局灶性癫痫;

(2)怀疑是颞叶附加症,或者是不典型的颞叶癫痫;

(3)推定的致痫区邻近或位于功能区皮质,需要划定切除范围;

(4)拟实施超选择性手术如选择性海马杏仁核切除及激光消融术,或是拟实施 SEEG 引导下射频热凝毁损;

（5）复杂的皮质发育畸形，或多重癫痫源性病理，或是表现为多灶的癫痫，如结节性硬化；

（6）切除手术后复发、姑息性手术失败，需要重新评估致痫区的病例。

目前应用广泛的 iEEG 包括硬膜下电极 EEG 和 SEEG（图 19-1）。两者各具优势，也各有不足，在术前评估进行到有创研究的时候，需要针对不同的个体，考虑哪种方式更具优势。

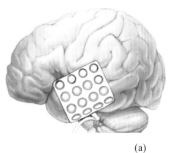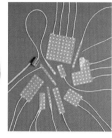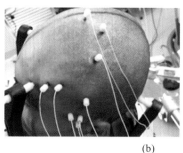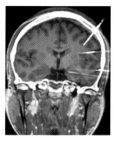

(a)　　　　　　　　　　　　　　　　　(b)

图 19-1　颅内电极植入方式

（a）硬膜下 EEG 电极的植入方式及各种规格的电极；（b）SEEG 电极的植入方式及术后 CT 可见电极通过多种角度抵达表浅及深部的脑区。

首先，要考虑高度怀疑的脑区的位置。诸如大脑内侧面及底面，如辅助感觉运动区、眶额回、扣带回、楔叶等结构，以及位置深在处，如岛叶、海马、杏仁核等结构，若要探查这些脑区，SEEG 显然更具优势。其次，要考虑行有创检查的目的，如果是致痫网络不明，需要探查多个脑区，则硬膜下电极就不适用，如果是邻近功能区需要确定切除范围，则 SEEG 就不适用。最后，就是安全性的考量。硬膜下电极通常需要开大骨瓣，增加了感染、出血、脑水肿等风险，SEEG 虽然也有出血及感染的可能，但临床上出现的概率要低得多。在床旁长程监测阶段，SEEG 的患者也较少出现不适、头痛、颅内压增高或一过性神经功能缺失等。

三、颅内脑电图的电极植入方案制订

iEEG 电极植入的前提是对无创性检查已经有了详尽和仔细的评估。因此，是否需要行 iEEG 检查，应该由包括神经内科、神经外科、神经心理科、神经电生理科、神经影像科在内的多学科团队共同决策，同时还应该在综合评估术前资料的基础上，讨论决定网络假设及植入方案。因此，行 iEEG 之前，非但不能省略某一项评估资料，反而应该更加仔细地完善详尽的病史、头皮脑电捕捉的多次惯常发作、MR 及 PET 等多模态影像资料。综合各项评估资料，我们才能提出更有依据的植入假设，从而使 iEEG 发挥最大价值。

比如，SEEG 的基本理念主要基于解剖-电-临床的关系。综合分析临床症状学、发作期、围发作期 EEG 和影像学表现，缜密解析其解剖-电-临床特征，才能建立兼具时间和空间属性的、涵盖癫痫起源和传播的致痫网络假设。SEEG 检测目的在于确认致痫网络真实性。因此电极植入必须适合每例患者的具体情况，即植入的每根电极都需要"回答"一个特殊"问题"。由此所记录的电信号就是这些"问题"的最终"答案"。如果植入前假设不合理或者不够契合，那么由 SEEG 所给出的"答案"会不知所云，甚至会有错误的"答案"，直接增加外科治疗失败的风险。因此 SEEG 实施的基本原则是在电极植入之前必须有一个明确的假设。

对致痫网络的理解，要基于几个相关脑区的概念（图 19-2）：

（1）致痫区（epileptogenic zone）：Rosenow 和 Luders 在 2001 年将其定义为"在癫痫发作的产生过程中不可缺少的脑区"。对于这一脑区的确认，仅能通过将特定皮质区切除后观察能否完全且长久地控制发作来实现。

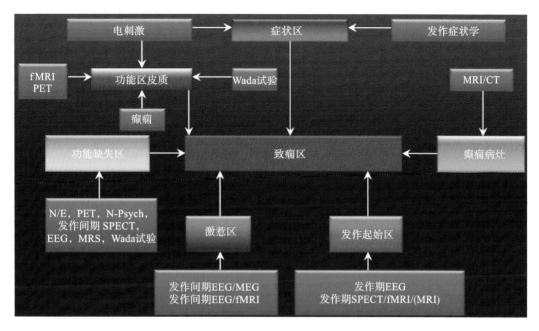

图 19-2 癫痫外科中的相关脑区概念

（2）症状区（symptomatogenic zone）：此区通常位于皮质，是产生临床发作症状的责任脑区，大部分情况下与致痫区不一致，因致痫区临床上通常是安静的，发作期的放电传播到某一脑区才会产生相应的临床表达。这使得仔细分析临床发作特点变得尤为重要，因为最早出现的先兆或发作表现就来自发作灶周围或发作起始区。iEEG 的电极植入策略应当依据发作形式来涵盖早期症状的产生区。

（3）发作起始区（ictal onset zone）：这一脑区依靠头皮或 iEEG 的最初发作模式，以及发作期的 SPECT 或脑磁图来确定。除了为数不多的例外情况（如受控于继发致痫性的脑区），发作起始区通常全部或部分属于致痫区。发作起始区可进一步分为实际发作起始和潜在发作起始区，两者中任何一个切除不完全，都可导致最终无法达到发作完全控制。

（4）痫性病变区（epileptic lesion zone）：高分辨率 MRI 目前仍是确定癫痫性病变的最有效手段，但并不是 MRI 显示的所有病变都是有致痫性的。痫性病变区一般非常接近致痫区，手术时如果不存在功能区皮质的顾虑，也通常将其完整切除。

（5）激惹区（irritative zone）：此区定义依据 EEG 发作间期癫痫样放电或脑磁图结果。它与致痫区之间可能相连，也可能远隔。激惹区与致痫区的关系比较复杂，多数情况下不能作为致痫区定位的依据，但是发作开始时该区在发作间期放电完全消失，说明可能有共同的病理生理机制，可能非常邻近发作起始区。

（6）功能缺失区（functional deficit zone）：对于通过发作间期确定的功能障碍脑区，若推断其结构性或功能性的异常源于局灶性癫痫，则称其为功能缺失区。功能缺失区常通过神经科查体、发作间期的 PET 结果、功能磁共振，以及神经心理评估来判定。

（7）发作波及区（seizure spread zone）：大多数临床发作能够传播至局部和（或）远隔脑区，传播最广泛的情况，就是可能最终引起继发的全面性发作。尽管尚未明确，但局灶性癫痫的致痫网络假说认为特定的发作类型有特定的脑网络。

基于对以上概念的理解，我们才能够针对症状学、电生理及影像学上的异常表现，推测不同怀疑脑区在癫痫发生过程中所扮演的角色，进而设计植入方案，明确其角色。

在制订方案的过程中，患者除了要完成必要的外科术前检查外，还需要完善相应的影像学检查，包括结构影像和血管影像，如北京天坛医院癫痫中心目前采用的磁共振序列就包括 3D-T1、3D-FLAIR、MRA

和 MRV 序列,有条件的可以进行高时间分辨率三维动态增强 MRA 或对比剂动力学时间分辨成像(TRICKS)以辅助血管的三维重建。设计电极植入方案时要注意躲避血管、气房结构,入点的颅骨厚度原则上不能小于 2 mm,以保证导向螺丝固定牢靠,此外,使 SEEG 电极尽可能多地记录脑灰质结构。

四、颅内脑电图的电极植入及并发症

(一)术中皮质脑电图的电极植入

术中皮质脑电图即上文提到的 Wilder Penfield 与 Herbert Jasper 于蒙特利尔神经病学研究所首创并应用的一项 EEG 技术,主要用于手术中短程的皮质定位。由于采集时间短,采集的信号大部分是发作间期的尖波。ECoG 有几种不同类型的电极。均匀间隔电极阵列以条状电极和栅状电极为代表,可根据术中需要进行裁剪,并覆盖皮质表面,一般触点直径为 5 mm,间隔 1 cm。硬膜外钻孔电极,是通过颅骨钻孔,使电极尖端直接接触大脑表面。此外,还有针状深部电极、复合电极及微阵列电极等。ECoG 的监测时间通常为 5～30 min,延长监测时间能够提高记录异常放电的可能性。术中的麻醉对 ECoG 可能存在影响,已有研究表明所有的全麻药物对术中 ECoG 的信号采集均可造成影响,如果减少麻醉药物的剂量,则能够增高病理性高频振荡的检出率。故最理想的状态是在术中唤醒的条件下对患者进行脑电信号采集。使用浅麻醉和代谢快的麻醉药也有助于较好地记录脑电。

(二)硬膜下电极的植入

硬膜下电极的放置需要通过在术中开骨瓣来实现,手术前准备及手术过程与常规开颅手术相似。若选择条状电极,进行颅骨钻孔并按照计划方向将电极条放置在硬膜下。对于栅状电极,则需开颅植入。切口方面,对于涉及额叶、颞叶和顶叶前部的电极放置,可以从颧弓根引一个大的问号瓣延伸至发际线内中线旁;对于矢状窦旁、大脑半球间、顶叶上部,或后 1/4 象限的电极放置,可采用马蹄形皮瓣。骨瓣要足够大,并在四周悬吊硬膜,剪开硬膜后将电极放置于硬膜下,缝合硬膜并将电极尾线延续至皮肤外。充分止血,放回骨瓣,逐层缝合头皮并包扎。将电极导线延伸至头皮外,回脑电监测病房后将其与 EEG 机连接。

硬膜下电极的放置方式增加了感染的概率。此外,并发症还包括硬膜下血肿、脑脊液漏及颅内压增高等。

(三)SEEG 电极的植入

Talairach 等发明的立体定向技术,最初使用的是栅格电极,即利用正交方法植入电极。后期随着立体定向框架以及无框架机器人的发展,目前深部电极的植入已经变得更加灵活、更加便捷。但无论技术如何革新,对于深部电极而言,避开重要的结构(包括血管)是最重要的。从 Talairach 时代的血管造影,到时至今日的 MRI 血管像,其靶点精度的保持必须基于安全性进行。

基于框架的 SEEG 电极植入术前需要进行局麻下立体定向框架安置,无框架 SEEG 电极植入需要根据系统要求在头皮或颅骨安置定位标记,随后进行薄层 CT。将患者转运至手术室连接立体定向框架固定装置或全麻后应用外科手术头架固定患者头颅,使 CT 与手术计划系统结构影像进行配准。

术中操作:消毒、铺单后,在机械臂或框架引导下用钻头确定头皮入口,用电钻(2.1 mm)钻破头皮、皮下、肌肉和颅骨并到达硬膜表面,随后应用电凝电极破开硬脑膜,将导向螺丝与螺丝刀连接,在机械臂或框架引导下将导向螺丝固定在颅骨上。将穿刺探针顺着导向螺丝中心孔插入脑实质内,制造电极行进所需隧道,测量好电极的深度后植入电极并用密封帽将导线固定。植入过程中,需要注意电钻的角度,如枕叶、近中线处的植入点因与颅骨表面夹角过大而很有可能造成电极入颅后偏离。植入后应反复核对电极尾端的颜色以及触点数,以便后续的发作监测及脑电解读。

手术完毕数小时后应常规进行薄层 CT,在确认无出血等情况的同时,还要与术前计划进行融合,判断电极植入误差并建立实际电极路径。监测完毕后,可以在局麻下拔出电极并局部缝合,确保拔出电极的完整性,术后再次进行 CT 以确认颅内无出血等并发症,建议电极拔出术后患者至少留院观察 1 天。

相较于硬膜下电极,SEEG利用很小的切口及骨孔,便将电极植入并固定,因而大大减小了感染及脑脊液漏的风险。但即使经过术前缜密的设计,SEEG仍有电极植入后出现颅内出血的可能,更有甚者是在电极拔除时,已被穿破的血管失去了屏障而出现血肿。此外,相较于硬膜下电极,SEEG电极特有的风险还包括电极断裂及电极偏移。

五、颅内脑电图的长程记录与电刺激

一般而言,植入术后待患者情况稳定后,应尽早返回EEG床位进行监测。除了频发癫痫发作(每日均有发作)的患者外,颅内脑电监测经常在减停抗癫痫药物的情况下进行,但必须确定这种情况下捕捉的发作是否为患者的主要惯常表现。建议捕捉每种惯常发作至少2次,以判断癫痫发作脑电活动的刻板性。一旦致痫区被确定,应立即让患者恢复平时抗癫痫药物的用药频次及剂量。

电刺激皮质定位的基本前提是对皮质施以足够大的电流来干扰局部网络的正常电活动,从而通过患者的临床反应做出判断,即所刺激的脑区有与其反应相关的功能性表现。还有一种方式是令患者进行某项任务,然后观察患者在施以电流后是否出现了任务的中止,如语言功能的测试。此外,还可以施加电流来尝试诱发惯常的癫痫发作,以印证致痫起源的假设。参数方面,一般以较低的电流即1~2 mA作为起始,而后每次增加0.5~1.0 mA直到规定内的最大电流,或是直到患者出现神经功能改变或EEG上的后放电。

六、颅内脑电图的解读与外科切除

无论解读何种iEEG,都必须仔细分析EEG背景、发作间期及发作期的电活动。我们对于不同脑区的电生理特点知之甚少,所以对于iEEG中生理性节律的识别并不容易。举例来说,有些初级运动皮质的高波幅活动类似于棘波,而一些低波幅棘波放电又类似于正常生理性振荡;额叶的生理节律为θ节律、中间混杂放电和β节律;对于中央区来说,常见节律为高波幅的规律的振荡;顶叶和后头部以α节律为主,这与我们在头皮上观察到的结果相似;而颞叶则表现为6.5~8.5 Hz的θ节律附近的电活动,其间可以夹杂棘波样的海马正常的生理节律;对于扣带回来说,其内可以夹杂爆发样的棘波样的放电。必须指出,颅内脑电与头皮脑电还是存在一定差异的,因此一定要充分熟悉iEEG上生理性电活动及伪差,以便更好地分析iEEG。

对于发作期脑电,Perucca等于2014年报道了一项SEEG研究,从33例患者共53次发作中识别出了七种发作起始模式,包括低电压快活动(43%)、低频高波幅周期性棘波(21%)、不超过13 Hz的尖波节律(15%)、棘慢复合波活动(9%)、高波幅爆发性多棘波(6%)、爆发抑制(4%)以及δ节律(4%)(图19-3)。在这一样本相对较少的研究中,低频高波幅周期性棘波仅见于颞叶内侧硬化,δ节律仅见于局灶性皮质发育不良,其他模式则不具有病理特异性。所有起始模式都合并高频振荡的增多,四种模式(不超过13 Hz的尖波节律、低电压快活动、棘慢复合波活动、低频高波幅周期性棘波)同样存在于发作波及区。然而,SEEG中以低电压快活动为主,经常被认为最能代表发作起始区。辨别真正发作起始区的其他证据还包括基线直流电漂移。

一旦确定了癫痫患者为局灶性癫痫,并且明确了发作起始,就可以考虑通过外科切除来达到完全控制发作的目的。致痫区毋庸置疑应尽可能完全切除。症状产生区的切除对于追求术后无发作而言通常并不是必要的,除非其与发作起始区重合。就痫性病变区而言,当出现异常慢波的时候,需要排除电极损伤造成的慢波,对于持续性θ活动,在确定切除范围时需要加以考虑。最具争议及需要讨论的是发作波及区的价值,及其与最终无发作的关系。由于目前对定义的不统一,以及缺乏系统的预后比较,是否将早期发作期放电波及区纳入切除范围尚存争议。有学者认为,致痫网络的复杂性,使其能够通过切除或毁损重要节点而完全控制发作,即并不需要处理全部的发作波及区。另一颇具争议的是当脑电与影像科或神经科查体结果不一致时,是否需要将这些脑区纳入切除范围,如存在PET上低代谢表现的脑区,即上文所提到的功能缺失区。但无论如何,我们都必须正视潜在发作起始区的存在,即使我们将实际发作起始区切除得再彻底,如果忽视或残留了潜在发作起始区,则患者很有可能在切除术后出现复发。

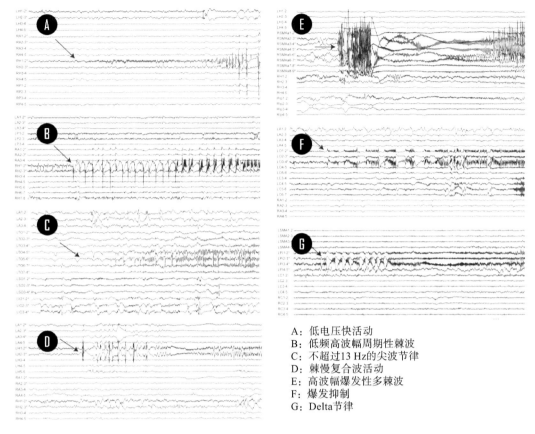

A:低电压快活动
B:低频高波幅周期性棘波
C:不超过13 Hz的尖波节律
D:棘慢复合波活动
E:高波幅爆发性多棘波
F:爆发抑制
G:Delta节律

图 19-3　iEEG 的不同起始模式

(杨辉　胡文瀚)

参 考 文 献

[1] Babb T L,Wilson C L,Isokawa-Akesson M. Firing patterns of human limbic neurons during stereoencephalography(SEEG)and clinical temporal lobe seizures[J]. Electroencephalogr Clin Neurophysiol,1987,66(6):467-482.

[2] Lüders H,Lesser R P,Dinner D S,et al. Localization of cortical function:new information from extraoperative monitoring of patients with epilepsy[J]. Epilepsia,1988,29(Suppl 2):S56-S65.

[3] Halgren E,Marinkovic K,Chauvel P. Generators of the late cognitive potentials in auditory and visual oddball tasks[J]. Electroencephalogr Clin Neurophysiol,1998,106(2):156-164.

[4] Guenot M,Isnard J,Ryvlin P,et al. Neurophysiological monitoring for epilepsy surgery:the Talairach SEEG method. Stereoelectroencephalography. Indications,results,complications and therapeutic applications in a series of 100 consecutive cases[J]. Stereotact Funct Neurosurg,2001,77(1-4):29-32.

[5] De Almeida A N,Olivier A,Quesney F,et al. Efficacy of and morbidity associated with stereoelectroencephalography using computerized tomography-or magnetic resonance imaging-guided electrode implantation[J]. J Neurosurg,2006,104(4):483-487.

[6] Lesser R P,Crone N E,Webber W R. Subdural electrodes[J]. Clin Neurophysiol,2010,121(9):1376-1392.

[7] Nune G. Winawer J,Rauschecker A M,et al. Problem of signal contamination in interhemispheric

dual-sided subdural electrodes[J]. Epilepsia,2011,52(11):e176-e180.

[8]　Wellmer J,von der Groeben F,Klarmann U,et al. Risks and benefits of invasive epilepsy surgery workup with implanted subdural and depth electrodes[J]. Epilepsia,2012,53(8):1322-1332.

[9]　Perucca P,Dubeau F,Gotman J. Intracranial electroencephalographic seizure-onset patterns:effect of underlying pathology[J]. Brain,2014,137(1):183-196.

[10]　Harvey A S,Mandelstam S A,Maixner W J,et al. The surgically remediable syndrome of epilepsy associated with bottom-of-sulcus dysplasia[J]. Neurology,2015,84(20):2021-2028.

[11]　Kahane P,Barba C,Rheims S,et al. The concept of temporal'plus'epilepsy[J]. Rev Neurol (Paris),2015,171(3):267-272.

第二十章　癫痫手术的麻醉

第一节　概　述

癫痫是一种常见的慢性神经系统疾病,具有自发性、反复性的发作特征,是一种危害人类健康的常见病和多发病之一。尽管近年来在抗癫痫药物研究方面取得了重大进展,但仍有约 1/3 的患者为药物不能控制的顽固性癫痫。对于这些患者,手术切除病灶是目前较为有效的治疗方法。

癫痫手术时间长,通常需要在术中利用脑电监测技术对癫痫病灶进行定位或确定合适的手术切除范围,在此期间需要尽量避免麻醉药物对脑电信号的干扰,同时需要麻醉药物对患者产生不同程度的镇定作用以进行语言和运动测试。此外,麻醉药物与痫性发作及抗癫痫药物之间的复杂关系也给围手术期麻醉管理带来了严峻的挑战。因此,详细了解癫痫的手术特点与麻醉药物药理学有助于制订合理的麻醉管理策略。本章概述了癫痫手术治疗的麻醉护理要点,重点关注常见的癫痫手术方式及其围手术期的麻醉管理方案。

第二节　麻醉药物与神经系统兴奋性

麻醉药物可改变神经元的信号转导,因此麻醉药物可影响中枢神经系统(central nervous system, CNS)的兴奋性。然而,文献中对许多麻醉药物的促惊厥和抗惊厥作用的描述却是不确切或者相互矛盾的。对于同一种药物,同时存在其促进和终止癫痫发作的报道。这些药物矛盾的惊厥相关作用的潜在机制尚未完全清楚,一些研究者指出,这可能是由于不同镇静程度下,皮层和皮层下脑组织中受到药物影响的兴奋性或抑制性神经元的比例存在差异。有关麻醉药物相关癫痫放电的争议报道还可能是由于各病例报告中所使用的脑电记录方法存在差异。脑电图(electroencephalography,EEG)的结果证实麻醉药物的应用会改变大脑皮层的兴奋性和抑制性:在轻度镇静状态下,皮层显示出更高频率的 β 波活动性,而随着镇静/麻醉程度的加深,脑电波逐渐转变为以慢波活动性为主。此外,一些药物如丙泊酚和硫喷妥钠,可诱导出与 EEG 兴奋性活动不相关的肌电信号;而其他一些药物如依托咪酯和美索比妥则被证实可在患者身上诱导出肌电信号,而这些患者的 EEG 中还可记录到癫痫样活动信号。因此,在癫痫手术中应用麻醉药物时,要着重关注其对神经系统兴奋性可能造成的影响。

第三节　麻醉管理的目的

在为接受癫痫手术患者提供的围手术期护理中,尤为重要的一环是麻醉医师在此期间提供的关键且持续的麻醉管理。理想的癫痫手术麻醉一般目标包括完善的术前评估,平稳的麻醉过程,手术中保持心、脑血流动力学稳定,及时的手术后复苏,以便对患者进行早期的术后神经学检查。由于癫痫手术的特殊性,其麻醉管理方案往往还需满足术中 ECoG 监测和功能区定位的需求。需要注意的是,在癫痫手术中为了检测病灶所需要的癫痫诱导过程应避免因长时间的癫痫诱导或术中阵挛性癫痫发作而造成的患者损伤;另外,在治疗无意识癫痫发作活动时,麻醉医师需要在控制癫痫发作的治疗目标与过度麻醉或干扰关键脑电监测信号的副作用之间做出抉择与平衡。

第四节　术前评估和准备

在术前,麻醉医师通过与患者充分沟通可对患者进行有效的术前评估以制订最佳的麻醉方案,同时也可缓解患者的焦虑情绪以取得术中测试的积极配合。

一、癫痫发作史

术前应详细询问患者癫痫发作的性质和症状,癫痫发作表现有时难以与精神错乱时出现的异常精神运动行为相区分,熟悉患者的癫痫发作模式有助于正确识别术前癫痫。对于在术后出现复苏缓慢、低反应性或者重复运动行为的患者,麻醉医师需要对这些临床表现与癫痫病理相关的可能性保持高度警觉。

二、医疗相关状况

开颅手术对心血管系统有着复杂的影响,但其总的风险(心脏不良事件的风险小于 5%)相对较低。大多数进行癫痫手术的患者相对年轻,心血管和呼吸系统状况一般来说可耐受癫痫手术。对所有有明显器官功能障碍或复杂病史的患者应在手术前进行全面的麻醉评估。癫痫患者一些少见的并发症可能会给麻醉医师带来重大的挑战,如神经纤维瘤病患者可能会有颅内肿瘤,肿瘤累及呼吸道或侵犯颅神经会造成呼吸道状况不佳;吸入综合征、肺动脉高压和肺纤维化等也会造成肺功能损害。对待这些患者时应更加注意呼吸道管理。此外,全身疾病如肝性脑病、严重高血压、尿毒症、先兆子痫和卟啉症等可增加痫性发作的风险。

三、药物史

由于绝大多数癫痫患者在手术前已接受过短期或长期的抗癫痫药物治疗,因此,手术前须考虑抗癫痫药物对患者脏器功能的影响。大多数抗癫痫药物有肝药酶诱导作用或肝毒性,患者可普遍出现肝酶水平升高,其中,γ-谷氨酰转肽酶水平升高患者占 75%,谷丙转氨酶水平升高患者占 25%,要关注其不良反应及对术中药物代谢的影响,且无症状的术前肝功能检查异常结果不应作为手术取消的充分条件。抗癫痫药物可造成骨髓抑制,如丙戊酸应用可导致剂量相关的血小板减少和血小板功能障碍,术前应进行出血时间检测以评估围手术期出血的可能性。在少数病例中,卡马西平可严重抑制造血系统功能和造成心脏毒性作用,而一些可能在围手术期间使用的药物如红霉素和西咪替丁可明显减慢该药物的代谢过程。除此之外,抗癫痫药物还可改变麻醉药物的药代动力学和药效动力学,并对神经系统电生理造成一定影响,具体论述参见本章第五节。

四、近期开颅手术史

小规模病例研究表明,手术后 1 个月内,开颅手术后患者的肺部检查可提示明显的肺炎表现。对于近期施行过颅内电极置放手术的患者,一氧化二氮在围手术期间的使用应慎重考虑。

五、术前心理准备

癫痫患者可因恐惧和情绪激动而诱发癫痫发作,因此,癫痫手术的麻醉方案不仅要能配合手术及电生理检查,而且要尽可能地减少患者的恐惧心理。术前交流和对手术期望的讨论可明显影响接受神经外科手术患者的焦虑程度。对于不同的手术类型的特殊环节,如术中唤醒麻醉所涉及的清醒测试过程,需要在术前与患者进行充分沟通以减轻患者心理负担并获得充分配合。此外,患者及其家属应被告知可能发生的围手术期癫痫发作、恶心、呕吐和气道损伤等可能情况。

第五节　围手术期麻醉管理的一般性要点

一、抗癫痫药物对麻醉管理的影响

抗癫痫药物可加强麻醉药物的中枢神经系统(CNS)抑制作用,镇静和嗜睡是许多抗癫痫药物如拉莫三嗪和奥卡西平的常见副作用。抗癫痫药物已被证明对非去极化型肌肉阻滞剂和阿片类药物的剂量反应曲线有显著影响。研究表明,苯妥英钠和卡马西平可缩短非去极化肌肉松弛药作用时间。患者抗惊厥药物的用量与术中麻醉维持所需的芬太尼剂量之间的直接关系进一步指示了抗癫痫药物治疗可使患者对阿片类药物产生耐药倾向。患者术前长期使用抗癫痫药物可造成肝代谢能力下降,而苯巴比妥、苯妥英钠或丙戊酸也可影响三氟溴氯乙烷的肝代谢过程并导致相关肝炎,对长期进行抗癫痫药物治疗的患者,应根据肝功能情况适当调整术中麻醉药物的用量。

二、麻醉药物对神经系统电生理的影响

合理的麻醉用药是手术成功的关键,癫痫手术麻醉用药的特殊性在于需要保留癫痫病灶的电生理特性,既要做到不消除也不激活病灶的活性。对于癫痫发作频率较高的患者,应首先选择全身麻醉,在围手术期间,应减少或者不使用易引起痫性发作的药物。部分抗癫痫药物的镇静作用与部分麻醉药物之间可能存在协同作用。研究表明,恩氟烷、异氟烷、七氟烷、依托咪酯、阿芬太尼和氯胺酮等全身麻醉药物均可在患者脑电图中诱发癫痫样放电活动,因此,在手术中实施皮层脑电图监测或在术中唤醒过程中需注意这些药物的剂量对脑电活动的影响。在吸入性麻醉药物中,致痫活性顺序(由强到弱)为恩氟烷>七氟烷>异氟烷,恩氟烷和七氟烷有增加脑电棘波的不良作用,使用七氟烷进行麻醉维持时,在术中进行皮层脑电图监测时应将其呼吸末浓度降低至 0.5 MAC(肺泡最小有效浓度)以下或停用。在麻醉性镇痛药中,氟哌啶单独应用几乎不影响脑电图,当与芬太尼合用后可减慢脑电波的频率。另外,在肌肉松弛药物中,须注意阿曲库铵及顺式阿曲库铵的代谢产物劳丹碱可对中枢神经系统造成一定的刺激作用。

三、术中痫性发作的预防与处理

为预防癫痫手术皮层电刺激等操作诱发的痫性发作,患者术前应保持常规的抗癫痫药物治疗并在术中预备抗癫痫药物,抗癫痫药物的种类和剂量以不影响患者意识及认知功能为原则。长期使用苯二氮䓬类药物的患者,忽然停药后可出现痫性发作;术中使用氯胺酮可增加痫性发作的风险;体温升高也可增加患者痫性发作的风险,应注意维持患者体温稳定。术中一旦出现痫性发作,需用湿纱巾轻压脑组织防止膨出,并可用冰生理盐水冲洗;还可应用苯二氮䓬类药物和其他镇静药,并维持呼吸和循环稳定,避免缺氧和二氧化碳蓄积。既往无发作,患者新发痫性发作时应及时找出病因,在治疗病因时为避免进一步发作,可使用抗癫痫药物如左乙拉西坦。手术结束前应用抗癫痫药物,并在术后患者进食后及时恢复抗癫痫药物治疗。

第六节　术中唤醒麻醉要点

当癫痫手术中病变累及皮层功能区时,可应用术中唤醒麻醉。术中唤醒麻醉可被看作具有清醒期的可变深度麻醉,该技术可避免术中进行皮层脑电图(electrocorticography,ECoG)记录时的麻醉相关干扰。术中唤醒麻醉是具有挑战性的手术麻醉方式之一,需要患者术中在一定镇静和镇痛水平下能够配合参与神经功能测试及评估,同时需要保持呼吸状态和血流动力学稳定。尽管已经发展出多种方法来实现这一过程,但都存在各自的局限性。有利于手术成功的因素包括合适的手术类型、术前心理准备、舒适的术中体位、良好的气道管理等。

一、术前心理准备

预期要进行术中唤醒的患者大多会存在紧张、焦虑的情绪，而过度的紧张、焦虑会影响中枢神经系统的兴奋性从而影响麻醉效果。因此，术前沟通时应尽力缓解患者的不良情绪。麻醉医师应具体说明麻醉的方法、术中可能经历的事件和注意事项，包括预期的不适、合作的方式、为语言和记忆测试而执行的任务，以及可能需要快速干预的手段等，从而充分取得患者的信任与配合。术中为避免对脑电图产生影响，患者术前避免使用安定类药物。有智力障碍、人格障碍、行为问题、困难气道或年幼的患者不应考虑进行术中唤醒麻醉，一般14岁以下的儿童较少能耐受该类手术。

二、术中唤醒麻醉的类型

（1）清醒-清醒-清醒（AAA）麻醉技术：该技术最早由 Hansen 等用于开颅患者的麻醉，可用 0.75% 罗哌卡因复合 $5\ \mu g/ml$ 的肾上腺素进行头皮神经阻滞，并根据需求给予适量丙泊酚与瑞芬太尼。该技术的关键要点在于患者头皮神经的阻滞效果是否良好，若阻滞效果不佳，可复合使用小剂量镇痛药物，但不应使用镇静剂以保持患者清醒状态。

（2）监测麻醉技术：该项技术允许患者在充分镇痛及浅镇静状态下配合术中神经功能的监测并顺利完成手术。主要实现方式为对患者进行头皮神经阻滞，同时输注小剂量镇静、镇痛药物，并保留自主呼吸。该技术的优势在于患者可较好地耐受手术，并且由于患者处于相对的浅镇静状态，术中唤醒所需的时间较短。但该技术的缺点在于难以进行气道管理，术中易发生 CO_2 蓄积。

（3）睡眠-清醒-睡眠（SAS）麻醉技术：该技术是目前临床上最为常用的清醒开颅麻醉技术，即在进行神经功能测试阶段使患者处于清醒状态，其余时间则保持足够的麻醉深度。此项技术可使患者最大限度地耐受手术刺激，且由于术中行控制通气，气道便于掌握。但该技术的缺点是麻醉药物的影响使患者的清醒时间相对较长，且清醒的程度会直接影响神经功能测试的结果和质量。

三、麻醉药物选择

无论以何种方式进行术中唤醒麻醉，瑞芬太尼、丙泊酚和右美托咪定都是临床上常用的镇静及镇痛药物。丙泊酚可与瑞芬太尼组合使用并在术中唤醒测试阶段前 $15\sim20$ min 停药，以便为患者清醒留出足够的时间。右美托咪定具有抗焦虑、抗躁动和镇静作用，可减少术中唤醒麻醉中降压药物的使用量，降低丙泊酚和阿片类药物的需求量并减少其不良反应。此外，其镇静效果类似于自然睡眠，对患者呼吸的影响较小。右美托咪定因具有上述特性而在临床上得到了较为普遍的应用，但有临床使用经验表明，一些患者需要更强烈的刺激才能从右美托咪定诱导的镇静中醒来。有医疗机构报道，使用了右美托咪定镇静的患者在接受 Wada 试验时存在困难，其过度镇静作用可能是由于使用了额外的镇静剂，如苯二氮䓬类药物。在吸入性麻醉药物中，卤代类药物可明显降低体感诱发电位的潜伏期和振幅，因此七氟烷和地氟烷等常用吸入性麻醉药的应用受到一定限制。有学者尝试在术中唤醒麻醉中应用氙气，其快速觉醒和神经保护作用被认为具有潜在优势。

四、术中体位

术中唤醒麻醉者手术时的最佳体位为侧卧位，这样便于通气管理和术中监测并可避免因长时间固定体位后的背部或压力点疼痛。对患者进行体位固定的常用方法是在进行局部麻醉并利用头架固定期间推注小剂量的短效镇静剂，然后让患者适度清醒以配合找到最舒适的头部和身体位置。侧卧位时，需注意防止患者坠床和避免损伤臂丛神经。头架固定后，对头部需过度偏转者，应将入路侧肩部垫高以支持体位，防止颈部肌肉过度牵拉，同时缓解头架的压力。患者体位摆好后应保证铺放手术单后患者眼前视野开阔，避免其产生焦虑情绪。手术期间需要对患者的面部和四肢保持严密的观测，以便于确认患者的状态并有利于进行感觉、运动、语言和记忆测试。在皮层刺激期间，患者可能会因异常感受和不自主运动而感到不适,医师可通过语言安慰或注射少量的镇静剂。一些严重的偶发情况如癫痫发作时需要立即终止手术并保证气道畅通和充分的通气、换气。

五、术中唤醒通气管理

通气管理是麻醉工作的关键部分,也是术中唤醒麻醉的重点及难点。已应用于术中唤醒麻醉的通气方法主要有气管插管、喉罩通气、鼻导管以及口咽或鼻咽通气道通气等。其中气管插管对麻醉深度的要求最高,因此适用于 SAS 麻醉技术。气管插管可有效地保障通气,但在术中唤醒过程中患者会出现气管插管不耐受的情况以致颅内压升高;而且在二次气管插管时可因体位及头架的影响导致插管困难。因此,气管插管在术中唤醒麻醉中并不常使用。相比较而言,喉罩通气在 SAS 麻醉技术中应用较为广泛,其优点是在保障通气的同时可让患者在清醒时较好地耐受喉罩,且无论患者体位如何,二次置入喉罩时都相对容易。但是无论是气管插管还是喉罩通气,都会影响到患者的发声,因此在术中语言测试环节,都需要拔除通气装置。为解决这一局限性,有学者选择在监控麻醉技术下使用鼻导管或鼻咽通气道通气的方式供氧,这样可以保障患者的发声且避免二次插管带来的困难。但鼻导管吸氧无法防止患者术中出现舌后坠导致的气道梗阻,而鼻咽通气道通气虽然可以保障气道通畅,但难以监测呼气末二氧化碳分压($P_{ET}CO_2$),因而无法及时预判患者是否发生了呼吸抑制。此外,也有学者采用在 SAS 麻醉技术下经食管鼻咽腔导管或双侧鼻咽通气道通气的方式在保障通气的同时实现在不拔除导管的情况下患者即可发声,但也有学者认为经双侧鼻咽通气道通气时仍然会出现缺氧的情况。

第七节　术中脑电图监测麻醉要点

癫痫外科手术成功的关键取决于癫痫病灶定位的准确性,脑电图(EEG)监测是癫痫手术中识别病灶的重要方法,通过精准定位致痫区,能够有效提高术后癫痫的控制效果。EEG 在为患者带来安全保障的同时,也为麻醉医师的术中麻醉管理带来新的困难。全身麻醉药物随着浓度的改变,能引起 EEG 频率、波幅和波形很大的变化,从而增加术中定位的难度;另外,不同麻醉药物引起的 EEG 改变不完全相同。如何在保障患者顺利手术的同时减少麻醉药物对脑电信号的影响是麻醉医师面临的主要挑战。

一、EEG 在围手术期的应用

在麻醉过程中,患者清醒睁眼时 EEG 一般以 β 波和 γ 波为主。随着麻醉深度的增加,EEG 的信号特征会逐渐从较快频率和较小振幅转变为较慢频率和较大振幅。麻醉程度进一步加深后则可能会出现爆发抑制,最终可表现为等电位。在临床应用中,由 EEG 可衍生出一系列监测指标,如脑电双频指数(BIS)、95%频谱边界频率(95% spectral edge freqency,SEF95)、中值频率(median frequency,MF)、熵指数等。这些指标可以用来评估麻醉过程中患者的镇静水平,但目前并没有一种算法能够完全解释脑电信号的含义。因此,目前临床麻醉实践和基础研究都更加关注原始 EEG 数据,如 α 波与意识具有一致性并可在一定程度上反映皮质-丘脑的交流阻断;θ 波与记忆的负载情况有关;顶尖波和 K-综合波与脑电的觉醒反应有关;纺锤波与伤害性刺激的程度有关等。

二、吸入性麻醉药物对 EEG 的影响

1. 恩氟烷　吸入的恩氟烷浓度在较低水平时会出现广泛的 β 波,浓度增加后出现高幅 δ 波和 θ 波,高浓度时可出现棘波或多棘波,并可伴多发抑制和混杂多棘波。恩氟烷深度麻醉时,EEG 的特征性表现是出现惊厥样棘波,若伴中度二氧化碳分压下降,则可出现癫痫样脑电活动,并可在 ECoG 中发现自发癫痫兴奋灶以外的兴奋点。另外,恩氟烷可与其他致痫药产生协同致痫作用。因此,在癫痫外科手术麻醉中应慎用恩氟烷。

2. 七氟烷　七氟烷可能增加癫痫样放电,可导致癫痫样脑电变化。尤其在过度通气时,其可明显诱发棘波的产生。2MAC 七氟烷用于癫痫患者、3.3%七氟烷用于非癫痫患者麻醉维持时,可明显诱发棘波

的产生。大剂量七氟烷可诱发无癫痫病史的人出现癫痫样发作。在不同年龄段使用七氟醚麻醉产生的脑电信号不同,研究表明,在 6 月龄以上患儿的麻醉中,随着呼气期末七氟烷浓度的升高,β 波和 α 波的功率走向呈负相关,θ 波和 δ 波则呈现正相关,但是在 6 月龄以下的患儿中,这一相关性并不明显。这可能是由于神经系统的发育尤其是突触的连接和重组需要过程。

3. 异氟烷 异氟烷诱导的脑电信号与七氟烷相似。在亚 MAC 浓度时,表现出强 α 波和慢 δ 波振荡;当麻醉进一步加深时,在 δ 波和 α 波段之间会出现一个 θ 波振荡。此外,随着异氟烷麻醉深度的加深,30 Hz 以下的波段功率呈上升趋势,反之则呈下降趋势。有学者研究发现,异氟烷浓度为 0.7～1.0 MAC 时出现的棘波为病理性棘波,如进一步提高异氟烷的吸入浓度,则可能抑制癫痫患者的病理性棘波。因此,癫痫患者采用异氟烷来维持麻醉时,将浓度维持在 0.7～1.0 MAC 较为合适。

4. 一氧化二氮 一氧化二氮(N_2O)是一种非竞争性 NMDA 受体拮抗剂,与显著的 β 波和 γ 波振荡有关。N_2O 本身没有致癫痫作用,但与其他麻醉药物合用时有诱发癫痫的可能。研究发现,在七氟烷麻醉的癫痫患者中,N_2O 可减少棘波出现的频率,但对棘波出现部位无明显影响。另有研究表明 N_2O 可明显减少癫痫患者的棘波甚至导致棘波消失。N_2O 对癫痫波的抑制作用将影响 EEG 结果判读的准确性。因此,在癫痫外科手术中不建议使用 N_2O,或在进行 EEG 检查前 30～50 min 应停用 N_2O。

三、静脉麻醉药物对 EEG 的影响

1. 丙泊酚 丙泊酚属于烷基酚类化合物,临床应用较为广泛。应用丙泊酚对患者进行诱导后 10～30 s,患者的 EEG 信号会由高频低幅的 γ 波和 β 波转变为低频高幅的慢波和 δ 波;在麻醉过程中还可出现 α 波和 β 波振荡,其中 α 波振荡只出现在慢 δ 波振荡阶段。丙泊酚可导致癫痫病灶区域的头皮 EEG 改变,包括局部皮质活动受抑制、β 活动、自主棘波活动受抑制等。根据 Seifert 等的报道,当慢速静脉注射丙泊酚发挥镇静作用时,EEG 通常表现为 β 波活动增多。但也有研究报道,在单纯用大剂量或持续输注较大量丙泊酚时可对 EEG 棘波产生抑制作用,其抑制效果出现所需的丙泊酚血药浓度为 (6.3 ± 1.4) μg/ml。综上所述,丙泊酚可用于癫痫外科手术中,其可抑制癫痫样放电,但在术中进行癫痫病灶定位时需要降低其血药浓度。

2. 氯胺酮 氯胺酮是苯环己哌啶的衍生物,是一种 NMDA 受体的非竞争性阻断剂,具有一定的神经保护作用。氯胺酮麻醉过程中,会出现 β 波、γ 波与慢波交替出现的现象。氯胺酮主要诱发兴奋性的脑电信号,小剂量静脉输注氯胺酮即可产生高 β 波和低 γ 波的快速振荡。氯胺酮可选择性抑制丘脑新皮质系统而导致脑电活动受到抑制,但其同时也能兴奋边缘系统及延髓,从而间接兴奋脑电波,因此又称其为"分离麻醉"。使用功能磁共振成像进行的研究同样表明氯胺酮麻醉时 EEG 信号可表现为兴奋性状态,同时也发现大脑内连接性显著降低。氯胺酮可以激发癫痫波,但其具体诱发过程和病理机制仍不完全清楚。因此,对于氯胺酮应用于癫痫病灶的术中定位是否合适仍需谨慎考虑。

3. 右美托咪定 右美托咪定是一种高选择性 α_2 肾上腺素受体激动剂,临床上用作镇静剂和麻醉辅助药物。右美托咪定的 EEG 信号特征为纺锤波和慢 δ 波振荡,其中纺锤波可能是由皮质和丘脑之间的间歇振荡所形成的。研究表明,右美托咪定诱导的 EEG 改变与生理性二相睡眠类似,会出现中度慢波活动和多量睡眠梭状波。此外,右美托咪定可通过减少睡眠-觉醒过渡和延长 NREM,减少短期觉醒。Chaitanya 等研究了右美托咪定在癫痫手术中对 EEG 的影响,结果显示部分患者在使用右美托咪定时 EEG 的峰值增加,但同时也有超过 20% 的患者 EEG 峰值下降。另外有研究报道,右美托咪定患者术中癫痫发作更加频繁,可能与右美托咪定缺乏对癫痫病灶异常电活动的抑制作用有关。Oda 等的研究显示,右美托咪定血浆浓度为 0.48 ng/ml 和 1.6 ng/ml 时,可降低脑电信号的频率,且不会影响癫痫病灶的棘波活动,因此,右美托咪定可应用于临床癫痫病灶切除手术。

4. 依托咪酯 依托咪酯是一种非巴比妥类静脉麻醉药,为咪唑类衍生物。在依托咪酯的使用过程中,EEG 的信号首先表现为 α 波和 β 波的活动增强,随着给药时间的延长,α 波和 β 波活动减弱并可出现 δ 波活动的增强。有报道称该药对非癫痫患者不会产生异常 EEG 信号和相关症状,但也有报道称

60%~87%的患者会出现神经兴奋症状,并可出现癫痫棘波甚至是癫痫发作,因此,对有癫痫病史的患者应慎用依托咪酯。

5. 其他麻醉药 苯二氮䓬类药物有抗焦虑、遗忘和抗惊厥作用,可用于控制癫痫患者的抽搐症状。苯二氮䓬类药物可增强β波活性,大剂量时出现高电压θ波和β波,在癫痫患者麻醉中应慎用。其中咪达唑仑是半衰期最短的苯二氮䓬类药物,静脉注射后EEG可表现为δ波和β波的功率增加,同时,枕部、顶叶和颞部的低频振幅比率值也会增加。巴比妥类药物的副作用较大,一般不用于麻醉过程中的镇静和催眠,但长效苯巴比妥钠可用于癫痫治疗。巴比妥类药物可导致癫痫病灶局部及邻近大脑皮质的EEG信号异常,其在癫痫手术中的应用仍存在争议。有关阿片类药物对脑电影响的说法不一,既往阿片类药物会活化癫痫病灶的放电,但也有研究发现短效阿片类药物如雷米芬太尼仅诱发颞叶癫痫患者的痫灶放电而对其他部位无影响。非去极化肌肉松弛药均与抗癫痫药物有拮抗作用,在长期接受药物治疗的癫痫患者术中应用此药时剂量应适当加大。

第八节　SEEG电极植入术麻醉要点

立体脑电图(SEEG)电极植入术是一种侵入性手术方法,用于监测和定位耐药性局灶性癫痫患者的癫痫发作病灶,目的是实现致痫区的三维分析,相比于传统方法具有更高的定位精度。大多数常用的麻醉药物会抑制EEG波形从而影响术中脑电监测结果,因此麻醉医师在进行麻醉管理时应选择对脑电信号影响较小的药物。

麻醉药物往往会刺激或抑制EEG,并在EEG中表现出各自的特征模式,可通过观察EEG并使其保持在合适范围(以δ-α活动为主)来滴定麻醉药物。此外,在维持麻醉时可联合使用TIVA与吸入麻醉技术,这有助于减少静脉麻醉药物和吸入性麻醉药物的用量。在EEG监测期间,吸入性麻醉药物的吸入浓度通常需要改变。

麻醉诱导阶段可常规使用丙泊酚(2~2.5 mg/kg)、芬太尼(1~2 μg/kg)和罗库溴铵(0.6 mg/kg)或维库溴铵(0.1 mg/kg)。如计划术中进行EEG监测,应尽量避免使用苯二氮䓬类药物,以减少其对EEG的抑制性影响。在诱导开始时可输注阿片类药物如瑞芬太尼(0.08~0.25 μg/(kg·min)),这有助于诱导的稳定并减弱喉镜检查或颅骨固定引起的交感神经反应。如果不使用瑞芬太尼输注,则可通过推注丙泊酚或短效β受体阻滞剂如艾司洛尔来减弱交感神经反应。一些中心也使用右美托咪定联合瑞芬太尼输注进行术中麻醉维持,典型剂量为0.5 μg/(kg·h)。

SEEG电极植入术需要患者保持静止以保证立体定向过程的准确,因此可在麻醉诱导后注射肌肉松弛药如罗库溴铵(0.3~0.6 mg/(kg·h))或顺式阿曲库铵(1~2 μg/(kg·min)),其中长期服用抗癫痫药物的患者可能需要更高的麻醉药物剂量。

患者的清醒过程也需要合适的麻醉策略。如果手术开始时使用了阿片类药物,则需要在取出颅骨钉后停止输注或减量。极低剂量瑞芬太尼输注(0.01~0.02 μg/(kg·min))是唤醒患者的一种方式,此外,也可以使用短效β受体阻滞剂艾司洛尔(1 mg/kg)、α和β受体阻滞剂拉贝洛尔和(或)预防性使用利多卡因(1.5~2 mg/kg)进行麻醉后唤醒。

第九节　致痫区切除术的麻醉

致痫区切除术是药物难治性癫痫和病灶相关癫痫患者重要的手术方式之一,术前精准的致痫区和重要脑功能区的确定是精准实施致痫区(灶)切除的必备条件,但有时仍然需要术中EEG、皮层电刺激甚至术中唤醒麻醉作为进一步验证的手段。因此,制订麻醉计划不仅应该考虑到术中是否平稳、术后能否快速苏醒以及是否有利于术后神经功能的评估,而且要考虑术中是否需要进一步的致痫区及脑功能区的定位。此外,麻醉医师应随时准备控制术中可能出现的癫痫发作或癫痫持续状态。

在致痫区切除术的整个麻醉过程中,和普通开颅手术一样,不仅要保持理想的脑组织松弛状态以利于术野的暴露及癫痫病灶的安全切除,而且要保证充足的脑组织灌注且不引起脑充血,同时也要保证足够的麻醉深度以防止患者术中知晓及手术疼痛的刺激。在全静脉麻醉时使用丙泊酚可能比吸入的异氟烷或七氟烷更能降低颅内压以获得更好的脑松弛状态,但当吸入性麻醉药的应用剂量更低时,丙泊酚的以上优势则不再明显。为降低脑张力,麻醉过程中过度换气(PaCO$_2$ 为 30～35 mmHg)有时是必要的。手术结束后应用超短效镇痛药物瑞芬太尼可以实现快速苏醒以利于术后早期的神经评估,而在苏醒前,可应用长效阿片类药物替代瑞芬太尼作为短效镇痛药物。

一些麻醉药物可以增强或者抑制癫痫相关的脑电活动,因此麻醉医师要尽量减少麻醉用药对术中电生理监测及术中电刺激的不利影响,在某些情况下应该使用特定的麻醉药以增强致痫区的放电以便进一步定位。抗组胺类药物可增强癫痫区的兴奋性,故而不宜作为术前用药。对于预计在癫痫区切除术中应用皮层脑电图(ECoG)进一步确定致痫区位置和范围的患者,苯二氮䓬类及巴比妥类药物不应作为术前用药。此类药物可降低全脑兴奋性,提高癫痫发作的阈值,使得 ECoG 很难描记到癫痫样波形。麻醉过程中的过度换气也会影响脑的兴奋性,导致特异性癫痫样波形消失。Ebrahim 等学者建议在术中 ECoG 监测前20～30 min 停止丙泊酚的泵注,因为在其停药后 30 min 内仍可诱发高频的 β 波,但也有学者认为这并不影响对术中 ECoG 的解释。当 ECoG 无法描记到癫痫样波形时,可应用具有促进癫痫样放电作用的药物,例如美索比妥(25～50 mg)、阿芬太尼(20 μg/kg)及依托米酯(0.2 mg/kg),有助于激活休眠的癫痫样放电,其中,阿芬太尼最为有效,可使83%的患者激发出异常的癫痫样电活动,而美索比妥只对50%的患者有效。对于药物激发的癫痫样电活动与致痫区本身的癫痫样电活动之间的相关性目前依然存在争议,因此在手术中具体应用时,术者、电生理医师及麻醉医师应结合患者的具体病情综合分析判断。如果预计在手术过程中需要进行皮层电刺激技术,则应特别注意肌肉松弛药物剂量的应用。必须应用时,应掌握小剂量、速效、短程原则,如果已经应用中等剂量的肌肉松弛药物,则可用小剂量的抗胆碱酯酶类药物拮抗使其逆转。

在手术过程中,较浅的麻醉状态、皮层电刺激的应用以及术中对致痫区脑组织的操作等,均可引起术中癫痫发作,甚至出现癫痫状态。术中惊厥性发作可严重影响患者预后,甚至导致灾难性结果,故而应予以特别注意,要有应急处理的预案。首先,要确保生命支持监测系统的可靠性,对于已经开放脑膜的患者要紧急预防脑肿胀、脑膨出。其次,立即停止针对脑皮层的任何操作,迅速用冰生理盐水冲洗脑皮层降低脑的兴奋性。最后,静脉应用短效抗惊厥类药物,如美索比妥,在抗癫痫发作的同时可避免对术中皮层电刺激的影响。

第十节　大脑半球切除术的麻醉

大脑半球切除术主要适用于药物难治性的婴幼儿癫痫,且结构性病变通常局限于一侧,特别是当致痫区比较弥漫时,如拉斯马森综合征。该类手术对麻醉的要求很高,麻醉医生要有丰富的小儿麻醉和神经外科专科麻醉经验。年龄、疾病、特殊的手术需求和术中神经电生理监测及定位技术决定了麻醉及麻醉管理的难度。

大脑半球切除术的手术对象多为小儿,耐受性差,可因手术时间长、出血量多、水和电解质紊乱、凝血功能障碍、脑出血及癫痫发作而出现较高的致残率和致死率,因此术前麻醉评估应当详尽。麻醉目标应包括维持合适的脑血流量及脑灌注量、心血管的稳定性、控制脑张力、稳定的颅内压,以及麻醉后的快速苏醒,以便及时进行神经功能的评估。对于术前抗癫痫药物的应用要充分重视,术前突然停药或减药过快可能诱导术中癫痫发作甚至癫痫状态。有些抗癫痫药物和麻醉药物之间的相互作用,可能影响术中神经电生理监测及致痫区定位。

大脑半球切除术有手术时间长,出血量多,儿童低体重、血容量小等特点,因此术中有效循环管理非常重要,预计失血多者可采用自体血液回收,可以有效减少异体血的输入量。有人在术中静滴硝酸甘油控制血压下降至基础值的 20% 左右，也可减少术中出血量。另外，儿童体温易受外界环境影响，加之手术时间长，术中输血、输液及大量冲洗液的应用，均可加剧散热，导致低体温。低体温可延长患儿的麻醉苏醒时间和拔管时间，降低肝脏代谢率，使凝血功能下降，增加术中出血概率，可使免疫功能降低、术后感染的风险增高等，因此术中及术后保温非常重要。术中可通过应用保温毯维持口咽温度在 36 ℃ 以上、输注加温液体等措施维持体温。

麻醉药物中，瑞芬太尼具有起效快、清除快、长时间输注无蓄积的特点，在神经外科手术中能很好地抑制应激反应，因而得以广泛应用，镇静剂量的瑞芬太尼对术中的脑电活动影响较小，麻醉剂量的瑞芬太尼则能增加术中脑电监测时对癫痫样放电的检出。丙泊酚是超短效静脉麻醉药，可降低脑组织代谢率，还可以通过收缩脑血管、减小脑血液容积而降低颅内压，其导致术后恶心、呕吐等的发生率也较低。小剂量的丙泊酚对脑电活动的抑制也不明显，因此在大脑半球切除术中，瑞芬太尼联合丙泊酚靶控输注可能是较为理想的选择。

改良性大脑半球切除术和功能性大脑半球切除术的手术对象和疾病谱与大脑半球切除术类似，但开颅范围可能较小，脑组织的切除范围较小或不切除，通常术中失血少于大脑半球切除术。

第十一节　胼胝体切开术的麻醉

胼胝体是双侧大脑半球间最重要的纤维联系，也是癫痫样电活动在双侧半球间扩散的最重要的网络通路。胼胝体（部分）切开术可以有效阻断癫痫样电活动在双侧半球间的传播，从而使癫痫发作次数减少或发作程度减轻，是药物难治性癫痫重要的姑息性手术之一，临床应用广泛。临床麻醉目标类似于其他纵裂入路的开颅手术，包括维持合适的麻醉深度、维持心血管及呼吸系统的稳定、维持脑血流量及脑灌注量稳定、控制合适的颅内压和脑张力，以及麻醉后的快速复苏，以便及时进行神经功能的评估等。对于术前应用的抗癫痫药物要充分重视，术前突然停药或减药过快可能诱导术中癫痫发作甚至癫痫状态。需要进行术中脑电监测的患者，尚需注意抗癫痫药物和麻醉药物之间的相互作用。

急、慢性失联合综合征和裂脑综合征是胼胝体切开术后独特的并发症，在术后评估时应予以特别注意，尤其要和各种意识障碍相区别。急、慢性失联合综合征患者通常表现为发音困难、缄默、不同程度的半侧肢体瘫痪和尿失禁等，而裂脑综合征患者主要表现为非优势侧的手对语言命令无运动反应，有时出现错误的甚至相反的动作，严重者日常生活能力（如穿衣、吃饭等）近乎完全丧失。上述并发症与胼胝体切开的范围密切相关，胼胝体前部切开者或仅小部分切开者可不出现、表现程度较轻或持续时间较短，而全胼胝体切开者则出现频率高且程度重，永久遗留的可能性也大。

第十二节　神经调控手术麻醉

一、迷走神经电刺激术

迷走神经电刺激术（VNS）于 1988 年首次用于治疗药物难治性癫痫，是治疗药物难治性癫痫的重要姑息性手术方法之一，属于神经调控类手术。其适用于术前评估难以精准定位致痫区的部分性药物难治性癫痫和全面性药物难治性癫痫。为避免更多的心脏并发症，迷走神经电刺激电极的植入部位通常为左侧颈部的迷走神经干，将刺激器（电池）植入前上或侧胸壁皮下，使二者经皮下隧道相连。

术前访视除应了解患者的一般情况外，癫痫发作的情况，所用抗癫痫药物情况、调药情况等要重点关注，为防止术中发作，通常建议术前包括手术当天上午应继续用药。抗癫痫药物多为肝药酶诱导剂，可能显著加速麻醉药物的代谢，麻醉管理时应予以注意。

手术体位类似于颈动脉内膜剥脱术，平卧，颈肩部后垫枕、略抬高，头略后垂，颈前部伸直。应建立可靠的快速输血静脉通道，以应对可能的颈动脉和（或）颈静脉损伤风险。手术通常在气管插管全身麻醉下进行。应避免过度通气诱导的术中癫痫发作。因为迷走神经电刺激电极植入可能的心脏效应,术中应当重点关注心率(律)变化,尤其在植入电极时。对于可能存在心电传导系统缺陷的患者,更要注意观察。术中刺激左迷走神经后出现心动过缓、完全性房室传导阻滞甚至心室停搏的情况较为少见,多在初始刺激后 10～45 s 出现,通常对静脉注射肾上腺素、阿托品和心外按摩反应良好。麻醉复苏应当平稳,尽量不用拮抗性复苏药物,以防癫痫发作。术后出现颈围增大、呼吸窘迫或梗阻时,应警惕气管周围血肿,需紧急处理。

二、脑深部电刺激术

脑深部电刺激术(DBS)作为一种神经调控技术,现已广泛用于治疗帕金森病、特发性震颤、肌张力障碍、精神障碍、药物依赖及昏迷促醒等,疗效肯定。DBS 用于治疗药物难治性癫痫目前尚处于临床研究阶段,主要适用于不适合切除性手术的局灶性药物难治性癫痫及全面性药物难治性癫痫患者。DBS 用以治疗癫痫时,目前最受关注的靶点为丘脑前核,手术方法和其他疾病的 DBS 相同,定位及导向可使用有框架立体定向系统或无框架(机器人)手术系统。

术前访视、全面细致的麻醉评估、心理疏导有助于取得局部麻醉患者的术中配合并缓解患者的焦虑情绪。评估内容应包括癫痫发作情况、共患病情况(发育迟缓、精神状态异常等)、年龄(儿童和老年人)、抗癫痫药物应用情况、潜在的药物相互作用及麻醉药物对癫痫的影响等。

术中应对下列情况做出相应预案,包括患者在手术室的护理、应用立体定向框架时气道的保护、半坐位时静脉气栓和低血容量风险、麻醉药物可能对微电极记录的影响以及术中癫痫发作或癫痫状态的处理等。

对于 DBS 的麻醉选择,不同单位有很大差异。有人选择全程局部麻醉或结合清醒镇静,也有人选择全程全身麻醉;如果需要术中微电极记录,则在微电极记录之前选局部麻醉,然后全身麻醉。对于小儿患者,通常采用全身麻醉。在固定安装立体定向框架时和头皮切开、颅骨钻孔、硬脑膜切开、定向植入脑深部电极时局部浸润麻醉,或行眶上神经、耳颞神经、枕大神经阻滞麻醉。微电极记录及术中神经功能评估完成后,进行气管插管,全身麻醉,通过皮下隧道将 DBS 电极与脉冲发生器(电池)相连接,后者通常置于前胸壁皮下。如果在清醒镇静情况下完成手术,咪达唑仑、丙泊酚、芬太尼或瑞芬太尼等药物可以选用。丙泊酚单独或与瑞芬太尼联合应用最为常见,不推荐使用苯二氮䓬类药物。

在 DBS 电极植入术中,因为有立体定向框架,气道管理有时比较困难,要特别关注。清醒麻醉患者,可能出现严重焦虑情绪,可导致烦躁、血压增高等情况,诱发癫痫发作、颅内出血、心脑血管事件等严重情况,应予以高度重视。

第十三节　术中癫痫样发作的处理

一、术中癫痫样发作

在非癫痫患者的各种颅脑手术中,术中惊厥性癫痫样发作出现的频率较低,而非惊厥性癫痫样发作往往因难以发现而被忽略。脑肿瘤、脑血管病、脑损伤及脑的各种炎性病变伴有症状性癫痫样发作的患者,出现术中发作的概率较不伴有术前发作者为高。药物难治性癫痫患者术中惊厥性癫痫样发作出现频率更高,且与术前发作频率、发作类型(运动性发作)以及术中应用皮质电刺激等密切相关。其他增加癫痫样发作可能性的因素还有麻醉管理欠缺,如麻醉过浅、气道管理不良、过度换气、麻醉药物选择不当(瑞芬太尼等可能诱发发作)等,或有术中出现脑及全身性缺血缺氧事件,或出现术中大出血等情况。手术本身涉及脑实质,且术中操作粗放,或术中应用皮质电刺激,可导致脑激惹、脑损伤、脑肿胀、脑膨出,使患者更易出现术中惊厥性癫痫样发作。

二、预防处理原则

在麻醉手术全程中,应针对上述情况,尽量消除危险因素,预防术中惊厥性癫痫样发作。术前访视时,如发现患者具有高危因素,应做好处理预案。一旦出现术中惊厥性癫痫样发作,应遵循以下处理原则。

(1) 立即停止手术,保护术区,防止急性脑膨出。

(2) 迅速保护各种生命支持和监测系统,严防脱管及副损伤。

(3) 立即加深镇静麻醉,必要时迅速应用苯二氮䓬类或巴比妥类药物,如发作超过 5 min 仍未完全缓解,应按癫痫状态的流程处理。

(4) 迅速发现并消除可能的诱导发作的相关因素。

(5) 处理术中惊厥性癫痫样发作事件诱发的缺氧、脑肿胀等。

(6) 术后应严密观察,以防再次发作,必要时可将患者转至专科病房或 ICU 单元。

三、术中唤醒麻醉与癫痫样发作

在脑重要功能区的病灶切除术和致痫区切除术中,为了实现精准的病灶切除与脑功能保护的双重目标,术中唤醒麻醉的应用有日益增长的趋势,且常常与术中皮质电刺激术联合应用。但此项技术应用门槛较高,如果不能规范且熟练应用,其隐藏的风险甚至是灾难性的,故而必须高度重视。术中唤醒麻醉时因为清醒程度高,加之同时进行脑皮质的手术操作,术中癫痫样发作的频率明显高于非术中唤醒麻醉的患者。术中唤醒麻醉的流程参阅有关章节。

术中多模式监测可能有助于预警并及时处理术中癫痫样发作,常用的有术中 ECoG、脑电双频指数(BIS)、患者状态指数(PSI)和近红外光谱(NIRS)等。一般认为,ECoG 是监测癫痫样发作的金标准,如果监测到癫痫样电活动增加甚至出现 EEG 发作时应警惕出现惊厥性发作可能。癫痫样发作时 BIS 先降低后升高,PSI 值突然升高可预警术中癫痫样发作。NIRS 是一种无创的局部脑氧合监测技术,癫痫样发作时氧合先增加,随后是长时间的脱氧状态。NIRS 可与其他监测技术联合应用。

术中唤醒麻醉时癫痫样发作处理流程:①立即停止手术操作,用冰生理盐水反复冲洗脑部手术区域。暂时不用药物,以允许后续脑功能监测和临床评估。持续评估发作症状和脑功能,直到患者恢复语言或运动功能。②如未终止发作,则应用 10～30 mg 的丙泊酚。③如仍未终止发作,可选用咪达唑仑 2～5 mg 或硫喷妥钠 25～50 mg。④如发作超过 5 min 仍未完全缓解,应转为紧急气管插管全身麻醉,并按癫痫状态的流程处理。任何终止癫痫样发作的药物都能影响后续 EEG 监测,术者、麻醉医师和神经电生理医师应予以充分关注。如果没有术中监测进行预警,则可直接增加麻醉深度,并给予药物处理。

四、术中皮质电刺激与癫痫样发作

术中皮质电刺激常与术中唤醒麻醉联合应用于脑功能定位,而术中癫痫样发作是其常见的并发症之一,发生率在 5%～20% 之间。术中皮质电刺激的脑区与术中癫痫样发作密切相关,直接电刺激致痫脑区易诱导发作,刺激额叶的一些脑区更易出现发作,如运动前区、辅助运动区、初级运动区等。刺激强度和刺激时间也与发作密切相关,根据不同脑区的电应答特点,应用恰当的刺激参数对于预防术中癫痫样发作至关重要。但最小阈刺激个体差异有时较大,需要充分的经验积累。如出现发作,处理请参阅术中唤醒麻醉时癫痫样发作处理流程。

第十四节 术 后 管 理

一、麻醉复苏

和其他神经外科手术一样,癫痫外科术后也要求快速的麻醉复苏。这有利于对患者术后全身情况、意识状况及其他神经功能进行评估,及时发现相关问题并予以处理。然而,由于相关药物的影响,可能会出现术后意识水平低、术后复苏延迟等情况。应用相关麻醉药物拮抗剂促醒,可能存在诱导癫痫样发作的风险,应尽量避免。

二、术后并发症

1. 癫痫样发作　癫痫样发作事件可能导致缺氧、呼吸暂停、术后机械通气时间延长以及麻醉后苏醒延迟,诱发脑损伤、心律失常、神经源性肺水肿等严重情况,应予以高度关注。麻醉医师应关注术前发作频繁、出现术中发作以及存在术后癫痫样发作的危险因素的患者,应及时与临床医师协作评估术后癫痫样发作的可能,必要时应静脉应用抗癫痫药物以预防发作。患者能够进食后,应及时过渡到口服抗癫痫药物。术后癫痫样发作的危险因素如下。

(1) 控制不良的癫痫病史。

(2) 手术时间过长,或持续时间超过癫痫患者最后一剂抗癫痫药物效应的手术。

(3) 合并存在脑部异常病变,如动脉瘤、血管畸形等。

(4) 酗酒或戒酒。

(5) 非法药物使用。

(6) 大剂量使用局部麻醉。

(7) 应用瑞芬太尼等增加癫痫样放电或发作的镇静麻醉药物。

(8) 围手术期药物与抗癫痫药物相互作用。

(9) 术后内环境电解质异常。

2. 术后颅内出血　术后颅内出血是较严重的并发症之一,多发生在术后 24 h 以内,应做到早发现早处理。术后意识长时间不恢复,或清醒后出现烦躁,意识水平二次下降,或复苏后意识水平较低时,应及时行神经影像学评估。

第十五节　不良事件

一、呼吸道不良事件

在常见的手术镇静麻醉中,呼吸道梗阻、高碳酸血症和低氧血症都有可能出现。呼吸道辅助用具,例如口咽或鼻咽气管插管经常被用于接受镇静麻醉的患者,以缓解短暂的呼吸道梗阻。与丙泊酚相比,右美托咪定对呼吸抑制的影响明显更小。镇静麻醉状态下恶心、呕吐的发生率为 4%,且容易发生误吸,可以使用抗胆碱药物减轻症状,另外,使用丙泊酚后恶心、呕吐的发生率可能降低。

二、术中唤醒麻醉相关不良事件

术中唤醒麻醉技术在麻醉医师经验不足时有较高的并发症发生率,但在有经验的麻醉医师的管理和严密监测下通常可以安全实施。通常认为,在睡眠-清醒-睡眠的睡眠阶段,使用喉罩可能发生喉部痉挛,出现呼吸道梗阻。据报道,术中唤醒麻醉时低氧血症发生率为 18.4%,远高于气管插管全身麻醉的 1%,术中需要转变为气管插管全身麻醉的至少有 5%。术中唤醒麻醉出现术中惊厥性癫痫的发生率约为 16%,恶心和呕吐发生率约 8%。呼吸道梗阻和术中癫痫样发作均可能诱导脑和心血管系统的缺血缺氧事件,导致脑缺氧和脑肿胀,如处理不当或不及时,后果是灾难性的,因此要高度注意。

(张新定　朱君明)

参 考 文 献

[1] 吉勇,王会文,王保国,等.异氟烷对癫痫和非癫痫病人脑电图的影响[J].中华麻醉学杂志,2001,21(12):714-716.

[2] 史正山,段满林,傅素娥,等.靶控输注丙泊酚在癫痫病灶切除术中对皮层脑电图的影响[J].江苏医药,2006,32(5):423-424.

[3] 韩如泉,周建新.神经外科麻醉学[M].6版.北京:人民卫生出版社,2018.

[4] 朱婉婷,张宇,刘程曦,等.丙泊酚麻醉与自然睡眠状态皮层脑电图的异同[J].临床麻醉学杂志,2019,35(2):199-201.

[5] Ngugi A K,Bottomley C,Kleinschmidt I,et al. Estimation of the burden of active and life-time epilepsy:a meta-analytic approach[J]. Epilepsia,2010,51(5):883-890.

[6] Tang F,Hartz A M S,Bauer B. Drug-resistant epilepsy:multiple hypotheses,few answers[J]. Front Neurol,2017,8:301.

[7] Fisher M M. Use of ketamine hydrochloride in the treatment of convulsions[J]. Anaesth Intensive Care,1974,2(3):266-268.

[8] Ferrer-Allado T,Brechner V L,Dymond A,et al. Ketamine-induced electroconvulsive phenomena in the human limbic and thalamic regions[J]. Anesthesiology,1973,38(4):333-344.

[9] Durrani Z. Perioperative myoclonia or seizures[J]. Anesth Analg,1987,66(6):583-584.

[10] Zeiler F A,Zeiler K J,Teitelbaum J,et al. Modern inhalational anesthetics for refractory status epilepticus[J]. Can J Neurol Sci,2015,42(2):106-115.

[11] Wall M,Baird-Lambert J,Buchanan N,et al. Liver function tests in persons receiving anticonvulsant medications[J]. Seizure,1992,1(3):187-190.

[12] Gidal B,Spencer N,Maly M,et al. Valproate-mediated disturbances of hemostasis:relationship to dose and plasma concentration[J]. Neurology,1994,44(8):1418-1422.

[13] Reasoner D K,Todd M M,Scamman F L,et al. The incidence of pneumocephalus after supratentorial craniotomy. Observations on the disappearance of intracranial air[J]. Anesthesiology,1994,80(5):1008-1012.

[14] Perucca E. Clinically relevant drug interactions with antiepileptic drugs[J]. Br J Clin Pharmacol,2006,61(3):246-255.

[15] Borghs S,Thieffry S,Noack-Rink M,et al. Health care cost associated with the use of enzyme-inducing and non-enzyme-active antiepileptic drugs in the UK:a long-term retrospective matched cohort study[J]. BMC Neurol,2017,17(1):59.

[16] Tempelhoff R,Modica P A,Spitznagel E L Jr. Anticonvulsant therapy increases fentanyl requirements during anaesthesia for craniotomy[J]. Can J Anaesth,1990,37(3):327-332.

[17] Nomura F,Hatano H,Ohnishi K,et al. Effects of anticonvulsant agents on halothane-induced liver injury in human subjects and experimental animals[J]. Hepatology,1986,6(5):952-956.

[18] Voss L J,Sleigh J W,Barnard J P,et al. The howling cortex:seizures and general anesthetic drugs[J]. Anesth Analg,2008,107(5):1689-1703.

[19] López-Ramos J C,Duran J,Gruart A,et al. Role of brain glycogen in the response to hypoxia and in susceptibility to epilepsy[J]. Front Cell Neurosci,2015,9:431.

[20] Cramer J A,Arrigo C,Van Hammée G,et al. Effect of levetiracetam on epilepsy-related quality of life[J]. Epilepsia,2000,41(7):868-874.

[21] Li X,Jefferys J G,Fox J,et al. Neuronal population oscillations of rat hippocampus during

epileptic seizures[J]. Neural Netw,2008,21(8):1105-1111.

[22] Archer D P,McKenna J M,Morin L,et al. Conscious-sedation analgesia during craniotomy for intractable epilepsy:a review of 354 consecutive cases[J]. Can J Anaesth,1988,35(4):338-344.

[23] Sarang A,Dinsmore J. Anaesthesia for awake craniotomy—evolution of a technique that facilitates awake neurological testing[J]. Br J Anaesth,2003,90(2):161-165.

[24] Hansen E,Seemann M,Zech N,et al. Awake craniotomies without any sedation:the awake-awake-awake technique[J]. Acta Neurochir(Wien),2013,155(8):1417-1424.

[25] Suero Molina E,Schipmann S,Mueller I,et al. Conscious sedation with dexmedetomidine compared with asleep-awake-asleep craniotomies in glioma surgery:an analysis of 180 patients[J]. J Neurosurg,2018,129(5):1223-1230.

[26] Coursin D B,Coursin D B,Maccioli G A. Dexmedetomidine[J]. Curr Opin Crit Care,2001,7(4):221-226.

[27] Bustillo M A,Lazar R M,Finck A D,et al. Dexmedetomidine may impair cognitive testing during endovascular embolization of cerebral arteriovenous malformations:a retrospective case report series[J]. J Neurosurg Anesthesiol,2002,14(3):209-212.

[28] Rylova A,Maze M. Protecting the brain with xenon anesthesia for neurosurgical procedures[J]. J Neurosurg Anesthesiol,2019,31(1):18-29.

[29] Stevanovic A,Rossaint R,Veldeman M,et al. Anaesthesia management for awake craniotomy:systematic review and meta-analysis[J]. PLoS One,2016,11(5):e0156448.

[30] Chaki T,Sugino S,Janicki P K,et al. Efficacy and safety of a lidocaine and ropivacaine mixture for scalp nerve block and local infiltration anesthesia in patients undergoing awake craniotomy[J]. J Neurosurg Anesthesiol,2016,28(1):1-5.

[31] Li T,Bai H,Wang G,et al. Glioma localization and excision using direct electrical stimulation for language mapping during awake surgery[J]. Exp Ther Med,2015,9(5):1962-1966.

[32] Boetto J,Bertram L,Moulinié G,et al. Low rate of intraoperative seizures during awake craniotomy in a prospective cohort with 374 supratentorial brain lesions:electrocorticography is not mandatory[J]. World Neurosurg,2015,84(6):1838-1844.

[33] Garavaglia M M,Das S,Cusimano M D,et al. Anesthetic approach to high-risk patients and prolonged awake craniotomy using dexmedetomidine and scalp block[J]. J Neurosurg Anesthesiol,2014,26(3):226-233.

[34] Sanus G Z,Yuksel O,Tunali Y,et al. Surgical and anesthesiological considerations of awake craniotomy:cerrahpasa experience[J]. Turk Neurosurg,2015,25(2):210-217.

[35] Gonen T,Grossman R,Sitt R,et al. Tumor location and IDH1 mutation may predict intraoperative seizures during awake craniotomy[J]. J Neurosurg,2014,121(5):1133-1138.

[36] Cai T,Gao P,Shen Q,et al. Oesophageal naso-pharyngeal catheter use for airway management in patients for awake craniotomy[J]. Br J Neurosurg,2013,27(3):396-397.

[37] Sivasankar C,Schlichter R A,Baranov D,et al. Awake craniotomy:a new airway approach[J]. Anesth Analg,2016,122(2):509-511.

[38] Popov T,Popova P,Harkotte M,et al. Cross-frequency interactions between frontal theta and posterior alpha control mechanisms foster working memory[J]. Neuroimage,2018,181:728-733.

[39] Akeson J,Didriksson I. Convulsions on anaesthetic induction with sevoflurane in young children[J]. Acta Anaesthesiol Scand,2004,48(4):405-407.

[40] Kurita N,Kawaguchi M,Hoshida T,et al. The effects of sevoflurane and hyperventilation on

electrocorticogram spike activity in patients with refractory epilepsy[J]. Anesth Analg,2005,101(2):517-523.

[41]   de Heer I J,Bouman S J M,Weber F. Electroencephalographic (EEG) density spectral array monitoring in children during sevoflurane anaesthesia:a prospective observational study[J]. Anaesthesia,2019,74(1):45-50.

[42]   Fischer F,Pieper F,Galindo-Leon E,et al. Intrinsic functional connectivity resembles cortical architecture at various levels of isoflurane anesthesia[J]. Cereb Cortex,2018,28(8):2991-3003.

[43]   Eagleman S L,Drover C M,Drover D R,et al. Remifentanil and nitrous oxide anesthesia produces a unique pattern of EEG activity during loss and recovery of response[J]. Front Hum Neurosci,2018,12:173.

[44]   Kurita N,Kawaguchi M,Hoshida T,et al. Effects of nitrous oxide on spike activity on electrocorticogram under sevoflurane anesthesia in epileptic patients [J]. J Neurosurg Anesthesiol,2005,17(4):199-202.

[45]   Sato Y,Sato K,Shamoto H,et al. Effect of nitrous oxide on spike activity during epilepsy surgery [J]. Acta Neurochir(Wien),2001,143(12):1213-1215; discussion 1215-1216.

[46]   Seifert H A,Blouin R T,Conard P F,et al. Sedative doses of propofol increase beta activity of the processed electroencephalogram[J]. Anesth Analg,1993,76(5):976-978.

[47]   Cheng M A,Tempelhoff R,Silbergeld D L, et al. Large-dose propofol alone in adult epileptic patients:electrocorticographic results[J]. Anesth Analg,1996,83(1):169-174.

[48]   Brier L M,Landsness E C,Snyder A Z,et al. Separability of calcium slow waves and functional connectivity during wake,sleep,and anesthesia[J]. Neurophotonics,2019,6(3):035002.

[49]   Ballesteros J J,Huang P,Patel S R,et al. Dynamics of ketamine-induced loss and return of consciousness across primate neocortex[J]. Anesthesiology,2020,132(4):750-762.

[50]   Forsyth A,McMillan R,Campbell D,et al. Modulation of simultaneously collected hemodynamic and electrophysiological functional connectivity by ketamine and midazolam[J]. Hum Brain Mapp,2020,41(6):1472-1494.

[51]   Akeju O,Pavone K J,Westover M B,et al. A comparison of propofol- and dexmedetomidine-induced electroencephalogram dynamics using spectral and coherence analysis [J]. Anesthesiology,2014,121(5):978-989.

[52]   Huupponen E,Maksimow A,Lapinlampi P,et al. Electroencephalogram spindle activity during dexmedetomidine sedation and physiological sleep[J]. Acta Anaesthesiol Scand,2008,52(2):289-294.

[53]   Feng Z X,Dong H,Qu W M,et al. Oral delivered dexmedetomidine promotes and consolidates non-rapid eye movement sleep via sleep-wake regulation systems in mice[J]. Front Pharmacol,2018,9:1196.

[54]   Chaitanya G, Arivazhagan A, Sinha S, et al. Dexmedetomidine anesthesia enhances spike generation during intra-operative electrocorticography:a promising adjunct for epilepsy surgery [J]. Epilepsy Res,2015,109:65-71.

[55]   Dilmen O K,Akcil E F,Oguz A,et al. Comparison of conscious sedation and asleep-awake-asleep techniques for awake craniotomy[J]. J Clin Neurosci,2017,35:30-34.

[56]   Oda Y,Toriyama S,Tanaka K,et al. The effect of dexmedetomidine on electrocorticography in patients with temporal lobe epilepsy under sevoflurane anesthesia[J]. Anesth Analg,2007,105(5):1272-1277.

[57] Centeno R S,Yacubian E M T,Caboclo L O S F,et al. Intracranial depth electrodes implantation in the era of image-guided surgery[J]. Arq Neuropsiquiatr,2011,69(4):693-698.

[58] Abhinav K,Prakash S,Sandeman D R. Use of robot-guided stereotactic placement of intracerebral electrodes for investigation of focal epilepsy:initial experience in the UK[J]. Br J Neurosurg,2013,27(5):704-705.

[59] Platt P R,Thackray N M. Phenytoin-induced resistance to vecuronium[J]. Anaesthesia and Intensive Care,1993,21(2):185-191.

[60] Cottrell J E,Patel L P. Cottrell and Patel's Neuroanesthesia[M]. Amsterdam:Elsevier,2016.

[61] Shetty A,Pardeshi S,Shahv M,et al. Anesthesia considerations in epilepsy surgery[J]. Int J of Surg,2016,36(Pt B):454-459.

[62] Chang H C,Liao C C,Chang C C,et al. Risk of epilepsy in surgical patients undergoing general or neuraxial anaesthesia[J]. Anaesthesia,2018,73(3):323-331.

[63] Venkatraghavan L,Luciano M,Manninen P. Review article:anesthetic management of patients undergoing deep brain stimulator insertion[J]. Anesth Analg,2010,110(4):1138-1145.

[64] Mamani R,Jacobo J A,Mejia S,et al. Analysis of intraoperative seizures during bipolar brain mapping in eloquent areas:intraoperative seizures in brain mapping[J]. Clin Neurol Neurosurg,2020,199:106304.

[65] Kjaer T W,Madsen F F,Moltke F B,et al. Intraoperative hyperventilation vs remifentanil during electrocorticography for epilepsy surgery—a case report[J]. Acta Neurol Scand,2010,121(6):413-417.

[66] Nossek E,Matot I,Shahar T,et al. Intraoperative seizures during awake craniotomy:incidence and consequences:analysis of 477 patients[J]. Neurosurgery,2013,73(1):135-140.

[67] Eseonu C I,Rincon-Torroella J,Lee Y M,et al. Intraoperative seizures in awake craniotomy for perirolandic glioma resections that undergo cortical mapping[J]. J Neurol Surg A Cent Eur Neurosurg,2018,79(3):239-246.

[68] Boetto J,Bertram L,Moulinié G,et al. Low rate of intraoperative seizures during awake craniotomy in a prospective cohort with 374 supratentorial brain lesions:electrocorticography is not mandatory[J]. World Neurosurg,2015,84(6):1838-1844.

[69] Spena G,Roca E,Guerrini F,et al. Risk factors for intraoperative stimulation-related seizures during awake surgery:an analysis of 109 consecutive patients[J]. J Neurooncol,2019,145(2):295-300.

[70] Roca E,Pallud J,Guerrini F,et al. Stimulation-related intraoperative seizures during awake surgery:a review of available evidences[J]. Neurosurg Rev,2020,43(1):87-93.

[71] Wass C T,Grady R E,Fessler A J,et al. The effects of remifentanil on epileptiform discharges during intraoperative electrocorticography in patients undergoing epilepsy surgery[J]. Epilepsia,2001,42(10):1340-1344.

[72] Bajwa S J,Jindal R. Epilepsy and nonepilepsy surgery:recent advancements in anesthesia management[J]. Anesth Essays Res,2013,7(1):10-17.

[73] Bahuleyan B,Robinson S,Nair A R,et al. Anatomic hemispherectomy:historical perspective[J]. World Neurosurgery,2013,80(3-4):396-398.

[74] Koh J L,Egan B,Mcgraw T. Pediatric epilepsy surgery:anesthetic considerations[J]. Anesthesiology Clinics,2012,30(2):191-206.

[75] Dahaba A A,Yin J,Xiao Z,et al. Different propofol-remifentanil or sevoflurane-remifentanil

bispectral index levels for electrocorticographic spike identification during epilepsy surgery[J]. Anesthesiology,2013,119(3):582-592.

[76] Wyler A R, Richey E T, Atkinson R A, et al. Methohexital activation of epileptogenic foci during acute electrocorticography[J]. Epilepsia,2010,28(5):490-494.

[77] Hufnagel A, Burr W, Elger C E, et al. Localization of the epileptic focus during methohexital-induced anesthesia[J]. Epilepsia,2010,33(2):271-284.

[78] Ebrahim Z Y, Deboer G E, Luders H, et al. Effect of etomidate on the electroencephalogram of patients with epilepsy[J]. Anesth Analg,1986,65(10):1004-1006.

[79] Ebrahim Z Y, Schubert A, Ness P V, et al. The effect of propofol on the electroencephalogram of patients with epilepsy[J]. Anesth Analg,1994,78(2):275-279.

[80] Petersen K D, Landsfeldt U, Cold G E, et al. Intracranial pressure and cerebral hemodynamic in patients with cerebral tumors:a randomized prospective study of patients subjected to craniotomy in propofol-fentanyl,isoflurane-fentanyl,or sevoflurane-fentanyl anesthesia[J]. Anesthesiology,2003,98(2):329-336.

[81] Kurita N, Kawaguchi M, Hoshida T, et al. The effects of sevoflurane and hyperventilation on electrocorticogram spike activity in patients with refractory epilepsy[J]. Anesth Analg,2005,101(2):517-523.

[82] Neurosurgery A S M C, Neurosurgery S J M C, Goel B A, et al. Corpus callosum and its connections:a fiber dissection study[J]. World Neurosurgery,2021,151:e1024-e1035.

[83] Maehara T,Shimizu H. Surgical outcome of corpus callosotomy in patients with drop attacks[J]. Epilepsia,2001,42(1):67-71.

[84] Wong T T, Kwan S Y, Chang K P, et al. Corpus callosotomy in children[J]. Childs Nerv Syst,2006,22(8):999-1011.

[85] Rahimi S Y, Park Y D, Witcher M R, et al. Corpus callosotomy for treatment of pediatric epilepsy in the modern era[J]. Pediatric Neurosurgery,2007,43(3):202-208.

第二十一章 颞叶癫痫的外科治疗

第一节 内侧颞叶癫痫外科治疗

一、概述

内侧颞叶癫痫(mesial temporal lobe epilepsy，MTLE)是指发作症状学及脑电图提示发作起源于内侧颞叶结构(杏仁核、海马及海马旁回等)的一种癫痫类型，是由多种因素包括热性惊厥、外伤、脑炎、肿瘤等引起的一种慢性进展性疾病。约67%的患者发病于儿童及青少年时期。超过70%的患者最终发展为药物难治性癫痫。70%～90%的患者接受外科治疗后无发作。因此，内侧颞叶癫痫是外科可以治疗的一种疾病。

二、病因及病理机制

内侧颞叶癫痫最常见的病因是海马硬化，占60%～70%。海马神经元丢失、神经元重组及胶质细胞增生是海马硬化的微观结构改变。海马萎缩及代谢水平降低是海马硬化的宏观表现。这些改变最终引起海马功能障碍进而导致癫痫发生。5%～20%的海马硬化合并其他结构异常(皮质发育不良)，即双病理。其他病因包括低级别胶质瘤(如神经节胶质瘤等)、皮质发育异常、外伤、脑炎和血管畸形等。图21-1显示了内侧颞叶癫痫发生的分子及细胞机制。

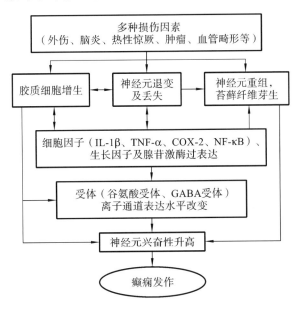

图 21-1 内侧颞叶癫痫发生的分子及细胞机制

三、临床表现

(一)发作症状学

内侧颞叶癫痫发作的典型表现为伴意识障碍的局灶性发作。偶可继发全面性发作。多数情况存在先兆发作。常见的先兆如下：①内脏感觉先兆：胃气上升感，面色苍白或潮红，心慌，呕吐等。②精神心理先兆：记忆障碍(似曾相识、似不相识)，认知障碍(失真感、梦样、非真实感)，情感障碍(恐惧、悲伤、高兴)。③幻觉：视幻觉(大小、形状、距离等变形)、听幻觉(嗡嗡声、吹哨声)和嗅幻觉(异常的气味)。发作期常表现为口手自动症(咀嚼、咂嘴、双手摸索等)、失语或言语自动症，也可表现为姿势自动症(肢体屈曲、伸展、扭曲)或头向对侧偏转。发作后表现为持续数分钟的精神错乱。优势半球放电时，发作后出现失语。发作后也可表现为精神症状，例如焦虑、抑郁或易激惹等。以上发作形式可反映发作起源及播散，具有重要的定位价值(表 21-1)。

表 21-1　不同发作形式的解剖定位

症状学	解剖定位
先兆	
内脏感觉先兆	岛叶、杏仁核
精神心理先兆	
恐惧伴胃气上升感	中脑边缘系统、杏仁核
恐惧伴行为异常	眶额回、前扣带回、颞叶边缘皮质、非优势半球
幻觉	
视幻觉	右侧颞叶
听幻觉	颞横回
嗅幻觉	眶额回、杏仁核
发作期	
口手自动症	杏仁核、前颞叶
失语或言语自动症	优势半球的边缘系统
姿势自动症	基底神经节
头向外侧偏转	额叶
发作后	
失语	优势半球

(二)影像学检查

癫痫患者的 MRI 检查包括 T1、T2 及 FLAIR 三个序列无间距连续 3D 扫描。多数患者 MRI 检查可发现内侧颞叶病变。对于海马硬化性颞叶癫痫，T1 序列显示左侧海马萎缩和左侧侧脑室颞角扩大(图 21-2(a))，FLAIR 序列显示左侧海马略呈高信号(图 21-2(b))。PET 检查提示左侧内侧颞叶和外侧颞叶皮质代谢率降低(图 21-2(c))。30%~40%的患者 MRI 表现正常(图 21-2(d)(e))。进一步 PET 检查可显示颞叶代谢率降低(图 21-2(f))。

(三)脑电图检查

长程(至少 24 h)视频脑电图(含蝶骨电极)检查是常规的术前电生理检查方式。对于复杂病例，需要进行侵袭性颅内电极脑电图检查，以明确发作起源位置。首先，视频脑电图有助于排除假性癫痫发作。20%~30%患者发作为假性发作。其次，视频脑电图有助于对发作进行分类，发现被患者及其家属忽略的发作类型。内侧颞叶癫痫发作间期脑电图提示多种异常放电模式。90%以上内侧颞叶癫痫患者前颞叶存在高波幅尖波或棘波(图 21-3)。偶见中颞叶癫痫样放电，提示病灶范围更广泛。1/3 的患者表现为双侧颞叶间期癫痫样放电。间期异常放电也可仅局限于对侧颞叶。颞叶慢波也具有重要的定位价值。80%颞叶癫痫患者表现为颞叶间断性节律性 δ 活动。

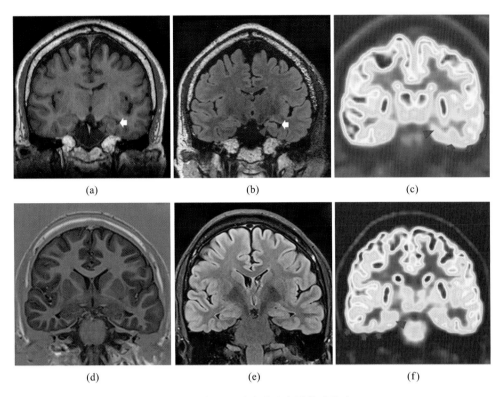

图 21-2　内侧颞叶癫痫患者影像学检查

红色三角所指处为海马，白箭头所指处为侧脑室颞角，红色箭头所指处为外侧颞叶皮质。

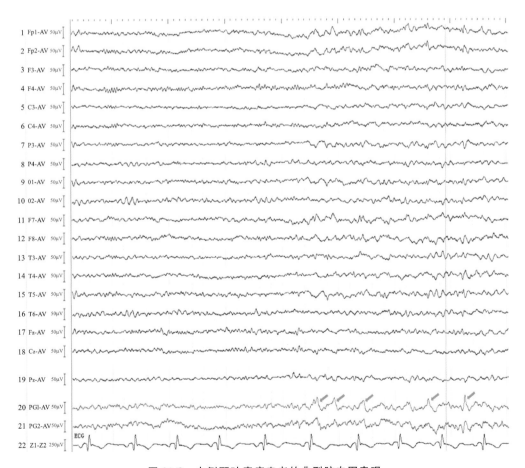

图 21-3　内侧颞叶癫痫患者的典型脑电图表现

左侧蝶骨电极（PG1）可见尖波（灰色箭头）。

四、诊断及鉴别诊断

内侧颞叶癫痫发作可与其他类型的癫痫发作（如失神发作、岛叶发作和枕叶发作）具有相同的症状学特征。失神发作也可表现为愣神，并可能有类似于内侧颞叶癫痫的自动症。起源于岛叶的癫痫发作有时表现出与内侧颞叶癫痫非常相似的上腹部先兆和口手自动症（咂嘴、双手摸索或咀嚼等）。因异常放电迅速向前扩散至颞叶，部分枕叶癫痫也可产生与颞叶癫痫类似的发作症状。依据详细的病史，结合影像学及脑电图检查，内侧颞叶癫痫易于被诊断。

此外，其他疾病也可能表现为类似颞叶癫痫的发作形式，如惊恐发作（也称急性焦虑发作）、迟发性运动障碍、日间过度嗜睡、周期性肢体运动障碍、短暂性精神病发作和心因性非癫痫发作等。这些疾病的发作可以通过视频脑电图监测来进行鉴别。

五、治疗

内侧颞叶癫痫是最常见的局灶性癫痫，也是最常见的药物难治性癫痫。临床研究及专家共识强烈推荐外科治疗内侧颞叶癫痫。外科治疗方式分为切除外科及非切除外科。切除外科通过开颅切除颞叶癫痫病灶，是临床广泛使用的外科治疗方式，也是内侧颞叶癫痫最有效的治疗方式。切除外科包括前颞叶切除术（anterior temporal lobectomy，ATL）、选择性海马杏仁核切除术（SAH）及颞叶离断术（temporal disconnection，TD）。对癫痫网络的深入理解改变了人们对传统癫痫病灶的认识。因此，以最小的外科损伤破坏癫痫网络的理念促进了微侵袭外科（非切除外科）治疗的出现。非切除外科包括立体定向放射外科（stereotactic radiosurgery，SRS）、激光间质热疗（LITT）和神经调控等。

（一）前颞叶切除术

前颞叶切除术是最有效的外科治疗方式。在 20 世纪 50 年代，Penfield 及其同事首先报道了此手术。此后，该手术方式得到了不断的改良。患者取仰卧位，头向对侧旋转并下垂。采用额颞部问号形切口（图 21-4(a)），起自颧弓，向上延伸达耳尖前上方，向前延伸到达发际线。前颞叶切除术包括颞叶皮质切除、杏仁核切除及海马切除三个步骤。一般向后切除外侧颞叶皮质范围不超过拉贝静脉：非优势半球颞极向后 6～6.5 cm，优势半球颞极向后 4～4.5 cm，以避免术后出现语言功能障碍。接受前颞叶切除术的内侧颞叶癫痫患者术后 5 年癫痫无发作率可达到 70%，并发症发生率不足 2%。

（二）选择性海马杏仁核切除术

选择性海马杏仁核切除术切除内侧颞叶结构而保留外侧颞叶皮质，通过小骨窗开颅进入内侧颞叶并选择性切除海马杏仁核。依据外科路径的不同（图 21-5），选择性海马杏仁核切除术分为如下三种。

1. 经颞下入路　由 Hori 提出该术式。颞下经颅底入路到达梭状回和其内侧的侧副沟，进入侧脑室颞角前部，吸除海马旁回。蛛网膜下切除钩回和杏仁核。然后打开脉络膜裂，最后切除海马，保留颞干和外侧颞叶皮质。为避免术中牵拉脑组织造成颞叶损伤，需松弛脑组织，方法包括过度通气、高渗疗法和腰大池脑脊液引流等。该术式优势在于完整地保留了颞干，避免损伤颞角周围视放射（Meyer 袢）而引起术后视野缺损。

2. 经外侧裂入路　Yasargil 提出经外侧裂入路选择性海马杏仁核切除术。手术采用常规翼点入路。充分分离外侧裂，自内向外显露颈内动脉、大脑前动脉及大脑中动脉。确认岛阈：其位于大脑中动脉 M1 分叉附近。在岛阈向后及下环岛沟外侧切开颞干，进入侧脑室颞角。在侧脑室颞角的下壁可见海马。杏仁核位于侧脑室颞角前端上方，并与海马相对。吸除杏仁核和钩回。软膜下切除海马头、体及尾部和海马旁回。该术式不会损伤外侧颞叶皮质。

3. 经皮质入路　Niemeyer 最先报道了经侧脑室海马杏仁核切除术，后被描述为经皮质海马杏仁核切除术。该术式通过切开外侧颞叶皮质提供进入侧脑室颞角的通道，进而到达杏仁核、海马和海马旁回。

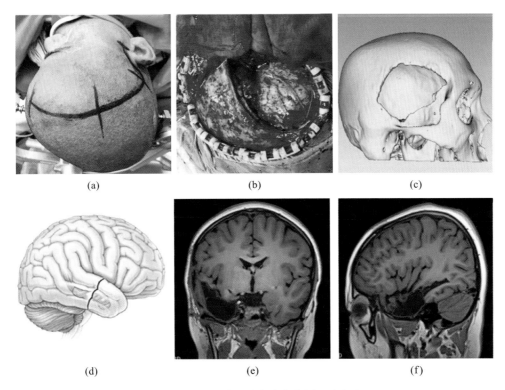

图 21-4 前颞叶切除术治疗内侧颞叶癫痫

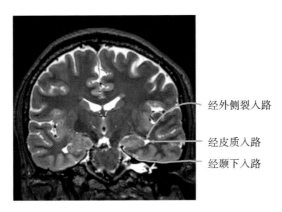

经外侧裂入路

经皮质入路

经颞下入路

图 21-5 选择性海马杏仁核切除术的不同手术入路

早期进入侧脑室的方式是经颞中回，后来的方式还包括经颞上回、颞上沟及颞下沟。

选择性海马杏仁核切除术具有创伤小、并发症少的优势。然而，Meta 分析显示前颞叶切除术的术后无发作率高于选择性海马杏仁核切除术。前颞叶切除术对海马、杏仁核的暴露更加充分，可以彻底地切除内侧颞叶结构。最大限度地切除致痫区可能可以提高术后远期无发作率。

（三）颞叶离断术

颞叶离断术主要用于治疗非病变性颞叶癫痫。颞叶离断术基于以下原理：①离断术是一项成熟且有效的技术，比如大脑半球离断术及颞顶枕离断术等；②由于非病变性病灶不会进展，切除病灶是没有必要的，离断孤立病灶是安全可行的。与切除外科其他术式相比，颞叶离断术具有明显的优势：①小开颅，缩短手术时间，创伤小；②避免了切除外科术后形成大的残腔而引起相关的并发症，比如脑移位、硬膜下积液等。文献报道颞叶离断术的疗效与切除术类似，术后 2 年无发作率高达 85%，远期无发作率为 70%。颞叶离断术的缺点是手术通道狭窄，不能保证完全离断内侧颞叶结构，对术者手术技术要求比较高，甚至需要神经导航辅助。因此，颞叶离断术在临床中尚未广泛开展。

（四）功能性前颞叶切除术

功能性前颞叶切除术是一种新的微侵袭、改良前颞叶切除术。此术式由笔者首先提出。该术式的设计是基于功能性大脑半球切除术的理念。功能性前颞叶切除术通过迷你骨窗开颅（直径 3 cm），术前通过 3D 打印确定骨窗位置（图 21-6(a)(b)）。颞部耳前做略弧形切口，长 6 cm（图 21-6(c)）。颞上回或颞中回皮质造瘘，进入侧脑室颞角，先切除杏仁核，再切除海马，逐步增大操作空间，最后离断颞叶皮质（颞极向后 5 cm）。此术式将前颞叶切除术及颞叶离断术两者的优势结合，同时避免了前者大开颅且创伤大的缺点，也避免了后者手术通道狭窄的缺陷。

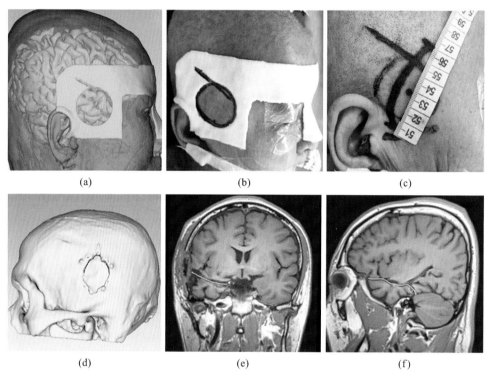

(a)　　　　　　　　(b)　　　　　　　　(c)

(d)　　　　　　　　(e)　　　　　　　　(f)

图 21-6　功能性前颞叶切除术治疗内侧颞叶癫痫

（五）立体定向放射外科治疗

立体定向放射外科使用 X 射线或伽玛射线治疗内侧颞叶癫痫。对于前颞叶切除术效果不佳的患者，检查发现内侧颞叶结构未完全切除，立体定向放射外科治疗具有一定的效果。立体定向放射外科治疗的优势是无创和费用低，缺点是术后无发作率低（约 50%）。立体定向放射外科治疗常见的并发症包括头痛、视放射受损引起的象限盲及非文字记忆受损等。对于担心开颅手术风险或不适合开颅手术的高危颞叶癫痫患者，立体定向放射外科治疗是一种辅助治疗手段。

（六）激光间质热疗

激光间质热疗利用激光产生的热能发挥组织热凝固消融作用，从而达到治疗效果。将高强度激光通过立体定向设备置入具有光扩散尖端的光纤维，传送至靶组织。以下设备的开发应用保证了激光间质热疗的安全性：①磁共振热成像，使对导管尖端和激光穿透组织的近似实时成像成为可能；②具有运送光纤维的制冷导管，可以更好地控制组织加热，避免组织炭化；③自动控制环路，可以在导管尖端或目标组织温度超过一定限度后自动关闭光源，从而保护脑组织。Meta 分析发现激光间质热疗治疗颞叶癫痫的无发作率为 60%，并发症发生率为 17%（永久并发症发生率为 5%）。与切除外科相比，激光间质热疗可以更好地改善患者神经认知的预后。另外，激光间质热疗也是一种微侵袭治疗方式。激光间质热疗治疗颞叶癫痫具有广阔发展前景。然而，对设备要求高（需磁共振实时成像）限制了该治疗方式的普及。

（七）神经调控

神经调控是一种缓解术，可以作为颞叶癫痫的辅助治疗方法。对于不适合切除外科（比如双侧颞叶癫痫）或拒绝接受开颅手术治疗的颞叶癫痫患者，可以尝试使用神经调控治疗。神经调控治疗包括反应性神经刺激术（RNS）、脑深部电刺激术（DBS）和迷走神经电刺激术（VNS）。在国内，RNS 还处于临床试验阶段。神经调控治疗的优势是微创，缺点是价格昂贵和疗效差。

六、小结

内侧颞叶癫痫是最常见的药物难治性局灶性癫痫。海马硬化是常见的病理类型。切除外科治疗是最有效的治疗方式。其中，前颞叶切除术是一种经典的、主要的治疗方式。目前，关于内侧颞叶癫痫的切除外科治疗方式尚未达成共识。具体的治疗方式依据术者经验及患者病情进行个体化选择。一些新兴的技术包括激光间质热疗等，尽管创伤小，但是疗效并不能媲美切除外科，有待进一步改进。总之，微侵袭外科治疗内侧颞叶癫痫是一种发展趋势。

（张华　刘永　任宇涛）

第二节　新皮质颞叶癫痫外科治疗

一、概况

早在 1989 年，国际抗癫痫联盟（ILAE）就将颞叶癫痫分为内侧颞叶癫痫及新皮质颞叶癫痫。2010 年，法国的 Kahane 教授和 Bartolomei 教授又进一步将颞叶癫痫划分为五种亚型，分别是颞叶内侧型、颞极型、颞叶外侧型、颞叶内-外侧型以及颞叶附加型（图 21-7）。

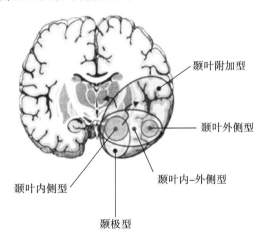

图 21-7　颞叶癫痫分型

二、临床特征

新皮质颞叶癫痫在颞叶癫痫中的比例约为 10％。与内侧颞叶癫痫相比，新皮质颞叶癫痫具有以下特征：发病年龄晚，儿时起病少见。多不伴高热惊厥病史。发作症状学中，可出现发作先兆表现，尤其是听觉先兆，但胃气上升感少见。可出现自动运动和躯体感觉异常。自主神经症状可出现流涎和过度换气。简单运动症状可出现面部阵挛，少见肌张力障碍、强直及扭转。复杂运动症状可出现口部及手部的自动运动。发作过程中可有言语，过度运动少见，发作后意识恢复较快，可以出现发作后失语。视频脑电图的异常明显位于颞部，深部电极及硬膜下电极更有利于找出明确的致痫区。影像学表现多为颞叶新皮质异常病变或完全阴性。发作由颞叶外侧向内侧传导的患者，也可出现颞叶内侧海马硬化表现，例如

FCDⅢa,表现为双重病理。神经心理评估可出现记忆损伤。

三、术前评估

对于经癫痫专业神经科医师确定的药物难治性复杂部分性癫痫发作的患者,需进行术前评估,方案包括:①收集惯常发作期症状学表现,确定发作形式的刻板性,按时间顺序记录症状学表现。②长程视频脑电图监测,收集发作间期及发作期脑电图特征。③高场强头部磁共振扫描(包括海马磁共振扫描)和PET扫描。如为优势半球癫痫,可进行功能磁共振扫描。④神经心理评估:评估记忆功能及精神状况。如为优势半球癫痫,需评估语言功能,进行Wada试验。⑤联合应用影像后处理技术进一步查找脑内的异常病灶。根据以上检查结果,进行致痫区的定侧、定位,得出初步的致痫网络假说。若存在多个假说或检查结果不一致,可考虑应用颅内深部电极或硬膜下电极进一步验证。最终得出一致性检查结果,对于确定致痫区位于颞叶新皮质的患者,可考虑手术切除治疗。

四、手术方案

外侧颞叶癫痫的手术方式多为裁剪式切除。具体切除范围需根据影像学显示的病变范围、术前的颅内电极监测结果、功能影像以及神经心理评估结果等多方面因素进行确定。尤其是对于磁共振检查阴性、发作起始区不明确的患者,需要适当扩大切除范围。手术体位多采用仰卧头偏体位,切口同侧肩下可垫高,使头部矢状面与地面平行,头高足低,颧弓位于最高点,颈部略后伸。手术切口采用问号形,始于颧弓,耳屏前1 cm处,向后弯曲达耳廓后方,向前弯曲达颞上线上方(图21-8)。锐性分离颞肌,与头皮一同翻向颅前窝底。在颅骨关键孔位置钻孔,用铣刀切割骨瓣,去除骨瓣,显露硬膜。适当咬除颞骨鳞部,以扩大前颞暴露范围,应用骨蜡封闭骨质,减少渗血。在骨瓣边缘悬吊硬膜后,在外侧裂之上U形剪开硬膜,边缘覆盖湿润棉条。

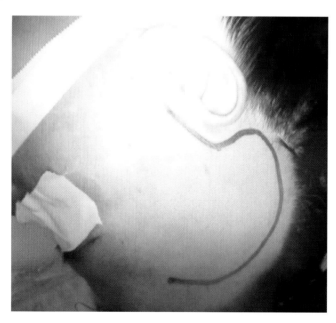

图21-8 头皮切口

开始切除新皮质之前,要进行术中皮质脑电监测,了解异常脑电出现的范围,使用深部电极探测杏仁核及海马的放电情况。然后对切除范围进行测量,识别术野区域内的解剖结构(图21-9)。为了避免术后出现语言障碍和视野缺损,切除的颞叶新皮质范围:优势半球控制在颞极后5~5.5 cm,非优势半球控制在颞极后6.5 cm,同时还要保护拉贝静脉。以上切除范围为目前国内外文献报道中出现的最大切除范围。在哈尔滨医科大学附属第一医院癫痫中心,切除范围相对比较保守,优势半球控制在颞极后4~4.5 cm,非优势半球控制在颞极后5~5.5 cm,术后也可达到满意的疗效。如有条件,术前准备神经导航系统,更有利于术中精确定位切除范围。若致痫区位于优势半球语言功能区附近,可考虑术中唤醒麻醉及术中皮质电刺激以确定语言功能区。常规切除前外侧颞叶的方法:在颞极后 5 cm 处(非优势半球),横跨颞上回、颞中回及颞下回,切开皮质,深达颞上沟及颞下沟沟底,沿颞上回向前达颞极。切开颞上回的过程中要注意保持向前的 45°斜行角度,以达到保护深部颞横回的目的,然后在软膜内向深部的颞上回内侧面切除,直到看到嗅脑沟(图 21-10),完成皮质的上部及中部切除。然后继续在软膜内向颅中窝底延伸,辨认颞下沟、枕颞沟和侧副沟(图 21-10),沿侧副沟向前,切除梭状回,与嗅脑沟汇合,完成整体的前外侧颞叶切除。切除过程中避免打开侧脑室颞角,可保留侧脑室外的一层薄壁,隔绝血液流入脑室系统。异常新皮质切除之后,再次行术中皮质脑电监测,确定无异常脑电发放后,可常规结束手术。如同时合并有海马硬化,可将颞叶内侧和硬化的海马一并切除,具体切除方法见内侧颞叶癫痫部分。

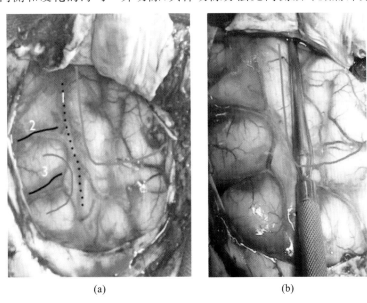

(a) (b)

图 21-9 颞叶新皮质切除的解剖标志

(a)1—外侧裂;2—中央前沟;3—中央沟及中央动脉;蓝色弧线,岛盖部;绿色弧线,切除范围;(b)术中应用剥离子从颞极开始,进一步测量切除范围。

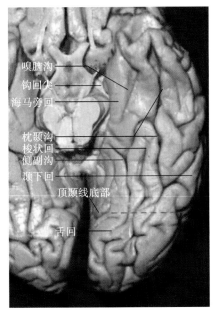

图 21-10 颞叶底面解剖

五、术后可能出现的并发症

(一)失语

优势半球的颞叶新皮质切除范围达感觉性语言中枢时,很可能造成永久性的感觉性失语。术后短暂性的语言功能障碍也比较少见,可能与术中牵拉造成脑水肿或局部缺血相关。

(二)视野缺损

颞叶新皮质切除范围超过颞极后 6 cm 时,可能导致永久性对侧上 1/4 象限盲。切除范围超过颞极后 8 cm 时,可能导致对侧同向性偏盲。其原因为视辐射损伤。视辐射为外侧膝状体发出的,到达枕叶视觉皮质的投射纤维,可分为前束、中束和后束。前束是视辐射最前外侧的纤维束,先向前走行于侧脑室颞角顶壁外侧,达侧脑室颞角前极,然后向下弯曲形成 Meyer 袢,沿侧脑室颞角外侧壁,通过颞中回向后走行到达距状沟下部皮质;中束是视辐射中部纤维束,由侧脑室颞角顶壁外侧直接向后走行,行经侧脑室三角区外侧壁到达枕极皮质;后束是视辐射最内侧的纤维束,直接经过侧脑室三角区外侧壁上部向后走行到达距状沟皮质(图 21-11)。Meyer 袢位置最靠前,且多数存在变异,是视辐射最易损伤的部分。

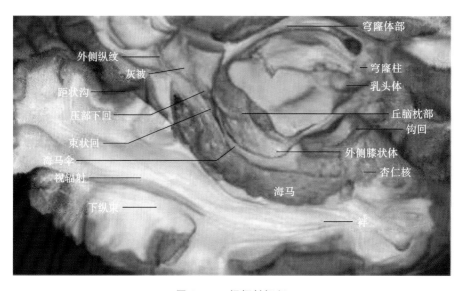

图 21-11 视辐射解剖

左侧大脑半球下面观,颞底皮质灰白质、舌回、海马旁回及梭状回均已被切除。

(三)精神症状及认知、记忆功能改变

前颞叶的切除可能会导致此并发症,但多数患者术后生活质量不会受到影响。

六、术后随访

文献报道,术后 5 年的无发作率最高可达 70%,并发症发生率不到 2%。目前认为,术后完全无发作状态维持 2 年,可减停抗癫痫药物。对颞叶外侧型癫痫,若致痫区诊断明确且切除彻底,术后疗效多数会非常满意,建议尽早减药,在 1 年无发作的情况下,可考虑逐渐减停抗癫痫药物。

(林志国)

第三节　颞叶癫痫附加症

一、引言

颞叶癫痫附加症(temporal plus epilepsies,TPE)是癫痫发作的起始累及颞叶及其周边结构(额眶皮层、岛叶、岛盖顶部及颞-顶-枕叶交界区)并具有复杂致痫网络的一种特殊类型的多脑叶癫痫。TPE 的概念是 Ryvlin 等在探讨颞叶癫痫外科治疗失败原因时提出的,他们认为 TPE 是颞叶癫痫外科治疗失败的重要原因,并主张颅内电极视频 EEG 是鉴别 TPE 和颞叶癫痫的主要手段。作为一种多脑叶癫痫,TPE 不仅是颞叶癫痫手术疗效不佳的重要原因,还是癫痫患者猝死的特殊危险因素。根据解剖-功能分类,TPE 被分为三个亚型:① 颞-额叶型;②颞-岛叶型;③颞-顶-枕叶交界型。各脑区之间在解剖结构上紧密相连,功能上也相互重叠,以致 TPE 的诊断和术前致痫区的精确定位一直是癫痫外科的重点和难点。

二、症状学

TPE 的临床-电生理以颞叶癫痫表现为主,在临床上很容易被误诊为单纯的颞叶癫痫。

根据 Barba 等的一系列病例报告,TPE 患者在发作起始时往往伴有幻味、旋转性眩晕、幻听等先兆;发作过程中多伴有眼睛和(或)头的偏转、立毛肌收缩及同侧肢体强直运动;发作后期可有烦躁不安、焦虑等情绪改变。另外,有研究表明发作起始涉及额颞结构及岛盖皮层的颞-岛叶型癫痫,会表现出幻味先兆,与电刺激外侧裂岛盖或岛叶产生幻味相一致。

三、电生理检查

发作间期和发作期 EEG 监测可显示一些共同的特征 EEG 模式。发作间期:TPE 患者更常出现双侧尖峰和(或)慢波,以及中心前(F4-C4,F3-C3)尖峰波群。发作期:第一次 EEG 改变更常见于前额叶(FP2-F4,FP1-F3)区,颞顶(T5-P3,T6 P4)区和前中心(F4-C4,F3-C3)区。研究者发现这些变化分别更频繁地与 TF、TPO 和 TI 亚组相关联。这些发现得到了一些利用 MEG 的报道的支持。然而,无论是间期头皮 EEG 提示颞叶起源的棘波还是发作期癫痫样放电起始于颞叶,都无法完全排除 TPE 的可能。目前,颅内皮层电监测是判定癫痫起源的重要方法,能明显提高致痫区的定位和定侧准确性,在致痫区的定位、定侧方面具有重要价值。

立体定向脑电图(SEEG)对于识别可能是颞叶/边缘网络的一部分,但位于邻近结构(如眶额皮层、额盖、顶盖、颞-顶-枕叶交界处或岛叶的 TPE 病灶)至关重要。Bottan 等用 SEEG 成功地识别了 6 例患者的 TPE。SEEG 尤其适用于诊断颞周癫痫,这是目前最常见的 TPE 的形式。岛叶是位于大脑深处的一个埋藏结构,因此网格电极或条状电极无法接触到它。深度电极可通过额顶叶和颞盖横向正交轨迹插入,或通过额顶叶或顶叶皮层斜向轨迹插入,以获得更大的岛叶样本。

四、影像学

TPE 可能与双重病理有关,但常在 MRI 阴性或 MRI 表现为海马硬化的患者中遇到。初步研究表明,磁源成像(MSI)可帮助识别致痫区和癫痫网络,包括与这些网络相关的时间和区域。MSI 可能从内侧颞叶结构中检测到发作间期尖峰,因此可能为内侧颞叶硬化患者提供重要的定位信息,特别是当 MRI 和(或)发作性头皮 EEG 无法定位时。连续 EEG-fMRI 是一种简单的神经成像工具,通过帮助识别刺激性病灶,其可改进初步的术前计划,如需要进一步研究,则应使用更具侵入性的技术来识别致痫区域。尽管有这些优点,但一项早期研究报道,连续 EEG-fMRI 在确定颞叶中刺激性病灶时灵敏度较低。

在一项对 54 例药物难治性颞叶癫痫患者的研究中,在全面的术前评估(至少脑 MRI,[18]FDG-PET、表面视频 EEG 电临床探查和 SEEG 记录)后进行回顾性研究,[18]FDG-PET 特别用于 MRI 和表面视频

EEG 电临床探查，以指导 SEEG 记录。作者发现 TL＋癫痫患者在萎缩性海马同侧出现颞叶低代谢，累及颞中上回、钩回及以下结构之一：舌回、下顶叶和上缘回，中央前后回，额下回和额中回，直肠回或岛叶。总体而言，颞外皮层受累是 TPE 的典型表现。

五、诊断

当患者有以下特征时，应考虑 TPE 的诊断。

（1）TPE 的电临床特征。

（2）MRI 发现颞叶硬化灶或 MRI 阴性。

（3）颅内检查发现两个同时发作的病灶或两个不同时发作的病灶（一个位于颞部，另一个位于相邻的颞外结构）。

六、鉴别诊断

鉴别 TPE 患者与单纯颞叶癫痫患者十分重要，因为与单纯颞叶癫痫患者相比，TPE 患者在癫痫术后的预后更差。但是根据一般临床特征或 MRI 数据，很难区分两者。

单纯颞叶癫痫患者更频繁地表现出癫痫发作、腹部先兆、自动性的手势和发作后失忆的特点。TPE 患者多有味觉、前庭感觉或听觉的幻觉；他们更多地表现为眼睛或头部的对立表现、勃起和同侧强直性运动体征；他们在发作后更容易焦虑。TPE 患者发作间期 EEG 多表现为双侧或中央前区异常，发作期 EEG 多指向额前区、颞顶叶区和中央前区。然而，在与单纯颞叶癫痫鉴别时，这些电临床特征只是"危险信号"，其特异性仍有待确定。

颞-岛叶型癫痫常被认为是常见的类型之一。岛叶深埋于侧沟内，因此，颞-岛叶型癫痫通常需要侵入性的仪器检测才能被发现。颞-岛叶型癫痫应注意与颞叶癫痫累及岛叶相鉴别。颞叶癫痫累及岛叶的患者的症状起源于颞叶，并随后扩散到颞外区域。因此，不需要切除患者的岛叶。相反，在颞-岛叶型癫痫中，颞叶和岛叶同时受累。在这类患者中，切除岛叶对防止癫痫术后复发有较好的效果。临床上，当怀疑存在岛叶受累时，侵入性检查是明确区分单纯颞叶癫痫和颞-岛叶型癫痫的唯一方法。但是，当岛叶切除风险很大时，直接进行颞叶切除术，而不做侵入性检查也是合理的选择。

在儿童中，TPE 是其癫痫术后复发的一个重要原因。相比于成人，TPE 在儿童中较少发生，但是儿童更易发生颞叶外癫痫和多发病灶的癫痫。儿童中双病灶的发生率较高。因此，在儿童中鉴别 TPE 与单纯颞叶癫痫也十分重要。Martire 等报道利用 MEG 的连接分析可以在术前有效识别儿童 TPE。

七、治疗

目前，TPE 是外科手术治疗的最佳适应证，且疗效满意，手术有效率为 83.7％～91.95％。TPE 术后癫痫控制率也可达到 75％左右。正确认识 TPE 的电生理及临床特点，在植入电极时尽可能广泛地覆盖颞叶及其周边结构，明确诊断 TPE，可进一步指导制订治疗方案。对于这类起源于多脑叶的特殊类型癫痫，单纯的前颞叶切除并不能达到满意的手术效果，而制订更广泛、更有效的手术方案是手术成功的关键。

手术指征：①单侧海马硬化的 MRI 征象；②单侧颞叶癫痫典型的发作间期和发作期的脑电及临床表现；③原发性突发性的失语症，但是有自主意识或者非常严重的发作后失语症，这表明癫痫致痫区累及语言中枢后部；④早期发作性出现听力错觉或幻觉，这提示颞上回的后部受到影响。

Penfield 等首次尝试对在颞叶切除术后可检测到岛叶痫样异常的患者行岛叶切除术。但是这个手术方式很快被证实非但没有改善术后癫痫发作，且显著增加并发症的发生率。Silfvenius 等却报道，术后切除岛叶能取得更好的疗效。Isnard 等报道经脑深部电极证实的 2 例起源于颞-岛叶的癫痫患者，单纯的前颞叶切除只是消除了颞叶癫痫的发作症状，而起源于岛叶的发作类型术后仍然保留；同时，另 2 例仅起源于岛叶的癫痫患者行岛叶颞部及前岛叶切除并选择性岛叶热灼后，随访 26 个月以上无发作。近些年来,利用先进的神经外科技术,岛叶癫痫手术已被证明是安全有效的。这使得外科医生开始重视岛叶切除对颞-岛叶型癫痫手术的术后效果。

Kahane 等报道的经脑深部电极描记明确的 6 例起源于颞叶-外侧裂周脑区的癫痫患者,行适当的颞叶-外侧裂周脑区皮层切除术,术后 5 例患者癫痫发作消失,手术效果显著。国内梁树立等报道的向颞叶传导的枕叶癫痫患者行枕叶致痫区切除联合颞底海马切除术后 80% 病例达到 Engel I 级。对于颞-顶-枕叶交界型癫痫,有报道称行右前颞叶及右颞-顶-枕叶交界区的多脑叶切除术,术后恢复好,随访 18 个月无癫痫发作。Prasad 等对 6 例发作起始于后颞叶底面的癫痫患者行保留海马旁回的颞叶切除术,术后只有 2 例获得满意的手术效果,因此,他们认为起源于后颞叶底并伴有内侧颞叶硬化的患者仅行前颞叶切除术,术后效果不佳。Aghakhani 等也报道对于发作症状提示颞-顶叶型癫痫的患者,即使 EEG 证实为前颞叶或近中线下侧颞叶癫痫,行广泛颞叶或局限的顶叶切除术也无法获得满意的手术效果,并认为伴有躯体感觉先兆的颞叶癫痫患者,在植入颅内电极时不仅要监测颞叶和顶叶,还要考虑岛叶。

八、总结

在临床上,TPE 需要引起足够的重视,这一类患者往往被误诊为颞叶癫痫而接受单纯的颞叶手术,导致手术失败。因此,对于诊断为颞叶癫痫但临床-电生理表现不典型的患者,要考虑 TPE 存在的可能,无论是摆放颅内电极还是制订手术切除方案,都要把颞叶及其周边的结构考虑在内。随着 SEEG 等新的检查手段的推广,并应用于颞叶癫痫患者,可能有更多的 TPE 患者将被诊断。随着神经外科技术的发展、更多的针对性治疗方案的应用,相信 TPE 的疗效将会大大提高。同时,TPE 复杂的癫痫网络及发病机制仍然不明,还有待进一步的研究。

(张华 林志国 付朋)

参 考 文 献

[1] Engel J Jr,McDermott M P,Wiebe S,et al. Early surgical therapy for drug-resistant temporal lobe epilepsy:a randomized trial[J]. JAMA,2012,307(9):922-930.

[2] Alonso Vanegas M A,Lew S M,Morino M,et al. Microsurgical techniques in temporal lobe epilepsy[J]. Epilepsia,2017,58 (Suppl 1):10-18.

[3] Hoyt A T,Smith K A. Selective amygdalohippocampectomy[J]. Neurosurg Clin N Am,2016,27 (1):1-17.

[4] Smith J R,VanderGriff A,Fountas K. Temporal lobotomy in the surgical management of epilepsy:technical report[J]. Neurosurgery,2004,54(6):1531-1534;discussion 1534-1536.

[5] Massager N,Tugendhaft P,Depondt C,et al. Long-term outcome of surgical disconnection of the epileptic zone as an alternative to resection for nonlesional mesial temporal epilepsy[J]. J Neurol Neurosurg Psychiatry,2013,84(12):1378-1383.

[6] Feng E S,Sui C B,Wang T X,et al. Stereotactic radiosurgery for the treatment of mesial temporal lobe epilepsy[J]. Acta Neurol Scand,2016,134(6):442-451.

[7] Barbaro N M,Quigg M,Broshek D K,et al. A multicenter,prospective pilot study of gamma knife radiosurgery for mesial temporal lobe epilepsy:seizure response,adverse events,and verbal memory[J]. Ann Neurol,2009,65(2):167-175.

[8] Hensley-Judge H,Quigg M,Barbaro N M,et al. Visual field defects after radiosurgery for mesial temporal lobe epilepsy[J]. Epilepsia,2013,54(8):1376-1380.

[9] Cukiert A,Cukiert C M,Burattini J A,et al. Seizure outcome after hippocampal deep brain

stimulation in a prospective cohort of patients with refractory temporal lobe epilepsy[J]. Seizure, 2014,23(1):6-9.

[10]   Fisher R,Salanova V,Witt T,et al. Electrical stimulation of the anterior nucleus of thalamus for treatment of refractory epilepsy[J]. Epilepsia,2010,51(5):899-908.

[11]   Wicks R T,Jermakowicz W J,Jagid J R,et al. Laser interstitial thermal therapy for mesial temporal lobe epilepsy[J]. Neurosurgery,2016,79 (Suppl 1):S83-S91.

[12]   Ghizoni E,Almeida J P, Joaquim A F,et al. Modified anterior temporal lobectomy:anatomical landmarks and operative technique[J]. J Neurol Surg A Cent Eur Neurosurg,2015,76(5): 407-414.

[13]   Maizuliana H,Usui N, Terada K, et al. Clinical, semiological, electroencephalographic, and neuropsychological features of "pure" neocorticaltemporal lobe epilepsy[J]. Epileptic Disord, 2020,22(1):55-65.

[14]   Kahane P,Bartolomei F. Temporal lobe epilepsy and hippocampal sclerosis:lessons from depth EEG recordings[J]. Epilepsia,2010,51(Suppl 1):59-62.

[15]   Dührsen L,Sauvigny T,Ricklefs F L,et al. Decision-making in temporal lobe epilepsy surgery based on invasive stereo-electroencephalography (sEEG)[J]. Neurosurg Rev,2020,43(5): 1403-1408.

[16]   Alonso Vanegas M A,Lew S M,Morino M,et al. Microsurgical techniques in temporal lobe epilepsy[J]. Epilepsia,2017,58(Suppl 1):10-18.

[17]   Galovic M, Baudracco I, Wright-Goff E, et al. Association of piriform cortex resection with surgical outcomes in patients with temporal lobe epilepsy[J]. JAMA Neurol,2019,76(6): 690-700.

[18]   Zijlmans M,Zweiphenning W, van Klink N. Changing concepts in presurgical assessment for epilepsy surgery[J]. Nat Rev Neurol,2019,15(10):594-606.

[19]   Sheikh S R,Nair D,Gross R E, et al. Tracking a changing paradigm and the modern face of epilepsy surgery:a comprehensive and critical review on the hunt for the optimal extent of resection in mesial temporal lobe epilepsy[J]. Epilepsia,2019,60(9):1-26.

[20]   Falowski S M,Wallace D,Kanner A,et al. Tailored temporal lobectomy for medically intractable epilepsy:evaluation of pathology and predictors of outcome[J]. Neurosurgery,2012,71(3): 703-709.

[21]   Kovanda T J,Tubbs R S,Cohen-Gadol A A. Transsylvian selective amygdalo-hippocampectomy for treatment of medial temporal lobe epilepsy:surgical technique and operative nuances to avoid complications[J]. Surg Neurol Int,2014,5:133.

[22]   梁树立,李安民,姚世斌,等.选择性海马切除在枕叶癫痫手术中的应用[J].中华神经外科杂志, 2009(4):324-326.

[23]   朱海涛,伍勇,杨坤,等.Wba 颞叶癫痫附加症 1 例报道并文献复习[J].立体定向和功能性神经外科杂志,2012,25(2):106-108.

[24]   Barba C,Barbati G,Minotti L,et al. Ictal clinical and scalp-EEG findings differentiating temporal lobe epilepsies from temporal 'plus' epilepsies[J]. Brain,2007,130(Pt7):1957-1967.

[25]   Zhu H T,Liu Y,Wu Y,et al. Temporal plus epilepsies:electrophysiology studied with interictal magnetoencephalography and intracranial video-EEG monitoring[J]. Seizure-European Journal of

Epilepsy,2013,22(2):164-167.

[26] Bottan J S,Suller Marti A,Parrent A G,et al. Seizure freedom in temporal plus epilepsy surgery following stereo-electroencephalography[J]. Can J Neurol Sci,2020,47(3):374-381.

[27] Barba C,Rheims S,Minotti L,et al. Temporal plus epilepsy is a major determinant of temporal lobe surgery failures[J]. Brain,2016,139(Pt 2):444-451.

[28] Avesani M,Giacopuzzi S,Bongiovanni L G,et al. EEG-fMRI evaluation of patients with mesial temporal lobe sclerosis[J]. The Neuroradiology Journal,2014,27(1):45-54.

[29] Kaiboriboon K,Nagarajan S,Mantle M,et al. Interictal MEG/MSI in intractable mesial temporal lobe epilepsy: spike yield and characterization[J]. Clinical Neurophysiology, 2010, 121 (3): 325-331.

[30] Al-Asmi A,Benar C G,Gross D W,et al. fMRI activation in continuous and spike-triggered EEG-fMRI studies of epileptic spikes[J]. Epilepsia,2003,44(10):1328-1339.

[31] Manganotti P,Formaggio E,Gasparini A,et al. Continuous EEG-fMRI in patients with partial epilepsy and focal interictal slow-wave discharges on EEG[J]. Magnetic Resonance Imaging, 2008,26(8):1089-1100.

[32] Rathore C,Dickson J C,Teotonio R,et al. The utility of 18F-fluorodeoxyglucose PET(FDG PET) in epilepsy surgery[J]. Epilepsy Research,2014,108(8):1306-1314.

[33] Guedj E,Bonini F,Gavaret M,et al. ^{18}FDG-PET in different subtypes of temporal lobe epilepsy: SEEG validation and predictive value[J]. Epilepsia,2015,56(3):414-421.

[34] Kahane P,Barba C,Rheims S,et al. The concept of temporal 'plus' epilepsy[J]. Rev Neurol (Paris),2015,171(3):267-272.

[35] Barba C,Minotti L,Job A S,et al. The insula in temporal plus epilepsy[J]. J Clin Neurophysiol, 2017,34(4):324-327.

[36] Martire D J,Wong S,Workewych A,et al. Temporal-plus epilepsy in children:a connectomic analysis in magnetoencephalography[J]. Epilepsia,2020,61(8):1691-1700.

[37] Penfield W,Faulk M E Jr. The insula: further observations on its function[J]. Brain,1955,78 (4):445-470.

[38] Silfvenius H,Gloor P,Rasmussen T. Evaluation of insular ablation in surgical treatment of temporal lobe epilepsy[J]. Epilepsia,1964,5:307-320.

[39] Isnard J,Guenot M,Sindou T,et al. Clinical manifestations of insular lobe seizures:a stereo-electroencephalographic study[J]. Epilepsia,2004,45(9):1079-1090.

[40] Nguyen D K,Surbeck W,Weil A G,et al. Insular epilepsy:the montreal experience[J]. Rev Neurol(Paris),2009,165(10):750-754.

[41] Malak R,Bouthillier A,Carmant L,et al. Microsurgery of epileptic foci in the insular region[J]. J Neurosurg,2009,110(6):1153-1163.

[42] von Lehe M, Wellmer J, Urbach H, et al. Insular lesionectomy for refractory epilepsy: management and outcome[J]. Brain,2009,132(Pt 4):1048-1056.

[43] Duffau H,Capelle L,Lopes M,et al. Medically intractable epilepsy from insular low-grade gliomas:improvement after an extended lesionectomy[J]. Acta Neurochir(Wien),2002,144(6): 563-572; discussion 572-563.

[44] Lobel E,Kahane P,Leonards U,et al. Localization of human frontal eye fields:anatomical and

functional findings of functional magnetic resonance imaging and intracerebral electrical stimulation[J]. J Neurosurg,2001,95(5):804-815.

［45］ Prasad A,Pacia S V,Vazquez B,et al. Extent of ictal origin in mesial temporal sclerosis patients monitored with subdural intracranial electrodes predicts outcome［J］. Journal of Clinical Neurophysiology,2003,20(4):243-248.

［46］ Aghakhani Y,Rosati A,Dubeau F,et al. Patients with temporoparietal ictal symptoms and inferomesial EEG do not benefit from anterior temporal resection[J]. Epilepsia,2004,45(3):230-236.

第二十二章　额叶癫痫的手术治疗

额叶癫痫在局灶性癫痫中的占比高达 55％,但在接受手术的药物难治性癫痫病例中,额叶癫痫仅占 20％~25％。究其原因,可能与额叶癫痫精确定位困难、手术效果不佳有关。额叶范围大,症状学上表现复杂,难以通过特异性的症状定位到非常局限的脑区,同时头皮脑电缺乏固定的模式,MRI 为阴性时,则更加难以确定致痫起源。因此,额叶癫痫需要我们综合分析症状学、脑电图及多模态的影像学,并在必要时行有创性脑电图检查来确定致痫区。通过详尽的术前评估及精准的外科治疗,额叶癫痫仍有望获得令人满意的疗效。

一、额叶的解剖与功能

额叶位于颅前窝内,后界为中央沟,各脑叶中其皮质面积最大,几乎占大脑半球皮质的 1/3。额叶是运动传导通路的主要发源地,包括躯体运动、头眼运动、发声等。此外,额叶还与高级神经活动有关,包括言语、理解、奖赏、人格形成和注意力管理等。学者们把从额极到中央沟且平行于中线的纵轴称为头尾轴,额叶皮质在行为控制的功能上沿着这条轴发生层级渐变。具体来说,越靠近额叶前部(额极)的皮质越倾向于负责抽象复杂的任务,而越靠近额叶后部(中央前回)的皮质越倾向于负责具体简单的动作。

(一)额叶皮质的主要沟回

额叶可分为三个面——背外侧面、内侧面及底面。

(1)额叶的背外侧面:有三条主要的脑沟,将额叶分成四个脑回。中央沟前方有与其平行的中央前沟,此两沟间为中央前回。在中央沟前方有上下两条与大脑半球上缘平行的脑沟,即额上沟与额下沟,额叶外侧面被两沟分为额上回、额中回及额下回。其中额下回又被大脑外侧沟的前支和升支分为三部分,即前支以下的眶部、前支与升支之间的三角部以及升支与中央前沟之间的盖部。

(2)额叶的内侧面:可见中央沟上端转入大脑半球内侧面的部分,它与旁中央沟之间的皮质为中央旁小叶前部,并与中央前回相续。中央旁沟以前的部分为额上回。

(3)额叶的底面:也称眶面,由矢状位的嗅沟分为内、外两部分。内侧部分较窄,称为直回,连接额上回;外侧部分较宽,称为眶回,与额下回相续。眶内侧沟与眶外侧沟加上眶横沟形成"H"形,将眶回分为四部分:前眶回、内侧眶回、外侧眶回及后眶回。

(二)额叶皮质的功能分区

从功能角度来划分,额叶可分为初级运动区、运动前区及辅助感觉运动区。此外,额叶还包含一些重要的脑功能区,包括额眼区、Broca 区及书写中枢等。

(1)初级运动区:即 Brodmann 4 区,位于中央前回和中央旁小叶的前部。第一躯体运动区(M1 区)主要控制躯体的运动,身体各部在运动区内的投影如倒置的人形而头部仍然是正置的。即中央前回的上部与上肢和躯干肌肉运动有关,下部则与面、舌和咽喉部的肌肉有关,而膝以下对应的脑区则位于中央旁小叶前部。第二躯体运动区(secondary somato motor area,M2 区)位于额下回的盖部和大脑外侧沟的上唇或上壁。

(2)运动前区:位于运动区的前方,包括 Brodmann 8 区及部分属于 6 区。与 4 区巨型锥体细胞发出粗纤维控制肢体每块肌肉的精细运动不同,6 区发出的纤维组成锥体外系的一部分,与大组肌群运动和姿势调节以及肌张力的维持有关。最初 Brodmann 等根据细胞构筑的差异,将中央沟前的运动皮质分为4 区和 6 区,认为前者为原始的运动皮质,与脊髓的神经元有直接的连接,负责简单、精细的运动,而 6 区可能负责更为复杂的运动,因此将该区域命名为运动前区。目前功能学研究表明,运动前区神经元不仅负责协调肌肉运动,还有更为复杂的功能属性,在运动规划、运动选择等方面具有重要作用。

(3)前额区:该区位于额上、中、下回的前部及眶回,对应 Brodmann 9、10、11、12、45 及 46 区。此区主要与思维、判断、智力、情绪和记忆等活动以及肌肉协调运动有关。

(4)辅助感觉运动区(SSMA):位于旁中央小叶与前额皮质之间,与运动前区一同构成 Brodmann 6 区。因此其主要存在于 6 区的大脑半球内侧面及上外侧部分,后界在内、外侧面分别为中央旁小叶下肢运动区及中央前沟,下界在内侧面为扣带沟,外侧面接运动前区,无明显界线,前侧亦无明显界线。SSMA 又可分为两部分:前 SMA(pre-SMA)及 SMA 本区(SMA proper)。

(5)额眼区:额眼区(frontal eye field,FEF)又称意识性头眼同向转动中枢,位于 Brodmann 8 区的下部即额中回后部,中央前沟与额上沟交界的区域,管理两眼向同侧凝视。

(6)运动性语言中枢:额叶皮质有两处与语言功能有关,分别为前说话区及上说话区。

①前说话区,即 Broca 区,对应 Brodmann 44 及 45 区,解剖上包括额下回的三角部及盖部。44 区与中央前回下部的唇、舌和喉肌的皮质运动区相邻,因此该区是语言功能建立过程中逐渐形成的联络区或程序区。其不仅参与语言的产生,而且与语言的理解有关。

②上说话区,亦称补充说话区,位于优势半球额叶内侧面额内侧回后部,Penfield 用电刺激患者此区,患者停止说话,乃发现此区。

(7)书写中枢:位于优势半球额中回后部,即 Brodmann 8 区,相当于额眼区的投射区,与支配手部的运动皮质相邻,说明书写过程与手眼的运动是分不开的。

二、额叶癫痫的症状学

总体来说,额叶癫痫所表现出来的症状多种多样,难以具体定位。但是这些症状具有一些共性,有利于我们用来鉴别额叶起源癫痫和额叶外癫痫。比如,额叶癫痫发作形式相当刻板,而且多于夜间或者睡眠中发作;经常成簇发作,每日数次,即丛集性发作;持续时间短,发作开始和结束都比较突然;意识受累早或者意识保留;存在相对短暂的发作后状态;常见继发性强直阵挛等。

(一)额叶各脑区起始发作的主要特点

1. 额叶外侧面癫痫 额叶外侧面由前向后可分为初级运动区、运动前区以及前额区。

初级运动皮质的发作常伴有局灶性躯体感觉先兆或局灶性运动症状,后者包括阵挛、肌阵挛及强直等初级运动症状,可能出现 Jackson 扩布,并可出现发作后软瘫症状。可有意识保留,不易出现继发性全身强直阵挛。

运动前区发作多在早期即出现近端肢体的强直症状,或出现强直性头眼偏转,其中早于头部偏转的眼球偏转为运动前区发作的主要特征,与该区内的额眼区有关。此外,如果致痫区邻近 Broca 区,还可出现诸如失语、语言障碍等语言功能症状。

前额区的后部与运动前区毗邻,发作类似,但初级运动症状的成分少,而且易于继发全身强直阵挛发作。前额区最前端的额极发作较为特殊,有两种突出的发作表现与该区有关,其一为强迫思维及强迫行为,其二为突发凝视,动作和语言停顿,即所谓额叶失神。

2. 额叶内侧面癫痫 额叶内侧面的主要脑区包括 SSMA 及前扣带回。

SSMA 可累及同侧运动区及运动前区,因而可出现单侧强直、头眼偏转或过度运动,但该区起始的发作中有可能肢体强直早于头眼偏转。此外,SSMA 所引起的不对称强直可描述为击剑样姿势(fencing posturing)。SSMA 起源的癫痫还可出现 2 型过度运动、发声或语言中止、非特异性先兆等。有采用 SEEG 的研究发现,SSMA 在惊吓性发作中有着重要作用。

3. 眶额回癫痫 单纯起源于眶额回(orbitofrontal cortex,OFC)的局灶性癫痫比较少见,且其定位非常困难。一方面是由于 OFC 为非表达皮质,且与其他脑区有着丰富的纤维联系,因而其症状主要由传导至邻近皮质所致,存在误导性;另一方面是由于 OFC 位置深在,其头皮 EEG 很难真实反映 OFC 的电活动。既往有多位中外学者对 OFC 癫痫进行分类分型,整体而言,OFC 起源的癫痫有额叶内侧、颞叶和额叶背外侧三个传导方向。额叶内侧通路即通过直回向上传递至前扣带回,可出现过度运动及"宪兵帽"征;颞叶通路即 OFC 通过钩束将电活动传导至颞叶内侧结构,表现为类似内侧颞叶癫痫的症状,如胃气上升感先兆后愣神,伴口咽或手足自动症等;额叶背外侧通路即电活动传导到额叶凸面及额盖,表现为简单运动症状。值得注意的是,患者的电传导并非一成不变,个别患者可出现不同通路的转换。

(二)额叶癫痫的症状组学

额叶内各脑区间功能联系紧密,症状学存在很多相似性又有各自的不同,但很难通过一种症状孤立地定位到某一特定脑区。法国马赛癫痫团队于 2014 年发表了额叶癫痫症状组学的文章,通过聚类分析,他们认为从额叶的头尾轴角度来讲,无情感且强迫性的初级运动症状(强直、阵挛、偏转)更偏额叶后部,而激越的协调的动作,如伴有或不伴有情感表现及自动症的手部动作则更偏额叶前部,具体如图 22-1 所示。

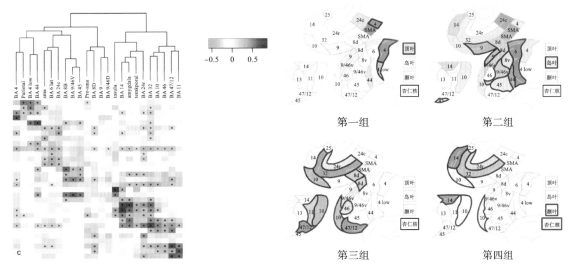

图 22-1　额叶癫痫的四组症状学

第一组:有至少一种初级运动症状,如阵挛、对侧强直姿势、对侧偏转、不对称强直姿势、继发全面性发作或面部不对称抽搐。该组患者可有躯体感觉先兆及发声表现,但是不会出现手部运动症状及情感性症状。该组发作主要定位在 Rolandic 区、中央盖及顶叶,并可累及额叶后部特别是运动前区。发作时,发作期放电可同时见于运动前区的内侧面及外侧面,或自外侧面向内侧面传导,自内侧面向外侧面传导则少见。

第二组:特点是初级运动症状(典型的是对称性轴肌强直及面部的"宪兵帽"征)与不完整的手部运动症状同时出现。该组患者常出现无法定位的先兆及复杂的非语言性发声,而完整的手部运动症状、远端刻板样动作、早期阵挛、面部表情变化不会出现。该组发作主要累及运动前区及前额区的外侧面。发作期放电可同时累及内、外侧面,多表现为由外向内传导。需注意的是,如果发作期放电起始于 SMA 及pre-SMA,则可由其向外侧即运动前区传导。

第三组:该组表现为完整的手部运动症状及远端刻板样动作,伴面部表情变化,或表现为兴奋性情绪表达,肢体近端刻板样动作,语言产生。与此同时,该组不会出现任何初级运动症状。该组的发作主要定位在前额区前端的腹外侧面(Brodmann 47/12 区、10 区、11 区及 46 区)以及前扣带回(Brodmann 32 区及 24r 区),发作同时起始于以上两区,或由外向内传导。

第四组:表现为与恐惧相关的完整手部行为,有时有过度运动,即表现为试图搏斗或躲避,并伴有面部受惊的表情,有时会尖叫或咒骂,可有自动症。该组同样不会出现初级运动症状。该组症状的脑区定位在眶回及前额区内侧面,并传导至杏仁核、前颞叶以产生相应症状,但不会传导至额叶外侧面。

三、额叶癫痫的术前评估

额叶本身体量大,纤维联系复杂,又存在多个不同的功能分区,使得症状学非常复杂。此外,额叶癫痫的头皮脑电经常为双额或广泛异常,存在误导性,若症状学无法具体定位,则对于额叶癫痫尤其是MRI阴性的病例而言,很难在不进行有创性脑电图监测的情况下确定外科切除方案。

(一)额叶癫痫的头皮脑电图

额叶癫痫虽然有60%~80%可在发作间期记录到尖波或棘波,但因为其头皮脑电图表现多样,并无特有的固定模式,甚至可表现为弥漫性、多灶性癫痫样放电,有的甚至出现双侧放电或无任何阳性表现,因此与颞叶癫痫相比,间期头皮脑电图的定位价值较低。在发作期,由于大部分额叶癫痫演变速度非常快,很难用于定位,且发作时患者有时动作幅度较大,脑电很容易被干扰所掩盖。发作间期癫痫样放电主要表现为局限性的棘慢复合波、尖慢复合波,或棘波尖波节律、低-中波幅快节律、慢波背景上的低-中波幅快节律或棘波节律发放,发作期模式则为节律性癫痫样电活动、节律性δ活动和低波幅活动。

(二)额叶癫痫的影像学诊断

额叶癫痫常见的结构性病变包括FCD、发育性肿瘤、低级别胶质瘤、海绵状血管瘤、外伤等因素所致瘢痕脑等,特殊的检查序列(如FLAIR)或影像后处理技术有助于提高检出率(特别是FCD)(图22-2)。CT可与MRI结合评估癫痫相关病变,对于有钙化的病变如结节性硬化、神经节细胞胶质瘤等有鉴别意义。发作间期PET-CT显示的低代谢脑区有很重要的参考价值,特别是MRI阴性的患者。额叶背外侧面脑沟深部的低代谢区在影像后处理和图像融合技术辅助下,常可显示不明显的结构性异常,尤其是微小的FCD。fMRI用于无创评估脑功能区,尤其在额叶这种存在多种运动及语言相关功能区的脑区中,可有重要意义。

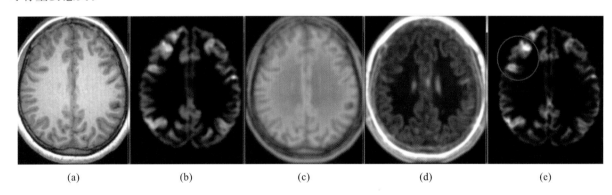

(a)   (b)   (c)   (d)   (e)

图 22-2　癫痫病例的影像后处理技术

(a)原始3D T1图像;(b)皮质厚度图像;(c)相对灰度图像;(d)灰质梯度图像;(e)综合图像。

基于体素的形态学分析(voxel-based morphometry,VBM)为影像后处理技术中的一种,通过获得皮质厚度图像、相对灰度图像和灰质梯度图像最终计算得到综合图像,该病例中即通过VBM技术发现了位于右额的病灶。

(三)额叶癫痫的有创脑电图

硬膜下电极在划定额叶凸面的切除范围,以及进行功能电刺激上存在明显优势。但随着目前对额叶癫痫认识的加深,眶额回、前扣带回及SSMA等底面或内侧结构也被认为同样扮演着重要角色,而硬膜下电极在探查以上区域中存在劣势,更不必说想要同时探查额叶凸面以及上述结构的情况。因此,SEEG在复杂的额叶癫痫中更具优势。

对于SEEG而言,其设计需要在充分分析病史、查体及无创性检查数据的前提下,做出基于解剖-电-临床的工作假设,并根据工作假设设计电极植入方案,进而植入电极。SEEG对于额叶癫痫而言,并没有标准的电极植入方案,但对于若干重要脑区(包括前扣带回、运动前区的内侧面及外侧面、额前区相关结构如眶额回等),需要在不同的症状学表现和头皮脑电的指引下进行考量并植入电极,有些额叶癫痫患者甚至需要进行双侧植入,或是同时探查额叶外结构,如颞叶及顶叶,因有时后头部、岛叶或颞叶起源的癫病可以传导至额叶进而产生相应的症状。因此,要在有限数量的电极植入计划中,争取探查尽可能多的脑区,比如利用一根电极同时探查额叶内、外侧面,或是同时探查额盖与边缘系统等。此外,额叶的电极植入需要特别注意附近的额窦,避免误穿额窦引起颅内感染。

四、额叶癫痫的外科治疗及预后

除了常见遗传性原因所致额叶癫痫,如常染色体显性遗传夜间发作性额叶癫痫、病灶可变的家族性局灶性癫痫,其他额叶癫痫病因主要为结构性,包括发育性病理(FCD、发育性肿瘤、结节性硬化)及脑外伤等,因此很多类型的额叶癫痫是外科手术治疗的适应证。

(一)额叶癫痫的外科治疗

Rasmussen 教授在 1983 年发表了一篇论文,其中详尽描述了额叶癫痫的临床特征、切除前后的皮质脑电变化、术后脑电情况及手术结果。该文献曾为癫痫外科医生制订手术计划提供了重要参考。值得注意的是,该文献中所报道的患者有一半的病因为外伤,第二、第三位的病因分别为炎性脑瘢痕及产伤,可见当时对于额叶癫痫的理解还非常片面。这也不难解释为何加拿大著名的神经外科专家——蒙特利尔神经病学研究所的 Girvin 教授在其著作中曾将额叶切除性手术单纯地分为三类额极切除术、根治性前额叶切除术以及前额叶切除术。随着时间的推移,人们对癫痫的症状学、致痫网络以及病理的认识不断加深,额叶癫痫的外科治疗也发生了革命性的改变。

首先是在病理方面,随着对 FCD 认识的不断加深,我们发现 FCD Ⅱ 型在颞叶外尤其是额叶最为多见,而且相当一部分患者 MRI 阴性。但是随着影像学手段的进步,尤其是影像后处理技术,我们能够准确定位出癫痫起始的额叶 FCD,并且通过裁剪式切除,用很小的切除范围就能控制发作。其预后也非常理想,尤其对于 FCD Ⅱ 型,通过手术,有 75%～80% 的患者可以达到完全无发作(图 22-3)。

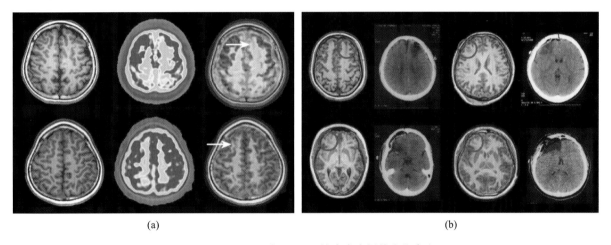

(a)　　　　　　　　　　　　　　　　　　(b)

图 22-3　PET-CT 在 MRI 阴性癫痫病例的定位意义

(a)PET-CT 在判断 MRI 阴性的额叶癫痫病例中具有重要价值,通过影像融合后处理,可发现异常脑沟、脑回进而指导外科治疗;(b)通过准确定位出致痫区,可以通过相对局限的裁剪式切除达到满意的预后。

其次是在技术方面,在准确定位出局限性的较小致痫区后,目前已有多种微创毁损手段供我们选择。SEEG 引导下的热凝毁损技术是目前国内已经广泛开展的外科手段,其优势在于通过植入 SEEG 电极确定致痫起源后,能够利用同一根记录电极进行热凝毁损,当然前提是要对整个致痫网络有准确的把控,避免处理并非真正起源的脑区。有些中心也利用热凝毁损进行外科预判,即热凝后观察 SEEG 记录到的脑电是否产生变化以及发作是否有明显减少,进而为后续的切除性手术提供参考。此外,目前正在努力开展的 MRI 引导下激光消融技术也成为新的更有力的毁损手段,其优势在于毁损范围大大超过热凝范围,且边界可控,但劣势在于无法像 SEEG 引导下的热凝毁损那样率先确认致痫起源并通过电信号进行毁损前规划及毁损后效果观察,因此必要时可能需联用 SEEG,消融前先确认致痫区。

（二）额叶癫痫的预后及手术并发症

随着癫痫诊断、定位技术等方面的不断发展，目前额叶癫痫术后完全缓解率已经从早期的13%～55%提高到了60%～70%。对于MRI阴性的额叶癫痫患者，术后Engel Ⅰ级的比率可达43%。

对早期病例的回顾性分析表明，累及中央前沟前以及中央沟后的切除性手术，往往不会造成永久的运动功能障碍。对于中央前回而言，因其与运动功能关系密切，故通常认为该区的外科治疗必然会导致运动功能障碍，因此对于累及中央前回的致痫区是否可以手术切除以及如何切除，尚存在争议。

SSMA自身有重要功能，切除后可引起其特异并发症——SSMA综合征。Laplane等将其分为三个阶段：第一阶段，主要出现在术后前两周，表现为近乎完全的运动障碍，并伴不同程度的语言停顿；第二阶段，患者运动功能快速恢复，对侧肢体肌力虽然近乎正常，却很少出现运动；第三阶段，在运动功能完全恢复之后，残留双手交替运动功能障碍。

（张凯　杨治权）

参 考 文 献

[1]　王薇薇,吴逊.眶额区癫痫——有待深入研究的癫痫类型[J].癫痫杂志,2017,3:50-55.

[2]　Bonini F,McGonigal A,Trebuchon A,et al. Frontal lobe seizures:from clinical semiology to localization[J]. Epilepsia,2014,55(2):264-277.

[3]　Beleza P,Pinho J. Frontal lobe epilepsy[J]. J Clin Neurosci,2011,18(5):593-600.

[4]　Rasmussen T. Tailoring of cortical excisions for frontal lobe epilepsy[J]. Can J Neurol Sci,1991,18(4 Suppl):606-610.

[5]　Jeha L E,Najm I,Bingaman W, et al. Surgical outcome and prognostic factors of frontal lobe epilepsy surgery[J]. Brain,2007,130(Pt 2):574-584.

[6]　Bonini F,McGonigal A,Scavarda D,et al. Predictive factors of surgical outcome in frontal lobe epilepsy explored with stereoelectroencephalography[J]. Neurosurgery,2018,83(2):217-225.

[7]　Morace R,Casciato S,Quarato P P,et al. Long-term seizure outcome in frontal lobe epilepsy surgery[J]. Epilepsy Behav,2019,90:93-98.

[8]　Vernet M,Quentin R,Chanes L,et al. Frontal eye field,where art thou? Anatomy,function,and non-invasive manipulation of frontal regions involved in eye movements and associated cognitive operations[J]. Front Integr Neurosci,2014,8:66.

[9]　Badre D,Nee D E. Frontal cortex and the hierarchical control of behavior[J]. Trends Cogn Sci,2018,22(2):170-188.

[10]　Vadlamudi L,So E L,Worrell G A,et al. Factors underlying scalp-EEG interictal epileptiform discharges in intractable frontal lobe epilepsy[J]. Epileptic Disord,2004,6(2):89-95.

[11]　Kringelbach M L,Rolls E T. The functional neuroanatomy of the human orbitofrontal cortex:evidence from neuroimaging and neuropsychology[J]. Prog Neurobiol,2004,72(5):341-372.

[12]　Rheims S,Ryvlin P,Scherer C,et al. Analysis of clinical patterns and underlying epileptogenic zones of hypermotor seizures[J]. Epilepsia,2008,49(12):2030-2040.

[13]　Souirti Z,Landre E,Mellerio C,et al. Neural network underlying ictal pouting ("chapeau de gendarme") in frontal lobe epilepsy[J]. Epilepsy Behav,2014,37:249-257.

[14]　Chibane I S,Boucher O,Dubeau F,et al. Orbitofrontal epilepsy:case series and review of literature[J]. Epilepsy Behav,2017,76:32-38.

[15]　Petrides M. Lateral prefrontal cortex:architectonic and functional organization[J]. Philos Trans R Soc Lond B Biol Sci,2005,360(1456):781-795.

［16］ Blumenfeld R,Nomura E,Gratton C,et al. Lateral prefrontal cortex is organized into parallel dorsal and ventral streams along the rostro-caudal axis［J］. Cerebral Cortex,2013（10）,23: 2457-2466.

［17］ Englot D,Wang D,Rolston J,et al. Rates and predictors of long-term seizure freedom after frontal lobe epilepsy surgery:a systematic review and metaanalysis［J］. J Neurosurg,2012,116（5）:1042-1048.

［18］ Hirata S,Morino M,Nakae S,et al. Surgical technique and outcome of extensive frontal lobectomy for treatment of intracable non-lesional frontal lobe epilepsy［J］. Neurologia Medico-chirurgica,2020,60（1）:17-25.

［19］ Morace R,Casciato S,Quarato P P. Long-term seizure outcome in frontal lobe epilepsy surgery ［J］. Epilepsy Behav,2019,90:93-98.

［20］ Kim Y H,Kim C H,Kim J S,et al. Topographical risk factor analysis of new neurological deficits following precentral gyrus resection［J］. Neurosurgery,2015,76（6）:714-720; discussion 720.

［21］ Najm I M,Tassi L,Sarnat H B,et al. Epilepsies associated with focal cortical dysplasias（FCDs） ［J］. Acta Neuropathologica,2014,128（1）:5-19.

［22］ Laplane D,Talairach J,Meininger V,et al. Clinical consequences of corticectomies involving the supplementary motor area in man［J］. J Neurol Sci,1977,34（3）:301-314.

［23］ Tanji J. The supplementary motor area in the cerebral cortex［J］. Neurosci Res,1994,19（3）:251-268.

第二十三章　岛叶癫痫的手术治疗

　　岛叶位置深在,深部电极尤其是立体脑电图(stereoelectroencephalography,SEEG)的临床应用为探索和认识岛叶癫痫提供了重要条件。岛叶癫痫逐渐成为国内外癫痫研究领域的热点,因其本身细胞构筑的异质性和丰富的纤维连接,生理功能多样且癫痫症状学表现复杂,相关的手术报道逐渐增多,病因也由最初的肿瘤性病变逐渐扩展到 MRI 阴性的发育性病理。目前,对岛叶癫痫的研究有两点应该得到重视:①岛叶被埋于大脑半球的深部,普通头皮脑电图难以记录岛叶放电,因此,岛叶癫痫的诊断多数情况下有赖于深部电极,尤其是 SEEG;②致痫区局限于纯岛叶皮质的情况少见,临床上更常见的是岛叶-岛盖癫痫,因此在症状学、影像学和电生理学的描述上,多是针对这一更广义的概念。

第一节　岛叶皮质的解剖与生理

一、岛叶的大体解剖

　　岛叶位于外侧裂深部,表面有岛盖覆盖环绕。岛叶皮质面向外侧,呈倒三角锥形,以环岛沟与额、顶、颞叶分隔。环岛沟包括上环岛沟、下环岛沟和前环岛沟。岛中央沟是其最主要、最深且最恒定的脑沟。它从岛阈或岛阈后部向后上方斜行穿过岛叶,与大脑中央沟走行基本平行,将岛叶分为岛前小叶和岛后小叶。岛前小叶从前到后依次由岛横回、岛副回及前、中、后岛短回构成。岛后小叶由前、后岛长回构成(图 23-1(a))。岛顶为岛叶凸面最高点,岛极为岛叶最前下点,位于顶的前下(顶下点)。岛阈为岛叶入口,为一轻微隆起呈弓形的脊,位于外侧裂深部,沿颞极向额叶眶面走行,连接岛叶皮质和前穿质,构成岛叶的前基底部。

　　岛盖皮质被覆岛叶表面,外侧裂水平支、后支将岛盖分为三部分,水平支将额眶盖与额顶盖分隔开,后支将额顶盖与颞盖分隔开。额眶盖由眶后回、眶外侧回后部和额下回的眶部组成,覆盖于岛叶前部;额顶盖由额下回的三角部和盖部,中央前、后回下部,以及缘上回上部组成。位于外侧裂上升支和前中央沟下部之间的额下回岛盖部即为 Broca 区;颞盖由颞上回,连同颞极和缘上回下部构成,覆盖于岛叶下部和前穿质。

　　岛叶动脉主要由大脑中动脉 M2 段发出的岛叶皮质动脉供血,绝大多数岛叶动脉短小,仅供应岛叶皮质和最外囊;部分中等大小的动脉也供应屏状核和外囊;个别较长的岛叶穿动脉,穿入岛叶并延伸至冠状辐射,这些动脉主要位于岛叶后部。

　　岛叶静脉变异较大,多数情况下,岛叶前部主要与外侧裂静脉相联系,后叶主要与岛阈深部的大脑中深静脉相联系,两个系统存在吻合。根据岛叶引流入浅、深静脉系统将岛叶引流区分为三组:浅、深和过渡区。岛阈区、下环岛沟、岛长回和岛叶中央沟主要引流入深静脉系统;中央短回和岛顶主要引流入外侧裂静脉系统;前、后短回和前环岛沟为过渡区。

二、岛叶的生理与功能

　　根据细胞构筑,可将岛叶分为三个亚区(图 23-1(b)):后部背侧新皮质区(颗粒细胞区),中间过渡区(乏颗粒细胞区),前部腹侧旧皮质区(无颗粒细胞区)。无颗粒细胞区与旁边缘系统的杏仁核、眶额区皮质联系,颗粒细胞区与岛盖、第一躯体感觉区(S1)、第二躯体感觉区(S2)联系。前岛叶与边缘系统的紧密联系有助于对情绪、行为信息的整合;后岛叶与 S1、S2、顶盖联系,参与同侧颞顶枕区感觉网络(图 23-2)。

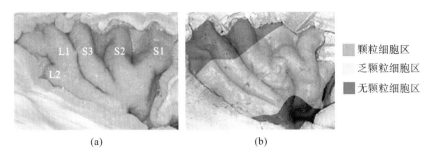

图 23-1 岛叶沟回解剖和细胞构筑分布

(a)岛叶沟回由前部腹侧向后部背侧呈放射状分布,S1、S2 和 S3 分别代表前、中、后岛短回;L1 和 L2 分别代表前、后岛长回;(b)岛叶细胞构筑分布大致与脑回方向垂直,由前部腹侧向后部背侧依次为无颗粒细胞区、乏颗粒细胞区和颗粒细胞区。

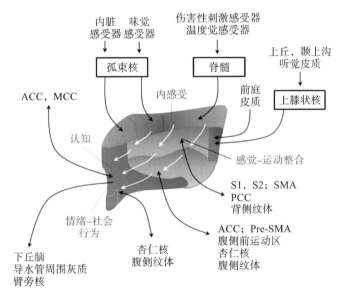

图 23-2 恒河猴岛叶纤维连接与生理功能

颗粒细胞区主要接受皮质及内脏感觉等信息。乏颗粒细胞区分为背侧和腹侧,背侧与司感觉运动功能的皮质及核团存在联系,参与内感受信息的整合并与运动行为有关;腹侧区域与边缘系统、前辅助运动区等存在联系,参与高级感觉运动信息整合并与情绪-社会行为相关。无颗粒细胞区输出纤维连接下丘脑等自主神经相关脑区,并与边缘脑区存在联系;腹侧与自主神经和情绪行为相关,背侧与认知功能相关。

功能影像学为岛叶功能认识提供了重要手段。目前已知的岛叶功能包括多模态感觉信息的处理和整合、内感受和自我意识、自主神经功能的控制、语言功能等。SEEG 的应用可实现对岛叶皮质的直接电刺激,能更直观、精确地了解岛叶参与的功能和分布特点。

(1)躯体感觉:表现为疼痛觉、温度觉等,主要分布于岛叶后部。

(2)内脏感觉:表现为咽喉、胸骨后或腹部压迫感、紧缩感;内脏植物性感觉,包括恶心、流涎、面部红晕或呼吸困难,主要位于岛叶中央沟周围或更前部。

(3)味觉-嗅觉:表现为难以描述、令人不快的味觉,如金属味或苦味,大多位于岛叶中部,特别是岛后回和中短回。

(4)听觉:多见于对侧耳,也可为双侧或同侧。大多是由刺激岛叶后部所诱发,特别是刺激岛叶后岛长回。表现为幻听和听觉扭曲,通常不伴有前庭功能障碍或眩晕。

(5) 前庭感觉：躯体的运动感，常描述为虚幻的平移，主要由刺激岛叶后部颗粒细胞区所诱发。

(6) 言语控制：表现为言语不清、构音障碍、言语中断或声音变弱，主要分布于岛叶前短回。优势半球及非优势半球均能被唤起，提示岛叶在言语生成中起到重要作用。

(7) 自主神经症状：多分布于岛叶前部，右侧岛叶主要控制交感输出，左侧岛叶控制副交感输出。

第二节　岛叶癫痫的术前评估

一、岛叶癫痫的症状学

岛叶癫痫的临床表现相对复杂，症状多样，容易被误诊为额叶癫痫、颞叶癫痫或顶叶癫痫。对患者主观感觉或先兆的仔细问诊以及对症状学演变特征的准确把握，有助于临床捕捉到岛叶癫痫相关的线索。

(1) 躯体感觉先兆：可累及肢体，也可累及中线如口周、胸部、背部；既可覆盖较大范围，也可局限于某一区域（如面部、手、前臂、腹股沟、足）；感觉异常，难以描述，或为中性、令人不愉快的感觉，常被描述成刺痛、温热感或电流感。

(2) 内脏感觉先兆和内脏运动症状：感觉先兆可累及腹部、食管、胸腔或喉咙，常被描述为上腹部感觉异常（有或无胃气上升感）、腹部不适、腹痛、胸部重压或发紧、喉咙紧缩、窒息或哽噎、恶心等感觉，其中喉咙紧缩感被认为是比较特异的岛叶癫痫内脏感觉先兆。内脏运动症状包括嗳气、肠鸣音和呕吐。

(3) 运动症状：岛叶癫痫的运动症状包括简单运动症状和复杂运动症状。简单运动症状中面部和颈部是较常见的受累部位，表现为偏侧口角的强直或阵挛，口角偏斜，双侧鼻唇沟不对称，单侧眼睑强直导致双侧眼裂不对称，颈部强直呈现特殊的屈颈姿势。单侧上肢的强直，可伴有肢体远端的肌张力障碍，也可表现为双侧非对称性强直姿势；过度运动发作通常于睡眠中发生，表现为累及躯干和肢体近端的大幅度复杂运动行为。

(4) 其他症状：言语或构音障碍；特殊感觉先兆（听觉、嗅觉或味觉）以及自主神经症状。

二、岛叶癫痫的非侵入性评估

（一）头皮脑电图

由于岛叶位置深在且纤维联系丰富，头皮脑电图的结果通常缺乏特异性。背景脑电图多正常，发作间期癫痫样放电多呈慢波或尖慢复合波，以前头部为主，多以围侧裂分布为特征。前岛叶岛盖的致痫区异常波多位于额极和前颞区，后岛叶的致痫区异常波多位于中颞区，向前颞和（或）中央区导联传导。发作期脑电起始有时难以分辨甚至累及双侧，脑电的变化可起始于额、颞和（或）中央区导联，脑电背景变低平，出现低波幅快波活动或节律性慢波，具有明确的定侧，或双侧分布以病灶侧为优势。

（二）MRI影像

MRI阳性病灶可表现为低级别胶质瘤、脑血管畸形（如海绵状血管瘤）、脑萎缩、软化灶引起的胶质增生等病理。近年来，局灶性皮质发育不良（focal cortical dysplasia，FCD）在手术治疗的岛叶癫痫中比例逐渐提高，部分可表现出FCD的影像学表现；而更多的情况下由FCD引起的岛叶癫痫在MRI上呈阴性。

（三）发作间期PET

对于MRI阴性的岛叶癫痫，发作间期FDG-PET具有非常重要的价值，表现为局灶性的低代谢，但因PET影像分辨率低，易漏诊。PET-MRI融合可以很大程度地提高MRI阴性岛叶癫痫低代谢区的检出率（图23-3）。

三、岛叶癫痫的侵入性评估（SEEG）

岛叶位于侧裂深部，因其电-临床特征复杂，多数岛叶癫痫的定位诊断需要颅内植入电极，尤其是

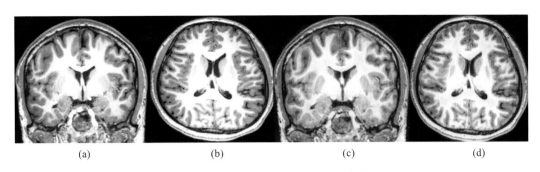

图 23-3　一例岛叶癫痫患者的影像学表现

图(a)和图(b)提示右侧岛叶近上环岛沟处呈现灰白质交界不清,提示局灶性皮质发育不良可能;图(c)和图(d)可更明显地显示右侧岛叶代谢率降低。

SEEG 电极,SEEG 对于岛叶癫痫的确定诊断具有金标准的意义。此外,岛叶和岛盖皮质经常共同参与致痫区的形成,对于岛叶切除范围的限定,需进行 SEEG 电极植入证实。岛叶的 SEEG 电极植入有两种方式,即直插法和斜插法两种。所谓直插法,即沿着额顶盖或颞盖的方向插入电极,其优势在于可兼顾岛叶和岛盖皮质的记录,缺点是每根电极仅有约 2 个触点穿经岛叶皮质。所谓斜插法,即沿着与岛叶皮质平行的方向插入电极,其优势在于对岛叶有最好的覆盖,每根电极可有 6~8 个触点穿经岛叶,但不能记录岛盖皮质的放电。对于岛叶癫痫的 SEEG 电极植入,多数需要联合直插法和斜插法。

对于岛叶-岛盖癫痫的电极设计,既要考虑对岛叶本身的覆盖,同时也要考虑依据解剖-电-临床提出的假说涉及的脑区。岛叶癫痫常涉及的网络可包括颞叶-外侧裂周围-岛叶、颞叶-边缘系统-岛叶、额叶内侧-眶额-岛叶,因此电极的设计也主要依据这几种网络模式进行。除岛叶外,岛盖、眶额回、前扣带回、辅助运动区、颞叶内侧结构等都是电极常见的覆盖区域。

第三节　岛叶癫痫的手术方案和治疗预后

岛叶癫痫的切除性手术技术与其他皮质切除术基本相同,但因岛叶深在的位置和复杂的血管毗邻关系,又有一定的特殊性。岛叶皮质切除术中应注意以下几点:①尽量暴露外侧裂全长。②辨认所有的环岛沟和岛叶的沟回,可借助 SEEG 电极或导航。③依据术前计划切除相应的脑区,如果岛盖也在切除范围内,可先切除一部分岛盖,以更好地暴露岛叶。④切除过程中注意游离 M2 和 M3 段,笔者推荐先游离并电凝大脑中动脉供应岛叶皮质的动脉分支,再进行皮质切除,以免切除过程中对动脉主干造成更大的损伤。但要重点保护大脑中动脉的长穿支,一般来自 M2 段的额支多出现于岛中央、岛后上部和上环岛沟附近,管径可达 0.5~0.8 mm,斜向后上方走行。⑤岛叶切除的深度应该达到脑沟的底部,一旦到达脑沟底部必须停止,否则容易损伤深方的最外囊甚至是基底节和内囊。除了切除性手术,近年来也有利用 SEEG 引导下射频热凝毁损或激光间质热凝治疗岛叶癫痫的报道。

关于岛叶癫痫治疗的手术预后,2016 年 Weil 等报道 13 例小儿岛叶-岛盖癫痫,其中 10 例为 FCD,术后平均随访 43.8 个月,无发作率达到 69%。2019 年王秀等报道首都医科大学附属北京天坛医院的 22 例岛叶-岛盖癫痫患者,切除性手术 21 例,术后病理中,FCD Ⅱa 8 例,FCD Ⅱb 4 例,FCD Ⅰ型 1 例,胶质增生等非特异性病理 8 例,术后平均随访 29.2 个月,结果无发作率达到 80%。可见,随着技术手段的进步,对于岛叶-岛盖的发育性病理,包括 MRI 阴性的岛叶-岛盖癫痫,只要定位准确,手术后也可能取得理想的癫痫预后。

岛叶癫痫术后的并发症包括偏瘫、失语、偏侧感觉障碍、记忆减退等,只要术中对大脑中动脉的分支进行细心保护,岛叶切除的深度合适,多数情况下术后的偏瘫是一过性的。但由于岛叶手术的复杂性,推荐有经验的神经外科医生实施岛叶-岛盖癫痫的手术。

(张凯　王峰)

参 考 文 献

[1] 王峰,孙涛,徐军,等.岛叶动静脉的显微解剖学研究[J].中华神经外科杂志,2009,25(4):339-342.

[2] Peltola M E,Trebuchon A,Lagarde S,et al. Anatomoelectroclinical features of SEEG-confirmed pure insular-onset epilepsy[J]. Epilepsy Behav,2020,105:106964.

[3] Türe U,Yaşargil M G,Al-Mefty O,et al. Arteries of the insula[J]. Journal of Neurosurgery, 2000,92(4):676-687.

[4] Augustine J R. Circuitry and functional aspects of the insular lobe in primates including humans [J]. Brain Res Brain Res Rev,1996,22(3):229-244.

[5] Isnard J,Guenot M,Sindou M,et al. Clinical manifestations of insular lobe seizures:a stereo-electroencephalographic study[J]. Epilepsia,2004,45(9):1079-1090.

[6] Battistella G,Kumar V,Simonyan K. Connectivity profiles of the insular network for speech control in healthy individuals and patients with spasmodic dysphonia[J]. Brain Struct Funct,2018, 223(5):2489-2498.

[7] Wang X,Hu W,McGonigal A,et al. Electroclinical features of insulo-opercular epilepsy:an SEEG and PET study[J]. Ann Clin Transl Neurol,2019,6(7):1165-1177.

[8] Almashaikhi T,Rheims S,Jung J,et al. Functional connectivity of insular efferences[J]. Human Brain Mapping,2014,35(10):5279-5294.

[9] Mazzola L,Mauguière F,Isnard J. Functional mapping of the human insula:data from electrical stimulations[J]. Revue Neurologique,2019,175(3):150-156.

[10] Alomar S,Mullin J P,Smithason S,et al. Indications,technique,and safety profile of insular stereoelectroencephalography electrode implantation in medically intractable epilepsy[J]. Journal of Neurosurgery,2018,128(4):1147-1157.

[11] Dylgjeri S,Taussig D,Chipaux M,et al. Insular and insulo-opercular epilepsy in childhood:an SEEG study[J]. Seizure,2014,23(4):300-308.

[12] Laoprasert P,Ojemann J G,Handler M H. Insular epilepsy surgery[J]. Epilepsia,2017,58(Suppl 1):35-45.

[13] Obaid S,Zerouali Y,Nguyen D K. Insular epilepsy:semiology and noninvasive investigations[J]. J Clin Neurophysiol,2017,34(4):315-323.

[14] von Lehe M,Wellmer J,Urbach H,et al. Insular lesionectomy for refractory epilepsy: management and outcome[J]. Brain,2009,132(Pt 4):1048-1056.

[15] Ryvlin P,Picard F. Invasive investigation of insular cortex epilepsy[J]. J Clin Neurophysiol, 2017,34(4):328-332.

[16] Tanriover N,Rhoton A L,Kawashima M,et al. Microsurgical anatomy of the insula and the sylvian fissure[J]. Journal of Neurosurgery,2004,100(5):891-922.

[17] Levy A,Yen Tran T P,Boucher O,et al. Operculo-insular epilepsy:scalp and intracranial electroencephalographic findings[J]. J Clin Neurophysiol,2017,34(5):438-447.

第二十四章 顶叶癫痫的手术治疗

顶叶包括中央后回、顶上小叶和顶下小叶,这些结构属于感觉联合皮层,负责对来自躯体感觉、视觉、听觉、前庭觉等感觉中枢的信息进行加工处理。发作起始于上述区域的癫痫总称为顶叶癫痫(parietal lobe epilepsy,PLE)。顶叶癫痫比较少见,约占手术治疗的药物难治性局灶性癫痫患者的 5%。

一、症状学

顶叶癫痫发作常以各种复杂的感觉症状为主,发作早期临床症状不易察觉,一旦出现能观察到的临床表现,往往是由于异常放电扩散到其他脑区,诊断相对困难。发作前先兆为顶叶癫痫的诊断提供了重要依据,明确的躯体初级感觉异常与顶叶感觉皮层间有很强的定位关系。顶叶癫痫患者发作前可能有异常感觉,包括一侧肢体局部的麻木感、紧缩感、针刺感、疼痛感、蚁行感、发痒感,或温度觉异常等。异常感觉可从肢体远端向近端蔓延。部分患者有体象障碍,如运动感或某一肢体空间异位感、扭转(twisting)或转向(turning)感。顶叶癫痫的其他先兆包括肢体失认、眩晕感、空间失定向、漂浮感等异常感觉。然而仅有不足 63% 的患者会有躯体感觉的先兆,这是因为除了躯体初级感觉区皮层外,其他顶叶区域功能上无显性临床表现。少数患者发作后可有一侧肢体的失用或失认现象。

顶叶癫痫发作主要有两个传导途径:一个沿背侧通路向额叶传导,另一个沿腹侧通路向颞-顶-枕叶交界区传导。异常放电扩散至额叶外侧面可出现主要包括运动-感觉皮层(局灶性阵挛发作)与位于运动前区的额眼区(眼球偏转)相关临床表现;向前内侧扩散至辅助运动区导致非对称性强直;扩散至颞叶边缘系统导致自动症及失神发作;扩散至枕叶可导致发作性黑蒙。

Bartolomei 等运用立体定向脑电图研究顶叶癫痫的神经网络。他们将顶叶不同亚区的致痫性与患者的临床表现进行关联性分析后,建议根据致痫性将顶叶分为四个区域:①致痫性最强的区域:位于前顶上小叶,即 Brodmann 5 区,构成躯体感觉相关皮层。②后顶上小叶,即 Brodmann 7 区。③顶下小叶,包括角回和缘上回,大致相当于 Brodmann 39 区及 40 区。④涉及感觉处理的顶盖部分。88% 的患者自述至少有一种发作先兆,其中常见的症状包括躯体感觉先兆(35%)、眩晕感(23.5%)、恐惧感(17%)及复杂性幻视(17%)。躯体感觉先兆在起源于上述四个区域的顶叶癫痫中均可见到,以顶盖最常见。眩晕感先兆在顶上小叶组最常见;恐惧感在后顶上小叶最常见。同侧偏转是最常见的体征(64%),且最常见于起源于后顶上小叶的癫痫患者中。多动行为(hyperkinetic behavior,也称作运动性激越)(23%),见于起源于顶下小叶的癫痫患者。

二、头皮脑电图表现

1. 发作间期头皮脑电图 局限于顶叶的发作间期棘波罕见(图 24-1)。间期棘波通常在额区、中央区、顶区、颞区、枕区均可记录到(图 24-2),可出现于后头部或整个大脑半球。棘波可于双侧或致痫区对侧被记录到(高达 1/3 患者)。继发性双侧同步放电(以额叶为著)可出现于高达 30% 的患者中。

2. 发作期头皮脑电图 局限于顶叶或中央顶叶的局灶性放电可见于少部分患者,患者仅仅表现为躯体感觉症状,头皮脑电图没有改变。如果继续演变为其他发作形式,头皮脑电图可表现为广泛性的抑制、一侧或非侧向性的节律性活动(图 24-3),但是仍然有相当一部分顶叶癫痫的发作期头皮脑电图缺乏足够的定侧或定位价值。因此顶叶癫痫发作期头皮脑电图改变更常见的仅是对同侧大脑半球实现定侧,而不是定位。通常顶叶癫痫发作期的头皮脑电图改变只有在扩散到颞叶或额叶后才能见到,从而导致错误定位,甚至是在扩散至对侧大脑半球后才可探及,进而导致发作起源区的错误定侧。

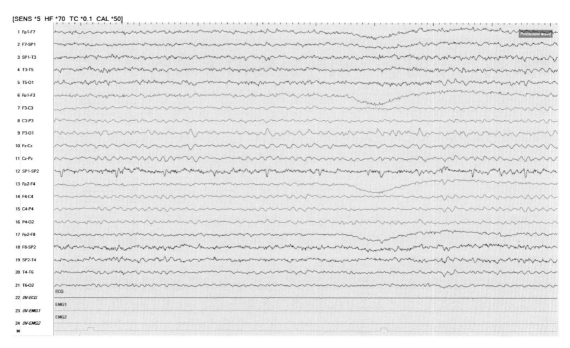

图 24-1　局限于顶叶的发作间期棘波病例

患者，男，19 岁，发作性肢体抽搐 3 个月。MRI 提示左侧中央旁小叶后部病灶，SEEG 证实病灶为致痫区，行开颅致痫区切除术后 3 年无发作。图为术前发作间期头皮脑电图，左侧顶区可见少量低至中波幅尖波放电。

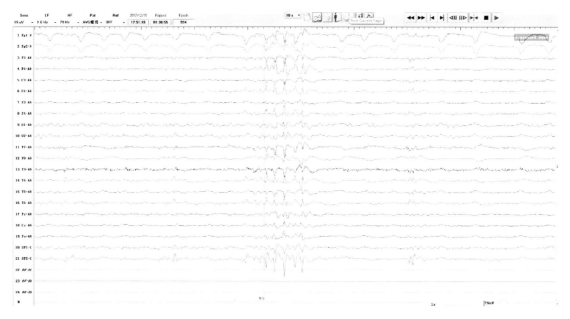

图 24-2　广泛分布的发作间期棘波病例

患者，女，36 岁，发作性意识丧失 20 余年。MRI 提示右侧楔前叶病灶，SEEG 证实病灶为致痫区，行 SEEG 引导下射频热凝治疗后 3 年无发作。图为术前发作间期头皮脑电图，右侧额区、中央区、顶区、颞区导联可见较多中波幅棘波、棘慢复合波、多棘波放电，以中后颞区、额中央区为著。

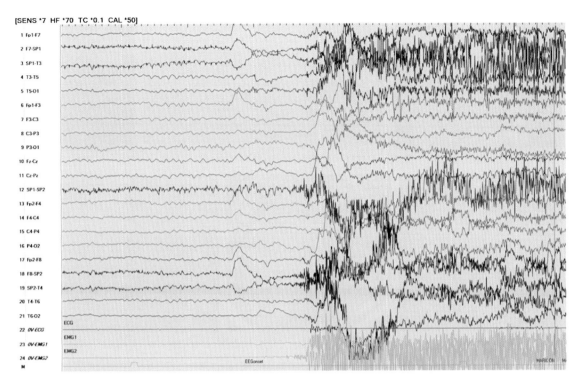

图 24-3 发作期头皮脑电图病例

患者,男,19 岁,发作性肢体抽搐 3 个月。MRI 提示左侧中央旁小叶后部病灶,SEEG 证实病灶为致痫区,行开颅致痫区切除术后 3 年无发作。图为术前发作期头皮脑电图,可见发作时弥漫性电位低减,双侧旁中线区-中线区→左顶-中线区节律性棘慢复合波。

综上所述,除少数患者外,无论是发作期还是发作间期的头皮脑电图,对于顶叶癫痫的定位价值均有限。

三、其他术前评估方法

神经影像学检查在顶叶癫痫的定位中具有非常重要的作用,尤其是 MRI 显示的病灶常常强烈提示致痫区的位置。局灶性皮层发育不良、软化灶、多小脑回畸形、肿瘤等是常见的影像学改变,手术也常常需要切除这些病变。对于 MRI 阴性的顶叶癫痫患者,发作期 SPECT 可能存在无法定位,甚至错误定位的情况,因为可能由于快速扩散至颞叶而引起颞叶高灌注。其他有潜在价值的无创性检查,包括高分辨率发作间期 EEG 源成像(EEG source imaging,ESI)、MRI 与 FDG-PET 融合以及脑磁图(MEG)。然而高分辨率发作间期 ESI 和 MEG 都是对激惹区进行定位,而在顶叶癫痫中,激惹区常发生扩散,从而提供错误的定位信息。高分辨率发作期 ESI 可能更可靠。

Kim 等研究表明,在术后无发作组中,MR、PET、SPECT 和发作期头皮脑电图对致痫区的定位敏感性分别为 64.3%、50%、45.5% 和 35.7%。

Lee 等报道了 11 例顶叶癫痫患者,其中 3 例(27.3%)术后无发作。各种检查手段对癫痫治愈的定位价值分别为发作间期头皮脑电图 0/3,发作期头皮脑电图 1/3,PET 0/3。

迄今,有关顶叶癫痫手术前后系统性的神经心理研究仍然很缺乏。

四、手术治疗

1. 致痫区切除术 顶叶癫痫患者手术区域毗邻初级感觉和运动中枢,优势侧顶叶(缘上回及角回)与语言功能相关,因此定位和保护功能区很重要。术中可行皮层脑电图监测辅助确定致痫区,切除皮层时注意保护毗邻及路过的动静脉,可以选择分块切除(图 24-4)。

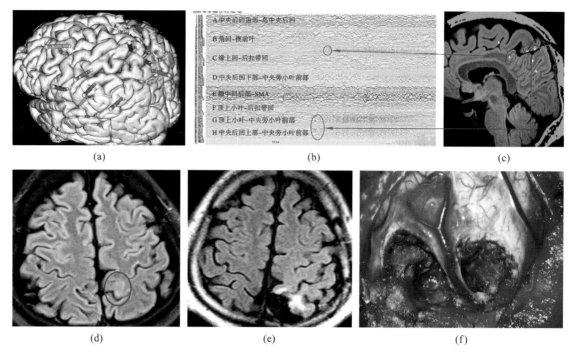

图 24-4　顶叶致痫区病例

患者,男,19 岁,发作性肢体抽搐 3 个月。发作前有先兆,表现为自觉右下肢不适,麻木无力感,自右下肢远端扩散到近端,自觉双脚凉(右侧显著),随后自觉高空坠落感,右下肢强直及强直阵挛,左下肢蹬踏,发作过程中意识清楚。

(a)SEEG 电极植入方案;(b)(c)SEEG 证实致痫区位于左侧中央旁小叶后部;(d)术前 MRI 示左侧中央旁小叶后部病灶;(e)术后 MRI 示病灶切除完全;(f)术中保护重要路过血管。

2. SEEG 引导下射频热凝治疗(SEEG guided RF-TC)　立体定向脑电图(SEEG)目前已广泛应用于癫痫外科术前评估,SEEG 电极植入后可以用于颅内脑电监测以确定致痫区,还可用 SEEG 电极根据脑电监测结果直接对高度可疑致痫区行局灶性热凝毁损。国内外已有大量研究表明 SEEG 引导下射频热凝治疗癫痫安全、有效。对于 SEEG 明确致痫区局灶起源于顶叶的患者,可行 SEEG 引导下射频热凝治疗,可取得良好疗效(图 24-5)。

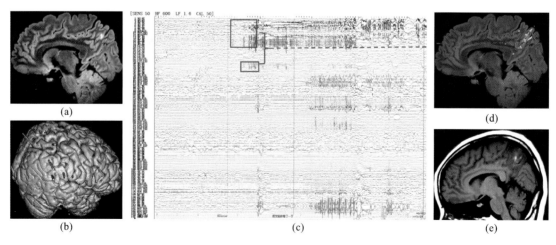

图 24-5　顶叶局灶性癫痫病灶 RF-TC 病例

患者,女,36 岁,发作性意识丧失 20 余年。发作前有先兆,表现为头晕,之后出现眨眼、双手摸索、意识丧失,持续约半分钟缓解。SEEG 热凝毁损后 3 年无发作。

(a)术前 MRI 提示右侧楔前叶病灶;(b)SEEG 电极植入方案;(c)(d)SEEG 证实致痫区为右侧楔前叶病灶;(e)SEEG 引导下射频热凝治疗 2 次(间隔 6 天)后 1 周复查头部 MRI 示毁损范围。

3. 磁共振引导下激光间质热疗（MRIgLITT）　MRIgLITT 近十年开始用于治疗药物难治性癫痫，国外研究显示 MRIgLITT 对下丘脑错构瘤、脑室周围灰质异位、海绵状血管瘤、局灶性皮层发育不良等诸多病因导致的癫痫的疗效与传统外科疗效相当。对于结节性硬化致顶叶癫痫的患者，MRIgLITT 也可取得良好的疗效（图 24-6）。

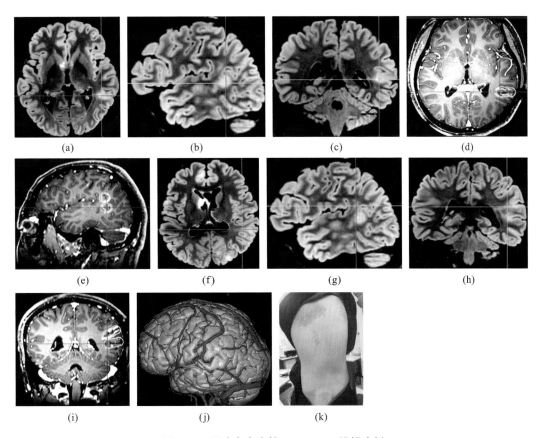

图 24-6　顶叶癫痫病灶 MRIgLITT 毁损病例

患者，男，18 岁，发作性肢体抽搐 9 年余。发作表现有 2 种：①四肢抽搐，头眼向右侧歪斜，口吐白沫，发绀，持续数十秒，1～2次/月，睡时多发；②愣神，持续数十秒，1 次/月。发作前心慌，有时发作前眼前模糊。几乎都在夜间发作。身上多处大面积鲨鱼皮斑。基因检测提示 TSC1 新发无义突变。MRIgLITT 毁损左侧缘上回、角回两处病灶后 7 个月无发作。

（a）（b）（c）（f）（g）（h）术前 MRI 提示左侧缘上回、角回病灶；（d）（e）（i）（j）MRIgLITT 后即刻行增强 T1 扫描所示改变；（k）患者躯干多发鲨鱼皮斑。

五、手术结果

顶叶癫痫手术与额叶及颞叶癫痫手术相比成功率较低，尤其在 MRI 阴性病例中。

Cukiert 及其同事报道了一组 16 例药物难治性癫痫患者，其中 10 例患者 MRI 阴性，另外 6 例患者磁共振检查无法定位。所有患者均接受了硬膜下电极评估，所有患者均为局灶性发作起始。该组病例中 2 例顶叶癫痫患者行顶叶切除，术后均获得癫痫治愈。

Hong 及其同事报道了 41 例 MRI 阴性癫痫患者的术前评价及术后效果，4 例顶叶癫痫患者中 2 例术后 Engel 评分Ⅰ级。

Kim 及其同事报道了一组顶叶癫痫患者，27 例行手术治疗（其中有 26 例术后随访超过 1 年），14 例患者术后获得癫痫治愈。其中，12 例 MRI 显示有病灶的患者中有 9 例（75%）获得癫痫治愈，剩余 3 例（25%）术后癫痫持续；14 例 MRI 阴性患者中有 5 例（35.7%）获得癫痫治愈，剩余 9 例（64.3%）术后癫痫持续。

六、术后神经系统并发症

顶叶切除后主要的手术并发症包括半身感觉症候群、单侧瘫痪、Gerstmann 综合征及失语。Gerstmann 综合征包括失写症、失算症、手指失认症以及右-左侧辨别不能症，是由于优势半球角回、缘上回及顶内沟损伤后导致的。据一项包括 40 例患者的病例报道，术后有 30% 的患者出现暂时性神经功能缺损，有 7.5% 的患者出现永久性功能缺损。当致痫区与功能区重叠时，施行多处软膜下横切术或许是个选择。术前行功能磁共振成像（fMRI）检查与术中行电生理刺激，可以提高顶叶切除手术的安全性。

（周文静　程宏伟　徐纪文）

参 考 文 献

[1] Salanova V. Parietal lobe epilepsy[J]. J Clin Neurophysiol,2012,29(5):392-396.

[2] Kim D W,Lee S K,Yun C H,et al. Parietal lobe epilepsy:the semiology,yield of diagnostic workup,and surgical outcome[J]. Epilepsia,2004,45(6):641-649.

[3] Williamson P D,Boon P A,Thadani V M,et al. Parietal lobe epilepsy:diagnostic considerations and results of surgery[J]. Ann Neurol,1992,31(2):193-201.

[4] Cascino G D,Hulihan J F,Sharbrough F W,et al. Parietal lobe lesional epilepsy:electroclinical correlation and operative outcome[J]. Epilepsia,1993,34(3):522-527.

[5] Bartolomei F,Gavaret M,Hewett R,et al. Neural networks underlying parietal lobe seizures:a quantified study from intracerebral recordings[J]. Epilepsy Res,2011,93(2-3):164-176.

[6] Binder D K,Podlogar M,Clusmann H,et al. Surgical treatment of parietal lobe epilepsy[J]. J Neurosurg,2009,110(6):1170-1178.

[7] Binder D K,Podlogar M,Clusmann H,et al. Surgical treatment of parietal lobe epilepsy[J]. J Neurosurg,2009,110(6):1170-1178.

[8] Foldvary N,Klem G,Hammel J,et al. The localizing value of ictal EEG in focal epilepsy[J]. Neurology,2001,57(11):2022-2028.

[9] Brodbeck V,Spinelli L,Lascano A M,et al. Electrical source imaging for presurgical focus localization in epilepsy patients with normal MRI[J]. Epilepsia,2010,51(4):583-591.

[10] Chassoux F,Rodrigo S,Semah F,et al. FDG-PET improves surgical outcome in negative MRI Taylor-type focal cortical dysplasias[J]. Neurology,2010,75(24):2168-2175.

[11] Wu X T,Rampp S,Buchfelder M,et al. Interictal magnetoencephalography used in magnetic resonance imaging-negative patients with epilepsy[J]. Acta Neurol Scand,2013,127(4):274-280.

[12] Schneider F,Irene W Z,Alexopoulos A V,et al. Magnetic source imaging and ictal SPECT in MRI-negative neocortical epilepsies:additional value and comparison with intracranial EEG[J]. Epilepsia,2013,54(2):359-369.

[13] Lee S K,Lee S Y,Kim K K,et al. Surgical outcome and prognostic factors of cryptogenic neocortical epilepsy[J]. Ann Neurol,2005,58(4):525-532.

[14] Bourdillon P,Devaux B,Job-Chapron A,et al. SEEG-guided radiofrequency thermocoagulation[J]. Neurophysiologie Clinique,2018,48(1):59-64.

[15] Youngerman B E,Save A V,McKhann G M. Magnetic resonance imaging-guided laser interstitial thermal therapy for epilepsy:systematic review of technique,indications,and outcomes[J]. Neurosurgery,2020,86(4):E366-E382.

[16] Cukiert A,Buratini J A,Machado E,et al. Results of surgery in patients with refractory

extratemporal epilepsy with normal or nonlocalizing magnetic resonance findings investigated with subdural grids[J]. Epilepsia,2001,42(7):889-894.

[17] Hong K S,Lee S K,Kim J Y,et al. Pre-surgical evaluation and surgical outcome of 41 patients with non-lesional neocortical epilepsy[J]. Seizure,2002,11(3):184-192.

[18] Roux F E,Boetto S,Sacko O,et al. Writing,calculating,and finger recognition in the region of the angular gyrus:a cortical stimulation study of Gerstmann syndrome[J]. J Neurosurg,2003,99 (4):716-727.

第二十五章 癫痫的多脑叶切除与大脑半球性手术

一、概述

发生在婴幼儿中广泛的多脑叶病变,常常是大脑半球病变,可以引起婴儿期和幼儿期药物难治性癫痫发作,并导致严重的灾难性癫痫性脑病,表现为进行性发育延迟。最近一系列的儿童癫痫手术显示,术后 60％以上的患者无发作,如果完全切除病灶,癫痫的无发作率更高。此外,年幼时接受手术的患者,术后发育商(DQ)明显增加。因此,目前的观点是早期手术以避免频繁药物难治性癫痫发作对未成熟大脑的负面影响,因为大多数患有致痫性疾病的儿童在婴儿早期就开始出现药物难治性癫痫发作。

然而,回避婴儿手术的最重要原因是较高的手术并发症和死亡率。1998 年,Duchowny 等报道的 31 名 3 岁以下婴儿的系列研究中手术死亡率为 6％。对于广泛性皮质病变的儿童,如皮质发育不良和半脑巨脑回,需要切除非常大体积的病变皮质,术中失血是一个巨大的挑战,因为这个年龄段的患儿体重很低。

大脑半球离断术的基本概念是将所有病变大脑半球的皮质结构与同侧丘脑-纹状体复合体以及对侧健康大脑半球完全断开。不完全切除丘脑-纹状体复合体周围的病理性灰质,如岛叶皮质和胼胝体下灰质的残留,将导致癫痫复发,需要再次切除以获得癫痫无发作。

尽管在大部分婴儿的药物难治性癫痫中,潜在的皮质异常的程度通常需要大脑半球离断术,其他婴儿的致痫区更为有限,局限在大脑半球的一个脑叶或者多个脑叶。但是,在这种情况下,也必须切除致痫性脑组织,如皮质发育不全(即使位置很深,难以接近),因为其本身存在的致痫性。

大脑半球离断术的概念和手术策略可应用于扩大性多脑叶致痫性病变,以达到微创和完全切除的目的。后头部的多脑叶断开,被 Daniel 等称为"后象限切除术",是此类手术改良的一个例子,即运用环岛叶大脑半球离断的手术技术进行后头部多脑叶离断。笔者在过去的 13 年里,收治了 82 名儿童,这些儿童接受了各种大脑半球离断术和多脑叶离断/切除手术,2/3 以上是 3 岁以下的儿童,主要病因为发育性皮质畸形,如半侧巨脑回(30.5％)和皮质发育不良(56.1％)。

二、术前评估

对频繁发作的婴儿进行术前评估具有挑战性,由于发作间期头皮脑电图常出现双侧异常,发作症状学定位价值有限,MRI 只显示严重的组织病理学异常。因此,功能成像如 FDG-PET、SISCOM(ictal SPECT)和(或)MEG 的作用,已被强调为定位局灶性癫痫。

这些功能成像在选择进行大脑半球切开术的病变类型时没有多大用处,如偏瘫、HHE、大脑半球脑软化和 Sturge-Weber 综合征。然而,当涉及一个大脑半球的一个或多个脑叶的更有限的病理学时,多模态神经影像学研究有助于确定外科手术范围。因此,除了 SISCOM,我们进行所有这些功能成像,作为术前常规检查,以验证不同检查方式的一致性。当 MRI 结果(具有更重要价值)与功能成像(包括 PET、MEG 和(或)SISCOM)的发现一致时,手术计划就很简单。

此外,癫痫复发时,基于 SISCOM 和(或)MEG,如果患者在癫痫发作后残留的脑组织中表现出致痫性复发,可能需要再次手术来实现无发作。多模态功能成像可能会影响手术过程,它们可以显示不同的解剖结构,尤其是包含岛叶的多脑叶病变切除术。儿童颅内脑电图监测可用于局灶性切除的患者,以保护大脑皮质的重要区域。

三、围手术期处理

对于年龄小于 6 个月的婴儿,必须进行中心静脉置管输血。体重小于 7 kg 的行大脑半球手术的婴儿,需要围手术期常规输注新鲜冰冻血浆(FFP,10 ml/kg),因为通过常规的术前检查很难发现凝血异常。术前建议停止使用丙戊酸,因为这可能会导致凝血功能障碍和血小板功能异常。手术中,根据需要使用压缩血细胞和新鲜冰冻血浆(FFP)。婴儿大脑半球手术平均总失血量是 150~250 ml,平均总手术时间为 5~6 h,术后脑室引流导管可选择性放置,但只能放置一夜。

四、后头部离断术

后头部离断术,包括颞顶枕离断术、颞枕离断术和顶枕离断术,根据具体情况下癫痫累及的范围选择离断的位置。2004 年,Daniel 等称之为功能性后象限切除术。它是环岛叶大脑半球离断术的一种演变,适用于致痫病变包括颞叶、顶叶和枕叶(后象限)大片区域时。

MRI 检查结果在确定致痫区切除范围方面起着至关重要的作用,虽然功能成像(包括 FDG-PET、发作 SPECT 和(或)MEG)也有助于定位断开线。

后头部离断术的断开线通常位于顶叶中央后沟,这是为了避免损伤初级感觉运动皮质及其纤维。在内侧面,断开线位于扣带沟的顶升支,沿着扣带沟到胼胝体表面。在侧面,断开线连接到岛叶的后顶点。

前颞的离断为后头部离断术的一部分,即吸除侧裂后颞上回皮质,离断颞干,进入颞角,吸除杏仁核及离断海马体前部,沿脑室颞角向后,作为进入侧脑室的入口。随后,通过切除颞盖顶盖暴露岛叶皮质下缘和后缘,向下可以到三角区和向上可以到侧脑室体后部,暴露海马尾部后切断海马向后的联系。后头部离断术是经脑室胼胝体后部切开,吸除压后皮质,切除穹窿后部,沿胼胝体后部向前离断,和内侧面的断开线会合即完成。

当中央皮质和(或)岛叶后部皮质受到致痫性病变的侵袭时,断开线可以放在更前面,切除这些结构后,永久性的感觉运动障碍是不可避免的。岛叶后部的操作应该时刻注意,锥体束的损伤不仅可由岛叶后上缘白质直接损伤造成,而且可以由切除后上岛叶导致血液循环障碍引起。相反,如果致痫区比较局限,可以选择保留顶叶或颞叶的离断术,也就是说,把断开线设置在顶枕裂或颞叶后端(图 25-1)。

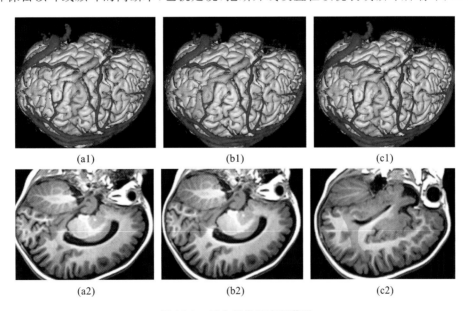

(a1)   (b1)   (c1)

(a2)   (b2)   (c2)

图 25-1 后头部常见离断范围

(a1)(a2)左颞顶枕离断示意图,(b1)(b2)左颞枕离断示意图,(c1)(c2)左顶枕离断示意图。

后头部离断术病例(左颞顶枕离断)介绍

男,2岁6个月,发作性点头伴双上肢上抬2年余(图25-2至图25-5)。

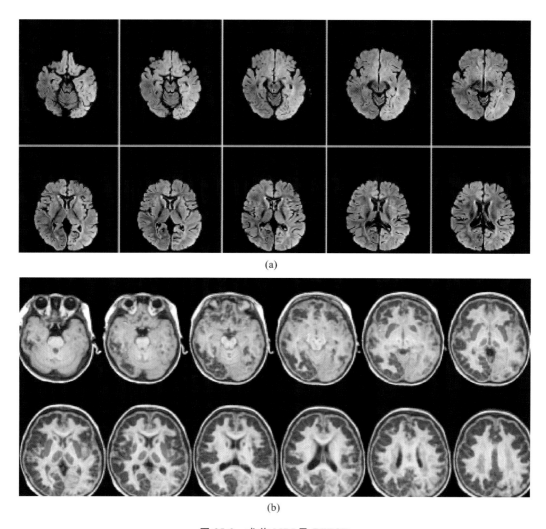

(a)

(b)

图 25-2　术前 MRI 及 PETCT

(a)轴位 MRI-FLAIR 像显示左侧颞顶枕灰白质分界不清,信号增高;(b)MRI-PET 融合显示左侧颞顶枕低代谢。

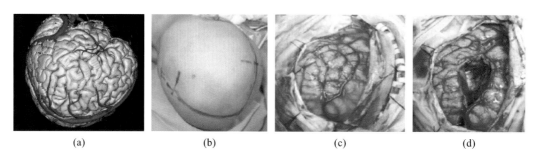

(a)　　　　　　(b)　　　　　　(c)　　　　　　(d)

图 25-3　左颞顶枕离断术中照片

(a)根据离断的范围,在三维脑表面规划该患者左颞顶枕离断的皮质切开部位;(b)患者左颞顶枕离断切口;(c)术中暴露皮质,可通过皮质与三维脑表面的沟回血管的比对,找到切开的沟回位置;(d)切开皮质,左颞顶枕离断后术中照片,可以看到切开的位置和手术规划的一致,并且通过这个皮质入路,完成了所有目标纤维束的离断。

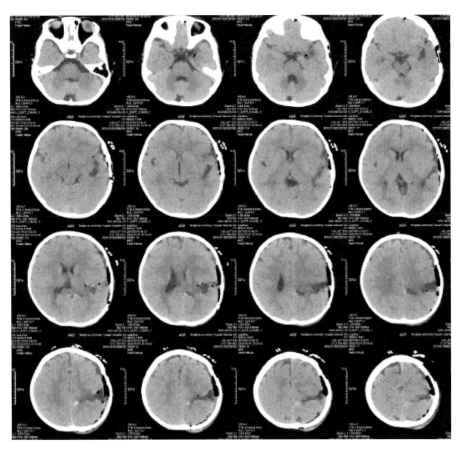

图 25-4　术后 CT 显示颞顶离断和颞顶枕离断范围

术后 6 h CT 显示左颞顶枕离断术后改变,离断完全,无明显出血。

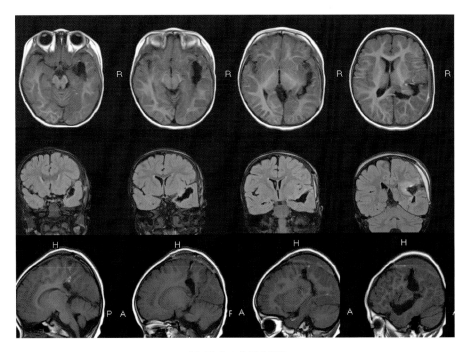

图 25-5　术后 MRI

术后出院前头部 MRI 复查结果:轴位、冠状位及矢状位均显示颞顶枕纤维束彻底离断。

五、其他多脑叶手术

额叶离断或额颞叶离断,与大脑半球后半部离断不同,侧脑室主要覆盖大脑的后半部分,以及丘脑的后部,大脑半球前半部分的分离需要一个广泛的断开平面。在解剖学上,丘脑只被岛叶皮质覆盖。相反,纹状体不仅被岛叶皮质外侧覆盖,还被岛阈、眶回的后部、胼胝体下部的灰质覆盖。外侧裂升支底部灰质及其上环岛沟位于邻近的伏隔核前上部和尾状核头部(图25-6)。

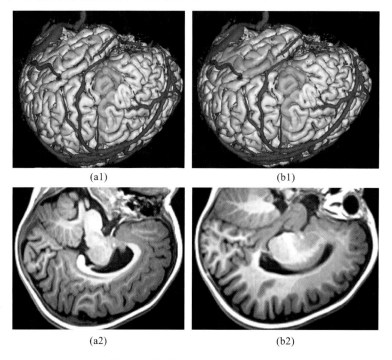

(a1) (b1)

(a2) (b2)

图 25-6　额叶及额颞叶离断示意图

(a1)(a2)额叶离断范围,后界到中央前沟,底面到额底后部,范围可以根据每个患者的致痫区范围来决定,可以缩小范围,也可以增加岛叶部分的切除;(b1)(b2)额颞叶离断,即在额叶离断基础上加上颞叶的离断。

额叶断开是通过辨认岛叶边缘来实现的,可通过切除额盖三角部和额盖眶部来暴露。然后,沿着前凸平面完成额叶断开,连接岛阈前缘和额角前下区。杏仁核复合体连接颞叶和纹状体,通过前颞叶切除或通过颞上回切除而断开。从脑室壁侧切开胼胝体。确定沿着胼胝体表面走行的大脑前动脉,并追踪它的近端一直到前交通动脉复合物。

对于广泛额叶皮质发育不良儿童,癫痫的不发作是通过反复切除覆盖纹状体的残余结构实现的,如前岛叶皮质、额叶基底皮质和位于侧脑室前部附近的发育不良组织。

额叶离断实例介绍

女,10岁,发作性肢体抽搐9年余。查体:意识清楚,发育不良,智力发育迟滞,会说简单词语,四肢肌力、肌张力正常。辅助检查(MRI):右侧巨脑回畸形、脑裂畸形、灰质异位、胼胝体发育不良。经术前评估后行右侧额叶离断包括岛叶前部切除术。术后患者无发作(图25-7至图25-9)。

六、癫痫疗效

后头部皮质切除占癫痫手术的比例不到10%,报告的术后无发作率从25%到90%不等。在一组后头部皮质切除的纵向分析中,估计的术后6个月癫痫无发作的概率为73.1%,1年无发作的有68.5%,2~5年无发作的有65.8%,6年和超过6年无发作的有54.8%。复发的中位时间为2个月,75%癫痫复发在6.4个月;晚期复发罕见,最晚的复发在74个月。相似的癫痫无发作率在另一组154个患者纵向分析报告中,这组患者进行了各种类型的颞叶外切除(大概40%额叶,其余为后头部皮质手术),术后2年Engel分级Ⅰ级的在术后14年保持无发作的概率为88%。

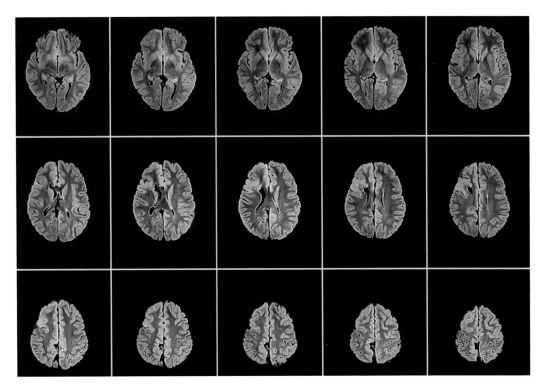

图 25-7　术前 MRI

术前 MRI-FLAIR 像显示右侧额叶大范围皮质发育不良,脑回粗大。

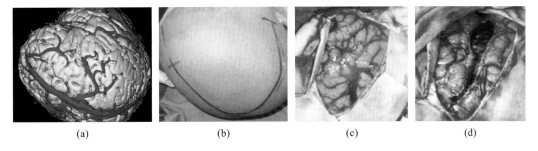

(a)　　　　　　　(b)　　　　　　　(c)　　　　　　　(d)

图 25-8　手术计划及术中图片

(a)术前手术规划切除范围到中央前沟;(b)手术切口;(c)术中暴露右侧额叶,通过和(a)血管和沟回比对,可以确定离断的范围;(d)术后可以看到皮质切开位置,和(a)中手术规划的蓝色区域一致。

七、癫痫复发预测

有着清晰边界的局灶性病灶患者(肿瘤或者 MRI 可见的 MCD),接受了比较广泛的切除(脑叶切除或者多脑叶切除而不是病灶切除);没有术前超脑叶的致痫性扩展到同侧颞叶的证据(颞叶棘波放电或者听觉先兆)且没有术后残留的致痫性(术后 6 个月脑电图棘波放电)证据的患者在大部分后头部切除的序列中有最好的前景。硬膜下、深部电极或者 SEEG 侵袭性脑电图记录较广泛地用来更好地确定致痫区边界,并且用于术外的功能定位以利于理想化的切除,多个报道显示了积极的癫痫治疗结果。Caicoya 等发现 7 例癫痫患者中 5 例定位为枕叶癫痫,他们在硬膜下电极数据指导下进行了裁剪式切除,获得了平均随访 24.3 个月的癫痫无发作。Cukiert 等报道了 16 例难治性颞叶外癫痫患者,患者的 MRI 检查结果正常或者提示无法定位。作者发现 16 例中 13 例无发作,他们应用了硬膜下电极信息进行切除。一组大的颞叶外切除手术(大部分为后头部皮质)的报道显示术前侵袭性监测的应用与更好的预后相关。

儿童癫痫的功能研究显示,当癫痫复发时,MEG 和(或)SISCOM 的发作性高灌注在这些结构中表现为棘波偶极聚集。进行组织学鉴定时,发育异常的神经元在从纹状体边缘区获取的手术标本中被发现。

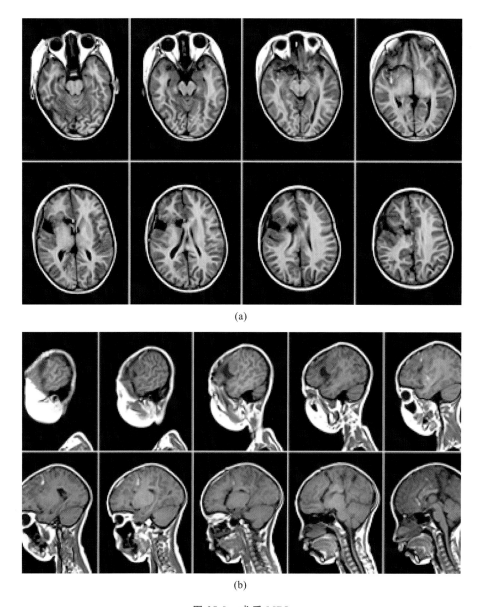

图 25-9　术后 MRI

(a)可以看到轴位的离断位置；(b)可以看到矢状位的离断位置。

八、发育结果

对于患有癫痫性脑病的婴儿，发育结果会受到术后癫痫发作是否停止的显著影响。手术时机也是一个重要影响因素，即婴儿癫痫性脑病持续时间较短时发育预后较好。然而，并非所有癫痫控制患者的发育都有令人满意的改善。影响发育结果的另一个重要因素是剩余的大脑结构是否存在异常。据报道，在脑部 MRI 上看似正常的对侧半球可能显示发育不良的证据。

九、并发症

全额叶的离断和切除，有可能会引起短暂性缄默，如果额叶断开线接近中央前回或者离断过程中损伤锥体束，可能会引起偏瘫；据报道，中央中颞区（Rolandic 区）后大面积的顶叶切除后伴随偏瘫的概率为0.5%。当切除扩大到顶盖，如果切除到深部白质，视野缺损就会发生。一个非优势半球顶叶症状在几例顶叶大范围切除后患者中出现，在优势半球，需要格外注意保护感觉性语言区（韦尼克区）。在枕叶，完全切除将导致预期的对侧偏盲，优势半球的感觉性语言区（韦尼克区）范围 2 cm 内的切除可以导致读写困难。

十、结论

对于广泛性癫痫病理改变,早期由一个熟练的儿童癫痫外科团队进行适当的管理、应用离断手术可获得良好的癫痫控制和发育结果,围手术期发病率低。分离手术会使存在广泛致痫性病变的儿童获得更好的预后,可降低大面积脑切除术后并发症发生的可能性。

（周文静　蔡立新）

参 考 文 献

[1] 林久銮,周文静,左焕琮,等.大脑半球切除治疗难治性癫痫术前评估及手术改良(附58病例报告)[J].中华神经外科杂志,2012,28(10):1049-1053.

[2] 林久銮,周文静,孙朝晖,等.半球性病变癫痫外科术式选择策略[J].临床神经外科杂志,2015,12(3):163-167.

[3] 谭启富.癫痫外科学[M].北京:人民卫生出版社,2012.

[4] 林久銮,陈伟,孙朝晖,等.儿童颞叶神经节细胞胶质瘤继发癫痫的个体化手术治疗[J].中华神经外科杂志,2017,33(12):1215-1219.

[5] Bulteau C,Otsuki T,Delalande O. Epilepsy surgery for hemispheric syndromes in infants:hemimegalencepahly and hemispheric cortical dysplasia[J]. Brain Dev,2013,35(8):742-747.

[6] Cats E A,Kho K H,Van Nieuwenhuizen O,et al. Seizure freedom after functional hemispherectomy and a possible role for the insular cortex:the Dutch experience[J]. J Neurosurg,2007,107(4 Suppl):275-280.

[7] Chang E F,Wang D D,Barkovich A J,et al. Predictors of seizure freedom after surgery for malformations of cortical development[J]. Ann Neurol,2011,70(1):151-162.

[8] Chassoux F,Rodrigo S,Semah F,et al. FDG-PET improves surgical outcome in negative MRI Taylor-type focal cortical dysplasias[J]. Neurology,2010,75(24):2168-2175.

[9] Cook S W,Nguyen S T,Hu B,et al. Cerebral hemispherectomy in pediatric patients with epilepsy:comparison of three techniques by pathological substrate in 115 patients[J]. J Neurosurg,2004,100(2 Suppl Pediatrics):125-141.

[10] D'Agostino M D,Bastos A,Piras C,et al. Posterior quadrantic dysplasia or hemihemimegalencephaly:a characteristic brain malformation[J]. Neurology,2004,62(12):2214-2220.

[11] Dandy W E. Removal of right cerebral hemisphere for certain tumors with hemiplegia[J]. JAMA,1928,90(11):823-825.

[12] Daniel R T,Meagher-Villemure K,Farmer J P,et al. Posterior quadrantic epilepsy surgery:technical variants,surgical anatomy,and case series[J]. Epilepsia,2007,48(8):1429-1437.

[13] Daniel R T,Meagher-Villemure K,Roulet E,et al. Surgical treatment of temporoparietooccipital cortical dysplasia in infants:report of two cases[J]. Epilepsia,2004,45(7):872-876.

[14] De Rosa M J,Secor D L,Barsom M,et al. Neuropathologic findings in surgically treated hemimegalencephaly:immunohistochemical,morphometric,and ultrastructural study[J]. Acta Neuropathol,1992,84(3):250-260.

[15] Delalande O,Bulteau C,Dellatolas G,et al. Vertical parasagittal hemispherotomy:surgical procedures and clinical long-term outcomes in a population of 83 children[J]. Neurosurgery,2007,60(2 Suppl 1):ONS19-ONS32.

[16] Devlin A M,Cross J H,Harkness W,et al. Clinical outcomes of hemispherectomy for epilepsy in

childhood and adolescence[J]. Brain,2003,126(Pt3):556-566.

[17] Di Rocco C, Iannelli A. Hemimegalencephaly and intractable epilepsy: complications of hemispherectomy and their correlations with the surgical technique. A report on 15 cases[J]. Pediatr Neurosurg,2000,33(4):198-207.

[18] Dorfer C, Czech T, Dressler A, et al. Vertical perithalamic hemispherotomy: a single-center experience in 40 pediatric patients with epilepsy[J]. Epilepsia,2013,54(11):1905-1912.

[19] Duchowny M,Jayakar P,Resnick T,et al. Epilepsy surgery in the first three years of life[J]. Epilepsia,1998,39(7):737-743.

[20] Freitag H,Tuxhorn I. Cognitive function in preschool children after epilepsy surgery: rationale for early intervention[J]. Epilepsia,2005,46(4):561-567.

[21] González-Martínez J A,Gupta A,Kotagal P,et al. Hemispherectomy for catastrophic epilepsy in infants[J]. Epilepsia, 2005, 46(9):1518-1525.

[22] Gowda S,Salazar F,Bingaman W E,et al. Surgery for catastrophic epilepsy in infants 6 months of age and younger[J]. J Neurosurg Pediatr,2010,5(6):603-607.

[23] Harvey A S,Cross J H,Shinnar S,et al. ILAE pediatric epilepsy surgery survey taskforce. Defining the spectrum of international practice in pediatric epilepsy surgery patients[J]. Epilepsia,2008,49(1):146-155.

[24] Hoffman H J,Hendrick E B,Dennis M,et al. Hemispherectomy for Sturge-Weber syndrome[J]. Childs Brain,1979,5(3):233-248.

[25] Honda R,Kaido T,Sugai K,et al. Long-term developmental outcome after early hemispherotomy for hemimegalencephaly in infants with epileptic encephalopathy[J]. Epilepsy Behav,2013,29(1):30-35.

[26] Kaido T,Otsuki T,Kaneko Y,et al. Anterior striatum with dysmorphic neurons associated with the epileptogenesis of focal cortical dysplasia[J]. Seizure,2010,19(4):256-259.

[27] Kaido T,Otsuki T,Kakita A,et al. Novel pathological abnormalities of deep brain structures including dysplastic neurons in anterior striatum associated with focal cortical dysplasia in epilepsy[J]. J Neurosurg Pediatr,2012,10(3):217-225.

[28] Kawai K,Morino M,Iwasaki M. Modification of vertical hemispherotomy for refractory epilepsy[J]. Brain Dev,2014,36(2):124-129.

[29] Kestle J,Connolly M,Cochrane D. Pediatric peri-insular hemispherotomy[J]. Pediatr Neurosurg,2000,32(1):44-47.

[30] Kim Y H,Kang H C,Kim D S,et al. Neuroimaging in identifying focal cortical dysplasia and prognostic factors in pediatric and adolescent epilepsy surgery[J]. Epilepsia,2011,52(4):722-727.

[31] Kometani H,Sugai K,Saito Y,et al. Postnatal evolution of cortical malformation in the "non-affected" hemisphere of hemimegalencephaly[J]. Brain Dev,2010,32(5):412-416.

[32] Kossoff E H,Vining E P,Pillas D J,et al. Hemispherectomy for intractable unihemispheric epilepsy etiology vs outcome[J]. Neurology,2003,61(7):887-890.

[33] Krsek P,Pieper T,Karlmeier A,et al. Different presurgical characteristics and seizure outcomes in children with focal cortical dysplasia type Ⅰ or Ⅱ[J]. Epilepsia,2009,50(1):125-137.

[34] Krynauw R A. Infantile hemiplegia treated by removing one cerebral hemisphere[J]. J Neurol Neurosurg Psychiatry,1950,13(4):243-267.

[35] Kwan A,Ng W H,Otsubo H,et al. Hemispherectomy for the control of intractable epilepsy in

childhood；comparison of 2 surgical techniques in a single institution[J]. Neurosurgery,2010,67
(2 Suppl Operative)：429-436.

[36] Lerner J T,Salamon N,Hauptman J S,et al. Assessment and surgical outcomes for mild type Ⅰ
and severe type Ⅱ cortical dysplasia：a critical review and the UCLA experience[J]. Epilepsia,
2009,50(6)：1310-1335.

[37] Lettori D,Battaglia D,Sacco A,et al. Early hemispherectomy in catastrophic epilepsy：a neuro-
cognitive and epileptic long-term follow-up[J]. Seizure,2008,17(1)：49-63.

[38] Lew S M,Matthews A E,Hartman A L,et al. Posthemispherectomy hydrocephalus：results of a
comprehensive,multiinstitutional review[J]. Epilepsia,2013,54(2)：383-389.

[39] Liang Q, Otsuki T, Takahashi A, et al. Posterior disconnection in early infancy to treat
intractable epilepsy with multilobar cortical dysplasia：report of three cases[J]. Neurol Med
Chirur,2013,53(1)：47-52.

[40] Loddenkemper T, Holland K D, Stanford L D, et al. Developmental outcome after epilepsy
surgery in infancy[J]. Pediatrics,2007,119(5)：930-935.

[41] Lortie A,Plouin P,Chiron C,et al. Characteristics of epilepsy in focal cortical dysplasia in infancy
[J]. Epilepsy Res,2002,51(1-2)：133-145.

[42] Maehara T,Shimizu H,Kawai K,et al. Postoperative development of children after hemispherotomy
[J]. Brain Dev,2002,24(3)：155-160.

[43] Mathern G W. Challenges in the surgical treatment of epilepsy patients with cortical dysplasia
[J]. Epilepsia,2009,50(Suppl 9)：45-50.

[44] Moosa A N,Gupta A,Jehi L,et al. Longitudinal seizure outcome and prognostic predictors after
hemispherectomy in 170 children[J]. Neurology,2013,80(3)：253-260.

[45] Nakayama T, Otsuki T, Kaneko Y, et al. Repeat magnetoencephalography and surgeries to
eliminate atonic seizures of non-lesional frontal lobe epilepsy[J]. Epilepsy Res,2009,84(2-3)：
263-267.

[46] Oppenheimer D R,Griffith H B. Persistent intracranial bleeding as a complication of hemispherectomy
[J]. J Neurol Neurosurg Psychiatry,1996,29(3)：229-240.

[47] Otsuki T,Honda R,Takahashi A,et al. Surgical management of cortical dysplasia in infancy and
early childhood[J]. Brain Dev,2013,35(8)：802-809.

[48] Pacione D,Blei F,Devinsky O,et al. Coagulation abnormalities in children undergoing epilepsy
surgery[J]. J Neurosurg Pediatr,2011,7(6)：654-659.

[49] Palmini A,Gambardella A,Andermann F,et al. Operative strategies for patients with cortical
dysplastic lesions and intractable epilepsy[J]. Epilepsia,1994,35(Suppl 6)：S57-S71.

[50] Rasmussen T. Hemispherectomy for seizures revisited[J]. Can J Neurol Sci,1983,10：71-78.

[51] Rowland N C,Englot D J,Cage T A,et al. A meta-analysis of predictors of seizure freedom in the
surgical management of focal cortical dysplasia[J]. J Neurosurg,2012,116(5)：1035-1041.

[52] Salamon N,Andres M,Chute D J,et al. Contralateral hemimicrencephaly and clinical-pathological
correlations in children with hemimegalencephaly[J]. Brain,2006,129(Pt 2)：352-365.

[53] Salamon N,Kung J,Shaw S J,et al. FDG-PET/MRI coregistration improves detection of cortical
dysplasia in patients with epilepsy[J]. Neurology,2008,71(20)：1594-1601.

[54] Schramm J,Behrens E,Entzian W. Hemispherical deafferentation：an alternative to functional
hemispherectomy[J]. Neurosurgery,1995,36(3)：509-516.

[55] Schramm J, Kral T, Clusmann H. Transsylvian keyhole functional hemispherectomy [J].

Neurosurgery,2001,49(4):891-901.

[56] Seo J H,Holland K,Rose D,et al. Multimodality imaging in the surgical treatment of children with nonlesional epilepsy[J]. Neurology,2011,76(1):41-48.

[57] Shimizu H,Maehara T. Modification of peri-insular hemispherotomy and surgical results[J]. Neurosurgery,2000,47(2):367-373.

[58] Sisodiya S M. Surgery for focal cortical dysplasia[J]. Brain,2004,127(11):2383-2384.

[59] Tamura A,Kasai T,Akazawa K,et al. Long insular artery infarction:characteristics of a previously unrecognized entity[J]. Am J Neuroradiol,2014,35(3):466-471.

[60] Tassi L,Colombo N,Garbelli R,et al. Focal cortical dysplasia:neuropathological subtypes,EEG, neuroimaging and surgical outcome[J]. Brain,2002,125(Pt 8):1719-1732.

[61] Villemure J G,Daniel R T. Peri-insular hemispherotomy in paediatric epilepsy[J]. Childs Nerv Syst,2006,22(8):967-981.

[62] Villemure J G,Mascott C R. Peri-insular hemispherotomy:surgical principles and anatomy[J]. Neurosurgery,1995,37(5):975-981.

[63] Vining E P,Freeman J M,Pillas D J,et al. Why would you remove half a brain? The outcome of 58 children after hemispherectomy-the Johns Hopkins experience:1968 to 1996[J]. Pediatrics, 1997,100(2 Pt 1):163-171.

[64] Wyllie E,Comair Y G,Kotagal P,et al. Epilepsy surgery in infants[J]. Epilepsia,1996,37: 625-637.

[65] Wyllie E,Lachhwani D K,Gupta A,et al. Successful surgery for epilepsy due to early brain lesions despite generalized EEG findings[J]. Neurology,2007,24(69):389-397.

第二十六章 胼胝体切开术治疗癫痫

胼胝体切开术是治疗不适合局灶切除的药物难治性癫痫的一种姑息性手术方式。该手术的原理是基于胼胝体是两侧大脑半球癫痫放电传播的重要通路的假设。经过 70 余年的发展,胼胝体切开术的疗效得到人们广泛的认可,并发症较前减少。胼胝体切开术对跌倒发作(强直和失张力)有较好的疗效,对强直阵挛发作、失神发作、复杂部分性发作也有一定的效果,同时它能因减少癫痫发作而提高患者的行为能力及生活质量。

胼胝体切开术始于 20 世纪 40 年代,首先由 van Wagenen 和 Herren 教授应用于临床,用于治疗药物难治性癫痫。他们观察到癫痫患者合并胼胝体肿瘤或胼胝体梗死后癫痫发作减少或消失,同时期,Erickson 通过猴子的动物实验证实癫痫放电从一侧大脑半球传播到另一侧主要是通过胼胝体进行的,这从理论上解释了胼胝体切开术的临床效果。20 年后,Bogen 等发展了两种手术方式:①大部分联合切断,包括全部胼胝体、前连合、一侧穹窿、海马连合及丘脑联合切断;②对癫痫放电只位于额叶和颞叶的患者,只切开前连合,胼胝体嘴部、膝部及体部。1980 年,Huck 等报道单纯切开胼胝体前部,特别是对癫痫病灶位于额部的患者,同样可取得良好效果。Wilson 等应用显微镜行胼胝体切开术,避免进入脑室,减少了手术并发症的发生,促进了该术式的应用。国内陈久荣、谭启富等首先开展了胼胝体切开术治疗药物难治性癫痫。由于胼胝体是癫痫放电在两侧大脑半球间传播的主要通路,不是致痫区,胼胝体切开术被认为是一种姑息性手术方式。胼胝体切开术包括胼胝体前段切开术、胼胝体后段切开术、一期全段切开术和二期全段切开术,胼胝体切开术可与其他术式联合用于治疗药物难治性癫痫。近年来,一些新技术也逐渐应用于胼胝体切开术,如 Bodaghabadi 等报道应用伽玛刀进行胼胝体切开是安全有效的;Falowski 等报道应用二氧化碳激光系统替代双极电凝装置进行胼胝体切开;Bahuleyan 等报道应用内镜在尸体上成功进行了胼胝体全段切开,探索出胼胝体切开术的新途径;Sood 等将内镜应用于胼胝体切开,甚至能完成全段的胼胝体切开。此外,激光间质热疗(LITT)除了用于颅内肿瘤、内侧颞叶癫痫、下丘脑错构瘤外,也用于胼胝体切开,取得了不错的效果。

第一节 胼胝体的解剖和生理功能

胼胝体是由有髓和无髓的神经纤维组成的最大的白质联合,位于两侧大脑半球之间、纵裂的底部和侧脑室的顶壁,分为嘴部、膝部、体部和压部,前部弯曲的是膝部,膝部向下移行为嘴部,向后移行为体部,体部位于侧脑室体部的上方,体部后方为厚而圆的压部。两侧大脑半球间有 6 个中线联合结构,分别为胼胝体、前连合、后连合、腹侧及背侧海马连合、丘脑联合和穹窿,其中胼胝体、前连合、背侧海马连合是大脑半球间的主要连接。

胼胝体的连接纤维在两侧大脑间广泛分布,70%～80%的皮质是通过胼胝体连接的。大脑皮质的许多区域通过走行在胼胝体的轴突连接到对侧大脑半球的同源区域。胼胝体在形态上由前部的连接两侧大脑半球额叶的纤维及连接后部皮质的纤维(来自顶上小叶及枕叶的纤维)组成,这种从前到后的纤维分布构成了胼胝体独特的形态学区域,胼胝体嘴部传递高级认知信息,体部前段传递运动前区、运动区、岛叶前部、扣带回皮质前部的运动信息,体部后段传递躯体感觉信息;膝部传递听觉信息;压部传递视觉信息。胼胝体是两侧同步放电而引起发作的最重要的解剖学基础,全身性或继发全身性发作的癫痫样放电通过胼胝体实现两侧大脑半球快速扩散同步化,从而促进强直、肌阵挛、强直阵挛和失张力等全身性发作。因此,胼胝体前半部分纤维通路对全身强直和强直阵挛发作及失张力发作相当重要。然而,Wada

和 Komai 在研究胼胝体在癫痫发生过程中的作用时却发现胼胝体对癫痫发作既有促进作用也有抑制作用。胼胝体切开后许多全身性发作在一定程度上仍然存在,提示大脑半球之间的其他连接在全身性发作中也起到一定的作用,胼胝体可能仅仅涉及全身或部分性发作环路的一部分。

第二节　胼胝体切开的手术

一、手术原理

胼胝体切开术减少癫痫发作的原理是基于胼胝体是两侧大脑半球间癫痫放电传播的重要通路的假设,切断两侧大脑半球间的纤维连接而阻碍癫痫放电在两侧大脑半球间的传播,从而减少癫痫发作频率,减轻发作程度。胼胝体前段切开术保留胼胝体压部的目的是保留足够的两侧大脑半球传递感觉信息的纤维束,减少并发症的发生风险,特别是与胼胝体全部切开有关的失连接综合征。在儿童中和成人不完全一样,对于单纯的跌倒发作行胼胝体前段切开术效果满意,但癫痫发作类型多、语言智力评分低和脑电图弥漫性发作提示弥漫性大脑受累,仅仅前段切除是不够的,更推荐选择胼胝体全段切开术以获得满意的手术效果。此外,在接受胼胝体全段切开术的早产儿和发育严重滞后的大龄儿童中,临床后遗症很少见。在青春期前进行胼胝体全段切开术,术后患儿一般不会出现永久性的失连接综合征表现,相反,由于对癫痫发作的良好控制,这些患儿会有明显的认知和发育改善。

二、胼胝体切开术的适应证

一般而言,胼胝体切开术是对非局限性致痫区或致痫区无法切除的难治性全身性癫痫患者进行的姑息性外科手术。表 26-1 列出了文献中推荐的胼胝体切开术的适应证。

表 26-1　文献中推荐的胼胝体切开术的适应证

适应证	注释
跌倒发作	最常见的适应证
West 综合征或 Lennox-Gastaut 综合征	强直、失张力、强直阵挛发作
癫痫持续状态的再次发作	全身性发作的患者
复杂部分性发作	快速继发泛化,无明显病灶或手术不能切除,多灶性,多发损害
全身强直阵挛发作	药物难治性特发性全身性癫痫
失神发作	药物难治性特发性全身性癫痫

三、术前评估

对可能行胼胝体切开术的患者进行评估时,有许多因素需要考虑,如:①多药联合治疗失败的药物难治性癫痫或诊断为药物难治性癫痫综合征;②癫痫发作时伴有跌倒,并对身体产生损害;③癫痫发作对患者生活的影响;④癫痫发作对家庭和医疗护理者的影响;⑤胼胝体切开术是姑息性手术,术后可能仍有癫痫发作,患者及其家属能否接受;⑥术前医生与患者及其家属就手术的目标、期望与手术的不确定性进行讨论;⑦评估患者的一般情况,排除手术的绝对或相对禁忌证。

对入院患者应该采集完整的病史,包括发作的类型、频率,抗癫痫药物服用史;评估日常功能、活动及生活质量,情绪和行为能力;进行全面的体格检查;完善头颅 CT、MRI、正电子发射断层成像(PET)等检查,完善视频脑电图检查以确定发作类型,进行神经心理评估等,从而发现可疑脑损害和排除可切除性病变。

四、胼胝体前段切开术与全段切开术

Wong 等根据胼胝体的局部解剖知识认为对药物难治性全身性癫痫患者进行胼胝体前 1/2 至 4/5

切开是合理的,胼胝体前段切开术因保留了胼胝体压部传递两侧大脑半球感觉信息的神经纤维,与胼胝体全段切开术相比,失连接综合征等并发症减少。如胼胝体前段切开术后效果不理想,可以行第二次手术切开剩余的胼胝体,第二次手术可认为是第一次手术的延续,称为二期手术。一些研究者认为胼胝体在产生继发性两侧同步化放电中起着重要作用,提倡对胼胝体全段切开。有严重认知损害或典型的单侧大脑半球疾病(例如脑穿通畸形)时,可以一期行胼胝体全段切开术,失连接综合征的发生风险较小;对于儿童失张力发作者行胼胝体前段切开术可以期望得到较好的疗效,但是其他全身性发作类型需要行胼胝体全段切开术才能获得满意的结果。

五、手术技术

手术前仔细阅读 MRI 图像,了解透明隔间腔情况。在中线前后应用磨钻各磨开 1 个条状骨孔(大小以铣刀能进入为准),严格沿中线铣下骨瓣,微钻打孔备用,不使用颅骨锁。如果硬脑膜张力不高,可不用甘露醇,用湿棉条覆盖硬脑膜,使手术过程中硬脑膜保持一定湿度。无导航情况下,以大脑镰方向为参照向下吸除胼胝体中线部分,宽度尽量小,直到进入透明隔间腔。向前吸除膝部及嘴部直至显露两侧大脑前动脉上升支,动脉外面的蛛网膜尽量保持完整,注意务必完全吸除胼胝体前段。胼胝体前段切开术是从胼胝体嘴部向后,大致切开到胼胝体压部,保留胼胝体压部。胼胝体全段切开术的前部切开与前段切开术一致,后部切开范围由看到的大脑大静脉及大脑内静脉表面的蛛网膜来限定。

第三节　手术疗效

一、癫痫发作减少

文献报道,一些患者(0～10%)在胼胝体切开术后完全无癫痫发作,特别是强直发作及失张力发作可能会完全消失。在成人所有发作类型中,胼胝体全段切开术比胼胝体前段切开术的有效率高约10%。在 16 岁以下的儿童中,失张力发作者效果最好,儿童的胼胝体全段切开较前段切开有效率提高较明显的是强直、强直阵挛和失神发作。这种有效率的增加并不像成人那样明显。在胼胝体全段切开的儿童病例中大约有 91%的跌倒发作完全消失,一般来说,失张力发作消失代表了胼胝体切开术的最好手术效果,而肌阵挛发作改善最少。在国内,Liang 等报道胼胝体切开术治疗儿童 Lennox-Gastaut 综合征的随访结果类似,发作频率减少最多的是强直发作,减少最少的发作类型是肌阵挛发作。前段切开是治疗怀疑来源于额叶的复杂部分性发作的有效方法,特别是当电活动快速传播到对侧额叶区域,表现或不表现出一般的临床表现时,约 50%的患者获得癫痫的满意控制。认真排除颞叶复杂部分性发作是很重要的,因为胼胝体前段切开术有可能对这些发作类型无效。相反,在双侧弥漫性皮质增生异常、无脑回畸形的癫痫患者中,胼胝体切开术获得了较好的疗效。在药物难治性癫痫中,快速继发性双侧同步化但脑电图不能够定位时,胼胝体切开术应该考虑作为治疗全身性发作的一种方法,这可能有助于界定潜在可切除的癫痫病灶。

一般认为胼胝体全段切开术的手术效果较前段切开术为好,但手术并发症相对较多。Sunaga 等报道的长期随访胼胝体切开术后患者的疗效中,全段切开时,跌倒发作消失率可达到 90%,部分切开时为54%;全段切开术后的癫痫复发率较前段切开术低。在癫痫术后,随着时间的延长,可能因癫痫发作频率的增加或新发作类型出现,手术效果降低,从 Liang 等报道的随访结果也可看出这个趋势,因此在进行术后疗效对比时,一定要考虑时间因素,这样才能得出相对客观的结果。

二、日常生活功能及行为能力方面

在一项研究中,通过家庭评定的日常生活功能,有 62%的患者得到提高,这些改变包括变得活跃(93%)、情绪改善(42%)、社会交往能力提高(36%)、语言功能提高(21%)、记忆功能提高(17%)。在另一项研究中,将近 3/4 的患者父母欣喜地发现他们的孩子在行为和注意力方面有提高。

胼胝体切开术后智力改变通常不是很明显。然而,对于一些认知功能及语言功能损害显著的患者,若癫痫发作控制良好,智力及语言功能均可得到提高。这些提高可能归功于癫痫发作频率减少,抗癫痫药物应用负荷减低,或者两者都有贡献。生活质量的提高在儿童中(>70%)比在成人中(约 45%)显著。儿童行胼胝体切开术后较成人有更好的功能恢复的合理解释是儿童的大脑更具有可塑性,能更好地代偿胼胝体离断带来的神经损害。

第四节 胼胝体切开术的不良反应

胼胝体切开术后严重的永久性并发症很少,大部分不良反应是暂时性的。

一、与开颅手术相关的并发症

这些并发症包括急性硬膜外(下)血肿、脑积水、硬膜下积液、感染(如脑膜炎或脑室炎、骨髓炎)和深静脉血栓形成等,发生率相对较低(从 2.4% 到 6% 不等)。为了防止感染,可在头皮切开之前半小时预防性应用抗生素。预防其他并发症的措施包括静脉应用甘露醇及呋塞米。在手术之前静脉给予地塞米松(10 mg)可能帮助减少脑水肿和防止医源性化学性脑膜炎。术中打开脑室后发生无菌性脑膜炎,可通过术后短期应用类固醇药物对症处理。如分离胼胝体时不慎进入侧脑室,血液进入脑室系统可能会引发脑积水。

二、与胼胝体切开相关的并发症

(一)失连接综合征

失连接综合征(disconnection syndrome)包括额叶分离引起的异手综合征(alien hand syndrome,AHS)、颞叶分离引起的语音定位不良、顶叶功能障碍引起的触觉障碍和"纯"词盲、枕叶分离引起的视觉抑制,表现为异肢、失用症、触觉和(或)视觉异常、失写症、忽视和阅读障碍。失连接综合征在胼胝体全段切开术后比前段切开术后更常见,通常在几个月之后症状会减轻或消失。失连接综合征的表现为左侧大脑半球的语言及感知中枢与右侧分离。许多患者意识不到这种缺失。有时候能够观察到术后短暂的淡漠,可能与额叶内侧及额叶凸面失连接有关。半侧忽略(hemineglect)可能与胼胝体后部切开有关,常见于右侧,患者表现为无法意识到左侧的物体,忽视左侧的物体。AHS 可能在胼胝体切开术后观察到,指的是患者的非利手在没有明显指导的情况下自主行动的一种痛苦状态,AHS 患者可能会用非利手触摸物体,出现与患者意愿不一致的动作,甚至需要用惯用手来抑制异手的动作,包括解开衣服扣子、从桌子或口袋里拿走东西、扔东西、猛烈地击打头部或身体的其他部位、违背意识拿着香烟以及走错方向(身体转向"错误的"方向)。这些症状通常会随着时间的推移而减轻,但在某种程度上是永久性的。这些症状通常出现在胼胝体全段切开的情况下,很少出现在胼胝体前段切开术后。

(二)语言功能受损及短暂性失语

胼胝体切开术后语言功能受损的表现有以下三种。第一种是说话困难但书写不受影响,又称为颊面综合征。第二种是说话和书写都出现困难,一般发生在右侧优势半球(语言优势侧)右利手的患者。第三种是书写困难但语言功能不受影响,一般发生在左侧优势半球(语言优势侧)左利手的患者。这些损害似乎与交叉的优势大脑半球有关,在胼胝体切开术后归因于大脑皮质的次优势整合,这些情况经常在 4 周内恢复。存在缄默后遗症者在临床上也曾见到。既往文献报道,保护扣带回软膜可减少语言障碍和缄默并发症的发生。

(三)记忆损害

少数胼胝体切开术后的患者可出现记忆功能障碍,可能的原因是海马连合的切开或胼胝体后部的切开以及穹窿的损伤。术后出现的记忆功能障碍与癫痫发作减少相比没有重大意义;术后患者的认知和记忆功能提高可能的原因是术后抗癫痫药物负荷减少,这将对患者的生活质量产生积极影响。

(四)出现新的癫痫发作类型

一些患者会出现新的不同类型的部分性癫痫发作,主要是简单部分性发作。但是,这些发作对日常生活影响较小。尽管典型的发作在1~2个月消失,但是它们可能在术后出现短暂的发作增加。Sunaga等对胼胝体切开术后患者进行了长期随访,发现约21%的患者出现姿势性癫痫发作。

(五)神经损害

短暂的神经损害包括运动功能障碍,非优势侧(通常为左侧)不同程度的上、下肢轻瘫或失用,非优势侧手的脱抑制性强握,步履艰难,尿失禁。这些情况的发生,很可能与急性旁矢状面的失连或对非优势侧额叶前矢状面皮质的牵拉有关,或者是两者的共同作用。这些损害经常在数周到数月逐渐消失。自从显微外科手术被引入以来,这些由于机械损伤、脑梗死或者脑出血引起的永久性神经损害已经很少见。而且,新手术技术,如应用内镜引导CUSA、伽玛刀、二氧化碳激光、LITT进行胼胝体切开,可能减少开颅手术的并发症,然而,这些治疗的效果和长期安全性需要长期的评估。

(六)死亡

有文献报道患者术后因肺炎死亡。在1977年发表的一篇文章中,死亡率是2%,随着科学技术的进步、胼胝体切开术的成熟,行此手术的患者死亡率已很低。

第五节 影响胼胝体切开术预后的因素

影响胼胝体切开术预后的因素大致有术前发作类型、胼胝体切开范围、手术时年龄、智商、脑电图表现等。然而由于研究方法的不同,包括患者的选择不同(如不同的年龄组、不同的脑部疾病谱),有时会得到矛盾结论。

一、术前发作类型

由强直或失张力造成的跌倒发作是胼胝体切开术后效果最好的癫痫类型,因此它也是一个良好预后的预测因素。其他的癫痫发作类型对手术的反应不一,如手术对单纯的强直或全面性的强直阵挛发作也有较好的疗效,但对于失神发作、肌阵挛发作等类型效果欠佳,具体疗效各报道不一。

二、胼胝体切开范围

胼胝体全段切开术在减少跌倒发作、减少全身性发作方面效果相对较好。据Kim等的报道,胼胝体前段切开术中胼胝体切开范围小于2/3与切开范围大于2/3的术后效果没有明显不同,但对单个的发作类型(如跌倒、全身性强直阵挛、复杂部分性发作)来说,胼胝体切开的范围越大,效果会越好,但是,并发症的风险也越大。对于失神发作、强直发作和强直阵挛发作,胼胝体全段切开术的效果比胼胝体前段切开术效果好,尤其是在儿童患者中。在一项研究中,胼胝体前2/3切开患者的效果比胼胝体前1/2切开患者的效果好,另一项研究显示,术前胼胝体的尺寸与胼胝体切开术后的疗效及不利影响没有关系。

三、手术时年龄

在一些报道中,癫痫发作起始年龄或手术时年龄对于预后没有重要意义,然而其他的研究表明癫痫发作起始年龄在5岁以下倾向于好的预后。手术时年龄小(<18岁)在日常生活功能、家庭满意度、社会心理适应及整体生活质量提高方面是一个独立的预测因素。胼胝体切开术的不利影响在儿童身上相对较小,尤其是年龄小于12岁的患者,他们与成人相比更容易适应胼胝体切开术。就发作减少而言,儿童患者的治疗效果与成人相似。

四、智商

有严重认知功能损害的药物难治性癫痫患者,如智商小于50,在许多研究中已经被证实与较差的结果相关。然而,另外一些研究没有证实智商与术后癫痫发作频率之间的关系。精神发育迟滞不是胼胝体切开术的禁忌证,在一项研究中,对于跌倒发作伴有严重精神发育迟滞的药物难治性癫痫患儿一期行胼胝体全段切开术具有良好的手术效果和较少的并发症。

五、发作期脑电图

在一项研究中,发作期脑电图是判断胼胝体切开术后效果的重要的预测因素。Ⅰ型发作期脑电图定义为全身棘慢复合波,电衰减,或者为无改变性低振幅快速活动。Ⅱ型发作期脑电图定义为除Ⅰ型以外的所有类型。Ⅰ型发作期脑电图与失神发作、强直发作、失张力发作或轴性肌痉挛有关,这些发作类型都可以产生跌倒发作。有Ⅰ型发作期脑电图表现的患者术后表现为显著的发作频率减少,10/11(91%)的患者被证实有90%或者更多的发作频率的减少;4/11(36%)的患者在主要发作类型中呈现癫痫无发作。

六、发作间期脑电图

在一些研究中,发作间期脑电图已经具有重要的判断预后的意义。发作间期脑电图揭示双侧独立棘波与不良预后相关。在一项研究中,发作间期脑电图表现为双侧独立棘波,是跌倒发作预后差的因素。然而,一些研究发现术前发作间期脑电图与术后疗效没有关系。

七、术后脑电图

术后脑电图上同步癫痫放电减少是胼胝体切开术后较好预后的标志。Kim等报道胼胝体切开术后患者脑电图上双侧同步化多棘波消失,但随着时间的延长,部分患者会再次出现,患者的临床特征却没有变化。

胼胝体切开术是一种治疗全面性放电的药物难治性癫痫相对安全有效的姑息性外科手术。随着研究的深入,其作用机制将更加明确,新的手术技巧及新技术的应用将提高手术疗效,减少手术并发症。

(周健　姚一　王栋梁)

参 考 文 献

[1] 陈久荣,翟允昌,李厚泽,等. 胼胝体切开术[J].中国医科大学学报,1984,13(5):57-59.
[2] 谭启富,刘承基,邬祖良,等. 胼胝体前部切开术治疗难治性癫痫初步报告[J]. 中国神经精神疾病杂志,1985,1(1):23-25.
[3] 李焕发,张华. 难治性癫痫胼胝体切开术后手术再评估[J].立体定向和功能性神经外科杂志,2012,25(5):317-320.
[4] 周健,翟锋,鲍民,等. 胼胝体切开术治疗儿童药物难治性癫痫[J].中国微侵袭神经外科杂志,2012,17(4):157-159.
[5] van Wagenen W P,Herren R V. Surgical division of commissural pathways in the corpus callosum:relation to spread of an epileptic attack[J]. Arch Neurol Psychiatry,1940,44(4):740-759.
[6] Erickson T C. Spread of the epileptic discharge:an experimental study of the after-discharge induced by electrical stimulation of the cerebral cortex[J]. Arch Neurol Psychiatr,1940,43:429-452.
[7] Bogen J E,Vogel P J. Cerebral commissurotomy in man:preliminatry case report[J]. Bull LA Neurol Soc,1962,27:169-172.

［8］ Bogen J E，Fisher E D，Vogel P J. Cerebral commissurotomy：a second case report［J］. JAMA，1965，194(12)：160-161.

［9］ Bodaghabadi M，Bitaraf M A，Aran S，et al. Corpus callosotomy with gamma knife radiosurgery for a case of intractable generalised epilepsy［J］. Epileptic Disord，2011，13(2)：202-208.

［10］ Falowski S，Byrne R. Corpus callosotomy with the CO_2 laser suction device a technical note［J］. Stereotact Funct Neurosurg，2012，90：137-140.

［11］ Bahuleyan B，Vogel T W，Robinson S，et al. Endoscopic total corpus callosotomy cadaveric demonstration of a new approach［J］. Pediatr Neurosurg，2011，47(6)：455-460.

［12］ Wong T T，Kwan S Y，Chang K P，et al. Corpus callosotomy in children［J］. Childs Nerv Syst，2006，22(8)：999-1011.

［13］ Gloor P，Salanova V，Olivier A，et al. The human dorsal hippocampal commissure：an anatomically identifiable and functional pathway［J］. Brain，1993，116(Pt5)：1249-1273.

［14］ Mamelak A N，Barbaro N M，Walker J A，et al. Corpus callosotomy：a quantitative study of the extent of resection，seizure control，and neuropsychological outcome［J］. J Neurosurg，1993，79：688-695.

［15］ Waxman S G. Lange clinical neuroanatomy［M］. 25th ed. New York：McGraw-Hill，2003.

［16］ Funnell M G，Corballis P M，Gazzaniga M S. Cortical and subcortical interhemispheric interactions following partial and complete callosotomy［J］. Arch Neurol，2000，57：185-189.

［17］ Sunaga S，Shimizu H，Sugano H. Long-term follow-up of seizure outcomes after corpus callosotomy［J］. Seizure，2009，18(2)：124-128.

［18］ Tanriverdi T，Olivier A，Poulin N，et al. Long-term seizure outcome after corpus callosotomy ：a retrospective analysis of 95 patients［J］. J Nerosurg，2009，110(2)：332-342.

［19］ Lin J S，Lew S M，Marcuccilli C J. Corpus callosotomy in multistage epilepsy surgery in the pediatric population［J］. J Neurosurg Pediatr，2011，7：189-200.

［20］ Maehara T，Shimizu H. Surgical outcome of corpus callosotomy in patients with drop attacks［J］. Epilepsia，2001，42(1)：67-71.

［21］ Kim D S，Yang K H，Kim T G，et al. The surgical effect of callosotomy in the treatment of intractable seizure［J］. Yonsei Med J，2004，45(2)：233-240.

［22］ Maehara T，Shimizu H，Oda M，et al. Surgical treatment of children with medically intractable epilepsy［J］. Neurol Med Chir(Tokyo)，1996，36(5)：305-309.

［23］ Pinard J M，Delalande O，Chiron C，et al. Callosotomy for epilepsy after West syndrome［J］. Epilepsia，1999，40(12)：1727-1734.

［24］ Jenssen S，Sperling M R，Tracy J I，et al. Corpus callosotomy in refractory idiopathic generalized epilepsy［J］. Seizure，2006，15(8)：621-629.

［25］ Asadi-Pooya A A，Sharan A，Nei M，et al. Corpus callosotomy［J］. Epilepsy Behav，2008，13(2)：271-278.

［26］ Cukiert A，Burattini J A，Mariani P P，et al. Extended，one-stage callosal section for treatment of refractory secondarily generalized epilepsy in patients with Lennox-Gastaut and Lennox-like syndromes［J］. Epilepsia，2006，47(2)：371-374.

［27］ Shimizu H. Our experience with pediatric epilepsy surgery focusing on corpus callosotomy and hemispherectomy［J］. Epilepsia，2005，46(Suppl 1)：30-31.

［28］ Clarke D F，Wheless J W，Chacon M M，et al. Corpus callosotomy：a palliative therapeutic technique may help identify resectable epileptogenic foci［J］. Seizure，2007，16(6)：545-553.

[29] Rathore C, Abraham M, Rao R M, et al. Outcome after corpus callosotomy in children with injurious drop attacks and severe mental retardation[J]. Brain Dev,2007,29(9):577-585.

[30] Sass K J,Novelly R A,Spencer D D,et al. Postcallosotomy language impairments in patients with crossed cerebral dominance[J]. J Neurosurg,1990,72(1):85-90.

[31] Wilson D H,Reeves A,Gazzaniga M,et al. Cerebral commissurotomy for control of intractable seizures[J]. Neurology,1977,27(8):708-715.

[32] Rougier A,Claverie B,Pedespan J M,et al. Callosotomy for intractable epilepsy:overall outcome [J]. J Neurosurg Sci,1997,41(1):51-57.

[33] Oguni H,Olivier A,Andermann F,et al. Anterior callosotomy in the treatment of medically intractable epilepsies:a study of 43 patients with a mean follow-up of 39 months[J]. Ann Neurol,1991,30(3):357-364.

[34] Mamelak A N,Barbaro N M,Walker J A,et al. Corpus callosotomy:a quantitative study of the extent of resection,seizure control,and neuropsychological outcome[J]. J Neurosurg,1993,79 (5):688-695.

[35] Reutens D C,Bye A M,Hopkins I J,et al. Corpus callosotomy for intractable epilepsy:seizure outcome and prognostic factors[J]. Epilepsia,1993,34(5):904-909.

[36] Hanson R R,Risinger M,Maxwell R. The ictal EEG as a predictive factor for outcome following corpus callosum section in adults[J]. Epilepsy Res,2002,49(2):89-97.

[37] Sorenson J M,Wheless J W,Baumgartner J E,et al. Corpus callosotomy for medically intractable seizures[J]. Pediatr Neurosurg,1997,27(5):260-267.

[38] Passamonti C,Zamponi N,Foschi N, et al. Long-term seizure and behavioral outcomes after corpus callosotomy[J]. Epilepsy Behav,2014,41:23-29.

[39] Tanriverdi T, Olivier A, Poulin N,et al. Long-term seizure outcome after corpus callosotomy: a retrospective analysis of 95 patients[J]. J Neurosurg, 2009,110(2): 332-342.

[40] Bower R S,Wirrell E, Nwojo M, et al. Seizure outcomes after corpus callosotomy for drop attacks[J]. Neurosurgery, 2013,73(6): 993-1000.

[41] Liang S L,Zhang S H,Hu X H,et al. Anterior corpus callosotomy in school-aged children with Lennox-Gastaut syndrome: a prospective study[J]. Eur J Paediatr Neurol, 2014, 18 (6): 670-676.

[42] Sood S,Marupudi N I,Asano E,et al. Endoscopic corpus callosotomy and hemispherotomy[J]. J Neurosurg Pediatr,2015,16(6):681-686.

[43] Sood S, Asano E, Altinok D, et al. Endoscopic posterior interhemispheric complete corpus callosotomy[J]. J Neurosurg Pediatr,2016,25(6):689-692.

[44] Graham D,Tisdall M M,Gill D. Corpus callosotomy outcomes in pediatric patients:a systematic review[J]. Epilepsia,2016,57(7):1053-1068.

[45] Graham D,Gill D, Dale R C, et al. Corpus callosotomy outcomes study group. Seizure outcome after corpus callosotomy in a large paediatric series[J]. Dev Med Child Neurol,2018,60(2): 199-206.

第二十七章 癫痫的毁损手术

第一节 历史回顾

利用毁损手术治疗癫痫的历史可追溯至 1947 年,Spiegel 和 Wycis 在动物实验成功的基础上,首先利用立体定向毁损术治疗 2 例药物难治性癫痫。1959 年,Talairach 利用立体定向技术将 [90]Y 植入杏仁核及海马进行放射性毁损以治疗癫痫。1963 年,日本学者阵内首先提倡用 Forel-H 区毁损术治疗顽固性癫痫。20 世纪 60—70 年代,毁损性手术治疗癫痫在欧美风靡,例数较多的手术包括 Forel-H 区破坏术、苍白球内囊破坏术、丘脑下部后内侧破坏术、杏仁核破坏术,毁损方式包括冷冻、电凝、注入油蜡以及植入放射性同位素等。1987 年,Ravagnati 综合分析文献所报道的 1098 例病例,其中 750 例已随访 3~5 年,结果 30%癫痫发作消失,40%有改善。

在国内,1965 年吉林大学第一医院于肇英等开始尝试使用立体定向毁损术治疗癫痫动物模型,至 20 世纪 70 年代初期,安徽的许建平、汪业汉等学者将该技术在临床推广使用。我国最早有关毁损性手术治疗癫痫的报道为 1978 年许建平教授发表的《对颞叶精神运动性癫痫的治疗》,随后吴鸿勋、李栓德、雷具成等学者亦纷纷发表此方面的报道,江澄川教授更是在国内外第一次利用立体定向射频热凝术行胼胝体切开。至 20 世纪 80 年代末,癫痫相关的立体定向手术在我国得到了惊人的发展与普及,毁损靶点包括丘脑、内囊、丘脑下部、豆状核、壳核、苍白球、杏仁核、海马、Forel-H 区、胼胝体、穹窿、扣带回等,除常用单个靶点毁损外,还趋向多个靶点结合治疗癫痫。1991 年于山东曲阜举办的全国第二届精神外科暨首届癫痫外科研讨会上,共报道癫痫手术治疗病例 1840 例,其中立体定向射频毁损术 933 例,约占一半。2001 年与 2002 年粗略统计《立体定向和功能性神经外科杂志》所发表的论文,2269 例次手术中,立体定向射频毁损术 284 例,γ 刀或 X 刀治疗 377 例。

此后,随着癫痫外科的发展、术前评估技术手段的进步,致痫区定位的准确性不断提高,切除性手术逐渐成为癫痫外科最主要的治疗手段,在术后癫痫的控制及合并症方面均优于传统的立体定向毁损术,传统的立体定向毁损术治疗癫痫逐渐走向衰落。至 2004 年第六届全国立体定向和功能神经外科学术会议报道的 2077 例手术中,立体定向射频毁损术仅 48 例。

近 20 年来,随着立体脑电图(SEEG)的应用越来越广泛和 MRI 实时监控温度技术的突破,SEEG 引导下的射频热凝术(radiofrequency thermocoagulation,RFTC),以及 MRI 引导下的激光间质热疗(LITT)应用于临床,传统的立体定向毁损术逐渐被取代,在临床上治疗癫痫的报道也越来越多。本章将重点介绍这两种毁损术在癫痫外科的应用。

(张凯 关宇光 遇涛)

第二节 SEEG 引导下的射频热凝术

在神经外科,射频热凝升温所固有的技术优势如毁损范围相对局限可控,可用于某些疾病的治疗。RFTC 通常需要结合立体定向设备,在此基础上的立体定向毁损术治疗药物难治性局灶性癫痫最早可追溯至 1965 年,Schwab 等利用杏仁核毁损治疗药物难治性癫痫。受限于致痫区定位精确性的问题,单纯的 RFTC 没有取得良好的疗效,并逐渐衰落。SEEG 技术源于 20 世纪 60 年代的法国,作为侵入性的颅内电极记录技术，用于药物难治性癫痫的术前评估，在此基础上，Talairach 和 Bancaud 等提出了致痫区的解剖-电-临床概念。全世界越来越多的癫痫中心开始利用 SEEG 协助术前评估，准确定位发作起始区。

SEEG 电极不仅可以记录颅内脑电信号，在此基础上，可借助与 SEEG 电极相连的发生器进行 RFTC，从而结合了 SEEG 精准定位和 RFTC 精确毁损的优势，用于局灶性癫痫的治疗。法国的 Guénot 于 2004 年最先报道了 SEEG 引导下的 RFTC，此后在国内外相继有诸多报道，成为癫痫外科治疗的选择之一。

一、RFTC 的原理

RFTC 的产生基于专用发生器产生的射频电压，连接到射频发生器的作用电极通过将射频电流（iRF）的能量传递到组织而产生热毁损效应。射频电流在电极所选择的两个触点之间传播。这两个触点之间的热损毁由射频发生器在作用电极上产生的射频电压所致。此射频电压在触点之间的空间内产生电场（$\vec{E}$ 场）的分布范围。$\vec{E}$ 场在空间内的所有给定点随射频频率振荡，导致电解质中的附近带电离子以相同高频在空间中前后移动，产生振荡的离子电流密度 $\vec{j}$。$\vec{j}$ 场和 $\vec{E}$ 场是具有相同方向的向量。射频热损毁是 $\vec{j}$ 场导致的组织内摩擦加热的结果。$\vec{j}$ 场（离子振荡）越大，在组织中堆积的功率沉积越高，温度也越高。

决定毁损体积的重要因素是产生射频电流的电压及电流。此外，当需要在同一电极上进行多点 RFTC 时，可选择相邻或非相邻的电极触点形成偶极子。通过相邻触点进行毁损的范围呈融合的圆柱形，而在非相邻电极触点上进行的热凝呈串珠样。相邻电极触点的毁损容积显著高于非相邻电极触点，因此一般建议使用相邻触点。RFTC 毁损的范围一般直径在 5～7 mm 之间。也有针对不同电极触点之间的射频毁损，在相邻电极触点间形成电场，从而扩大毁损的范围。

二、病例选择

SEEG 引导下的 RFTC 具有以下优势：①可根据 SEEG 记录的结果直接对发作起始区进行热凝毁损；②可对同一电极内多个相邻触点间进行毁损，也可对相邻电极之间的触点间进行毁损；③由于用于毁损的电极本身就是 SEEG 的记录电极，因此并未增加电极植入的相关风险；④毁损前可通过皮质电刺激描绘局部脑区的功能，从而避免毁损后造成严重的神经功能障碍；⑤整个过程不需要麻醉，在清醒状态下完成。

基于此，SEEG 引导下的 RFTC 的病例选择应该遵循以下原则：①局灶性癫痫，即脑内有独立的致痫区，或虽然有广泛的致痫网络，但具有明确的关键节点，这一独立致痫区或关键节点经 SEEG 记录证实；②由于 RFTC 毁损的范围有限，致痫病变或关键节点的范围需要足够小；③脑深部结构或重要功能区附近的切除性手术创伤较大，RFTC 更具优势；④SEEG 引导下的 RFTC 的核心理念是 SEEG 引导，而非 RFTC，因此必须贯彻 SEEG 的核心理念，即基于解剖-电-临床的假设，对于无明确局灶性致痫病变、致痫网络广泛、难以明确关键节点的病例，不具备 SEEG 电极植入条件的，切不可贸然植入 SEEG 电极，再针对 SEEG 结果的放电采取 RFTC，否则会给患者造成更大的损伤。

目前临床上 SEEG 引导下的 RFTC 相关报道的病理主要包括大脑深部病变如下丘脑错构瘤（hypothalamic hamartoma，HH）、脑室旁结节状灰质异位（PNH），也包括相对局限性的病理如局灶性皮质发育不良（focal cortical dysplasia，FCD）（尤其是 FCD Ⅱ b）、海马硬化（hippocampal sclerosis）、结节性硬化（tuberous sclerosis）等。

三、手术技术

SEEG 引导下的 RFTC 的前提是 SEEG 电极的植入，这一步骤同常规 SEEG 电极植入术，需要注意，SEEG 的设计原则还应该坚持解剖-电-临床建立的假设。根据 SEEG 的结果，从发作间期和发作期脑电中提取信息,判断致痫区的范围及位置,对发作起始区相对局限的患者考虑进行下一步的 RFTC 治疗。

RFTC 的过程不需要麻醉,建议在手术室进行。一般先进行较低功率的可逆性毁损,观察患者的不良反应,证实基本安全后再进行不可逆毁损;毁损后患者可不拔除电极,再次监测 SEEG,判断毁损对颅内电活动的影响;二期拔除颅内电极,如果毁损后患者 SEEG 记录仍有明显的癫痫样放电,必要时可选择重复毁损。

毁损中需要考虑的是偶极子的选择和射频热凝的参数设置。一般建议选择同一电极的相邻触点,如位于在发作起始时表现为低波幅快节律的脑区,发作间期频繁的节律性周期样放电也可作为 RFTC 的靶点。SEEG 监测期间进行电刺激以预判上述脑区的毁损是否会引起严重不良反应。选择的参数包括低频电刺激,参数:频率 1 Hz、脉宽 0.5~3 ms、电流 0.5~4 mA、刺激时长 20~60 s。也可包括高频电刺激,参数:频率 50 Hz、脉宽 0.5~1 ms、电流 0.5~5 mA、刺激时长 3~8 s。

射频热凝参数设置的目的是实现毁损范围的最大化。对于每一毁损点,参数设置需要依局部电阻而调整。毁损时可逐渐增加输出功率,直至局部电阻突然增加,体外实验提示此时由于蛋白质的凝固导致阻抗的突然变化,在阻抗突然增加后再增加功率一般不会继续增大毁损的范围。

四、手术疗效

SEEG 引导下的 RFTC 最早的报道来自法国的 Lyon 团队,Guénot 等于 2004 年报道 20 例局灶性癫痫(病因包括 FCD、海马硬化、PNH、海绵状血管瘤、外伤、炎症及缺氧后脑软化等)患者接受 SEEG 引导下的 RFTC 治疗后,随访 8~31 个月(平均 19 个月),结果显示 15% 的患者无发作,40% 的患者发作减少 80% 及以上,45% 的患者改善不明显。

2008 年,该团队报道了 41 例患者在开颅手术前或作为开颅手术的替代,接受 SEEG 引导下的 RFTC 治疗。接受毁损的患者中,20 例(48.8%)发作减少 50% 以上,其中 8 例减少 80% 以上,仅有 1 例无发作。21 例 FCD 患者中,14 例(66.7%)患者在毁损术后发作频率有所减少。该团队提出,对于无法行切除性手术的癫痫患者,RFTC 可以作为一种替代性的姑息性手术选择。

2016 年,该团队回顾性分析了 162 例 RFTC 患者长达 10 年的随访结果。术后 2 个月,25% 的患者无发作,而到了 1 年后,这个数字降到了 7%。设定发作减少 50% 以上为有效,则术后 2 个月有效率为 67%,术后 1 年有效率为 48%,有效的患者中,58% 的患者长期随访有效。在并发症方面,长期并发症发生率为1.1%,短期并发症发生率为 2.4%,这说明手术的安全性很好。对于毁损后接受手术的患者,RFTC 术后 2 个月仍为有效者中,开颅手术后有 93% 的患者获 Engel I~II 级预后,这提示 RFTC 可以作为判定开颅手术预后的有效依据。

意大利的 Milan 团队在 SEEG 引导下的 RFTC 方面也做了大量工作,2015 年该团队报道 89 例患者接受 SEEG 引导下的 RFTC 治疗,其中 43 例的 MRI 检查结果提示存在结构异常,46 例无结构异常。SEEG 后 RFTC 的触点数量平均为 10.6,16 例患者持续性无发作,9 例患者显著改善。作者认为对于需要侵入性颅内电极植入的复杂性局灶性癫痫患者,SEEG 引导下的 RFTC 可作为一种治疗选择,少数患者术后因发作改善明显,从而可以避免开颅手术,某些不适合开颅手术的患者可能因 RFTC 而获益。

在具体的病理方面,目前尚缺乏高等级证据提示哪些病理更适合 SEEG 引导下的 RFTC,但现有证据在 HH、PNH、FCD、海马硬化方面有较多的成功报道。

在 HH 方面,Kameyama 等报道了 100 例 HH 患者的 RFTC,但并非在 SEEG 引导下进行,结果显示经过 140 次毁损,术后失神发作消失的占 86%,其他发作形式消失的占 78.9%。首都医科大学附属北京天坛医院-北京丰台医院报道的一组 27 例行 SEEG 引导下的 RFTC 的 HH 患者,平均随访时间为 27.3 个月,结果显示术后无发作率为 70.4%,有效率为 85.2%。北京三博脑科医院对比了 29 例患者分别接受开颅手术和 RFTC 的癫痫预后,中位随访时间为 60 个月,结果显示两组患者的无发作率无明显差别,而 RFTC 组严重不良事件发生率较开颅手术组低。

在 PNH 方面,2015 年意大利 Milan 团队的报道中有 PNH 患者 12 例,术后随访 1 年以上无发作率达66.7%。2017 年,同一中心报道 SEEG 引导下的 RFTC 治疗 PNH 患者 17 例,对其中 6 例患者仅热凝结节,对其中 10 例患者同时热凝结节和覆盖在表面的皮质,对其中 1 例患者仅热凝皮质。平均随访时间为 50 个月,76%的患者(13 例)达到 Engel Ⅰ级,没有 1 例患者热凝后出现并发症。国内近年来也有类似的报道,2015 年 3 月,首都医科大学附属北京天坛医院在国内率先开展了第一例 SEEG 引导下的 RFTC,患者为 PNH 患者,随访 71 个月,一直无发作(图 27-1)。

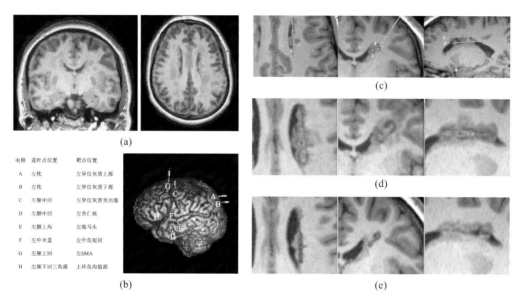

电极	进针点位置	靶点位置
A	左枕	左异位灰质上部
B	左枕	左异位灰质下部
C	左颞中回	左异位灰质突出部
D	左颞中回	左杏仁核
E	左颞上沟	左海马头
F	左中央盖	左中岛短回
G	左额上回	左SMA
H	左额下回三角部	上环岛沟前部

图 27-1　SEEG 引导下的 RFTC 治疗室旁灰质异位 1 例

患者,女,30 岁,病史 14 年,发作形式表现为恐惧感及胃气上升感先兆后出现无法言语,右上肢抖动,继而头眼右偏,多于白天发作。

(a)术前 PET-MRI 融合可见双侧脑室周围多发灰质异位;(b)根据患者术前各项检查资料,制订 SEEG 电极植入方案;(c)根据发作间期及发作期脑电,确定致痫区周围电极,利用电极对异位灰质进行热凝;(d)热凝后 1 周复查影像;(e)热凝后 3 个月复查影像。

患者目前随访 4 年,发作消失。

在 FCD 方面,2015 年意大利米兰 Munari 癫痫中心的 89 例 RFTC 患者中,11 例为 FCD,长期随访后无发作的为 0 例,仅 1 例明显改善,余下 10 例预后不理想(90.9%);作者认为 RFTC 在治疗 FCD 时,虽然可以最大限度保证患者的功能不受损,但是手术疗效欠佳。2018 年的一项 Meta 分析纳入 296 例行 RFTC 的患者,对于 FCD,术后整体无发作率为 18%,整体有效率为 45%。国内有研究者报道利用多电极联合毁损 FCD,术后无发作率明显提高。

海马硬化的情况与 FCD 类似。来自法国的 Lyon 团队将 SEEG 引导下的 RFTC 和标准的前颞叶切除术疗效进行比较,对 21 例患者行 RFTC,对 49 例行前颞叶切除术。术后 1 年随访结果显示,RFTC 组患者无 1 例无发作,前颞叶切除术组 75.5%无发作;有效率方面,RFTC 组为 47.6%,而前颞叶切除术组为 100%。因此,作者认为,对于海马硬化,RFTC 的疗效不如直接行切除性手术。而国内有研究者利用多根电极植入交叉热凝毁损,术后随访 1 年,结果 95.2%的患者发作减少 90%,76.2%的患者达到 EngelⅠ级。可见,无论对于 FCD 还是海马硬化,对致痫病变进行更充分的毁损可能改善癫痫预后。

五、结论

SEEG 引导下的 RFTC 作为一项新的癫痫外科治疗技术,具有在记录脑电的同时进行毁损的优势。其与传统的开颅手术比较,创伤更小。对于某些药物难治性局灶性癫痫,其可能可以作为根治性手术应用;对于某些患者,短期预后良好也可为切除性手术提供证据支持。

有两点需要强调：一是 RFTC 需要在 SEEG 的引导下完成，即必须贯彻解剖-电-临床的理念。通过 SEEG 能够准确定位发作起始区，RFTC 的目的是根治性治疗。当 SEEG 电极植入后由于癫痫网络的复杂性不能实施切除性手术时，RFTC 可能针对癫痫网络采用多靶点毁损，此时毁损的范围包括发作起始区和发作传播路径中的重要节点。二是激光间质热疗，与 RFTC 比较具有更大的毁损范围和实时监测温度的优势，未来可能在一定程度上取代 SEEG 引导下的 RFTC。

（张凯　周文静　遇涛）

第三节　MRI 引导下的激光间质热疗

激光间质热疗(laser interstitial thermotherapy，LITT)于 1983 年由 Bown 首次描述，并在 1990 年由 Sugiyama 首次用于治疗脑部病变。但由于早期技术不甚完善，无法有效控制热疗对周围脑组织的热损伤，该技术的应用受到限制。随着磁共振技术的进步，逐步发展出 MRI 引导下的 LITT 技术，实现了在 MRI 监测下对温度和毁损范围的实时监控，从而大大提高了 LITT 技术的安全性。2007 年，美国食品药品监督管理局(FDA)批准该治疗手段对颅内疾病进行治疗。2010 年，MRI 引导下的 LITT 首次应用于 1 例儿童患者。2020 年 8 月 12 日，首都医科大学附属北京天坛医院完成了国内首例 LITT 手术，标志着我国 LITT 正式起步。由于 MRI 引导下的 LITT 存在着诸多技术优势，在美国，这一技术在癫痫外科领域的应用率逐年上升，未来也将成为国内癫痫外科治疗领域中的重要技术手段。

一、MRI 引导下的 LITT 的原理

（一）LITT 的原理

激光与生物组织作用的形式多样，作用机制也各不相同。根据构成生物组织的分子和原子对激光能量的吸收和转化，可将激光与生物组织的作用分为光化作用、光热作用、光蚀除作用、等离子体诱导蚀除作用和光致破裂作用五类；根据激光作用于生物组织所产生的宏观效应，又可把激光与生物组织的作用分为热作用、光化作用、机械作用、电磁场作用、生物刺激作用。

激光热作用代表了一大类相互作用类型，其宏观效应就是被作用的生物组织温度升高。激光热作用机制：生物分子吸收入射到组织中光子的能量，其振动和转动加剧，即光子能量转化为分子动能，分子振动动能即为通常意义上的热能。这部分热能先储存在直接受照射的生物组织中，然后逐渐传递给周围组织，或以热辐射的形式辐射出去。生物组织的导热性能差，热扩散速度很慢。当能量密度很大的脉冲激光作用于生物组织局部时，分子在短时间内获得大量能量，来不及立刻传递出去，分子的动能急剧增加，温度迅速上升。人体类似于电介质电容器，电介质中整个分子呈中性，但中性分子的电荷分布不均衡，正、负电荷的中心重合的为非极性分子，正、负电荷的中心不重合的为极性分子。激光可聚集成强大的电场，在电场作用下，非极性分子的正、负电荷分别朝相反方向运动，使分子发生极化，被极化的分子在电场作用下将重新排列，在重排过程中与周围分子(粒子)发生碰撞摩擦而产生大量的热。机体内电解质溶液的离子受到电场作用发生移动，当频率很高时，将在其平衡位置振动，也能使电介质变热。细胞受激兴奋会使膜电阻减小，离子跨膜通透而形成电流，将在"谐振回路"中产生热量。此外，机体内某些成分如体液为导体，在不同程度上具有闭合回路的性质，还可以产生局部性感应涡流，而导致生热。这些热的宏观体现就是使组织的温度升高。

持续升高的温度会导致蛋白质变性、酶失活、细胞膜破裂、线粒体功能紊乱等，从而杀死细胞。随后通过机体的免疫系统，在一段时间内，体内死亡组织被吸收，最终实现对癫痫病灶区域的消除。一般 LITT 的治疗温度控制在 50～90 ℃之间，一方面可以实现组织几分钟内的消融，另一方面核心区域不会因过热而炭化，造成探头粘连等问题。不同温度下激光对组织的影响见图 27-2。

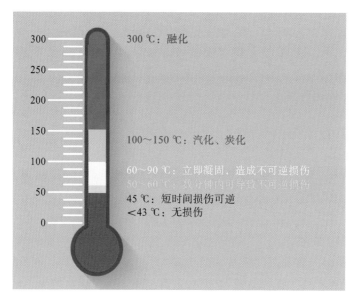

图 27-2　不同温度下激光对组织的影响

（二）MRI 温度成像的原理

实现安全有效的治疗，需要一个高性能的热消融监控系统，在时间和空间维度上获取较好的温度分辨率。一般来说，根据热消融的时间（激光消融 10～15 min）来判断，需要时间分辨率为 10～30 s，空间分辨率为 2～3 mm。实时的温度检测，让热消融可以实现实时的能量计量，也可以避免敏感区域被意外损伤。

MRI 温度成像技术基于质子共振频率原理。质子共振频率测温法利用一定温度范围内（−15～100 ℃）水质子共振频率与温度的线性关系来测量温度，该方法时空分辨率高，与温度之间呈稳定的线性关系，且无组织依赖性。

在实际应用中，使用 PRF 相位减法来计算温度变化值。随着温度升高，水质子共振频率降低，使用基本梯度回波（gradient recalled echo，GRE）序列即可以通过计算加热区域相位的变化得到质子共振频率的变化，相位变化的大小与回波时间（TE）呈正相关。温度变化与相位差的关系可以表示为

$$\Delta T(t) = \frac{\Delta\phi(T)}{\gamma \cdot \alpha \cdot B_0 \cdot \text{TE}} = \frac{\phi(T) - \phi_0}{\gamma \cdot \alpha \cdot B_0 \cdot \text{TE}}$$

式中，$\phi(T)$ 和 ϕ_0 分别为当前图像（加热后）和参考图像（加热前）的相位，α 为屏蔽常数的温度系数，γ 代表核旋磁比，B_0 为主磁场强度。如果参考温度 T_0 已知，则当前温度 $T(t)$ 可以通过式 $T(t) = T_0 + \Delta T(t)$ 计算得到。

通过 GRE 序列调整参数：TR/TE，SENSE 以及 FOV，结合相位数据预处理归一化、解卷绕等，可以实现空间分辨率在 1 mm 左右，温度准确度在 1 ℃ 以内，温度刷新时间在 4 s 以内的温度监控。完全满足热消融对时间、空间分辨率和温度准确度的要求。

（三）消融范围判定的原理

在实际消融过程中，组织温度在 40～45 ℃ 时，不可逆损伤在 30 min 后产生，高于 60 ℃，蛋白质变性加速，几乎立刻凝固坏死，导致细胞死亡。整个过程与温度和处于该温度的时间相关。系统使用基于组织破坏的阿伦尼乌斯（Arrhenius）速率模型来确定过程中被破坏区域的估计值，能够实时监测组织温度的变化，可以帮助系统精确地将热能传递到目标组织，同时限制热能传递到非正常组织。

研究者已经对时间、温度和细胞存活三者之间的关系进行了大量的研究，使用了包括离体组织、动物以及人体的各种生物材料，得到了若干研究结论。总体而言，当细胞的温度升高到某一水平后会对细胞造成损伤，随着时间增加，热能的积累会对细胞造成不可逆的损伤，出现蛋白质变性、细胞膜破裂等现象，

即消融。通常,时间、温度对细胞的影响(升温到组织消融)可以通过阿伦尼乌斯方程来描述,通过 MRI 温度成像得到的实时温度数据,对时间进行积分,即可预估局部组织的热消融情况。

$$\Omega(t) = \int_0^t A \cdot e^{\frac{-\Delta E}{RT}} dt$$

式中,$\Omega(t)$ 是组织损伤的程度,R 是摩尔气体常数,A 是"频率"因子,E 是不可逆损伤反应的活化能(J·mol^{-1})。

激光消融引导系统的软件根据医学影像对患者的脑结构进行三维重建,并对三维结构模型进行体积分割,分割的微小体积对应于 MRI 温度成像的温度数据,根据阿伦尼乌斯方程和时间计算待消融病灶在三维结构模型中对应的若干微小体积的组织损伤程度 $\Omega(t)$,当若干微小体积的组织损伤程度 $\Omega(t)$ 均达到预期值时,认为该病灶完成了消融。

简而言之,基于 MRI 得到的实时温度成像,结合三维重建的立体三维结构和消融评估算法,对待消融部分的热能积累和消融情况进行计算和预估,可实现对组织消融的实时监控。

二、病例选择

作为一种新型的癫痫外科微创治疗手段,LITT 具有良好的技术优势。主要体现在以下三方面:①微创:手术切口小,毁损范围大(直径最大能够达到 20 mm 左右,远大于 RFTC 的 5~7 mm);手术时间短,纯粹的"烧灼"时间只有数分钟;住院时间短,并发症少。②精准:光纤探头长度从 5~20 mm 不等,可根据病变大小选择不同尺寸的探头;术中实时显示的毁损范围与术后增强 T1 像上的实际消融范围对比,一致性良好,消融比＞90％。③安全:利用特殊的 MRI 扫描 GRE 序列实现对温度的实时监测,每3~7 s 扫描一次,对温度的监测时限紧凑;通过设置温度预警点,清晰勾勒消融边界,可有效保护邻近毁损区的重要神经血管结构。

虽然毁损的机制不相同,但 LITT 与 RFTC 均建立在立体定向手术基础上,因此两种技术在病例选择上并无本质差别。与 RFTC 比较,LITT 的优势在于更大的毁损范围和对温度的实时监控,从而提高了精确度和安全性,而 RFTC 则可以在毁损前对颅内脑电信号进行分析记录,在 SEEG 记录脑电的同时进行毁损,更适合需要 SEEG 电极植入的患者。MRI 引导下的 LITT 应用于临床以来,在海马硬化、FCD、HH、PNH、海绵状血管瘤、结节性硬化、肿瘤方面均有报道,此外,也有利用 LITT 行胼胝体切开术的报道。

三、手术技术

目前,美国有两套适合神经外科应用的 LITT 系统,分别来自 Medtronic 公司的 Visualase 热疗系统和来自 Monteris Medical 公司的 Neuroblate 热疗系统;国内则有来自 Sinovation 公司的 LITT 系统。不同系统的硬件组成虽不相同,但工作方式大同小异,在此以 Sinovation 公司的 LITT 系统为例,说明手术过程(图 27-3)。

(一)术前规划阶段

医生在术前通过 CT 和 MRI 等技术获得患者影像,然后进行三维重建,通过本系统集成的软件,勾画消融区域,设定激光消融过程中光纤的消融路径和消融参数(功率、时间等),选定光纤探头类型,将规划方案储存在工作站中。

(二)光纤置入阶段

在手术室,使用神经外科手术导航定位系统进行定位并辅助电钻打孔,利用活检针等形成具有确定长度的路径,借助手术配件放置冷却套管,将治疗光纤按照术前规划放置到指定位置。放置冷却套管和光纤之前,需要进行自检。确定循环管路连接完整:循环管路没有液体泄漏,光纤探头可以观察到明亮的红色指示光。

（三）MRI 引导消融阶段

连接主机、治疗光纤、光纤配件和冷却装置，进行消融前 MRI 扫描，根据光纤探头深度选定合适的温度成像断层，在消融区域外围的正常组织设定温度监测点，系统自检，确定冷却循环工作正常，将低功率激光升温到 42 ℃，确定消融位置准确和激光工作正常，开始消融。MRI 温度成像显示消融手术的实际进程，达到消融范围后，停止激光消融，进行术后 MRI 扫描。

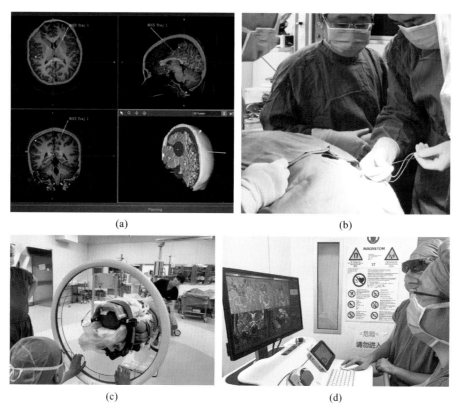

(a)　　(b)

(c)　　(d)

图 27-3　MRI 引导下的 LITT 手术流程

(a)在无框架机器人系统内对拟消融的病灶进行路径规划与设计，拟定消融范围，并确定光纤入路，避开重要结构；(b)利用立体定向机器人，为患者置入光纤，而后连接冷却套管；(c)撤去手术单及机器人，做 MRI 扫描准备；(d)在 MRI 实时监测的情况下，设定温度监测点，并开始消融。

四、手术疗效

针对 LITT 的各种适应证，近年来的文献有诸多报道，其中关于海马硬化的报道最多。美国埃默里大学的 Gross 团队 2018 年回顾了利用 LITT 治疗的 58 例颞叶内侧型癫痫，包括海马硬化和非海马硬化两种病理，所有病例随访时间均在 1 年以上，结果 54.3% 的患者术后无发作，9 例患者中有 3 例在重复毁损后无发作。亚组分析显示海马硬化的患者术后无发作率达 60.5%，而非海马硬化的患者术后无发作率仅为 33.3%。患者术后生活质量明显提高，并发症发生率低，且与传统的切除性手术比较，语词记忆更好。2021 年的一篇 Meta 分析（来自 19 个中心的数据），比较开颅手术与主要的毁损手段在治疗颞叶内侧型癫痫上的差异，结果证实 LITT 在术后癫痫无发作率上虽然劣于开颅手术，但较其他毁损手段要明显占优；LITT 治疗颞叶内侧型癫痫的安全性较开颅手术更高，可能的并发症包括视野缺损、动眼神经麻痹、精神症状等。

在 HH 方面，总结近年关于 LITT 治疗 HH 的报道，12 个中心共计 120 例病例，以最早开展 LITT 的德州儿童医院单中心报道最多（71 例）。在有效率方面，对失神发作的改善可以高达 93%，整体有约 67% 的患者预后可以达到 Engel Ⅰ 级。在手术并发症方面，记忆损伤最为多见，并可见其他下丘脑受损的相关并发症，但整体要明显低于其他术式。德州儿童医院报道的 71 例中，有 25% 为 LITT 前其他外科治疗方式失败的病例。

其他的局灶性病理包括 FCD、PNH、长期癫痫相关性肿瘤、海绵状血管瘤、结节性硬化等,由于单中心的报道数量不多,虽然都显示出积极的疗效,但还有待于更多的病例总结。不同病理的 LITT 前后影像对比见图 27-4。

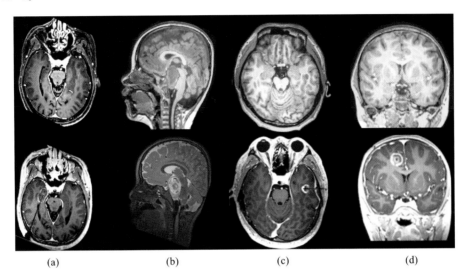

(a)　　　　　　(b)　　　　　　(c)　　　　　　(d)

图 27-4　不同病理的 LITT 前后影像对比

(a)右侧海马硬化;(b)巨大型 HH;(c)左颞癫痫相关发育性肿瘤;(d)额内侧面的 FCD。

此外,LITT 还可用于胼胝体切开术,芝加哥大学的 Tao 等报道了 2 例行 LITT 胼胝体切开术的结果。2 例均为 Lennox-Gastaut 综合征患者,利用双光纤行胼胝体前段切开术,术后 MRI 显示 70%～80% 的胼胝体纤维被离断,2 例患者术后发作均明显改善,其中 1 例患者术后 18 个月随访显示致残性发作消失,另 1 例患者术后 7 个月随访显示致残性发作减少超过 90%,术后认知改善,无其他手术合并症。

五、结论

MRI 引导下的 LITT 具有毁损范围大、能够实时监测毁损区域温度的特点,并能够模拟显示毁损范围,相较其他毁损性手术技术具有明显的优势,未来将成为癫痫外科的重要手术之一,在一定程度上可能改变癫痫外科的手术模式。当然,必须指出,LITT 也有其局限性,一是除应用于胼胝体切开术外,对于其他病理的治疗,首先要明确致痫区的范围;二是光纤的毁损不具有方向性,而某些病理形态不规则,影响了 LITT 对癫痫的无发作率。

（张凯　周文静　遇涛）

参 考 文 献

[1] 江澄川,蒋大介,尹士杰.胼胝体或合并杏仁核立体定向毁损术治疗顽固性癫痫初步报告[J].中华神经外科杂志,1989,5(4):260-262.

[2] 史有才.近十年来我国癫痫外科治疗进展[J].立体定向和功能性神经外科杂志,1990,3(3):56-59.

[3] 肖安平,常义,陈永严,等.癫痫的立体定向手术治疗[J].立体定向和功能性神经外科杂志,1994,7(3):21-22.

[4] 谭启富.癫痫外科治疗的进展[J].医学研究生学报,1994,7(1):96-98.

[5] 谭启富.中国癫痫外科的现状[J].立体定向和功能性神经外科杂志,2005,18(1):60-62.

[6] Guénot M,Isnard J,Ryvlin P,et al. SEEG-guided RF thermocoagulation of epileptic foci: feasibility, safety, and preliminary results[J]. Epilepsia, 2004,45(11):1368-1374.

[7] Catenoix H，Mauguière F，Guénot M，et al. SEEG-guided thermocoagulations：a palliative treatment of nonoperable partial epilepsies[J]. Neurology，2008，71(21)：1719-1726.

[8] Cossu M，Fuschillo D，Casaceli G，et al. Stereoelectroencephalography-guided radiofrequency thermocoagulation in the epileptogenic zone：a retrospective study on 89 cases[J]. J Neurosurg，2015，123(6)：1358-1367.

[9] Bourdillon P，Isnard J，Catenoix H，et al. Stereo electroencephalography-guided radiofrequency thermocoagulation (SEEG-guided RF-TC) in drug-resistant focal epilepsy：results from a 10-year experience[J]. Epilepsia，2017，58(1)：85-93.

[10] Bourdillon P，Isnard J，Catenoix H，et al. Stereo-electro-encephalography-guided radiofrequency thermocoagulation：from in vitro and in vivo data to technical guidelines[J]. World Neurosurg，2016，94：73-79.

[11] Cossu M，Cardinale F，Casaceli G，et al. Stereo-EEG-guided radiofrequency thermocoagulations [J]. Epilepsia，2017，58(Suppl 1)：66-72.

[12] Bourdillon P，Cucherat M，Isnard J，et al. Stereo-electroencephalography-guided radiofrequency thermocoagulation in patients with focal epilepsy：a systematic review and meta-analysis[J]. Epilepsia，2018，59(12)：2296-2304.

[13] Bourdillon P，Rheims S，Catenoix H，et al. Surgical techniques：stereoelectroencephalography-guided radiofrequency-thermocoagulation (SEEG-guided RF-TC)[J]. Seizure，2020，77：64-68.

[14] Liu C，Zheng Z，Shao X Q，et al. Stereoelectroencephalography-guided radiofrequency thermocoagulation for hypothalamic hamartoma：electroclinical patterns and the relationship with surgical prognosis[J]. Epilepsy Behav，2021，118：107957.

[15] Wang S，Zhao M，Li T，et al. Stereotactic radiofrequency thermocoagulation and resective surgery for patients with hypothalamic hamartoma[J]. J Neurosurg，2020，134(3)：1019-1026.

[16] Kameyama S，Shirozu H，Masuda H，et al. MRI-guided stereotactic radiofrequency thermocoagulation for 100 hypothalamic hamartomas[J]. J Neurosurg，2016，124(5)：1503-1512.

[17] Chu K F，Dupuy D E. Thermal ablation of tumours：biological mechanisms and advances in therapy[J]. Nat Rev Cancer，2014，14(3)：199-208.

[18] Lewis M A，Staruch R M，Chopra R. Thermometry and ablation monitoring with ultrasound[J]. Int J Hyperth，2015，31(2)：163-181.

[19] De Poorter J，De Wagter C，De Deene Y，et al. Noninvasive MRI thermometry with the proton resonance frequency method：in vivo results in human muscle[J]. Magn Reson Me，1995，33(1)：74-81.

[20] Mohammadi A M，Schroeder J L. Laser interstitial thermal therapy in treatment of brain tumors—the NeuroBlate System[J]. Expert Rev Med Devices，2014，11(2)：109-119.

[21] Carpentier A，Mcnichols R J，Stafford R J，et al. Real-time magnetic resonance-guided laser thermal therapy for focal metastatic brain tumors[J]. Neurosurgery，2008，63(1 Suppl 1)：ONS21-28.

[22] Jethwa P R，Lee J H，Assina R，et al. Treatment of a supratentorial primitive neuroectodermal tumor using magnetic resonance-guided laser-induced thermal therapy[J]. J Neurosurg Pediatr，2011，8(5).

[23] Curry D J，Gowda A，McNichols R J，et al. MR-guided stereotactic laser ablation of epileptogenic foci in children[J]. Epilepsy Behav，2012，24(4)：408-414.

[24] Sharma M，Ball T，Alhourani A，et al. Inverse national trends of laser interstitial thermal therapy and open surgical procedures for refractory epilepsy：a nationwide inpatient sample-based

propensity score matching analysis[J]. Neurosurg Focus,2020,48(4):E11.

［25］ Gross R E,Stern M A,Willie J T,et al. Stereotactic laser amygdalohippocampotomy for mesial temporal lobe epilepsy[J]. Ann Neurol,2018,83(3):575-587.

［26］ Wang R,Beg U,Padmanaban V,et al. A systematic review of minimally invasive procedures for mesial temporal lobe epilepsy:too minimal,too fast? [J]. Neurosurgery,2021,89(2):164-176.

［27］ Curry D J,Raskin J,Ali I,et al. MR-guided laser ablation for the treatment of hypothalamic hamartomas[J]. Epilepsy Res,2018,142:131-134.

［28］ Tao J X,Issa N P,Wu S,et al. Interstitial stereotactic laser anterior corpus callosotomy:a report of 2 cases with operative technique and effectiveness[J]. Neurosurgery,2019,85(3):E569-E574.

［29］ Youngerman B E,Save A V,McKhann G M. Magnetic resonance imaging-guided laser interstitial thermal therapy for epilepsy:systematic review of technique,indications,and outcomes[J]. Neurosurgery,2020,86(4):E366-E382.

［30］ Hoppe C,Helmstaedter C. Laser interstitial thermotherapy(LiTT) in pediatric epilepsy surgery [J]. Seizure,2020,77:69-75.

第二十八章　儿童癫痫的外科治疗

儿童癫痫是癫痫患者的主体,占癫痫总人群的 $60\%\sim70\%$,其发病率约为 150/(10 万·年),远高于成人的 $(35\sim45)$/(10 万·年)。参阅 2017 年国际抗癫痫联盟的癫痫病因学分类,大约 50% 的儿童癫痫患者有病因可循,约 20% 的患者因药物难治或其他因素需要外科手术治疗。儿童癫痫有非常明显的年龄依赖性特征,即在患者特定的年龄阶段,其临床发作特点、脑电图表现与大脑发育密切相关,其中部分患者的癫痫发作会随年龄增长和大脑发育而自然终止。同时,由于儿童患者所处的特殊年龄阶段,尤其是婴幼儿患者,其大脑等中枢神经系统组织正处于生长发育的旺盛期,频繁、持续的癫痫发作会影响中枢神经系统的发育而出现精神运动发育迟滞甚至倒退等异常现象。因此,儿童癫痫患者尤其是那些药物难治性癫痫和(或)癫痫发作呈进行性发展的患者,才是儿童癫痫外科所要关注的重点人群。

随着癫痫外科学的整体快速发展,儿童癫痫的外科治疗也有了很大进步。它不仅体现在儿童癫痫外科治疗的数量逐年提高,还体现在儿童脑发育的可塑性、神经心理功能重塑等基础研究的不断深入。随着神经内科、儿科、神经电生理专业等诸多学科医生对儿童药物难治性癫痫的危害、预后等的全面了解和对癫痫外科治疗理念的再认识,建立儿童药物难治性癫痫的综合诊治体系,实现早诊断、早治疗可能是儿童癫痫工作者面临的重要问题之一。

第一节　儿童癫痫外科的优势

除了儿童癫痫性脑病外,那些呈进行性发展的局灶性发作的癫痫患儿,多数会有大脑结构的异常改变,这些患儿很难依靠药物治疗取得突破性效果。尽早明确这些结构性异常病变与癫痫发作的关系,采取外科治疗措施终止或减轻癫痫发作,可能会更有利于儿童癫痫患者的脑功能发育和神经心理功能的改善。

1. 儿童大脑功能有较强的可塑性　动物实验及临床实践表明,神经功能和神经元的可塑性在一定时间段与年龄有密切关系。总体来说,儿童阶段的脑功能可塑性最强,老年人则相对最差。婴幼儿阶段的大脑发育速度超过了身体其他脏器的发育速度,新生儿刚出生时的大脑重量仅有 370 g 左右,到 6 个月时几乎增长到约 700 g,1 周岁时则达到 900 g 左右,3 周岁时已接近成人脑重量的 90% 左右,以后则缓慢增长,青春期前达到成人水平。从脑重量的增长曲线可见,排除大脑神经元之间的组织间液等液体成分,神经突触的生长、突触间联系的重建等也占据了很大比重。因此,该时期的神经突触数量相对过剩,表明儿童脑功能可塑性的潜力远大于成人。

2. 频繁癫痫发作会影响大脑发育　正常的神经元间的突触形成有赖于突触周围的生物电阈、适宜的环境刺激和稳定的生理条件。频繁的癫痫发作会影响呼吸功能,引起血氧水平下降,大脑神经元缺氧会破坏脑内正常的生物电环境,减弱环境刺激在脑发育过程中的作用。另外,为控制癫痫发作而使用的抗癫痫药物也会影响神经元的正常生理电环境,进而妨碍大脑神经元的正常生长发育。

3. 儿童癫痫综合评估水平的提高　正规服用抗癫痫药物后药物控制不佳、仍有反复发作的药物难治性癫痫患者是外科手术干预的主要群体。2010 年,国际抗癫痫联盟对药物难治性癫痫给予了解释:经过正确选择且能耐受的两种抗癫痫药物(单药或者联合用药)治疗后,仍未能达到持续无发作者即为药物难治性癫痫。该解释在药物治疗方面给予了相对明确的说明,但未就具体哪一类、哪一年龄段的患者进行详细说明。针对儿童癫痫的发作特点,除了癫痫性脑病外,笔者认为儿童的药物难治性癫痫内涵也应该不同于成人。因为儿童时期的大脑神经元尚未发育成熟,大脑功能有较强的可塑性,再加上儿童癫痫有与其年龄段相应的致病病因,在大脑功能可塑性较强的阶段进行外科手术可能是较好的选择。理论上认为:婴幼儿时期的大脑功能可塑性较强,但手术风险相对比较大。借助于儿科、神经电生理科、神经影像科和神经外科等多学科的综合评估,儿童药物难治性癫痫的治疗前景充满了希望。

4. 其他　现代科学技术的发展推动了医疗器械、医学检查设施的发展,如高分辨率、高场强 MRI 的临床应用,多导联高采样率脑电图设施在临床的普及,以及颅内电极立体脑电图和射频毁损的使用,极大地提升了药物难治性癫痫的致病区定位准确率和治疗的微创精准性。国内外的 MRI 引导下激光消融手术把微创、精准治疗提升到了更高的水平。这些硬件设备的出现和临床应用在一定程度上推动了儿童癫痫外科的进一步发展。

第二节　手术适应证

药物难治性癫痫患者是癫痫外科治疗的重点人群,但并非所有的该类患者均可实施外科手术治疗,手术适应证可参考下述几点。

(1) 患者符合 2010 年国际抗癫痫联盟所定义的"药物难治性癫痫"标准,即经过正确选择且能耐受的两种抗癫痫药物(单药或者联合用药)治疗后,仍未能达到持续无发作者。但笔者认为,因儿童时期大脑发育的特殊性,在界定儿童"药物难治性癫痫"时,要综合考虑儿童的致病病因、频繁癫痫发作和抗癫痫药物对大脑发育的影响等,药物难治的时间要因患者具体情况而定。

(2) 神经影像学检查发现大脑组织有异常的结构性病变,如神经节细胞瘤、神经节细胞胶质瘤、胚胎发育不良性神经上皮肿瘤等低级别肿瘤和明显的皮质发育异常等,通过神经电生理检查和临床症状学分析,能确定脑内病变与癫痫发作的因果关系。若患者癫痫发作有进行性加重的趋势,建议尽早实施外科手术治疗。

(3) 特殊类型的癫痫综合征、癫痫性脑病,如婴儿痉挛症、Lennox-Gastaut 综合征(LGS)、Landau-Kleffner 综合征(LKS)、拉斯马森综合征、Sturge-Weber 综合征、偏侧惊厥-偏瘫-癫痫综合征。绝大多数该类患者会表现为药物难治性癫痫,若诊断明确,经药物短期治疗验证其难治性后,建议尽早行外科手术。

(4) 若致病区位于或累及语言功能区、运动功能区、视听觉功能区等大脑重要功能区域,应重点评估致病病变的性质、致病区所累及的脑功能可塑性程度、拟采取何种手术方式等,以避免手术后遗留永久性的功能障碍。必要时可采取立体定向电极射频毁损等试验性治疗。

(5) 患者和患者亲属或监护人能理解手术后果及风险,有强烈的手术治疗愿望。

(6) 排除儿童良性、自限性癫痫及癫痫综合征,排除遗传代谢性疾病引起的癫痫发作。很少部分的遗传性癫痫(如 DEPDC5 等)也可进行外科手术治疗。

第三节　手术前评估

儿童癫痫外科的重点和难点在于对致病区的准确定位,手术前综合评估的最主要目的就是确定致病区。经过近百年的发展,癫痫外科的术前综合评估内容、评估程序等逐渐得到完善,有些国家甚至一些知名医院还形成了独特的综合评估体系。21 世纪初欧洲神经病学联盟(EFNS)即成立了癫痫术前评估标准任务组,并推荐了具体的评估标准。中国抗癫痫协会也成立了"癫痫中心规范化建设工作委员会"等分支机构,先后对术前综合评估内容、评估流程等进行了阐述。

EFNS 的术前综合评估要求如下。

(1) 多学科协作组包括特定的神经生理学专家、神经内科医生和有经验的神经外科医生。一个中心每年应进行 25 例以上的癫痫手术以获取必要的经验。

(2) 多学科协作组成员与小儿神经科、神经麻醉科、神经精神科、神经放射科、神经病理学专家,具有癫痫病学特定经验的神经心理学家定期交流以及与特诊医学(比如核医学)技术人员的合作是必要的。另外,还要合作进行 Wada 试验。

(3)在进行介入性检查及评估的情况下,不同学科有合作的可能,因此,监测室应和加强监护病房及神经外科病房相连。

(4)对于手术后疗效的判定,至少应该进行为期 5 年的定期随访调查。资料的记录应该标准化,能够适合国际多中心的随访研究。例如,应依据公认的国际抗癫痫联盟推荐的标准评价发作的预后和生活质量。

(5)长时间的视频脑电图监测应当规范,能够记录足够次数的发作和发作间歇期脑电图以供分析。经验显示这需要特定的安排。

(6)负责进行术前评估的小组必须能够辨别何时需要进行介入性记录,如果实施,就应该推荐进行持续 24 h 的监测。

儿童癫痫外科手术的综合评估内容与成人类似,包括临床症状学、神经影像学(包括结构性成像、功能性成像及二者的融合)、神经电生理学和神经心理功能检查等方面(具体评估内容的实施、流程、评估注意事项参见本篇第十八、十九章),但评估重点应有所侧重。在临床症状学方面,婴幼儿的症状相对复杂,尤其是那些轻微运动性发作、局灶性感觉性发作和自主神经功能方面的症状更难以获得。在神经影像学方面,要考虑到儿童大脑结构的发育动态性变化,一定要重视结构性影像与功能性成像等多模态融合后的影像结果。若致痫区位于大脑主要功能区,一定要考虑到该部位的大脑功能可塑程度、手术后恢复情况是否能达到患者和(或)家属的预期值。神经心理学的检查对儿童癫痫患者尤为重要,但主观资料的获取有较大难度,也增加了神经心理评估的难度。在进行侵入性颅内电极检查时,儿童癫痫患者的电极植入难度(受颅骨厚度、血管发育等因素的影响)、电极植入后的护理以及颅内电极脑电图监测期间的综合管理等均难于成人患者。

第四节　儿童癫痫外科的常用手术方式及疗效

儿童癫痫外科的手术方式也类似于成人癫痫患者,主要包括致痫皮质局灶性切除术(如致痫区脑回、脑叶、多脑叶切除术)、致痫半球切除/切开或离断术、胼胝体切开术、神经调控技术(如迷走神经电刺激术、脑深部电极刺激术)等。近年来国内外开展的立体脑电图(SEEG)颅内电极热凝毁损手术、MRI 引导下激光毁损手术也在临床被逐渐应用,这些微创、精准手术可能更适合儿童癫痫患者。

1. 致痫皮质局灶性切除术　经过颅内电极脑电图精准定位后的致痫区局灶性切除手术,通常在实施切除手术之前已在模型脑上有了比较精准的切除计划,因此开颅范围相对局限,不需要大范围开颅后再行手术中皮质脑电图监测。但是,对于那些致痫区相对明确、未实施颅内电极监测的患者而言,建议实施相对大范围的开颅手术并在术中进行皮质脑电图监测,以便为界定手术切除范围提供参考依据。一般认为,异常放电最频繁的区域是致痫区的可能性最大,异常放电常表现为单个棘波、短暂爆发的群集性棘波、多棘波和棘慢复合波,这是致痫皮质的电生理客观证据。但并非在皮质表面记录到的棘波或尖波均为致痫的起源部位。Penfield 和 Jasper 的经验发现,在正常电活动背景中出现的低幅单个棘波,可能自远隔部位播散而来。除了皮质脑电图监测之外,确定致痫皮质部位和切除范围,还需要结合手术中的解剖结构、皮质颜色和质地韧度等。若切除范围涉及脑重要功能区,可辅助皮质电刺激的方法进行功能区再定位(具体参数、刺激方法参阅本篇第十八、十九章)。

切除手术需在显微镜下完成,建议采用软脑膜下切除的方法切除致痫区皮质。手术时可先切开脑沟边缘的软脑膜,在软脑膜下用吸引器或超声吸引器切割、吸出局部皮质至脑沟深度即可,注意保护皮质下的白质纤维,尤其是在功能区周围手术时,更要保护好局部白质纤维。另外,手术时还需保护切除边缘的软脑膜及脑沟内血管,尤其是较大的"过路"血管。有学者认为血管架空后会形成血管内血栓,但笔者仍建议尽可能保留。

2. 致痫区脑叶、多脑叶切除术　对那些范围较大的致痫区,可行全脑叶或部分脑叶、多脑叶切除术。同时,对伴存的结构性异常病变,如瘢痕、软化灶、发育不良的皮质、血管畸形和肿瘤等,要力争做到全切除。切除时操作事项和手术要点同致痫皮质局灶性切除术。

3. 致痫半球切除/切开或离断术　绝大多数的致痫半球切除/切开术在儿童期施行。据文献报道和笔者多年临床经验,如果手术适应证选择无误,不管是致痫半球的切除术,还是切开、离断术,其手术效果、预后差异无统计学意义。具体的手术操作事项、注意要点请参考本篇第二十五章相关内容。

4. 胼胝体切开术　胼胝体切开术是一种传统的手术方式。最早由 van Wagenen 和 Herren 教授于 1940 年应用于临床治疗癫痫,国内最早由谭启富教授于 1983 年对该术式进行了报道。由于胼胝体的特殊解剖结构,对那些致痫区域弥漫或癫痫放电在双侧大脑半球间扩散迅速的全面性癫痫发作患者,如失张力发作、全身强直阵挛发作、强直发作等,胼胝体切开可减轻其发作程度,减少其发作频率。

根据胼胝体切开的部位和范围,其手术方式有胼胝体前部切开术、胼胝体后部切开术、选择性胼胝体切开术和胼胝体全部切开术。当然,具体切开部位、长度要结合患者的临床发作特点、癫痫可能的起源与扩散部位决定。胼胝体切开术的操作流程、注意要点、手术疗效和术后并发症请参考本篇第二十六章相关内容。

5. 神经调控技术　神经调控技术治疗癫痫起源于 18 世纪的电休克疗法,当时仅是一种直接的电击治疗,没有特定的治疗部位和具体电疗参数。而现代神经调控技术则是一种涉及多学科领域的新型疗法,即用电或化学的方式,在神经科学层面通过改变神经系统功能或状态而获得治疗效果的治疗模式。随着现代神经科学技术的进步,神经调控技术也在不断更新发展。

根据神经刺激的部位和方式,目前常用的神经调控技术有脑深部电刺激术(deep brain stimulation,DBS)和迷走神经电刺激术(vagus nerve stimulation,VNS)。DBS 治疗癫痫的大脑核团靶点和脑深部位置结构有丘脑前核、中央中核、丘脑底核、海马和杏仁核等。因儿童大脑发育呈动态性的特点,儿童癫痫的 DBS 治疗主要集中在大龄儿童且数量相对较少,DBS 治疗癫痫的具体操作流程及注意要点可参阅本篇第二十九章。现主要介绍 VNS 治疗儿童癫痫的情况。

VNS 最早由 Zebara 教授于 1984 年提出,1988 年首次应用于临床,1994 年通过欧盟 CE 认证,1997年通过美国 FDA 批准进入临床。自国产 PINCH 刺激器于 2015 年上市后,VNS 在我国的临床应用得到了飞速发展,中华医学会、中国医师协会和中国抗癫痫协会等先后组织专家撰写了 VNS 的专家共识和临床指南等用于指导该技术在临床的应用。

VNS 的手术适应证、具体手术操作流程及注意事项可参阅本篇第二十九章。本章节重点阐述儿童 VNS 术后的一些注意事项和参数调控等问题。对于低龄儿童而言,手术后依从性差是一个非常重要的问题。由于接受 VNS 的儿童癫痫患者多为癫痫性脑病,该类患儿认知功能低下,有不同程度的行为障碍,再加上术后伤口周围的不适感,常会使患儿不停地搔抓切口部位,严重时会导致局部破溃、感染和刺激器外露,增加了手术失败的概率,有时不得不取出相关的刺激设备。国内外也经常见到类似的临床报道。为此,除了临床工作中的诸多细节外,还需尽量将胸部切口贴近于腋下部位,使得患儿难以触到和搔抓;用可吸收缝线皮内缝合切口,尽量减少拆线和手术后的不适感;手术后早期使用抗感染、祛瘢痕材料,避免切口反应和瘢痕形成等。另外,一定要让患儿家长或监护人知悉围手术期、手术后的全部注意事项,取得家长或监护人的配合。

VNS 疗法的重点在于手术后的参数调控。因早期 VNS 的病例以成人和大龄儿童为主,相关文献报道的调控方案主要集中在成人和大龄儿童患者,部分文献报道的刺激电流幅度达 2.5～3.0 mA。但对低龄儿童而言,高参数刺激极易出现刺激后反应,包括局部皮肤疼痛、咽喉部不适、声音嘶哑和咳嗽等,反复出现类似症状会加重儿童调控治疗时的惊恐、躲避现象,增加了调控难度。笔者所在单位总结了 54 例低龄儿童的 VNS 调控经验,低于 1.0 mA 的低参数组与高参数组间的治疗效果差异无统计学意义,但副作用明显少于高参数组。另外,要给予 VNS 调控间隔足够长的观察期,以 2 周为宜。过于频繁的调控难以观察到真正适合该患者的刺激方案。

6. 儿童癫痫外科的治疗效果　大量文献报道,癫痫外科的手术效果与手术前的综合评估结果、所采用的手术方式、癫痫病因和癫痫病程有关。总体而言,低龄儿童癫痫外科的围手术期风险大于成人和大龄儿童,尤其是婴幼儿,这主要与该阶段患者的总血容量低、抗手术打击能力差等有关。但其手术疗效要优于成人和大龄儿童,再结合儿童大脑功能的可塑性特点,其远期并发症的发生率低于成人患者。具体各种手术方式的疗效、手术后并发症参见本篇相关章节。

(李云林　梁树立)

参 考 文 献

[1]　孙康健,谭启富,孙克化.儿童颞叶癫痫手术中 MST 的应用[J].立体定向和功能神经外科杂志,2000,13(3):186.

[2]　雷霆,舒凯,汤浩,等.多处软脑膜下横切治疗小儿顽固性癫痫[J].中华小儿外科杂志,2005,26(4):169-171.

[3]　杨志仙,秦炯,常杏芝,等.偏侧惊厥-偏瘫和偏侧惊厥-偏瘫-癫痫综合征 11 例临床分析[J].中国实用儿科杂志,2006,21(7):522-525.

[4]　秦炯.儿童癫痫的远期预后[J].中国实用儿科杂志,2006,21(3):226-227.

[5]　谭启富,李龄,吴承远.癫痫外科学[M].北京:人民卫生出版社,2006.

[6]　刘晓燕.临床脑电图学[M].2 版.北京:人民卫生出版社,2012.

[7]　安宁,刘仕勇,杨梅华,等.Lennox-Gastaut 综合征的外科治疗初探[J].中华神经外科疾病研究杂志,2007,6(4):110-113.

[8]　李云林,栾国明.手术治疗 Rasmussen 脑炎的早期疗效观察[J].中华神经外科,2007,23(10):734-737.

[9]　李云林,栾国明.儿童癫痫外科的治疗策略[J].中华外科杂志,2008,46(3):210-213.

[10]　谭泊静,李云林,马康平,等.迷走神经刺激术治疗 Doose 综合征 1 例[J].中华实用儿科临床杂志,2018,33(12):943-944.

[11]　谭泊静,李云林,马康平,等.迷走神经刺激术联合多种手术方式治疗儿童难治性癫痫(附 2 例报道)[J].立体定向和功能性神经外科杂志,2018,31(3):151-153.

[12]　李云林,秦广彪,谭泊静,等.改良的经"外侧裂-岛周"大脑半球切开术研究[J].临床神经外科杂志,2019,16(3):241-244.

[13]　秦广彪,李云林.儿童颞叶癫痫的疗效分析[J].中华神经外科杂志,2019,35(8):807-811.

[14]　谭泊静,李云林,马康平,等.迷走神经刺激术治疗儿童难治性癫痫早期不同程控方案的效果[J].中华神经外科杂志,2020,36(4):353-356.

[15]　秦广彪,李云林,马康平,等.不同病理学类型儿童颞叶癫痫的临床因素及手术疗效分析[J].中华神经外科杂志,2020,36(6):565-569.

[16]　李云林,谭泊静,龚铭鲲,等.儿童药物难治性癫痫迷走神经刺激术机械效应对疗效影响的初步研究[J].中华神经外科杂志,2021,37(4):365-369.

[17]　Wang W Z,Wu J Z,Wang D S,et al. The prevalence and treatment gap in epilepsy in China:an ILAE/IBE/WHO study[J]. Neurology,2003,60(9):1544-1545.

[18]　Liang S L,Li Y L,Ding C Y,et al. Hemispherectomy in adult patients with severe unilateral epilepsy and hemiplegia[J]. Epilepsia research,2013,106(1-2):257-263.

[19]　Koutroumanidis M,Binnie C D,Hennessy M J,et al. VNS in patients with previous unsuccessful resective epilepsy surgery:antiepileptic and psychotropic effects[J]. Acta Neurol Scand,2003,107(2):117-121.

［20］ Nei M,O'Connor M,Liporace J. Refractory generalized seizures:response to corpus callosotomy and vagal nerve stimulation[J]. Epilepsia,2006,47(1):115-122.

［21］ Lagae L,Verhelst H,Ceulemans B,et al. Treatment and long term outcome in West syndrome: the clinical reality,a multicentre follow up study[J]. Seizure,2010,19(3):159-164.

［22］ Sandeep M,Jos E L M,Bernand R,et al. Long-term outcome after surgical treatment of temporal lobe epilepsy in children[J]. J Neurosurg,2005,103(Suppl 5):401-412.

［23］ Quarato P P,Gennaro G D,Manfredi M,et al. Atypical Lennox-Gastaut syndrome successfully treated with removal of a parietal dysembryoplastic tumor[J]. Seizure,2002,11(5):325-329.

［24］ Shimizu H. Our experience with pediatric epilepsy surgery focusing on corpus callosotomy and hemispherotomy[J]. Epilepsia,2005,46(Suppl 1):30-31.

［25］ Kloss S,Pieper T,Tuxhorn I,et al. Epilepsy surgery in children with focal cortical dysplasia (FCD):results of long-term seizure outcome[J]. Neuropediatrics,2020,33(1):21-26.

［26］ Devlin A M,Cross J H,Harkness W,et al. Clinical outcome of hemispherectomy for epilepsy in children and adolescence[J]. Brain,2013,126(Pt3):556-566.

［27］ Camfiled P,Camfiled C. Epileptic syndromes in childhood:clinical features,outcome,and treatment[J]. Epilepsia,2012,43(Suppl 3):27-32.

第二十九章　神经调控技术在癫痫外科中的应用

神经调控(neuromodulation)是指通过向脑内神经核团施行微电流刺激来改变或调节神经环路活动的外科手段,被认为是针对脑神经网络进行高度特异性神经功能调节及重塑的外科治疗模式。在癫痫外科领域,目前主要的神经调控手术方式包括脑深部电刺激术(deep brain stimulation,DBS)、迷走神经电刺激术(vagus nerve stimulation,VNS)等。它们通过调节大脑的神经递质水平和神经兴奋性,在脑网络水平上提高癫痫发作的阈值,从而达到抑制癫痫发作的目的。神经调控是一种新兴的治疗方法,它具备微创、可逆、可调控等优势,相对安全有效,为药物难治性癫痫,尤其是不适合行致痫区切除术的癫痫患者提供了重要的替代治疗方案。

一、脑深部电刺激术治疗癫痫

脑深部电刺激术治疗癫痫的历史最早可以追溯至 20 世纪 50 年代,随后的一些报道相继证实了 DBS 治疗癫痫的有效性。最初的靶点包括小脑和丘脑,结果显示 DBS 可以减少发作,同时无严重致残。20 世纪 90 年代,伴随着 DBS 治疗运动障碍性疾病的广泛应用,人们认识到 DBS 具有安全、可逆、可调节和微创的优点,其在癫痫外科的应用重新受到重视,不断有尝试各种不同靶点 DBS 治疗癫痫的报道。目前,DBS 治疗癫痫的主要靶点既包括丘脑前核、海马、中央中核、丘脑底核等灰质核团,也包括刺激确定的致痫区。

(一)DBS 治疗癫痫的可能机制

作为最常见的药物难治性癫痫,不同类型局灶性癫痫患者的致痫区在位置和范围上各不相同,不同患者的发作起始区和症状也呈现出巨大的异质性,然而不同癫痫患者的放电会沿着固定的神经通路传导,这些通路整合为神经网络,其中较重要的包括大脑皮层-纹状体-丘脑-大脑皮层网络、边缘系统的 Papez 环路和小脑-大脑皮层网络,它们为神经调控提供了重要的节点,对这些节点进行电刺激,可以对癫痫放电传导的病理性信号进行调控,从而达到治疗癫痫的目的,这也是 DBS 治疗癫痫的最重要的理论基础。目前已针对这些网络上的诸多靶点开展了 DBS 治疗癫痫的研究,未来的研究方向可能致力于这些网络上的其他解剖结构,以期寻找到更理想的靶点或发现新的神经网络。

(二)DBS 治疗癫痫常用的刺激核团

1. 丘脑前核(ANT)　丘脑前核脑深部电刺激术(ANT-DBS)是难治性局灶性癫痫一种新兴的治疗选择,已由美国 FDA 和欧洲当局批准。对于 ANT-DBS,美国 FDA 批准的适应证包括:①18 岁以上;②部分性发作,可以继发或不继发全面性发作;③曾经服用三种抗癫痫药物,不能控制发作;④ANT-DBS 属于为减少发作频率的辅助性治疗。

(1) ANT 解剖及定位:ANT 位于丘脑的前中部,作为"运动丘脑"直接参与组成 Papez 环路,该通路由海马-乳头体-丘脑前核-扣带回-海马组成。ANT 通过乳头丘脑束接受来自海马和乳头体的纤维投射,传出纤维投射至扣带回皮层和海马皮层,然后广泛地分布于大脑皮层,在调控大脑皮层与边缘系统活动中处于重要地位。MRI 上可见 ANT 由不完整的薄白质层环绕,即内髓板和外髓板。乳头丘脑束是连接海马、乳头体和 ANT 的白质纤维束。MRI T1 加权 MPRAGE 序列或 STIR 序列中可以观察到乳头丘脑束,是定位 ANT 的重要解剖标志。根据 Schaltenbrand 图谱矢状面定位,ANT 的立体定向坐标为前后连合间径中点前 0~2 mm、外 5~6 mm、上 12 mm(图 29-1)。应当注意的是,这些坐标并不代表同一图谱其他方向上同一解剖点。有学者使用 3T MRI 的研究发现,与 Schaltenbrand 图谱相比,ANT 的可识别边界确实有很大的不同,许多患者 ANT 的位置更靠前、靠上、靠外。

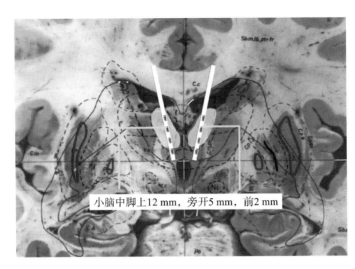

小脑中脚上12 mm，旁开5 mm，前2 mm

图 29-1 MRI 冠状位 ANT

（2）ANT-DBS 的可能作用机制：当颞叶皮层、海马异常电信号向上传导时，ANT 会记录到放电的变化。由于 ANT 与这些经常参与癫痫发作产生或传播的大脑结构联系密切，它被视为 DBS 的潜在靶点。ANT-DBS 治疗癫痫的作用机制与 DBS 在运动障碍性疾病中的作用机制类似，高频电刺激能够使异常的神经元放电趋向正常，从而减轻神经元网络的异常振荡。这一过程抑制了癫痫放电的传播和产生，但确切的机制仍不明确。

（3）ANT-DBS 的疗效：1980 年，Cooper 等最先报道了使用 ANT-DBS 治疗癫痫，Upton 等于 1987 年报道双侧 ANT-DBS 治疗 6 例药物难治性癫痫的长期随访结果。此后，有诸多关于 ANT-DBS 治疗的报道，如 2010 年 Fisher 等报道了美国 17 家癫痫中心开展 ANT-DBS 治疗癫痫的结果。作为全球非常知名的一项随机、双盲的对照研究，SANTE 研究共有 110 例患者入组，患者的基线发作频率中位数高达 19.5 次/月。经过 3 个月的双盲期，刺激组的发作中位数减少 40.4%，而对照组的发作中位数减少 14.5%，同时刺激组的复杂部分性发作、最严重发作和发作相关伤害明显低于对照组，说明 ANT-DBS 术后早期即发挥了明确的抗癫痫作用。2 年的随访结果显示，患者发作频率的中位数减少了 56%，54% 的患者发作减少 50% 以上，14 例患者曾经至少 6 个月无发作。2015 年，SANTE 研究进一步报道了 5 年的长期随访结果，癫痫发作平均减少幅度由随访 1 年时的 43% 增加到 5 年时的 68%，并且 16% 的患者癫痫发作终止。与 1 年时随访结果相比，5 年后患者生活质量也得到了显著改善。这一结果证实，ANT-DBS 对癫痫发作的改善长期有效。神经心理评估的量表显示，术后 5 年患者在注意力、执行功能、抑郁、紧张/焦虑、情绪障碍和主观认知功能方面均有明显的改善。目前，ANT 成为 DBS 治疗癫痫应用最广泛的靶点（表 29-1）。

表 29-1 ANT-DBS 治疗药物难治性癫痫的研究总结

作者和年份	患者数量/例	刺激参数			发作改善情况
		频率/Hz	电压/V	脉宽/μs	
Fisher 等，2010	110	145	5	90	中位数减少 56%，2 年应答率 54%
Salanova 等，2015	83	NA	NA	NA	平均减少 69%，应答率 68%
Lee 等，2012	15	100～185	1.5～3.1	90～150	平均减少 71%，应答率 13/15
Oh 等，2012	9	100～185	1.5～3.1	90～150	平均减少 58%，应答率 7/9
Gompel 等，2015	2	4～8	3.5～4	90	1 例减少 80%，1 例减少 53%

续表

作者和年份	患者数量/例	刺激参数			发作改善情况
		频率/Hz	电压/V	脉宽/μs	
Piacentino 等,2015	6	140	4	90	应答率 3/5
Voges 等,2015	9	145	5	90	应答率 7/9
Lehtimäki 等,2016	15	140	5	90	应答率 10/15
Krishna 等,2016	16	>100	2.4~7	90	3 年平均减少 65%,应答率 11/16
Franco 等,2016	2	145	5	90	1 例减少 61%,1 例减少 75%
Valentin 等,2017	1	NA	NA	NA	减少>60%
Kim 等,2017	29	130	1.5~3.1	190	3~11 年减少 62%~80%
Park 等,2019	7	133	1.9/2.1	184	应答率 71.3%
Herrman 等,2019	18	150	5	90	6 个月减少 23%

NA:not available(不详)。

2. 杏仁核及海马(amygdala-hippocampus,AH) 颞叶内侧型癫痫的发作起始与杏仁核及海马密切相关,是近年来研究的热点之一。虽然颞叶内侧型癫痫切除性手术疗效良好,但对于下列情况无法行切除性手术,包括:①优势半球的颞叶内侧型癫痫,如言语、记忆功能尚未受损;②双侧颞叶内侧型癫痫;③曾行一侧颞叶切除术后癫痫复发,评估显示对侧颞叶内侧型癫痫。此时可以考虑进行海马-杏仁核复合体电刺激。海马-杏仁核复合体是边缘系统的重要组成部分,构成 Papez 环路的起点和终点,在癫痫的发生、发展以及传导中具有重要作用,常常被认为是中转站及放大器。当颞叶皮层、海马受到电刺激时,电信号能够通过 Papez 环路传导至大脑皮层,对皮层脑电进行调节。Wyckhuys 等研究发现高频海马刺激减少了颞叶癫痫点燃大鼠模型中的癫痫发作。海马-杏仁核复合体电刺激治疗癫痫的具体机制可能是通过调节脑组织内兴奋性神经递质与抑制性神经递质的功能平衡来实现的。Luna-Munguia 等用 130 Hz 高频电刺激大鼠海马,发现细胞外液谷氨酸、天冬氨酸、甘氨酸、牛磺酸、丙氨酸浓度增高,在刺激时以及刺激结束 1 h 内 GABA 释放增加,但对谷氨酰胺影响不大。海马结构体积巨大,在 MRI 上很容易分辨。手术一般采用顶枕部路径。针对颞叶癫痫这一群体,海马 DBS 的疗效比较肯定。有研究认为,海马脑深部电刺激术(hippocampus deep brain stimulation,HC-DBS)后获得良好疗效的影响因素包括:①MRI 阴性,即不伴有影像学上海马硬化的颞叶癫痫;②电极的位置接近下托,或位于海马结构和脑回内;③海马硬化的患者采用更大强度的刺激。Velasco 等在研究中对 9 例患者随访了 18 个月。这些患者最初植入双侧海马电极用于脑电监测,但最终评估发现并不适合切除性手术。随后使用永久性刺激电极代替监测电极,观察长期刺激是否会减轻癫痫电活动。9 例患者中 4 例患者癫痫发作终止,这些患者 MRI 上没有海马硬化表现;而术前影像确诊为海马硬化的 4 例患者的癫痫发作频率改善了 50%~70%。McLachlan 等报道短期 HC-DBS 术后癫痫发作频率降低 26%~40%。从长期来看,在为期数月到数年的非对照研究中,HC-DBS 术后癫痫发作频率的降低幅度为 45%~93%。

3. 丘脑中央中核(CMN) CMN 与束旁核共同构成丘脑板内核群的后组,属于网状结构上行激动系统的一部分。CMN 具有调节皮层兴奋性的功能。CMN-DBS 治疗癫痫的机制可能与去极化或超极化上行性网状系统有关。应用 6 Hz 阈值水平的电流,刺激单侧 CMN,能在大脑皮层记录到脑电图募集反应,而 60 Hz 的电刺激可使大脑皮层的内在电活动去同步化。围绕 CMN-DBS 的研究主要针对全面性癫痫,尤其是 Lennox-Gastaut 综合征。CMN 属于丘脑的板内核群,目前无法在 CT 和 MRI 上直接显示,只能依据 SWA 的坐标完成间接定位,即在后连合水平,将中线旁开 10 mm 作为 CMN 的靶点坐标。CMN-DBS 治疗癫痫的疗效报道主要来自 Velasco、Fisher 和 Valentin 等研究者所在的几家中心。1987 年,

Velasco 等报道了 5 例运用 CMN 刺激治疗全面性或多灶性药物难治性癫痫的病例。结果显示全面性强直阵挛发作减少了 80%，全面性非运动性发作减少了 60%。2013 年，Valentin 等报道了 6 例全面性癫痫发作患者的癫痫发作减少均超过 50%，而揭盲后的开放刺激期，5 例患者发作减少超过 50%。目前CMN-DBS 还缺乏大规模 RCT 研究的证据。综合文献结果，CMN-DBS 术后获得良好疗效的影响因素包括：①电极位置通过影像和术中电生理双重确认；②患者为 Lennox-Gastaut 综合征或全面性发作。

4. 丘脑底核（subthalamic nucleus，STN）　STN 对癫痫发作的调控作用起初是通过药物和毁损发现的。N-甲基-D-天冬氨酸（NMDA）受体拮抗剂和 GABA 激动剂在癫痫动物模型中通过抑制 STN 可以减轻癫痫发作。目前认为，STN 是癫痫黑质控制系统的重要组成部分，这一系统中还包括黑质网状部（SNr）和中脑背侧抗癫痫区。中脑背侧抗癫痫区位于丘脑底核上丘，受黑质网状部抑制。目前的假设认为抑制 STN 可以解除黑质网状部对中脑背侧抗癫痫区的抑制以提高癫痫发作的阈值，因此可通过 STN 电刺激来抑制癫痫发作。结果发现高频电刺激 STN 明显减少了癫痫大鼠癫痫发作的时间，同时也减轻了发作的程度，延长了第一次发作的潜伏期。目前对 STN-DBS 治疗癫痫的研究仍然较为局限，可供参考的数据不多。

2001 年 Benabid 等首次运用 STN 刺激治疗了 1 例药物和切除性手术无效的局灶性皮层发育不良的5 岁药物难治性癫痫患者。结果显示癫痫发作得以控制。此后，一些小规模的临床试验研究了 STN 刺激在癫痫发作控制中的作用。Handforth 等对 2 例不同病因所致的癫痫患者进行了双侧 STN 刺激，也观察到癫痫发作频率降低。2011 年，Wille 等为 5 例进展性肌阵挛癫痫患者植入了 STN-DBS 电极，并对其进行了 12～42 个月的随访，结果显示患者癫痫发作减少 30%～100%，生活质量得到改善。

5. 黑质网状部（reticular part of substantia nigra，SNr）　如前文所述，SNr 是癫痫黑质控制系统的重要组成部分，它可以抑制中脑背侧抗癫痫区，因此 SNr 也是参与癫痫控制的重要结构。目前有关 SNr 的动物实验和临床研究较少，最近的研究表明 SNr 电刺激对大鼠额叶阵挛发作有一定治疗作用。

6. 尾状核（caudate nucleus，CN）　与 STN 一样，CN 刺激的理论基础是皮层-纹状体-丘脑网络，特别是通过黑质控制通路。但是，与 STN 的投射不同，CN 的 GABA 能抑制性传出纤维到达 SNr。兴奋（而非抑制）CN 会抑制 SNr，继而释放上丘的中脑被盖抗癫痫区神经元的张力性抑制作用。因此理论上 CN 低频电刺激（4～8 Hz）可以对癫痫达到一定程度的控制。Chkhenkeli 研究团队在 2004 年的一项研究中，使一组被监测患者接受立体脑电图（SEEG）电刺激，观察癫痫样放电和癫痫发作频率，结果显示 CN 低频刺激（4～8 Hz）减少了颞叶内侧结构和新皮层的发作间期电活动和癫痫样放电，高频电刺激（50～100 Hz）可增加癫痫样放电。CN 低频电刺激能够降低全身性、复杂部分性和继发全身性癫痫发作的频率。

7. 小脑　小脑是人体 DBS 治疗癫痫的第一个靶点。最初选择小脑作为靶点的原因是浦肯野（Purkinje）细胞投射至小脑深部核团的纤维具有广泛抑制的特性。过去认为小脑电刺激可能是通过作用于抑制性浦肯野细胞，抑制小脑传出到丘脑的兴奋性纤维，降低丘脑投射到皮层纤维的兴奋性，从而抑制皮层的兴奋性。有研究表明小脑电刺激对癫痫治疗有效，但也有随机双盲对照的研究结果并没有取得肯定的疗效。因此，目前无论是小脑皮层刺激还是小脑深部核团刺激已基本弃用。

8. 其他靶点　下丘脑后部（pHyp）和未定带（cZi）为较少应用的靶点，目前关于其治疗癫痫的临床及动物研究还较少。Franzini 等对 2 例多灶性癫痫合并行为障碍患者采用 pHyp-DBS，对 2 例局灶性癫痫伴有感觉障碍患者采用 cZi-DBS，选择脉宽 90 μs，电压 1.5～3.5 V，3 例患者选择频率 185 Hz，1 例采用cZi-DBS 的患者选择 100 Hz，结果发现 4 例患者癫痫发作频率明显下降，2 例行为障碍患者行为障碍明显改善，且未发现任何不良反应。

（三）刺激方式

1. 开环刺激与闭环刺激　目前 DBS 刺激模式为持续性电刺激，即开环刺激，而癫痫是一种间断发作性疾病，如能通过脑深部电极对癫痫进行预测，在即将发作时给予电刺激治疗，即进行闭环刺激，则对癫痫的治疗更具针对性，更科学合理，是癫痫电刺激治疗的理想状态。实现闭环刺激的基础是癫痫预测，在预测到癫痫即将发作时给予及时的闭环刺激，以达到阻止癫痫发作的目的。毫无疑问，癫痫预测的研究是癫痫领域极具挑战性的研究方向之一。目前的研究表明,癫痫发作是可以预测的,发作前的预兆有一定规律可循,这使癫痫预测成为可能,国内外学者也对此做了大量的研究工作。在痫性发作前数分钟至数十分钟不等的时间里,癫痫患者的脑电信号就已经出现了明显的变化,故可根据脑电信号改变进行预测。目前的癫痫预测大多基于对脑电信号进行分析、计算。癫痫发作前出现脑电信号的改变是癫痫预测的基础,癫痫患者发作间期脑电图可见散发或阵发的尖波、棘波、尖慢复合波或棘慢复合波等癫痫样放电。采用的预测方法中早期主要是线性方法预测,但预测的敏感性和特异性受到限制,而且平均预测时间也有限,使其应用受到限制。因脑电信号具有非线性动力学特征,非线性动力学理论比传统的线性方法能更好地描述脑电数据的特征。在应用功率谱熵进行预测的研究中,发作间期单个神经元的活动是相对独立的,彼此之间一致性较低,表现为大脑的复杂性动力学特征,即脑电功率谱熵较高;在发作前期,神经元的节律发生改变,越来越多的神经元同步化放电,随着同步化兴奋神经元增多,脑电波变化的复杂性降低,即脑电功率谱熵下降;在癫痫发作期,大脑神经元高度同步化放电,脑电功率谱熵达到最低值。因脑电信号在癫痫患者出现临床症状之前数分钟甚至数十分钟即可能出现异常变化,这为癫痫预测提供了时间保证。其他方法如相关维、Lyapunov 指数、Hurst 指数等亦基于非线性方法的原理。脑电图的采集方法主要有头皮电极、皮层电极和深部电极。做好癫痫预测,对脑深部电极靶点的闭环刺激有很大的促进作用。

2. 多中心双盲随机对照反馈性刺激(responsive neurostimulation,RNS)　来自 31 个中心的 191 例药物难治性癫痫患者接受闭环刺激。患者年龄为 18～70 岁,每月至少发作 3 次。12 周盲期内,起始植入效应使刺激组和对照组发作分别减少 34.2% 和 25.2%,但是在盲期结束时,刺激组发作次数减少了 41.5%,对照组却只减少了 9.2%。随访 2 年后,超过 45% 的患者发作减少 50% 以上,随访 3 年后,超过 53% 的患者发作减少 50% 以上。另外,该研究还指出,闭环刺激可以显著减少药物难治性部分性癫痫发作,还可以用于迷走神经电刺激术或者切除性手术无效的患者。其他的重要发现还有,闭环刺激不仅能减少发作的数量,还能够显著提高患者的生活质量。当然,生活质量评定量表(QOLIE-89)是在开发标签时统计的,而且 3 个月的盲期可能有些短,仍需要进一步的研究来证明。闭环刺激有很多潜在的优势,不仅可以有效阻止癫痫发作,而且可以延长刺激器使用寿命,并减少刺激耐受和副作用。

(四) DBS 的安全性和副作用

1. DBS 的一般并发症　DBS 的主要并发症可大致分为 3 类:手术并发症、刺激相关并发症和设备相关影响。手术并发症包括出血、伤口感染和植入部位疼痛。刺激相关并发症包括症状恶化或出现新发作形式、神经症状(如感觉异常和眩晕)和神经心理变化(如记忆和认知变化)。设备相关影响可能包括电极移位、电极断裂、腐蚀和设备相关感染等。大多数 DBS 安全性数据来自帕金森病等运动障碍患者。在一项针对 728 例因各种运动障碍接受 DBS 治疗的患者的研究中,主要的手术并发症是出血(4.9%)和伤口感染(1.7%)。设备相关影响包括疗效减退(2.6%)、电极错位或移位(1.7%)以及硬件植入后不适感(1.1%)。一份针对 319 例患者的详细单中心报道称,头痛(15%)和短期认知下降(5%)是常见的术后早期不良事件,其他并发症包括刺激相关构音障碍(4%)和长期认知障碍(4%)以及设备相关并发症,如感染(4.4%)和导线骨折(3.8%)。总的来说,DBS 的短期和长期并发症发生率低。

2. DBS 治疗耐药性癫痫的安全性　由于患者资料有限,DBS 治疗耐药性癫痫的安全性尚不清楚。尽管如此,在 SANTE 研究人群的 5 年随访中观察到类似的不良反应。常见的并发症为感觉异常(22.7%)、植入部位疼痛(20.9%)和植入部位感染(12.7%)。其他常见并发症包括硬件不适(9.1%)、产品无效(8.2%)、电极移位(8.2%)和感觉障碍(8.2%)。长期随访显示认知或抑郁评分无明显恶化。值得注意的是,据报道,有 2 例因癫痫猝死,与基础人群的预期死亡率一致,另有 3 例死于无关原因。此外,一项研究指出,海马强电刺激可导致可逆性记忆障碍,另一项研究报道,接受 ANT 刺激的 15 例患者中有 3 例出现短暂的精神症状。随着设备和手术技术的不断改进,并发症的风险可能会降低。

(五) DBS 治疗药物难治性癫痫的疗效评述

DBS 对于不宜进行切除性手术治疗的药物难治性癫痫患者是一种重要的治疗选择。目前的证据表明,刺激 ANT 和海马结构可降低药物难治性癫痫发作的频率,但刺激其他靶点的益处尚不十分肯定,仍需要进行大规模的 RCT 进行验证。患者的选择和程控等综合因素可能会影响 DBS 的疗效。起源于颞叶内侧、双侧颞叶或边缘系统的癫痫发作可能更容易受到 ANT-DBS 控制,Lennox-Gastaut 综合征和全身性癫痫发作患者可能对 CMT-DBS 反应更好。MRI 上无明显结构异常可能预示更好的 DBS 术后结果。

总之,DBS 治疗癫痫的数据有限,研究者对一些热点问题仍难以达成共识,也缺乏对患者认知、情绪、长期疗效及并发症等方面的观察,甚至有一些效果相左的报道。对癫痫患者来说,DBS 仍然是一种姑息性的治疗方法,临床应用尚未普及,也存在感染等并发症。同时,究竟哪些核团更有优越性,哪些核团对特定癫痫更有疗效,即何种癫痫类型选择何种靶点等,这些都需要大量的动物实验和临床研究加以评估。虽然如此,DBS 治疗癫痫经过多年的研究,无论是在治疗机制,还是动物实验和临床研究上都取得了一定的成绩。随着技术的发展和研究的深入,以及新型的植入式神经电刺激器设备的研发和应用,DBS 有望成为癫痫的一种有效治疗方法。

二、迷走神经电刺激术

(一)迷走神经电刺激术治疗癫痫的历史

迷走神经电刺激术(vagus nerve stimulation,VNS)治疗癫痫的研究可以追溯至 19 世纪 80 年代。Corning 教授(1855—1923 年)报道经皮体外迷走神经直流电对癫痫发作的抑制效果显著,但当时并没有被广泛接受。20 世纪中后期各国学者进行了一系列动物实验,逐渐发现对癫痫动物模型进行 VNS,可以引起实验动物脑电图同步或去同步化、睡眠期棘波减少等现象。1985 年,Zabara 等报道在癫痫犬动物模型中,进行 VNS(20～30 Hz,0.2 ms)能够中断癫痫发作并诱导癫痫发作抑制期的延长,由此推断 VNS 具有控制临床癫痫发作的潜力。迷走神经刺激装置(NCP)于 1988 年由美国 Texas Cyberonics 公司研制成功。同年,VNS 开始用于临床试验。1990 年,Penry 等报道了 4 例 VNS 治疗癫痫的结果,2 例完全控制,1 例发作减少 40%,1 例无改善。同年,Uthman 等报道了 5 例 VNS 的治疗效果。随着 VNS 的疗效日益获得肯定,美国 FDA 于 1997 年 7 月 16 日正式批准 VNS 可作为 12 岁以上的药物难治性癫痫患者的辅助治疗方法与其他抗癫痫药物一起使用。

(二)VNS 治疗癫痫的可能机制

近年来,随着脑科学研究的进步,对于 VNS 治疗癫痫的机制,学者们更多地把目光转向迷走神经脑内的投射联系。迷走神经是体内行程最长、分布最广的混合性脑神经。其中包含 80% 的来自头颈、心脏、主动脉、肺和胃肠道的传入纤维,以及大约 20% 的支配这些结构的传出纤维,并发出特殊内脏运动纤维支配咽喉部横纹肌。细胞体的传出纤维位于背侧运动核,传入纤维在节状神经节内中继后投射到延髓孤束核和网状结构核团中继,再直接或间接地投射到前脑底部、下丘脑、丘脑中缝核、杏仁核、脑岛皮层等部位。VNS 可能直接或间接抑制脑内某些癫痫回路的放大作用(非特异性唤醒机制假说),从而抑制癫痫发作。研究还发现,VNS 对 γ-氨基丁酸(GABA)能神经元具有保护作用。VNS 治疗后脑部迷走神经投射区抑制性氨基酸 GABA 增多,兴奋性氨基酸天冬氨酸含量下降,这说明 VNS 可能通过引起中枢神经系统的 GABA 的释放增加来发挥其抗癫痫作用。VNS 治疗后脑脊液 GABA 含量明显增加。应用 BOLD-fMRI 测量 VNS 术后血氧水平变化,发现左侧蓝斑核、丘脑、额叶皮层、后扣带回、岛叶及双侧的中央后回血氧水平增加,脑活动增加,而且高频刺激的作用大于低频刺激。VNS 术后双侧丘脑、下丘脑、小脑半球下部和中央后回血流量增加,而双侧海马、杏仁核和扣带回后部血流量减少。应用 FDG-PET 研究大鼠 VNS 术后代谢变化,发现初始刺激时左侧海马葡萄糖代谢率降低($P<0.05$),而双侧嗅球代谢率增加($P<0.05$);刺激一周后,左、右纹状体代谢比值明显下降($P<0.05$)。应用 0.75 mA 的剂量刺激大鼠,研究者通过 BrdU 研究发现齿状回细胞增殖增加。

在药物难治性癫痫的临床治疗中对迷走神经侧别的选择是由迷走神经的解剖学特点决定的。迷走神经在颈部和胸部分别发出颈心支和胸心支,两者与交感神经一起构成心丛。来自右侧心丛的纤维支配窦房结,来自左侧心丛的纤维支配房室结,右侧迷走神经比左侧迷走神经对心脏影响更大,因此将刺激电极植入在左侧迷走神经颈段中部位置。

(三) VNS 的适应证、禁忌证与术前评估

目前公认的 VNS 的适应证:①局限性发作,有或无继发性,全身性发作的药物难治性癫痫;②应用抗癫痫药物进行正规治疗,但未能有效控制病情,无心、肺慢性疾病和胃、十二指肠溃疡史,无胰岛素依赖性糖尿病史;③多发病灶或病灶定位不确定或外科手术治疗失败;④年龄在 12~60 岁。

禁忌证:①妇女妊娠期;②左颈部、左前上胸部皮肤感染;③在通常的 NCP 植入部位已安装了其他装置(相对禁忌);④合并哮喘、慢性阻塞性肺疾病(COPD)、心律失常及其他内科治疗不能很好控制的心肺疾病,消化性溃疡活动期,有胰岛素依赖性糖尿病,有严重的出血倾向;⑤进展期神经系统疾病。

接受 VNS 治疗之前需进行术前评估,包括:①电生理检查及影像学评估,包括脑电图及 CT 或 MRI 等;②医学评估,包括癫痫分类和药物使用情况;③实验室检查,包括术前胸片、心电图、常规实验室检查及抗癫痫药物的血药浓度检查等。

(四) VNS 设备

迷走神经刺激系统包括植入体内的脉冲发生器和电极、术中使用的一次性手术工具、体外使用的医生程控仪和患者控制磁铁。迷走神经刺激设备包括脉冲发生器、测试电阻、力矩螺丝刀,共同封装在一个无菌包装内。脉冲发生器在大小和形状上与心脏起搏器相似,它包括一个环氧树脂头端,上面带有一个插座,与导线的插头相连,由一块包埋在密封的钛制盒内的锂电池供电。正常情况下,脉冲发生器和电池的使用寿命相同,一般为 5~8 年。电池到期时可以在局部麻醉下更换。脉冲发生器内含一个内置的天线,可以接受程控仪发出的信号并把信号传到微处理器中。脉冲发生器为恒流输出模式,刺激脉冲的幅度、频率、脉宽、刺激时间、间歇时间、软启动/停止时间、磁铁功能参数均可通过程控仪调节。参数的设定要根据患者的耐受程度和发作频率的不同进行个体化的设定。临床常用的刺激参数为电流 1.0~1.5 mA,30 Hz,脉宽 250 μs 和 500 μs,刺激时间 30 s,间歇时间 5 min。

迷走神经刺激电极组件:电极及连接导线、造隧道工具(包括穿刺工具和套管)和固定夹,共同封装在一个无菌包装内。导线由硅胶绝缘,一端可以直接插在脉冲发生器内,另一端为三个有一定间隔的螺旋线圈,分别为正、负极和固定线圈,用来缠绕在迷走神经上,螺旋线圈采用硅胶制成,中间的铂金焊接在导线上,线圈内径为 2 mm、长度为 8 mm,这种螺旋线圈提供了电极与神经之间最理想的机械接触,同时还能与神经一同运动,保证了体液与神经之间的交换,减少神经与电极之间的相对运动造成的摩擦,不易损伤迷走神经。

体外程控仪:由平板电脑和编程器组成,目前国内研制的平板电脑和编程器之间为蓝牙无线通信,编程器和脉冲发生器之间为脉冲位置调制(PPM)通信。使用时,患者手持编程器,靠近胸前脉冲发生器的植入部位,医生手持平板电脑,可以距离患者数米进行程控。此外,每例患者还配有一个手携式的磁棒,用于患者出现发作先兆时激发脉冲发生器的强刺激。

(五) VNS 方法

1. 迷走神经局部解剖 手术医生要熟悉手术区域相关的神经、血管、组成颈前三角的肌肉的解剖,避免损伤颈丛、喉返神经、颈内静脉的分支以及其他的组织结构。迷走神经位于颈动脉鞘的边缘,介于颈动脉和颈内静脉之间,迷走神经的颈中干相对游离,位于颈上、下心支的起始端之间。VNS 装置的电极通常放在迷走神经的颈中干上。颈心支在直径、外观和位置上都与神经干本身极其相似,要注意不要将两者混淆。喉上神经在向下进入喉之前,发出末梢加入支配颈动脉的分支,喉返神经与主干伴行,在向上进入气管食管沟之前在主动脉弓水平发出许多马尾样的细小分支。另外,还有数根神经与颈动脉鞘相毗邻,舌下神经起自头端,走向颈中部,膈神经走行在颈动脉鞘深层筋膜的下面,交感神经干位于颈动脉鞘的深面靠中线部位;植入操作过程或随后的刺激作用均有可能伤及这些神经,胸锁乳突肌位于颈动脉鞘的侧前方(图 29-2)。

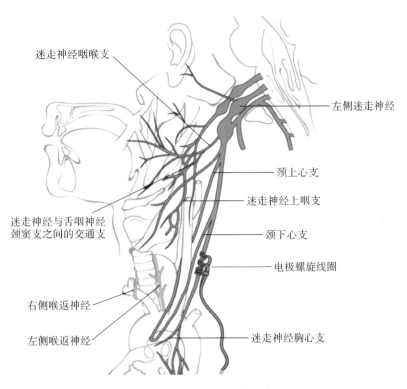

迷走神经咽喉支

左侧迷走神经

颈上心支

迷走神经上咽支

颈下心支

电极螺旋线圈

迷走神经与舌咽神经颈窦支之间的交通支

右侧喉返神经

左侧喉返神经

迷走神经胸心支

图 29-2　迷走神经颈部分支

2. VNS 步骤　对手术患者行气管插管全身麻醉，术前给予抗生素。患者在标准手术床上取仰卧位。肩胛骨下垫棉卷使头顶下垂，头向右旋转约 15°，暴露颈部左侧。在胸骨和下颌骨之间大约 1/2 处近环状软骨水平，从胸锁乳突肌到近中线处取横切口（图 29-3），以局部麻醉剂浸润后切开。若为低龄患儿并采用 PINS 小型刺激器，只需取颈部横切口即可。然后将颈阔肌横向充分钝性分离，出血处以电凝止血，钝性＋锐性向下分离至颈动脉鞘，锐性打开颈动脉鞘，显露迷走神经并充分游离。迷走神经大约在甲状软骨水平位于颈动脉的深处和外侧，颈静脉深处和内侧。可在迷走神经周围放置血管环来分离和提升神经。再将螺旋电极缠绕在迷走神经上（图 29-3）。将电极导线 U 形缠绕后在肌肉筋膜及皮下走行固定。然后在胸部锁骨下方 1 cm 处行 4～5 cm 的横切口（图 29-4），向下游离胸大肌浅筋膜层下方，形成囊袋。囊袋完成后，使用隧道装置从颈部切口由皮下通至胸部切口，然后使电极导线穿过隧道。将导线的刺激器端连接到刺激器。多余的导线盘绕在刺激器后面，将刺激器置于囊袋中。最后连通该设备进行通信测试，在通信完成后，反复冲洗术野，并以常规方式用可吸收缝线缝合切口。待患者全身麻醉复苏后，将其转至病房恢复。

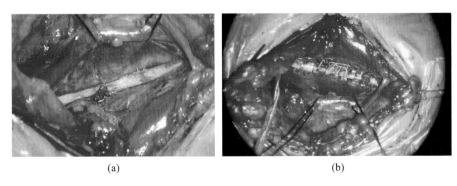

(a)　　　　　　　　　　　　　　(b)

图 29-3　迷走神经刺激术电极缠绕

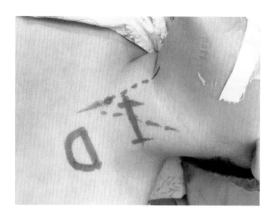

图 29-4　局部切口示意图

(六) VNS 副作用

VNS 常见的副作用包括但不限于以下三个方面。

1. 手术相关副作用　包括感染、出血、神经或血管损伤等。感染是这类手术非常严重的不良事件，因为手术部位感染时通常需要移除整套系统并长期使用抗生素。尽管在不同的研究机构和患者群体中数据有所不同，通常报道的感染风险是 3%～5%，有的报道比例高达 11%。

2. VNS 装置相关副作用　对植入材料产生过敏或免疫系统反应；植入部位发生感染；植入部位有异物感或肿胀感；电极和脉冲发生器出现腐蚀或移位；电极断裂；电极短路；功能异常；治疗效果丧失等。

3. VNS 刺激作用相关副作用　VNS 术后由于电流刺激迷走神经的同时也会刺激到喉返神经，有可能出现以下临床症状：吞咽困难；声音嘶哑；咳嗽；咽部疼痛；呼吸困难和呼吸短促；恶心；耳鸣；月经失调；腹泻；头晕；刺激时可能增加阻塞性睡眠呼吸暂停患者睡眠呼吸暂停的次数；精神损伤，如注意力或识别能力缺损、记忆紊乱、混淆或心理紊乱；神经刺激引发持续性疼痛或不舒适；感觉异常；言语出现问题，如言语障碍或口吃；意外感觉，如暂时或永久性麻痹等。

(七) VNS 术后程控

由程控医生开启脉冲发生器，对刺激参数（幅度、脉宽、频率、刺激时间和间歇时间）进行优化设置。术后至少每 3 个月复查一次，进行刺激参数的调整，直至癫痫控制满意为止，同时进行脑电图及神经心理评估检查。具体调控程序如下。

(1) 术后 10～14 天开机，开机电流为 0.2～0.3 mA。

(2) 术后 1 个月调机，刺激电流为 0.4～0.6 mA。

(3) 术后 3 个月刺激电流调至 1.0 mA。

(4) 以后根据疗效、有无副作用和患者耐受情况，每 3 个月随访调机 1 次，刺激电流每次增加 0.1～0.3 mA；并根据患者临床疗效和刺激相关的副作用（声音嘶哑、咳嗽、咽部疼痛、呼吸困难、感觉异常、恶心等），个体化调节相应的脉宽、频率、刺激时间和间歇时间，达到最佳优化的刺激参数。

(八) VNS 疗效

Amar 等报道了国际第一个迷走神经刺激协作组的多中心、双盲、随机对照研究，经过 3～24 个月的刺激，癫痫发作平均减少 42.5%～52%，55.1% 的患者发作减少了 50%，5.1% 的患者发作消失。该研究证实 VNS 能显著减少癫痫患者的发作频率。VNS 的有效性在一定程度内随治疗时间的延长而增加。据大宗病例统计数据，VNS 术后 24 个月癫痫发作次数平均减少 50% 左右，在 5%～9% 的患者中发作完全停止，17% 的患者发作次数减少 90% 以上，30% 的患者减少 75% 以上，55% 的患者减少 50% 以上。但有大约 13% 的患者癫痫发作次数仅减少 30%～50%，约 10% 的患者无效。如在一组 3822 例患者中，VNS 术后 3、6、12、18 和 24 个月癫痫发作次数分别减少 47.0%、52.9%、60.0%、62.7% 和 66.7%。术后 24 个月，8.3% 的患者发作完全停止，26.8% 的患者发作次数减少 90% 以上，43.7% 的患者减少 75% 以上,62.2%的患者减少 50% 以上。

VNS 亦可用于曾行癫痫病灶切除手术的患者。如在一组曾进行过癫痫切除手术的 921 例患者中,VNS 术后 3、6、12、18 和 24 个月癫痫发作次数分别减少 42.5%、42.9%、45.7%、52.0% 和 50.5%,术后 24 个月 5.1% 的患者发作完全停止,17.3% 的患者发作次数减少 90% 以上,31.4% 的患者减少 75% 以上,55.1% 的患者减少 50% 以上。

VNS 长期治疗的效果较稳定。Kuba 等对 90 例接受 VNS 5 年以上的患者进行回顾性、多中心、开放标签随访研究,随访(6.6±1.1)年,发现患者发作次数由 41.2 次/月下降至 14.9 次/月,癫痫发作平均减少 55.9%,5.5% 的患者癫痫发作完全停止,15.5% 的患者减少超过 90%。Alexopoulos 等的研究表明,VNS 治疗后 3、6、12、24、36 个月癫痫发作分别减少 56%、50%、63%、83% 和 74%,10.1% 的患者超过 6 个月未再有癫痫发作,但有 21.7% 的患者因疗效不满意或感染而中断治疗。

我国目前仅有几个大的癫痫中心开展癫痫的 VNS 治疗。我们曾对 94 例 VNS 患者进行随访,术后 33 例(35.1%)患者为 McHugh 分级 Ⅰ 级,27 例(28.7%)为 Ⅱ 级,20 例(21.3%)为 Ⅲ 级,3 例(3.2%)为 Ⅳ 级,11 例(11.7%)为 Ⅴ 级。此外,需要说明的是,8 例(8.5%)患者达到癫痫发作完全缓解,60 例(63.8%)患者达到癫痫发作频率缓解 50% 以上。对于原因不明的全身性和部分性癫痫,VNS 对 Lennox-Gastaut 综合征和阵挛发作有较高的缓解率。

VNS 的刺激参数对癫痫发作有影响。VNS 研究组的多中心随机对照研究表明,高刺激参数组(治疗剂量)的抑制作用明显优于低刺激参数组(亚治疗剂量)。高刺激参数组治疗 12 个月后,癫痫发作减少 24.5%;而低刺激参数组减少 6.1%($P<0.01$);高刺激参数组 31% 的患者在 VNS 治疗后癫痫发作频率下降 50% 以上,而低刺激参数组下降仅 13%。VNS 刺激参数包括输出电流、频率、脉宽以及开/关时间等。医生应当针对每一例患者找到合适的参数以达到最大治疗效果、最小副作用和最长电池使用时间,即针对每一例患者找到个体化的治疗方案。

总之,与切除性手术相比,VNS 治疗癫痫是一种辅助性的治疗方法,是药物治疗和传统手术治疗的补充。首先,虽然有部分患者应用 VNS 治疗后癫痫发作完全停止,但对大部分患者来讲,VNS 主要用于减少癫痫发作的频率和严重程度;其次,有部分患者行切除手术治疗后疗效不佳,如即使是手术疗效最好的颞叶癫痫,完全控制率为 70% 左右,仍有 10%～15% 的患者无效。VNS 可用于手术治疗失败的癫痫患者。可以预见,随着我国经济的不断发展以及对癫痫发病机制研究的深入,VNS 在癫痫治疗中的应用将更加广泛。尤其我国国产迷走神经刺激系统上市后,将会在临床上广泛使用,使更多的癫痫患者受益。

(九) VNS 安全性探讨

尽管 VNS 已经经历了 20 年以上的临床应用,但是其可靠性、安全性及有效性的讨论仍在继续。基于循证医学的要求,美国神经病学学会(AAN,2013)分析了 2012 年以前 VNS 的所有研究,强调基于循证的重要安全性问题仍然需要进一步考察,比如随着时间的推移是否会出现癫痫猝死(sudden unexpected death in epilepsy,SUDEP),植入后远期的心律失常以及睡眠呼吸暂停等安全问题。2016 年,哥德堡大学医学中心总结了长达 25 年中收治的 VNS 患者的术后随访资料,1990 年 1 月至 2014 年 12 月期间,共有 260 例患者植入了 VNS 装置,平均 5.1 年更换刺激器,故共有 497 例次手术记录。其中,13 例为阿尔茨海默病患者(年龄范围为 58～81 岁),其余 247 例为癫痫患者。55 例患者是儿童(年龄在 4～18 岁之间)。52 例患者(29 名儿童)曾接受过手术切除。平均随访期是 11.8 年。总共有 47 例患者出现发病,包括 37 例手术相关并发症和 16 例硬件相关并发症。手术并发症比例在儿童中为 6.8%,在成人中为 9.1%,二者无显著差异。手术相关并发症包括术后血肿(8 例次)、感染(11 例次,其中 4 例为儿童)、声音嘶哑(6 例,均为成人)、疼痛(6 例)、无菌性反应(1 例);硬件相关并发症包括导线断裂(13 例)、导线接触不良(1 例),共有 13 例因效果不理想或其他原因二次移除了 VNS 设备。但该中心无严重远期声音嘶哑、气胸、心律失常的病例。Ali 及 Tatum 等曾报道 VNS 术后发生室性停搏、心率过缓而移除 VNS 设备的病例(15 例,2009 年统计),但与接受 VNS 的例数(同期手术总数超过 5 万例)相比,发生概率极低,且心律失常多是在 VNS 术后早期发生,远期发生例数更少。Borusiak、Amark 也报道有迟发型

VNS术后心律失常的病例,但无VNS术后心律失常死亡的确切病例报道。所以心律失常是VNS术后较少但非常严重的并发症,对预接受VNS的患者,术前全面的心脏功能的评估是非常必要的。

药物难治性癫痫尤其是存在神经系统功能或认知缺陷的患者死亡率是正常人群的2~3倍。Annegers、Granbichler医生分别对1819例(随访2年,2000年)及466例(平均随访5.7年,2015年)VNS术后癫痫患者进行统计,癫痫猝死发生率分别是3.6%及6.4%,较同期药物难治性癫痫患者无明显增加。但有学者发现VNS电极植入2年后,癫痫猝死发生率似乎有下降的趋势。因此,从现有的统计可以看出,VNS不会增高癫痫猝死的发生率,但对降低癫痫猝死发生率的作用不肯定。

VNS疗法还影响睡眠期间的呼吸。Ebben、Marzec等报道VNS通过增加呼吸暂停或呼吸变浅而使先前存在的阻塞性睡眠呼吸暂停或呼吸不足综合征恶化。对睡眠呼吸暂停患者应谨慎使用VNS,或维持持续气道正压通气。

此外,无创VNS(noninvasive VNS,nVNS)设备目前也已开发。中国、美国也生产出类似的耳部或颈部迷走神经经皮刺激装置用于癫痫的治疗。nVNS与VNS治疗机制相似,朱冰等报道nVNS 24周后癫痫发作率降低54.21%。nVNS应用方便、快捷,对人体的损害及副作用几乎可以忽略,实际临床效果还有待进一步总结。

(十)VNS展望

作为顽固性癫痫的主要姑息性治疗手段,目前已经有超过16万例次的VNS。VNS还有其他一些潜在的临床方面的适应证,如VNS已经在欧洲获准治疗急性和预防性治疗原发性头痛(丛集性头痛、偏头痛、偏头痛持续性)、药物过度使用性头痛、气道反应性疾病(哮喘、运动引起的支气管痉挛、COPD),以及用于预防癫痫,减轻某些焦虑、抑郁症状(例如恐慌症、创伤后应激障碍、重度抑郁症、强迫症),缓解阿尔茨海默病、双相情感障碍、肥胖、创伤性脑损伤、葡萄糖耐量受损、卒中(神经保护、神经发生)、小脑性震颤、胃运动障碍、肠易激综合征及不自主运动障碍等疾病症状。这些小样本量的试验都表明VNS在这些领域有潜在的功效,但仍需要RCT的支持。

(杨岸超 张凯 张建国)

参 考 文 献

[1] Fisher R,Salanova V,Witt T,et al. Electrical stimulation of the anterior nucleus of thalamus for treatment of refractory epilepsy[J]. Epilepsia,2010,51(5):899-908.

[2] Cooper I S,Upton A R,Amin I. Reversibility of chronic neurologic deficits. Some effects of electrical stimulation of the thalamus and internal capsule in man[J]. Appl Neurophysiol,1980,43(3-5):244-258.

[3] Upton A R,Amin I,Garnett S,et al. Evoked metabolic responses in the limbic-striate system produced by stimulation of anterior thalamic nucleus in man[J]. Pacing Clin Electrophysiol,1987,10(1 Pt 2):217-225.

[4] Salanova V,Witt T,Worth R,et al. Long-term efficacy and safety of thalamic stimulation for drug-resistant partial epilepsy[J]. Neurology,2015,84(10):1017-1025.

[5] Liu H G,Liu Y Y,Zhang H,et al. A bulk retrospective study of robot-assisted stereotactic biopsies of intracranial lesions guided by videometric tracker[J]. Frontiers Neurol,2021,12:682-733.

[6] Wyckhuys T,De Smedt T,Claeys P,et al. High frequency deep brain stimulation in the hippocampus modifies seizure characteristics in kindled rats[J]. Epilepsia,2007,48(8):1543-1550.

[7] Luna-Munguia H,Orozco-Suarez S, Rocha L. Effects of high frequency electrical stimulation and R-verapamil on seizure susceptibility and glutamate and GABA release in a model of phenytoin-

resistant seizures[J]. Neuropharmacology,2011,61(4):807-814.

[8]　Velasco A L,Velasco F,Velasco M,et al. Electrical stimulation of the hippocampal epileptic foci for seizure control：a double-blind，long-term follow-up study[J]. Epilepsia，2007，48（10）：1895-1903.

[9]　McLachlan R S,Pigott S,Tellez-Zenteno J F,et al. Bilateral hippocampal stimulation for intractable temporal lobe epilepsy：impact on seizures and memory[J]. Epilepsia,2010,51(2):304-307.

[10]　Jin H,Li W,Dong C,et al. Hippocampal deep brain stimulation in nonlesional refractory mesial temporal lobe epilepsy[J]. Seizure,2016,37:1-7.

[11]　Lim S N,Lee C Y,Lee S T,et al. Low and high frequency hippocampal stimulation for drug-resistant mesial temporal lobe epilepsy[J]. Neuromodulation,2016,19(4):365-372.

[12]　Vetkas A,Fomenko A,Germann J,et al. Deep brain stimulation for treatment of the epilepsies：the centromedian thalamic target[J]. Acta Neurochir Suppl,2007,97(Pt 2):337-342.

[13]　Valentín A,García Navarrete E,Chelvarajah R,et al. Deep brain stimulation of the centromedian thalamic nucleus for the treatment of generalized and frontal epilepsies[J]. Epilepsia,2013,54（10）:1823-1833.

[14]　Benabid A L,Koudsie A,Benazzouz A,et al. Deep brain stimulation of the corpus luysi (subthalamic nucleus) and other targets in Parkinson's disease. Extension to new indications such as dystonia and epilepsy[J]. J Neurol,2001,248（Suppl 3）：Ⅲ37-Ⅲ47.

[15]　Handforth A,DeSalles A A,Krahl S E. Deep brain stimulation of the subthalamic nucleus as adjunct treatment for refractory epilepsy[J]. Epilepsia,2006,47(7):1239-1241.

[16]　Wille C,Steinhoff B J,Altenmüller D M,et al. Chronic high-frequency deep-brain stimulation in progressive myoclonic epilepsy in adulthood—report of five cases[J]. Epilepsia,2011,52（3）:489-496.

[17]　Chkhenkeli S A,Sramka M,Lortkipanidze G S,et al. Electrophysiological effects and clinical results of direct brain stimulation for intractable epilepsy[J]. Clin Neurol Neurosurg,2004,106（4）:318-329.

[18]　Franzini A,Messina G,Marras C,et al. Deep brain stimulation of two unconventional targets in refractory non-resectable epilepsy[J]. Stereotact Funct Neurosurg,2008,86(6):373-381.

[19]　Morrell M J,RNS System in Epilepsy Study Group. Responsive cortical stimulation for the treatment of medically intractable partial epilepsy[J]. Neurology,2011,77(13):1295-1304.

[20]　Fenoy A J,Simpson R K Jr. Risks of common complications in deep brain stimulation surgery：management and avoidance[J]. J Neurosurg,2014,120(1):132-139.

[21]　Kenney C,Simpson R,Hunter C,et al. Short-term and long-term safety of deep brain stimulation in the treatment of movement disorders[J]. J Neurosurg,2007,106(4):621-625.

[22]　Boëx C,Seeck M,Vulliémoz S,et al. Chronic deep brain stimulation in mesial temporal lobe epilepsy[J]. Seizure,2011,20(6):485-490.

[23]　Lehtimäki K,Möttönen T,Järventausta K,et al. Outcome based definition of the anterior thalamic deep brain stimulation target in refractory epilepsy[J]. Brain Stimul,2016,9（2）:268-275.

[24]　Corning,J L. Considerations on the patholoy and therapeutics of epilepsy[J]. J Nervous Mental Dis,1883,10(2):243-248.

[25]　Zabara J. Inhibition of experimental seizures in canines by repetitive vagal stimulation[J]. Epilepsia,1992,33(6):1005-1012.

［26］ Penry J K，Dean J C. Prevention of intractable partial seizures by intermittent vagal stimulation in humans：preliminary results[J]. Epilepsia,1990,31 (Suppl 2):S40-S43.

［27］ Uthman B M，Wilder B J，Hammond E J，et al. Efficacy and safety of vagus nerve stimulation in patients with complex partial seizures[J]. Epilepsia,1990,31 (Suppl 2):S44-S50.

［28］ Amar A P，Apuzzo M L，Liu C Y. Vagus nerve stimulation therapy after failed cranial surgery for intractable epilepsy：results from the vagus nerve stimulation therapy patient outcome registry[J]. Neurosurgery,2008,62 (Suppl 2):506-513.

［29］ Kuba R，Brázdil M，Novák Z，et al. Effect of vagal nerve stimulation on patients with bitemporal epilepsy[J]. Eur J Neurol,2003,10(1):91-94.

［30］ Alexopoulos A V，Kotagal P，Loddenkemper T，et al. Long-term results with vagus nerve stimulation in children with pharmacoresistant epilepsy[J]. Seizure,2006,15(7):491-503.

［31］ 孟凡刚,张建国,马延山,等.迷走神经刺激术治疗顽固性癫痫初步探讨[J].中华神经外科杂志,2010,26(6):497-499.

［32］ Ebben M R，Sethi N K，Conte M，et al. Vagus nerve stimulation,sleep apnea,and CPAP titration [J]. J Clin Sleep Med,2008,4(5):471-473.

［33］ Marzec M，Edwards J，Sagher O，et al. Effects of vagus nerve stimulation on sleep-related breathing in epilepsy patients[J]. Epilepsia,2003,44(7):930-935.

［34］ 荣培晶,刘爱华,张建国,等.经皮耳迷走神经刺激治疗难治性癫痫的临床试验研究[J].世界科学技术—中医药现代化,2013,15(9):2011-2020.

第四篇

运动障碍性疾病

第三十章 运动障碍性疾病概述

第一节 运动障碍性疾病基本知识

本节我们将讨论运动障碍的临床表现及其在存在一种或多种运动障碍的患者中的分类和诊断中的重要性。基于准确的临床描述和对运动障碍类型（通常情况下为多种类型）的充分认识，分类可作为一种个体化的辅助检查来协助临床诊断。随着技术的快速发展（如在遗传学和功能成像领域），临床医生现在可以借助一系列先进的辅助检查协助诊断。在本节中，我们将讨论一些常用检测方法的合理化应用。需要强调的是，对临床表现的认识仍然是所有诊断方法的基础，临床神经系统查体所获得的信息比许多辅助检查更全面、准确。

在这里，我们提出了一种可用于运动障碍患者的评估流程。第一步是识别患者存在的主要运动障碍类型。第二步是从病史和神经系统检查中提取所有相关的其他神经学或非神经学特征。前两个步骤可明确是哪一种临床综合征及其相应的鉴别诊断。第三步应该包括一组辅助检查，以进一步缩小鉴别诊断的范围，并有望证明诊断。我们的主要目的是阐述这种通用的诊断方法，并举例说明其在临床实践中的应用，而不是详细阐述各种运动障碍的完整鉴别诊断，也不是讨论诸多神经退行性疾病的临床特征，这些神经退行性疾病的临床表现中可能存在一种或多种运动障碍。这在本书的其他章节中有更详细的讨论。

一、识别主要类型的运动障碍

第一步是识别患者存在的所有运动障碍类型，然后确定哪些是主要类型。一些运动障碍相对独立存在，例如特发性震颤（可能伴有轻度共济失调，表现为直线行走困难，或帕金森综合征，如静止性震颤或轻度齿轮样肌强直），但不伴有其他运动障碍。然而现实情况是，许多患者同时存在两种或多种运动障碍。例如，许多遗传性和其他形式的帕金森病患者或小脑性共济失调患者存在肌张力障碍，或者患有肌阵挛性小脑协调障碍（Ramsay-Hunt 综合征）的同时存在共济失调和肌阵挛。克-雅病（Creutzfeldt-Jakob disease）也表现为多种运动障碍，其临床特点是共济失调、肌阵挛和帕金森样表现的不同组合。通过仔细观察可以发现，患者同时存在多种运动障碍是常态，而不是个例。

首先必须确定哪种是患者主要的运动障碍。这个判断特别重要，因为它会对诊断过程的下一阶段产生极大影响。当以舞蹈症样症状为主要表现和以肌张力障碍为主要表现时，所考虑的疾病类型大不相同。因此下一步需要完善的辅助检查也将会不同。需要注意的是，"主要"在这里有两种不同的解释：最突出的运动障碍（其在临床表现中占据"主导"地位，例如，DYT1 型肌张力障碍患者存在显著的全身型肌张力障碍），或者是对诊断方向有较强指示性的标志（其对诊断方向有"主导"作用，例如，即使是有轻微的小脑性共济失调的表现，也可考虑诊断为共济失调综合征）。主要的运动障碍通常是患者已经出现的症状，但在真实案例中不一定如此。

在接下来的内容中，我们将主要突出不同类型运动障碍的特征，使用可能有助于临床医生识别的特定"标签"或"关键词"。有两个较为容易区分的临床特征：运动太少（运动功能减退）或运动过多（运动过度）。第一类为运动功能减退组，主要表现为运动减少或缓慢（运动迟缓），以帕金森病为典型。第二类为运动增多的运动障碍，其表现多样，可能会给临床工作带来更大的挑战。以下方法有助于将其归类：第一类疾病存在痉挛性运动，如肌阵挛、舞蹈症和抽动症；第二类疾病不包括这种痉挛性运动，但具有其他特征（节律性震颤和肌张力障碍的异常姿势）。

（一）少动性运动障碍

这里的一个要求是要确定是否存在运动迟缓。运动迟缓通常描述为运动缓慢，或运动减少。然而，运动迟缓实际上是根据重复运动（如连续快速对指或足尖拍地）的速度和幅度是否存在初期下降和运动过程中的逐渐下降来定义的。没有这种"下降"就无法定义运动迟缓。因为运动迟缓可以是继发于多种脑环路功能障碍的非特异性体征，例如在无力、僵硬或痉挛（锥体束受损）的患者中作为一种代偿形式出现（例如共济失调患者会减慢运动速度以减少辨距障碍）。动作不规则或笨拙不足以达到"运动迟缓"的标准。例如，小脑性共济失调患者通常也表现出不规则运动，但缺乏运动迟缓所特有的典型"下降"表现。抑郁症患者的动作也可能减少或减慢，但他们的重复动作没有减少。

当运动迟缓明确存在时，下一步通常可以考虑肌强直相关的一组运动障碍，即运动功能减退-强直综合征。为进一步明确是运动功能减退-强直综合征中的哪一种还需进行诊断流程中的第2步和第3步。一般来说，运动功能减退-强直综合征包括帕金森病（PD）、遗传变异性疾病，以及因与PD表现类似而被归为"非典型帕金森病（APD）"的一组疾病。APD包括多系统萎缩（MSA）、进行性核上性麻痹（PSP）、路易体痴呆（DLB）、血管性帕金森病和皮质基底节变性（CBD）。

未来PD的定义可能会发生变化。目前，根据英国帕金森病学会脑库帕金森病临床诊断标准，帕金森综合征的定义需要具有运动迟缓和至少以下一项：肌强直、静止性震颤或姿势步态异常。如果出现一种或多种支持标准，如发病时和疾病后期的症状不对称性，或对左旋多巴的令人信服的持续有效反应，则可能会加强对PD的诊断。典型的不对称性搓丸样静止性震颤也支持（但不能证实）PD的诊断，将在震颤部分详细讨论。除了可根据发病年龄（早发与晚发）对PD进行分类外，还可以根据临床亚型将其分为震颤为主型PD或姿势不稳步态障碍（PIGD）为主型PD。前者通常进展缓慢且对药物反应良好，而PIGD为主型PD往往进展更快，并且更有可能出现认知障碍。

APD也表现为运动迟缓、肢体僵硬、姿势不稳，并且常伴发震颤（有时甚至是搓丸样静止性震颤），但通常还伴有其他神经系统体征。APD不仅包括其他类型的运动障碍（例如MSA中的共济失调或多发性肌阵挛），也包括其他神经系统或非神经系统症状（例如药物性帕金森综合征中的下颌运动障碍）。并发肌张力障碍本身对PD及APD的鉴别诊断没有帮助，因为许多PD患者（尤其是年轻时发病的患者）表现出肌张力障碍；除了CBD中的固定肢体肌张力障碍和MSA的早期颈前屈。

（二）多动性运动障碍

多动性运动障碍包括异常的不自主运动，其具体表现及病因十分广泛。大多数多动性运动障碍可分为痉挛性和非痉挛性运动障碍。

（三）痉挛性运动障碍

1. 肌阵挛 肌阵挛是指突然发生的、短暂且剧烈的运动。生理性肌阵挛的典型例子是人们在入睡边缘时出现的抽搐样运动（睡眠或催眠抽搐）。肌阵挛抽搐通常是"积极的"，即由肌肉收缩引起；也可能是"消极的"，因突然失去张力导致，也称为扑翼样震颤。最典型的扑翼样震颤见于代谢性脑病，例如肝性脑病或尿毒症性脑病，也可能发生在某些神经退行性疾病中。惊吓反射由突然的刺激（主要是声音刺激）触发的短暂且通常对称的一组运动组成，也被认为是肌阵挛的一种。肌阵挛可以自发地出现（静止时），也经常在运动期间出现（动作性肌阵挛）——通常会恶化，或者可以由外部触觉或声音刺激诱发（反射性肌阵挛和惊吓反射）。

肌阵挛有多种分类方法。一种重要的分类方法是根据分布特点来区分，包括局灶性、多灶性、轴性、节段性和全身性。这种分布模式是定位基础病变的重要线索，包括皮层、皮层下、脑干或脊髓。在症状性肌阵挛中，运动障碍常继发于其他疾病或由药物引起。比如肌阵挛作为药物（如吗啡、金刚烷胺、5-羟色胺再摄取抑制剂）的副作用出现，或在肝脏和其他代谢性脑病患者中看到的扑翼样震颤。

2. 舞蹈症　典型的舞蹈症指的是不自主运动或"舞蹈样"动作。尽管有这种"优雅"的舞蹈特征,但实际上每个单独的动作都具有痉挛性特点,这些痉挛性运动形成了一系列从一个身体部位到另一个身体部位的不可预测的、无节奏的不自主运动。在诊室中舞蹈症很难被发现,因为患者倾向于将他们的舞蹈样运动与他们的正常运动合并在一起(所谓的"运动异常")。尤其是当舞蹈症很轻微时,会更难被发现。因此,对这类患者进行长时间的仔细观察就显得尤为重要,特别要注意患者是否向观察者传达了不安的感觉("烦躁")。另外,对这种烦躁不安的动作进行抱怨的往往不是患者本人,而是他们的家人。舞蹈症可能会变得非常严重,例如 PD 患者有时会出现左旋多巴引起的异动症。伴有肢体近端关节的大幅度运动的剧烈舞蹈样动作被称为投掷症;当舞蹈症是单侧的,仅涉及身体一半时,称为偏侧投掷症。经典的偏侧投掷症被认为是丘脑底核梗死的急性单侧信号,也可由丘脑底核以外的病变引起,并作为许多其他疾病舞蹈样表现的一部分,包括亨廷顿病的晚期阶段。然而,亨廷顿病作为多动性运动障碍的典型病例,运动迟缓也是其临床表现的一部分,这种运动迟缓甚至可以在年轻患者(Westphal 变异型)或终末期亨廷顿病患者中占主导地位。

舞蹈症的一个典型特征是运动不持久性,这可以通过要求患者长时间保持某种姿势(如伸舌或保持侧向凝视)或通过检查肌力的波动来识别,例如,握住患者的手感应手掌握力的变化程度(所谓的"挤奶工手")。

3. 抽动症　抽动症是痉挛性运动障碍的最后一个类型。与肌阵挛和舞蹈症一样,抽动是突然发生的,但可以根据两个不同的特征将抽动症与肌阵挛和舞蹈症区分开来:抽动在很大程度上是可以抑制的,至少在短时间内可以,并且患者通常在抽动之前会有强烈且不断增加的不适感,这种不适感需要通过实际动作来缓解。

抽动可分为简单抽动或复杂抽动。简单的运动性抽动(如眨眼、做鬼脸、耸肩)和简单的发音性抽动(如吸鼻子、清嗓子)通常只涉及单个肌肉或局部肌肉群。相比之下,复杂的运动性抽动会累及多组肌肉群,使其以一种协调有序的方式运动(如跳高、跳跃),而复杂的发音性抽动表现为有具体意义的发声(如使用秽语或脏话咒骂,称为"秽语症")。抽动症典型的特征之一是存在先兆感觉,它将抽搐样运动与肌阵挛和舞蹈症区分开来。抽动在诊室中很容易被忽视,因为在医生问询期间,患者经常有意识或下意识地抑制抽动。在候诊室观察患者可能比较有意义,尤其是在患者就诊后走回去时,或者在没有医生在场的情况下对等待中的患者进行录像也很有帮助。

(四) 非痉挛性运动障碍

1. 肌张力障碍　关于肌张力障碍的共识声明:肌张力障碍是一种持续性或间断性的肌肉收缩,通常引起重复运动或姿势异常。肌张力障碍性运动通常是模式化的、扭转的,也可表现为震颤。肌张力障碍多源于随意运动或在随意运动时加重,且与肌肉过度激活有关。然而,肌张力障碍本身绝不是静止的,而通常伴随动作一起出现,如同一肢体的震颤或其他不规律运动,这种不规律的震颤称为"肌张力障碍性震颤"。这种震颤可出现在身体其他部位,而非肌张力障碍受累部位。例如,约 25% 的痉挛性斜颈患者伴有手部姿势性震颤,但尚不清楚这种震颤是否与特发性震颤或其他震颤同源。肌张力障碍被认为可能是大脑感觉运动整合异常,因为这有助于解释一些相对独有的特征。

肌张力障碍根据病灶解剖分布,可分为局灶型、节段型、全身型及偏侧型。局灶型肌张力障碍常表现为任务特异性运动或姿势,如书写痉挛仅在书写时出现,而在执行其他任务时不出现。其他特定任务的肌张力障碍还包括高尔夫球痉挛和音乐家痉挛。这种形式的肌张力障碍有时在检查室中较难证实,但可以让患者携带诱发肌张力障碍的设备,如高尔夫球杆或乐器等,并让其执行特定任务。其他形式的肌张力障碍可能不完全是任务特异性的,但仍可表现出因特定任务或特定受累部位而出现肌张力障碍程度的变化。例如,当患者头部旋转的方向与肌张力障碍肌肉牵拉头部的方向相反时,会加重肌肉痉挛;或者当患者缓慢旋转双手时,其双手的肌张力障碍强度会发生变化。另一个与任务特异性显著相关的例子是步态,它可能受到肌张力障碍的严重影响,但在跑步或倒退时受影响较小。除了任务特异性肌张力障碍,还有任务特异性震颤,如原发性书写震颤。事实上,有文献报道了有两者重叠表现的病例:患者单侧书写震颤(没有肌张力障碍),后来另一只手发展为书写痉挛。肌张力障碍的特征之一是存在感觉诡计,如轻轻触摸受影响的身体部位,可以显著减轻肌张力障碍。肌张力障碍的另一个特征是随着一侧肢体的随意运动,对侧肢体出现异常姿势或运动,即所谓的"镜像肌张力障碍"。

节段性肌张力障碍的例子包括颅颈肌张力障碍,表现为眼睑痉挛、口下颌肌张力障碍和痉挛性斜颈。这种形式的肌张力障碍通常是特发性的,称为迟发性肌张力障碍,可能是由于暴露于多巴胺受体阻滞剂(如抗精神病药物)。迟发性肌张力障碍通常还累及躯干和上肢。DYT1 型肌张力障碍是儿童期发病的常染色体显性遗传性疾病,是全身型肌张力障碍的一个例子。John Morris 在描述几个典型病例时重新引入了手足徐动症一词,实现了对这一现象的原始描述。虽然手足徐动症有时被归为肌张力障碍的一种形式,它也有慢性舞蹈症的特点,即缓慢的,扭动的,主要是远端运动没有规律,这是肌张力障碍的特点,但手足徐动症的运动方向是不可预测的。

在临床实践中,有三个因素有助于肌张力障碍的临床诊断和鉴别诊断:肌张力障碍体征的分布(局灶型、多灶型、节段型、偏侧型、全身型);发病年龄;其他神经系统或非神经系统的症状。常用的病因分类包括原发性、继发性和肌张力障碍叠加综合征。原发性肌张力障碍,如书写痉挛,通常是单发的,除震颤以外,不伴有其他运动障碍。相比之下,肌张力障碍叠加综合征通常伴有其他神经系统症状和体征,主要是肌阵挛和帕金森综合征。继发性肌张力障碍可见于多种局灶性或更广泛的脑部病变,如卒中、脱髓鞘和脑组织铁沉积神经变性病(NBIA)。

2. 震颤 震颤是有节律的、交替的震荡运动,它几乎可累及身体的任何部位,包括头部、下巴、上肢和下肢。虽然震颤的主要特征是节律性,但这种节律很难用肉眼观察到,因为震颤幅度的变化不规律。震颤可以根据它的频率来区分,但在临床中实用性不强,因为震颤频率难以用简单的临床观察评估。此外,震颤频谱在不同的震颤综合征中有重叠。在疑难病例中,可应用临床神经电生理技术(肌电图和(或)加速计)帮助记录并区分震颤的节律(或多个共存节律)和频率。

对于震颤通常根据其发生的形式进行分类。静止性震颤是指肢体完全放松时发生的震颤。因此,静止性震颤只有在确保肢体得到充分支撑且没有主动运动时评估。随意运动通常减弱静止性震颤,有时使其完全消失。然而,一旦变换一个新的姿势,静止性震颤可以在短暂的延迟后重新出现,这被称为重现性震颤。重现性震颤与静止性震颤有相似的震颤频率(4~6 Hz),必须与姿势性震颤相鉴别,后者是在变换姿势时立即出现的。动作性震颤发生在随意运动时,可分为姿势性震颤、运动性震颤和意向性震颤。运动性震颤和意向性震颤的区别在于两者在运动轨迹中的震颤幅度不同。意向性震颤在接近目标时振幅增加,而运动性震颤的振幅在整个运动轨迹中保持不变。特发性震颤是姿势性震颤的典型例子,这是一种常染色体显性遗传性疾病,可以累及双手、头(颈)、面部、躯干、下肢,这种震颤可被酒精和 β 受体阻滞剂改善。直立性震颤是一种特殊的震颤类型,它是腿部在站立时出现的高频(15~20 Hz)震颤,这种震颤会导致主观和渐进的不稳定感。这种不稳定感通常(但不总是)会在患者行走时消失,即使它仍可被肌电图监测到。这种震颤幅度很小,可能看不到,但通过听诊器听诊,检查者可以在任何对抗重力的肌肉中听到特有的"直升机声"。当患者用手臂支撑体重时,也可以在其肱三头肌听到这种声音。最后一种是心因性震颤,其特点是多变,对分散注意力很敏感。当患者被要求用身体的其他部位做规律运动时,震颤部位的振幅多变(心因性震颤的震颤频率具有自主性)。

除上述震颤外,还有一组可能与以下疾病相关的缓慢震颤(1~3 Hz),包括:Holmes 震颤,与小脑流出通路病变相关;肌节律性运动,表现为面部缓慢的震颤(如典型的惠普尔病)或四肢震颤,提示脑干病变,如抗 NMDA 受体脑炎。

(五)其他运动障碍性疾病

除以上疾病,在鉴别诊断中还有几种需要考虑的疾病,包括:刻板症,可见于迟发性运动障碍;周围疾病诱发的运动障碍,如面肌痉挛;发作性运动障碍。

二、从临床表现到鉴别诊断

第二步主要是从临床表现到鉴别诊断。总之,一种或多种运动障碍表现,结合临床症状和体征,将会指导一个整体的、基于临床的诊断和鉴别诊断。例如,共济失调性毛细血管扩张症患者可能不仅表现出共济失调,还表现出其他运动障碍、眼中毛细血管扩张、多发肿瘤和反复感染。另外,最近在一项基于临床的描述中发现了以下组合:早发性共济失调、肌阵挛性癫痫、骨骼畸形(特别是脊柱侧弯)和血浆肌酸激酶(CK)水平轻度升高。事实证明,这种特定的"综合征"符合北海进行性肌阵挛性癫痫的诊断,该病由高尔基体 SNAP 受体复合物 2 基因(GOSR2)突变引起。另一个例子是日益扩大的归类为脑组织铁沉积神经变性病(NBIA),其表现为儿童或成人发病的运动不足或运动过度。

三、进一步缩窄鉴别诊断或证实诊断

前两步的结合有时可能是一种疾病的特定症状和体征,可以直接做出诊断,这些不需要诊断验证。例如,一例患者病情进展缓慢,表现为不对称的运动功能减退-强直综合征,具有典型的搓丸样静止性震颤,对左旋多巴有良好反应,大多数指南不建议对典型 PD 患者进行常规脑 MRI 检查。

然而,临床诊断往往不那么简单明确,需要进一步检查才能做出最终诊断。这些检查包括实验室检查、结构或功能神经影像学检查、神经生理学或特定的基因检查。与其没有规律地分析现有结果,不如通过前文提到的方法,根据患者主要的运动障碍表现进行选择性的辅助检查。出于多种原因,应仔细选择对鉴别诊断有针对性的辅助检查类型,重点放在可治疗的疾病上,如肝豆状核变性(又称威尔逊病)。值得注意的是,许多辅助检查的敏感性和特异性是不完美的。因此讨论整个运动障碍性疾病谱所有可能的辅助检查是不现实的,后面的章节不应该作为疾病诊断的手册。相反,我们试图通过具体的例子来了解这一领域的重要检查类型。最后,我们要强调两个重要的诊断"武器":时间(观察疾病进展情况,以及是否出现新的诊断性症状);治疗反应(如 PD 患者)。

(一) 实验室检查

1. 血生化检查　相对简单的实验室检查包括化验铜和铜蓝蛋白水平,用于筛查肝豆状核变性病;甲胎蛋白检查用于筛查共济失调毛细血管扩张症及其变异型;检查血清维生素水平,如维生素 E 缺乏,可导致共济失调,老年患者因维生素 B_{12} 缺乏可出现步态障碍;肌阵挛患者排除尿毒症,神经棘红细胞增多症患者检测肌酸激酶。

一些先天性代谢障碍会导致运动障碍。通常,这些疾病出现在儿童时期,不仅表现出运动障碍,还表现出认知能力下降和全身症状。可以使用乳酸盐治疗线粒体肌病;用胆固醇治疗脑腱黄瘤病;用长链脂肪酸治疗过氧化物酶体疾病,如肾上腺脑白质营养不良;用溶酶体酶治疗戈谢病(Gaucher disease)。

2. 微生物学检查　一些中枢神经系统感染可导致运动障碍,其中最典型的例子可能是惠普尔病(Whipple 病),明确诊断需要血液、脑脊液(以及肠活检)中 T. whipplei PCR 呈阳性。如果出现渐进性和知之甚少的神经变性,应考虑进行 HIV 检测。

3. 免疫学检查　在亚急性起病的运动障碍性疾病中,应特别注意抗体的筛查。除了"经典"的副肿瘤抗体,越来越多的其他抗体在免疫介导的中枢神经系统疾病中被发现,这些通常不是副肿瘤性的,包括抗 VGKC 抗体、抗 NMDA 抗体。抗 GAD 抗体与僵人综合征有关。亚急性起病的共济失调和肌阵挛患者,若甲状腺过氧化物酶(TPO)抗体阳性,提示为桥本脑病(也称为激素反应性脑病(SREAT))。最后,乳糜泻患者可并发共济失调和舞蹈症,实验室筛查包括检查抗醇溶蛋白抗体、抗肌内膜抗体和抗组织转谷氨酰胺酶抗体。

4. 脑脊液检查　当怀疑中枢神经系统感染时需行脑脊液检查。若考虑克-雅病,需检测脑脊液 14-3-3 蛋白和 tau 蛋白水平。研究表明,脑脊液检查对鉴别退行性帕金森综合征具有附加价值。在 PD 患者中,脑脊液生物标志物通常在正常范围,而在 MSA 患者中,脑脊液中的 tau 蛋白、磷酸化 tau 蛋白和神经丝水平升高;在 PSP 患者中,只有神经丝水平可能略微升高;在 DLB 患者中,β-淀粉样蛋白 1-42 浓度可能较低,而神经递质代谢物水平则升高。然而,目前对个体患者进行脑脊液检查的价值仍然非常有限。

(二)基因检测

在过去几年里,在各种运动障碍性疾病中发现的基因突变数量急剧增加。目前,由于下一代测序平台的可用性,这种发现速度快得惊人。现已发现超过 20 种 PD 和肌张力障碍的遗传亚型,将近 60 种遗传性痉挛性截瘫亚型,约 40 种显性共济失调亚型。问题是临床医生几乎不可能跟踪这些疾病的发展。此外,目前的基因分类系统存在缺陷,不利于选择合适的基因检查。虽然我们仍然以进行有限数量的分子检查为主(使用传统的 Sanger 测序),但一些实验室已经提供了一次对许多基因的并行测序,甚至进行诊断性外显子组测序。这将很快改变我们判断有或怀疑有运动障碍性疾病的方法,基因检测(如全外显子组基因测序)将被应用于疾病诊断的早期阶段。

(三)神经影像学

神经影像学检查通常是诊断检查的第一步,它的目的是排除(或诊断)运动障碍是由结构异常引起的。这类结构异常包括引起共济失调的小脑肿瘤,导致对侧偏侧肌张力障碍的苍白球梗死,广泛的血管白质病变导致的以下肢为主的帕金森综合征,与运动障碍相关的脱髓鞘疾病和 NBIA。

神经影像学检查可能显示某些疾病特异性异常表现或限定疾病的范围。更先进的技术包括弥散加权成像和弥散张量成像。这些技术相较传统的 T1 或 T2 加权 MRI,可以更早地检测神经组织微观结构完整性的变化。研究表明,基于局部表观扩散系数(ADC),MSA-P 和 PSP、PSP 和 PD、MSA-P 和 PD 得以区分,尽管个别患者在 ADC 上存在重叠。

(四)功能成像

正电子发射断层成像(PET)和单光子发射计算机断层成像(SPECT)是闪烁照相技术,用于可视化脑内的神经递质系统。通过这些技术,我们可以量化多巴胺能系统的完整性。这些技术在运动障碍领域被广泛应用。

突触后功能显像可以使用 IBZM-SPECT,而使用多巴胺转运蛋白(DAT)的 SPECT 显像,如[123]I-β-CIT、[123]I-FP-CIT 或[99m]Tc-TRODAT-1 和(或)[18]F-DOPA-PET 或[11]C-雷氯必利-PET,可显示突触前轨迹。在 PD 以及其他退行性的帕金森综合征中,均存在黑质中的多巴胺能神经元缺失,这种闪烁图像无法用于区分病因。但当鉴别包括血管性帕金森综合征、肌张力障碍震颤、特发性震颤,以及药物引起的帕金森综合征时,功能成像是有力的检查手段,因为 DAT SPECT 在上述这些疾病中是正常的。

(五)临床神经生理学

首先,使用表面电极的多肌电记录可以帮助鉴别一些运动增多的运动障碍(例如震颤与肌阵挛)以及器质性和精神性运动障碍(例如,具有表演性的精神震颤),并且可以帮助诊断(例如,站立时出现的 15~20 Hz 的下肢震颤——直立性震颤)。其次,神经生理学测量可以进一步探索运动障碍的神经解剖学起源,比如,区分皮层、脑干、脊髓或心因性肌阵挛。皮层型肌阵挛,可见短的肌电爆发(小于 50 ms)和正中神经体感诱发电位(SEP)上的巨大电位。在心因性肌阵挛中,通过脑电-肌电记录可能显示所谓的准备电位,表明运动是"自愿"产生的。最后,神经生理学有助于表型分析,例如是否存在外周神经病变或是运动神经元病,可用于运动障碍患者的鉴别诊断。

(六)药理学试验

特定疾病对特定药物的典型和预期反应被称为药物试验。在多巴反应性肌张力障碍(肌张力障碍的一种基因亚型)中,低剂量左旋多巴治疗后症状可改善。有研究表明,"左旋多巴试验"也可用于区分 PD

与非典型帕金森综合征,因为 PD 患者对左旋多巴的反应性良好,药物的作用时间更长。目前急性左旋多巴试验已不经常使用,因为人们发现,部分急性左旋多巴试验无反应的患者采用慢性滴定左旋多巴后,仍可能有明显的临床改善。一般情况下,当左旋多巴的每日治疗量达到 1000 mg,且治疗一个月症状仍无改善时,才被认为患者对左旋多巴无反应。另外,仅对卡比多巴(不含左旋多巴)有显著反应表明可能存在心因性帕金森综合征。另一个例子是阵发性动作诱发性运动障碍(paroxysmal kinesigenic dyskinesia)患者对低剂量卡马西平有明显的反应。非预期的治疗效果也可能对诊断有帮助,例如注射低剂量肉毒毒素后肌张力障碍立即显著改善(这是诊断心因性肌张力障碍的依据)。

(七)咨询其他专家

这里最需要提及的是运动障碍专家的同行。我们可以与自己团队的或者其他医院的运动障碍专家讨论复杂的病例,或通过会议形式与其他同行探讨病例。根据我们的经验,团队讨论意义重大,有助于避免许多昂贵的甚至会产生误导的检查。用视频记录运动障碍是非常有帮助的。在患者或法定监护人签署知情同意书后,应使患者取坐位拍摄,记录患者在手臂伸展或特定位置,用手指敲击,以及书写、言语、步态。

另一个重要的专家是眼科专家,检查患者是否存在 K-F 环(角膜色素环)、视网膜炎或其他眼科异常等,这些可用于鉴别诊断。其他可能涉及的专家包括胃肠病学家(鉴别肝豆状核变性或乳糜泻)、精神病学家(鉴别功能性运动障碍)和风湿病学家(鉴别自身免疫性疾病,如果运动障碍是全身性自身免疫性疾病的一部分表现)。有经验的物理治疗师也可能非常有帮助,因为他们可以长期观察患者,有助于检测出冻结步态。因为当神经科医生在检查室进行查体时,常因检查时间比较短暂发现不了冻结步态。

为了说明所提出的步骤,以下列举了 2 个病例,并详细说明了每例病例的每一步的分析。

病例 1　患者,女,56 岁,自青年期就出现行走困难,躯干、四肢呈电击样运动。患者主诉症状看似没有进展,却感觉越来越烦恼,并导致其出现抑郁。因此,她的全科医生开始对她使用抗抑郁药治疗,并将她转诊以进一步诊治。电击样运动对酒精有反应,患者的父亲也有类似的电击样运动并存在严重的酒精依赖。神经系统检查:头略向左倾斜,左肩略抬高,右足轻度内翻。患者静坐时,可观察到躯干出现短暂、电击样的轴向运动,头部和手臂较少出现(尽管分散了注意力仍持续存在)。其余检查正常。

本例最突出的特征是以躯干为主的短暂、电击样运动,这是肌阵挛性抽搐的典型表现。头部、肩部和足部也有一些轻度姿势异常。因此,我们第一步考虑患者存在肌张力障碍和肌阵挛,并且认为肌张力障碍是其主要的运动障碍。第二步是识别相关的神经系统特征,并寻找任何相关的非神经系统特征。这位患者没有其他的神经系统症状体征,但是存在抑郁和酒精依赖。这些因素再加上其阳性家族史以及对酒精的反应,基于临床的综合征,我们考虑为肌阵挛-肌张力障碍。为了证实临床诊断,我们对 ε-肌多糖(SCGE)基因进行检测,结果显示该基因存在杂合突变。因此最终诊断为 SCGE 基因突变所致的肌阵挛-肌张力障碍。

病例 2　患者,女,45 岁,自诉运动缓慢和难以完成部分任务一年半,并逐渐进展。就诊时,我们发现其存在行走困难,特别是在不平坦的地面上,曾有一次跌倒史。双手稍震颤。说话时音量减低并有明显的吸气性喘鸣。此外,患者主诉起床时有头晕、便秘、尿急和尿失禁。睡眠尚可。无类似家族史。

神经系统检查:面具脸,吸气性喘鸣,轻度小脑性构音障碍,颈部明显前屈。未见静止性震颤,可见姿势性震颤。存在不对称性的肌强直和运动迟缓(左侧为著)。双手冰冷苍白。指鼻试验和跟膝胫试验欠稳准。步态异常。腱反射亢进,病理征阳性。

在这种情况下,患者最突出的特征是运动减少-僵硬综合征。还存在其他类型的运动障碍,如共济失调、肌阵挛以及颈部、喉部肌张力障碍。锥体束受累可视为相关的神经系统特征。其他神经系统症状和体征还包括直立性低血压、便秘、手苍白和冰冷以及尿失禁。对于所有这些特征的组合,临床上考虑为多系统萎缩(MSA)。为了进一步证实该诊断,需要进一步完善头部 MRI,检查结果显示脑桥十字束征。此外,可尝试使用左旋多巴,剂量为 250 mg,每日 4 次,患者症状无改善。最终诊断可能为 MSA。

四、结论

在本节中,我们提出了一种逐步的、基于临床的方法来评价和诊断运动障碍患者,并使用几个常见的例子来说明这种方法。第一步是通过临床观察判断运动障碍类型。第二步是识别并明确考虑是否存在相关特征。这两个步骤将产生基于临床的诊断。第三步是利用针对性的辅助检查,进一步缩小鉴别诊断范围,甚至最终明确诊断。这种逐步、系统的方法可以极大地促进临床实践中运动障碍患者的识别。

第二节　运动障碍性疾病的药物治疗

一、简介

在过去的几十年里,神经病学领域不仅诊断更加精细准确,治疗措施也实现了飞跃式发展。运动障碍性疾病是一个典型的例子,帕金森病是第一个也是目前唯一一个能用药物治疗神经递质缺失以消除大多数患者症状的神经退行性疾病。药物治疗对多种其他运动障碍也有效,包括震颤、舞蹈症、肌张力障碍、抽动和肌阵挛。运动障碍的治疗远远不止药物治疗,还包括非药物治疗,如运动和物理疗法、康复训练、生物反馈治疗,以及作业疗法和语言疗法。近年来,靶向注射肉毒毒素对特定部位肌肉进行局部化学阻断,成为运动增多型运动障碍的一种新疗法。此外,功能立体定向神经外科手术在药物难治性帕金森病、特发性震颤和肌张力障碍中也发挥了重要作用。

首先,大部分药物有效性证据来自对不同运动障碍同质人群的临床试验。对于全身疾病或系统性神经疾病伴运动障碍的治疗缺少指导依据。对于这类情况首选对症治疗,在可能的情况下对因治疗。在许多情况下,这种方案不可行,运动障碍可能作为原发病的继发表现持续存在。其次,对症治疗必须建立在对运动障碍正确分类的基础上,或正确识别众多运动障碍表现中最相关的症状,并根据该运动障碍相应原发病的有效治疗进行处理。最后,治疗通常必须是多模式的,需结合非药物治疗、药物治疗、手术治疗和多学科综合治疗,不仅涉及全科医生、神经科医生,还包括专科护士、心理医生、理疗师、语言治疗师。

在开始任何治疗之前,应当正确识别症状,并客观评估严重程度(常使用临床评分量表),并尽可能使用定量的神经生理学或信息化方法完成。

二、常见运动障碍的对症治疗

在全身疾病和系统性神经疾病中,最常见的运动障碍类型包括运动减少型障碍(帕金森综合征)和更常见的运动增多型障碍,如震颤、舞蹈症、肌张力障碍和肌阵挛。虽然这些综合征可能在许多系统性疾病或弥漫性或局灶性脑疾病的情况下同时发生(混合运动障碍),但通常可以用于识别运动障碍的主要类型。因此,治疗方法是由个体识别的运动障碍亚型确定的。

(一)帕金森综合征

帕金森综合征的临床定义是运动迟缓伴肌强直、静止性震颤或两者兼有。不同病因的帕金森综合征的共同病理生理机制是纹状体多巴胺缺失、传出投射功能低下导致丘脑皮层运动驱动抑制。

对于继发性帕金森综合征的治疗,消除病因是首要任务。例如,在药源性帕金森综合征中停用诱导药物,治疗中枢神经系统感染引起的帕金森综合征,如弓形虫病基底神经节弓形体脓肿,或治疗肝豆状核变性或肝性脑病等代谢异常。即使原发病得到处理,可能仍然需要短暂的对症治疗直到症状消失。许多情况下,症状可能持续存在,主要因为无法有效对因治疗,或原发病为卒中等结构性脑疾病导致永久性损伤。

继发性帕金森综合征的药物治疗原则与原发性帕金森综合征相同。口服左旋多巴是目前评估多巴胺反应性最有效的方法,如果左旋多巴无效,其他多巴胺能药物如 MAO-B 抑制剂或多巴胺受体激动剂也很可能无效。左旋多巴可成功应用于以下帕金森综合征:血管性帕金森综合征、药源性帕金森综合征、基底神经节非血管的结构病变、毒素所致帕金森综合征。静止性震颤为主时可使用抗胆碱能药物,但可能导致认知功能障碍和谵妄,尤其是有原发脑病的患者。一些非多巴胺能药物仍处于尝试阶段,可能对某些特定症状有效。非药物治疗如体育锻炼、作业治疗和言语治疗是有用的辅助手段,而脑深部电刺激术通常不用于治疗继发性帕金森综合征。

(二)震颤

治疗各类型震颤与治疗所有症状性运动障碍一样,消除病因是关键。甲状腺功能亢进、甲状旁腺功能亢进、低血糖、肝性脑病等代谢紊乱中最常见的震颤是增强的生理性震颤,也可见于毒物或药物诱导反应(毒物如汞、铅、锰、酒精、有机氯农药;药物如神经阻滞剂、胃复安、抗抑郁药、可卡因等)。对于增强的生理性震颤可对因治疗,但可能不会即刻显效,因此还需要对症治疗。β受体阻滞剂是首选药物,如每天给予 160 mg 普萘洛尔,其他 β 受体阻滞剂可能同样有效。扑米酮对姿势性震颤综合征有效,与特发性震颤类似,新型抗癫痫药物托吡酯和加巴喷丁也可尝试使用。小脑疾病的症状性震颤可使用部分上述药物治疗,有报道称卡马西平、四氢大麻酚、抗胆碱能药物苯海索或左乙拉西坦也可能有效。左旋多巴或苯海索对帕金森静止性震颤有效。丘脑卒中或肌张力障碍性震颤伴有症状性软腭震颤和头部、手部、声音震颤,可以局部注射肉毒毒素治疗。脑深部电刺激术可用于严重的难治性症状性震颤综合征,如多发性硬化症中的致残性小脑震颤或由中脑或丘脑损伤引起的 Holmes 震颤。

(三)继发性肌张力障碍的治疗

继发性肌张力障碍在各种全身疾病和系统性神经疾病中都很常见,包括药物、中毒、脑炎、肝肾疾病和卒中。虽然某些情况下病因治疗有效,如药源性肌张力障碍停用药物或肝豆状核变性以铜螯合剂治疗,但大多数情况下,继发性肌张力障碍需要对症治疗。治疗目标不仅包括改善异常姿势和相关的异常运动,还包括预防挛缩、减轻肌张力障碍相关疼痛和社交障碍,以改善运动功能和生活质量。肌张力障碍的对症治疗包括物理治疗、作业治疗、行为治疗、全身药物治疗、局部注射肉毒毒素以及靶向 GPi(苍白球内侧部)的 DBS 治疗。由于继发性肌张力障碍相对少见,病因和临床表现异质性较大,大多数治疗试验为开放式且规模较小。抗胆碱能药物是对所有类型肌张力障碍最有效的药物,其次是苯二氮䓬类药物和巴氯芬。研究发现多巴胺耗竭剂丁苯那嗪对迟发性肌张力障碍有效。局灶型肌张力障碍采用局部肉毒毒素注射治疗最有效,而对于严重难治性全身型或节段型肌张力障碍,应考虑 GPi-DBS。

(四)症状性舞蹈症的治疗

血管性、自身免疫性、感染性、代谢性、中毒性、药源性和其他病因引起的症状性舞蹈症的治疗,包括消除或治疗原发病及对症治疗。对于许多引起症状性舞蹈症的疾病,患者可接受特定的治疗,例如自身免疫性舞蹈症患者接受免疫抑制治疗或静脉注射免疫球蛋白,感染性舞蹈症患者使用抗生素、纠正代谢紊乱或停用药物。与其他继发性运动障碍一样,治疗原发病往往能有效缓解症状。然而,大多数情况下需要暂时或长期抗舞蹈症治疗。氟哌啶醇、匹莫齐特、利培酮等多巴胺 D2 受体阻滞剂仍偶尔用于短期治疗,但长时间(数周或数月)应用时常发生严重不良反应,如镇静、体重增加、帕金森综合征和迟发性运动障碍。通常首选多巴胺耗竭剂丁苯那嗪(每天 25~100 mg),因为该药已被证实可以减轻舞蹈症症状而不会引起迟发性运动障碍。包括小舞蹈症在内的一些症状性舞蹈症也可使用抗癫痫药物治疗,如丙戊酸钠(每天 250~1500 mg)或卡马西平(每天 300~600 mg)。卡马西平和苯妥英钠也可成功治疗以舞蹈症症状为表现的阵发性运动障碍。新型抗癫痫药物如左乙拉西坦和托吡酯也被用于症状性舞蹈症或发作性运动诱导性舞蹈手足徐动症。致残性舞蹈症的严重难治性病例可使用 GPi-DBS 等手术治疗。

(五)肌阵挛

肌阵挛是指由短暂的(通常短于 50 ms)肌肉收缩引起的肌肉突然的、触电样的不自主运动。它可能源于神经系统的各个水平(皮层、皮层下结构、脑干、脊髓或周围神经)的功能障碍。因此,肌阵挛的鉴别诊断非常广泛,根据病因可分为生理性肌阵挛、癫痫性肌阵挛、原发性肌阵挛和症状性肌阵挛。肌阵挛是多种因素影响周围神经系统和中枢神经系统的常见表现。

多种原发病可以导致肌阵挛,治疗必须首先消除病因,如治疗脑炎、清除毒素、停用药物。特殊情况,如儿童髓母细胞瘤的副肿瘤眼球阵挛-肌阵挛综合征,通常会在切除肿瘤后改善,而自身免疫性眼球阵挛-肌阵挛通常需要免疫治疗。事实上,免疫球蛋白、激素、环磷酰胺、血浆(置换)、硫唑嘌呤、吗替麦考酚酯和利妥昔单抗越来越多地用于治疗肌阵挛和其他自身免疫性运动障碍。一线抗肌阵挛药物是苯二氮䓬类药物和抗癫痫药物。在大量苯二氮䓬类药物中,氯硝西泮是最常用的抗肌阵挛药物,并对多种病因的肌阵挛有效,包括皮层脑干和脊髓肌阵挛。在抗癫痫药物中,丙戊酸钠通过增加中枢神经系统的 GABA 能活性广泛用于治疗肌阵挛,特别是皮层性肌阵挛。新型抗癫痫药物,如左乙拉西坦,对皮层肌阵挛有效,也可能对皮层下肌阵挛有效。也有文献报道了左乙拉西坦对脊髓肌阵挛的有效性。吡拉西坦在结构上与左乙拉西坦相似,对皮层肌阵挛有效,也可能对皮层下肌阵挛有效。关于托吡酯对非癫痫性肌阵挛影响的报道很少。羟丁酸钠和 γ 羟丁酸是 GABA 类似物,被发现在多种条件下有效,包括缺氧后的肌阵挛和肌阵挛癫痫。对于局灶性肌阵挛,如腭肌阵挛和半面部痉挛可注射肉毒毒素治疗。

三、总结

继发性运动障碍出现在众多全身疾病和系统性神经疾病中,是导致患者残疾的重要原因。虽然症状性运动障碍常用病因治疗,但运动障碍症状仍可能持续存在,因此经常还需要对症治疗。很多药物可用于治疗这些运动障碍,物理治疗等非药物治疗方法(如功能神经外科手术)可能达到更佳疗效。准确识别运动障碍主要类型并判断障碍程度是成功治疗的关键。

(冯涛)

第三节　运动障碍性疾病的外科治疗

运动障碍性疾病(movement disorder,MD)也被称为锥体外系疾病(extrapyramidal disease,ED),是因基底节病变或功能异常而导致的功能紊乱,主要包括帕金森病及帕金森综合征、各种肌张力障碍、震颤等。根据表现可分为运动减少、运动增多和混合性运动障碍等。运动障碍性疾病病因尚不明确,目前以对症治疗为主。传统的对症治疗包括药物对症治疗、肉毒毒素治疗等。自 20 世纪 90 年代起,随着运动障碍性疾病常规药物治疗的局限性和副作用不断显现、医学影像技术的不断进步,以及对 MD 神经病理学机制认识上的提高,运动障碍性疾病的外科治疗逐渐发展起来,给运动障碍患者带来了新的希望。

目前的外科治疗主要包括立体定向脑深部核团毁损术(DBNL),简称核团毁损术(NL)和脑深部电刺激术(DBS)。虽然与脑深部核团毁损术相比,目前 DBS 的运用较多并逐渐取代脑深部核团毁损术的位置,但仍有国内外的学者认为,在没有或不适用 DBS 的情况下(例如:当患者不想植入或不能配合后续的参数调控;患者不能耐受全身麻醉;在 DBS 未能推广的地区),脑深部核团毁损术仍然是治疗运动障碍性疾病的有效手段。

临床中立体定向神经外科技术的基本原理在于通过影像图像的融合、重建,使用立体定向技术建立三维坐标系,明确每位患者的病灶位置、解剖结构,确定手术靶点。随后通过三维坐标系于定向仪中标出靶点位置。一般来讲,立体定向仪中水平方向、冠状方向和矢状方向分别采用不同数轴显示,患者头部任一靶点均可在定向仪 3 个不同坐标上找到特定数值。目前,临床中常用的立体定向仪主要为颅骨固定型定位仪和弧形弓型定位仪两种,前者需将定位仪在颅骨钻孔位置固定,结构简单,操作方便,但是轻微活动就可造成机械移位,误差严重,后者多采用弧形弓作为器械穿刺载体,固定效果好,定位精确度较高。

一、毁损手术

1947 年,Spiegel 和 Wycis 应用自行设计较精确的定向仪,采用脑室造影技术确定脑内靶点,完成了首例患者的立体定向手术(丘脑背内侧核毁损术)。1955 年,Hassler 报道了刺激和电凝患者丘脑的研究结果,为治疗各种运动障碍性疾病选择靶点奠定了基础。1970年,CT问世。1976年,Beqgrtro首先介绍了CT导向立体定向系统。随后,定向仪与MRI、DSA、PET的结合应用相继被报道,对脑内的任何靶点均可进行精确定位和体积测量,用以治疗功能性及非功能性神经系统疾病。

立体定向手术在运动障碍性疾病中的应用最早是用于治疗PD,针对PD的选择性毁损手术在20世纪50年代已应用于临床,其靶点位置主要集中于丘脑腹外侧核(VL)。之后,Cooper、Hassler和Richert等将手术目标转向锥体外系,如丘脑腹外侧核的腹嘴前核(Voa)、腹嘴后核(Vop)及腹中间核(Vim)。起初,尝试用苍白球内侧部(GPi)毁损术治疗PD,虽然对强直疗效较好,但对震颤疗效不佳。后又以VL毁损术治疗PD,对震颤疗效明显,故逐步取代苍白球毁损术。1960年,Leksell将苍白球毁损术的靶点向后外侧偏移,改为苍白球腹后部毁损术(PVP),其对震颤、强直、运动缓慢均有良好的效果。20世纪90年代,临床上又广泛在微电极记录仪引导下,进行"细胞水平"的定位,临床效果更加满意。

(一)常用的靶点定位方法

立体定向手术的关键在于精准的手术定位。目前靶点定位方法主要是手术医师根据术前CT、MRI影像来定位颅内核团的直接定位法。

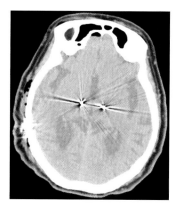

图30-1　DBS术后CT检查

1. CT在手术靶点定位中的应用　虽然目前CT技术不断进步,从单纯的二维图像已发展到二维图像重建,甚至可以三维动画显示,但其分辨率不高,不能清晰显示颅内核团,导致很少有医师单独使用CT进行定位。目前CT主要用于影像融合后定位及术后检查(图30-1)。

2. MRI在PD手术靶点定位中的应用　CT定位坐标与实际毁损坐标之间符合率不高,而MRI具有多角度扫描、高清晰度和高分辨率特性,能直接显示脑内细微结构,清楚分辨靶点位置和毗邻结构以及各结构之间的相互关系,可以在图像上直接观察和标定靶点位置,使定位偏差率和偏差范围明显减小,配合微电极记录有助于功能靶点的定位。如今,高分辨率的MRI能清晰显示前连合(AC)、后连合(PC)、有关核团、视束及内囊等结构。以AC-PC的连线为基准定位VL、GPi与丘脑底核(STN)等核团的三维坐标,是目前广泛采用的解剖定位技术。

3. 电生理技术在PD手术靶点定位中的应用　有学者认为相对于解剖水平的影像定位,微电极记录和电刺激定位是生理水平的定位。虽然MRI的分辨率在不断提高,但仍无法辨认基底节的各个核团,没有微电极导向技术的保障,不仅影响手术的有效率,还将带来严重的并发症。微电极细胞外动作电位记录是最常用的电生理定位技术。采用尖端直径 $20\sim30~\mu m$,阻抗 $100\sim500~k\Omega$ 的微电极,将靶点及周围结构的细胞外电信号引出,经信号采集软件处理后实时显示在电脑显示器上,同时将信号转换成电流杂音输出(图30-2)。此外,用于验证与鉴别靶点位置的其他电生理技术还有诱发电位描记、电刺激试验(包括运动刺激和感觉刺激)等。

(二)常用的靶点选择

立体定向射频毁损术治疗PD的主要靶点集中在VL、GPi、STN。

1. VL　根据Schaltenbrand-Wahren脑图谱,VL靶点坐标是前、后连合间线(AC-PC线)上0 mm,旁开14~16 mm和PC前4~8 mm,此部位适合行核团毁损或DBS以治疗震颤为主的PD。近些年来,研究发现VL的震颤治疗效果主要来自其后部的Vim,单纯Vim毁损术就可以可靠持久地缓解震颤,Vim核团毁损术不仅能用于治疗PD的震颤,同时也是治疗特发性震颤、小脑性震颤的首选方法。

2. GPi　一般取AC-PC线中点前2~3 mm,AC-PC线下4~7 mm,旁开17~23 mm处,然后进入计算机工作站行头颅影像三维重建,初步确定靶点坐标。苍白球靶点位置的选择在GPi腹后部效果最好。有学者曾评述GPi毁损或脑电刺激对PD的强直、运动过缓有显著效果,对震颤的改善亦有效,尤其对药物所致异动症和"开关"现象效果最佳,值得注意的是,有研究表明单侧苍白球毁损术治疗效果与单侧的

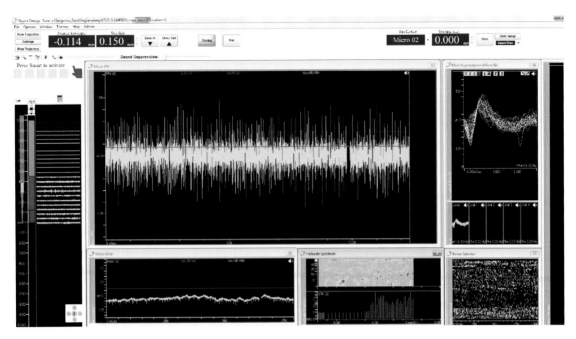

图 30-2　DBS 术中电生理信号记录

GPi-DBS 或 STN-DBS 相近,且安全性相差无几,但双侧毁损术的安全性与双侧 DBS 相比则较差。

3. STN　STN 位于间脑底部,从解剖上看,其形状呈双凸透镜状,长径 10～12 mm,短径 4～6 mm,位于运动丘脑的下方,最佳靶点位于运动亚区中心部,中心在 AC-PC 线下 4 mm。确定 AC-PC 的坐标。取 STN 坐标:$X=10～12$ mm,$Y=1～2$ mm,$Z=-4～6$ mm,再进入计算机计划系统进行三维脑图谱靶点确认。STN 毁损术不但能够消除顽固性震颤,缓解迟缓、强直、步态障碍和药物诱导的运动功能紊乱等,有些患者术后还可以减少左旋多巴的摄取剂量。手术安全性高,术后并发症少,目前已逐渐在临床得到广泛应用。

与 PD 患者相比,对于原发性肌张力障碍的患者,双侧苍白球毁损术的作用较为明显。原发性肌张力障碍的大多数患者存在双侧和中轴症状,双侧手术的耐受性可能比 PD 患者更好。此外,由于患者更年轻,并且 DBS 通常需要相对较高的电流,因此 DBS 在多次更换电池方面存在更大的风险,并且肌张力障碍本身可能导致更高的植入物移位率或者损坏率。因此,即使在技术较先进的国家,双侧苍白球毁损术仍继续在一些患者中使用。

目前而言,在 DBS 广泛可用的地方,很少对 PD 或肌张力障碍患者进行毁损术,那么毁损术是不是因此而被放弃? 笔者认为答案是否定的,现有研究证实了单侧苍白球毁损术对于 PD 和肌张力障碍患者是一种既有效又安全的治疗方法。毁损术的优势:①不受资源与成本的控制,患者的经济负担较小,因此更易广泛开展。但如果 PD 患者存在双侧症状,则不建议进行双侧苍白球毁损术(未经进一步研究)。在这种情况下,单侧苍白球毁损术和对侧 GPi-DBS 是首选,或双侧 STN 毁损术或 GPi-DBS。②安全性与单侧 DBS 相似,且没有编程和硬件相关的问题。③在广泛性肌张力障碍中,双侧苍白球毁损术可能有更大的作用,因为比 DBS 安全性更高,而且 DBS 在肌张力障碍中存在现有硬件的缺点(持续的高电流使用;脉冲发生器的更换;硬件并发症的风险)。

二、脑深部电刺激术(DBS)

脑深部电刺激术(DBS),属于一种神经调控治疗方法,通过电刺激脑内特定区域,调控异常神经环路,从而达到改善临床症状的目的。DBS 成功应用于运动障碍性疾病的治疗主要得益于以下三方面:①运动障碍性疾病的外科治疗在 20 世纪自皮质切除发展至神经核团定向毁损。②20 世纪 80 年代以后基于动物实验和电生理学研究发展出神经环路机制,推测并验证了 STN 是 PD 的有效靶核团。③Benabid 等于 1987 年意外发现高频电刺激丘脑可以非破坏性抑制 PD 患者震颤症状,随后研发出可植入的神经刺激系统并逐渐扩展其适应证。

（一）DBS 流程（参考首都医科大学附属北京天坛医院功能神经外科手术流程）

在术前安装立体定向头架,行 CT 检查,使图像经局域网传输至手术计划系统,采集图像并重建,计算靶点。患者仰卧,头部常规碘伏、酒精消毒,铺无菌手术巾。左额中线旁开 3.5 cm 处、冠状缝前做直切口,长约 4 cm,用牵开器撑开,颅骨钻孔;右侧采取同样操作。首先安装一侧,行硬膜电凝并做十字形切开,电灼脑表面。撤除无菌手术巾,根据靶点坐标安装立体定向头架,待微电极记录典型的靶点信号后,将电极植入,给予试验性刺激,若患者症状缓解明显,并且增加电压后无明显副作用,将电极经左额皮切口暂接出体外。然后处理对侧,记录信号与刺激同右侧,缝合。然后撤除立体定向头架,回病房进行测试。

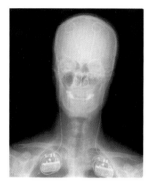

图 30-3　DBS 术后 CR 片

测试完毕后,行脑深部刺激器植入术。患者取仰卧位,全身麻醉,常规消毒,铺巾,左侧胸部锁骨下皮肤切开,形成皮下间隙,纱布填塞;做左侧耳后切口,乳突牵开器牵开,磨钻形成骨槽;用探条制作皮下隧道,使刺激器连接线通过皮下隧道;拆去头部左侧原切口缝线,取出 DBS 电极的颅外部分,使其通过皮下隧道,与刺激器连接线连接,固定于凹槽内,将两枚 AO 钛片固定于颅骨;将刺激器植入左侧胸部锁骨下皮下间隙,连接电极与刺激器,将刺激器缝合固定于皮下,逐层缝合头部切口、耳后切口及左侧胸部锁骨下皮肤切口（图 30-3）。

（二）DBS 治疗 PD 的应用

PD 是临床常见的神经变性病,也是 DBS 最常用且研究最深入的适应证,美国 FDA 1997 年批准其用于 PD 震颤的治疗。2002 年,美国 FDA 批准 DBS 用于药物疗效欠佳的中晚期（病程大于 4 年）PD 的治疗,2016 年,美国 FDA 批准 DBS 用于早期（病程＞4 年且近期出现运动并发症）PD 的治疗。关于 DBS 在 PD 方面的应用,在接下来的章节将会详细讲解。

（三）DBS 对肌张力障碍的应用

肌张力障碍是以肌肉持续收缩导致的不自主运动和姿势异常为特征的临床综合征。因身体受累部位不同而表现出不同的症状,如痉挛性斜颈、Meige 综合征、手足徐动症、书写痉挛等。其发病被认为是由基底节、海马和皮质的多神经环路功能障碍导致的神经网络异常。

目前肌张力障碍的治疗以对症治疗为主,受累肌肉内肉毒毒素注射是局灶节段性肌张力障碍的一线治疗。但其效果维持 3 个月后症状会再次出现。全身型肌张力障碍则以药物治疗为主。抗胆碱能药物对全身性的肌张力障碍有效,但视力模糊、尿潴留、便秘等不良反应限制了其在临床上的应用,左旋多巴和巴氯芬等药物对全身型肌张力障碍亦有效,但都不能使患者获得满意的效果。因此,以 DBS 为主的外科治疗近几年逐渐运用到临床并成为研究的热点。

关于靶点的选择,目前大多数报道认为 GPi 是治疗肌张力障碍的首选靶点,尤其是对于原发性全身型或节段型肌张力障碍、难治性痉挛性斜颈、Meige 综合征、药物迟发性肌张力障碍、非 DYT1 基因型原发性全身型肌张力障碍均有良好的疗效与安全性。有学者认为:组织激活区域体积和位置是影响 DBS 治疗肌张力障碍效果的重要因素,组织激活区域体积越大,疗效越佳。而 STN 靶点的应用较少且缺乏长期疗效评估。

（四）DBS 治疗特发性震颤

特发性震颤（ET）主要表现为肢体明显且持续的姿势性和（或）动作性震颤,可伴有头部、口面部或声音震颤,但不伴有肌张力障碍或其他神经系统疾病（齿轮现象和 Froment 征除外）。虽然目前认为 ET 属于良性疾病,但因其以姿势性或运动性震颤为主,更容易导致躯体和生理障碍,如症状较重、药物治疗效果不佳时可以考虑手术治疗。

ET 是较早采用 DBS 治疗的疾病之一，其震颤控制的有效性及长期疗效已得到肯定。大部分患者的震颤明显改善，日常生活能力如书写、饮水、进食等可恢复正常，由疾病带来的低落和抑郁情绪得到缓解。因 DBS 有低创伤性、可逆性和可调控性的特点，现已成为药物难治性 ET 的首选治疗手段。

靶点选择：Vim 是 ET 手术的经典和首选靶点，其前后径 3～4 mm，高和宽分别约为 10 mm，体感分区为"前僵后颤、内上外下"，由内向外依次为面部、下颌、上肢和下肢。Vim-DBS 对震颤的改善率为70%～90%。

虽然 Vim 为 ET 治疗的传统靶点，但由于 Vim 有可能出现刺激耐受，即随着刺激时间的延长，需不断调整刺激参数，因此有人尝试应用不同的靶点进行治疗。如 Blomsted 等报道，21 例患者以丘脑底部后部区域（PSA）为靶点，并应用震颤量表（ETRS）评价手术效果。此外，Lind 等分别应用 STN 和 Vim 作为靶点进行 DBS 治疗 ET，认为 STN-DBS 术后长期疗效优于 Vim-DBS，而对 70 岁以上的患者仍以 Vim-DBS 为好。近年来，首都医科大学附属北京天坛医院功能神经外科报道数例患者行 Vim 与 cZi 贯穿靶点，将电极植入时同时穿过 Vim 与 cZi，术后患者恢复较好，且症状得到明显控制。

值得注意的一点是，对于伴有其他严重神经系统体征的震颤综合征如小脑性震颤，DBS 虽可改善震颤症状，但无法改善共济失调，亦无法恢复运动功能，故临床应用时应谨慎。

立体定向神经外科手术是一种相当安全的治疗。手术方法和技术上的差别导致不同治疗中心的并发症发生率不同。理论上讲，并发症包括三个方面的情况：①颅内血肿：由针道的盲穿性造成，目前的技术不能完全避免。②靶点邻近重要结构损伤：如内囊、视束、感觉丘脑等，导致手术对侧肢体偏瘫、视野缺损和感觉障碍。③潜在的功能缺失。

综上所述，对于运动障碍性疾病的治疗，立体定向神经外科技术逐渐成为一种医疗新技术和新方向，该技术逐渐发展并趋于成熟，目前已在各大医疗机构中得到广泛应用。

（张建国　孟凡刚）

参 考 文 献

[1] Gross R E. What happened to posteroventral pallidotomy for Parkinson's disease and dystonia?[J]. Neurotherapeutics,2008,5(2):281-293.

[2] Schrock L E,Mink J W,Woods D W,et al. Tourette syndrome deep brain stimulation:a review and updated recommendations[J]. Mov Disord,2015,30(4):448-471.

[3] Grill W M,Snyder A N,Miocinovic S. Deep brain stimulation creates an informational lesion of the stimulated nucleus[J]. Neuroreport,2004,15(7):1137-1140.

[4] Hirschtritt M E,Lee P C,Pauls D L,et al. Lifetime prevalence, age of risk, and genetic relationships of comorbid psychiatric disorders in Tourette syndrome[J]. JAMA Psychiatry,2015,72(4):325-333.

[5] 李建宇,张晓华,李勇杰. 脑深部电刺激治疗抽动秽语综合征 10 例疗效分析[J]. 中华神经外科杂志,2010,26(10):923-925.

[6] Johnson K A,Duffley G,Anderson D N,et al. Structural connectivity predicts clinical outcomes of deep brain stimulation for Tourette syndrome[J]. Brain,2020,143(8):2607-2623.

[7] Martinez-Ramirez D,Jimenez-Shahed J,Leckman J F,et al. Efficacy and safety of deep brain stimulation in tourette syndrome:the international tourette syndrome deep brain stimulation public database and registry[J]. JAMA Neurol,2018,75(3):353-359.

[8] Burke R E,Fahn S,Jankovic J,et al. Tardive dystonia:late-onset and persistent dystonia caused by antipsychotic drugs[J]. Neurology,1982,32(12):1335-1346.

[9] Comella C L. Dystonia:then and now[J]. Parkinsonism Relat Disord,2018,46(Suppl 1):S66-S69.

［10］ Neychev V K，Gross R E，Lehericy S，et al. The functional neuroanatomy of dystonia［J］. Neurobiol Dis，2011，42(2):185-201.

［11］ Tronnier V M，Fogel W. Pallidal stimulation for generalized dystonia. Report of three cases［J］. J Neurosurg，2000，92(3):453-456.

［12］ 牛朝诗，熊赤.脑深部电刺激术治疗运动障碍性疾病现状与展望［J］.中国现代神经疾病杂志，2020，20(12):1027-1031.

［13］ 张宇清，李建宇，李继平，等.运动障碍病脑深部电刺激手术的并发症分析［J］.临床神经外科杂志，2016，13(1):31-34.

第三十一章　常用靶点及定位方法

　　脑内靶点的定位由带有坐标系统的立体定向框架系统、无框架定位仪或手术机器人完成。在安装立体定向框架时，应尽可能使框架两侧 Y 轴与前、后连合间线（AC-PC 线）在颅表的标记线平行，头架前后中线尽量位于矢状线。

　　靶点的定位方法包括影像学定位以及以影像学定位为基础的微电极辅助定位，两种方法相结合、相互验证可进一步提高靶点定位的精确度。

一、靶点坐标的影像学定位

　　关于影像的选择，CT 成像时间短、无图像失真、费用低，但扫描分辨率较低，无法分辨出神经核团的解剖结构；MRI 能非常清晰地显示脑和脊髓的灰质和白质，逐渐成为常用的立体定向解剖定位方法。目前，CT 和 MRI 图像融合技术是临床上应用 DBS 靶点位置的有效方法，可发挥 CT 无图像失真和 MRI 图像解剖结构清楚的优点。但是，不可避免的，CT 和 MRI 的缺点也有可能同时存在。可进行术前、术中 MRI 对比，确认植入电极和靶点的位置。

（一）影像学的标准解剖定位

　　根据 Schaltenbrand-Wahren 脑解剖标准图谱及姚氏立体定位解剖图谱，参照靶点核团解剖坐标，选取 MRI 影像学图片，在 MRI 轴位及冠状位和正中矢状位 T_1 像或 T_2 像或质子像来计算靶点的坐标，确定前连合（AC）、后连合（PC）和 AC-PC 及其长度，其 STN、GPi、Vim、PSA、cZi 的解剖坐标分别如下。

　　1. STN 解剖坐标值　$X=11.0\sim13.0$ mm（旁开 $11.0\sim13$ mm），$Y=-3.0\sim-1.0$ mm（AC-PC 线中点后 $1.0\sim3.0$ mm），$Z=-6.0\sim-4.0$ mm（AC-PC 平面下 $4.0\sim6.0$ mm）。

　　2. GPi 解剖坐标值　$X=17.0\sim22.0$ mm（旁开 $17.0\sim22.0$ mm），$Y=1.0\sim3.0$ mm（AC-PC 线中点前 $1.0\sim3.0$ mm），$Z=-7.0\sim-3.0$ mm（AC-PC 平面下 $3.0\sim7.0$ mm）。

　　3. Vim 解剖坐标值　$X=12.0\sim15.0$ mm（旁开 $12.0\sim15.0$ mm），$Y=-6.0\sim-4.0$ mm（AC-PC 线中点后 $4.0\sim6.0$ mm 或者 PC 点前 $5.0\sim6.0$ mm），$Z=-1\sim0$ mm（AC-PC 平面或平面下 1 mm）。

　　4. PSA 解剖坐标值　$X=9.0\sim10.0$ mm（旁开 $9.0\sim10.0$ mm），$Y=-8.0\sim-4.5$ mm（AC-PC 线中点后 $4.5\sim8.0$ mm），$Z=-5.0\sim-2.0$ mm（AC-PC 平面或平面下 $2.0\sim5.0$ mm）。

　　5. cZi 解剖坐标值　$X=10.0\sim14.0$ mm（旁开 $10.0\sim14.0$ mm），$Y=-8.0\sim-5.0$ mm（AC-PC 线中点后 $5.0\sim8.0$ mm），$Z=-6.0\sim-3.0$ mm（AC-PC 平面下 $3.0\sim6.0$ mm）。

　　根据患者的头颅大小、脑萎缩程度以及第三脑室的宽度等条件，调整合适的解剖坐标 X、Y、Z 值，MRI 轴位、冠状位及质子像可以帮助确定靶点与周围组织、核团的关系。

（二）影像学的可视化靶点定位

　　1. STN 靶点坐标　在 MRI 图像 T_2W 轴位序列中，选取红核最大、最清晰的一张用于 STN 靶点的计算，以红核前缘的水平线，选取该线上 STN 核心点作为靶点计算坐标。

　　2. GPi 靶点坐标　在 MRI 图像 T_2W 轴位序列中，找到两侧视束及乳头体均清晰明显的一张用于靶点的计算。作两个乳头体的连线，与视束相交的点就是需要的靶点。或者在 MRI 图像 T_2 冠状位序列中，先找到 AC、PC，向后视束即将消失脑的层面，在视束上缘 $3\sim4$ mm 处就是 GPi 底，也就是需要的靶点。

　　3. Vim 靶点坐标　目前临床使用 MR 影像尚不可见 Vim，因此 Vim 定位方法参考标准解剖定位方法。

4. PSA 靶点坐标　在 MRI T2 加权轴位序列中,选取红核最大直径、最清晰的层面为 Z 坐标值并用于计算 PSA 靶点;平分红核最大直径的水平线为 a 线,该线与 STN 长轴线(b 线)相交处为 Y 点,红核外侧线(c 线)与 a 线相交处至 Y 点的中点为 X 点,就是 PSA 靶点 X 和 Y 的坐标值。

5. cZi 靶点坐标　在 MRI T2 加权轴位序列中,选取红核最大直径、最清晰的层面为 Z 坐标值并用于计算 cZi 靶点;该层面红核最大直径线与 STN 尾侧相交处就是 cZi 靶点 X 和 Y 的坐标值。

（三）立体定向手术计划系统定位

1. CT 与 MRI 图像融合定位　术前 1 日或数日先行 MRI(3.0 T 或 1.5 T,最好为 3.0 T)。扫描参数:FOV250～300,3D-T$_1$W 序列层厚 1 mm,T$_2$W 序列层厚 2 mm,矩阵 256×256,层间距为 0,连续扫描(包含头顶和颅底)。通过医院的网络或刻光盘将数据导入立体定向手术计划系统。手术当日戴立体定向框架后,入 CT 或 MRI 室行头颅薄层全程扫描,扫描基线与框架平行。将数据导入手术计划系统,与术前预计划的数据融合,计算靶点的 X、Y、Z 坐标值以及旁倾角和前倾角,实施个体化设计电极植入路径。

2. MRI 图像直接定位　手术当日戴立体定向框架后,入 MRI 室,行头颅薄层全程扫描(扫描参数同上,最好用 3.0 T),扫描基线与框架平行。将数据导入手术计划系统,可参考上述"影像学可视化靶点定位"或"应用标准解剖坐标",计算靶点的 X、Y、Z 坐标值以及旁倾角和前倾角,实施个体化设计电极植入路径,设计路径应避开脑室以及皮层血管等结构,并且使得电极植入轨迹尽可能地与核团的长轴平行。

二、入颅点及植入电极角度、轨迹的确定

根据影像学定位,利用立体定向手术计划系统确定的目标,找到在立体定向框架上的 X、Y、Z 数值坐标位置,以及电极植入的角度和轨迹,在立体定向仪导针引导下选择合适的入颅点。

三、微电极记录辅助靶点功能定位

微电极记录不同于基于影像学分辨神经组织结构的解剖定位方法,是利用靶点区域参与特殊大脑功能活动的特点,记录和分析来自靶点及周围区域的神经生理活动从而标定靶点的方法。微电极记录辅助功能定位方法能够直接反映与脑功能状态、疾病症状、治疗相关的靶点功能区电生理信息,可以辅助靶点的解剖定位,以减少因靶点区域小、解剖结构边界不清晰、影像精度不足而带来的定位误差。

目前,微电极记录被用于 DBS 术中进行靶点位置的探测,验证术前预设靶点和调整电极植入路径。通过比较微电极在不同深浅、不同位置的电生理信号特征、探测靶点功能区域,根据靶点特征性放电确定目标核团的位置,从而指导 DBS 电极的植入。

1. STN 的典型电生理活动　当电极在 STN 上部结构 Rt、ZI、H2 记录时,背景噪声安静,当进入 STN 时,背景噪声突然增加,神经元电活动在嘈杂的背景噪声基础上非常活跃,表现为规则的紧张性放电、不规则的簇状放电及与震颤相关的电活动。电极进入 STN 后,则表现为低背景噪声伴随高频的紧张性放电活动。

2. GPi 的典型电生理活动　微电极的描记过程中可记录到 GPe、苍白球中间带及 GPi 的不同频率放电。GPe 的神经元放电的特点是较大的、自发性的单位放电,有两种特殊的波形即低频放电(10～20 Hz)和慢频放电(平均 40～60 Hz),偶尔出现放电暂停现象。当电极离开 GPe 进入 GPi 途中会遇到宽 1～2 mm 的纤维板(苍白球中间带,内髓板),其放电特点为有规律和频率较慢。电极从苍白球中间带进入 GPi 后表现为神经元突然出现高活性、快速放电,平均放电频率是 80～90 Hz,波幅高于 GPe。GPie 紧张性放电频率在 25～125 Hz 之间,GPii 细胞放电频率在 47～190 Hz 之间。微电极继续向腹后部推进,离开 GPi 进入苍白球传出纤维,动作电位突然降低或消失,再向前推进 1～2 mm,到达视束。

3. Vim 的典型电生理活动　Vim 的表现为高波幅的背景活动中出现高尖波放电,而 VC 呈中度背景活动。Vim 自发性、节律性、集束性尖波放电与对侧肢体震颤同步。对侧肢体关节活动(主动或被动)

可诱发与神经元震颤同步的节律性活动。在微电极不断推进过程中可记录到"震颤细胞"神经冲动。微电极进入运动觉细胞区后,在相应感受区可监测到中等强度的放电,继续进针到达丘脑触觉中继核深部可记录到更高强度的电活动,当微电极电信号逐渐衰减下来时,表明微电极已进入丘脑底部的纤维束。

由于PSA(或cZi)靶点属于白质纤维束区域,所以没有神经元电活动。

微刺激是通过微电极进行靶点验证的,将微电极针芯拔出后,调整至刺激模式,观察刺激效果和不良反应,根据测试结果确认或调整靶点位置。

(牛朝诗　胡小吾　王学廉)

参 考 文 献

[1]　傅先明,牛朝诗.立体定向和功能性神经外科学[M].合肥:安徽省科学技术出版社,2004.

[2]　张建国,孟凡刚.神经调控技术与应用[M].北京:人民卫生出版社,2016.

[3]　中国帕金森病脑深部电刺激疗法专家组,中华医学会神经外科学分会功能神经外科学组,中国医师协会神经内科医师分会帕金森病及运动障碍学组,等.中国帕金森病脑深部电刺激疗法专家共识(第二版)[J].中华神经外科杂志,2020,36(4):325-337.

[4]　Timmermann L,Pauls K A,Wieland K,et al. Dystonia in neurodegeneration with brain iron accumulation:outcome of bilateral pallidal stimulation[J]. Brain,2010,133(Pt 3):701-712.

[5]　Panov F,Gologorsky Y Connors G,et a1. Deep brain stimulation in DYTl dystonia:a 10-year experience[J]. Neurosurgery,2013,73(1):86-93.

[6]　Barbe M T,Franklin J,Kraus D,et al. Deep brain stimulation of the posterior subthalamic area and the thalamus in patients with essential tremor:study protocol for a randomized controlled pilot trial[J]. Trials,2016,17(1):476.

[7]　Cury R G,Fraix V,Castrioto A,et al. Thalamic deep brain stimulation for tremor in Parkinson disease,essential tremor,and dystonia[J]. Neurology,2017,89(13):1416-1423.

[8]　Ramirez-Zamora A,Smith H,Kumar V,et al. Evolving concepts in posterior subthalamic area deep brain stimulation for treatment of tremor:surgical neuroanatomy and practical considerations[J]. Stereotactic and Functional Neurosurgery,2016,94(5):283-297.

[9]　陶泽强,丁宛海,熊赤,等.GPi-DBS治疗药物难治性梅杰综合征的疗效分析[J].立体定向和功能性神经外科杂志,2018,31(5):257-260,264.

[10]　牛朝诗,熊赤.脑深部电刺激术治疗运动障碍性疾病现状与展望[J].中国现代神经疾病杂志,2020,20(12):1027-1031.

第三十二章 程控基础知识及新进展

一、程控基础知识

(一)引言

脑深部电刺激术(DBS)目前已经成为治疗中晚期 PD、药物难治性特发性震颤、肌张力障碍、癫痫等疾病的主要手段。DBS 电极植入后的程控和药物管理,与 DBS 患者选择、靶点精准植入一起成为决定 DBS 效果的重要因素。

(二)程控概念

程控是指程序编辑,DBS 术后程控是专指对植入在脑内相关功能核团内的电极上的触点进行程序编辑。由于电极是在脑内核团功能相关区域,DBS 术后程控需要掌握电极周围的神经电生理和神经解剖等知识;同时,DBS 是使用电子药物治疗相关疾病,因此 DBS 术后程控需要掌握 DBS 治疗的疾病的相关内容。规范化的术后程控可以明确最佳刺激参数,缓解患者的症状,从而提高患者的生活质量。

(三)程控基本要素

程控的基本要素包括触点、电压、脉宽、频率、刺激模式(单极/双极/双负/交叉电脉冲)等。

(1)触点:在每根电极上会有 4 个(常规电极)或 8 个(方向性电极或特制电极)触点(图 32-1),电流会从这个触点进入脑内,是 DBS 起治疗作用的主要部分。

(2)电压:刺激的强度包括电流和电压两种模式。①脉宽:每次刺激持续的时间。②频率:每秒脉冲数量。

(3)单极刺激:以触点为负极,以患者刺激器为正极形成的刺激模式(图 32-2)。

(4)双极刺激:以电极上的两个电极作为正极和负极,可以是相邻的两个电极,也可以是远隔部位的电极(图 32-2)。

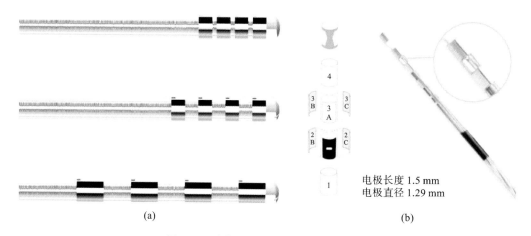

(a)　　　　　　　　　　　　　　　　　　(b)

图 32-1　电极上分布有 4 个或 8 个触点

(a)常规电极 4 个触点(上面电极间间隔 0.5 mm,中间电极间间隔 1.5 mm,下面电极间间隔 3 mm);(b)方向性电极 8 个触点(电极间间隔 1.5 mm)。

(四)首次程控(开机)

(1)首次程控(开机)流程:开机时间通常在 DBS 术后 4 周左右,手术的微毁损效应及脑水肿消退,患

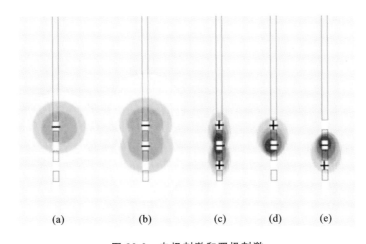

图 32-2　电极刺激和双极刺激

(a)(b)单极刺激和双负刺激；(c)(d)(e)双极刺激。

者一般情况较好时开机。开机前告知患者可能存在异动症、头晕、肢体麻木等刺激相关并发症，以获得患者的理解与配合。复查头部 MRI(1.5 T)或行 CT 薄层扫描明确电极位置。每个电极触点所在核团的位置不同，其治疗效果也不同。确认患者信息，检测电极电阻保证 DBS 能够正常工作。体外连接程控仪与脉冲发生器，录入患者的基本信息以及刺激器相关信息。

（2）开机测试：在 PD 患者(DBS-PD)药物关期状态下实施测试，以便于准确观察刺激效果，确定每一个电极触点的治疗窗。一般先测试病情较重一侧肢体，再测试病情较轻一侧肢体。对触点逐个进行测试，观察 DBS 的疗效和患者的不良反应情况。在增加电压过程中，建议逐步增加（每次增加 $0.2\sim0.5$ V），以免引起患者的不适，产生紧张情绪，从而影响 DBS 疗效。因前一个触点可能有残余效应，在测试各触点时，应有一定的时间间隔，以免影响对下一个触点刺激疗效的观察和判定。特发性震颤和肌张力障碍患者可在自然状态下接受测试。GPi-肌张力障碍的测试与 DBS-PD 和 Vim-特发性震颤测试有较大不同：肌张力障碍的刺激效果不能立即出现，经常需要几周甚至几个月才出现。因此，肌张力障碍的测试主要是测试各个触点的副作用，参数：脉宽为 60 μs，频率为 130 Hz，电压从 0.5 V 开始逐渐增加，每次增加 0.5 V，直至 3 V 或出现明显的副作用。GPi 测试的主要副作用包括麻木、肌肉抽搐、眼花、构音障碍等。

（3）DBS 治疗 PD 开机参数设定：首先选择有最大治疗窗的触点。首选单极刺激模式，亦可根据患者病情，选用双极刺激或双负刺激模式。开机常用参数：电压一般不高于 2.0 V，脉宽为 60 μs，频率为 130 Hz。避免刺激诱发的运动障碍和行为方面等不良反应。

（4）DBS 治疗特发性震颤开机：选用控制效果最佳且副作用最小的触点，电压通常在 $2.0\sim3.0$ V 之间。如果震颤控制效果不理想但副作用不明显，可以采用双负程控模式。如果副作用较大导致电压无法上调，可选择双极程控模式，并根据患者反应调整电压。

（5）DBS 治疗肌张力障碍开机：GPi-肌张力障碍开机可以选择最腹侧电极触点，一般是稍高于视束的触点，这个触点可能在 GPi 的感觉运动区。选择电压刺激或电流刺激，刺激强度低于刺激阈值的 30%。参数：脉宽为 $60\sim120$ μs，频率为 $130\sim185$ Hz。避免出现副作用。可以选择程序组，长期测试 4 个出现的治疗阈值和治疗效果，以选择最好的治疗触点。3D 可视化触点位置，可以帮助选择刺激触点。

DBS 的首次编程比较耗时，需要程控医生耐心细致操作。将来方向性电极和闭环刺激的 DBS 能够增大治疗窗，优化刺激。建议程控医生参与或参考 DBS 术中电生理、临时测试反应等过程，以便了解植入电极各个触点的位置，从而便于程控。

（五）长期程控

长期程控的总体原则：对前来程控的患者，需要详细询问其病史，进行充分的查体、评估，以明确其真实的、客观的状态，排除患者心理因素的影响。PD 患者开机后 1 个月、$3\sim6$ 个月可能需要规律程控以优化刺激参数、电极触点并进行药物的调整，总体目标是缓解症状和防止不良反应，原则上应以最小的刺激强度和最少的药物剂量获得临床症状最大限度的改善。

（1）DBS 治疗 PD 长期程控参数的设置：根据患者的情况选择单极刺激、双极刺激或双负刺激模式。初期采用单极刺激模式，随着时间的推移，使用双极刺激、双负刺激或其他刺激模式。

DBS 治疗的频率较少超过 190 Hz，脉宽较少超过 120 μs。通常高电压与窄脉宽的组合对患者症状的改善最为有效。当患者出现冻结步态等中线症状时，可以尝试使用交叉电脉冲、程序组、低频刺激、变频刺激或其他刺激模式。

（2）DBS 治疗特发性震颤初次程控后如果疗效减退可以再次程控调整参数。在不同刺激参数对震颤的改善效果中，电压增大对震颤的改善最明显，如果电压达到 3.0～3.5 V 仍不能有效控制震颤，可以尝试调整频率，Vim-DBS 的频率大多选择 130～160 Hz。再次，脉宽（90 ～120 μs）的增大可进一步增强 25％疗效。对于疗效减退的患者可以尝试利用有效的参数组合设定几个不同的"治疗组"，通过组间定期切换避免刺激耐受。

（3）DBS 治疗肌张力障碍长期程控：在初期开机设置刺激参数后 1 个月进行长期程控，以后每半年进行一次回访。可以根据程序组的测试效果选择最好的刺激触点作为长期刺激的治疗触点。高频和大的脉宽可能有较好的刺激效果。有些患者在高频刺激效果不佳时，也可以尝试低频（<100 Hz）的刺激模式。

（六）常见刺激副作用及相关解决方法

1. PD STN 程控常见副作用及相关解决方法

（1）异动症：刺激引起异动症表明电极位置正确，预示着较好的改善。异动症可通过改变刺激电压或电流幅值、调整刺激触点、选择双极或其他刺激模式或者调整药物来消除。

（2）语言障碍：PD 患者在疾病进展过程中语言障碍会加重。对于术后出现语言障碍的患者，可尝试采取以下措施：①减小刺激电压、脉宽；②使用双极刺激模式；③更换电极触点；④降低频率；⑤采用交叉电脉冲；⑥采用变频刺激；⑦调整多巴胺能药物的剂量；⑧进行语言康复训练。但是，降低电压、频率、减少脉宽，更换触点或使用双极刺激模式等措施有可能降低对震颤和僵直的改善效果，应权衡利弊后使用。

（3）平衡障碍和步态障碍：在开机后长期治疗期间如患者的步态障碍加重，程控方面可尝试以下方法：①降低刺激电压；②更换电极触点，可尝试 STN 偏腹侧的触点；③改变刺激频率；④采用变频刺激；⑤采用交叉电脉冲。或适当增加药物剂量，如多巴胺能药物或金刚烷胺或司来吉兰/雷沙吉兰。对于出现平衡障碍的患者，要考虑异动症、直立性低血压等影响 PD 患者平衡功能的其他因素。

（4）术后抑郁、焦虑和淡漠：DBS 高频刺激可能导致急性抑郁状态，一旦发生，需重新程控。DBS 术后发生抑郁的危险因素包括术前抑郁病史、快速或过度减少多巴胺能药物剂量、难以适应手术带来的生活改变等。可增加左旋多巴等效剂量，使用具有改善情绪作用的多巴胺受体激动剂（如普拉克索）。当复方多巴、多巴胺受体激动剂无效时，应考虑 5-羟色胺再摄取抑制剂等抗抑郁药物以及心理治疗。对于 DBS 术后焦虑的治疗应依据 PD 合并焦虑的治疗原则。苯二氮䓬类药物是常用的药物，但要注意此类药物可能增加认知障碍、跌倒风险等。选择性 5-羟色胺再摄取抑制剂也可用于抗焦虑治疗。

2. 特发性震颤 Vim 程控常见副作用及相关解决方法　Vim 位于丘脑内，周边重要核团和传导束众多，加大刺激幅度或刺激时间增加，可能会导致刺激相关不良反应。常见的不良反应如下。

（1）感觉异常：感觉异常可能是 Vim 后部的丘脑腹后核团受累而产生的肢体麻木，也可能是由电流波及腹后侧的内侧丘系而产生的偏身麻木。通过调整背侧触点和降低刺激强度可以减轻感觉异常。

（2）构音障碍：超过一半接受双侧 Vim-DBS 的患者存在构音障碍，可能是由于刺激影响小脑-丘脑联络纤维或累及 Vim 外侧的内囊运动纤维。随着刺激强度增大和长期腹侧触点刺激，构音障碍更明显。构音障碍常为痉挛性，适当调整刺激强度或背侧触点可能有助于改善构音障碍。

（3）共济失调步态：Vim-DBS 导致的共济失调步态通常是因为电流扩散到 Vim 外侧和腹侧的小脑齿状核-丘脑传入纤维。降低腹侧刺激强度或者调整刺激触点可能减轻不良反应。

3. 肌张力障碍苍白球内侧程控常见副作用及相关解决方法

（1）光幻觉：电极刺激到了相邻的视束。可以通过减小刺激脉宽或刺激强度来改善。如果很小的刺激强度就出现这种副作用，可以通过提高一个刺激触点或使用双负刺激的方法来改善这种副作用。

（2）肌肉收缩：电极刺激到内囊。可以通过减小刺激脉宽或刺激强度来改善。如果很小的刺激强度就出现这种副作用，可以通过提高一个刺激触点或使用双负刺激的方法来改善这种副作用。

二、程控新进展

1. 丘脑后部（PSA）-DBS 的程控　PSA-DBS 治疗特发性震颤（ET）的开展时间不长，参数设置的变异性较大，可能是靶点定位不统一造成参数设置的分歧。一般选择单极或双极刺激模式，频率选择 $130\sim180$ Hz；脉宽 60 μs。刺激强度通常较 Vim-DBS 小。部分研究者选择大脉宽，将中位数设置为 105 μs。PSA-DBS 最常见的不良反应是麻木、构音障碍和步态不稳，其中感觉症状最常见。电流波及内侧丘系常导致麻木，如果出现感觉症状，选择双极刺激缩小电流播散范围或者选择背侧触点有助于减轻不良反应。

2. 未知带尾状部（cZi）-DBS 的程控　cZi 靶点位置设定与 Vim 刺激参数相似，通常选用单极刺激，频率为 $130\sim160$ Hz，脉宽 $60\sim120$ μs，刺激强度通常较 Vim-DBS 大。构音障碍是常见的不良反应，降低刺激强度或者选择双极刺激可能减轻语言障碍。

3. 交叉电脉冲　在一侧电极上设置两组不同刺激参数交替刺激，可同时刺激核团的不同区域及形成不同的刺激范围，避免不良反应，对患者的不同症状有好的疗效。该方法可用于治疗复杂的症状，在疗效和不良反应之间达到最佳平衡。交叉电脉冲对步态障碍、构音障碍可能有帮助。

4. 变频刺激　传统的电刺激采用恒频刺激，即对患者的相应核团进行单一频率的电刺激。高频电刺激可使 PD 患者的基本运动症状持续、长期改善，而对 PD 患者的中线症状如步态障碍的改善效果不佳，部分患者反而出现症状加重的情况。对于 STN-PD 患者，高频刺激改为低频刺激后，其步态障碍可相应改善，但震颤、僵直症状控制不佳。变频刺激是采用高频、低频或不同频率切换交替刺激核团，有助于改善步态障碍等症状。对于有步态障碍的患者，可以尝试应用变频刺激。

5. 远程程控　远程程控是程控医生通过互联网技术连接 DBS 设备的医生端和患者端进行远程参数调整。常规程控时，患者需要返回医院进行参数调整，给患者带来很大不便。远程程控技术缩短了时空距离，给患者、家属以及程控医生提供了便利，同时也增加了不确定性。若远程程控效果欠佳，还应让患者返回医院进行面对面的程控。此外，远程程控存在一定局限性和安全性风险，应酌情使用。

6. 方向性电极程控　选择相应的电极方向给予电刺激，以达到使用较小电压取得较大治疗窗的效果，可避免刺激诱发的副作用。可以从 0.2 V 开始刺激，每次增加 0.2 V 来测试临床效果。一般有 $8\sim32$ 个触点，刺激模式增加。较常规电极程控，方向性电极程控的难度和复杂度增加。

7. 感知性刺激　植入的电极可以记录植入部位的神经元或神经元电活动，通过分析刺激部位的神经元或神经元电场点位的特点，程控医生给予适当的刺激参数或刺激模式。

8. 闭环刺激　自我适应的刺激模式。分析需要刺激的神经元特点，根据神经元的特点，刺激器可以给予合适的刺激参数。当神经活动发生改变时，刺激的模式和刺激量均自行发生改变。这是将来的 DBS 治疗疾病的最新模式。

（徐欣　凌至培　孟凡刚　李殿友）

参 考 文 献

［1］　中华医学会神经外科学分会功能神经外科学组，中华医学会神经病学分会帕金森病与运动障碍学组，中国医师协会神经外科医师分会功能神经外科专家委员会，等. 帕金森病脑深部电刺激疗法术后程控中国专家共识［J］. 中华神经外科杂志，2016，32（12）：1192-1198.

［2］　Picillo M，Lozano A M，Kou N，et al. Programming deep brain stimulation for tremor and dystonia：the toronto western hospital algorithms[J]. Brain Stimulation，2016，9（3）：438-452.

［3］ 埃尔文·小蒙哥马利.脑深部电刺激程控：机制、原理与实践[M].李楠，译.上海：上海科学技术文献出版社，2022.

［4］ Koeglsperger T，Palleis C，Hell F，et al. Deep brain stimulation programming for movement disorders：current concepts and evidence-based strategies[J]. Front Neurol，2019，10：410.

［5］ Eisinger R S，Wong J，Almeida L，et al. Ventral intermediate nucleus versus zona incerta region deep brain stimulation in essential tremor[J]. Mov Disord Clin Pract，2018，5（1）：75-82.

第三十三章　神经调控的相关机制

第一节　概　　述

DBS作为一种可逆可调节的外科治疗手段,相对于传统的立体定向毁损手术来说副作用较少,在帕金森病及其他运动障碍性疾病的治疗中有着日益突出的重要意义。目前,由于技术手段的相对局限性,以及电极植入相应核团后解剖毗邻关系较为复杂,故而DBS的作用机制尚不明确,各种类型的机制假说之间也存在一定的争议。但不可否认的是,积极地对DBS的作用机制进行深入的研究与讨论,不仅可以帮助临床上解决靶点选择、程控参数优化调整、适应证拓展和新型电极拓展使用等客观的实际问题,甚至还可以对基础神经科学的发展起到指导和推动作用。

起初,由于应用DBS治疗运动障碍性疾病时出现了和同一靶点毁损术类似的效果,因此早期人们认为DBS的作用机制就是类似于毁损效应引起的对靶点神经元的抑制作用。然而,随着技术水平的不断提高,尤其是神经电生理学的微电极记录、光遗传学、神经生物化学与分子生物学和功能影像学的极大发展,研究者进一步发现DBS治疗时虽然靶点神经元的活动受到了抑制,但与之相邻的来自其他相关神经元的投射纤维同时也受到激活。这些来自不同方面的研究发现意味着其中必然存在着其他更为复杂更为深层的作用机制。

为了进一步揭示和阐明DBS潜藏的作用机制,我们需要采用临床与基础相结合、局部与整体相结合的思维方式,联合采用各种技术手段与研究方法,分别从不用的侧面去描画、比较和综合分析论证,从而有助于我们更好地理解DBS的作用机制。目前,用于探索DBS作用机制的主要手段包括神经电生理记录、功能影像学和生化分析及基因表达研究等。其中,神经电生理记录的开展形式主要有脑片膜片钳记录、动物在体多通道记录以及应用于临床患者的DBS微电极记录。脑功能影像学最常用的方法是把功能磁共振和PET相结合,用于观察大脑特定区域的血流和血氧的变化情况,可以同步观察大脑多个脑区的代谢活动,进而对脑神经网络进行研究。此外,DBS作用机制所涉及的生化研究主要是从特定脑区的各种类型的神经递质(如多巴胺、5-羟色胺、P物质和脑啡肽等)、第二信使、RNA和早期基因编码蛋白质的层面去进行,用于分析神经元对DBS术后的细胞反应机制。

第二节　DBS与药物治疗的差异

目前通常认为大脑的本质是一个复杂的电装置,虽然大脑中的诸多神经递质起到了在不同神经元之间传递信息的作用,但是必须明确的是这些物质只是扮演了信使的角色,而并不是信息本身,本质上并不蕴含信息。也就是说,神经元的电活动才是信息本身,其决定了特定脑区神经递质释放作用的空间特征和时间特征,是传递至突触末梢的电脉冲发放特征(动作电位序列等)决定了神经递质脉冲式释放所编码的具体信息,故而决定了不同神经元的功能。

目前神经疾病和精神疾病越来越被认为是由于大脑中信息处理错误而呈现出的结果,而传统的神经病理生理学则是将大脑功能直接简化为神经递质水平的增高或降低,忽略了大脑的复杂性和环路及网络特征。由于发生在神经元内部和神经元之间的电活动可以影响到神经元的树突、轴突和胞体,汇聚于某个神经元的各部分电活动将决定其细胞外动作电位的发放模式。而单纯考虑神经递质的同时忽略了神经元电活动在时间维度上的动态变化,是不可能准确且有效地对脑正常生理功能和异常病理状态进行充分解释的。幸运的是,DBS 就是在神经元内部及神经元之间的电活动层面上进行干预的手段,是直接对脑中不同脑区本身及脑区之间进行信息调控,进而发挥出治疗作用。

与药物治疗相比,DBS 治疗的基本原理是完全不同的,而且无论是从时间分辨率上还是空间分辨率上来说,DBS 都远远领先于药物治疗的水平。一个基本的客观事实是,大脑中处理信息活动的时间分辨率和空间分辨率分别处于毫秒级别和亚毫米级别,与此同时,良好的 DBS 治疗可以达到这样数量级的准确度和精密度,这种响应也是 DBS 的突出优势。而药物治疗则是不特异性区分靶点脑区,而是广泛作用于相同神经递质下的较大范围的,同时,其作用时间范围以小时为单位进行计算。此外,神经药理学以神经递质作为生理学研究基础,就注定了药物治疗会存在或多或少甚至很严重的副作用。诚然,DBS 也会存在一定的神经精神的副作用,这主要与刺激可能投射到了边缘系统及其他认知和情绪相关的脑区有关,但这种组织影响范围很小,通常 DBS 的作用半径就在 2.5 mm 左右,故而接受 DBS 治疗的患者中远期不良反应要优于接受药物治疗的患者。尽管药物治疗的风险相对于手术来说要低很多,目前通常作为治疗的首选,但不可否认的是 DBS 存在着独特的优势和价值。

由于作用机制的本质差异,DBS 和药物治疗各有优缺点,但二者的合理结合与互补是对患者最有益的选择。以帕金森病患者为例,虽然大多数患者在接受了 DBS 术后可以减少相关药物的使用量,但其中能够真正做到完全停药的患者还是十分少的,尤其是当 DBS 不能达到满意的效果时,药物治疗的调整和辅助就显得更加重要。因此,DBS 术后的程控管理和用药管理都十分重要。

第三节　DBS 对神经元电生理活动的影响

激活相应靶区神经元的关键在于产生有效的动作电位。当 DBS 施加的电流经过神经元细胞膜时,细胞膜内外侧的电位差会发生变化,进而产生新的动作电位。大脑中电荷的载体是各种离子,通常为带正电的钠离子(Na^+)和钾离子(K^+)以及带负电的氯离子(Cl^-)。神经元细胞膜内外的离子浓度不同,其控制机制的结构基础是离子通道,离子通道起到了阀门一样的作用,在静息状态时保持关闭,在打开时产生动作电位。在静息状态时,神经元的膜电位一般在$(-60)\sim(-70)$ mV,而当去极化时膜电位电压变小,等达到阈电位时则触发离子通道的打开并形成离子流,从而产生动作电位。而不同的神经元类型要产生动作电位所需要的 DBS 释放电荷数是不一样的,通常直径较大的轴突由于比直径较细的轴突阻抗更低,其激活所需要的电荷数会更少。DBS 的作用机制之一正是利用了这一差异,例如,使用 DBS 治疗时只需要激活直径较大的轴突,而一旦激活了直径较为中等的轴突,便有可能造成副作用。此外,由于直径较粗的神经元轴突拥有更大的表面积,可以吸附和汇聚更多的负电荷在表面,进而产生更大的去极化作用,造成不同直径的神经元轴突对 DBS 的反应有所区别。

此外,当 DBS 产生的刺激在发挥作用时,电极触点周围所形成的局部电场可以影响到以下几种神经元:胞体接近电极的局部神经元、向电极附近发出投射纤维且轴突末梢与局部神经元之间形成突触的传入神经元、胞体和轴突末梢远离电击但轴突从电极附近穿行而过的神经元。这些能够在有效范围内被 DBS 效果影响到的神经元活动可以被抑制,也可以被激活。早期的神经电生理学研究提示,无论是在 STN-DBS 还是在 GPi-DBS 术中,相应靶点脑区的神经元尖峰放电活动均减少,同时与之相类似的结果也在动物疾病模型的 DBS 治疗中得到了证实,因此提出了高频率脑深部电刺激可以抑制神经元活动的机制假说。同时,对于这一高频抑制现象,研究人员提出了四种可以进行解释的机制理论。

(1)去极化阻滞:DBS 输出的高频刺激改变了靶区神经元细胞膜上电压门控钠离子通道的活性以及引起细胞膜外钾离子堆积,从而阻滞了 DBS 电极周围神经元的去极化过程,遏制了动作电位的产生,进而控制神经活动信息的输出。此机制假说在有的实验中得到了验证,刺激核团的单细胞电生理记录表明峰电位发放频率及峰值逐渐衰减乃至消失,但同时也有实验宣称并未在施加 DBS 刺激初期发现峰电位发放的幅度与频率的改变。

（2）突触抑制：DBS 发出的刺激通过抑制与刺激电极周围的紧密神经元有着突触联系的轴突末梢，进而间接地调节神经活动的信息输出。虽然此种机制理论在单细胞记录的实验中得到了证实，但有其他实验提示 DBS 的高频刺激虽然在微观局部层面上引起突触抑制现象，但是还不足以整体地阻断整个功能核团之间的信息交互。

（3）突触耗竭：DBS 的高频刺激输出会使神经递质过度释放，进而出现耗竭现象，导致突触的信息传递受到阻碍，最终抑制刺激电极周围的神经元活动。

（4）抑制性传入神经纤维的激活：有研究发现 DBS 的高频刺激可以激活一部分投射到靶点脑区的抑制性传入纤维，进而抑制刺激电极周围靶点核团的神经元活动，同时还发现了这种由于 DBS 高频刺激所引起的抑制性突触后电位可以被 GABA 受体拮抗剂所阻断。

随着近些年相关研究的不断拓展和深入，传出神经纤维的独立电活动等重要因素被逐渐发现和纳入考虑之中。有学者认为神经元的胞体部分在 DBS 的高频刺激下所呈现出来的反应并不能完全代表传出神经纤维轴突部分的独立反应。同时，大量相关研究也发现在 STN-DBS 术中 GPi 神经元的动作电位发放频率出现了明显的增加。因此，可以推测神经元的胞体部分和轴突部分对 DBS 的高频刺激所产生的反应是截然不同的，其中，当 DBS 的高频电刺激作用于神经元胞体本身时会出现传入通路的抑制效应，而当 DBS 的高频电刺激作用于神经元轴突部分时则会出现传出通路的兴奋效应。

此外，还有研究发现 STN 的传出神经纤维输出信号增加的同时还出现了其他基底节区成分的多突触激活现象，且在刺激 STN 后可以观察到 GPi 神经元在出现短暂的兴奋效应后会出现明显的抑制效应。这种现象也许可以从神经元轴突除了传导电活动以外，还可以通过调节神经递质的释放和细胞膜结构的改变来实现对下位神经元活动的兴奋或抑制，以及复杂的多类型突触调节的调控效果远大于单突触调节等因素来解释。

近些年，随着光遗传学等新兴技术的快速发展，DBS 输出的高频刺激信号作用在神经纤维轴突上的双向传导作用逐渐得到重视。其中，有研究发现 STN-DBS 可以逆向激活皮层运动区的神经元，而这种逆向传递的神经电活动可能会与神经元胞体本身所产生的神经冲动相拮抗，或者是逆向传递的神经冲动使得神经元胞体本身被激活并处于不应期，最终导致病理性神经信息传递的阻遏。而使用光遗传学技术特异性地激活皮层和 STN 之间的传入纤维的同时不对其传出纤维进行干预，相应的帕金森病运动障碍的症状也得到了明显的改善，这就提示该特定的传入纤维的兴奋效应是 DBS 治疗机制的重要组成成分。

除了峰电位编码的神经活动信息外，局部场电位（local field potential，LFP）作为另一种细胞外记录的方式，可以记录到较大范围内组织中的神经电活动的平均总和，所反映的是一种神经元放电活动之间不同相位同步的程度和持续时间的正交互作用。由于神经元树突的数量较多且在脑组织空间中广泛存在，树突在接受统一信号传入后更容易形成同步化，因此局部场电位更多体现的成分是来自突触前的树突传入信号，可看作是电极周围多个神经元放电的低频成分，通常在 300 Hz 以下。根据临床上常用的低频脑电信号节律划分方式，通常用于描述 DBS 局部场电位的节律，主要包括 delta 节律（δ，0～4 Hz）、theta 节律（θ，4～8 Hz）、alpha 节律（α，8～12 Hz）、beta 节律（β，12～30 Hz）和 gamma 节律（γ，30～80 Hz）。相关研究表明，局部场电位不同节律之间的变化情况可以反映出 DBS 靶点脑区神经元的活动状态，其蕴含的临床价值和科研价值都是不言而喻的。同时，在不同病种的 DBS 干预下局部场电位变化的差异也是帮助我们进一步揭示 DBS 治疗作用机制的重要途径。

（1）帕金森病：帕金森病作为一种最常见的神经退行性疾病和运动障碍性疾病，其主要症状包括静止性震颤、运动迟缓、肌强直和姿势步态异常。与帕金森病相关的脑区主要集中在基底节区，其特征性病理改变是黑质致密部的多巴胺能神经元的进行性丢失，导致纹状体区神经元外多巴胺大量减少，进而导致纹状体区 D1/D2 受体的活化受影响。目前的主流观点是在基底节-丘脑-皮层环路模型中，正常情况下，D1 受体活化后进一步激活其中的直接通路，同时 D2 受体的活化则会抑制间接通路的激活。因此，在帕金森病的病理状态下,直接通路的激活受抑制,而间接通路被激活,最终造成 GPi、SNr 和 STN 的放电频率升高,而 GPe 的放电频率降低,故而导致丘脑的运动神经核团以及大脑皮层运动区神经元的活动受到抑制。①β 节律:β 频率区间的振荡现象目前已经成为帕金森病运动迟缓和僵直等症状的较为可靠的一个生物标志物,局部场电位在 β 频段上出现的峰值效应为应用 LFP 助力 DBS 机制研究及指导临床工作的开展打开了新世界的大门。此后,有研究进一步表明药物治疗导致的运动迟缓和肌强直等症状的改善情况与 β 振荡被抑制的程度呈现出较为明显的正相关关系。对于 DBS 的高频刺激作用,也有研究证实了 STN 和 GPi 的 β 节律受到了显著的抑制,且 β 振荡的抑制程度甚至还与 DBS 的刺激参数之间存在着定量的关系。通常而言,DBS 的高频刺激下电压越高和(或)刺激频率越高,β 振荡的抑制效果越明显。②γ 节律:与 β 节律不太一样的是,相关研究提示 γ 节律有可能是一种促进运动发生的生物节律信号。起初,γ 节律可以在帕金森病患者出现较为明显的震颤时被观察到,且时频分析中 γ 频段的幅值与震颤强度、精神紧张度等呈一定的正相关关系。但目前关于 DBS 高频刺激治疗帕金森病患者中对 γ 节律的改变和影响的研究还相对较少,有待进一步研究。③α 节律:通常认为低频的 α 节律与帕金森病患者中的异动症状、中轴症状、冻结步态和认知功能障碍相关。

(2) 肌张力障碍:肌张力障碍是由肌肉异常收缩引起的一组运动障碍,主要表现为肌张力增高和运动亢进,包括扭转、重复动作或姿势异常。肌张力障碍的病因和发病机制复杂,治疗难度极大。传统的治疗方法,如抗胆碱能药物和肉毒毒素注射,往往疗效有限,或者造成无法忍受的副作用,而且只对特定类型的肌张力障碍有效。在 2003 年,美国 FDA 已经正式批准 DBS 用于治疗肌张力障碍。①虽然关于 DBS 治疗肌张力障碍中局部场电位相关的研究还相对较少,但已有部分相关研究结果提示在 GPi 中 θ 节律、α 节律和 β 节律存在明显增强的表现。同时,苍白球是 DBS 高频刺激治疗肌张力障碍的主要靶点,有研究表明,DBS 的高频刺激可以明显抑制患者苍白球的低频节律活动。γ 节律与肌张力障碍患者的运动状态有关,有研究提示,γ 节律在患者运动时相比于静止时有所增强,而同时相应的 β 节律有所降低。值得注意的是,在接受 GPi-DBS 治疗后,高频刺激引起的低频节律活动抑制效应并不能马上导致患者症状的改善。同时,由于肌张力障碍的分型较为繁多和复杂,不同类型的肌张力障碍的放电模式之间存在差异。关于 DBS 治疗肌张力障碍中局部场电位的进一步研究,主要包括探索和找寻稳定且确切的生物标志物以及不同类型肌张力障碍的不同靶点下不同刺激参数之间的场电位差异,这不仅对 DBS 作用机制具有极大的补充价值,同时也对指导临床上不同患者的治疗具有深远的意义。

(3) 特发性震颤:特发性震颤作为最常见的运动障碍性疾病,规律的 8～12 Hz 的周期性运动性震颤是其最主要的特征性表现,通常为双上肢的震颤,部分也可影响到头面部和下肢,多由某种动作或者姿势引起。DBS 的高频刺激通常采用传统的 Vim 或者 STN,在相关的局部场电位研究中,Vim 和 Vop 在 θ、α 节律上的活动较强,且实验证明在 Vim 进行 180 Hz 的高频电刺激会出现初级运动皮层 α 节律的抑制效应。因此,Vim 的 α 节律可作为特发性震颤及其 DBS 高频刺激治疗中的一个有用特征。

除了以上描述的这些单一节律特征以外,不可否认各类型的运动障碍性疾病在基底节区的各个核团以及丘脑和皮层的各个相关脑区之间还存在着很多耦合关系,今后对这一方向上的进一步探索必定是研究 DBS 作用机制和脑网络运作规律的重要突破口之一。必须承认的是,运动障碍性疾病作为人体中一类极其复杂的疾病,目前病因和机制模型尚未完全清晰,尚处于不断探索之中,面对不同病种、不同亚分型、不同症状、不同脑区和不同的 DBS 刺激参数,其局部场电位乃至动作电位的发放模式的背后编码和蕴含了巨量的信息,积极探索这方面的数据和信息对于研究脑功能具有深远意义。

总而言之,DBS 在治疗帕金森病等多种运动障碍性疾病的电生理学方面存在着多种机制和理论假说,目前的条件下尚未出现一种可以全方面解释运动障碍性疾病本身以及 DBS 作用机制原理的完美理论,这与技术手段的局限性、受试者组织的困难以及人脑神经网络的极度精密性和高度复杂性是分不开的。多种作用机制之间可能同时存在并相互转换、相互影响,并最终在总体上呈现出 DBS 高频刺激抑制神经元胞体和兴奋神经纤维轴突的空间平衡网络。

第四节　DBS 对神经元生物化学与分子生物学的影响

对于运动障碍性疾病而言,主要起信息传导作用的神经递质包括多巴胺、γ-氨基丁酸和谷氨酸等,这些神经递质水平的变化也将影响着脑神经网络的信息的正确表达。DBS 的高频刺激除了在电活动水平上影响和作用相关的神经环路以外,在改变神经递质的水平上也对疾病症状起到调控作用。关于这方面的研究,考虑到临床伦理和取材的技术手段条件有限等因素,因此目前主要集中在基础领域,常用的方法包括微透析法、高效液相色谱法、快速循环扫描伏安法、免疫荧光探针等。

多巴胺作为锥体外系中调节运动功能最核心最主要的神经递质,其代表通路体现在黑质纹状体中多巴胺能神经元的变性引起的强直和运动减少等核心症状。相关的研究表明,在高频 STN-DBS 术中,可以发现细胞外多巴胺水平显著升高,同时引起纹状体区多巴胺的释放,此外还会出现 SNr 和 GPi 的兴奋性神经递质谷氨酸的水平升高和 SNr 中抑制性神经递质 γ-氨基丁酸的水平升高。有趣的是,在 6-羟基多巴帕金森病大鼠模型中,SNr 和 GPi 的谷氨酸的 SNr 中 γ-氨基丁酸干预前的基础水平明显高于未造模的正常大鼠,推测这与 STN 的过度病理性兴奋性活动有关。一项利用 SPECT 检查的帕金森病模型猴的 STN-DBS 研究表明,纹状体区多巴胺的转运体特异性摄取率增高,而同时 D2 受体的特异性摄取率降低,由此提示 DBS 的作用增强了纹状体区多巴胺神经递质的代谢水平,另一项在人体内实施的 STN-DBS 的 ^{11}C-雷氯必利-PET 检查却没有发现纹状体区有多巴胺受体的变化。因此,就目前而言,对于 DBS 是否能通过急性或慢性的长期刺激进而引起人体脑区的多巴胺神经递质的释放增加或者其他相关变化,尚不能做出肯定的判断。

谷氨酸作为基底节区最主要的兴奋性神经递质,有一部分观点是 STN 本身是谷氨酸能神经元,而 STN-DBS 对 STN 神经元胞体的抑制作用可以减少其对 GPi 谷氨酸的释放,进而减弱对丘脑运动核团和皮层运动神经元的抑制,最终改善帕金森病运动障碍症状。同时也有研究发现,在麻醉状态的正常大鼠中,STN-DBS 会引起 SNr 和 GPi 谷氨酸水平的增高,这意味着 STN 释放谷氨酸增多。另一项清醒状态下帕金森病模型大鼠和正常大鼠的 STN-DBS 研究表明,高水平电流刺激($75\sim200\ \mu A$)使正常大鼠的 SNr 谷氨酸和 γ-氨基丁酸水平均升高,而帕金森病模型大鼠中只有谷氨酸的水平出现了增高;在低水平电流刺激($I < 60\ \mu A$)时正常大鼠未出现明显变化,而帕金森病模型大鼠 SNr 的 γ-氨基丁酸水平升高,而谷氨酸的水平未出现明显变化。值得关注的是,在人体内进行的 STN-DBS 治疗中,发现了苍白球中环鸟苷酸(cGMP)水平的升高,而 cGMP 通常被认为是谷氨酸能信号通路中较为重要的一个第二信使。由此可见,DBS 的刺激作用在调节谷氨酸这一兴奋性神经递质方面的潜在机制十分复杂且尚无明确定论。

与之相对应的,γ-氨基丁酸作为脑中典型的抑制性神经递质,在运动障碍性疾病的病理机制及 DBS 的治疗机制中同样扮演着十分重要的角色。通常认为在典型的帕金森病模型中,GPi 的 γ-氨基丁酸的传出活动强度增加,抑制了下游丘脑运动核团和皮层运动神经元的兴奋性。一方面,在直接针对 GPi 的 DBS 治疗中,由于高频电刺激兴奋来自纹状体和 GPe 的轴突末梢,进而引起 γ-氨基丁酸释放的增加从而达到抑制 GPi 神经元的效果;另一方面,在以 STN 为靶点的 DBS 术中,高频电刺激也可以使来自 GPe 并传至 STN 的 γ-氨基丁酸释放增加,通过抑制 STN 神经元的活动来造成 GPi 神经元的兴奋性活动强度降低。

值得单独说明的是,通常认为神经系统中大部分运动障碍性疾病或者神经退行性疾病与相应功能脑区神经元的损伤和丢失有关,且通常呈现出一种进行性加重的趋势。显然,绝大多数药物是通过对相应疾病症状的缓解来进行治疗的,但在延缓和阻止疾病本身进展上束手无策。相对于药物治疗而言,近些年 DBS 越来越被认为在这些疾病的治疗过程当中可以发挥出神经保护作用,从而起到延缓甚至是阻止疾病本身病程进展的作用。其中,有研究发现,对单侧帕金森病大鼠模型进行长期的单侧 STN-DBS 可引起黑质酪氨酸羟化酶含量高于未进行 DBS 组大鼠,随后也有研究对双侧 6-羟基多巴帕金森病大鼠模型进行双侧 STN-DBS,除发现黑质酪氨酸羟化酶含量增高以外,还发现了黑质神经元丢失减少的现象。

这种现象在1-甲基-4-苯基-1,2,3,6-四氢吡啶(MPTP)诱导的帕金森病动物模型中也得到了证实。进一步的研究发现,STN-DBS可以增加相应脑区的脑神经营养因子的表达水平,增加NMDA受体的激活水平,甚至是激活相应脑区中的星形胶质细胞,从而起到保护神经的作用。

有趣的是,虽然DBS作为一种电刺激发生装置,其主要针对的是神经元本身,但是神经元周围数量众多的胶质细胞尤其是星形胶质细胞也会受到DBS刺激的影响。因为星形胶质细胞作为中枢神经系统中含量最多的胶质细胞,除了提供支持、营养、保护等基本功能外,还参与调节神经元的局部微环境和信号联系。总体来说,目前的相关研究表明星形胶质细胞可能从多个途径参与了DBS的治疗作用,主要包括促进胶质细胞递质(如ATP和谷氨酸等)的释放、通过影响长时程增强和长时程抑制来调节突触的可塑性、提高δ-阿片受体活性和促进轴突活化等方面。虽然目前神经胶质细胞在DBS的相关研究中尚未得到足够的重视,但随着电场治疗技术研究的逐渐深入,这方面在今后将可能成为新的研究热点。

从基因表达和蛋白水平层面看,有研究发现STN-DBS对于正常大鼠和帕金森病大鼠引起了STN区域COI-mRNA水平的降低,以及一系列反映神经元活动变化的早期基因编码蛋白的水平降低,例如c-Fos和Krox-24等。近些年来,微透析技术、钙成像技术和实时免疫荧光探针技术等的飞速发展,极大地拓展和丰富了神经科学中对于神经递质、蛋白和基因特异性标记和定量分析的方法学,且在时间分辨率和空间分辨率上都有着较为优秀的表现,将这些技术尽快引入DBS的相关研究是十分有必要的。

第五节　DBS对脑网络的影响

血氧水平依赖(BOLD)功能磁共振成像是较为常用的一项技术,越来越多的研究提示STN-DBS和GPi-DBS以及其他靶点的DBS均可引起感觉运动系统网络的BOLD增加,这种对整个神经网络产生的影响在运动障碍性疾病中主要涉及的脑区主要是感觉皮层、运动皮层、扣带回、尾状核、脚桥核、脑岛以及对侧的小脑等。此外,有研究表明,在STN-DBS术中基底节区ATP的代谢产物腺苷酸的释放水平增加,这提示细胞处于高代谢状态,且可以通过对A2A受体的调节控制中枢神经系统的血流状态,这与功能磁共振中STN-DBS时GPi的血流增加是相互吻合的。类似的诸多研究都表明DBS的作用可能是通过对整个皮层、丘脑、基底节区不同功能核团,甚至是对边缘系统等区域在内的整个脑神经网络体系进行综合调控而实现的。

显然,DBS的刺激作用会使神经网络产生短期和长期的变化,这一点与在临床实际工作中发现的从DBS开启到症状完全缓解需要一定的时间以及DBS关机后其疗效能够维持一定的时间的现象是一致的,这也意味着DBS的作用机制可能涉及突触的可塑性层面。通常,在DBS刺激开始后,震颤的症状可以立即消失,但是步态等症状的改善则需要耐心等待若干小时后才能稳定呈现;同样的,当DBS刺激停止后,虽然神经元的活动水平会在极短的时间内恢复到病理状态,但是与之相对应的症状的出现或者加重则需要较长的时间。

有学者将DBS高频电刺激诱导的突触可塑性进行了分类,主要包括兴奋性突触后电流的短时程增强(STP)、兴奋性突触后电流的长时程增强(LTP)和长时程抑制(LTD)。其中,STP通常维持约5 min,目前主流观点是这与兴奋性神经递质谷氨酸的释放有关;LTP和LTD通常大于30 min,前者被认为主要与突触后蛋白的变化有关,而后者主要与突触前的调控有关。有部分研究采用弥散张量成像(DTI)技术对接受了DBS的患者进行术前和术后的脑结构拓扑连接变化情况的分析,发现在经过一定时间有效的DBS治疗之后,部分患者局部结构发生了一定程度上的变化,且主要涉及的脑区与BOLD性功能磁共振成像所发现的部位是一致的,包括前额叶皮层、感觉运动皮层、丘脑、基底节区不同功能核团以及边缘系统等。这些都提示DBS可以导致相关脑区之间的功能连接和突触可塑性。

(王伟　徐淑军)

参 考 文 献

[1]　Alexander G E,Crutcher M D. Functional architecture of basal ganglia circuits：neural substrates of parallel processing[J]. Trends Neurosci,1989,13(7):266-271.

[2]　Delong M R. Primate models of movement disorders of basal ganglia origin[J]. Trends Neurosci,1990,13(7):281-285.

[3]　Peter B,Antonio O,Paolo M,et al. Dopamine dependency of oscillations between subthalamic nucleus and pallidum in parkinson's disease[J]. J Neurosci,2001,21(3):1033-1038.

[4]　Lozano A M,Dostrovsky J,Chen R,et al. Deep brain stimulation for parkinson's disease：disrupting the disruption[J]. Lancet Neurol,2002,1(4):225-231.

[5]　Aviva A,Kapur S,Lang A E,et al. Stimulation of the subthalamic nucleus in Parkinson's disease does not produce striatal dopamine release[J]. Neurosurgery,2003,53(5):1095-1102.

[6]　Hashimoto T,Elder C M,Okun M S,et al. Stimulation of the subthalamic nucleus changes the firing pattern of pallidal neurons[J]. J Neurosci,2003,23(5):1916-1923.

[7]　Logothetis N K. The underpinnings of the bold functional magnetic resonance imaging signal[J]. J Neurosci,2003,23(10):3963-3963.

[8]　Filali M,Hutchison W D,Palter V N,et al. Stimulation-induced inhibition of neuronal firing in human subthalamic nucleus[J]. Exp Brain Res,2004,156(3):274-281.

[9]　Grill W M,Snyder A N,Miocinovic S. Deep brain stimulation creates an informational lesion of the stimulated nucleusc[J]. Neuroreport,2004,15(7):1137-1140.

[10]　Maesawa S,Kaneoke Y,Kajita Y,et al. Long-term stimulation of the subthalamic nucleus in hemiparkinsonian rats：neuroprotection of dopaminergic neurons[J]. Journal of Neurosurgery,2004,100(4):679-687.

[11]　Iadecola C. Neurovascular regulation in the normal brain and in alzheimer's disease[J]. Nat Rev Neurosci,2004,5(5):347-360.

[12]　Montgomery E B. Effect of subthalamic nucleus stimulation patterns on motor performance in Parkinson's disease[J]. Parkinsonism Relat Disord,2005,11(3):167-171.

[13]　Alonso-Frech F,Zamarbide I,Alegre M. Rodríguez-Oroz M C,et al. Slow oscillatory activity in levodopa-induced dyskinesias in Parkinson's disease[J]. Brain,2006,129(7):1748-1757.

[14]　Anderson T R,Hu B,Iremonger K,et al. Selective attenuation of afferent synaptic transmission as a mechanism of thalamic deep brain stimulation-induced tremor arrest[J]. J Neurosci,2006,26(3):841-850.

[15]　Boulet S,Lacombe E,Carcenac C,et al. Subthalamic stimulation-induced forelimb dyskinesias are linked to an increase in glutamate levels in the substantia nigra pars reticulata[J]. J Neurosci,2006,26(42):10768-10776.

[16]　Chen C C,Kühn A A,Trottenberg T,et al. Neuronal activity in globus pallidus interna can be synchronized to local field potential activity over 3-12 Hz in patients with dystonia[J]. Exp Neurol,2006,202(2):480-486.

[17]　Foffani G,Ardolino G,Egidi M,et al. Subthalamic oscillatory activities at beta or higher frequency do not change after high-frequency dbs in Parkinson's disease[J]. Brain Res Bull,2006,69(2):123-130.

[18]　Godinho F,Thobois S,Magnin M,et al. Subthalamic nucleus stimulation in Parkinson's disease：anatomical and electrophysiological localization of active contacts[J]. Journal of Neurology,2006,

253(10):1347-1355.

[19] Schulte T,Brecht S,Herdegen T,et al. Induction of immediate early gene expression by high-frequency stimulation of the subthalamic nucleus in rats[J]. Neuroscience,2006,138(4): 1377-1385.

[20] Temel Y,Visser-Vandewalle V,Kaplan S,et al. Protection of nigral cell death by bilateral subthalamic nucleus stimulation[J]. Brain Research,2006,1120(1):100-105.

[21] Lacombe E,Carcenac C,Boulet S,et al. High-frequency stimulation of the subthalamic nucleus prolongs the increase in striatal dopamine induced by acute 1-3,4-dihydroxyphenylalanine in dopaminergic denervated rats[J]. Eur J Neurosci,2007,26(6):1670-1680.

[22] Maltête D,Jodoin N,Karachi C,et al. Subthalamic stimulation and neuronal activity in the substantia nigra in Parkinson's disease[J]. J Neurophysiol,2007,97(6):4017-4022.

[23] Shin D S,Samoilova M,Cotic M,et al. High frequency stimulation or elevated k$^+$ depresses neuronal activity in the rat entopeduncular nucleus[J]. Neuroscience,2007,149(1):68-86.

[24] Wallace B A,Ashkan K,Heise C E,et al. Survival of midbrain dopaminergic cells after lesion or deep brain stimulation of the subthalamic nucleus in MPTP-treated monkeys[J]. Brain,2007,130 (8):2129.

[25] Kühn A A,Brücke C,Schneider G H,et al. Increased beta activity in dystonia patients after drug-induced dopamine deficiency[J]. Exp Neurol,2008,214(1):140-143.

[26] Kühn A A,Kempf F,Brücke C,et al. High-frequency stimulation of the subthalamic nucleus suppresses oscillatory beta activity in patients with Parkinson's disease in parallel with improvement in motor performance[J]. J Neurosci,2008,28(24):6165-6173.

[27] Liu X G,Wang S Y,Yianni J,et al. The sensory and motor representation of synchronized oscillations in the globus pallidus in patients with primary dystonia[J]. Brain,2008,131(Pt 6): 1562-1573.

[28] Ray N J,Jenkinson N,Wang S,et al. Local field potential beta activity in the subthalamic nucleus of patients with Parkinson's disease is associated with improvements in bradykinesia after dopamine and deep brain stimulation[J]. Exp Neurol,2008,213(1):108-113.

[29] Benabid A L,Chabardes S,Mitrofanis J,et al. Deep brain stimulation of the subthalamic nucleus for the treatment of Parkinson's disease[J]. Lancet Neurology,2009,8(1):67-81.

[30] Kane A,Hutchison W D,Hodaie M,et al. Enhanced synchronization of thalamic theta band local field potentials in patients with essential tremor[J]. Exp Neurol,2009,217(1):171-176.

[31] Kühn A A,Tsui A,Aziz T,et al. Pathological synchronisation in the subthalamic nucleus of patients with Parkinson's disease relates to both bradykinesia and rigidity[J]. Exp Neurol,2009, 215(2):380-387.

[32] Lewis S J,Ba rker R A. A pathophysiological model of freezing of gait in Parkinson's disease [J]. Parkinsonism Relat Disord,2009,15(5):333-338.

[33] Akita H,Honda Y,Ogata M,et al. Activation of the NMDA receptor involved in the alleviating after-effect of repeated stimulation of the subthalamic nucleus on motor deficits in hemiparkinsonian rats[J]. Brain Research,2010,1306:159-167.

[34] Kleiner-Fisman G,Herzog J,Fisman D N,et al. Subthalamic nucleus deep brain stimulation: summary and meta-analysis of outcomes[J]. Mov Disord,2006,21 Suppl 14:S290-S304.

[35] Shi L H,Luo F,Woodward D J,et al. Basal ganglia neural responses during behaviorally effective deep brain stimulation of the subthalamic nucleus in rats performing a treadmill

locomotion test[J]. Synapse,2006,59(7):445-457.

[36] Devergnas A,Wichmann T. Cortical potentials evoked by deep brain stimulation in the subthalamic area[J]. Front Syst Neurosci,2011,5:30.

[37] Eusebio A,Thevathasan W,Doyle Gaynor L,et al. Deep brain stimulation can suppress pathological synchronisation in parkinsonian patients[J]. J Neurol Neurosurg Psychiatry,2011,82(5):569-573.

[38] Mccarthy M M,Moore-Kochlacs C,Gu X,et al. Striatal origin of the pathologic beta oscillations in Parkinson's disease[J]. Proc Natl Acad Sci U S A,2011,108(28):11620-11625.

[39] Singh A,Kammermeier S,Plate A,et al. Pattern of local field potential activity in the globus pallidus internum of dystonic patients during walking on a treadmill[J]. Exp Neurol,2011,232 (2):162-167.

[40] Spieles-Engemann A L,Steece-Collier K,Behbehani M M,et al. Subthalamic nucleus stimulation increases brain derived neurotrophic factor in the nigrostriatal system and primary motor cortex [J]. J Parkinsons Dis,2011,1(1):123-136.

[41] Swann N,Poizner H,Houser M,et al. Deep brain stimulation of the subthalamic nucleus alters the cortical profile of response inhibition in the beta frequency band: a scalp eeg study in parkinson's disease[J]. J Neurosci,2011,31(15):5721-5729.

[42] Anam A,Tan H,Alek P,et al. Subthalamic nucleus activity optimizes maximal effort motor responses in Parkinson's disease[J]. Brain,2012,135(Pt 9):2766-2778.

[43] Brücke C,Huebl J,Schnecker T,et al. Scaling of movement is related to pallidal γ oscillations in patients with dystonia[J]. J Neurosci,2012,32(3):1008-1019.

[44] Camacho J,Jaramillo N M,Gómez P Y ,et al. High frequency of parkin exon rearrangements in mexican-mestizo patients with early-onset Parkinson's disease[J]. Mov Disord,2012,27(8):1047-1051.

[45] Mcconnell G C,So R Q,Hilliard J D,et al. Effective deep brain stimulation suppresses low-frequency network oscillations in the basal ganglia by regularizing neural firing patterns[J]. J Neurosci,2012,32(45):15657-15668.

[46] Min H K,Hwang S C,Marsh M P,et al. Deep brain stimulation induces bold activation in motor and non-motor networks: an fmri comparison study of stn and EN/GPi dbs in large animals[J]. Neuroimage,2012,63(3):1408-1420.

[47] Weinberger M,Hutchison W D,Alavi M,et al. Oscillatory activity in the globus pallidus internus: comparison between Parkinson's disease and dystonia[J]. Clin Neurophysiol,2012,123(2):358-368.

[48] Zsigmond P,Dernroth D N,Kullman A,et al. Stereotactic microdialysis of the basal ganglia in Parkinson's disease[J]. J Neurosci Methods,2012,207(1):17-22.

[49] Jenkinson N,Kühn A A,Brown P. γ oscillations in the human basal ganglia[J]. Exp Neurol,2013,245:72-76.

[50] Basha D,Dostrovsky J O,Rios A L,et al. Beta oscillatory neurons in the motor thalamus of movement disorder and pain patients[J]. Exp Neurol,2014,261:782-790.

[51] Barow E,Neumann W J,Brücke C,et al. Deep brain stimulation suppresses pallidal low frequency activity in patients with phasic dystonic movements[J]. Brain ,2014,137(Pt 11):3012-3024.

[52] He Z,Jiang Y X,Xu H M,et al. High frequency stimulation of subthalamic nucleus results in

behavioral recovery by increasing striatal dopamine release in 6-hydroxydopamine lesioned rat [J]. Behav Brain Res,2014,263:108-114.

[53] Yoon H H,Park J H,Kim Y H,et al. Optogenetic inactivation of the subthalamic nucleus improves forelimb akinesia in a rat model of parkinson disease[J]. Neurosurgery,2014,74(5): 533-541.

[54] Janssen M,Duits A A,Tourai A M,et al. Subthalamic nucleus high-frequency stimulation for advanced Parkinson's disease: motor and neuropsychological outcome after 10 years[J]. Stereotact Funct Neurosurg,2014,92(6):381-387.

[55] Lee J R,Kiss Z H. Interhemispheric difference of pallidal local field potential activity in cervical dystonia[J]. J Neurol Neurosurg Psychiatry,2014,85(3):306-310.

[56] Min H K,Ross E K,Lee K H,et al. Subthalamic nucleus deep brain stimulation induces motor network bold activation: use of a high precision MRI guided stereotactic system for nonhuman primates[J]. Brain Stimul,2014,7(4):603-607.

[57] Vedam-Mai V,Gardner B,Okun M S,et al. Increased precursor cell proliferation after deep brain stimulation for Parkinson's disease: a human study[J]. PloS One,2014,9(3):e88770.

[58] Beudel M,Brown P. Adaptive deep brain stimulation in Parkinson's disease[J]. Parkinsonism Relat Disord,2016,22 Suppl 1(Suppl 1):S123-S126.

[59] Beudel M,Little S,Pogosyan A,et al. Tremor reduction by deep brain stimulation is associated with gamma power suppression in Parkinson's disease[J]. Neuromodulation,2015,18(5): 349-354.

[60] Connolly A T,Jensen A L,Bello E M,et al. Modulations in oscillatory frequency and coupling in globus pallidus with increasing parkinsonian severity[J]. J Neurosci,2015,35(15):6231-6240.

[61] Fasano A,Aquino C C,Krauss J K,et al. Axial disability and deep brain stimulation in patients with Parkinson disease[J]. Nat Rev Neurol,2015,11(2):98-110.

[62] Knight E J,Testini P,Min H K,et al. Motor and nonmotor circuitry activation induced by subthalamic nucleus deep brain stimulation in patients with parkinson disease[J]. Mayo Clin Proc,2015,90(6):773-785.

[63] Quinn E J,Blumenfeld Z,Velisar A,et al. Beta oscillations in freely moving Parkinson's subjects are attenuated during deep brain stimulation[J]. Mov Disord,2015,30(13):1750-1758.

[64] Welter M L,Grabli D,Karachi C,et al. Pallidal activity in myoclonus dystonia correlates with motor signs[J]. Mov Disord,2015,30(7):992-996.

[65] Wichmann T,Delong M R. Deep brain stimulation for movement disorders of basal ganglia origin: restoring function or functionality? [J]. Neurotherapeutics,2016,13(2):264-283.

[66] Musacchio T,Rebenstorff M,Fluri F,et al. Subthalamic nucleus deep brain stimulation is neuroprotective in the A53T α-synuclein Parkinson's disease rat model[J]. Ann Neurol,2017,81 (6):825-836.

[67] Stefani A,Trendafilov V,Liguori C,et al. Subthalamic nucleus deep brain stimulation on motor-symptoms of Parkinson's disease: focus on neurochemistry[J]. Prog Neurobiol,2017,151: 157-174.

[68] Stefani A,Cerroni R,Pierantozzi M,et al. Deep brain stimulation in Parkinson's disease patients and routine 6-OHDA rodent models:synergies and pitfalls[J]. Eur J Neurosci,2021,53(7):2322-2343.

[69] Bove F,Fraix V,Cavallieri F,et al. Dementia and subthalamic deep brain stimulation in

Parkinson disease：a long-term overview[J]. Neurology，2020，95(4)：e384-e392.

[70] Cho S，Min H K，In M H，et al. Multivariate pattern classification on BOLD activation pattern induced by deep brain stimulation in motor，associative，and limbic brain networks[J]. Sci Rep，2020，10(1)：7528.

[71] DiMarzio M，Madhavan R，Hancu I，et al. Use of functional MRI to assess effects of deep brain stimulation frequency changes on brain activation in Parkinson disease[J]. Neurosurgery，2021，88(2)：356-365.

[72] Yu C X，Cassar I R，Sambangi J，et al. Frequency-specific optogenetic deep brain stimulation of subthalamic nucleus improves Parkinsonian motor behaviors[J]. J Neurosci，2020，40（22）：4323-4334.

第三十四章 帕金森病的外科治疗

第一节 概 述

帕金森病(Parkinson's disease，PD)是由老化、遗传及环境等多种因素所致的常见的神经系统变性疾病，以运动迟缓、震颤、强直以及姿势步态异常为主要临床表现。

一、帕金森病的发病机制

PD 的主要病理改变是由 α-突触核蛋白(α-synuclein，α-syn)构成的路易小体在黑质多巴胺能神经元聚集及黑质多巴胺能神经元变性。尽管导致多巴胺能神经元变性坏死的机制尚不清楚，但蛋白质积聚、泛素-蛋白酶体通路受损、氧化应激、自噬与线粒体功能失调、肠道菌群以及神经炎症等多种因素已被证实与 PD 的发病密切相关。因此，有学者提出了多重打击假说，即不同的危险因素(环境、基因等因素)导致神经元退行性变，其中 α-syn 是核心因素。

α-syn 是由 140 个氨基酸组成的高度保守的氨基酸序列，其寡聚体为主要毒性形式。α-syn 错误折叠产生的毒性聚合物是 PD 发病和进展的重要原因，而影响 α-syn 聚集的主要因素包括蛋白质降解功能下降、基因突变、线粒体功能障碍、金属离子水平异常等。例如编码 α-syn 的基因 SCNA 发生基因突变的情况下，形成 α-syn 纤维的速度明显加快，可导致低聚状态下的 α-syn 进一步聚集，发展成不可溶的 α-syn 纤维，最终形成具有毒性的 α-syn 寡聚体。

(一)α-syn 高级结构 PFF 与 PAR

Kam 等对 α-syn 及其高级结构预形成纤维(preformed fibril，PFF)与多聚 ADP-核糖(poly ADP-ribose，PAR)及其聚合酶 1(PARP1)相互作用进行了研究。具有活性的 PARP1 可诱导一种特殊的不同于坏死或凋亡的程序性细胞死亡途径，该途径被命名为"parthanatos"(死亡，源自希腊语)。与对照组相比，PD 患者脑脊液 PAR 水平特异性升高。α-syn PFF 可升高 PAR 和 NO 合成酶水平，导致 DNA 损伤和 PARP1 活化，进而加剧多巴胺能神经元丢失。PAR 作为 α-syn 纤维化的增强剂和促进剂，其作用与浓度相关。因此，PARP1 抑制剂可作为 PD 潜在的治疗手段。

(二)α-syn 与 DA 代谢异常

体内高浓度 DA、DA 产生的氧化应激及其代谢产物的毒性是导致 PD 氧化应激的主要原因之一。在多巴胺能神经元中，DA 通过单胺氧化酶生成代谢产物——3,4-二羟基苯乙醛(3,4-dihydroxyphenylacetaldehyde，DOPAL)，DOPAL 具有多种神经毒性机制(图 34-1)。DOPAL 可通过蛋白质聚集、泛素化蛋白累积、与功能性翻译后修饰的竞争等机制改变神经元蛋白质稳态，其他毒性机制还包括酶抑制、氧化应激、损伤线粒体功能、激活细胞坏死和凋亡等。

在生理情况下，α-syn 通过与突触囊泡结合、调节囊泡运动和胞吐作用调控纹状体 DA 释放。当 α-syn 稳态改变(包括 α-syn 蓄积或缺失)后，突触囊泡的分布和神经递质释放均相应发生改变(图 34-2)。

DOPAL 在突触前部末梢的蓄积受多种因素影响，如突触囊泡多巴胺外漏、单胺氧化酶上调多巴胺向 DOPAL 转化率、醛脱氢酶(aldehyde dehydrogenase，ALDH)对 DOPAL 的降解减少、对其他醛类和神经毒素易感性增加等。虽然 ALDH 氧化和醛还原酶还原途径可降解 DOPAL，但 NADP 依赖性 ALDH 途径不可逆地将 DOPAL 氧化为 3,4-二羟基苯乙酸(DOPAC)仍是主要降解途径(图 34-3)。目前大量证

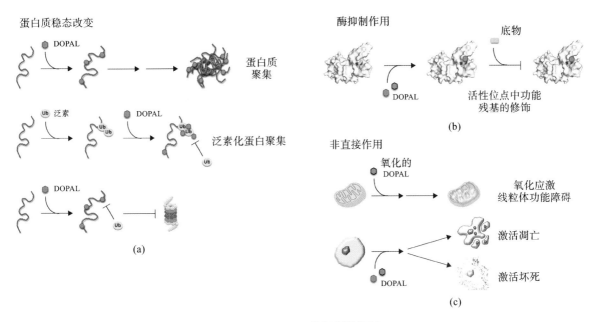

图 34-1　DOPAL 神经毒性机制

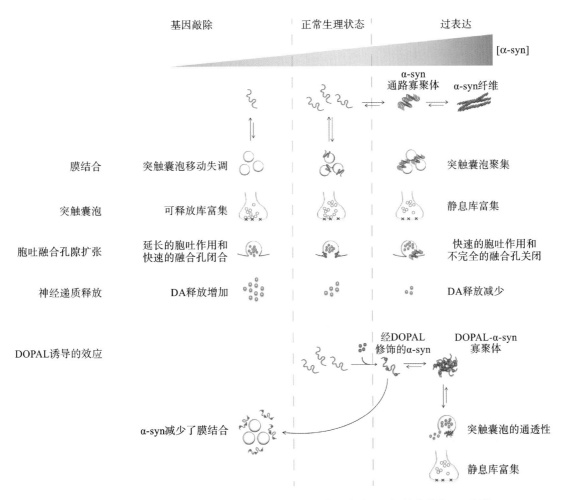

图 34-2　α-syn 通过与突触囊泡结合、调节囊泡运动和胞吐作用调控纹状体 DA 释放

据表明黑质致密部多巴胺能神经元 DOPAL 蓄积是 ALDH 缺失或被抑制的自然结果；而人类大脑黑质致密部多巴胺能神经元主要表达 ALDH1A1 亚型，其他亚型 ALDH 或 ALR/AR 较少。因此，ALDH 表达缺失或活性降低与 PD 发病可能相关。

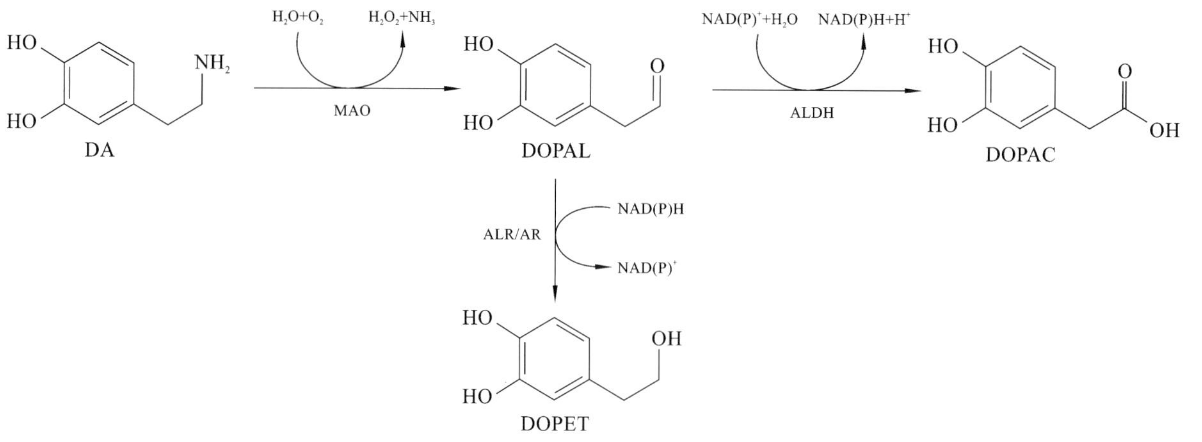

图 34-3　NADP 依赖性 ALDH 途径降解 DOPAL 为 DOPAC

（三）α-syn 与自噬

自噬是细胞中受到损伤或错误折叠的蛋白质以及受到损伤的细胞器运输至溶酶体降解清除的过程。越来越多的证据表明，自噬-溶酶体通路（autophagy-lysosomal pathway，ALP）功能障碍参与 PD 发病过程。

研究发现，PD 风险基因（如 LRRK2、GBA1）以及 C9ORF72、PS1、GBA1、GRN 等与 PD 发病相关，而这些基因往往与细胞溶酶体功能障碍相关。ALP 受损可促使 α-syn 的错误折叠和聚集以及聚集物在细胞间的传递。

（四）α-syn 与肠道菌群

近年多项研究发现胃肠道和中枢神经系统间存在双向功能交流，并由免疫、神经通路和神经内分泌途径维系两者联系。肠道菌群失衡会导致肠道上皮防御功能下降，影响肠道神经元和神经胶质细胞功能，导致小肠内炎症反应、氧化应激以及细胞毒性反应等，诱导 α-syn 错误折叠。

Keshavarzian 等发现 PD 患者肠内 *Blautia* 、*Coprococcus* 和 *Roseburia* 等菌属显著减少，产生的丁酸和短链脂肪酸丰度减少，营养神经和抗炎作用减弱。PD 患者粪便和结肠黏膜标本中促炎性的 *Ralstonia* 菌属显著增加。

有学者发现 PD 患者的肠道菌群数量和种类与 PD 运动表型相关。与正常组患者粪便微生物群落相比，PD 患者的乳酸杆菌数目增加，脆弱拟杆菌数目减少，普雷沃菌属丰度降低 77.6%。以姿势/步态障碍为主的 PD 患者肠杆菌科的细菌数量远多于以震颤为主的 PD 患者，可能与普雷沃菌属可增强肠道屏障完整性和肠道激素分泌，减少与细菌和毒素接触，抑制肠道内炎症反应和氧化应激反应，抑制 α-syn 过表达相关。

Braak 等通过对早期 PD 患者尸检发现患者肠道神经系统黏膜下层神经丛中存在 α-syn 形成的路易小体。研究者在 2003 年提出假设：可能存在一种未被证实的病原体或者毒素破坏胃肠道黏膜屏障，引起肠道神经丛中 α-syn 的错误折叠和聚集，以逆向轴索转运的方式沿迷走神经进入中枢神经系统。已有研究发现非 PD 患者胃肠道也存在 α-syn 聚集，国外学者通过统计分析发现迷走神经切除术后和年龄性别相匹配的对照组间 PD 发病率无显著差异。亦有研究发现，将人源 α-syn 纤维注射至野生型小鼠的嗅球，诱发内源性 α-syn 的聚集并沿神经突触播散，数月后在脑干发现病理性 α-syn 沉积，提示 α-syn 传播途径不局限于肠道神经系统。这些研究也对 Braak 假说质疑。

目前，关于动物模型转化为临床、中枢和外周病理性 α-syn 聚集先后顺序、沿迷走神经蔓延路径等众多问题值得进一步探索。

（五）α-syn 与神经黑色素

黑质致密部多巴胺能神经元是一种含神经黑色素的神经元，其选择性变性丢失是 PD 典型的病理特征。神经黑色素随年龄增长在神经元内蓄积,而年龄是 PD 的主要危险因素。

Carballo-Carbajal、Laguna 等发现人类酪氨酸酶在大鼠黑质中的过表达可使大鼠黑质多巴胺能神经元内产生类似于人类年龄相关性神经黑色素的蓄积现象。当胞内神经黑色素蓄积超过某个特定阈值时可出现 PD 表现以及类路易小体包涵体的形成和黑质纹状体神经元退行性变。在过表达酪氨酸酶的动物模型中增强溶酶体蛋白稳定性,可降低神经元内神经黑色素水平并抑制神经变性的发生。神经元内的神经黑色素水平可能存在一个阈值,神经黑色素水平超过该阈值可导致 PD 的发生。

二、帕金森病病理学

对典型 PD 患者的尸检病理研究发现,从脑干切面观察到中脑黑质、脑桥蓝斑存在不同程度的黑色素脱失,表现为色泽变淡。神经元丢失同时可累及迷走神经背核、Meynert 基底核等核团,而苍白球、壳核、尾状核、丘脑底核等结构基本正常。另外,可见到吞噬细胞中色素颗粒聚集,星形胶质细胞增生,残存的神经元胞质中可见路易小体和苍白小体。路易小体存在于 PD 的黑质、蓝斑以及迷走神经背核,而且广泛分布于中枢神经系统的其他部位和外周自主神经系统(交感神经节和内脏神经丛)。对帕金森病痴呆(PDD)和路易体痴呆(dementia with lewy body,DLB)的病理研究发现,在大脑皮质和杏仁核也有路易小体的广泛分布。

1919 年发现的 PD 黑质细胞内包涵体,即路易小体,是 PD 的重要病理特征。路易小体是一种神经元胞质包涵体,包括两种类型,即脑干型和皮质型。磷酸化 α-syn 是路易小体的主要组成部分,应用磷酸化 α-syn 抗体的免疫组化方法已成为路易小体相关性疾病的病理诊断的最主要手段。α-syn 的寡聚体可导致细胞死亡,是 α-syn 的主要毒性形式。同时,翻译后修饰形式 α-syn 如磷酸化和泛素化等,也是 α-syn 病理中的主要组成部分。在 PD 患者的黑质和蓝斑部位,形态正常的神经元在 α-syn 免疫染色时也可显示细胞内弱阳性表达,这可能是路易小体的形成早期或前体。光镜下观察到的这种由神经丝状物聚结成的小体被描述为苍白小体,经过演变可能成为路易小体。此外,α-syn 聚集可以发生在轴索内,因此在中枢及外周自主神经系统常常见到 α-syn 阳性的路易小体。

20 世纪 50 年代,研究者发现了 PD 黑质多巴胺能神经元丢失以及神经元胞质内路易小体的存在,所以一直认为黑质是最先受累的部位。直到 2003 年 Braak 等报道了 α-syn 的聚集始于迷走神经背核和嗅球,人们对 PD 的病理才有了新的认识。脑干的 α-syn 从延髓向上累及脑桥和中脑;大脑皮质的 α-syn 由内侧颞叶逐渐累及颞叶外侧皮质、岛叶、扣带回以及前额叶。根据 α-syn 的表达顺序,Braak 等将 PD 的病理分为六期。第一期累及周围自主神经系统、迷走神经背核和嗅球;第二期累及蓝斑及网状结构巨细胞部;第三期累及脑桥核、黑质致密部、Meynert 基底核、杏仁核的中央核;第四期累及边缘系统(杏仁核的基底外侧核和副皮质核,终纹间位核)和丘脑;第五期累及高级感觉联合区新皮质和前额叶;第六期累及一级感觉联合区新皮质和感觉前区。后期的研究证实,80%～90% 的 PD 病理变化是按照 Braak 学说进展的。但是纵观路易小体病,Braak 学说的一致性只有 50%～60%,因为某些病例的路易小体在杏仁核和大脑皮质出现得更早。

根据 α-syn 的聚集始于嗅球及迷走神经背核,Braak 等发表了 dual-hit 假说,即原发性 PD 可能是不明病原体(病毒或细菌)启动了鼻腔和消化系统的病变,进而通过鼻腔和消化系统两种途径进入脑内。第一条是鼻腔-嗅神经-嗅束通路,第二条是经胃部迷走神经逆行进入延髓的通路。有文献也证实了在 Braak 第二期,胃部神经丛有 α-syn 的聚集,并且在鼻黏膜也发现了 α-syn 的表达。

PD 的主要临床症状和特征与纹状体的病理生理功能异常有更密切关系。2008 年,Mori 等报道了在 Braak 第三期纹状体内 α-syn 的聚集。在神经生化方面,存在神经递质的异常变化,如纹状体细胞的多巴胺受体密度减少,多巴胺转运蛋白(DAT)浓度降低等,已成为 PD 功能影像学诊断和疗效观察的基础。另外,皮质和海马等边缘系统的变性是 PD 的常见病理表现。在 PD 患者脑内常常合并阿尔茨海默病样病理改变,Hakim 和 Mathieson 等在对 34 例 PD 患者尸检中发现,85% 的病例存在新皮质神经炎性斑,88% 的病例存在海马神经原纤维缠结和颗粒空泡变性。

在发现 α-syn 之前,已有研究报道路易小体存在于外周自主神经。Braak 等研究证实,α-syn 不仅存在于脑内,同时存在于脊髓和周围神经系统。近几年的研究发现 α-syn 在脊髓、交感神经节、唾液腺、消化系统神经丛、心脏、肾上腺和皮肤均有表达,这提示在出现运动症状的时候,PD 的外周组织中已有 α-syn 的聚集。

Qualman 等于 1984 年首次报道了路易小体存在于内脏神经丛。消化系统的路易小体大部分存在于神经突起内,广泛分布于食管上部至直肠,最多见于食管下部 Auerbach 神经丛。Shannon 等对 10 例未经治疗的早期 PD 患者和 23 例健康对照者进行结肠活检,其中 9 例 PD 患者检测到路易小体,该结果提示肠壁中存在 a-syn。因此有学者推测 PD 的病理可能起始于胃肠道的自主神经系统。

PD 的病理变化也会累及心脏。心脏受交感神经(颈部交感神经节)和副交感神经(延髓迷走神经背核)的双重支配。PD 患者的心脏交感神经纤维减少,心肌中有 α-syn 的聚集,心肌间碘苯甲胍(MIBG)检查发现早期摄取的降低。2015 年运动障碍协会(MDS)的临床诊断标准将 MIBG 显像上存在心交感神经失神经确定为诊断 PD 的支持性标准。

Del 等对经病理证实的 9 例 PD 患者、2 例多系统萎缩患者和 19 例健康对照者的下颌下腺组织进行 α-syn 染色,结果在 PD 患者下颌下腺中发现了路易小体,而在多系统萎缩及健康对照者未发现。在另一项对尸检的 PD 患者进行下颌下腺的研究中,研究者发现全部(28 例)α-syn 的表达阳性(100%),同期对腺体穿刺取材进行 α-syn 免疫反应的阳性结果为 89.5%(17/19)。国内学者对 13 例 PD 患者以及 13 例年龄匹配的健康志愿者分别行唇腺 α-syn 检测,发现 9 例 PD 患者标本中 α-syn 免疫反应阳性,并且与患者脑内 DAT-PET 影像改变具有良好的一致性,而在对照组中未见类似发现。据目前统计,PD 患者唾液腺中 α-syn 的检出率在 66%～100%,特异性为 100%,但是这些结果均来自小样本研究。

2005 年首次在皮肤活检中发现 α-syn 的聚集,但是其敏感性较低。也有研究者对 28 例 PD 患者和 23 例健康受试者进行多点皮肤活检和自主神经功能评价,发现无论患者是否存在自主神经病变,α-syn 检测均具有较高的敏感性和特异性。不同的皮肤样本大小、组织固定方法、抗体预处理和活检部位都可能导致 PD 患者皮肤活检中 α-syn 聚集的不一致性。磷酸化 α-syn 的检出率在大腿近端、背部和手指为 45.71%(16/35),前胸为 10%(2/20),大腿远端为 0。在揭示皮肤 α-syn 聚集方面,磷酸化 α-syn 较 α-syn 表现出更高的敏感性和特异性。以上研究均提示 α-syn 异常聚集于皮肤组织中,但是不同研究中 PD 患者皮肤 α-syn 的检出率差异较大,需要进一步的标准化采样检测流程并提高敏感性。

三、帕金森病的分型

PD 是一种临床异质性很强的疾病,临床表现多样,不同患者在临床表现(运动症状和非运动症状组合)、影像学及预后方面存在很大差异。这种异质性提示 PD 存在不同亚型,不同亚型之间可能存在不同的遗传及病理生理基础,相应的治疗方案也不尽相同。临床上应根据不同分型对患者给予个体化治疗,提高疗效。

根据不同的分类标准,PD 可分为多种类型。目前 PD 临床分型主要根据运动症状和发病年龄进行,其中前者在临床诊疗中最为常用。除以上经验分型外,聚类分析的统计学方法也应用于 PD 分型研究。

(一)基于发病年龄的分型

根据发病年龄的早晚,可将 PD 分为早发型帕金森病(early onset Parkinson's disease,EOPD)和晚发型帕金森病(late onset Parkinson's disease,LOPD)。EOPD 的发病率相对较低,约占 PD 的 10%。相对于 LOPD,EOPD 在起病症状、多巴胺治疗反应、病程、认知障碍发生率等方面均存在差异。一般认为,EOPD 是指发病年龄≤50 岁的一类 PD。然而,国际上对 EOPD 的年龄界线没有统一的认识,虽然大部分研究以 50 岁为界,仍有研究以 40～45 岁为界。在最近的一项使用帕金森病进展标志物计划(PPMI)数据集的研究中,422 名新发 PD 患者根据单独的发病年龄被分为四种表型:小于 50 岁、50～59 岁、60～69 岁和 70 岁或以上。

EOPD 患者出现肌强直、肌张力障碍和左旋多巴相关性运动波动的频率高于 LOPD,而 LOPD 以步态姿势异常为主。近三分之一 EOPD 表现为 PRKN 基因突变导致的 PARK2 相关 PD,多表现为早期左旋多巴诱导的运动障碍、幻觉、肌张力障碍步态、颈部肌张力障碍、多巴反应性肌张力障碍、静止性和站立时腿部震颤、明显的睡眠获益、反射亢进、共济失调、周围神经病变和自主神经功能异常。EOPD 患者对左旋多巴反应性较好,但异动症和运动波动也较早出现。

在疾病进展方面,有研究表明,EOPD 患者总体上预后更好,进展更慢,认知功能保留更多。研究发现,PD 各亚型的患者,在晚期具有相似的临床表型(表现为认知功能的快速下降等),与发病年龄无关。有研究者认为发病年龄主要影响 PD 早期和中期的进展率,而非晚期的进展率。

(二)基于运动症状的分型

根据运动症状,可将 PD 分为震颤为主型和非震颤为主型;另一种分型包括强直少动型、震颤为主型及步态障碍为主型。不同研究的分型略有差异。根据统一帕金森病评定量表(unified Parkinson's disease rating scale,UPDRS)的震颤评分和步态姿势异常评分的比值,将 PD 分为震颤为主型 PD(tremor dominant PD,TD-PD)和步态姿势异常为主型 PD(postural instability and gait difficulty PD,PIGD-PD)。震颤评分和步态姿势异常评分的比值不低于 1.5 为震颤为主型,比值不高于 1.0 为步态姿势异常为主型,比值在 1~1.5 之间称为中间型。

多项研究证实以震颤起病的患者病情进展慢于步态姿势异常为主型。与震颤为主型患者相比,步态姿势异常为主型患者生活质量较低,疾病进展较快,认知障碍较严重,生存时间较短,同时药物及脑深部电刺激治疗效果较差。一项研究显示,震颤为主型患者在出现步态姿势异常后才会出现痴呆症状。除认知功能下降外,抑郁和淡漠同样与非震颤为主型有关。

单光子发射计算机断层成像(singlephoton emission computed tomography,SPECT)可通过纹状体多巴胺受体密度评估突触前多巴胺能系统。纹状体 ^{123}I-FP-CIT 摄取率与强直少动症状严重程度相关,而与震颤严重程度无关。强直少动型壳核 ^{123}I-FP-CIT 摄取率显著低于震颤为主型。震颤为主型患者纹状体结构为"鹰翼"状,与尾状核和壳核侧部多巴胺缺失有关。而强直少动型患者纹状体结构为"蛋形",其多巴胺能损失位于背侧壳核。

脑内不同神经递质或与不同 PD 表现有关:多巴胺能缺失与运动迟缓和肌强直有关;5-羟色胺(5-HT)缺失与震颤有关,其中丘脑 5-羟色胺缺失与静止性震颤有关,中缝核 5-HT1A 受体缺失与 UPDRS 震颤评分有关;而胆碱能缺失与步态异常有关。

震颤为主型患者小脑-丘脑-皮质环路显著活跃,苍白球多巴胺损耗与震颤严重程度相关。非震颤为主型患者与震颤为主型和对照组相比,前额叶皮质和苍白球活性降低。有静止性震颤的 PD 患者小脑灰质体积下降更明显。姿势步态异常为主型患者灰质和前辅助运动区体积减小,提示涉及运动计划的皮质变性或许是步态姿势异常表型的病理学基础。

基于运动症状的 PD 分型一直存在争议。步态姿势异常为主型和强直少动型存在很强的重叠性。有研究认为,在疾病进展的整个过程中,步态姿势异常评分是运动障碍的一个指标,最好作为姿势和步态障碍负担的标志,而非一个独立的亚型,因为它可能受疾病整体进展和其他重叠的年龄相关条件和共病的影响。最关键的是,单一的基于运动的分型方法忽略了非运动症状,而许多非运动症状比运动亚型更能预测预后。

(三)非运动症状与 PD 分型

尽管 PD 非运动症状通常不作为独立亚型分类的依据,但一些研究发现,非运动症状对预后有提示作用,甚至超过了运动症状对预后的预测价值。合并 RBD(快动眼睡眠期行为障碍)的 PD 患者具有较高的血糖抑制、痴呆和更多的自主神经功能障碍,直立性低血压与痴呆的高风险有关。在一项应用 MIBG(间碘苯甲胍)闪烁显像的研究中,MIBG 信号缺失严重的新发 PD 在非运动症状方面更严重,包括便秘、RBD、认知障碍和直立性低血压,此外,运动障碍的进展更快。

（四）基于聚类分析的统计学分型

统计学方法也用于 PD 分类,常用的方法是聚类分析。聚类是将数据分成不同的类或者簇的过程,是一种数据驱动的分型方式。

Graham 和 Sagar 第一次使用聚类分析对 PD 进行分型,得到三种表型:单纯运动型、运动-认知障碍型、快速进展型。到目前为止,有 10 余项研究应用聚类分析确定不同的 PD 亚型,通常聚类出 3～4 种亚型。由于样本的不同变量和特征可能导致不同的结果,不同聚类分析研究中得到的分类也不尽相同,其中,多数聚类分析可见"晚发快速进展型"和"早发缓慢进展型"。一项大样本研究对 1510 名 PD 患者进行聚类分析,发现根据症状数据将 PD 分为以下四型:非震颤为主型(non-tremor-dominant,NTD)、晚发快速进展型(rapid disease progression with late onset,RDP-LO)、良性单纯运动型、震颤为主伴缓慢进展型(tremor-dominant with slow progression,TD-SP),且分类之间一致性较好。晚发快速进展型的平均发病年龄为 61～73.5 岁,占入选人群的 6.4%～16.7%,该亚组常合并运动并发症和认知障碍。非震颤为主型通常具有突出的步态姿势异常、认知障碍、自主神经功能紊乱和睡眠障碍。

不同聚类分析研究结果存在差异,因其结果依赖于变量的选择、聚类数量和样本特征等多种因素。

（五）基于基因的遗传学分型

遗传因素对 PD 亚型的影响十分重要。LRRK2 突变的患者往往有不对称震颤、低痴呆风险和嗅觉减退。Parkin 基因突变患者通常嗅觉正常,痴呆率低,而肌张力障碍和反射亢进发生率较高。SNCA 基因突变的患者预后不良,包括对左旋多巴的反应差、痴呆风险较高、精神障碍、进展迅速等。GBA 基因突变的患者总体预后较差,痴呆风险高,死亡率是非突变患者的两倍。

目前并不认为基于基因可得到 PD 独立的亚型,而认为基因是疾病的一种标记,可从遗传学角度反映疾病特征,在基因层面揭示临床特征和病理生理学的联系。

四、前驱期帕金森病的研究进展、预测模型及诊断标准说明和诊断的更新

（一）前驱期帕金森病的研究进展

前驱期 PD 是指存在运动症状或非运动症状或体征,但尚不足以诊断 PD 的时期。在过去的十年里,前驱期 PD 的研究领域有了巨大的发展。十年前,只有 6 种已知的前驱期标记物,其中没有 1 种标记物有超过两项研究证明其诊断价值。现在至少有 16 种标记物,对于每种标记物有至少 10 个前瞻性研究。在过去的十年里,最显著的进步来自以下几个方面,如对高危人群(快速眼动睡眠行为障碍、遗传和自主队列)的研究;产生了更具代表性的研究前驱期 PD 的人群队列;疾病早期阶段的神经影像学研究进展;组织活检诊断前驱期 PD 的可能性;以及前驱期标记物合并成离散标准的可能性。期待未来能进一步提高已知标记物的敏感性和特异性,发现更多前驱期标记物。把前驱期作为整个 PD 的一个阶段,使用组合方法或标准的方法将提高 PD 的诊断准确率。

1. 前驱期 PD 的队列研究　多年来,大量的流行病学危险因素研究已经问世,但在 2009 年之前,还没有专门设计基于人群的直接检测 PD 前驱期标记物的队列研究。最显著的前驱结果来自 Honolulu 的研究,该研究证明便秘、嗅觉丧失和白天过度嗜睡可以预测经病理证实的 PD。在过去的十年里,专门针对前驱期 PD 的前瞻性研究开始发表研究结果。帕金森综合征危险因素的前瞻性评估队列研究了 1847 名参与者的多种标记物,发现嗅觉丧失、轻微运动功能障碍和黑质高回声都可以预测 PD。布鲁内克(Bruneck)的研究对 546 名普通人群参与者进行了 10 年的跟踪调查,嗅觉丧失、黑质高回声、可能的快速眼动睡眠行为障碍、轻度 PD 症状和症状性低血压都显著预测了 PD 的未来诊断。

2. 前驱期 PD 神经影像学标记物的研究　第一个预测 PD 的神经影像学标记物直到 2010 年才被描述出来,记录了多巴胺能功能成像预测特发性 RBD 患者的神经变性,这一结果在第二个 RBD 队列中得到证实。在一些(但不是全部)高危 PD 基因携带者的研究中也发现了多巴胺能成像异常,为预测 PD 基因携带者提供了额外的间接证据。到目前为止,根据 PARS 研究的估计,多巴胺能 PET/SPECT 是最强

的神经影像学标记物(相对风险＝17),其在预测前驱期 PD 的价值仅次于 RBD。PD 患者的全脑葡萄糖代谢成像显示了一种异常的代谢网络,称为 PD 相关模式(PDRP)。在一些独立的研究中,特发性 RBD 队列中 PDRP 被证明是异常的,随后的随访发现,基线 PDRP 可以预测 PD 的表型转换。高场强磁共振成像可记录到早期 PD 患者黑质小体 1 丢失(敏感加权图像上的"燕尾征"),并且在多达三分之二的特发性 RBD 患者中被描述。

3. 前驱期 PD 组织病理学诊断成为可能　80％的 PD 患者的下颌下腺活检呈阳性,与对照组相比具有较高的特异性。在丹麦国家病理登记处,在 PD 发病前平均 7 年进行活检的患者中,45％的活检样本有阳性染色。第二项研究发现 17 例特发性 RBD 患者中有 4 例患者存在异常的突触核蛋白。

(二)前驱期 PD 的预测模型及诊断标准说明

2015 年 MDS 提出的前驱期 PD 诊断标准通过贝叶斯分类模型实现。我国人群 PD 相关基因的构成和危险程度与欧美人群存在较大差异,环境因素的暴露和生活习惯与欧美人群不同,因此有必要结合中国人群相关研究数据制定适合中国人群的 PD 前驱期诊断研究标准。

1. 先验概率　先验概率是指不考虑任何因素时根据既往文献资料获得的患某疾病的可能性。根据各年龄段 PD 患病率,以 10 年为平均前驱期计算,可得到各年龄段 PD 前驱期的先验概率:以每 5 年为一个年龄段,50～54 岁年龄段的先验概率为 0.40％,55～59 岁先验概率为 0.75％,60～64 岁先验概率为 1.25％,65～69 岁先验概率为 2.00％,70～74 岁先验概率为 2.50％,75～79 岁先验概率为 3.50％,80 岁及以上先验概率为 4.00％。

2. 似然比　似然比(LR)为某种结果在患病组中得到的概率和在未患病组中得到的概率之比,描述了诊断测试的强度,可根据诊断结果分为阳性似然比(LR＋)和阴性似然比(LR－)。当遗传和环境风险因素频率小于 10％时,默认 LR 为 1。

(1)环境及生活习惯因素:①性别:我国男性 LR＋为 1.13,女性 LR－为 0.87。②职业接触杀虫除草剂:目前尚无中国人群杀虫除草剂职业接触史发生率的报道,采用欧美人群报道的 5％发生率计算得到的 LR＋为 1.93,LR－为 1。③职业接触溶剂:欧美人群的 LR＋为 1.5,LR－为 1。④饮茶:我国饮茶者的 LR＋为 0.55,LR－为 1.46。⑤酒精:饮酒者的 LR＋为 0.76,LR－为 1.06。⑥吸烟:吸烟者的 LR＋为 0.65,LR－为 1.11。⑦脑外伤史:脑外伤者的 LR＋为 3.63,LR－为 1。⑧奶制品:使用奶制品者的 LR＋为 1.61,LR－为 0.80。⑨经颅超声黑质高回声信号:欧美人群的 LR＋为 4.7,LR－为 0.45。⑩未纳入的其他因素:饮用咖啡未纳入前驱期诊断共识。高尿酸血症在我国人群中神经保护证据同样不充分。其他未纳入的因素尚包括服用非甾体抗炎药或钙通道阻滞剂,生活在农村地区等。

(2)遗传风险因素:①阳性家族史:我国 PD 患者家族史阳性者的 LR＋为 3.90,LR－为 1。②致病基因及易感基因:根据已发表的相关信息计算出的我国人群 PD 相关基因突变或特定易感位点频率及所对应的 LR 值(表 34-1)。

表 34-1　家族史及基因风险因素似然比(LR)

项目	阳性定义	频率/(％)	LR＋	LR－
家族史 LRRK2	1 人以上患病	8.9	3.90	1.00
	G2385R,GA＋AA	6.9	2.41	1.00
	R1628P,CG	1.6	1.95	1.00
GBA SNCA	L444P,TC	0.2	11.49	1.00
	Rep1-CA repeat	7.2	1.43	1.00
	rs894278,GG＋TG	55.3	1.11	0.87
	rs11931074,TT＋TG	73.8	1.10	0.72

项目	阳性定义	频率/(%)	LR+	LR−
	rs356219,GG	27.3	1.38	0.86
	rs356165,AA	26.2	1.25	0.91
MAPT	rs242562,GG+GA	59.5	0.08	0.87
	rs2435207,AA	4.9	1.34	1.00
BSTI	rs4273468,AG+GG	61.7	1.08	0.87
	rs469412,GG	79.6	1.05	0.78
PARKIN	rs823128,AG	22.0	0.84	1.05
	rs947211,AA	17.1	0.83	1.04
	rs823156,AG	31.7	0.83	1.08
	rs823144,AA	29.2	1.26	0.89
PARKIN	纯合突变	—	400.00	1.00
	杂合突变	2.5	3.69	1.00
PINK1	纯合突变	—	400.00	1.00
	杂合突变	约1	1.57	1.00

(3) 前驱期症状、体征及检查：①快速眼动睡眠行为障碍(RBD)：依据多导睡眠图(PSG)确诊为阳性的 LR+为 130,LR−为 0.62；如无 PSG 确诊结果,经由权威量表筛查 RBD 阳性的 LR+为 2.3,LR−为 0.76。②日间嗜睡：依据医师诊断判断为阳性的 LR+为 2.2,LR−为 0.88。③嗅觉障碍：依据客观嗅觉检测结果判断为阳性的 LR+为 4.0,LR−为 0.43。④抑郁：依据医师诊断判断的阳性 LR+为 1.8,LR−为 0.85。⑤便秘：每周需使用药物一次以上或自主排便次数<1 次/2 天,符合上述标准的 LR+为 2.2,LR−为 0.80。⑥直立性低血压：依据客观指标如卧立位血压判断阳性的 LR+为2.1,LR−为 0.90。⑦严重性功能障碍：依据医师诊断及性功能障碍程度是否需药物干预判断阳性,LR+为 2.0,LR−为 0.90。⑧排尿功能障碍：依据医师诊断判断,阳性的 LR+为 1.9,LR−为 0.90。⑨轻微运动症状、体征：依据运动障碍专科查体或定量运动检测判断阳性的 LR+为 10,LR−为 0.7。而客观定量运动检测结果低于正常人数值 1 个标准差及以下时判断为阳性的 LR+为 3.5,LR−为 0.6。当患者同时具备上述两种检测结果,UPDRSⅢ量表、定量检测均为阳性时,LR+为 10；UPDRSⅢ量表、定量检测均为阴性时,LR−为 0.6；如 UPDRSⅢ量表为阳性,定量检测为阴性,LR 经过计算后为 6；同理,如 UPDRSⅢ量表阴性,定量检测阳性,LR 为 2.45。⑩多巴胺能神经突触前末梢功能显像：阳性的 LR+为 40,LR−为 0.65。

3. PD 前驱期患病概率计算方法　在系统评估受试者上述各项信息指标后,根据每项检查结果阳性与否将所对应的 LR 值相乘以获得该受试者总 LR 值。根据朴素贝叶斯分类法,验前比＝先验概率/(1−先验概率),验后比＝验前比×LR,验后概率＝验后比/(1+验后比)。

（三）前驱期 PD 诊断的更新

2019 年,MDS 更新了前驱期 PD 的研究标准。除了更新大多数标记物的预测值外,还有 4 个新的风险和前驱期标记物进入标准。此外,为了解释标记物评估技术的差异,新纳入了症状性直立性低血压的分类。对于遗传标记物,新引入了考虑中等强度基因(基于年龄相关外显率)和普通低外显率变异(基于多基因风险评分)的区分方法。前驱期 PD 的 MDS 研究标准的更新旨在鼓励前驱期 PD 的进一步研究。需要对标准进行进一步的验证和测试,并在未来进行修订,以不断提高诊断标准的敏感性和特异性。

五、生物标志物与 PD 诊断

具有较高敏感性及特异性的生物标志物可辅助临床医师进行诊断,显著提高诊断水平。特别是有助于识别运动前期的 PD 患者,对于神经保护药物的研发具有重要的意义。

理想的 PD 生物标志物应具备检测方便、重复性好、价格低以及可监测病程等特点。目前被大家广泛研究的 PD 生物标志物包括 α-突触核蛋白(α-syn)、DJ-1 蛋白、tau 蛋白、Aβ 蛋白、尿酸和谷胱甘肽等。而作为 PD 病理标志物路易体的主要组成部分,α-突触核蛋白在 PD 发病过程中发挥着尤为重要的作用。近年来,研究者们对 α-突触核蛋白作为 PD 特别是早期 PD 生物标志物的可行性进行了大量的研究,研究内容包括体液标志物和组织学标志物两方面。目前被广泛研究的体液标志物主要有脑脊液、血液和唾液,组织学标志物包括皮肤和唾液腺。体液标志物较活检标本更易获取,因此患者具有更好的依从性。

(一)脑脊液

脑脊液是直接反映脑组织病理状态的体液,早期对 PD 体液标志物的研究也是从脑脊液开始的。据统计,脑脊液 α-突触核蛋白在诊断 PD 方面具有 $61\%\sim94\%$ 的灵敏度及 $25\%\sim64\%$ 的特异度。Majbour 等对 121 例早期 PD 患者的脑脊液标本进行纵向研究,发现在 2 年的时间内寡聚体形式的 α-突触核蛋白水平呈增加趋势,而磷酸化的 α-突触核蛋白含量较 2 年前减少,其中寡聚体形式的 α-突触核蛋白含量与总含量的比值和患者运动症状的加重具有相关性,尤其是在姿势异常和步态障碍的患者群体中,这提示脑脊液中的 α-突触核蛋白可能成为 PD 病程的标志物。瑞典的 BioFINDER 研究显示,在 PD 患者中较高水平的脑脊液 α-突触核蛋白与随访期间出现的认知功能减退相关,由此推测脑脊液中 α-突触核蛋白可能成为 PD 患者认知功能损害的预测指标。PD 患者脑脊液中 α-突触核蛋白阳性率较高,各项研究的一致性较好,但是采集过程中要注意避免血液沾染带来的影响。

(二)血液

血液标本易获取,创伤小,国内外有大量关于血清中 α-突触核蛋白作为 PD 生物标志物的研究,但是研究结果并不一致,存在争议。据统计,血浆中 α-突触核蛋白对于鉴别 PD 组和对照组具有 $48\%\sim53\%$ 的灵敏度及 $69\%\sim85\%$ 的特异度。另外,有研究发现,血浆及血清成分中的 α-突触核蛋白易受红细胞中的蛋白污染,因此有学者将血液中的红细胞单独提取出来并研究其中的 α-突触核蛋白与 PD 的相关性。

近年来,有研究发现脑脊液中的 α-突触核蛋白可以转移到血液中,而存在于血液中的外泌体部分可以特异性地反映脑脊液中的 α-突触核蛋白水平。章京教授团队率先采用脑源性外泌体捕获分析技术,发现 PD 患者外泌体的 α-突触核蛋白水平显著高于对照组,并且与疾病严重程度相关,该方法具有良好的前景。

(三)唾液

与自主神经系统的其他部位相似,分泌唾液的腺体中也被发现有帕金森病病理标志物路易体的存在。有研究发现,PD 患者的唾液腺功能也受到影响,包括唾液分泌减少以及出现异常的唾液成分。相比其他体液,唾液标本更易获得并且收集过程无创,具有良好的临床推广性。一项小样本研究则发现 PD 患者唾液中 α-突触核蛋白含量减低,并且其含量与疾病的严重程度具有相关性。Kang 等入组了 201 例 PD 患者和 67 例对照者,研究发现唾液中 α-突触核蛋白总蛋白在 PD 患者和健康对照组中没有差异,而对于唾液中 α-突触核蛋白寡聚体含量,PD 患者明显高于健康对照组。国内有学者发现,从唾液提取的外囊泡中 α-突触核蛋白是诊断 PD 的潜在标志物,有待于进一步的验证与研究。

(四)唾液腺活检

PD 患者常伴有口干、唾液分泌减少等非运动症状,这可能是 α-突触核蛋白病理性损害支配唾液腺自主神经的表现之一。唾液腺体活检对患者创伤性较大,不适合临床推广,这也是限制该检测成为理想帕金森病生物标志物的一大因素。对此,有研究者试图用针芯穿刺获取患者的下颌下腺标本,该取样方法创伤相对较小,同时亦有较高的阳性率,为临床应用提供了依据。

（五）皮肤活检

皮肤活检是临床常用的检测手段，操作方法成熟，创伤性相对较小，易于在临床推广。近来有小样本的研究指出突触核蛋白可能是 PD 的生物标志物，并且具有高度的特异性和敏感性。在目前研究中，PD 患者皮肤中 α-突触核蛋白的检出率差异较大，考虑为不同活检部位和取材方法的差异性所致，需要进一步标准化活检部位、取材方法和染色方法等从而提高敏感度。

综上，生物标志物是近年来 PD 研究的重要方向，目的在于为 PD 及相关疾病提供客观、灵敏的诊断方法的同时监测病情的进展，为改善 PD 患者预后提供早期客观依据和实验室资料。α-突触核蛋白是 PD 潜在的生物标志物，在近年来的研究中取得了较大的进展，有望成为临床诊断的重要工具。其中皮肤和唾液腺等活检具有较好的灵敏性和特异性，但是与病程关联性有待进一步研究。由于采集标本创伤较大，患者依从性是限制其临床推广的一大因素。相比之下，体液标志物检测更易被患者接受，具有更好的前景，同时仍需要更大样本的研究以证实其实用性。目前尚没有一种生物标志物可以单独诊断 PD，多种生物标志物联合检测可以提高诊断水平，是未来临床诊断的趋势。

六、重复经颅磁刺激治疗帕金森病

经颅磁刺激（transcranial magnetic stimulation，TMS）是一项无痛、无创、操作性强、使用安全的技术，具有非侵入、穿透颅骨不衰减的特性，已经逐渐成为一种主要的无创的脑刺激方法。TMS 可被设计用于刺激一个感兴趣的颅脑区域，短期内改变其神经兴奋性，也可以引起长时程的皮质可塑性的调节。

（一）经颅磁刺激治疗帕金森病的可能机制

目前普遍认为 TMS 治疗运动障碍性疾病是通过直接或间接刺激神经元，调节脑网络兴奋性完成的。重塑的机制非常复杂，不同的阶段各不相同，包括突触强度的改变，突触的增长和修剪，甚至在一些已有神经环路中产生新的神经元。

（1）TMS 可引起递质的改变：高频调节突触后膜抗 N-甲基-D-天冬氨酸（NMDA）受体，钙离子流至突触后神经元，引起 LTP，并引起下游的酶的改变，增加了突触连接的稳固性，也增加了突触后膜上氨甲基膦酸（amino methyl phosphonic acid，AMPA）受体对谷氨酸的敏感性。

（2）疾病或外伤可以激活许多修复途径，甚至在成熟的中枢神经系统中。包括以下方面（图 34-4）。

①TMS 促进突触再生：在人体研究中，TMS 是诱发长时程抑制或兴奋重塑效果的有效手段，而这些是突触改变的有力表现，并且这种兴奋性持续时间超过了刺激时间，其中主要包括了长时程增强（long-term potentiation，LTP）和长时程抑制（long-term depression，LTD）。LTP/LTD 的动物实验表明有多种机制参与，可以将其分为两大类，即突触效应和非突触效应。

a. 突触效应：快速重塑的机制可能是激活已经存在但是休眠的突触，或者重塑活动依赖性的突触，或使突触后神经元兴奋性发生改变。休眠的突触缺乏 AMPA 介导的谷氨酸能受体，因而突触前膜释放的神经递质不会引起目标神经元的快速转变。唤醒这些休眠的突触，可能会通过添加突触后膜上 AMPA 受体，从而快速增加突触功效。

b. 非突触效应：尽管突触机制被认为是重塑的关键，但远离突触的周围神经轴索存在的非突触机制也需要引起注意。例如，新的蛋白质合成、突触再生等。

②TMS 促进神经元再生：关于重复经颅磁刺激（repetitive transcranial magnetic stimulation，rTMS）的多项研究发现其可促进成熟大脑的神经元再生。目前大多数研究停留在动物实验阶段。如连续 14 天给予健康大鼠 25 Hz rTMS 可以增加海马齿状回的神经元再生，脑深部 TMS 可使成年大鼠的海马区域的细胞再生和成熟分化；对于成熟大鼠黑质纹状体损害给予 rTMS 后，侧脑室壁的脑室下层（subventricular zone，SVZ）出现神经元再生与分化。对于成人的研究也有多项结果显示 rTMS 可能有促进神经元再生的作用。Furtado 给予抑郁症患者 rTMS 治疗后测量其左侧杏仁核和左侧海马的体积变化，推测可能有神经元再生。

③TMS 促进大脑皮质的重塑：大脑皮质区域的可塑性主要归功于突触强度的改变以及轴突生芽形

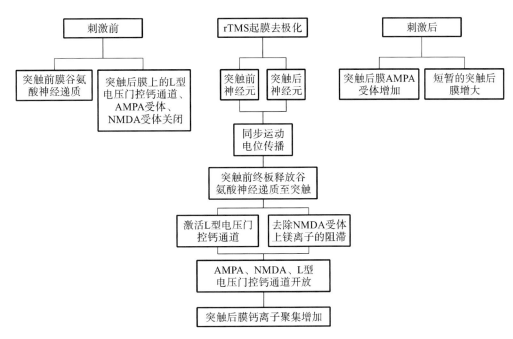

图 34-4　rTMS 在海马兴奋型突触上引起 LTP 的机制模拟图

成新的突触。rTMS 可促进调节单侧大脑半球损伤后的平衡紊乱。新兴的大脑网络学说正是使用了包括直接电刺激等技术研究感觉运动、视空间、言语和社会认知系统间的联系,以及这些神经网络之间和多种模式之间的联系,比如工作记忆、注意力、执行功能和意识水平。

（二）经颅磁刺激治疗 PD 的研究进展

1. 经颅磁刺激在运动障碍性疾病中的运用　PD 临床表现主要有运动迟缓、震颤、强直及步态姿势异常等运动症状,以及认知损害、自主神经功能紊乱等非运动症状。重复经颅磁刺激(repetitive transcranial magnetic stimulation,rTMS)是一种安全、微创、非侵入且有效的神经调控方式,可在了解个体症状及神经病理生理的基础上,通过合理、选择性地调控大脑皮质某些区域的功能,达到治疗目的。目前 rTMS 用于治疗多种神经精神疾病,对于 PD 的运动症状及非运动症状都有一定疗效。

（1）rTMS 治疗 PD 运动症状:目前指南仅有双侧 M1 区高频刺激对 PD 改善运动症状的 C 级证据,其他还尚待研究,可能与研究中使用的 rTMS 方案差别较大有关。现有研究多表明 rTMS 可缓解运动症状,短期和长期疗效均高于假刺激组。rTMS 对 PD 患者的冻结步态在短期内有明确的治疗效果。

（2）rTMS 治疗 PD 非运动症状。

①睡眠障碍:70％PD 患者存在睡眠障碍,是 PD 非运动症状中的一种,疾病早期即可出现。主要表现为睡眠的整体时间缩短,睡眠质量降低,睡眠碎片时间增加。其中,浅睡眠和睡眠中断常见。PD 患者睡眠结构紊乱,高级皮质在非快速眼动睡眠行为障碍期代谢水平降低,高频 rTMS 可以增加皮质兴奋性,减少皮质的抑制。TMS 能够增加失眠患者的Ⅰ期、Ⅱ期、Ⅲ期和Ⅳ期睡眠慢波的波幅,从而增加睡眠深度,更接近于自然睡眠,有助于机体恢复,同时对增加记忆有所帮助。既往研究证实,顶叶刺激改善了睡眠质量、睡眠时间,并减少了夜间觉醒的次数,且作用持续数天;而同样在运动区的刺激则没有显示类似效果。也有多项研究表明高频刺激颞叶显著有效。

②言语不利:目前研究多认为 rTMS 治疗言语不利高频有效,但是实验的重复性较差,疗效有待于进一步验证。

③痴呆:研究发现 rTMS 可促进额叶皮质下白质的修复生长,有助于提高认知功能,改善记忆。还可显著提高脑部 ATP 水平,改善脑代谢。既往研究显示额叶低频刺激对 PDD 有效,高频刺激 DLPFC 无效。

④抑郁:rTMS 能够减轻 PD 患者的心境障碍,缓解其抑郁和焦虑状态。这可能与 rTMS 可引起如多

巴胺、5-羟色胺、谷氨酸、脑源性神经营养因子等多种神经递质的变化有关。一项 Meta 研究显示,与假刺激组相比,rTMS 治疗对 PD 患者的抑郁症状改善率接近于 SSIRs(抗抑郁药物)治疗。

2. 重复经颅磁刺激治疗帕金森病效果的影响因素

(1)刺激频率。

根据刺激频率大小,rTMS 分为高频 rTMS(频率≥ 1 Hz)及低频 rTMS(频率<1 Hz)两种。一般认为频率≤ 1 Hz 的 rTMS 产生抑制作用,而频率≥ 5 Hz 的 rTMS 产生兴奋作用;短间歇持续脉冲刺激引起抑制作用,长间歇脉冲刺激引起兴奋作用。

(2)刺激部位:目前已知神经元的同步活动是与特定部位相关的,比如刺激运动前区背侧较 M1 区所产生的反应要小,可能为刺激引起刺激部位自发节律的重启。一项 Meta 分析显示,不同区域的节律特异性稳定持续存在。在 10 个不同的研究中,研究者刺激了不同部位,有 M1 区、V1/V2 区和前额叶背外侧皮质(dorsolateral prefrontal cortex,DLPFC)区,刺激感觉或运动皮质较刺激 DLPFC 区对 α 波和 β 波有更明显的影响,而刺激后效应对 δ 波和 θ 波的影响则是刺激 DLPFC 区较刺激感觉和运动皮质更明显,这些刺激不同部位产生的不同后效应有显著的差异。

(3)刺激强度:刺激强度分为阈上刺激和阈下刺激。多项研究显示强度高于静息阈值(relaxed motor threshold,RMT)的 rTMS 可以使 M1 区的血流速度增快,代谢率增高以及 fMRI 上血氧水平依赖(blood oxygenation level dependent,BOLD)增高,而对侧大脑半球区域区域性脑血流(regional cerebral blood flow,rCBF)减少。对于阈下的 rTMS,既能造成 rCBF 增多也能造成 rCBF 减少,代谢率和 BOLD 信号的变化则取决于刺激频率。

七、帕金森病冻结步态的机制和治疗

PD 是一种复杂的多系统疾病,伴有运动症状和非运动症状。PD 早期即可存在平衡和步态障碍,随着疾病进展,平衡和步态障碍也会逐渐加重。频繁跌倒是疾病进展的关键表现之一,并且是晚期 PD 患者死亡的重要原因之一。

(一)PD 步态和平衡障碍的临床特征

PD 导致突出的步态障碍,包括步态减慢、拖拽、平衡障碍、转弯困难,以及下肢僵硬、无力和沉重。在疾病后期,因起步困难和冻结而常常出现步行中断,在走到门口或遇到障碍物时尤为明显,并常常伴有姿势不稳。

PD 的典型步态为步幅减小,步行拖拽,从而导致步速减慢。转身是通过多个小步来完成的。转身异常可能是 PD 步态和姿势障碍的早期迹象,其预测意义甚至大于步态异常。帕金森病步态另一特征为弯腰,主要表现为肩部、颈部和躯干向前弯曲,并伴有手臂摆动减少,这也是帕金森病步态的较早迹象之一。

姿势不稳是 PD 的主要特征之一。由于姿势反射受损,患者常常感到难以维持和恢复平衡。但跌倒在早期阶段通常不会发生。如果早期即发生跌倒,应考虑诊断为非典型帕金森综合征,如进行性核上性麻痹或多系统萎缩。

冻结步态(freezing of gait,FOG)是 PD 疾病进展的特征。FOG 被定义为"尽管有行走的意愿,但出现短暂或偶然的迈步困难,或明显不能前进"。随着疾病进展,FOG 变得更加普遍,其发生率在病程 2 年后大约为 7%,5 年后为 28%。运动波动和应用高剂量左旋多巴被认为是 FOG 的独立危险因素。FOG 还与 PIGD 分型以及精神症状相关。

(二)跌倒

1. 跌倒的流行病学和后果　与其他神经系统疾病相比,PD 患者的跌倒发生率更高。即使在疾病早期,PD 患者跌倒发生率也为一般老年人群的三倍。每年大约 60% 的 PD 患者会发生跌倒,其中 70% 会反复跌倒。跌倒可导致骨折、生活质量下降、增加照护者负担,并可加重患者的恐惧心理,导致活动受限、久坐不动等,继而产生其他继发性损伤,而这反过来又进一步增加跌倒和并发症的发生。

2. 跌倒的危险因素　PD 患者跌倒与很多因素相关,包括年龄相关因素和疾病特异性因素,又可以分为不可干预因素和可干预因素。最显著的危险因素是跌倒史。不可干预因素包括高龄、女性和疾病严重程度等。可干预因素包括平衡障碍、FOG、下肢力弱、认知障碍和直立性低血压。其中,反复跌倒的危险因素包括跌倒史、FOG 和平衡反应障碍等。认识到危险因素可帮助临床医师进行跌倒风险评估,制订预防措施。可干预因素现已成为治疗的目标。

(三) 病理生理学机制

人体维持直立姿势是自发的,不需要提高注意力。中枢神经系统主要通过两种机制来维持姿势、平衡和运动之间的协调。其一,运动可使身体姿势发生变化,进而引起感觉信息变化,从而诱发自发性姿势反应(反应性机制)。其二,在主动运动准备期间,人体会发生预期性姿势调整(anticipatory postural adjustment,APA)来抑制即将发生的姿势变化所产生的影响(预期性机制)。

PD 患者的预期性机制和反应性机制均受损。PD 患者自动姿势反应的异常主要是姿势反应减小,表现为躯干运动明显减小,导致躯干像一节木桩一样向着干扰方向倒下。此外,当受到来自外界的不同大小的外力干扰时,PD 患者无法做出相应幅度的反应,仅出现小幅度反应。

此外,PD 患者姿势反射的激活也出现异常。其中,不稳定的中等延迟伸展反射被放大,而稳定的长潜伏期伸展反射减弱。晚期 PD 患者的长潜伏反射的神经支配已改变,而这使得问题更为复杂。PD 患者中枢本体感觉运动整合发生异常,导致其校正平衡的步幅也减小。

早期 PD 患者的预期性姿势调整(APA)较为明显,而进展期患者的 APA 减小,姿势不稳的患者更为明显。PD 患者肌肉激活模式也发生了变化,这与运动迟缓无关,可能与运动准备和运动启动的缺乏相关。

有 FOG 的 PD 患者具有多方面的 APA 功能失调,如冰冻样姿态、膝盖振荡、迈步延迟或缺乏等,即 APA 与步骤偶联故障。有 FOG 的 PD 患者常常表现为皮质胆碱能去神经支配和 β-淀粉样蛋白沉积。

值得注意的是,FOG 的胆碱能投射系统缺陷是由新皮质去神经支配驱动的,而不是由脑桥核-丘脑退化引起的。胆碱能脑桥核-丘脑投射的退化与姿势反射损伤有关,其潜在的病理生理学变化可能与导致 FOG 的情况不同。

fMRI 研究已证实,FOG 患者的神经环路中存在薄弱环节,这些既竞争又互补的神经网络“解偶联”(包括尾状核、苍白球内侧、丘脑和中脑运动中心)可能会导致“冻结”发生。该研究还表明,在虚拟现实步态任务中,FOG 患者不仅基底神经网络与认知控制网络之间的功能连接性降低,而且左、右两侧认知控制网络之间的连接也受损。

(四) 治疗

1. 姿势不稳及步态障碍

(1) 多巴胺能治疗:姿势不稳和步态障碍的 PD 患者,在疾病的晚期阶段也对左旋多巴有反应,其反应性低于运动迟缓和僵直。左旋多巴治疗姿势不稳的各种研究结果变异较大,这可能与非多巴胺能系统越来越多地参与疾病进展有关,特别是在步态和姿势控制方面。在 PD 早-中期,应用多巴胺能药物治疗姿势不稳和步态障碍可取得较满意疗效。姿势反射异常和 FOG 通常在“关期”更常见,增加多巴胺能药物剂量常常可以得到改善。

一项研究表明,左旋多巴治疗可以增加步行速度,但是由于姿势控制障碍而导致跌倒的风险增加。具体而言,处于“开期”状态的 PD 受试者步行及转身更快,但在安静站立时稳定性下降。这与运动障碍有关,与疾病严重程度无关。对于是否施行脑深部电刺激术(DBS),也应考虑到增加步行速度和增加跌倒风险之间的平衡。

(2) 胆碱酯酶抑制剂:有许多关于胆碱酯酶抑制剂是否可以改善步态障碍并减少跌倒的研究。一项随机安慰剂对照研究显示,与安慰剂组相比,给予多奈哌齐 6 周的 PD 患者跌倒减少约 50%。另一项随机双盲安慰剂对照的 Ⅱ 期临床试验,研究利凡斯的明对 PD 中期(H-Y 分期 2~3 期)且之前 12 个月内至少有一次跌倒的患者的影响,结果发现治疗组每月跌倒减少 45%,并且迈步时间的变化也有所改善。这表明利凡斯的明可能通过改善步态稳定性来减少跌倒,但需要进行多中心研究来验证。

（3）去甲肾上腺素能药物：如哌甲酯。由蓝斑变性引起的去甲肾上腺素减少已被认为是 PD 晚期步态障碍和 FOG 的潜在机制。哌甲酯可抑制突触前多巴胺和去甲肾上腺素转运蛋白，从而阻断纹状体和前额皮质中的多巴胺和去甲肾上腺素再摄取。但是，在一项 6 个月的双盲安慰剂中度步态障碍（$n = 23$）试验中，未发现步态参数或 FOG 明显改善。在另一项随机对照安慰剂研究中，受试者为接受了 STN-DBS 治疗的患者，给予每天 1 mg/kg 的哌甲酯治疗 90 天，在左旋多巴的"关期"和"开期"FOG 均得到改善。这提示哌甲酯可作为 PD 晚期步态障碍的治疗选择。

（4）脑深部电刺激术（DBS）：虽然 DBS 在减少运动波动、运动障碍、震颤和僵硬方面非常有效，但对步态和姿势稳定性的改善作用却不明显。最近，脑桥核成为治疗的新靶点，但具体方法和临床结果仍不明确。

STN-DBS 对姿势不稳、步态障碍者的治疗在初始时是有益的，但其获益随着时间推移而减弱，最终导致姿势不稳和步态障碍进展，这可能与疾病进展，以及病理改变超出多巴胺能系统有关。有些研究提示 STN-DBS 可增加步行速度，并改善步幅和步行节奏的变化，与稳定的步行模式一致。但是应注意到，与药物治疗相比，STN-DBS 可能会使姿势不稳和步态障碍进一步恶化。相比之下，苍白球切除术或苍白球内部的慢性刺激似乎可改善轴性症状，但效果短暂，仅持续 3～6 个月。

2. 冻结步态（FOG）　FOG 在"关期"更常见，多巴胺能药物可以部分缓解大多数患者的 FOG。但必须注意到"开期"也可发生 FOG。在 ELLDOPA 研究中，对未接受过药物治疗的 PD 患者给予左旋多巴治疗，FOG 发生率显著降低，但与左旋多巴剂量无关。随着病情进展，FOG 对治疗出现抵抗，并远大于运动迟缓和僵直的药物抵抗。

有些 PD 患者即使运动迟缓、僵直和震颤都控制得很好，但在"开期"也可出现 FOG。给予更高剂量的多巴胺能药物治疗后 FOG 可减少。少部分患者在"关期"步态正常，但在"开期"可出现冻结，尤其是在早晨剂量之后。这些患者减少药物剂量后，步态可改善。

在一些临床研究中，给予多巴胺受体激动剂比左旋多巴更容易出现 FOG。通常认为这是由于对 D2 受体的影响。

（1）脑深部电刺激术（DBS）：在一项施行双侧 STN-DBS 的研究中，在 6 个月和 12 个月随访时冻结者转换为非冻结者的可能性增加。转换的预测因素是 6 个月时左旋多巴等效剂量较高，而在 12 个月时左旋多巴等效剂量相对减少，并且开/关波动减少。

有证据表明，对脑桥核的刺激可使步态障碍和姿势不稳得到改善。有趣的是，脑桥核作为中枢胆碱能系统的一部分参与步态和平衡调节。一项双盲交叉试验（$n = 6$）报道了在脑桥核手术后 1 年 FOG 明显改善。而一项使用步态分析仪的双盲研究表明，双侧刺激对 FOG 的改善较单侧刺激更明显。但在前一项研究中，姿势不稳改善不明显，而且脑桥核刺激并未增加步长。

（2）左旋多巴-卡比多巴肠凝胶：连续 16 h 空肠内输注左旋多巴-卡比多巴肠凝胶（LCIG）是治疗晚期 PD 运动波动的有效方法。Devos 报道了在 75 例患者参与的研究中，61% 患者在左旋多巴输注后姿势不稳、慌张步态和 FOG 均减少。最近，有小型回顾性和前瞻性开放性的研究报道，连续 16 h 或 24 h 输注 LCIG 可减少对左旋多巴无反应的 FOG 和跌倒。

（3）运动干预：许多不同模式的运动方式对步态的改善已得到验证，包括平衡训练、阻力训练、有氧运动、外部提示训练、跑步机步行、运动策略训练、舞蹈（特别是合作性舞蹈）和太极拳。结果均提示运动干预可改善 PD 患者的平衡性、机动性和肌肉力量，而这些都是跌倒的危险因素。由于 PD 患者跌倒的危险因素非常复杂，可能需要采取多因素干预措施。

太极拳可作为一种平衡训练方式。在一般老年人群中，高难度的平衡运动比其他形式的运动更有效。对 PD 患者来说，太极拳训练也较其他运动形式更能提高平衡性。有研究对比了太极拳运动与阻力训练，太极拳组的平衡和机动性改善更明显。

有研究对 PD 患者进行了跑步机步行训练，并模拟现实环境，采用不同的路径，给予外界干扰及设置各种障碍，然后与单纯跑步机步行进行对比。所有受试者在开始试验前都有反复跌倒史。结果显示，两组的跌倒率均有所下降，但模拟组在 6 个月内较单纯跑步机组减少 55%，并伴有机动性和平衡显著改善。

总之,这些结果表明,很多运动形式可使患者获益。这些运动均是执行特定任务,受试者可通过练习而改善功能。

有研究表明,对患者进行合作性舞蹈干预,或在家庭内进行外部提示训练,FOG 可改善。另外一项研究对 FOG 患者进行外部提示训练,小型预实验提示有所改善,但正式研究没有发现 FOG 减少。有初步证据表明,经运动或认知训练后,认知损害较轻的 PD 患者可以改善认知功能。但大多数跌倒研究中排除了明显认知障碍患者,因此,这部分人群其临床获益目前尚不明确。尽管如此,FOG 和认知障碍都是跌倒的危险因素,在进行跌倒干预时应考虑到这一点。如果严重的 FOG 和认知障碍无法通过医疗手段得到纠正,则应该通过改善环境和行为方式来降低跌倒风险。目前尚无这些研究的相关报道。

(五)未来发展方向

1. 药物和外科手术　有新的证据表明,Aβ 代谢紊乱可作为早期 PD 患者出现多巴抵抗性步态障碍的生物标志物。研究者据此提出了新的治疗方向,旨在减少淀粉样蛋白沉积,以减轻步态紊乱,降低跌倒风险。

2. 非医疗手段　技术进步为监测运动障碍和跌倒提供了可能。研究者在应用可穿戴传感器监测 FOG 和跌倒方面已开展了许多工作,但大多数研究是在实验室完成的。

迄今为止,非医学干预多是为无认知障碍或伴有轻微认知障碍的 PD 患者提供运动干预。鉴于大多数 PD 患者会出现认知障碍,并且这是已知的跌倒危险因素,未来需要针对有认知障碍的群体进行进一步运动干预。还需要对其他干预措施进行测评,如环境和行为改变、认知训练等。

八、帕金森病运动并发症的危险因素和防治措施

左旋多巴是目前公认的改善 PD 患者运动症状的最有效药物,但长期使用会出现运动并发症,包括异动症(dyskinesia)和运动波动(motor fluctuations,MF),严重影响患者生活质量。在应用左旋多巴 5～10 年的患者中,运动并发症的发生率可达 75%～80%。

(一)危险因素

1. 药物因素　药物因素主要包括左旋多巴剂量和反应性。高左旋多巴剂量和较好的药物反应为运动并发症的危险因素。多巴胺通路相关基因的遗传多态性导致左旋多巴药物个体反应差异,已发现 DRD2 基因与异动症,rs28363170、SLC6A3 和 COMT 基因与药物反应性,UBC、SNCA、FYN、SRC、CAMK2A 和 SLC6A3 基因与药物反应和 PD 间的分子机制相关。

2. 疾病因素　疾病因素主要指 PD 患者运动症状与非运动症状的严重程度。非运动症状负担和运动症状负担与异动症和 MF 有关。

在非运动症状中,抑郁和焦虑是运动并发症的重要危险因素,除 MDS-UPDRS Ⅰ外还可用贝克抑郁量表、医院焦虑抑郁量表(hospital anxiety and depression scale,HADS)等评估。

异动症的发生还与病程、疾病严重程度(H-Y 分期)、UPDRS 各部评分和疾病分型等相关,其中病程和疾病严重程度为主要内因。功能影像学研究发现纹状体突触前多巴受损是 PD 异动症的独立危险因素,其中,壳核多巴转运体下降 1 个单位,异动症风险增高 2.6 倍,进一步支持病程与疾病严重程度本身是导致异动症的重要因素。疾病分型方面,在震颤型(tremor-dominant,TD)、僵直迟缓型(akinetic-rigid,AR)和混合型(mixed type,MT)PD 患者中,震颤型与左旋多巴诱导的异动症之间存在显著的负相关,即以静止性震颤为 PD 初始表现的患者发生异动症的可能性较低。不同亚型所涉及的不同病理生理机制可以解释其原因。震颤型患者黑质内侧部的细胞丢失更严重,导致丘脑活动和小脑投射的过度活跃。僵直迟缓型患者黑质和后壳核的腹侧部的细胞丢失更严重,导致谷氨酸能丘脑-皮质通路的抑制和皮质激活减少。

3. 患者因素　起病年龄与异动症和 MF 有关。较高的受教育水平与 MF 有关,但与异动症无关。低 BMI 与异动症有关,但与 MF 无关。对于性别、咖啡因的影响研究结果不一。

起病年龄较小的 PD 患者发生异动症的风险较高,其发生率随着起病年龄的增加而降低。在左旋多

巴治疗 5 时,50 岁前后发病患者的异动症发生率存在显著差异。而在左旋多巴治疗 5 年后,无论发病年龄如何,异动症风险均增高。

（二）防治措施

药物基因组学、疾病和患者因素为运动并发症的不可控危险因素,左旋多巴为最主要的可控危险因素,其治疗时机及方式的选择为运动并发症防治的关键。

1. 治疗时机　在疾病早期应用多巴胺(DA)、MAO-B、金刚烷胺等药物,力求达到疗效最佳、维持时间更长而运动并发症发生率最低的目标。但应注意,运动并发症的发生与其发生时的左旋多巴剂量而非左旋多巴的起始治疗剂量相关。左旋多巴治疗本身的持续时间不会增加运动障碍的风险。运动并发症与左旋多巴起始使用时间无显著相关,而与左旋多巴剂量和病程显著相关,提示临床上控制左旋多巴剂量十分重要,而不是过度强调延迟左旋多巴使用时间。

2. 剂量　左旋多巴日剂量、日等效剂量、累积剂量以及单位体重上述剂量值与运动并发症的发生具有相关性,因此用药时还应注意考虑患者体重,个体化选择剂量。研究发现,左旋多巴日剂量 400 mg/d、左旋多巴累积剂量 536 g 可作为区分异动症与非异动症的阈值剂量。在患者长期的病程中,应给予平稳并且相对低剂量的左旋多巴,以减少异动症的风险。正常人纹状体的多巴胺水平相对稳定,而 PD 患者的异动症很可能与非生理性地补充脑内多巴胺,即服用半衰期较短的左旋多巴(半衰期 60～90 min)以及消化道对药物的吸收导致的脉冲样刺激有关。在临床中应按照滴定的原则,以小剂量增加药物,控制患者峰剂量,特别在"左旋多巴负荷试验"选择剂量时要尤为注意,以降低异动症的风险。

九、帕金森病的新药治疗

PD 的药物治疗策略针对一系列的症状,包括运动症状和非运动症状。另外神经保护治疗也是 PD 治疗的研究热点。

（一）神经保护治疗

目前的神经保护治疗的靶向目标仍集中在 α-突触核蛋白(α-syn)上,最新的一种化合物 PRX002——抗 α-syn C 端的单克隆抗体的 I 期临床研究已获得成功,该药物连续 12 周应用在 80 例早期 PD 患者中,发现有很好的耐受性,Ⅱa 期临床研究正在进行中。另外一种神经保护的治疗靶点是脑部胰岛素途径。胰高血糖素样肽-1(GLP-1)受体激动剂,包括艾塞那肽、利拉鲁肽和利西塞那肽,目前的适应证都是 2 型糖尿病,而且这些药物在 PD 的临床前期模型中被证实有神经保护作用。最近一项随机双盲对照试验(DBRCT)对艾塞那肽进行了评估,该试验在 48 周内对 62 例中度进展期 PD 患者(已经服用左旋多巴)进行了研究。治疗结束后 12 周"关期"UPDRS 评分艾塞那肽组显著优于安慰剂,且无安全性问题。确切的治疗效果需要其他更大样本量的随机对照研究进行验证。

（二）运动症状的治疗

近期针对早期 PD 的治疗,DBRCT Ⅱa 期临床研究结果显示,P2B001 联合低剂量的 MAO-B 抑制剂雷沙吉兰和低剂量的多巴胺受体激动剂普拉克索可以略微改善 PD 患者的 UPDRS 评分。需要长期的研究来确定该方案对延缓 PD 运动并发症的影响。另一项研究是通过靶向非多巴胺受体对早期 PD 进行治疗。DBRCT Ⅲ 期临床研究评价了腺苷 A2a 受体拮抗剂——preladenant,单一治疗与安慰剂对照以及与雷沙吉兰对照,结果在 1000 多例早期 PD 患者中未能显示治疗药物优于安慰剂或雷沙吉兰。

在 PD 进展期的运动症状治疗方面,最近有两种药物已经在多个国家进行了评估并获得了治疗运动波动的许可证。沙芬酰胺是一种具有谷氨酸释放特性的混合型 MAO-B 抑制剂,在 Ⅲ 期试验中有助于减少关期时间。奥匹卡朋,一种新型的长效 COMT 抑制剂,每日服用一次也可以减少"关期"时间。另外,运动波动的药物治疗主要集中在增强左旋多巴的吸收方面,即提高药物的生物利用度。对于舌下阿扑吗啡(APL-130277)制剂,Ⅱa 期临床研究发现单次给予可快速起效,让患者从关期较快速地进入开期。对于一种吸入性左旋多巴制剂——CVT-301,在 86 例 PD 患者中进行的 Ⅱb 期 DBRCT 研究发现可改善

"关期"0.9 h。另一种方法是使用胃动素受体激动剂 camicinal(GSK962040)改善小肠对左旋多巴的吸收。一项Ⅱa阶段的研究表明,使用7天后患者的"关期"有所改善,但左旋多巴的峰值水平没有改善;需要进一步的研究来确定这种治疗方法的有效性。

PD进展期的运动并发症还包括异动症。在异动症的治疗进展方面,美国FDA已经批准了一种长效的金刚烷胺制剂,每晚睡前给药一次,临床研究已经证实能有效减少左旋多巴诱发的异动症,但是有20%的患者会出现幻视的副作用。另外,可以治疗异动症的靶点药物是代谢型谷氨酸受体(mGluR)亚型的拮抗剂,但是最近的新药 mGluR5 拮抗剂(Mavoglurant)的临床研究并没有得到阳性结果。

(三)非运动症状的治疗

PD的非运动症状涉及认知功能、吞咽功能、睡眠、情绪等。托莫西汀作为一种特异性去甲肾上腺素再摄取抑制剂,被批准用于治疗PDD的注意缺陷多动障碍。DBRCT研究将托莫西汀用于30例PD-MCI患者治疗注意缺陷和执行障碍,结果显示托莫西汀对PD-MCI的执行功能有主观改善,但没有客观改善。

(四)未来药物治疗方向

另外,鉴于PD的多因素性,传统的单靶点治疗方法不一定能达到预期的效果。因此,目前提出多靶点治疗策略并开展了相关药物研究,比如MAO-B抑制剂和铁螯合剂的组合、单胺氧化酶和胆碱酯酶抑制剂的组合、MAO-B抑制剂和腺苷 A_{2a} 受体拮抗剂的组合、D2受体激动剂和腺苷 A_{2a} 受体拮抗剂的组合等,但是上述这些多靶点药物尚处在合成和动物实验研究阶段,应用于PD的治疗还需要一段时间。但这可能是PD未来药物治疗的方向,前景可期。

(张建国　孟凡刚　陶英群　章文斌　尹丰)

第二节　帕金森病的药物治疗

一、预防/延缓 PD 进展的治疗

目前还没有有效措施来预防/延缓PD进展。在预防/延缓PD进展方面,普拉克索、辅酶Q10、肌酸无效;司来吉兰、雷沙吉兰、罗匹尼罗、维生素D的有效性有待研究;培高利特几乎无效。辅酶Q10、肌酸、维生素D等补充剂的原理考虑与防止多巴胺细胞死亡的线粒体和细胞功能相关,但临床有效性循证医学未证实。麦角类多巴胺受体激动剂(DA)相关的安全性考虑(如心脏纤维化)仍然是"通过专门的监测可以接受的风险"(表34-2)。

表 34-2　预防/延缓 PD 进展的治疗

分类	药物	有效性	安全性[*]	临床实践意义
DA	罗匹尼罗	证据不足		研究性
	普拉克索	无效		无用
	培高利特	不太可能有效	专门监测下可接受的风险	无用
左旋多巴/COMT 抑制剂	标准的 IR 制剂	证据不足		研究性
MAO-B 抑制剂	司来吉兰	证据不足		研究性
	雷沙吉兰	证据不足		研究性
补充剂	辅酶 Q10	无效		无用
	肌酸	无效		无用
	维生素 D	证据不足		研究性

[*] 安全性:除非另有说明,各种干预措施的风险均可接受,无须专门监测。

二、对症单一治疗(包括延迟/预防运动并发症的策略)

各种左旋多巴制剂、司来吉兰和雷沙吉兰,大部分的非麦角类DA(普拉克索IR、普拉克索ER、罗替高汀、吡贝地尔、罗匹尼罗IR)、部分的非麦角类DA(卡麦角林、双氢麦角隐亭和培高利特)在对症单一治疗方面有效。金刚烷胺具有抗谷氨酸(和多巴胺)特性,在对症单一治疗方面可能有效;罗匹尼罗PR、溴隐亭、抗胆碱能药物可能有效。腺苷A_{2a}受体拮抗剂伊曲茶碱在对症单一治疗方面无效。此外,与MAO-B抑制剂、DA对比,左旋多巴IR在对症单一疗法方面效果显著;MAO-B抑制剂改善早期PD的运动症状的效果不如左旋多巴和DA,但运动并发症的发生率略低于左旋多巴;左旋多巴在改善运动和生活质量方面优于DA;DA发生冲动控制障碍(ICD)的风险很高。在预防运动障碍的初始治疗中,与左旋多巴相比,普拉克索、罗匹尼罗和罗匹尼罗PR有效;卡麦角林、溴隐亭和培高利特可能有效。雷沙吉兰和司来吉兰延缓运动并发症的疗效有待验证(表34-3)。

表34-3 对症单一治疗

分类	药物	有效性	安全性	临床实践意义
DA(非麦角类)	普拉克索IR	有效		有用
	普拉克索ER	有效		有用
	罗替高汀	有效		有用
	吡贝地尔	有效		有用
	罗匹尼罗IR	有效		有用
	罗匹尼罗PR	可能有效		可能有用
麦角类	卡麦角林	有效	专门监测下可接受的风险	有用
	双氢麦角隐亭(DHEC)	有效		有用
	培高利特	有效		有用
	溴隐亭	可能有效		可能有用
左旋多巴/外周脱羧酶抑制剂	标准的IR制剂	有效		有用
	控释	有效		有用
	缓释	有效		有用
MAO-B抑制剂	司来吉兰	有效		有用
	雷沙吉兰	有效		有用
其他	抗胆碱能药物	可能有效		可能有用
	金刚烷胺	可能有效		可能有用
腺苷A_{2a}受体拮抗剂	伊曲茶碱	无效		无用

IR,速释;PR,缓释;ER,缓释;SC,皮下。

三、早期或稳定期PD患者对症辅助治疗

对于早期或稳定期PD患者,DA(普拉克索IR或ER、罗匹尼罗IR、罗替高汀或吡贝地尔)、雷沙吉兰、唑尼沙胺有效,托卡朋有效,但因潜在的肝毒性不推荐。溴隐亭、金刚烷胺、抗胆碱能药物可能有效;恩他卡朋、沙芬酰胺无效;司来吉兰在早期或稳定期PD患者中的疗效有待验证。目前新型COMT抑制剂奥匹卡朋对于早期或稳定期PD患者的疗效尚未评估(表34-4)。

表 34-4　早期或稳定期 PD 患者对症辅助治疗

分类	药物	有效性	安全性	临床实践意义
DA（非麦角类）	吡贝地尔	有效		有用
	普拉克索 IR	有效		有用
	普拉克索 ER	有效		有用
	罗匹尼罗 IR	有效		有用
	罗替高汀	有效		有用
麦角类	溴隐亭	可能有效	专门监控下风险可接受	可能有用
COMT-I	恩他卡朋	无效		无用
	托卡朋	有效	专门监控下风险可接受	有用
MAO-B 抑制剂	司来吉兰	证据不足		研究性
	雷沙吉兰	有效		有用
MAO-B 抑制剂	唑尼沙胺	有效		有用
	沙芬酰胺	无效		无用
其他	抗胆碱能药物	可能有效		可能有用
	金刚烷胺	可能有效		可能有用

IR，速释；ER，缓释。

四、PD 患者特定或全身运动症状的优化治疗

对于 PD 步态和平衡障碍，卡巴拉汀可能有效，哌甲酯、大麻二醇的疗效有待研究；多奈哌齐和美金刚对改善步态障碍的临床有效性证据不足；哌甲酯和美金刚分别以肾上腺素能和谷氨酸能作为靶点参与步态调节。因为涉及非多巴胺能通路，步态和平衡障碍通常是左旋多巴抵抗性症状，胆碱酯酶抑制剂（多奈哌齐和卡巴拉汀）可以减少跌倒，尤其对震颤疗效更佳，但因存在神经精神副作用和长期记忆障碍的风险，一般仅限于年轻不伴认知障碍者（表 34-5）。

表 34-5　PD 患者特定或全身运动症状的优化治疗

症状	药物	有效性	临床实践意义
步态和平衡障碍	多奈哌齐	证据不足	研究性
	卡巴拉汀	可能有效	可能有用
	哌甲酯	证据不足	研究性
	美金刚	证据不足	研究性
	大麻二醇	证据不足	研究性

五、运动波动的治疗

目前预防/延迟运动并发症无新进展（表 34-6）。对于运动波动的治疗，大多数非麦角类多巴胺受体激动剂（普拉克索 ER、普拉克索 IR、罗匹尼罗 IR、罗替高汀和罗匹尼罗 PR）、培高利特、左旋多巴 ER、左旋多巴（肠道输注）、恩他卡朋、奥匹卡朋、托卡朋、雷沙吉兰、唑尼沙胺、沙芬酰胺、间歇性注射 DA 阿扑吗啡都有效。经皮下输注左旋多巴（左旋多巴-卡比多巴肠凝胶）对某些严重运动波动者有效。司来吉兰疗效有待研究；吡贝地尔、双氢麦角隐亭、金刚烷胺疗效有待研究；伊曲茶碱可能有效。罗匹尼罗 PR 和罗替高汀存在新的安全问题。治疗棘手的运动波动（并减少运动障碍）可以选择注射/输液疗法或手术治疗（表 34-6）。

表 34-6　预防/延迟运动波动(F)或运动障碍(D)的治疗

分类	药物	有效性	安全性	临床实践意义
DA(非麦角类)	普拉克索 IR	有效(F/D)		有用(F/D)
	罗匹尼罗 IR	有效(D) 证据不足(F)		有用(D),研究性(F)
麦角类	卡麦角林	有效(F/D)	专门监控下可接受的风险	有用(F/D)
	溴隐亭	可能有效(D) 证据不足(F)		可能有用(D),研究性(F)
	培高利特	可能有效(D) 证据不足(F)		可能有用(D),研究性(F)
COMT-I	恩他卡朋	无效(F/D)		无用(F/D)
MAO-B 抑制剂	司来吉兰	无效(D) 证据不足(F)		无用(D),研究性(F)

IR:速释。

六、运动障碍的治疗

对于运动障碍,金刚烷胺、氯氮平有效,氯氮平作为非典型抗神经药,以 5-羟色胺(5-HT)受体为靶点,安全性方面需要监测血细胞计数。左旋多巴-卡比多巴肠凝胶输注治疗运动障碍可能有效,对于晚期 PD 患者可以减少关期时间,其机制可能是减少口服左旋多巴的剂量以及通过持续刺激方法直接作用于多巴胺受体。普拉克索、唑尼沙胺临床疗效证据不足;针对突触囊泡糖蛋白 2A(SV2A)通道的抗癫痫药物左乙拉西坦对运动障碍的临床疗效有待研究。此外,到目前为止,最有效的减少运动障碍的非多巴胺能靶点是谷氨酸-N-甲基-D-天冬氨酸(NMDA)受体拮抗剂金刚烷胺(表 34-7、表 34-8)。

表 34-7　运动波动的治疗

分类	药物	有效性	安全性	临床实践意义
DA(非麦角类)	普拉克索 IR	有效		有用
	普拉克索 ER	有效		有用
	罗匹尼罗	有效		有用
	罗匹尼罗 PR	有效		有用
	罗替高汀	有效		有用
	阿扑吗啡间歇性 SC	有效		有用
	阿扑吗啡输注	可能有效	专门监控下风险可接受	可能有用
	吡贝地尔	证据不足		研究性
麦角类	培高利特	有效	专门监控下风险可接受	有用
	溴隐亭	可能有效		可能有用
	卡麦角林	可能有效		可能有用
	双氢麦角隐亭	证据不充分		研究性
COMT-I	恩他卡朋	有效		有用

分类	药物	有效性	安全性	临床实践意义
左旋多巴/外周脱羧酶抑制剂	托卡朋	有效	专门监控下风险可接受	有用
	标准制剂	有效		有用
	控释	证据不足		研究性
	速释	证据不足		研究性
	缓释	有效		有用
	肠内输注剂	有效	专门监控下风险可接受	有用
MAO-B 抑制剂	奥匹卡朋	有效		有用
	雷沙吉兰	有效		有用
	司来吉兰	证据不足		研究性
	司来吉兰口腔崩解	证据不足		研究性
MAO-B 抑制剂	唑尼沙胺	有效		有用
	沙芬酰胺	有效		有用
其他	伊曲茶碱	可能有效		可能有用
	金刚烷胺	证据不足		研究性

IR,速释;PR/ER,缓释;CR,控释;SC,皮下。

表 34-8 运动障碍的治疗

分类	药物	有效性	安全性	临床实践意义
DA	普拉克索	证据不足		研究性
左旋多巴/外周脱羧酶抑制剂	肠道输注	可能有效	专门监控下风险可接受	有用
其他	金刚烷胺	有效		有用
	氯氮平	有效	专门监控下风险可接受	有用
	唑尼沙胺	证据不足		研究性
	左乙拉西坦	证据不足		研究性

七、帕金森病非运动症状的药物治疗

(一)抑郁

帕金森病抑郁的病理生理学机制复杂,与非帕金森病抑郁机制不同,其反映了 PD 广泛的脑干和皮质病变,涉及多种神经递质,包括多巴胺、5-羟色胺和去甲肾上腺素。治疗帕金森病抑郁的药物包括选择性 5-羟色胺再摄取抑制剂(selective serotonin reuptake inhibitor,SSRI)、选择性 5-羟色胺去甲肾上腺素再摄取抑制剂(selective serotonin-norepinephrine reuptake inhibitor,SSNRI)、三环类抗抑郁药(tricyclic antidepressant，TCA）、多巴胺受体激动剂普拉克索，其中 SSRI 最常用，但 SSRI 可使 5% 的 PD 患者震颤症状加重，偶尔也会加重帕金森综合征症状。此外，大于 60 岁的患者每日服用西酞普兰超过 20 mg 时存在 QT 间期延长的风险，使用药物时建议使用心电定期监测。单胺氧化酶 B 类药物如雷沙吉兰、司来吉兰等和 Ω3 脂肪酸治疗 PD 抑郁的证据不充分，培高利特和奈法唑酮无效。非药物干预措施如行为认知疗法（cognitive behavioral therapy，CBT）也可以用于帕金森病抑郁的治疗，多数 PD 抑郁患者更倾向于选择心理治疗。另外，重复经颅磁刺激对 PD 抑郁患者也有效，但治疗效果短暂，需要定期重复治疗。DBS 治疗后，部分患者的抑郁症状会得到一定程度改善。

（二）淡漠

多巴胺能和胆碱能去神经支配在 PD 淡漠的发生中起重要作用。利凡斯的明已经被证实可以改善 PD 淡漠，而多巴胺能治疗的证据较弱。对于 STN-DBS 术后和术后 PD 药物戒断情况下发生的 PD 淡漠，可以考虑使用多巴胺受体激动剂（如吡贝地尔）。

（三）认知障碍

一项临床随机对照试验结果证实利凡斯的明可改善 PD 各时期的认知功能。其他胆碱酯酶抑制剂如多奈哌齐、加兰他敏可治疗痴呆，但在 PD 认知障碍患者中尚缺乏足够的证据。有氧运动和认知训练也有助于改善 PD 患者的认知功能。限制使用抗胆碱类和精神类药物可能有助于长期改善认知功能。主动经颅直流电刺激、以计算机为基础的认知康复训练治疗 PD 轻度认知障碍的证据不足。

（四）精神症状

低剂量的喹硫平与氯氮平相比，安全性较高，常作为临床的首选用药。但奥氮平对 PD 精神症状无效。匹莫范色林是一种选择性 5-羟色胺 2A 受体反向激动药，对多巴胺能受体、毒蕈碱能受体、组胺能受体或肾上腺素受体都没有明显的亲和力。在可使用匹莫范色林的国家，匹莫范色林是治疗 PD 精神症状的首选药物。氯氮平常应用于喹硫平或匹莫范色林治疗失败的患者，也可以考虑作为一线药物，注意使用时需要监测血压。所有抗精神病药物必须谨慎用于精神病痴呆的患者，因为有跌倒、认知恶化、肺炎、心血管影响、卒中和死亡等风险。此外，胆碱酯酶抑制剂利凡斯的明可改善 PD 痴呆患者的幻觉。

（五）冲动控制障碍相关症状

冲动控制障碍的发生与多巴胺受体激动剂的使用密切相关，减少多巴胺受体激动剂的剂量甚至停用多巴胺受体激动剂常是治疗 PD 冲动控制障碍的第一步。认知行为疗法可用于冲动控制障碍相关症状的治疗。与 STN-DBS 联合术后减少多巴胺能药物剂量治疗冲动控制障碍，部分患者有效，但目前尚无随机对照试验。美金刚、纳曲酮治疗 PD 冲动控制障碍尚缺乏证据。

（六）流涎

B 型肉毒毒素（botulinum toxin B，BoNT-B）和 A 型肉毒毒素（botulinum toxin A，BoNT-A）通过阻断神经末梢释放乙酰胆碱，治疗 PD 流涎。格隆溴铵是毒蕈样受体拮抗剂，用于 PD 流涎的短期治疗。嚼口香糖或者吃硬糖能刺激自主吞咽功能，可能会缓解 PD 患者流涎症状。

（七）直立性低血压

首先排除药物源性直立性低血压。屈昔多巴适用于短期治疗，缺乏长期治疗依据。氟氢化可的松和米多君可用于治疗直立性低血压但尚缺乏足够证据。瑞波西汀是去甲肾上腺素转运阻滞剂，已被证实可治疗神经源性直立性低血压。

（八）泌尿系统功能障碍

索利那新是选择性 M3 受体拮抗剂，治疗 PD 泌尿系统功能障碍可能有效。其他毒蕈碱受体拮抗剂或选择性 β3 肾上腺素受体激动剂如米拉贝隆尚缺乏足够的证据。

（九）勃起功能障碍

首先排除药物、抑郁、前列腺疾病或糖尿病等原因导致的勃起功能障碍。西地那非是环磷酸鸟苷特异的选择性 5 型磷酸二酯酶抑制剂,治疗 PD 勃起功能障碍有效,其他选择性 5 型磷酸二酯酶抑制剂尚缺乏证据。

（十）胃肠道功能障碍

多潘立酮可选择性阻断多巴胺 D2 受体,常用于 PD 恶心呕吐等胃肠道症状,但此药有心脏毒性,应谨慎使用。也可以选择另一种多巴胺 D2 受体阻滞剂曲美苄胺。5-HT3 受体拮抗剂治疗 PD 胃肠道症状缺乏充足的证据。便秘的治疗包括药物治疗和非药物治疗,非药物治疗包括改善生活方式如增加高纤维食物摄入、多饮水等;药物治疗包括服用益生菌、益生元纤维、乙二醇、鲁比前列酮。鲁比前列酮可选择性激活胃肠道管腔黏膜细胞膜上的 2 型氯离子通道,促进肠液大量分泌和激活 ATP 敏感性钾通道,增强肠道传输的作用。

（十一）睡眠相关障碍

1. 失眠、日间过度嗜睡、阻塞性呼吸暂停　罗替戈汀、艾司佐匹克隆、褪黑素可用于治疗 PD 失眠,左旋多巴治疗失眠的证据不足,培高利特治疗 PD 失眠无效。持续正压通气可以改善 PD 失眠及日间过度嗜睡症状。莫达非尼可显著改善 PD 日间过度嗜睡症状,摄入咖啡因可能会改善 PD 日间过度嗜睡症状。

2. 快速眼动睡眠行为障碍（RBD）　治疗 PD RBD 的药物有氯硝西泮、褪黑素、利凡斯的明透皮贴剂,但缺少 PD 患者的随机对照试验。

（十二）疼痛

羟考酮-纳洛酮缓释剂可能对中枢性痛、肌肉骨骼痛和夜间疼痛有效,因其可引起不良反应（如头晕、头痛、疲劳、认知功能障碍和胃肠道症状恶化）,使用时需密切监测。对于以疼痛为主不伴运动波动的 PD 患者,可以考虑使用罗替戈汀透皮贴剂。空肠内注射左旋多巴、皮下注射阿扑吗啡或 DBS、抗抑郁药物、加巴喷丁、普瑞巴林治疗 PD 疼痛缺乏充足的证据。

（十三）疲劳

目前在排除继发性疲劳基础上,雷沙吉兰可用于 PD 伴疲劳患者的治疗。针灸、哌甲酯、莫达芬尼治疗 PD 疲劳的证据不足。

八、多巴胺替代疗法在 PD 非运动症状中的作用

多巴胺替代疗法可能对 PD 非运动症状有不同的效果。比如多巴胺受体激动剂、雷沙吉兰可用于治疗 PD 伴抑郁和 STN-DBS 术后导致的淡漠、失眠、疲劳。但多巴胺替代疗法可能加重或者导致 PD 某些非运动症状如精神症状、冲动控制及相关障碍、白天过度嗜睡、便秘等。

（张建国　孟凡刚　陶英群　章文斌　尹丰）

第三节　帕金森病的外科治疗

PD 的现代外科治疗离不开神经外科定向技术、医学影像技术（CT、MRI）和计算机技术的发展。人们尝试过对中枢神经系统和周围神经系统的不同治疗靶点进行手术干预来治疗 PD,如脊髓外侧束切断术、大脑脚切断术、大脑皮质区域切除术、脉络膜前动脉结扎术、内囊毁损术、豆状袢和豆状束破坏等手术,但由于手术并发症多,疗效差而逐渐废弃。

一、PD 的早期立体定向手术

1873 年,Dittman 介绍了立体定向手术的原理。1906—1908 年,Clarke 和 Horsley 试制了第一台动

物用立体定向仪。1946年,Spiegel和Wycis提出了功能性立体定向手术的概念,发明了人脑立体定向仪,并于次年应用酒精注射到苍白球和丘脑内侧区域治疗锥体外系疾病,完成了最早的人立体定向手术,奠定了立体定向和功能神经外科的基础。1955年,Hassler和Riechert开展丘脑腹外侧核毁损术治疗PD,治疗的有效率较前明显提高,逐渐为多数神经外科医生所接受。但是当时的影像技术相对落后,靶点定位难以验证,也缺乏手术疗效的统一评价方法,随着20世纪60年代末左旋多巴的问世,PD的手术治疗走入低谷。

国内立体定向与功能神经外科工作也在此时起步,由于条件所限,最早徒手或采用简单的立体定向设备,通过注入普鲁卡因、酚甘油、酒精或毁损等方法进行临床治疗。1959年,王忠诚等利用苍白球切开器徒手穿刺,经眶苍白球穿刺,首先注入1%普鲁卡因0.5 ml,5 min后再注入40%碘油0.2～0.5 ml以达到治疗目的。早期的立体定向手术在X线引导下进行,采用气脑造影,显示室间孔及第三脑室,推算脑内结构的坐标,计算靶点,根据计算结果,调整定向器的坐标角度,进行穿刺,经普鲁卡因封闭、电刺激等方法验证靶点位置、观察效果后使用96%酒精进行毁损治疗。

二、PD的立体定向毁损手术

PD立体定向手术成功的关键在于准确的靶点定位。CT与MRI设备的问世使靶点定位的准确性较气脑造影显著提高。高场强的磁共振具有无损伤、组织分辨率高等优势,使用MRI与多层重建技术,可以根据手术需要,在最理想的层面上获得靶点坐标。随着计算机技术在神经外科领域的推广和普及,功能神经外科治疗的疾病种类和手术例数大幅增加,毁损术一度成为PD外科治疗的主要手术方式。

Spiegel、Wycis、Talairach、Guiot、Riechert、Cooper、Walkers、Gillingham、Leksell等学者做了大量探索性工作以寻找治疗PD的有效靶点。毁损术治疗PD的靶点多选用丘脑腹外侧核或苍白球。丘脑腹外侧核包括腹嘴前核(Voa)、腹嘴后核(Vop)和腹中间核(Vim),毁损Voa及Vop对强直有效,毁损Vop及Vim对震颤有效,靠近内侧对上肢效果好,靠近外侧对下肢效果好。Vim是PD毁损术主要的靶区之一,有效率达80%～90%。

苍白球毁损术治疗PD始于20世纪50年代初,通过减弱内侧苍白球的过度兴奋或阻断到达腹外侧丘脑的抑制性冲动而达到治疗PD的目的,对PD的主要症状有明显改善作用,尤其是对运动迟缓效果较好,对药物引起的症状波动和运动障碍也有很好的效果,对步态障碍也有一定的作用。

丘脑底核(STN)毁损可以减弱苍白球内侧部(GPi)的高兴奋性,起到缓解症状的作用。但STN毁损术有极高的风险,容易出现偏侧投掷或偏身异动的副作用。

总体而言,立体定向毁损手术对PD的震颤和强直症状控制最好,对运动迟缓的改善不明显,而对生活自理能力完全丧失和脑室高度扩大的晚期患者手术效果差,不建议手术。PD的立体定向核团毁损手术是一种症状治疗,而非根治性治疗。在进行毁损手术时,首先微电极记录到核团的神经元放电,进行电刺激实验,经确定靶点位置后再进行毁损。由于双侧Vim或GPi毁损易产生嗜睡、言语障碍、吞咽困难、认知障碍等严重并发症,因此一侧毁损手术后,对侧不宜再行毁损手术。

三、PD的脑深部电刺激术

虽然神经核团毁损术曾是治疗PD的热门手段,但由于毁损术是破坏性的和不可逆的,毁损术尤其是双侧核团毁损的副作用逐渐显露出来,一些患者在术后出现明显的构音障碍、饮水呛咳和更严重的运动障碍等,因此毁损术逐渐被脑深部电刺激术(deep brain stimulation,DBS)所取代。1982年,人们应用丘脑深部电刺激治疗顽固性疼痛时,患者合并的PD震颤症状改善。1987年,Benabid开始应用丘脑Vim核团慢性电刺激治疗PD,取得较好疗效,开创了慢性DBS治疗PD的先河。

与毁损术相比,DBS的优点是显而易见的。DBS仅引起刺激电极周围2～3 mm内神经结构的失活,所用电刺激引起的任何作用都可以通过减少、改变或停止刺激来控制。DBS可用于双侧手术,对一侧行毁损术的患者,另一侧亦是DBS治疗的适应证。DBS具有可调整性,即可通过调整刺激参数而达到最佳治疗效果,并长期有效,即使出现不良反应,也可通过调整刺激参数使之最小化。由于刺激手术具有可逆性和可调整性,DBS 现已成为 PD 患者药物治疗之外的首选手段。

(一) DBS 治疗 PD 的作用机制

虽然 DBS 能够缓解 PD 症状,但是不能治愈疾病,当关闭刺激系统时 PD 症状会重新出现。DBS 治疗 PD 的机制可能与以下几方面有关:①病理性活动的规则化:高频电刺激(high frequency stimulation, HFS)产生更规则的放电模式覆盖不规则的病理性神经元放电活动,并且通过基底核-丘脑-皮质环路传播到下游结构。②减少基底核-皮质的 β 振荡:PD 患者基底核神经元 β 振荡增强并过度同步化,降低了皮质神经元激活 γ 频带的活性,导致运动发起困难,而 STN-DBS 可以降低 β 频带的活性,限制异常的相位-振幅偶联。③DBS 诱导的突触可塑性:长期的 DBS 可以影响大脑的功能、结构连接性,促进基底核-丘脑-皮质环路中的突触可塑性改变。④星形胶质细胞的作用:HFS 可以激活星形胶质细胞,促进各种神经递质的释放,调节神经突触活性。⑤神经保护作用:DBS 可能通过激活星形胶质细胞、促进释放神经营养因子的方式保护多巴胺神经元。

(二) DBS 治疗 PD 的靶点选择

同毁损术治疗 PD 的靶点类似,STN、GPi 和 Vim 是 DBS 治疗的主要核团。靶点的选择主要取决于 PD 患者希望治疗的主要症状,根据患者的主要临床表现灵活地选择靶点。

STN 的解剖位置和大小有很大变异,一般在前、后连合中点向后 4 mm,旁开 11~13 mm,向下 4~6 mm。其内侧边界为脊丘束,外侧边界为皮质脊髓束,其下方为黑质,STN 与黑质之间为未定带。STN 又分为背侧运动区、连合区和边缘区三个亚分区,背外侧 STN 是 DBS 治疗 PD 最有效的靶点。随机对照试验表明 STN-DBS 和 GPi-DBS 均能改善 PD 的运动症状,两者在改善药物波动引起的运动障碍症状和提高生活质量方面同样有效。在改善震颤方面,STN-DBS 与 Vim-DBS 同样有效。STN-DBS 的优势包括对震颤和运动迟缓有良好的临床疗效,改善运动障碍和运动波动,在减少多巴胺能药物方面更有效。

GPi 是基底核中的主要输出核团,GPi-DBS 能够有效地改善 PD 患者药物"关期"状态的强直、运动迟缓以及"开期"的异动症,提高患者生活质量。研究表明 GPi 对异动的改善可能优于 STN,但在减药方面不如 STN。以减药为目的时可优先考虑 STN 核团,有认知减退倾向或情绪问题的患者可优先考虑 GPi。

Vim 核团高度为 10 mm,前后径为 4 mm,宽度为 10 mm。从侧面看,Vim 核团在后连合前方 4~8 mm 处,AC-PC 垂直线从外向内倾斜 20°,向前倾斜 20°。Vim 核团是最早用于临床的 DBS 治疗靶点,Vim-DBS 能够较好地控制 PD 患者的震颤症状,但对强直、运动迟缓及异动症却无治疗作用。副作用包括感觉异常、发音困难等。

脑桥核参与了运动的起始和维持。目前研究表明,该靶点对 PD 的步态障碍和跌倒可能有效,但对姿势稳定性的影响尚不明确。

(三) DBS 治疗 PD 的手术适应证与禁忌证

(1) 原发性 PD,或者遗传性 PD、各种基因型 PD,对复方左旋多巴反应良好。

(2) 疗效已显著减退,或出现明显的运动并发症,影响生活质量。

(3) 出现不能耐受的药物不良反应,影响到药物疗效。

(4) 存在药物无法控制的震颤。

(5) 除外严重的共存疾病:①有明显的认知功能障碍;②有严重(难治性)抑郁、焦虑、精神分裂症等精神类疾病;③有医学共存疾病影响手术或生存期。

(四) DBS 步骤

DBS 器械包括立体定向系统、微电极和电生理记录系统、植入系统(植入电极和刺激器)等。

1. 术前准备和术前评估 术前对患者进行 PD 的分期评估,确定诊断。

2. 安装头架及 CT、MRI 局麻下安装立体定向头架,安放时使立体定向头架与前、后连合间线(AC-

PC 线)平行,以减少计划系统校正引起的误差。手术当天采用 3.0 T 磁共振,以层厚 1~2 mm 的薄层连续水平和冠状断层扫描,将图像传输至手术计划系统。也可以术前进行头部 MRI,手术当天佩戴头架后进行头部 CT 薄层扫描,然后在手术计划系统内将头部 MRI 和 CT 进行融合定位。

3. 影像学定位 在手术计划工作站,确定前连合(anterior commissure,AC)、后连合(posterior commissure,PC)层面,前连合位于胼胝体下方、丘脑前方,后连合位于胼胝体下方、丘脑后方,将 AC-PC 线的中点定为大脑原点。通过手术计划工作站将头部 CT 和 MRI 图像进行融合,在融合后的核磁图像上进行定位(图 34-5)。

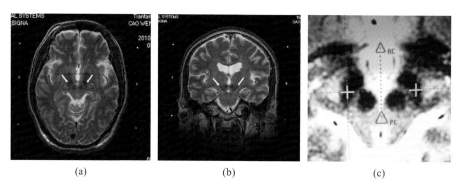

图 34-5 靶点定位(STN 为可见靶点)

(a) 术前轴位 MRI 图像(箭头为 STN 核团);(b) 术前冠状位 MRI 图像(箭头为 STN 核团);(c) 手术计划系统确定 STN 核团位置。

4. 术中微电极记录(microelectrode,recording,MER)功能定位 局麻下于额部中线旁 3~4 cm 做头皮切口,在冠状缝前行颅骨钻孔。安装立体定向弧形弓架和导向器后,进行 MER。

MER 是 PD 术中常用的定位方法,采用微电极和电生理记录系统确认靶点。微电极一般由钨或铂-铱制成,尖端纤细,直径 2~5 μm,微电极阻抗为 300~1500 kΩ。微电极的放大器与微推进器电生理仪相连,可记录到单个细胞或核团电信号,经放大后可实时显示,可同时将电信号转换成声音输出,并对电信号的放电方式、频率、波幅及背景噪声结合解剖图谱进行分析。通过识别微电极周围的细胞放电可判断脑部电极的位置。其机制是在脑灰质、白质记录到的细胞外动作电位的波形不同,基底节中不同的神经核团及核团内运动区、感觉区具有各自特征性的电信号类型。

以 STN-DBS 为例,微电极进入 STN 时,细胞密度和背景噪声增高,放电频率显著增高,表现为高频、高幅及背景噪声较高的簇状放电,伴有不规则间隙性爆发式细胞放电,也可记录到与肢体震颤节律基本一致的簇状放电节律神经元,即"运动相关神经元"或称"震颤细胞"。此时,STN 的细胞放电可以随着对侧肢体的被动活动有所反应。典型 STN 的电信号长度为 4~6 mm,微电极穿过 STN 后进入未定带,放电模式突然改变,背景噪声显著下降。微电极进入黑质(nigra,Ni)后,背景噪声亦较低,但神经元放电节律规整(图 34-6)。

5. 术中测试 保持穿刺针外套管原位不动,植入刺激电极。可利用术中临时刺激器进行临时刺激,观察 PD 症状改善情况。参数:脉宽为 60~90 μs,频率为 130~160 Hz,电压从 1.5 V 开始,步进 0.1~0.2 V,观察疗效和有无刺激副作用。测试内容包括震颤控制情况、强直改善情况以及言语、眼球活动、肢体异动情况及其他不适症状等。根据患者对刺激的反应,可大致判断电极位置。以 STN-DBS 为例,如果出现异动,表明电极位于 STN 核团内;如出现复视、斜视,说明电极偏前内。如出现构音障碍,说明电极偏外;如出现抽搐,说明电极偏前外;如术中患者出现肢体麻木,若为一过性,则不予处理,若持续麻木,则说明电极偏后或偏内;此外,患者也可能出现一些非特异症状,如头晕、头昏、恶心、胸闷等不适症状。根据测试结果进行电极植入或考虑更换靶点。

6. 刺激器(IPG)植入 待术中验证靶点位置准确后,将刺激电极埋于切口皮下,将切口临时缝合。患者全麻后,取左侧锁骨下 1 cm 位置行 5 cm 皮肤横切口至肌肉深筋膜,沿肌肉深筋膜浅层向下分离造一"囊袋",将 IPG 埋于囊袋内,经皮下隧道导入可植入性连接导线,分别连接 IPG 及颅内电极,最后缝合

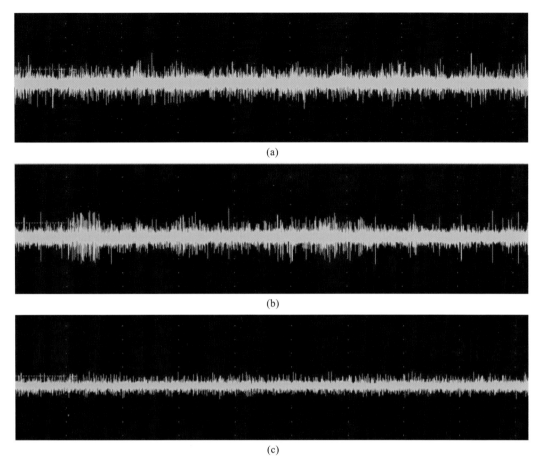

(a)

(b)

(c)

图 34-6　PD 手术微电极电信号

(a) STN 的细胞电活动,高频、高幅伴有不规则间隙性爆发式单个细胞放电;(b) STN"震颤细胞",簇状放电节律基本与肢体震颤一致;
(c) 黑质放电的背景噪声低,神经元放电节律规整。

切口。

7. 术后程控　通常在手术后 1 个月开始,目的是排除由于电极植入对核团的机械性毁损所导致的"微毁损效应",且使患者度过围手术期。在第一次程控时,检查并记录设备的电阻值,一般先程控病情重的一侧,再程控较轻的一侧,逐步调整刺激参数以达到最佳治疗效果。STN 的刺激频率一般为 $135\sim185$ Hz,脉宽为 $60\sim90$ μs,电压为 $2.0\sim3.5$ V,GPi 的刺激脉宽一般为 $90\sim120$ μs。调试时应注意,尽可能低地设置电压、脉宽和频率,如果刺激电压需要大于 3.6 V,可通过降低电压、增加脉宽的方式达到最佳刺激效果,以避免 IPG 产生加倍电流,使电池寿命减少。尽可能采用双极刺激模式;可根据需要调节参数,如既可连续 24 h 刺激,也可于夜间关闭 IPG 以节省电量,延长使用时间。

8. 术后 CT 和(或)MRI 检查　了解电极位置。

（五）DBS 的主要并发症

1. 立体定向手术并发症　颅内出血、感染、癫痫、气颅、低颅压等。

2. DBS 硬件并发症　包括皮肤溃烂感染、装置故障、排异反应,以及电极的折断、移位、短路和断路等。

3. 刺激及靶点相关的并发症　感觉异常、肌肉抽搐、头晕、构音障碍、共济失调、异动症、眼睑下垂、情绪改变和精神症状等。

（张建国　孟凡刚）

第四节   微创伤手术技术

一、切口设计

依据手术计划,标出规划路径上头皮入点,以入点为中心采取长 5 cm 直切口,尽量使切口位于发际线以内,如发际线较高,可采用前方向内"八"字切口,切口与矢状线夹角不超过 15°以避免双侧切口前端距离过近(图 34-7)。

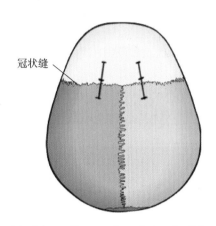

图 34-7   头部直切口,长 5 cm,切口方向呈"八"字,前方向内

对于耳后切口,依据患者头皮、颈部浅静脉分布及患侧症状等选择左侧或者右侧,一般不采用双侧耳后切口,双侧切口增加的一次皮下隧道穿刺所带来的风险无法预估。患者若无特殊情况一般采用左侧耳后切口,如患者左侧头皮存在头癣、瘢痕或是颅骨凹陷,抑或是左侧颈部隧道处有明显粗大浅静脉通过则可选择使用右侧耳后切口;合并肌张力障碍的患者,常出现头颈偏侧抽动,此时应避开抽动方向,以免术后切口反复与枕头、衣物等摩擦,造成切口感染。耳后切口采用弧形,位于耳后上 3～5 cm(视患者头围而定),在顶结节与横窦之间,此处颅骨平坦且有较大厚度。

锁骨下切口采用平行于锁骨的直切口,锁骨下 1 cm 处,长度 5～7 cm(使用体积较小的可充电型刺激器切口较短,使用体积较大的刺激器需更长的切口),切口内侧端距离胸骨柄不小于 1.5 cm,切口中点在锁骨中线内侧约 0.5 cm。

二、钻孔开颅

利多卡因联合罗哌卡因于切口处局部浸润麻醉,切开额部切口后充分止血,使用撑开器撑开,暴露颅骨,再次立体定向定位后使用 14 mm 钻头钻孔,保证颅骨钻孔中心点与手术计划的入颅路径重合,冲洗、清理骨渣后使用骨蜡密封板障,可使用双极电凝镊夹持少量明胶海绵电凝硬膜止血,止血完毕后安装电极固定基座,撑开 5 cm 的切口后刚好植入电极固定基座。

三、硬脑膜及蛛网膜的处理

以规划穿刺点为中心,使用尖刀十字形分层切开硬膜约 3 mm,双极电凝止血并稍将硬膜切口扩大,使硬膜呈现 3 mm 直径的圆形孔洞(图 34-8)。打开硬膜后若见预定穿刺点有细小血管或脑沟则向脑回明显处稍作延长,直至可以暴露出 2 mm×2 mm 无明显血管的皮层。用双极电凝以较小功率烧灼穿刺区域蛛网膜,使蛛网膜与皮层贴合,再以显微剪刀剪开处理区域内的蛛网膜约 2 mm 宽,作为套管针进针点(图 34-9)。

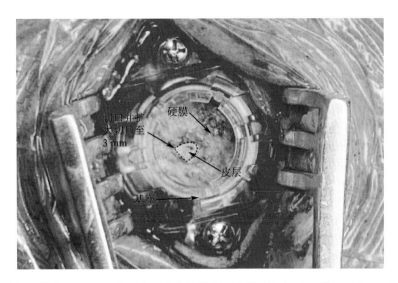

图 34-8　十字形切开硬膜 2～3 mm，双极电凝止血并稍将硬膜切口扩大，使硬膜呈现 3 mm 直径的圆形孔洞

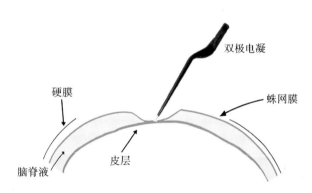

图 34-9　用双极电凝以较小功率烧灼穿刺区域蛛网膜，使蛛网膜与皮层贴合

四、皮层穿刺

对穿刺点皮层以显微剪刀锐性切开，用双极电凝以最小功率处理渗血，用颅内专用穿刺针（包括套管针及针芯）以生理盐水湿润后手动缓慢沿定位器推至底端，尽量避免套管针对脑组织的牵拉。

五、预防脑脊液漏

分层切开硬膜、电凝处理蛛网膜可以最大限度避免蛛网膜下腔开放以免脑脊液外流。穿刺套管针到位后立即附以止血纱及明胶海绵，术中电生理及术中测试满意后在骨孔中注射生物蛋白胶，拔出套管针后在电极与脑组织空隙处再次注射生物蛋白胶（图 34-10、图 34-11）。

六、术中电生理及临时刺激测试

置入套管针后缓慢推入直至预定位置，在套管针周围置入可吸收止血纱和明胶海绵，拔出套管针内芯，置入微电极记录针，用 Omega 电生理平台记录典型 STN 放电波形出现及消失的位置。术中认为典型 STN 神经元电信号（图 34-12）记录长度＞4.5 mm 才有意义，否则更换针道或调整进针角度再行穿刺。得到满意电生理信号满意后取出微电极，植入刺激电极并给予临时刺激，测试患者对侧肢体肌张力、运动能力以及是否存在副作用。术中临时刺激参数为脉宽 90 μs、频率 150 Hz，电压从 1.0 V 逐渐提高到 4.0～5.0 V。

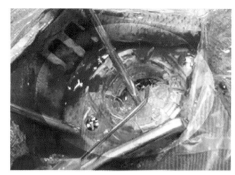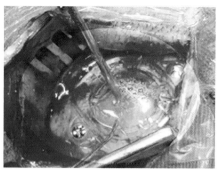

图 34-10　术中电生理及术中测试满意后在骨孔中注射生物蛋白胶

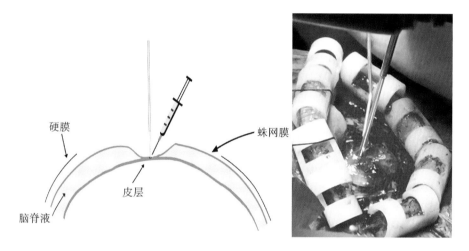

图 34-11　拔出套管针后在电极与脑组织空隙处再次注射生物蛋白胶

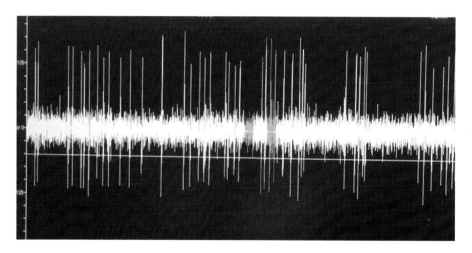

图 34-12　典型 STN 单细胞放电电生理信号

七、电极固定

移除电极内导丝前使用配套的电极固定锁固定电极,使用套有硅胶套的蚊式钳(本中心称为"血管保护钳")于固定锁处夹住电极,注意血管钳应贴紧基座后稍用力夹紧,再抽出电极导丝。电极固定锁有固定缘与锁闭缘,电极固定锁的固定缘应贴合于电极边缘置入,并且在旋转过程中始终保持固定缘与电极边缘贴合,然后以专用工具推动锁闭缘向固定缘锁闭以固定电极,同时在锁闭电极过程中尽可能使电极不发生侧向移位,电极锁闭后再将电极由穿刺导管内从上方向下抽出,将电极固定在颅骨锁的卡槽中,盖上盖帽,过程中严格原位操作,最大限度保证植入电极不发生移位(图 34-13)。

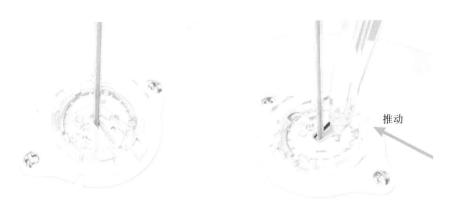

推动

图 34-13　使用电极固定锁固定电极时固定缘(红色标记处)与电极贴合,保证电极固定时不发生移位

八、延伸导线及刺激器的植入

双侧电极颅外部分通过皮下隧道穿至耳后切口,使用灭菌注射用水冲洗电极触电后连接延长导线,使用丝线结扎电极保护套两端以防体液渗入导致短路。耳后切口处暴露颅骨 2 cm×5 cm,磨出并排两条直径 4 mm 的骨槽,骨槽长 4 cm,两端相连,将电极保护套嵌入骨槽后予以 PEEK 连接片固定。

将刺激器植入锁骨下皮下囊袋中。皮下囊袋由单极电凝分离至脂肪下筋膜层后向下方沿此层分离,囊袋大小略大于刺激器,囊袋前、后层均予以止血纱覆盖,并在刺激器植入前喷洒生物蛋白胶。将延长导线盘于刺激器后方,植入囊袋,予以丝线固定于筋膜上,防止刺激器的体内旋转。

九、皮肤缝合

电极植入完成后全层缝合耳后切口侧的额部切口,此处为临时缝合,以便麻醉医师实行全麻操作。最终缝合额部切口时使用 2-0 抗菌缝线,严密缝合皮下组织后使用皮钉吻合表皮。对于耳后切口,在分层缝合肌肉和皮下组织后亦使用皮钉吻合表皮。对于胸部切口,因皮肤较薄,通常不用皮钉,在分层缝合脂肪及皮下组织后,使用倒刺线或 3-0 抗菌缝线进行皮内缝合。

第五节　应用脑深部电刺激治疗帕金森病的术前评估

在 DBS 术前需进行系统评估,评估 PD 患者的运动症状、运动并发症、非运动症状、日常生活能力等要素。

系统的术前评估的主要目的:①评价患者是否符合 DBS 适应证;②评价患者是否具有 DBS 禁忌证;③为神经外科医生选择靶点等提供信息;④预测 DBS 术后疗效;⑤为围手术期治疗提供必要信息;⑥为术后药物调整和程控参数提供依据;⑦客观评价疗效。

为实现上述目标,应进行下列评估:①左旋多巴反应性评测;②头部结构影像学检查(MRI);③UPDRS运动功能评分(包括"开期"和"关期");④H-Y 分期(包括"开期"和"关期");⑤运动并发症评估(剂末现象和异动症);⑥认知功能评测;⑦神经心理评估(抑郁、焦虑、淡漠、幻觉等);⑧自主神经功能评测(直立性低血压、排尿障碍、便秘);⑨其他非运动症状(睡眠障碍、疼痛、疲劳)的评估;⑩生活质量和日常生活能力(ADL)评估;⑪详细的服药情况。

一、左旋多巴反应性评测

多巴胺能反应性评测对 DBS 患者评估十分重要。对于 PD 的诊断和鉴别诊断,多巴胺能反应性是主要的支持和排除诊断的客观指标;多巴胺能反应性是预测 DBS 术后疗效的主要指标之一。

2006 年美国神经科学学会质量标准委员会关于 PD 诊断的循证医学研究报告认为，正确评价患者的多巴胺能反应性，有助于鉴别 PD 和非 PD 的帕金森综合征。2015 年 MDS-PD 诊断标准强调了多巴胺能反应性在 PD 支持诊断和排除诊断中的重要性。

对于多巴胺能反应性评测，一般推荐用急性左旋多巴负荷试验。在进行急性左旋多巴负荷试验时应用 UPDRS 运动分量表或者 MDS-UPDRS 运动分量表评分，在服药前基线和服药后连续评测，以最大改善率为评估指标。

多巴胺能反应性（包括疗效反应和潜在的不良反应）与左旋多巴药物的剂量直接相关。目前对急性左旋多巴试验中药物剂量的选择尚缺乏共识。由于进展期 PD 患者通常合并异动症、直立性低血压、潜在神经精神症状的风险，因此推荐应用急性阶梯式左旋多巴试验的方法，从较低剂量起始，逐渐梯度增加剂量的方式，基于 UPDRS 运动分量表评分的最大改善率超过 30% 可为诊断提供明确的支持依据。从诊断角度分析，当较低剂量左旋多巴下 UPDRS 评分改善率已经超过 30% 时，可以不进行更大剂量的左旋多巴评测试验。目前文献报道的急性左旋多巴负荷试验中左旋多巴制剂的最大剂量是 400 mg。

二、头部结构影像学检查

头部结构影像学检查对于下列两方面有重要意义：①PD 的诊断和鉴别诊断；②预测 DBS 术后疗效。推荐进行常规头部 MRI 平扫。重点分析：①脑萎缩程度、部位；②脑白质病变和脑腔隙性病灶；③脑室体积；④其他。

三、神经功能障碍的整体评估

对患者做总体评估，应用 MDS-UPDRS、UPDRS 进行神经功能的整体评估。MDS-UPDRS 评估内容包括非运动症状、日常生活能力、运动症状和运动并发症等。其中运动分量表评估内容应包括"开期""关期"两个状态的评估。

Goetz 等学者的研究中归纳了 UPDRS 与 MDS-UPDRS 评分的转换公式。

四、H-Y 分期

H-Y 分期是评价 PD 疾病严重程度较为简易的量表，目前临床广泛使用的是改良 H-Y 分期。

0 期：无体征。

1 期：单侧患病。

1.5 期：单侧患病，并影响到躯干中轴的肌肉，或另一侧肢体可疑受累。

2 期：双侧患病，未损害平衡。

2.5 期：轻度双侧患病，姿势反射稍差，但是能自己纠正。

3 期：双侧患病，有姿势平衡障碍。

4 期：严重的残疾，但是能自己站立或行走。

5 期：生活不能自理，在无他人帮助的情况下，只能卧床或局限于轮椅中。

五、运动并发症评估

（一）剂末现象

对于评估 PD 的剂末现象，WOQ-9 和 WOQ-19 符合 MDS 推荐标准；WOQ-32 符合 MDS 建议标准。对于剂末现象程度的评价，PD 患者日记可推荐用于评价程度，但要谨慎应用。也可以用 UPDRS 和 MDS-UPDRS 评价剂末现象程度。

（二）异动症的评估

MDS 推荐的异动量表包括异常不自主运动量表（AIMS）、Rush 异动症量表。

MDS 建议的其他量表包括 UPDRS-Ⅳ、Obeso 异动症评定量表（Obeso dyskinesia rating scale）、临床异动症评定量表（clinical dyskinesia rating scale，CDRS）、Lang-Fahn 活动日常生活异动量表（Lang-Fahn activities of daily living dyskinesia scale）。最新的帕金森病异动症量表（Parkinson disease dyskinesia scale，PDYS-26）和统一异动症评定量表（unified dyskinesia rating scale，UDysRS）也是有效可靠的量表。其中，UDysRS 对治疗反应更加敏感。

六、认知功能评测

痴呆在国际 DBS 相关指南和国际 RCT 研究中被列为 DBS 禁忌证。对于尚未达到痴呆标准的轻度认知障碍，选择靶点具有重要意义。为了评估 DBS 对于患者的疗效，必要时需系统检查各个认知领域的功能。

MDS 推荐用于 PD 的认知功能评测量表包括蒙特利尔认知评估量表、Mattis 痴呆评定量表（第二版）和帕金森病认知功能评定量表（PD-cognitive rating scale）。MDS 推荐蒙特利尔认知评测量表作为 PD 认知功能评测量表。该量表与 MMSE（简易精神状态检查量表）相比，敏感度提高，评价领域更全面，有执行功能评价。Mattis 痴呆评定量表（第二版）对评估执行功能敏感度更高。

MDS 谨慎推荐量表包括 MMSE（缺乏对执行功能的评测）和 PD 认知功能结局量表（对变化不敏感）。另有 6 个量表被分类为建议。

MDS 建议将 MMSE 作为评价 PD 认知功能的量表。这个量表操作性好，用时短，有常模，临界值经过验证；但缺乏对额叶认知功能，特别是执行功能的评价，缺少对视空间、结构功能的评估。更适合于痴呆的筛查检测，尤其对文化程度较低的痴呆患者更为灵敏。

七、神经心理评估

（一）抑郁的评估

MDS 推荐的抑郁症状的筛查量表包括汉密尔顿抑郁量表（HAMD）、贝克抑郁量表（BDI）、医院焦虑抑郁量表（HADS）、蒙哥马利-阿斯伯格抑郁量表（MADRS）、老年抑郁量表（GDS）。

MDS 推荐的评估抑郁症状严重程度的量表包括 HAM-D、MADRS、BDI、GDS。

HAMD 是临床上评定抑郁状态时应用最为普遍的量表，可以筛查、评估抑郁程度和治疗效果，评定方法简便，标准明确，便于掌握。应在 DBS 评估阶段完成。HADS 和 GDS 用于有限运动症状评估，因此可能是最有用的抑郁严重程度分级量表。

（二）焦虑

目前尚无达到 MDS 推荐级别的 PD 焦虑量表。MDS 建议的 PD 焦虑量表包括贝克焦虑量表、医院焦虑和抑郁量表、Zung 自评焦虑抑郁量表、Spielberger 焦虑量表、汉密尔顿焦虑量表等。

其中汉密尔顿焦虑量表可用于焦虑症的诊断及作为程度划分的依据，能较好地反映焦虑症状的严重程度，但对于焦虑与抑郁不能很好地进行鉴别。推荐在 DBS 评估阶段使用汉密尔顿焦虑量表进行评估，并结合汉密尔顿抑郁量表综合分析。

（三）淡漠

MDS 推荐淡漠量表（apathy scale，AS）用于评估 PD 患者的淡漠。UPDRS 第四部分仅用于筛查淡漠，也属于推荐级别。

（四）精神症状

MDS 推荐神经精神问卷（NPI）作为有认知障碍的 PD 人群的精神评估量表。

MDS 推荐阳性症状评定量表（SAPS）、阳性和阴性症状评定量表（PANSS）或简明精神病评定量表（BPRS）作为无认知障碍的 PD 人群的精神评估量表。

Ardouin 帕金森病行为量表是用于评测非痴呆 PD 的情绪和行为变化的量表。

（五）冲动控制障碍评估

冲动控制障碍问卷可用于筛查 PD 患者冲动控制障碍。

八、自主神经功能评测

（一）自主神经功能整体评测

对于自主神经功能的整体评价量表，MDS 推荐自主神经症状量表（SCOPA-AUT）、PD 非运动症状问卷（non-motor symptoms questionnaire，NMSQuest）。非运动症状量表（non-motor symptoms scale，NMSS）达到建议级别。

（二）直立性低血压的评测

直立性低血压是指直立后 3 min 内收缩压下降值大于 20 mmHg，和（或）舒张压下降值大于 10 mmHg。MDS 推荐自主神经量表、COMPASS 用于评估直立性低血压的严重程度。MDS 建议 NMSQ 作为直立性低血压的筛查工具。建议新版 NMSS 和直立性低血压分级量表用于评估直立性低血压的严重程度。

直立倾斜试验（HUT）可提高直立性低血压的诊断敏感度。HUT 包括基础试验阶段和药物试验阶段。在整个试验过程中同时监测心电图变化，并且每间隔 2.5～5 min 记录心率和血压，直到出现阳性反应或达到监测时间。

1. 基础直立倾斜试验（20～30 min） 倾斜角度：60°～80°。

2. 药物激发直立倾斜试验（10～20 min） 硝酸甘油，舌下含服 300～400 μg。

（三）胃肠道自主神经功能

上、下消化道自主神经功能障碍症状包括流涎过度、吞咽障碍和便秘。

3 个流涎过度量表符合 MDS 建议级别：流涎程度频率量表（drooling severity and frequency scale，DSFS）、流涎评定量表（drooling rating scale）和 PD 流涎临床量表（sialorrhea clinical scale for PD，SCS-PD）。

以下 2 个吞咽障碍量表符合 MDS 建议级别：吞咽干扰问卷（swallowing disturbance questionnaire，SDQ）和吞咽障碍特异性生活质量量表评分（SWAL-QOL）。

便秘量表 Rome-Ⅲ 便秘模块曾得到应用，但不符合推荐和建议级别。可使用 Cleveland 便秘评分量表进行便秘评分。

（四）排尿障碍的评估

MDS 提出大部分量表在泌尿系统中得到了很好的证实，但没有一种在 PD 中得到特异性的证实。DAN-PSS、ICIQ-MLUTS、OABq、OABq-SF（ICIQOABqol）、OAB-V8 和 OABSS 量表均达到了建议级别，但需附带注意事项。

九、其他非运动症状的评估

（一）睡眠障碍的评估

MDS 推荐 PD 睡眠量表（PDSS）和匹兹堡睡眠质量指数（PSQI）作为整体睡眠障碍筛查和严重度评估的量表。

MDS 推荐 SCOPA-sleep 作为整体睡眠障碍和日间睡眠障碍筛查和严重度评估的量表。

MDS 推荐艾普沃斯嗜睡量表（Epworth sleepiness scale，ESS）作为日间睡眠障碍筛查和严重度评估的量表。

快速眼动睡眠行为障碍筛查量表（RBDSQ）用于筛查 RBD。该量表包括 10 个项目，总分 13 分；灵敏度较高，特异性略低，可用于筛查 RBD。

对于 DBS 术前评估的患者,除了应用上述量表评测睡眠障碍外,建议同时用多导睡眠监测。

(二) 疼痛的评估

MDS 推荐应用 King's PD 疼痛量表评测 PD 患者疼痛严重程度。

(三) 疲劳的评估

MDS 推荐疲劳严重度量表(fatigue severity scale,FSS)作为 PD 患者疲劳筛查和严重程度评估的量表。

十、生活质量和日常生活能力评估

(一) 生活质量评估

四个通用量表(EuroQoL、诺丁汉健康档案、SF-36 量表和疾病影响量表)和五个专用量表(PDQ-39、PDQ 精简版、PD 生活质量问卷、PD 影响问卷和 PD 精神社会结局问卷)均达到 MDS 的推荐标准。

(二) 日常生活能力评估

MDS 推荐的日常生活能力评估量表包括功能状态问卷、Lawton-Brody 日常生活量表、Nottingham 日常生活量表、Schwab and England 日常生活量表、PD 伤残自我评价、简短 PD 评价量表、UPDRS-Ⅱ、MDS-UPDRS 日常生活运动症状部分以及 PROMIS 和 Neuro-QoL 功能。

十一、服药情况和 LED 剂量换算

按照 Tomlinson 等学者的文献中的公式计算左旋多巴等效剂量。

(张建国　孟凡刚　陶英群　章文斌　尹丰)

第六节　帕金森病术后管理

一、术后药物管理

DBS 术后当日,建议在患者麻醉苏醒后恢复术前服用的复方左旋多巴等药物。DBS 的神经调控机制与药物作用机制不同,DBS 并未改变药物治疗的原则。与未接受 DBS 治疗的 PD 患者相同,PD 患者接受 DBS 治疗后,用药原则也应遵照中国帕金森病治疗指南、国际运动障碍协会的指南和推荐的共识,系统制订服药方案和调整药物方案。在 DBS 术后的药物治疗中建议遵循下列原则:①靶点和程控参数对 PD 症状的作用和长期变化。②注意药物与程控参数的相互影响和协同作用。③PD 疾病进展情况下的参数和药物调整。④兼顾 PD 运动症状和非运动症状。⑤控制运动并发症。⑥改善 PD 患者的生命质量,尽可能延长获益期。⑦防止药物和程控导致的潜在不良反应等。

二、术后程控

术后程控是 DBS 疗效的保证,规范程控可使患者长期获益。建议参照 2016 年《帕金森病脑深部电刺激疗法术后程控中国专家共识》进行。

1. 开机　术后 2～4 周,患者的微毁损效应、脑水肿消退,一般情况良好时即可开机。开机前可复查 MRI 或行 CT 薄层扫描以明确电极的位置;一般开机频率为 130 Hz,脉宽为 60 μs,应根据患者的反应来调整电压。对于震颤或其他症状较重的患者,为了缓解症状,也可在术后早期开机。

2. 长期调控　原则以缓解运动症状为主,避免或减少刺激引起的不良反应,调整药物剂量,最大限度地改善症状。程控初期建议采用单负极刺激模式,之后可根据患者的具体情况选择双极刺激、双负极刺激、交叉电脉冲刺激或变频刺激模式,还可应用程序组、远程程控等来改变程控模式。

3. 不良反应的调整　DBS 对 PD 患者的肢体震颤、肌强直以及运动迟缓疗效较好,但对中轴症状疗效欠佳。常见的不良反应有异动症、步态障碍、语言障碍、抑郁、易激惹等。治疗上首先明确其不良反应是否与 PD 相关,是否为多巴胺能反应性;其次根据病因、症状调整参数和药物。总之,PD 患者的症状在多次程控后仍无法改善时,建议进行药物调整,加强护理和进行针对性的康复训练。

三、康复治疗

术后康复治疗是 PD 术后管理的重要部分。DBS 术后康复治疗需重点关注 DBS 或药物难以解决的临床症状,如步态障碍、平衡障碍、语言障碍及吞咽障碍等。有条件时建议采用物理治疗、作业治疗、语言及吞咽治疗、行为治疗及认知训练等方法,最大限度地改善患者的功能障碍,从而提高生活质量。

四、患者的教育和术后护理

关于对接受 DBS 治疗患者的教育,目前尚无标准化方法。对患者的教育建议在 DBS 术前评估过程中尽早开始,内容包括:①手术可能带来的实际收益和潜在的并发症;②手术有难以解决或改善的临床症状;③手术不能根治 PD,手术后疾病仍会进展;④并非所有的患者术后均能减药;⑤接受 DBS 治疗后,PD 患者及家属应详细阅读 DBS 患者手册。充分的术前告知能够使患者及家属对 DBS 有合理期望值,提高患者术后的满意程度。DBS 患者的术后护理首先是安全护理,包括预防跌倒和加强看护,比如穿防滑鞋,使用安全的辅助设备(如助行器、轮椅等),环境整洁、无障碍物,外出活动需专人陪护(尤其是在手术后至开机前)等。合理的营养搭配和饮食习惯应贯穿于 PD 患者的全程照护中。保持心情愉悦,适当参与社会活动,接受全方位的居家照护,可提高患者的生活质量。

(章文斌)

第七节　机器人帕金森手术

机器人帕金森手术是指在神经外科手术机器人的辅助下,完成帕金森病的立体定向外科手术治疗,目前较多应用在脑深部电刺激术(deep brain stimulation,DBS)中。传统 DBS 是通过立体定向方法进行精确定位,在脑内特定的靶点植入电极进行电刺激,从而改变相应核团兴奋性,以改善帕金森病及肌张力障碍症状,控制癫痫发作,以及缓解疼痛、痴呆等的一种神经调控疗法,现已成为治疗神经外科功能性疾病的重要手段之一。在过去的 30 余年间,DBS 在国内外逐渐成熟,其治疗运动障碍性疾病的安全性、有效性和舒适性得到公认,其中 DBS 辅助设备的不断改进是提高电极植入精度、减小误差、保障手术安全的关键。近年来,神经导航技术与计算机结合诞生出神经外科手术机器人,其原理与三维立体定向框架不同,涉及多模态影像处理、自动识别注册、自由机械臂传感等。它比框架更擅长处理空间信息,在沿着精确规划路径引导的 DBS 方面具有明显的精准优势,临床应用已证实机器人辅助 DBS 的精准度和安全性。

一、神经外科手术机器人的历史发展

美国 Computer Motion 公司在 1994 年研制了第一台用于辅助微创手术的内窥镜手术系统——伊索系统,即最佳定位自动内窥镜系统(AESOP)。它具有虚拟关节,手术医生可通过脚踏开关或声控装置操纵腔镜的机械臂,可代替手术助手控镜、定位,虽不能独立执行指令进行手术操作,却迈出了机器人外科手术技术的关键一步。1998 年,Computer Motion 公司开发了第二代宙斯(Zeus)系统,由 3 只机械臂、医生操作台及计算机控制器组成。第三代机器人系统是 Intuitive Surgical 公司生产的达·芬奇(da Vinci)机器人。达·芬奇机器人广泛应用于泌尿外科、妇科、普通外科、心脏外科等临床领域,但由于设计原因,不能应用于神经外科领域。自 19 世纪末近代神经外科诞生以来,精细操作与精准理念就一直是神经外科的永恒话题,亟待新的革命性技术和装备来突破发展瓶颈。

ROSA 是由法国 MedTech 公司研发的新一代多功能手术机器人。ROSA 具备四种注册和配准方式（体表标记点注册、颅骨植入标记点注册、框架标记点注册、无标记点的激光自动注册）。欧洲研究目前报道精度最高的 DBS 植入术的误差为 0.42 mm；北美 2015 年第一例 ROSA 辅助 DBS 植入术，左侧误差为 1.14 mm，右侧误差为 1.68 mm；中国人民解放军北部战区总医院初期临床应用的 20 例 39 侧的 X 轴平均误差为 0.36 mm，Y 轴平均误差为 0.38 mm，最小误差为 0.19 mm。

睿米手术机器人的技术源于北京航空航天机器人研究所所长王田苗教授团队，拥有 20 余年的自主研发历程。该项技术在国内处于领先地位，在神经外科手术机器人临床方面创造了多项国内第一。睿米手术机器人主要由三部分组成，分别是计算机软件系统、摄像头和机械臂，承担了脑、眼、手的功能。首先，医生利用计算机软件系统观察患者头部的多模态影像，规划出最佳的手术穿刺路径。之后通过摄像头进行空间映射，实时跟踪并确保机械臂沿规划路径运动，精度可达到 1 mm 以内。最终机械臂准确定位规划的手术穿刺位置，同时可以充当多功能手术操作平台。

目前，神经外科手术机器人强大的影像处理功能可将患者的多种影像资料（如 CTA、MRA 影像等）进行高质量的融合，形成三维图像，进而根据靶点核团或血肿的形态、颅内血管的走行等设计个性化手术路径。机器臂术中运行范围大，具备 360°六维自由度和自动传感装置，理论上无手术盲区或手术死角。如在定向要求极高的脑干出血病例中，应用神经外科手术机器人后，16 例脑干出血患者的平均手术时间仅为 37 min，在血肿抽吸引流效果、术后再出血率等主要临床指标方面也均取得满意效果。神经外科手术机器人机器臂动作幅度可控精度为 0.1 mm，可满足帕金森 DBS 植入术等手术的高精度要求。手术计划软件可以融合 fMRI、DTI 等数据，根据手术目的和入路特异性保护重要功能区和白质纤维束。相比胸腹腔手术常用的达·芬奇机器人，神经外科手术机器人系统的术前准备更为简单，术中操作更为容易，提前设定好手术靶点和手术路径后，机械臂自行定位和穿刺。

神经外科手术机器人系统给神经外科领域带来了革命性改变，它是目前最适用于脑起搏器植入的机器人系统，也是唯一可适用于神经内窥镜手术并可术中实时导航的机器人系统。我们通过临床研究对比，发现 Leksell 框架 SEEG 手术平均每根电极植入用时约 15 min，神经外科手术机器人系统辅助 SEEG 手术平均用时约 6 min，所以植入电极数量越多（平均 8 根），神经外科手术机器人系统辅助手术的速度优势越明显。神经外科手术机器人系统还可以在肿瘤间质内化疗、SEEG 深部电极植入、脑内肿瘤定位与活检、血肿引流、囊肿引流等领域应用。随着干细胞应用研究、胶质瘤精准治疗等逐渐深入，相信神经外科手术机器人系统将为这些领域提供临床应用的外科支撑。

二、机器人帕金森手术的技术特点

（一）机器人手术精准性高

神经外科手术机器人辅助 DBS 的优势主要在于手术精准度的提高以及自动化带来的获益。文献报道机器人辅助 DBS 的电极植入误差平均为 0.5 mm 左右，机器人突破制约立体定向框架手术精度提高的瓶颈。机器人具有精准度高、安全、高效，机械臂可从各个角度植入电极、更方便术中调整电极的优点。但其需要团队多人配合、学习曲线较长，智能化与均质化有待提高。

（二）机器人相对于框架的优势

注册方式上机器人可以融合多模态影像数据，校正金属伪影以及 MRI 图像边缘的变形失真。术中机器人可以二次注册，模拟靶点验证。机械臂术中运行范围大，具备 360°自由度和自动传感装置，可以避免手术盲区或手术死角。安全性上，机械臂严格按照手术计划操作，避免人为干扰，其动作幅度可控精度为 0.1 mm。手术规划可以精准避开血管，术中容易调整手术路径，手术时间短，安全隐患少，手术更微创。机器人手术操作可重复性强，便于数据的储存与处理。

三、机器人帕金森手术的手术流程

目前，各个神经外科中心所采用的帕金森手术步骤大致相同，但不同神经外科中心会根据自己的经验和设备类型选择不同的机器人型号,在具体操作细节上存在差异。大多数报道基于回顾性研究,缺乏比较不同技术之间差异的研究,所以,本书汇总神经外科手术机器人辅助 DBS 的关键步骤,推荐如下。

（一）机器人帕金森手术的术前准备

1. 患者准备　评估符合帕金森病 DBS 适应证患者的一般情况,详细核查患者术前常规检查、实验室检验结果,询问是否服用影响凝血功能、血小板功能等的药物,评估是否需要请内科医生会诊以排除内科手术禁忌证。其他术前准备按照 DBS 常规要求进行,签署手术知情同意书等术前医疗文书。

（1）手术适应证:a. 诊断明确;b. H-Y 分期 2.5 期以上;c. 目前/既往对药物反应性良好,或药物冲击试验反应良好;d. 既往行单侧脑深部核团毁损术后,病情发展至双侧,可行双侧 DBS 或单侧 DBS。

（2）手术时间窗:对于诊断明确的帕金森病患者,病情持续进展,选择较好的时间窗行 DBS 可使患者获益最大,如推迟手术时间将使患者受益时间缩短。对于 H-Y 分期 5 期的患者,是否可以进行 DBS 目前存在争议,有些中心认为,对该类患者行 DBS,术后运动功能改善差,尤其在中线症状方面疗效不显著。但有些中心认为,DBS 不仅可以改善帕金森病患者的运动症状,而且能改善帕金森病患者的非运动症状,对于 H-Y 分期 5 期患者的非运动症状的改善也尤为重要,如睡眠、疼痛、周身不适等症状。所以对该类患者可以应用 DBS 治疗。

（3）手术禁忌证:痴呆以及严重平衡障碍、吞咽困难、呛咳、构音障碍等中线症状严重的患者 DBS 疗效差,不适合手术治疗。凝血功能障碍,心、肺、肝、肾等重要脏器功能不全,患恶性肿瘤等生存期缩短的疾病者不适合手术治疗。

2. 影像学检查　术前进行符合机器人系统应用要求的 MRI,进行核团靶点定位及手术计划。大多数中心推荐 3-T MRI,部分中心采用 1.5-T MRI。一些中心为了避免扫描过程中患者活动影响数据质量,采用全麻下 MRI。根据应用机器人注册方法的不同,在数据采集前安装相应的立体定向框架,或带标记的无框架定向仪,或骨性标记螺钉,然后进行薄层 CT。如果术前没有得到增强 MRI,也可以行增强 CT,以便于手术计划规避损伤血管的风险,CT 范围包括框架、底座或螺钉,以便在必要时提供额外的配准点。一般 MRI(T1 和 T2 加权序列)＋薄层增强 CT:以前连合(anterior commissure,AC)-后连合(posterior commissure,PC)为扫描平面,范围要囊括框架、底座或螺钉,以便于系统自动融合,提高图像融合质量。有条件的中心可以选择一些辅助序列扫描如磁敏感加权成像(SWI)、定量磁化率成像(QSM)、时间飞跃法磁共振血管成像(TOF-MRA)、弥散张量成像(DTI),或者更高场强的 MRI(可能提供更多核团细节信息)。

3. 机器人及手术设备准备　机器人系统开机自检,检查配套器械是否齐全,功能是否良好,机器人软件操作系统是否正常,机械臂运动是否灵活。妥善固定各设备供电传输线路,避免出现意外。

（二）机器人帕金森手术的手术规划

1. 图像融合　大多数中心推荐术前 MRI 和 CT 融合定位靶点,部分中心采用术前 MRI 直接定位。术前 CT 与 MRI 影像数据融合时,可以根据整体图像的自动融合和局部感兴趣区域中血管(尤其是 Willis 环的吻合)融合,还可人工针对靶点周围的解剖结构,进行微调整。或者融合多模态影像数据,包括 DTI 重建神经传导束指导靶点定位的影像学细节。MRI 直接定位存在 MRI 图像漂移的问题,其精准度低于 MRI 和 CT 融合定位,将术前 MRI 和 CT 所获得的图像数据导入机器人软件系统中,优先选择自动融合方式,在自动融合的基础上再根据解剖关键点进行人工调整,精确融合图像。

2. 靶点设计　结合影像学检查结果,根据患者疾病种类和临床表现特点,依据文献推荐,选择大脑深部核团为靶点并定位。常用的核团包括丘脑底核、苍白球内侧部、丘脑腹外侧核、中脑脚桥核、中央中核-束旁核复合体等。确定 AC、PC 和 AC-PC 线及其长度后,根据靶点坐标值,并参照患者头颅的大小、脑萎缩的程度及脑室的宽度等条件,调整合适的靶点。

3. 路径设计　根据核团位置和最佳皮质穿刺点设计手术路径,利用机器人工作站软件系统中的三维旋转视角观察穿刺路径毗邻解剖结构,设计路径时避开颅内明确的动静脉血管、脑沟、脑室和脑功能区,减少并发症。

（三）机器人帕金森手术的操作流程

1. 电极植入前准备

（1）体位：患者取仰卧位，头稍抬高，颈略伸展，通过调整手术床的高度及手术床与机器人的距离找到最舒适的体位，锁定机器人，关闭手术床移动控制装置以防止意外操作，保证机器人与头部位置相对固定。

（2）术前注册：不同型号机器人的注册方式不同，其原理主要是机器人识别某些特征信息，进行三维空间坐标的注册，主要有骨性标记注册、激光表面识别注册、光学注册、框架注册等方式。多数中心应用骨性标记注册方式，可以是术前固定患者颅骨的骨性标记螺钉，也可以是固定在头架上的螺钉，将机器人注册探头与多个注册标记点严密贴合。一般注册的平均误差应该小于 0.5 mm，如标记点的注册误差不满意，校验头架、探头、注册设置后，重新注册直到达到标准。不同机器人系统术前注册时，需要考虑金属伪影及影像图像失真，根据不同的材料及影像参数，推荐应用机器人校正注册法，可减小注册误差。

（3）消毒、铺单与麻醉：常规消毒、铺单，套机器人专用无菌套。目前，国内外对于患者选择局麻还是全麻机器人辅助 DBS 没有统一的标准。局麻 DBS 术中可以测试患者对电极刺激的反应。随着技术提高，国内外应用全麻 DBS 增多，研究者发现其可以减少患者对手术的焦虑和恐惧等情绪，且手术时间更短。对于一些异动、震颤比较明显、年龄比较大、难以配合局麻手术的患者，建议采取全麻手术。最近一项临床试验结果显示全麻手术可以获得与局麻手术同样的临床疗效。条件成熟的中心选择全麻机器人辅助 DBS，更加精准、安全、舒适。

（4）皮肤切口与骨孔：机械臂引导下设计手术切口，切开皮肤，用颅钻钻骨孔显露硬膜，确认无明显出血后封闭骨孔，用纱布覆盖切口，对侧操作相同。

2. 机器人辅助电极植入

（1）电极植入：打开硬膜前，为减少不稳定因素，需要进行术中二次注册，使注册平均误差小于 0.5 mm，确保电极植入理论精度。注册完毕后，机械臂自动按手术计划运行至预定位置，安装微推进器，在打开硬膜前，将标记点（内径 D，代表误差最大值为 $D/2$）作为模拟的靶点，进行模拟打靶精准度验证。然后在硬膜上开硬膜孔，随后机械臂自动按手术计划运行至预设位置，将微推进器位置设置为靶上 10～25 mm，植入套管针并取出针芯。

（2）术中电生理监测：大部分中心采用微电极记录，有助于定位靶点边界和确定电极植入深度。使用前确认微电极尖端退入其外套管内，以免损伤微电极，在微推进器辅助下缓慢植入，将微电极尖端推入指定位置，连接导线并固定。一般情况下，从靶点上 10～15 mm 开始向靶点逐步推进微电极，记录不同位置神经元的放电结果。对 MER 有经验的医生可以根据单通道或多通道 MER 信号判断电极位置或做必要的调整。

（3）术中应用微电极宏刺激：部分中心局麻手术中应用微电极距针尖 3 mm 处的宏刺激点进行测试。宏刺激参数的设定尚无统一标准，以高频电刺激为主，用以评估电刺激对患者症状的疗效和不良反应，也可以根据不良反应，判断电极和核团的相对位置，调整电极。

（4）术中电极位置的确认：应用 DBS 治疗电极进行手术中开机测试，治疗电极位置极个别情况下可能与微电极位置不一致，手术中测试结果同时受到多种因素影响。有部分中心使用术中 C 臂机透视、术中 CT、术中 O-arm、术中 MRI 等检查，以在术中验证电极植入位置。不同中心根据实际情况，手术中选择性应用微电极记录系统、宏刺激、开机测试等方式，依据术中电生理信号、开机测试、术中影像学检查来确认术中电极植入的最终位置。

3. 电极植入后操作

（1）固定电极与关颅：确认电极最终植入位置，测试电阻无异常后，移开机械臂，妥善固定治疗电极，植入延伸导线和脉冲发生器（部分中心分期植入），常规逐层缝合皮肤切口。

（2）术后检查与误差计算：术后常规复查薄层 CT，将术后 CT 图像传输至机器人工作站，结合术前融合图像来确定电极植入误差。有的中心应用 DBS 评分量表（电极植入时间、颅内积气体积和电极融合误差)来评估机器人辅助 DBS 的质量并确保 DBS 的有效性。

（3）术后程控与随访：术后程控是 DBS 疗效的保证，规范程控可以使患者长期获益，建议参照相应疾病脑深部电刺激疗法术后程控的专家共识。

四、机器人帕金森手术的并发症防治

由于功能神经影像学以及类似医学机器人等先进设备的出现，机器人辅助神经外科手术定位更准确、创伤更小、效果更好。手术的并发症较过去已经大为减少，主要分为以下几类。

（1）出血：DBS 是需要进行穿刺或者对组织直接损伤的手术，可因穿刺时直接损伤血管或毁损灶而引发出血，一般继发于电凝、冷冻或机械切割等损伤之后。对于患有动脉硬化、高血压等全身疾病者，其发生出血的概率大大增加，一般的颅内出血多呈急性，有时呈亚急性或慢性。

（2）运动障碍：如偏瘫、平衡障碍、多动症等，多见于神经核团电极植入手术（毁损术），多因定位误差、血管损伤、血栓和水肿等累及内囊、小脑-皮质通路、丘脑底核等所致，大多数患者出现的运动障碍为暂时性。

（3）语言障碍：包括音量减小、构音障碍和失语症三种形式。一般见于施行双侧神经核团电极植入术（毁损术）或优势半球手术后，多为暂时性。

（4）精神障碍：多为暂时性。优势半球的手术，对计数、造句等口语功能影响较多，术后近事记忆障碍也多见；非优势半球的手术，对构图、造型等空间形象功能影响较多。

（5）DBS 术后治疗电极周围水肿，引起精神症状、头晕、平衡障碍、不能耐受开机等。处置：对症治疗，延缓开机时间，定期复查等。

（6）颅内感染：在施行颅内异物取出术或活检手术时，患者可因异物取出或刺破颅内脓性包块而出现感染，其感染暴发及扩散风险高于一般手术，手术前、后应适当应用抗生素以预防感染。若为脑室旁脓肿，术后脓液扩散入脑室，可引起室管膜炎，危及生命。术后应用有效抗生素，给予脑脊液引流治疗。

（7）癫痫：手术过程中损伤特定的神经核团或传导通路会导致癫痫发作，发作时常导致脑组织缺氧、肿胀，严重影响预后。

（8）头架固定、骨性标记点固定相关并发症：头架固定点压疮、局部皮肤坏死。原因：头架固定钉粗、压迫皮肤，或术后为预防压迫点局部出血而加压包扎。

五、机器人帕金森手术的未来展望

机器人手术系统为 21 世纪的神经外科治疗开启了新的篇章。在欧美发达国家，机器人手术已经成为常规外科手术。在我国，机器人手术才起步，从综合效果看，它的优势要大于传统手术，因此，推行机器人手术是大势所趋。

未来机器人手术系统的发展可能呈现以下趋势。

（一）医生水平仍是机器人手术的基础，手术机器人的工具属性不会根本改变

手术机器人可以部分实现医生的手术目的，但它无法决定手术指征、手术时机、手术方案，更无法处理手术中出现的意外情况和实时变化，这些都需要医生来牢牢掌握。此外，术前、术中各种情况的处理，手术计划等的制订，均需医生根据患者情况综合判断。神经外科手术操作复杂，情况瞬息万变，要求医生必须掌控全局。手术机器人永远只是医生的一个工具，而不是一名医生，更不是一名指挥官。

（二）多学科交叉发展更快，医生理念和技能也需不断更新

临床医学与计算机科学、机械科学、光学、力学等专业的合作日趋紧密，必将带来交叉领域的快速发展。神经外科医生在临床中遇到问题和瓶颈时，通过与相关专业的研究人员进行交流与探讨，可能就会产生新的理念和新的技术，甚至新的产品，为临床难题带来新的解决方案。随着新产品、新技术的出现，临床对医生的要求也更高：医生需要不断提升研究能力，不断应对新理念转变，不断掌握新的技能。医生在整个职业生涯，可能一直在学习，一直在路上。

（三）机器人的功能更加丰富更加集成

大脑解剖复杂，功能密集。神经外科对精准性要求极高，在功能神经外科领域甚至达到 0.01～0.1 mm 级。目前，神经外科手术机器人的功能多为手术机械臂功能，不能完全满足神经外科手术的要求。未来可能还会出现精细的微血管缝合、实时定位、触觉反馈、人工智能等多种功能，替代医生操作，实现例如快速的颈内动脉切开与缝合、脑血管造影与介入栓塞、深部肿瘤完整切除等神经外科手术，克服外科医生疲劳、手抖手慢、医源性辐射、精细程度等诸多不足，以达到手术目的。

（四）手术机器人应用的门槛更低，应用的范围更广

最好的机器人应该是使用最简单、操作界面最方便的机器人，而不是操作复杂、耗时耗力的机器人。就像许多电子产品中触摸屏的出现，大大方便了用户的使用，在许多领域有完全替代键盘指令键的趋势。未来手术机器人的发展会使操作更加便捷，医生经过简单培训就可以操作，应用门槛更低。这也意味着，不仅在三级甲等医院等大型医院，在区县级医院也可能引入手术机器人，并且广泛使用。

（五）人工智能的引入，将带来外科手术的革命性进步

人工智能已在医学领域崭露头角，如皮肤病的诊断、影像资料的解读、疾病高危因素与疾病发生的预测、基因组学与蛋白质组学的大数据整理等。未来手术机器人可能引入人工智能的发展成果。例如，机器人自动判断术中出现的各种情况，尤其是出血、穿孔等意外情况，无须等医生做出判断和指令，手术机器人已第一时间做完相应处理动作；在神经系统肿瘤切除手术中，手术机器人自动结合影像、症状体征、肿瘤标志物、术中病灶情况等信息做出判断，最大限度地切除肿瘤组织，保留正常组织，并且对组织良恶性的判断可能达到细胞级，切除水平也可能达到相应的细胞级。

（陶英群）

参 考 文 献

[1] 冯涛，柳竹. 进展期帕金森病的非口服药物疗法[J]. 中华老年心脑血管病杂志，2017，19(8)：785-788.

[2] Abbott R D. Excessive daytime sleepiness and subsequent development of Parkinson disease[J]. Neurology，2005，65(9)：1442.

[3] Athauda D，Maclagan K，Skene S S，et al. Exenatide once weekly versus placebo in Parkinson's disease：a randomised，double-blind，placebo-controlled trial[J]. Lancet，2017，390(10103)：1664-1675.

[4] Adler C H，Dugger B N，Hentz J G，et al. Peripheral synucleinopathy in early Parkinson's disease：submandibular gland needle biopsy findings[J]. Mov Disord，2016，31(2)：250-256.

[5] Atik A，Stewart T，Zhang J. Alpha-synuclein as a biomarker for Parkinson's disease[J]. Brain Pathol，2016，26(3)：410-418.

[6] Al-Nimer M S，Mshatat S F，Abdulla H I. Saliva alpha-synuclein and a high extinction coefficient protein：a novel approach in assessment biomarkers of Parkinson's disease[J]. N Am J Med Sci，2014，6(12)：633-637.

[7] Bohnen N I，Frey K A，Studenski S，et al. Extra-nigral pathological conditions are common in Parkinson's disease with freezing of gait：an in vivo positron emission tomography study[J]. Mov Disord，2014，29(9)：1118-1124.

[8] Beach T G，Adler C H，Dugger B N，et al. Submandibular gland biopsy for the diagnosis of Parkinson disease[J]. J Neuropathol Exp Neurol，2013，72(2)：130-136.

［9］ Berg D，Godau J，Seppi K，et al. The PRIPS study：screening battery for subjects at risk for Parkinson's disease［J］. European Journal of Neurology，2013，20(1)；102-108.

［10］ Braak H，Del Tredici K，Rüb U，et al. Staging of brain pathology related to sporadic Parkinson's disease［J］. Neurobiol Aging，2003，24(2)：197-211.

［11］ Braak H，Rüb U，Gai W P，et al. Idiopathic Parkinson's disease：possible routes by which vulnerable neuronal types may be subject to neuroinvasion by an unknown pathogen［J］. J Neural Transm(Vienna)，2003，110(5)：517-536.

［12］ Beckley D J，Bloem B R，Remler M P. Impaired scaling of long latency postural reflexes in patients with Parkinson's disease［J］. Electroencephalogr Clin Neurophysiol，1993，89(1)：22-28.

［13］ Bejjani B P，Gervais D，Arnulf I，et al. Axial parkinsonian symptoms can be improved：the role of levodopa and bilateral subthalamic stimulation［J］. J Neurol Neurosurg Psychiatry，2000，68(5)：595-600.

［14］ Bleuse S，Cassim F，Blatt J L，et al. Anticipatory postural adjustments associated with arm movement in Parkinson's disease：a biomechanical analysis［J］. J Neurol Neurosurg Psychiatry，2008，79(8)：881-887.

［15］ Berg D，Postuma R B，Adler C H，et al. MDS research criteria for prodromal Parkinson's disease［J］. Mov Disord，2015，30(12)；1600-1611.

［16］ Blumenfeld Z，Velisar A，Miller Koop M，et al. Sixty hertz neurostimulation amplifies subthalamic neural synchrony in Parkinson's disease［J］. PLoS One，2015，10(3)：e0121067.

［17］ Bhidayasiri R，Truong D D. Motor complications in Parkinson disease：clinical manifestations and management［J］. J Neurol Sci，2008，266(1-2)：204-215.

［18］ Beach T G，Adler C H，Sue L I，et al. Multi-organ distribution of phosphorylated alpha-synuclein histopathology in subjects with Lewy body disorders［J］. Acta Neuropathol，2010，119(6)：689-702.

［19］ Barber T R，Klein J C，Mackay C E，et al. Neuroimaging in pre-motor Parkinson's disease［J］. Neuroimage Clin，2017，15；215-227.

［20］ Blumenfeld Z，Koop M M，Prieto T E，et al. Sixty-hertz stimulation improves bradykinesia and amplifies subthalamic low-frequency oscillations［J］. Mov Disord，2017，32(1)：80-88.

［21］ Carletti R，Campo F，Fusconi M，et al. Phosphorylated alpha-synuclein immunoreactivity in nerve fibers from minor salivary glands in Parkinson's disease［J］. Parkinsonism Relat Disord，2017，38；99-101.

［22］ Cowie D，Limousin P，Peters A，et al. Doorway-provoked freezing of gait in Parkinson's disease［J］. Mov Disord，2012，27(4)：492-499.

［23］ Cilia R，Akpalu A，Sarfo F S，et al. The modern pre-levodopa era of Parkinson's disease：insights into motor complications from sub-Saharan Africa［J］. Brain，2014，137(Pt 10)：2731-2742.

［24］ Curtze C，Nutt J G，Carlson-Kuhta P，et al. Levodopa is a double-edged sword for balance and gait in people with Parkinson's disease［J］. Mov Disord，2015，30(10)：1361-1370.

［25］ Cremades N，Cohen S I，Deas E，et al. Direct observation of the interconversion of normal and toxic forms of alpha-synuclein［J］. Cell，2012，149(5)：1048-1059.

［26］ Del Tredici K，Hawkes C H，Ghebremedhin E，et al. Lewy pathology in the submandibular gland of individuals with incidental Lewy body disease and sporadic Parkinson's disease［J］. Acta Neuropathol，2010，119(6)：703-713.

［27］ Devos D. Patient profile，indications，efficacy and safety of duodenal levodopa infusion in advanced Parkinson's disease［J］. Mov Disord,2009,24(7)：993-1000.

［28］ Dickson D W，Braak H，Duda J E，et al. Neuropathological assessment of Parkinson's disease：refining the diagnostic criteria［J］. Lancet Neurol,2009,8(12)：1150-1157.

［29］ Donadio V，Incensi A，Leta V，et al. Skin nerve alpha-synuclein deposits：a biomarker for idiopathic Parkinson disease［J］. Neurology,2014,82(15)：1362-1369.

［30］ Eusebio A，Brown P. Synchronisation in the beta frequency-band — the bad boy of parkinsonism or an innocent bystander? ［J］. Exp Neurol,2009,217(1)：1-3.

［31］ Foltynie T，Brayne C，Barker R A. The hcterogeneity of idiopathic Parkinson's disease［J］. J Neurol,2002,249(2)：138-145.

［32］ Ferraye M U，Debu B，Fraix V，et al. Effects of pedunculopontine nucleus area stimulation on gait disorders in Parkinson's disease［J］. Brain,2010,133(Pt 1)：205-214.

［33］ Fereshtehnejad S M，Romenets S R，Anang J B，et al. New clinical subtypes of Parkinson disease and their longitudinal progression：a prospective cohort comparison with other phenotypes ［J］. JAMA Neurol,2015,72(8):863-873.

［34］ Forsaa E B，Larsen J P，Wentzel-Larsen T，et al. A 12-year population-based study of freezing of gait in Parkinson's disease［J］. Parkinsonism Relat Disord,2015,21(3)：254-258.

［35］ Graham J M，Sagar H J. A data-driven approach to the study of heterogeneity in idiopathic Parkinson's disease：identification of three distinct subtypes［J］. Mov Disord,1999,14(1)：10-20.

［36］ Giladi N. Medical treatment of freezing of gait［J］. Mov Disord,2008,23 (Suppl 2):S482-S488.

［37］ Gao L Y，Chen H M，Li X，et al. The diagnostic value of minor salivary gland biopsy in clinically diagnosed patients with Parkinson's disease：comparison with DAT PET scans［J］. Neurol Sci,2015,36(9)：1575-1580.

［38］ Group P S. Dopamine transporter brain imaging to assess the effects of pramipexole vs levodopa on Parkinson disease progression［J］.Jama,2002,287(13):1653-1661.

［39］ Hong J Y，Oh J S，Lee I，et al. Presynaptic dopamine depletion predicts levodopa-induced dyskinesia in de novo Parkinson disease［J］. Neurology,2014,82(18)：1597-1604.

［40］ Hall S，Surova Y，Ohrfelt A，et al. CSF biomarkers and clinical progression of Parkinson disease ［J］. Neurology,2015,84(1)：57-63.

［41］ Jankovic J，Mcdermott M，Carter J，et al. Variable expression of Parkinson's disease：a base-line analysis of the DATATOP cohort. The Parkinson study group［J］. Neurology,1990,40(10)：1529-1534.

［42］ Kalia L V，Lang A E. Parkinson's disease［J］. Lancet,2015,386(9996)：896-912.

［43］ Kalia L V，Lang A E，Hazrati L N，et al. Clinical correlations with Lewy body pathology in LRRK2-related Parkinson disease［J］. JAMA Neurol,2015,72(1):100-105.

［44］ Karachi C，Grabli D，Bernard F A，et al. Cholinergic mesencephalic neurons are involved in gait and postural disorders in Parkinson disease［J］. J Clin Invest,2010,120(8)：2745-2754.

［45］ Kuhn A A，Kempf F，Brucke C，et al. High-frequency stimulation of the subthalamic nucleus suppresses oscillatory beta activity in patients with Parkinson's disease in parallel with improvement in motor performance［J］. J Neurosci,2008,28(24)：6165-6173.

［46］ Kempster P A，O'sullivan S S，Holton J L，et al. Relationships between age and late progression of Parkinson's disease：a clinico-pathological study［J］. Brain,2010,133(Pt 6)：

1755-1762.

[47] Kelly M J，Lawton M A，Baig F，et al. Predictors of motor complications in early Parkinson's disease：a prospective cohort study[J]. Mov Disord,2019,34(8)：1174-1183.

[48] Kim S D，Allen N E，Canning C G，et al. Parkinson disease[J]. Handb Clin Neurol,2018,159：173-193.

[49] Kulisevsky J，Oliveira L，Fox S H. Update in therapeutic strategies for Parkinson's disease[J]. Curr Opin Neurol,2018,31(4)：439-447.

[50] Knowles T，Adams S，Abeyesekera A，et al. Deep brain stimulation of the subthalamic nucleus parameter optimization for vowel acoustics and speech intelligibility in Parkinson's disease[J]. J Speech Lang Hear Res,2018,61(3)；510-524.

[51] Knudsen K，Krack P，Tonder L，et al. Programming parameters of subthalamic deep brain stimulators in Parkinson's disease from a controlled trial[J]. Parkinsonism Relat Disord,2019,65；217-223.

[52] Nutt J G，Bloem B R，Giladi N，et al. Freezing of gait：moving forward on a mysterious clinical phenomenon[J]. Lancet Neurol,2011,10(8)：734-744.

[53] Ross G W，Petrovitch H，Abbott R D，et al. Association of olfactory dysfunction with risk for future Parkinson's disease[J]. Ann Neurol,2010,63(2)：167-173.

[54] Tokuda T，Qureshi M M，Ardah M T，et al. Detection of elevated levels of alpha-synuclein oligomers in CSF from patients with Parkinson disease[J]. Neurology,2010,75(20)：1766-1772.

[55] Li F Z，Harmer P，Fitzgerald K，et al. Tai chi and postural stability in patients with Parkinson's disease[J]. N Engl J Med,2012,366(6)：511-519.

[56] Moreau C，Delval A，Defebvre L，et al. Methylphenidate for gait hypokinesia and freezing in patients with Parkinson's disease undergoing subthalamic stimulation：a multicentre，parallel，randomised，placebo-controlled trial[J]. Lancet Neurol,2012,11(7)：589-596.

[57] Okun M S，Gallo B V，Mandybur G，et al. Subthalamic deep brain stimulation with a constant-current device in Parkinson's disease：an open-label randomised controlled trial[J]. Lancet Neurol,2012,11(2)：140-149.

[58] Priori A，Foffani G，Rossi L，et al. Adaptive deep brain stimulation(aDBS)controlled by local field potential oscillations[J]. Exp Neurol,2013,245；77-86.

[59] Shannon K M，Keshavarzian A，Mutlu E，et al. Alpha-synuclein in colonic submucosa in early untreated Parkinson's disease[J]. Mov Disord,2012,27(6)：709-715.

[60] Thevathasan W，Cole M H，Graepel C L，et al. A spatiotemporal analysis of gait freezing and the impact of pedunculopontine nucleus stimulation[J]. Brain,2012,135(Pt 5)：1446-1454.

[61] Shine J M，Matar E，Ward P B，et al. Freezing of gait in Parkinson's disease is associated with functional decoupling between the cognitive control network and the basal ganglia[J]. Brain,2013,136(Pt 12)：3671-3681.

[62] Wang N S，Gibbons C H，Lafo J，et al. α-Synuclein in cutaneous autonomic nerves[J]. Neurology,2013,81(18)：1604-1610.

[63] Wang J，Hoekstra J G，Zuo C T，et al. Biomarkers of Parkinson's disease：current status and future perspectives[J]. Drug Discov Today,2013,18(3-4)：155-162.

[64] Warren Olanow C，Kieburtz K，Rascol O，et al. Factors predictive of the development of Levodopa-induced dyskinesia and wearing-off in Parkinson's disease[J]. Mov Disord,2013,28(8)；1064-1071.

［65］ Lesser G T，Abbott R D，Petrovitch H. Frequency of bowel movements and future risk of Parkinson's disease［J］. Neurology,2002,58(5):838-839.

［66］ Michell A W，Luheshi L M，Barker R A. Skin and platelet alpha-synuclein as peripheral biomarkers of Parkinson's disease［J］. Neurosci Lett,2005,381(3): 294-298.

［67］ Schrag A，Schott J M. Epidemiological，clinical，and genetic characteristics of early-onset parkinsonism［J］. Lancet Neurol,2006,5(4): 355-363.

［68］ Sulzer D. Multiple hit hypotheses for dopamine neuron loss in Parkinson's disease［J］. Trends Neurosci,2007,30(5): 244-250.

［69］ Selikhova M，Williams D R，Kempster P A，et al. A clinico-pathological study of subtypes in Parkinson's disease［J］. Brain,2009,132(Pt 11): 2947-2957.

［70］ Wakabayashi K，Takahashi H，Takeda S，et al. Parkinson's disease：the presence of Lewy bodies in auerbach's and meissner's plexuses［J］. Acta Neuropathol,1988,76(3): 217-221.

［71］ Rajput A H，Pahwa R，Pahwa P，et al. Prognostic significance of the onset mode in parkinsonism ［J］. Neurology,1993,43(4): 829-830.

［72］ Massion J. Postural control systems in developmental perspective［J］. Neurosci Biobehav Rev, 1998,22(4): 465-472.

［73］ Miocinovic S，Khemani P，Whiddon R，et al. Outcomes，management，and potential mechanisms of interleaving deep brain stimulation settings［J］. Parkinsonism Relat Disord,2014,20(12): 1434-1437.

［74］ Olde Dubbelink K T，Schoonheim M M，Deijen J B，et al. Functional connectivity and cognitive decline over 3 years in Parkinson disease［J］. Neurology,2014,83(22): 2046-2053.

［75］ Lucking C B，Durr A，Bonifati V，et al. Association between early-onset Parkinson's disease and mutations in the parkin gene［J］. N Engl J Med,2000,342(21): 1560-1567.

［76］ Schwarz S T，Afzal M，Morgan P S，et al. The 'swallow tail' appearance of the healthy nigrosome-a new accurate test of Parkinson's disease：a case-control and retrospective cross-sectional MRI study at 3 T［J］. PLoS One,2014,9(4):e93814.

［77］ Thenganatt M A，Jankovic J. Parkinson disease subtypes［J］. JAMA Neurol,2014,71(4): 499-504.

［78］ Wu P，Yu H，Peng S C，et al. Consistent abnormalities in metabolic network activity in idiopathic rapid eye movement sleep behaviour disorder［J］. Brain,2014,137(Pt 12):3122-3128.

［79］ Ma L Y，Chan P，Gu Z Q，et al. Heterogeneity among patients with Parkinson's disease：cluster analysis and genetic association［J］. J Neurol Sci,2015,351(1-2): 41-45.

［80］ Reich M M，Steigerwald F，Sawalhe A D，et al. Short pulse width widens the therapeutic window of subthalamic neurostimulation［J］. Ann Clin Transl Neurol,2015,2(4): 427-432.

［81］ Scheperjans F，Aho V，Pereira P A，et al. Gut microbiota are related to Parkinson's disease and clinical phenotype［J］. Mov Disord,2015,30(3): 350-358.

［82］ Sprenger F S，Stefanova N，Gelpi E，et al. Enteric nervous system α-synuclein immunoreactivity in idiopathic REM sleep behavior disorder［J］. Neurology,2015,85(20):1761-1768.

［83］ Tysnes O B，Kenborg L，Herlofson K，et al. Does vagotomy reduce the risk of Parkinson's disease? ［J］. Ann Neurol,2015,78(6): 1011-1012.

［84］ Zanjani A，Zakzanis K K，Daskalakis Z J，et al. Repetitive transcranial magnetic stimulation of the primary motor cortex in the treatment of motor signs in Parkinson's disease：a quantitative review of the literature［J］. Mov Disord,2015,30(6): 750-758.

［85］ Bjornestad A，Forsaa E B，Pedersen K F，et al. Risk and course of motor complications in a population-based incident Parkinson's disease cohort[J]. Parkinsonism Relat Disord，2016，22：48-53.

［86］ Bae Y J，Kim J M，Kim E，et al. Loss of nigral hyperintensity on 3 tesla MRI of Parkinsonism：comparison with ^{123}I-FP-CIT SPECT[J]. Mov Disord，2016，31(5)：684-692.

［87］ Barichella M，Pacchetti C，Bolliri C，et al. Probiotics and prebiotic fiber for constipation associated with Parkinson disease：an RCT[J]. Neurology，2016，87(12)：1274-1280.

［88］ Bae Y J，Kim J M，Kim K J，et al. Loss of substantia nigra hyperintensity at 3.0-T MR imaging in idiopathic REM sleep behavior disorder：comparison with ^{123}I-FP-CIT SPECT[J]. Radiology，2018，287(1)：285-293.

［89］ Bouthour W，Wegrzyk J，Momjian S，et al. Short pulse width in subthalamic stimulation in Parkinson's disease：a randomized，double-blind study[J]. Mov Disord，2018，33(1)：169-173.

［90］ Bridi J C，Hirth F. Mechanisms of α-synuclein induced synaptopathy in Parkinson's disease[J]. Front Neurosci，2018，12：80.

［91］ Chen S D，Gao G D，Feng T，et al. Chinese expert consensus on programming deep brain stimulation for patients with Parkinson's disease[J]. Translational Neurodegeneration，2018，7：11.

［92］ Cheong S L，Federico S，Spalluto G，et al. The current status of pharmacotherapy for the treatment of Parkinson's disease：transition from single-target to multitarget therapy[J]. Drug Discov Today，2019，24(9)：1769-1783.

［93］ Cao Z T，Wu Y F，Liu G L，et al. α-synuclein in salivary extracellular vesicles as a potential biomarker of Parkinson's disease[J]. Neurosci Lett，2019，696：114-120.

［94］ Di Giulio I，Kalliolia E，Georgiev D，et al. Chronic subthalamic nucleus stimulation in Parkinson's disease：optimal frequency for gait depends on stimulation site and axial symptoms[J]. Front Neurol，2019，10：29.

［95］ Dayal V，Grover T，Limousin P，et al. The effect of short pulse width settings on the therapeutic window in subthalamic nucleus deep brain stimulation for Parkinson's disease[J]. J Parkinsons Dis，2018，8(2)：273-279.

［96］ Donadio V，Incensi A，El-Agnaf O，et al. Skin α-synuclein deposits differ in clinical variants of synucleinopathy：an in vivo study[J]. Sci Rep，2018，8(1)：14246.

［97］ De Marzi R，Seppi K，Hogl B，et al. Loss of dorsolateral nigral hyperintensity on 3.0 tesla susceptibility-weighted imaging in idiopathic rapid eye movement sleep behavior disorder[J]. Ann Neurol，2016，79(6)：1026-1030.

［98］ Di Biase L，Fasano A. Low-frequency deep brain stimulation for Parkinson's disease：great expectation or false hope？[J]. Mov Disord，2016，31(7)：962-967.

［99］ Ferreira J J，Lees A，Rocha J F，et al. Opicapone as an adjunct to levodopa in patients with Parkinson's disease and end-of-dose motor fluctuations：a randomised，double-blind，controlled trial[J]. Lancet Neurol，2016，15(2)：154-165.

［100］ Fereshtehnejad S M，Montplaisir J Y，Pelletier A，et al. Validation of the MDS research criteria for prodromal Parkinson's disease：longitudinal assessment in a REM sleep behavior disorder(RBD)cohort[J]. Mov Disord，2017，32(6)：865-873.

［101］ Gibbons C H，Garcia J，Wang N S，et al. The diagnostic discrimination of cutaneous α-synuclein deposition in Parkinson disease[J]. Neurology，2016，87(5)：505-512.

[102] Guin D, Mishra M K, Talwar P, et al. A systematic review and integrative approach to decode the common molecular link between levodopa response and Parkinson's disease[J]. BMC Med Genomics,2017,10(1): 56.

[103] Grover T, Georgiev D, Kalliola R, et al. Effect of low versus high frequency subthalamic deep brain stimulation on speech intelligibility and verbal fluency in Parkinson's disease: a double-blind study[J]. J Parkinsons Dis,2019,9(1): 141-151.

[104] Heinzel S, Kasten M, Behnke S, et al. Age- and sex-related heterogeneity in prodromal Parkinson's disease[J]. Mov Disord,2018,33(6):1025-1027.

[105] Heinzel S, Roeben B, Ben-Shlomo Y, et al. Prodromal markers in Parkinson's disease: limitations in longitudinal studies and lessons learned[J]. Front Aging Neurosci,2016,8:147.

[106] Henderson E J, Lord S R, Brodie M A, et al. Rivastigmine for gait stability in patients with Parkinson's disease(ReSPonD): a randomised, double-blind, placebo-controlled, phase 2 trial [J]. Lancet Neurol,2016,15(3): 249-258.

[107] Hauser R A, Olanow C W, Dzyngel B, et al. Sublingual apomorphine(APL-130277)for the acute conversion of OFF to ON in Parkinson's disease[J]. Mov Disord, 2016, 31 (9): 1366-1372.

[108] Hinson V K, Delambo A, Elm J, et al. A randomized clinical trial of atomoxetine for mild cognitive impairment in Parkinson's disease[J]. Mov Disord Clin Pract,2017,4(3): 416-423.

[109] Jennings D, Siderowf A, Stern M, et al. Conversion to Parkinson disease in the PARS hyposmic and dopamine transporter-deficit prodromal cohort[J]. JAMA Neurol,2017,74(8): 933-940.

[110] Kotagal V. Is PIGD a legitimate motor subtype in Parkinson disease? [J]. Ann Clin Transl Neurol,2016,3(6): 473-477.

[111] Lewitt P A, Hauser R A, Grosset D G, et al. A randomized trial of inhaled levodopa(CVT-301)for motor fluctuations in Parkinson's disease[J]. Mov Disord,2016,31(9): 1356-1365.

[112] Majbour N K, Vaikath N N, Eusebi P, et al. Longitudinal changes in CSF alpha-synuclein species reflect Parkinson's disease progression[J]. Mov Disord,2016,31(10): 1535-1542.

[113] Mirelman A, Rochester L, Maidan I, et al. Addition of a non-immersive virtual reality component to treadmill training to reduce fall risk in older adults(V-TIME): a randomised controlled trial[J]. Lancet,2016,388(10050): 1170-1182.

[114] Nicoletti A, Mostile G, Nicoletti G, et al. Clinical phenotype and risk of levodopa-induced dyskinesia in Parkinson's disease[J]. J Neurol,2016,263(5): 888-894.

[115] Orimo S, Yogo M, Nakamura T, et al. ^{123}I-$meta$-iodobenzylguanidine(MIBG)cardiac scintigraphy in α-synucleinopathies[J]. Ageing Res Rev,2016,30:122-133.

[116] Pagano G, Ferrara N, Brooks D J, et al. Age at onset and Parkinson disease phenotype[J]. Neurology,2016,86(15): 1400-1407.

[117] Salvadè A, D'angelo V, Di Giovanni G, et al. Distinct roles of cortical and pallidal β and γ frequencies in hemiparkinsonian and dyskinetic rats[J]. Experimental Neurology,2016,275 Pt 1:199-208.

[118] Stokholm M G, Danielsen E H, Hamilton-Dutoit S J, et al. Pathological α-synuclein in gastrointestinal tissues from prodromal Parkinson disease patients[J]. Ann Neurol,2016,79 (6):940-949.

[119] Trenkwalder C, Stocchi F, Poewe W, et al. Mavoglurant in Parkinson's patients with l-Dopa-

induced dyskinesias：two randomized phase 2 studies[J]. Mov Disord，2016，31(7)：1054-1058.

[120] Lees A J，Ferreira J，Rascol O，et al. Opicapone as adjunct to ；evodopa therapy in patients with Parkinson disease and motor fluctuations：a randomized clinical trial[J]. JAMA Neurol，2017，74(2)：197-206.

[121] Masato A，Plotegher N，Boassa D，et al. Impaired dopamine metabolism in Parkinson's disease pathogenesis[J]. Mol Neurodegener，2019，14(1)：35.

[122] Ma L Y，Gao L Y，Li X，et al. Nitrated alpha-synuclein in minor salivary gland biopsies in Parkinson's disease[J]. Neurosci Lett，2019，704：45-49.

[123] Ma L Y，Liu G L，Wang D X，et al. Alpha-Synuclein in peripheral tissues in Parkinson's disease[J]. ACS Chem Neurosci，2019，10(2)：812-823.

[124] Olanow C W，Kieburtz K，Leinonen M，et al. A randomized trial of a low-dose rasagiline and pramipexole combination(P2B001)in early Parkinson's disease[J]. Mov Disord，2017，32(5)：783-789.

[125] Postuma R B，Berg D. Prodromal Parkinson's disease：the decade past，the decade to come[J]. Mov Disord，2019，34(5)：665-675.

[126] Pahwa R，Tanner C M，Hauser R A，et al. ADS-5102(Amantadine)extended-release capsules for levodopa-induced dyskinesia in Parkinson disease(EASE LID Study)：a randomized clinical trial[J]. JAMA Neurol，2017，74(8)：941-949.

[127] Rektorová I，Anderková L. Noninvasive brain stimulation and implications for nonmotor symptoms in Parkinson's disease[J]. Int Rev Neurobiol，2017，134：1091-1110.

[128] Schapira A H，Fox S H，Hauser R A，et al. Assessment of safety and efficacy of safinamide as a levodopa adjunct in patients with Parkinson disease and motor fluctuations：a randomized clinical trial[J]. JAMA Neurol，2017，74(2)：216-224.

[129] Soundara Rajan T，Ghilardi M F M，Wang H Y，et al. Mechanism of action for rTMS：a working hypothesis based on animal studies[J]. Front Physiol，2017，8：457.

[130] Schenk D B，Koller M，Ness D K，et al. First-in-human assessment of PRX002，an anti-α-synuclein monoclonal antibody，in healthy volunteers[J]. Mov Disord，2017，32(2)：211-218.

[131] Stocchi F，Rascol O，Hauser R A，et al. Randomized trial of preladenant，given as monotherapy，in patients with early Parkinson disease[J]. Neurology，2017，88(23)：2198-2206.

[132] Mahlknecht P，Gasperi A，Djamshidian A，et al. Performance of the movement disorders society criteria for prodromal Parkinson's disease：a population-based 10-year study[J]. Mov Disord，2018，33(3)：405-413.

[133] Marrinan S L，Otiker T，Vasist L S，et al. A randomized，double-blind，placebo-controlled trial of camicinal in Parkinson's disease[J]. Mov Disord，2018，33(2)：329-332.

[134] Randver R. Repetitive transcranial magnetic stimulation of the dorsolateral prefrontal cortex to alleviate depression and cognitive impairment associated with Parkinson's disease：a review and clinical implications[J]. J Neurol Sci，2018，393：88-99.

[135] Steigerwald F，Timmermann L，Kühn A，et al. Pulse duration settings in subthalamic stimulation for Parkinson's disease[J]. Mov Disord，2018，33(1)：165-169.

[136] Su D N，Chen H M，Hu W L，et al. Frequency-dependent effects of subthalamic deep brain stimulation on motor symptoms in Parkinson's disease：a meta-analysis of controlled trials[J]. Scientific Reports，2018，8(1)：14456.

[137] Terranova C，Rizzo V，Cacciola A，et al. Is there a future for non-invasive brain stimulation as

a therapeutic tool？[J]. Front Neurol,2018,9:1146.

[138] Latorre A，Rocchi L，Berardelli A，et al. The use of transcranial magnetic stimulation as a treatment for movement disorders：a critical review[J]. Mov Disord,2019,34(6)：769-782.

[139] Shi M，Sheng L F，Stewart T，et al. New windows into the brain：central nervous system-derived extracellular vesicles in blood[J]. Prog Neurobiol,2019,175:96-106.

[140] Trigo-Damas I，Reinares A. Neuromelanin：when darkness is the light to follow[J]. Mov Disord,2019,34(10):1478.

[141] Liu G L，Chen H M，Su D N，et al. Risk thresholds of levodopa dose for dyskinesia in Chinese patients with Parkinson's disease：a pilot study[J]. Neurol Sci,2020,41(1):111-118.

[142] Vilas D，Iranzo A，Tolosa E，et al. Assessment of alpha-synuclein in submandibular glands of patients with idiopathic rapid-eye-movement sleep behaviour disorder：a case-control study[J]. Lancet Neurol,2016,15(7)：708-718.

[143] Wilson M T，Fulcher B D，Fung P K，et al. Biophysical modeling of neural plasticity induced by transcranial magnetic stimulation[J]. Clin Neurophysiol,2018,129(6)：1230-1241.

[144] Xie Y J，Gao Q，He C Q，et al. Effect of repetitive transcranial magnetic stimulation on gait and freezing of gait in Parkinson's disease：a systematic review and meta-analysis[J]. Arch Phys Med Rehabil,2020,101(1):130-140.

[145] Yarnall A，Rochester L，Burn D J. The interplay of cholinergic function，attention，and falls in Parkinson's disease[J]. Mov Disord,2011,26(14)：2496-2503.

[146] Zhou X，Guo J F，Sun Q Y，et al. Factors associated with dyskinesia in Parkinson's disease in mainland China[J]. Front Neurol,2019,10:477.

[147] Zibetti M，Angrisano S，Dematteis F，et al. Effects of intestinal levodopa infusion on freezing of gait in Parkinson disease[J]. J Neurol Sci,2018,385:105-108.

[148] 凌志培,汪业汉. 立体定向和功能神经外科手术学[M]. 2 版. 北京:人民卫生出版社,2018.

[149] 吴承远,刘玉光. 临床神经外科学[M]. 2 版. 北京：人民卫生出版社,2007.

[150] 王学廉. 脑深部电刺激术[M]. 北京:人民卫生出版社,2018.

[151] 张建国,孟凡刚. 神经调控技术与应用[M]. 北京:人民卫生出版社,2016.

[152] 中华医学会神经病学分会帕金森病及运动障碍学组. 中国帕金森病治疗指南(第三版)[J]. 中华神经科杂志,2014,(6):428-433.

[153] 中华医学会神经外科学分会功能神经外科学组,中华医学会神经病学分会帕金森病及运动障碍学组,中国医师协会神经内科医师分会帕金森病及运动障碍学组,等. 中国帕金森病脑深部电刺激疗法专家共识(第二版)[J]. 中华神经外科杂志,2020,36(4)：325-337.

[154] 中华医学会神经病学分会帕金森病及运动障碍学组,中国医师协会神经内科医师分会帕金森病及运动障碍专业委员会. 中国帕金森病的诊断标准(2016 版)[J]. 中华神经科杂志,2016,49(4)：268-271.

[155] 孟凡刚,张建国. 我国功能神经外科的过去、现在和未来[J]. 中国现代神经疾病杂志,2009,9(3):205-208.

[156] 中华医学会神经外科学分会功能神经外科学组,中华医学会神经病学分会帕金森病与运动障碍学组,中国医师协会神经外科医师分会功能神经外科专家委员会,等. 帕金森病脑深部电刺激疗法术后程控中国专家共识[J]. 中华神经外科杂志,2016,32(12):1192-1198.

[157] 孟凡刚,张建国. 脑深部电刺激术的应用领域和价值[J]. 中华神经外科杂志,2019,35(10)：973-975.

[158] 范世莹,王开亮,孟凡刚,等. STN 和 GPi 脑深部电刺激术对伴有异动症帕金森病的疗效比较

[J]．中华神经外科杂志，2019，35（10）：985-990.

[159]   孟凡刚，王乔．脑深部电刺激治疗帕金森病的现状及展望[J]．中华神经医学杂志，2019，18（1）：12-16.

[160]   Sakakibara R，Tateno F，Nagao T，et al. Bladder function of patients with Parkinson's disease [J]．Int J Urol，2014，21（7）：638-646.

[161]   Fasano A，Daniele A，Albanese A. Treatment of motor and non-motor features of Parkinson's disease with deep brain stimulation[J]．Lancet Neurol，2012，11（5）：429-442.

[162]   Ashkan K，Rogers P，Bergman H，et al. Insights into the mechanisms of deep brain stimulation[J]．Nat Rev Neurol，2017，13（9）：548-554.

[163]   Horn A，Wenzel G，Irmen F，et al. Deep brain stimulation induced normalization of the human functional connectome in Parkinson's disease[J]．Brain，2019，142（10）：3129-3143.

[164]   Fox S H，Katzenschlager R，Lim S Y，et al. International Parkinson and movement disorder society evidence-based medicine review：update on treatments for the motor symptoms of Parkinson's disease[J]．Mov Disord，2018，33（8）：1248-1266.

[165]   Seppi K，Ray Chaudhuri K，Coelho M，et al. Update on treatments for nonmotor symptoms of Parkinson's disease-an evidence-based medicine review[J]．Mov Disord，2019，34（2）：180-198.

[166]   Picillo M，Lozano A M，Kou N，et al. Programming deep brain stimulation for Parkinson's disease：the toronto western hospital algorithms[J]．Brain Stimulation，2016，9（3）：425-437.

[167]   Cagnan H，Denison T，McIntyre C，et al. Emerging technologies for improved deep brain stimulation[J]．Nat Biotechnol，2019，37（9）：1024-1033.

[168]   Singer A，Dutta S，Lewis E，et al. Magnetoelectric materials for miniature，wireless neural stimulation at therapeutic frequencies[J]．Neuron，2020，107（4）：631-643. e5.

[169]   Aum D J，Tierney T S. Deep brain stimulation：foundations and future trends[J]．Front Biosci (Landmark Ed)，2018，23（1）：162-182.

[170]   Das J M. Bone wax in neurosurgery：a review[J]．World neurosurgery，2018，116：72-76.

[171]   郭松，庄平，李建宇，等．微电极记录与影像技术联合应用对帕金森病脑深部电刺激最佳刺激治疗位置的研究[J]．临床神经外科杂志，2016，13（6）：408-411.

[172]   Krüger M T，Coenen V A，Jenkner C，et al. Combination of CT angiography and MRI in surgical planning of deep brain stimulation[J]．Neuroradiology，2018，60（11）：1151-1158.

[173]   Tonge M，Ackermans L，Kocabicak E，et al. A detailed analysis of intracerebral hemorrhages in DBS surgeries[J]．Clin Neurol Neurosurg，2015，139：183-187.

[174]   Coenen V A，Abdel-Rahman A，McMaster J，et al. Minimizing brain shift during functional neurosurgical procedures - a simple burr hole technique that can decrease CSF loss and intracranial air[J]．Cent Eur Neurosurg，2011，72（4）：181-185.

[175]   Kwon W-K，Kim J H，Lee J-H，et al. Microelectrode recording(MER)findings during sleep-awake anesthesia using dexmedetomidine in deep brain stimulation surgery for Parkinson's disease[J]．Clin Neurol Neurosurg，2016，143：27-33.

[176]   Choi K S，Noecker A M，Riva-Posse P，et al. Impact of brain shift on subcallosal cingulate deep brain stimulation[J]．Brain stimulation，2018，11（2）：445-453.

[177]   Elias W J，Fu K M，Frysinger R C. Cortical and subcortical brain shift during stereotactic procedures[J]．J Neurosurg，2007，107（5）：983-988.

[178]   Winkler D，Tittgemeyer M，Schwarz J，et al. The first evaluation of brain shift during functional neurosurgery by deformation field analysis[J]．J Neurol Neurosurg Psychiatry，2005，

76(8):1161-1163.

[179] Ito K，Horiuchi T，Oyanagi K，et al. Comparative study of fibrin and chemical synthetic sealant on dural regeneration and brain damage[J]. J Neurosurg Spine,2013,19(6):736-743.

[180] Limousin P，Foltynie T. Long-term outcomes of deep brain stimulation in Parkinson disease [J]. Nat Rev Neurology,2019,15(4):234-242.

[181] Kühn A A，Volkmann J. Innovations in deep brain stimulation methodology[J]. Mov Disord，2017,32(1):11-19.

[182] Clarke C E，Davies P. Systematic review of acute levodopa and apomorphine challenge tests in the diagnosis of idiopathic Parkinson's disease[J]. J Neurol Neurosurg Psychiatry,2000,69(5): 590-594.

[183] Feng T，Li W，Lu L L，et al. Acute stepwise challenge test with levodopa in treated patients with parkinsonism[J]. Parkinsonism Relat Disord,2009,15(5): 354-358.

[184] Goetz C G，Fahn S，Martinez-Martin P，et al. Movement disorder society-sponsored revision of the unified Parkinson's disease rating scale(MDS-UPDRS):process, format, and clinimetric testing plan[J]. Mov Disord,2007,22(1): 41-47.

[185] Goetz C G，Tilley B C，Shaftman S R，et al. Movement disorder society-sponsored revision of the unified Parkinson's disease rating scale(MDS-UPDRS): scale presentation and clinimetric testing results[J]. Mov Disord,2008,23(15): 2129-2170.

[186] Goetz C G，Stebbins G T，Tilley B C. Calibration of unified Parkinson's disease rating scale scores to movement disorder society-unified Parkinson's disease rating scale scores[J]. Mov Disord,2012,27(10): 1239-1242.

[187] Goetz C G，Poewe W，Rascol O，et al. Movement disorder society task force report on the Hoehn and Yahr staging scale: status and recommendations[J]. Mov Disord,2004,19(9): 1020-1028.

[188] Antonini A，Martinez-Martin P，Chaudhuri R K，et al. Wearing-off scales in Parkinson's disease: critique and recommendations[J]. Mov Disord,2011,26(12): 2169-2175.

[189] Chan A，Cheung Y F，Yeung M A，et al. A validation study of the Chinese wearing off questionnaire 9-symptom for Parkinson's disease[J]. Clin Neurol Neurosurg,2011,113(7): 538-540.

[190] Stocchi F，Antonini A，Barone P，et al. Early detection of wearing off in Parkinson disease: the DEEP study[J]. Parkinsonism Relat Disord,2014,20(2): 204-211.

[191] Colosimo C，Martinez-Martin P，Fabbrini G，et al. Task force report on scales to assess dyskinesia in Parkinson's disease: critique and recommendations[J]. Mov Disord,2010,25(9): 1131-1142.

[192] Goetz C G，Stebbins G T，Chung K A，et al. Which dyskinesia scale best detects treatment response? [J]. Mov Disord,2013,28(3): 341-346.

[193] Skorvanek M，Goldman J G，Jahanshahi M，et al. Global scales for cognitive screening in Parkinson's disease: critique and recommendations[J]. Mov Disord,2018,33(2): 208-218.

[194] Hoops S，Nazem S，Siderowf A D，et al. Validity of the MoCA and MMSE in the detection of MCI and dementia in Parkinson disease[J]. Neurology,2009,73(21): 1738-1745.

[195] Hendershott T R，Zhu D，Llanes S，et al. Comparative sensitivity of the MoCA and Mattis dementia rating scale-2 in Parkinson's disease[J]. Mov Disord,2019,34(2): 285-291.

[196] Schrag A，Barone P，Brown R G，et al. Depression rating scales in Parkinson's disease:

critique and recommendations[J]. Mov Disord,2007,22(8): 1077-1092.

[197] Leentjens A F, Dujardin K, Marsh L, et al. Anxiety rating scales in Parkinson's disease: critique and recommendations[J]. Mov Disord,2008,23(14): 2015-2025.

[198] Leentjens A F, Dujardin K, Marsh L, et al. Apathy and anhedonia rating scales in Parkinson's disease: critique and recommendations[J]. Mov Disord,2008,23(14): 2004-2014.

[199] Fernandez H H, Aarsland D, Fenelon G, et al. Scales to assess psychosis in Parkinson's disease: critique and recommendations[J]. Mov Disord,2008,23(4): 484-500.

[200] Rieu I, Martinez-Martin P, Pereira B, et al. International validation of a behavioral scale in Parkinson's disease without dementia[J]. Mov Disord,2015,30(5): 705-713.

[201] Martinez-Martin P, Leentjens A F, De Pedro-Cuesta J, et al. Accuracy of screening instruments for detection of neuropsychiatric syndromes in Parkinson's disease[J]. Mov Disord,2016,31(3): 270-279.

[202] Visser M, Marinus J, Stiggelbout A M, et al. Assessment of autonomic dysfunction in Parkinson's disease: the SCOPA-AUT[J]. Mov Disord,2004,19(11): 1306-1312.

[203] Chaudhuri K R, Martinez-Martin P, Schapira A H, et al. International multicenter pilot study of the first comprehensive self-completed nonmotor symptoms questionnaire for Parkinson's disease: the NMSQuest study[J]. Mov Disord,2006,21(7): 916-923.

[204] Pavy-Le Traon A, Amarenco G, Duerr S, et al. The Movement disorders task force review of dysautonomia rating scales in Parkinson's disease with regard to symptoms of orthostatic hypotension[J]. Mov Disord,2011,26(11): 1985-1992.

[205] Holmberg B, Kallio M, Johnels B, et al. Cardiovascular reflex testing contributes to clinical evaluation and differential diagnosis of Parkinsonian syndromes[J]. Mov Disord,2001,16(2): 217-225.

[206] Evatt M L, Chaudhuri K R, Chou K L, et al. Dysautonomia rating scales in Parkinson's disease: sialorrhea, dysphagia, and constipation-critique and recommendations by movement disorders task force on rating scales for Parkinson's disease[J]. Mov Disord,2009,24(5): 635-646.

[207] Agachan F, Chen T, Pfeifer J, et al. A constipation scoring system to simplify evaluation and management of constipated patients[J]. Dis Colon Rectum,1996,39(6): 681-685.

[208] Pavy-Le Traon A, Cotterill N, Amarenco G, et al. Clinical rating scales for urinary symptoms in Parkinson disease: critique and recommendations[J]. Mov Disord Clin Pract,2018,5(5): 479-491.

[209] Hogl B, Arnulf I, Comella C, et al. Scales to assess sleep impairment in Parkinson's disease: critique and recommendations[J]. Mov Disord,2010,25(16): 2704-2716.

[210] Zea-Sevilla M A, Martínez-Martin P. Rating scales and questionnaires for assessment of sleep disorders in Parkinson's disease: what they inform about? [J]. J Neural Transm(Vienna),2014,121(Suppl 1): S33-S40.

[211] Perez-Lloret S, Ciampi De Andrade D, Lyons K E, et al. Rating scales for pain in Parkinson's disease: critique and recommendations[J]. Mov Disord Clin Pract,2016,3(6): 527-537.

[212] Friedman J H, Alves G, Hagell P, et al. Fatigue rating scales critique and recommendations by the movement disorders society task force on rating scales for Parkinson's disease[J]. Mov Disord,2010,25(7): 805-822.

[213] Martinez-Martin P, Jeukens-Visser M, Lyons K E, et al. Health-related quality-of-life scales

in Parkinson's disease：critique and recommendations［J］. Mov Disord, 2011，26（13）：2371-2380.

［214］ Jenkinson C，Fitzpatrick R，Peto V，et al. The Parkinson's disease questionnaire(PDQ-39)：development and validation of a Parkinson's disease summary index score［J］. Age Ageing，1997，26(5)：353-357.

［215］ Shulman L M，Armstrong M，Ellis T，et al. Disability rating scales in Parkinson's disease：critique and recommendations［J］. Mov Disord，2016，31(10)：1455-1465.

［216］ Tomlinson C L，Stowe R，Patel S，et al. Systematic review of levodopa dose equivalency reporting in Parkinson's disease［J］. Mov Disord，2010，25(15)：2649-2653.

［217］ Lozano A M，Lipsman N，Bergman H，et al. Deep brain stimulation：current challenges and future directions［J］. Nat Rev Neurol，2019，15(13)：148-160.

［218］ 梁国标，陶英群.功能神经外科精准时代的助推器-ROSA 手术机器人［J］.中国微侵袭神经外科杂志，2017，22(2)：49-50.

［219］ 于炎冰.功能神经外科主要疾病的治疗策略与展望［J］.中华神经创伤外科电子杂志，2020，6(1)：1-3.

［220］ Krauss J K，Lipsman N，Aziz T，et al. Technology of deep brain stimulation：current status and future directions［J］. Nat Rev Neurol，2021，17(2)：75-87.

［221］ 陶英群.从头部立体定向框架到神经外科机器人系统辅助脑深部电刺激术［J］.中国微侵袭神经外科杂志，2021，26(4)：145-147.

［222］ Jin H，Gong S，Tao Y Q，et al. A comparative study of asleep and awake deep brain stimulation robot-assisted surgery for Parkinson's disease［J］. NPJ Parkinsons Dis，2020，6：27.

［223］ Lefranc M，Capel C，Pruvot-Occean A S，et al. Frameless robotic stereotactic biopsies：a consecutive series of 100 cases［J］. J Neurosurg，2015，122(2)：342-352.

［224］ Moran C H，Pietrzyk M，Sarangmat N，et al. Clinical outcome of "asleep" deep brain stimulation for Parkinson disease using robot-assisted delivery and anatomic targeting of the subthalamic nucleus：a series of 152 patients［J］. Neurosurgery，2020，88(1)：165-173.

［225］ von Langsdorff D，Paquis P，Fontaine D. In vivo measurement of the frame-based application accuracy of the Neuromate neurosurgical robot［J］. J Neurosurgery，2015，122(1)：191-194.

［226］ Mettler L，Ibrahim M，Jonar W. One year of wxperience working with the aid of a robotic assistant in gynaecological endoscopic surgery［J］. Hum Reprod，1998，13(10)：2748.

［227］ Unger S W，Unger H M，Bass R T. AESOP robotic arm［J］. Surg Endosc，1994，8(9)：1131.

［228］ Marescaux J，Rubino F. The ZEUS robotic system：experimental and clinical application［J］. Surg Clin North Am，2003，83(6)：1305-1315.

［229］ Miyamoto S，Sugiura M，Watanabe S，et al. Development of minimally invasive surgery systems［J］. Hitachi Review，2003，52(4)：189-195.

［230］ Perrenot C，Perez M，Tran N，et al. The virtual reality simulator dV-Trainer® is a valid assessment tool for robotic surgical skills［J］. Surg Endosc，2012，26(9)：2587-2593.

［231］ 詹启敏.健康中国发展背景下的科技创［J］.中华神经创伤外科电子杂志，2018，4(4)：193-196.

［232］ 孙霄，陶英群，许峰，等.ROSA 辅助治疗高血压脑出血的优越性及可行性研究［J］.中国微侵袭神经外科杂志，2017，22(2)：51-53.

［233］ Lefranc M，Capel C，Pruvot A S，et al. The impact of the reference imaging modality，registration method and intraoperative flat-panel computed tomography on the accuracy of the

ROSA R stereotactic robot[J]. Stereotact Funct Neurosurg,2014,92(4):242-250.

[234] 卢旺盛,秦舒森,刘钰鹏,等. Remebot 无框架脑立体定向手术临床分析[J]. 中国微侵袭神经外科杂志,2017,22(2):66-69.

[235] 杨海峰,田增民,孙跃春,等. Remebot 第六代神经外科机器人的临床应用[J]. 中国临床医生杂志,2017,45(3):86-88.

[236] 向华,闫旭. 手术机器人发展现状及定位精度的检验方法研究[J]. 首都食品与医药,2018,25(3):101-103.

[237] Miocinovic S, Somayajula S, Chitnis S, et al. History, applications, and mechanisms of deep brain stimulation[J]. JAMA Neurology,2013,70(2):163-171.

[238] Eljamel M S. Robotic neurological surgery applications: accuracy and consistency or pure fantasy? [J]. Stereotact Funct Neurosurg,2009,87(2): 88-93.

[239] Furlanetti L, Ellenbogen J, Gimeno H, et al. Targeting accuracy of robot-assisted deep brain stimulation surgery in childhood-onset dystonia: a single-center prospective cohort analysis of 45 consecutive cases[J]. J Neurosurg Pediatr,2021,27(6):677-687.

[240] Xu F, Jin H, Yang X W, et al. Improved accuracy using a modified registration method of ROSA in deep brain stimulation surgery[J]. Neurosurg Focus,2018,45(2): E18.

[241] Bui H P, Tomar S, Courtecuisse H, et al. Controlling the error on target motion through real-time mesh adaptation: applications to deep brain stimulation[J]. Int J Numer Method Biomed Eng,2018,34(5): e2958.

[242] 许峰,陶英群,金海,等. 两种注册方式对 ROSA 精准度的影响[J]. 中国微侵袭神经外科杂志,2017,22(2):80-82.

[243] 杨兴旺,陶英群,金海,等. ROSA 辅助脑深部电刺激术的精准性研究[J]. 中国微侵袭神经外科杂志,2017,22(2):60-62.

[244] 徐明,陶英群,金海,等. 丙泊酚瑞芬太尼全麻对机器人辅助丘脑底核脑深部电刺激术的影响[J]. 中国微侵袭神经外科杂志,2021,26(4):163-166.

[245] Engelhardt J, Caire F, Damon-perrière N, et al. A Phase 2 randomized trial of asleep versus awake subthalamic nucleus deep brain stimulation for Parkinson's disease[J]. Stereotact Funct Neurosurg,2021,99(3):230-240.

[246] Candela S, Vanegas M I, Darling A, et al. Frameless robot-assisted pallidal deep brain stimulation surgery in pediatric patients with movement disorders: precision and short-term clinical results[J]. J Neurosurg Pediatr,2018,22(4): 416-425.

[247] Moran C, Sarangmat N, Gerard C S, et al. Two hundred twenty-six consecutive deep brain stimulation electrodes placed using an "asleep" technique and the neuro|mateTM robot for the treatment of movement disorders[J]. Oper Neurosurg(Hagerstown),2020,19(5): 530-538.

[248] Vansickle D, Volk V, Freeman P, et al. Electrode placement accuracy in robot-assisted asleep deep brain stimulation[J]. Ann Biomed Eng,2019,47(5): 1212-1222.

[249] Ho A L, Pendharkar A V, Brewster R, et al. Frameless robot-assisted deep brain stimulation surgery: an initial experience[J]. Oper Neurosurg(Hagerstown),2019,17(4): 424-431.

[250] Faraji A H, Kokkinos V, Sweat J C, et al. Robotic-assisted stereotaxy for deep brain stimulation lead implantation in awake patients[J]. Oper Neurosurg(Hagerstown),2020,19(4): 444-452.

[251] 许峰,陶英群,金海,等. CTA 在 ROSA 辅助脑深部电刺激术应用[J]. 中国微侵袭神经外科杂志,2017,22(2):63-65.

[252] De Benedictis A，Trezza A，Carai A，et al．Robot-assisted procedures in pediatric neurosurgery [J]．Neurosurg Focus,2017,42(5)：E7.

[253] Pillai A，Ratnathahkom A，Ramachandran S N，et al．Expanding the spectrum of robotic assistance in cranial neurosurgery[J]．Oper Neurosurg(Hagerstown),2019,17(2)：164-173.

[254] Vadera S，Chan A，Lo T，et al．Frameless stereotactic robot-assisted subthalamic nucleus deep brain stimulation：case report[J]．World Neurosurg,2017,97：762.e11-762.e14.

[255] Lefranc M，Zouitina Y，Tir M，et al．Asleep robot-assisted surgery for the implantation of subthalamic electrodes provides the same clinical improvement and therapeutic window as awake surgery[J]．World Neurosurg,2017,106：602-608.

[256] Neudorfer C，Hunsche S，Hellmich M，et al．Comparative study of robot-assisted versus conventional frame-based deep brain stimulation stereotactic neurosurgery[J]．Stereotact Funct Neurosurg,2018,96(5)：327-334.

[257] Goia A，Giladr V，Lefaucheur R，et al．Accuracy of the robot-assisted procedure in deep brain stimulation[J]．Int J Med Robot,2019,15(6)：e2032.

[258] Petry-Schmelzer J N，Dembek T A，Steffen J K，et al．Selecting the most effective DBS contact in essential tremor patients based on individual tractography[J]．Brain Sci,2020,10(12)：1015.

[259] 杨兴旺，陶英群，金海，等.应用ROSA机器人优化STN-DBS手术的皮质穿刺点[J].中华神经外科杂志,2018,34(3):282-285.

[260] Brandmeir N，Savaliya S，Rohatgi P，et al．The comparative accuracy of the ROSA stereotactic robot across a wide range of clinical applications and registration techniques[J]．J Robot Surg,2018,12(1)：157-163.

[261] 许峰,杨兴旺,孙霄,等.ROSA机器人骨性标记点矫正注册法在脑深部电刺激术中的应用[J].中华神经外科杂志,2019,35(1):56-58.

[262] Hiremath G K．Robotic Deep brain stimulation(R-DBS)-"awake" deep brain stimulation using the neuromate robot and O-Arm[J]．Neurology India,2020,68(Supplement)：S328-S332.

[263] Chircop C，Dingli N，Aquilina A，et al．MRI-verified "asleep" deep brain stimulation in Malta through cross border collaboration：clinical outcome of the first five years[J]．Br J Neurosurg,2018,32(4)：365-371.

[264] Blasberg F，Wojtecki L，Elben S，et al．Comparison of awake vs. asleep surgery for subthalamic deep brain stimulation in Parkinson's disease[J]．Neuromodulation,2018,21(6)：541-547.

[265] 金海,陶英群,巩顺,等.全麻下机器人辅助脑深部电刺激术治疗帕金森病[J].中国微侵袭神经外科杂志,2021,26(4):148-151.

[266] Liu L，Mariani S G，De Schlichting E，et al．Frameless ROSA® Robot-assisted lead implantation for deep brain stimulation：technique and accuracy[J]．Oper Neurosurg(Hagerstown),2020,19(1)：57-64.

[267] 许峰,姚晨,李晓秋,等.微电极记录和宏刺激丘脑底核在脑深部电刺激术治疗帕金森病中的应用[J].中华神经外科杂志,2017,33(6):578-581.

[268] Sharma M，Rhiew R，Deogaonkar M，et al．Accuracy and precision of targeting using frameless stereotactic system in deep brain stimulator implantation surgery[J]．Neurol India,2014,62(5)：503-509.

[269] Gong S，Tao Y G，Jin H，et al．Assessment of deep brain stimulation implantation surgery：a practical scale[J]．World Neurosurg,2020,134：e1121-e1129.

［270］ 巩顺，陶英群，金海，等. 陶氏 DBS 手术评分法在帕金森病疗效评估的应用［J］. 中国微侵袭神经外科杂志,2021,26(4):155-158.

［271］ 袁立佳，陶英群，金海,等.脑深部电刺激术后首次精准程控的临床应用［J］.中国微侵袭神经外科杂志,2021,26(4):159-162.

第三十五章　特发性震颤的外科治疗

特发性震颤(ET)也称原发性震颤,是最常见的运动障碍性疾病,其主要临床表现为双上肢4~12 Hz动作性震颤,可伴或不伴头部、口面部或下肢震颤。ET的发病机制尚未完全明确,皮质-脑桥-小脑-丘脑-皮质环路的节律性震荡是ET的主要病理生理学机制。目前ET的治疗方法主要包括药物治疗(口服药物和注射A型肉毒毒素)、手术治疗、康复治疗等,约1/3的ET患者对药物治疗反应不佳。手术治疗包括脑深部电刺激术(deep brain stimulation, DBS)、立体定向丘脑毁损术、磁共振引导的聚焦超声丘脑毁损术及伽玛刀丘脑毁损术等。自1991年DBS首次应用于ET的手术治疗,至今已逾30年,DBS已成为药物难治性ET的首选治疗方法,因此,本章着重介绍ET的DBS治疗。

一、适应证和禁忌证

(一)适应证

(1)符合ET诊断标准。

(2)震颤严重影响患者的工作和生活质量。

(3)药物难治性ET,即按照《中国原发性震颤的诊断和治疗指南(2020)》给予充分的药物治疗,仍不能获得满意疗效,或存在不能耐受的不良反应。

轴性震颤(涉及头部、声音、面部、舌头或躯干)可能导致严重功能障碍,可以考虑DBS治疗,但疗效可能不如肢体震颤;轴性震颤在双侧DBS术后的并发症风险增高,可能需要单侧或者分期DBS。合并帕金森病、肌阵挛、共济失调或肌张力障碍的震颤综合征患者是否适合DBS,需要多学科团队对其疗效和潜在的风险进行综合分析,谨慎决策。

(二)禁忌证

(1)合并痴呆。

(2)合并严重神经精神疾病(严重焦虑、抑郁、幻觉等)。

(3)严重脑萎缩。

(4)合并其他严重神经系统疾病。

(5)严重系统性疾病导致不能耐受麻醉或者手术者。

(6)其他外科手术禁忌证。伴痴呆或明显的认知障碍,在围手术期可能会导致谵妄,或术后症状恶化。轻度认知障碍的患者仍有可能行手术治疗。年龄大可能增加认知障碍的风险,但没有证据表明年龄本身会影响ET的手术结局。

二、症状评估

1. 运动症状评估　可以应用ET评分量表(TETRAS)或者Fahn-Tolosa-Marin震颤评分量表。TETRAS是为ET临床研究评估而设计的,具有良好的效度和信度,对ET变化的敏感性与可穿戴传感器相当,比Fahn-Tolosa-Marin震颤评分量表(FTMTRS)更适合评估严重震颤的ET患者。对震颤应用神经电生理技术(包括表面肌电图震颤分析技术、加速度计等)进行评测,有助于鉴别震颤的性质、量化震颤的程度等。可通过原发性震颤生活质量问卷(QUEST)评估ET对患者日常工作和生活的影响。

2. 非运动症状评估　建议以认知功能和精神心理评估为主。在考虑外科手术之前,应筛查患者的精神状态,如焦虑和抑郁等。如果精神疾病存在且是发作期,应推迟手术直至精神症状达到稳定的状态。

具体可参照《中国帕金森病脑深部电刺激疗法专家共识第二版》的有关内容。

三、手术时机

明确DBS适应证后,应选择恰当的手术时机。对手术时机的选择应根据患者的年龄、职业、震颤的严重程度、震颤累及的部位、生活质量的个体化需求、患者在药物治疗中的疗效和不良反应等因素,综合考虑,进行个体化选择。

应用DBS治疗ET属于对症治疗。术前需要与患者进行详细的沟通和对患者进行充分的教育。应该在手术前告知患者,即使植入DBS电极,ET仍可能进展;而且可能存在对DBS的耐受性,远期病情有可能恶化。

四、手术步骤

1. 靶点选择　丘脑Vim是治疗ET的常用靶点,单侧Vim-DBS可以有效减轻ET患者对侧的肢体震颤,但是多数情况下并不能有效地改善ET患者头部或声音的震颤;双侧Vim电刺激可以改善双侧肢体震颤以及某些患者的头部或声音震颤。然而与单侧刺激相比,双侧Vim-DBS具有更多的刺激副作用,特别是构音障碍和步态不稳。多学科团队与患者之间应该基于手术的相对风险和疗效进行讨论之后,决定进行单侧还是双侧Vim-DBS。

值得注意的是,尽管在ET患者中Vim电刺激对肢体震颤非常有效,但偶尔会有患者刺激效果欠佳、长期刺激疗效下降,或者出现双侧电刺激无法耐受的副作用。因此,近年来,研究者在探索其他脑内刺激靶点,如丘脑底核后部区域(posterior subthalamic area,PSA)以及尾侧未定带核团(the caudal part of the zona incerta nucleus,cZi)电刺激,对于控制ET患者的震颤方面同样效果显著,其中包括头部和声音震颤。

一项比较PSA和Vim电刺激治疗ET的随机对照试验表明,两者均能有效改善ET症状,其中PSA-DBS改善症状需要的刺激参数更低,而且该研究的长期随访表明PSA-DBS未增加ET患者构音障碍的风险。

2. 手术步骤　ET患者DBS与PD类似,包括颅内电极植入和神经刺激器植入两大部分。麻醉方式建议选择局部麻醉或者全身麻醉,局部麻醉下电极植入术中可观察患者的临床症状有无改善,再次确认靶点位置是否准确;严重的震颤或者无法耐受局部麻醉手术的患者,可以全身麻醉下行电极植入。术中MER有助于确定靶点位置及深度,术中进行临时刺激测试观察有无肌肉抽动等并发症,有助于再次确认靶点位置。神经刺激器植入手术一般在全身麻醉下进行,术中应确认各部分连接无误、阻抗在正常范围内。

对于严重的中轴震颤,或者术中测试疗效欠理想的患者,可以进行分期手术:一期手术时仅植入DBS电极,电极植入后在病房接通临时刺激器,调节刺激参数并观察疗效;根据症状改善情况,决定是否进行二期手术,即神经刺激器的植入。

3. 靶点电生理记录与刺激反馈　在DBS电极植入过程中,多数中心会采用电生理记录技术确认靶点位置。电生理记录过程包含植入前的微电极细胞记录,植入后的DBS电极场电位记录,以及植入电极后的阈值刺激和疗效反馈。从临床效果看,目前并没有证据显示哪一种记录方式,或记录方式的组合,会更优于其他记录方式或组合。本节内容主要涉及Vim核团电生理记录,对于PSA或cZi靶点,仍处于探索之中。

(1)微电极记录:临床应用的微电极记录是采用尖端直径为20～30 μm,阻抗0.1～0.5 MΩ的钨或铂/铱电极,自靶点上10～15 mm处开始记录,也可同时使用皮肤电极记录对侧肢体的肌电图。标准的从背外侧朝向腹内侧的微电极穿刺针道会经过Vop进入Vim,其躯体感觉运动代表区是从对侧下肢过渡到上肢。通常情况下,在Vim会记录到比Vop更密集的震颤细胞。当微电极尖端通过Vim进入Vc时,轻触对侧手指尖就会诱发皮肤感觉诱发电位。微电极穿过丘脑腹侧边界后会进入安静的白质纤维束

（内侧丘系）。受使用条件所限，临床应用的微电极通常只能达到多细胞动作电位记录水平。可利用电信号分析软件甄别细胞活动特点，区分出震颤细胞、紧张性放电细胞和不规则放电细胞。如果以验证电极是否在目标核团内为目的，使用单针道微电极记录已经足够；如果要描记核团周围边界，则至少需要 2 个针道微电极记录。

（2）场电位记录：在植入电极的过程中，使用 DBS 植入电极本身也可以直接进行电生理记录。在 DBS 电极的每两个相邻触点间做双极记录，记录线远端通过转接接头可以直接接入通用脑电图机。应用 DBS 植入电极进行深部核团（Vim、STN 或 GPi）场电位记录的意义，主要是与闭环刺激的发展方面及可记录的 IPG 相关联，若具备条件，可予以适当关注。

（3）刺激阈值记录和疗效反馈：多数中心在最终固定电极位置之前，会使用 DBS 电极测试效果（含副作用）。DBS 电极刺激效果取决于刺激电极尖端周围实际形成的电流大小，而电流与刺激电压、频率、脉宽及电极阻抗有关。例如，在频率和脉宽一定的情况下，阻抗越高，就需要越大的刺激电压，才能得到同样的电流。因此 DBS 电极植入靶点后应首先测定阻抗（通常不应超过 2 kΩ），然后给予频率 130 Hz、脉宽 60 μs 的单极或双极刺激，电压从 0.5 V 开始逐步增加，注意电压阈值要参考阻抗（或直接采用电流刺激模式，从 1 mA 开始）。记录震颤停止及出现痉挛或麻木的阈值大小（双极刺激的阈值会大于单极刺激的阈值）。如果震颤停止与副作用阈值之间的治疗窗不够大，提示电极位置可能欠佳（与皮质脊髓束或 Vc 核之间的位置过近）。结合前述微电极记录结果，必要时可以调整 DBS 电极位置。

五、围手术期管理、康复护理和患者教育

围手术期包含术前、术中及术后的一段时间，具体是指从确定手术治疗时起，到与本次手术有关的治疗基本结束为止。

术前管理包括术前评估、术前宣教、术前用药、术前影像、围手术期康复锻炼等。对有手术指征者，术前宣教应在门诊就诊或者术前评估过程中尽早开始，充分的术前宣教和告知能够使 ET 患者或家属对 DBS 有合理期望值。术前宣教内容包括：①手术目的是改善震颤的症状，不是根治疾病；②手术有一定的并发症发生率，有些症状可能难以完全控制；③术后需要进行参数的调控；④手术本身不能阻止疾病的进展。

术前影响凝血功能和血小板功能的药物与 PD 类似。术前进行符合手术计划系统应用要求的 MRI，获得高质量图像是准确定位的前提。一般扫描的序列包括 MRI 的 T1 加权序列、T2 加权序列等。弥散张量成像（DTI）可以帮助确认重要的神经传导束（齿状核红核小脑束）。增强 MRI、血管成像可以帮助术者更好地发现颅内动脉。心理指导和康复锻炼有助于为患者营造积极主动、健康良好的心理环境，适当的康复锻炼可提高患者的生活质量。

术中医生应轻柔操作，仔细核对靶点，局部麻醉药物配合神经阻滞，可以减轻患者疼痛，使患者更好地配合手术，对局部麻醉患者应选择合适的体位，使患者配合手术测试，以达到最佳手术效果。

术后管理首先是安全管理，观察伤口有无渗血、渗液、红肿或破损等情况，观察生命体征、瞳孔、肢体活动情况和主观感觉等变化，如有出血、癫痫、脑部水肿等情况，应及时进行治疗。

六、并发症的预防及处理

与 PD-DBS 并发症类似，ET-DBS 的并发症包括手术相关并发症、硬件相关并发症和刺激相关并发症。

手术相关并发症包括电极周边水肿、颅内出血、感染、术后癫痫等。颅内出血的发生率为 0.5%～1.5%，伤口感染的发生率为 1.7%～5.4%，术后癫痫发生率为 2.1%～4%。

硬件相关并发症发生率为 1.4%～3.8%，包括电极移位、刺激器外露、电极或导线断裂等。耳后骨槽固定能降低术后电极断裂的风险。

电极刺激引起的不良反应称为刺激相关并发症，包括头晕、四肢和躯干的强直收缩、口面部抽搐、构

音困难、感觉异常、步态/姿势障碍、共济失调、吞咽困难、复视等，双侧刺激引起的并发症发生率高于单侧。一般来讲，构音障碍、共济失调和感觉异常是 Vim-DBS 最常见的并发症，其中单侧和双侧 Vim-DBS 构音障碍发生率分别为 11%～39% 和 22%～75%，共济失调发生率分别为 9%～17% 和 56%～86%，感觉异常发生率分别为 4.5%～45% 和 5.9%，吞咽困难发生率分别为 9.9% 和 18.8%，肌力减退发生率分别为 4.5% 和 6.7%。此外，也有报道 Vim-DBS 患者言语流畅性下降，但是对工作记忆与认知没有影响。

PSA/cZi-DBS 刺激的副作用与 Vim-DBS 类似。两者刺激均可引起构音障碍、感觉异常、头晕、步态/姿势障碍、吞咽困难以及肢体感觉异常等。刺激相关并发症大部分可以通过调节刺激参数而改善。未来方向性电极的应用，有望减少刺激副作用。Vim-DBS 常见的刺激相关并发症及处理方法见表 35-1。

表 35-1　Vim-DBS 常见的刺激相关并发症及处理方法

电极可能的位置	临床副作用	刺激部位	解决方法
偏内	构音障碍；治疗无效	Vim 核团内侧区域中央中旁复合体	使用双极刺激；选择更高的电极触点
偏外	肌肉痉挛、肌张力障碍、构音障碍	内囊	选择较低的电极触点；适当增加电压或脉宽
偏前	刺激参数高于准确 Vim 靶点或者治疗无效	Vop（腹嘴后核）、Voa（腹嘴前核）	增加电压或脉宽；选择较低位置触点
偏后	增大电压时出现感觉异常（麻木等不适）	Vc 核（尾腹核）	选择更高的电极触点；使用双极刺激；降低电压或脉宽
偏上	构音障碍、肌肉收缩	内囊	选择较低触点；使用双极刺激
偏下	共济失调；治疗无效；感觉异常；构音障碍、肌肉收缩	小脑上脚、未定带、内侧丘系、内囊	选择更高的电极触点

七、ET-DBS 的手术疗效

一项统计 913 例 Vim-DBS 的研究显示，单侧 Vim-DBS 术后 1 年震颤的整体改善率为 53%～63%，对侧上肢震颤改善率为 38.2%～78.9%；双侧 Vim-DBS 震颤改善率为 66%～78%。对生活质量的改善率为 57.9%～82%。双侧 Vim-DBS 对中线、头颈部和声音震颤改善优于单侧。术后 5 年，双侧 Vim-DBS 对日常生活能力（activities of daily living，ADL）改善率为 31.7%。虽然双侧 Vim-DBS 对震颤改善优于单侧，但是对生活质量的改善差别不大。ET 患者 Vim-DBS 术后 1 年 FTMTRS 评分改善率为 66%，术后 10 年 FTMTRS 评分改善率为 48%。有 13%～40% 的 Vim-DBS 患者初期疗效良好，但随着刺激时间的延长，患者的长期疗效下降。疗效下降可能与病情进展有关，也可能与刺激耐受有关。

目前针对 PSA/cZi-DBS 的临床研究病例数较少，但是研究证实，PSA/cZi-DBS 对 ET 同样有效。术后 1 年内单侧刺激震颤减少 62%～95%，双侧减少 75.9%～80.1%。术后 5 年单侧刺激震颤减少 52.4%～81%，双侧减少 73.8%。单侧和双侧 PSA/cZi-DBS 对上肢的改善率和 ADL 预后类似。除了对肢体震颤有效外，单侧 cZi-DBS 术后 1、3、5 年声音震颤改善率分别为 40%、58%、67%。有研究报道 cZi-DBS 可以改善患者焦虑、抑郁等非运动症状。

八、术后程控和药物治疗

1. Vim-DBS 的程控　ET 患者 Vim-DBS 术后程控原则与 PD 患者 DBS 的程控原则相似。
（1）首次程控：首次程控（开机）时间通常在 DBS 术后 2～4 周，手术的微毁损效应及脑水肿消退后。

对于震颤较严重的患者,可以术后早期开机。建议开机前复查头部 MRI(1.5 T)或行薄层 CT(与术前影像融合)以明确电极位置,进行震颤评估,并检测电极电阻。

术后首次程控的主要目的是确定每个电极触点的临床疗效和副作用(治疗窗)的幅度阈值。因此,程控步骤为设定单极刺激,频率为 130 Hz,脉宽为 60 μs,每个触点逐步增大电压(递增幅度为 0.5 V),记录震颤消失和出现持续副作用的阈值,确定每个触点的治疗窗,记录改善程度以及副作用症状和严重程度。

开机选择最大治疗窗的触点,刺激电压通常在 2.0~3.0 V 之间。如果震颤控制效果不理想但副作用不明显,可以采用双负刺激模式。如果副作用较大导致电压无法上调,可选择双极刺激模式,并根据患者反应调整电压。

(2) 长期程控:初次程控后如果疗效减退,可定期程控,调整参数。增大电压对震颤的改善最明显,如果电压达到 3.0~3.5 V 仍不能有效控制震颤,可以尝试调整频率。在 45~100 Hz 之间,频率与震颤幅度呈负相关;130~200 Hz 之间的频率增加可进一步抑制震颤,但改善程度并不显著。最后,增大刺激脉宽(90~120 μs)可进一步增强疗效。

Vim-DBS 对 ET 长期有效,但随治疗时间的延长,DBS 疗效可能减退,其机制与电极位置、疾病进展和刺激耐受等多因素相关。对于疗效减退的患者,可以尝试利用有效的参数组合设定几个不同的"治疗组",通过组间定期切换避免刺激耐受。

(3) 不良反应的调整:Vim 位于丘脑内,周边重要核团和传导束众多,加大刺激幅度或延长刺激时间,可能会导致刺激相关不良反应。常见的不良反应如下。

①感觉异常:最常见的短期不良反应,可能由于刺激波及 Vim 后部的丘脑腹后核团或腹后侧的内侧丘系产生肢体或偏身麻木,通过调整刺激触点和降低刺激参数可以减轻。

②构音障碍:超过一半接受双侧 Vim-DBS 的患者存在构音障碍,与刺激影响小脑-丘脑联络纤维或累及 Vim 外侧的内囊运动纤维相关。随着刺激强度增大和长期腹侧触点刺激,构音障碍更明显,适当调整刺激参数或触点可能有助于改善。

③共济失调步态:需与 ET 叠加中的轻度步态不稳和平衡障碍鉴别。如果关机后平衡和步态改善,支持 DBS 不良反应。降低腹侧刺激参数或者调整刺激触点可能减轻不良反应。另外,缩小脉宽可扩大 ET 的治疗窗口,减少共济失调步态的发生。

2. PSA-DBS 的程控　PSA-DBS 治疗 ET 的开展时间不长,参数设置的变异度较大,大多数研究选择单极刺激或双极刺激模式,刺激强度通常小于 Vim-DBS。

PSA-DBS 最常见的不良反应是感觉麻木、构音障碍和步态障碍,其中感觉麻木最常见。选择双极刺激缩小电流播散范围或者选择背侧触点有助于减轻不良反应。

3. cZi-DBS 的程控　cZi-DBS 开展较少且时间短,通常选用单极刺激模式,频率为 130~160 Hz,脉宽为 60~120 μs。构音障碍是常见不良反应,降低刺激参数或者选择双极刺激模式可能减轻语言障碍。

4. 定期随访　即使 DBS 术后震颤持续改善,仍然建议 ET 患者定期随访。定期随访可以检测刺激器工作状态,也可通过定期关闭刺激 30 min 以评估患者关机时震颤改善的程度,了解疾病进展变化情况,为后续治疗提供依据。条件允许时可采用远程程控方式随访。

5. 术后药物治疗　因部分患者药物治疗无效,DBS 术后的药物治疗依据个体化原则。接受药物治疗的患者,首次程控后根据症状改善情况逐渐减少治疗药物用量直至停用。由于部分患者可能存在刺激耐受情况,疗效减退时可能需要适当增加药物以抑制震颤,改善生活质量。

九、其他三种丘脑毁损术

以 Vim 为靶核团的丘脑毁损术是当今国内外仍然开展的 ET 有效外科治疗手段,DBS 与立体定向丘脑毁损术、伽玛刀丘脑毁损术及磁共振引导的聚焦超声丘脑毁损术的对比见表 35-2。

表 35-2 DBS 与其他三种丘脑毁损术的对比

项目	DBS	立体定向丘脑毁损术	伽玛刀丘脑毁损术	磁共振引导的聚焦超声丘脑毁损术
靶核团	Vim、PSA/cZi	Vim	Vim	Vim
手术装备	立体定向框架、微电极记录仪、神经外科手术机器人	立体定向框架、微电极记录仪、射频仪	伽玛刀	磁波刀
是否能双侧同时手术	是	否,只能单侧手术,另一侧手术必须相隔6个月	否,只能单侧手术,另一侧手术必须相隔6个月	否,只能单侧手术,另一侧手术必须相隔6个月
术中核团处理方式	植入脑深部电极	射频毁损	伽玛射线聚焦组织变性毁损	超声波聚焦热效应毁损
效果	开机后控制症状	术中立即控制症状	术后1~6个月开始控制症状	术中立即控制症状
有无不可逆损伤	无	可能	可能	可能

(张世忠　蔡晓东　李卫国)

参 考 文 献

[1] 中华医学会神经外科学分会功能神经外科学组,中华医学会神经病学分会帕金森病及运动障碍学组,中国医师协会神经内科医师分会帕金森病及运动障碍学组,等.中国帕金森病脑深部电刺激疗法专家共识(第二版)[J].中华神经外科杂志,2020,36(4):325-337.

[2] 中华医学会神经病学分会帕金森病及运动障碍学组,中国医师协会神经内科医师分会帕金森病及运动障碍学组.中国原发性震颤的诊断和治疗指南(2020)[J].中华神经科杂志,2020,53(12):987-995.

[3] Benabid A L, Pollak P, Gervason C, et al. Long-term suppression of tremor by chronic stimulation of the ventral intermediate thalamic nucleus[J]. Lancet,1991,337(8738):403-406.

[4] Ondo W, Jankovic J, Schwartz K, et al. Unilateral thalamic deep brain stimulation for refractory essential tremor and Parkinson's disease tremor[J]. Neurology,1998,51(4):1063-1069.

[5] Taha J M, Janszen M A, Favre J. Thalamic deep brain stimulation for the treatment of head, voice, and bilateral limb tremor[J]. J Neurosurg,1999,91(1):68-72.

[6] Pahwa R, Lyons K L, Wilkinson S B, et al. Bilateral thalamic stimulation for the treatment of essential tremor[J]. Neurology,1999,53(7):1447-1450.

[7] Ondo W, Almaguer M, Jankovic J,et al. Thalamic deep brain stimulation: comparison between unilateral and bilateral placement[J]. Arch Neurol,2001,58(2):218-222.

[8] Koller W C, Lyons K E, Wilkinson S B, et al. Long-term safety and efficacy of unilateral deep brain stimulation of the thalamus in essential tremor[J]. Mov Disord,2001,16(3):464-468.

[9] Gross R E, Krack P, Rodriguez-Oroz M C, et al. Electrophysiological mapping for the implantation of deep brain stimulators for Parkinson's disease and tremor[J]. Mov Disord,2006,21(Suppl 14):S259-S283.

[10] Ushe M, Mink J W, Tabbal S D, et al. Postural tremor suppression is dependent on thalamic

stimulation frequency[J]. Mov Disord,2006,21(8):1290-1292.

[11]　Earhart G M，Hong M，Tabbal S D，et al. Effects of thalamic stimulation frequency on intention and postural tremor[J]. Exp Neurol,2007,208(2):257-263.

[12]　Pilitsis J G，Metman L V，Toleikis J R，et al. Factors involved in long-term efficacy of deep brain stimulation of the thalamus for essential tremor[J]. J Neurosurg,2008,109(4):640-646.

[13]　Blomstedt P，Sandvik U，Tisch S. Deep brain stimulation in the posterior subthalamic area in the treatment of essential tremor[J].Mov Disord,2010,25(10):1350-1356.

[14]　Plaha P，Javed S，Agombar D，et al. Bilateral caudal zona incerta nucleus stimulation for essential tremor：outcome and quality of life[J]. J Neurol Neurosurg Psychiatry,2011,82(8): 899-904.

[15]　Zesiewicz T A，Elble R J，Louis E D，et al. Evidence-based guideline update：treatment of essential tremor：report of the quality standards subcommittee of the American Academy of Neurology[J]. Neurology,2011,77(19):1752-1755.

[16]　Favilla C G，Ullman D，Wagle Shukla A,et al. Worsening essential tremor following deep brain stimulation：disease progression versus tolerance[J]. Brain,2012,135(Pt 5):1455-1462.

[17]　Burrows A M，Ravin P D，Novak P，et al. Limbic and motor function comparison of deep brain stimulation of the zona incerta and subthalamic nucleus[J]. Neurosurgery,2012,70(1 Suppl Operative):125-130；discussion 130-131.

[18]　Burchiel K J，McCartney S，Lee A,et al. Accuracy of deep brain stimulation electrode placement using intraoperative computed tomography without microelectrode recording[J]. J Neurosurg, 2013,119(2):301-306.

[19]　Jiang C Q，Mo X L，Dong Y T，et al. An experimental study of deep brain stimulation lead fracture：possible fatigue mechanisms and prevention approach[J]. Neuromodulation,2015,18 (4):243-248；discussion 248.

[20]　Ramirez-Zamora A，Smith H，Kumar V,et al. Evolving concepts in posterior subthalamic area deep brain stimulation for treatment of tremor：surgical neuroanatomy and practical considerations[J]. Stereotact Funct Neurosurg,2016,94(5):283-297.

[21]　Picillo M，Lozano A M，Kou N，et al. Programming deep brain stimulation for tremor and dystonia：the toronto western hospital algorithms[J]. Brain Stimul,2016,9(3):438-452.

[22]　Cury R G，Fraix V，Castrioto A，et al. Thalamic deep brain stimulation for tremor in Parkinson disease，essential tremor，and dystonia[J]. Neurology,2017,89(13):1416-1423.

[23]　Eisinger R S，Wong J，Almeida L，et al. Ventral intermediate nucleus versus zona incerta region deep brain stimulation in essential tremor[J]. Mov Disord Clin Pract,2017,5(1):75-82.

[24]　Bhatia K P，Bain P，Bajaj N，et al. Consensus statement on the classification of tremors，from the Task Force on Tremor of the International Parkinson and Movement Disorder Society[J]. Mov Disord,2018,33(1)：75-87.

[25]　Haubenberger D，Hallett M. Essential tremor[J]. New Engl J Med,2018,379(6)：596-597.

[26]　Barbe M T，Reker P，Hamacher S，et al. DBS of the PSA and the VIM in essential tremor：a randomized，double-blind，crossover trial[J]. Neurology,2018,91(6):e543-e550.

[27]　Du G，Zhuang P，Zhang Y Q,et al. Neuronal firing rate and oscillatory patterns in the basal ganglia nuclei differ from those of the ventrolateral thalamus in patients with Parkinson disease [J]. Neurosci Lett,2018,683:1-6.

[28]　Paschen S，Forstenpointner J，Becktepe J，et al. Long-term efficacy of deep brain stimulation

for essential tremor:an observer-blinded study[J]. Neurology,2019,92(12):e1378-e1386.

[29] Dallapiazza R F，Lee D J，De Vloo P，et al. Outcomes from stereotactic surgery for essential tremor[J]. J Neurol Neurosurg Psychiatry,2019,90(4):474-482.

[30] Sandström L，Blomstedt P，Karlsson F. Long-term effects of unilateral deep brain stimulation on voice tremor in patients with essential tremor[J]. Parkinsonism Relat Disord,2019,60:70-75.

[31] Koeglsperger T，Palleis C，Hell F，et al. Deep brain stimulation programming for movement disorders：current concepts and evidence-based strategies[J]. Front Neurol,2019,10:410.

[32] Tsuboi T，Jabarkheel Z，Zeilman P R，et al. Longitudinal follow-up with VIM thalamic deep brain stimulation for dystonic or essential tremor[J]. Neurology,2020,94(10):e1073-e1084.

[33] Su K G，Kim H M，Martinez V. Repeated group alternation as a programming strategy for essential tremor patients experiencing rapid habituation with deep brain stimulation treatment [J]. Int J Neurosci,2021,131(8):828-832.

[34] Wang K L，Ren Q W，Chiu S，et al. Deep brain stimulation and other surgical modalities for the management of essential tremor[J]. Expert Rev Med Devices,2020,17(8):817-833.

[35] Elias W J，Lipsman N，Ondo W G，et al. A randomized trial of focused ultrasound thalamotomy for essential tremor[J]. N Engl J Med,2016,375(8):730-739.

[36] Ohye C，Shibazaki T，Sato S. Gamma knife thalamotomy for movement disorders：evaluation of the thalamic lesion and clinical results[J]. J Neurosurg,2005,102 Suppl:234-240.

第三十六章　肌张力障碍的治疗

第一节　颅颈肌张力障碍的治疗

肌张力障碍可定义为一种运动障碍性疾病,其特征是由持续或间歇的肌肉收缩导致异常的、重复的运动和(或)姿势。肌张力障碍性的运动通常是模式化和扭曲的,还可伴有震颤,肌张力障碍通常可由自主动作引起或加重。

肌张力障碍累及上、下颌区,颈部,喉部,躯干,上、下肢。这些部位可能单独受累,也可能是不同的部位联合受累,并且受累部位可能会随着时间的推移而变化,通常会扩展到以前未受累的部位。

当肌张力障碍累及颅面及颈部的时候,临床上根据症状分布分型将其定义为颅颈肌张力障碍。由于具体受累部位、范围及演变过程不同,患者可出现不同的临床表现谱系,可以表现为局灶型,也可以表现为节段型。此外,肌张力障碍的累及范围往往会随着病情的进展而出现扩展。

本节以 Meige 综合征为例,介绍颅颈肌张力障碍。

一、概述

Meige 综合征是一种以眼睑痉挛和口下颌肌张力障碍为特征的颅颈肌张力障碍,可能与下面部表情肌、口下颌肌、舌肌、咽喉甚至是颈部肌群的复杂运动障碍有关。1910 年,法国神经病学家 Henry Meige 总结了 10 例双侧面肌痉挛患者的临床资料,观察到这些患者的抽搐症状集中分布于面部中线,以眼轮匝肌痉挛为主要表现,同时伴有其他部位受累,如口、舌、下颌、咽喉等,因此 20 世纪 80 年代前后,Jankovic 等人将具有眼睑痉挛及口下颌肌张力障碍症状的疾病命名为 Meige 综合征。

二、临床特点

Meige 综合征好发于男性和中老年女性。眼睑痉挛通常是最早的临床表现,但是随病程进展,症状往往会扩散到邻近的其他颅面部和颅外肌肉部位。因此,该综合征的临床表现变异广泛,它可以是单独表现,如眼睑痉挛,也可以是单独的口下颌肌张力障碍,或眼睑痉挛和口下颌肌张力障碍同时存在。此外,Meige 综合征最初可能仅累及眼睑或口下颌区,然后扩散累及邻近的颅颈部其他部位。

三、病因与发病机制

Meige 综合征病因及发病机制尚未完全清楚,但有研究显示,环境触发和遗传倾向在该病的发生及发展过程中均起着重要作用。

多数患者无明确病因,少数患者发病前存在长期抗精神病药物使用史或颅脑外伤史,氟哌啶醇、硫利达嗪、喹硫平等可通过不同的药理机制导致 Meige 综合征产生。而基于颅脑外伤或神经外科手术后出现 Meige 综合征症状的相关报道,颅脑创伤与肌张力障碍发病之间似乎也有相关性。此外,除药物和创伤因素外,也有学者报道了苍白球局部血流灌注不足、颅脑肿瘤、放射治疗、HIV 感染等罕见病因所致的 Meige 综合征。

在遗传因素方面,虽然目前尚未发现 Meige 综合征的典型临床症状表型与特定的基因异常存在明确的对应关系,但是对颅颈肌张力障碍患者的家系遗传学研究表明,遗传因素的作用不容忽视。Vemula 等对 760 例家族性或散发性肌张力障碍患者进行了全外显子组测序,除发现了已知与肌张力障碍相关的

TOR1A、THAP1 和 CIZ1 基因外,还鉴定出 3 个带有 GNAL 基因突变的高加索家系;2014,Kumar 等报道了 2 例颅颈肌张力障碍患者存在 GNAL 基因突变,推测其遗传易感性可能与 GNAL 基因有关。GNAL 基因参与编码鸟嘌呤核苷酸结合蛋白 G(olf)α 亚基[Gα(olf)],Gα(olf)在嗅觉的传导、多巴胺 D1 与受体的结合、组蛋白 H3 的磷酸化中均有重要作用,是 G 蛋白偶联受体传导通路的重要组成部分。免疫组化显示,Gα(olf)在纹状体和小脑浦肯野细胞中高水平表达,在基因表达层面,GNAL 突变可能影响了纹状体和小脑浦肯野细胞等的功能,最终导致 Meige 综合征的临床症状出现。

目前对 Meige 综合征的发病机制研究在神经病理学、神经影像学以及神经电生理等方面取得了一定进展,大量研究显示脑干-基底节-丘脑皮质环路的失调在其中发挥了重要作用。神经环路中各突触联系可塑性改变和皮质抑制减少,黑质-纹状体 GABA 能神经元功能下降,以及多巴胺受体超敏或多巴胺与胆碱能递质作用失衡已经被不同的神经生理学和神经影像技术所证实。

四、临床症状

(一)眼部症状

眼部症状是 Meige 综合征最常见和最具致残性的核心症状,大约四分之一的患者症状开始于一侧并很快进展为双侧。主要表现为眼睑强直性痉挛和阵挛,强直性痉挛表现为长时间的眼睑闭合痉挛,阵挛则表现为眼轮匝肌的反复收缩,即强迫性的闭目难睁或频繁不自主眨眼等症状,严重的眼睑痉挛甚至会造成功能性失明。常见诱发因素为强烈刺激(如强阳光)、长期注视(如阅读或看电视)以及心理因素(如紧张或疲劳)等。同时,很多患者存在一些特定的动作或感觉刺激可缓解眼部症状的现象,临床上称为"感觉诡计"(seneory trick),比如说话、哼唱或唱歌、拉上眼睑、按压后颈、打哈欠、张嘴、吸吮动作、鼓腮、行走等,大多数患者有不止一种感觉"技巧"。

(二)口下颌症状

口下颌症状为 Meige 综合征的第二常见症状,常见的临床表现包括噘嘴、咧嘴、张/闭口障碍、下颌前后位或水平位错动、磨牙、伸舌等症状,可在静息状态下自发出现,也可由说话或咬合等动作诱发,影响进食、言语、睡眠等日常活动,严重者还可见唇舌咬伤、牙齿脱落或因肌肉强直收缩导致的颞下颌关节脱位。

五、症状的演变与进展

在 Meige 综合征患者中,眼部症状往往是首发症状,且随着病程进展而进行性加重,初期患者可仅表现为眼部刺激感、酸涩感、畏光等局部不适感,随后可间断出现不自主眨眼增多,在此后的数月至数年间,患者可逐渐出现眼睑长时间持续的闭合痉挛,影响视物、行走、骑行、驾驶等日常生活能力。同时,就症状累及躯体部位演变来看,Meige 综合征可由首发部位逐渐扩展至口下颌、颈部甚至上肢和躯干,其中口下颌是最常见的眼部症状蔓延部位。此外,部分 Meige 综合征患者以口下颌部位症状首发并逐渐蔓延出现眼部症状。

六、症状严重程度评估

Meige 综合征的症状严重程度可采用 BFMDRS(Burke-Fahn-Marsden dystonia rating scale)进行评估。该量表分为两部分,分别为运动障碍量表和功能残疾量表。

(一)运动障碍评分(表 36-1)

表 36-1　BFMDRS 运动障碍评分

身体区域	诱发因子	严重因子	权重	乘积
眼部	0～4	0～4	0.5	0～8
嘴部	0～4	0～4	0.5	0～8
言语/吞咽	0～4	0～4	1	0～16

身体区域	诱发因子	严重因子	权重	乘积
颈部	0～4	0～4	0.5	0～8
右臂	0～4	0～4	1	0～16
左臂	0～4	0～4	1	0～16
躯干	0～4	0～4	1	0～16
右腿	0～4	0～4	1	0～16
左腿	0～4	0～4	1	0～16

运动障碍评分是将身体划定为九个"区域"(言语和吞咽被视为一个区域),其评分总分为每个区域的独立得分之和,评分越高,症状越重。而每个区域的独立得分是诱发因子和严重因子这 2 个因子的乘积,这 2 个因子的分数范围从 0(最低)到 4(最高),同样地,得分越高提示症状越重。

(1) 评分量表中,诱发因子具体评分标准如下。

①通用评分标准。

0＝评分区域在静息状态下或做动作时均无肌张力障碍表现

1＝评分区域在做特定的动作时出现肌张力障碍

2＝评分区域在做很多动作时出现肌张力障碍

3＝在远隔的身体区域做动作时评分区域出现肌张力障碍或者评分区域在静息状态下偶尔出现肌张力障碍

4＝评分区域在静息状态下也有肌张力障碍表现

②言语/吞咽评分标准。

0＝无肌张力障碍表现

1＝单一一种或是两者均偶尔出现(＜1 次发作期/月)

2＝两者之一经常出现(＞1 次发作期/月,包括窒息的症状)

3＝一种经常出现同时另一种偶尔出现

4＝两者均经常出现

(2) 评分量表中,严重因子具体评分标准如下。

①眼部评分标准。

0＝无肌张力障碍表现

1＝细微异常,偶有眨眼

2＝轻微异常,频繁眨眼,但不伴有长时间的眼睑闭合痉挛

3＝中度异常,有持续一段时间的眼睑闭合痉挛,但绝大多数时间眼睑能够打开

4＝重度异常,长时间的眼睑闭合痉挛,闭眼时间≥清醒时间的 30％

②嘴部评分标准。

0＝无肌张力障碍表现

1＝细微异常,偶尔的"鬼脸"(面部扭曲)动作,或者其他嘴部动作(如张口或者牙关紧闭;舌动)

2＝轻微异常,异常运动出现的时间＜清醒时间的 50％

3＝在大多数时间出现中度异常的肌张力障碍或者肌肉收缩

4＝在大多数时间出现重度异常的肌张力障碍或者肌肉收缩

③言语/吞咽评分标准。

0＝正常

1＝细微异常;言语容易理解或者偶尔出现窒息

2＝言语有些难以理解或者频繁出现窒息

3＝言语明显难以理解或者不能吞咽固体食物

4＝完全或近乎完全构音障碍,或者吞咽软食和流食显著困难

④颈部评分标准。

0＝无肌张力障碍表现

1＝细微异常,偶有颈部肌肉牵拉

2＝明显斜颈,程度较轻

3＝中度肌肉牵拉

4＝极度肌肉牵拉

⑤上肢评分标准。

0＝无肌张力障碍表现

1＝细微肌张力障碍,临床表现不明显

2＝轻微肌张力障碍,明显肌张力障碍,无功能障碍

3＝中度肌张力障碍,能够抓握,伴有一些手部功能障碍

4＝重度肌张力障碍,不能有效地抓握

⑥躯干评分标准。

0＝无肌张力障碍表现

1＝细微躯干前屈,临床表现不明显

2＝明显躯干前屈,但不影响站立和行走

3＝中度躯干前屈,影响站立及行走

4＝极度躯干前屈,不能站立和行走

⑦下肢评分标准。

0＝无肌张力障碍表现

1＝细微肌张力障碍,未引起功能损害,临床表现不明显

2＝轻微肌张力障碍,行走轻快,不需帮助

3＝中度肌张力障碍,严重行走障碍或者行走需要帮助

4＝严重肌张力障碍,患腿不能站立或行走

在每个区域均评定出诱发因子及严重因子后,二者相乘得出该区域的乘积。对于眼、嘴、颈部这些区域,将每个区域得出的乘积进一步乘以 0.5 来“去权重”,因为这些区域的症状对于整体的残障影响较小。运动障碍评分量表评分最高为 120 分,最低为 0 分。

（二）功能残疾评分（表 36-2）

表 36-2　BFMDRS 功能残疾评分

功能	评分
言语	0～4
书写	0～4
摄食	0～4
进食吞咽	0～4
个人卫生	0～4
穿衣	0～4
行走	0～6

BFMDRS 功能残疾评分将人们日常生活能力分为七大方面,分别为言语、书写、摄食、进食吞咽、个人卫生、穿衣及行走,从这七个方面评估患者日常生活能力受影响的程度,功能残疾评分总分为这七项的评分之和,得分范围为 0～30 分,得分越高,反映患者病情越重。

BFMDRS 功能残疾评分具体标准如下。

1. 言语

0＝正常

1＝细微异常,言语容易被理解

2＝言语被理解有些困难

3＝言语被理解明显困难

4＝完全或近乎完全构音障碍

2. 书写

0＝正常

1＝存在细微困难,但字迹清晰可辨

2＝几乎无法辨认字迹

3＝无法辨认字迹

4＝无法持续握笔

3. 摄食

0＝正常

1＝需要使用"技巧",可独立进食

2＝可以将食物送进嘴中,但不能使用餐具切割食物

3＝仅能用手指摄取食物

4＝无法独立摄取食物

4. 进食吞咽

0＝正常

1＝偶尔呛噎

2＝频繁呛噎,吞咽困难

3＝不能吞咽固体食物

4＝不能吞咽软食或流食

5. 个人卫生

0＝正常

1＝动作笨拙,但能独立完成

2＝一些动作需要帮助

3＝大部分动作需要帮助

4＝所有动作都需要帮助

6. 穿衣

0＝正常

1＝动作笨拙,但能独立完成

2＝一些动作需要帮助

3＝大部分动作需要帮助

4＝所有动作都需要帮助

7. 行走

0＝正常

1＝细微异常,不易察觉

2＝中度异常,表现明显,普通人亦能发现

3＝显著异常

4＝行走需要帮助

5＝无法行走,需要轮椅辅助

七、诊断

Meige 综合征的诊断主要依靠典型的症状表现及演变。目前临床上尚缺乏针对 Meige 综合征特异性的辅助检查和实验室检验方法，尽管如此，对怀疑 Meige 综合征的患者，行头颅 MRI 等影像学检查依然是必要的，这可以帮助明确可能存在的脑结构异常或者可能的病因，如基底节区的肿瘤、梗死等。

由于很多患者在起病早期往往伴有明显的眼部症状，如干涩、异物感、畏光等，患者往往首先就诊于眼科，因此很多患者可能在早期得不到正确的诊断，随着病情进展，当患者出现典型的眼睑痉挛及口下颌不自主运动，就诊于神经科的专科门诊时，才可能得到正确的诊断。

八、治疗

自 1910 年 Henry Meige 系统性总结患者的典型临床表现至今，神经科学对 Meige 综合征病因及发病机制的认识仍处于探索阶段。而病因不明确，也就意味着没有针对病因的根治性治疗方法。

目前临床上对 Meige 综合征的治疗主要为对症治疗，包括口服药物治疗、肉毒毒素注射和外科治疗。

(一)药物治疗

常用于治疗 Meige 综合征的口服药物包括抗胆碱能药物(如苯海索)、苯二氮䓬类药物(如氯硝西泮)、抗精神病药物(如氟哌啶醇)及 GABA 受体激动剂(如巴氯芬)。

根据相关病例报道，口服药物对 Meige 综合征的疗效不确切，个体差异大，多数药物疗效观察显示，氯硝西泮和苯海索有较大概率在短期改善患者眼睑痉挛及口下颌症状，但远期疗效往往不满意。

(二)肉毒毒素注射

临床上常用于治疗 Meige 综合征的肉毒毒素是 A 型肉毒毒素(BTX-A)，BTX-A 直接作用于神经元的运动终板，通过与突触前膜乙酰胆碱膜蛋白结合，抑制钙离子内流，进而抑制突触前膜乙酰胆碱的释放，从而使神经-肌肉接头处传导阻滞，局部肌肉松弛，因此，BTX-A 的局部注射可直接作用于出现运动障碍的肌肉。

大宗病例报道显示，BTX-A 对 Meige 综合征疗效肯定，尤其是对眼睑痉挛症状往往短期疗效确切，对口下颌症状的改善较差。

治疗过程中为了获得持续改善，需多次注射，每次注射的有效作用时间仅为 1~3 个月。但 BTX-A 是异源蛋白，反复注射可能刺激免疫系统产生抗体，进而影响疗效，这可能是 BTX-A 耐药及远期疗效下降的一个重要原因。

(三)外科治疗

对于口服药物及 BTX-A 局部注射治疗无效的患者，可以选择外科治疗方法。

1. 外周面神经和局部肌肉手术　早期 Meige 综合征的外科治疗方式主要是针对外周面神经和局部肌肉的手术方式，以破坏性术式为主，如面神经阻滞术、眼轮匝肌部分切除术、额肌悬吊术等。这些术式往往可以迅速、有效改善患者眼部及口下颌症状，但是也有很大的风险出现多种并发症，如面神经麻痹、眼睑闭合不全、睑外翻等，因此此类术式现已很少使用。

2. 神经核团毁损　随着神经科学对肌张力障碍发病机制研究的进展，基底节各神经核团结构及功能的异常在其发生及进展中的作用逐渐获得共识。Meige 综合征作为肌张力障碍性疾病的一种特殊类型，其外科治疗也由对外周肌肉和(或)神经组织的破坏性手术转为对上述神经核团的处理。20 世纪 90 年代以来，临床上不断有关于单侧或双侧苍白球切开术治疗 Meige 综合征的病例个案报道，多数结果显示短期疗效显著，且长期疗效稳定。但该术式仍属于毁损手术，会造成神经核团不可逆损伤。此外，术后患者出现发音功能低下、运动功能损伤及视野缺损的风险也不容忽视。

3. 脑深部电刺激术　近 20 年来，随着立体定向结合神经调控技术的兴起，脑深部电刺激术(deep brain stimulation，DBS)因其神经损伤小、可逆、可调控的优势逐渐取代前述的各类神经核团毁损手术。

DBS是在立体定向技术引导下,将刺激电极植入脑内特定的神经核团并输出设定参数(频率、脉宽、电流/电压幅度)的脉冲电流,刺激神经核团,调控其所属的神经网络兴奋-抑制功能,从而达到控制症状、治疗疾病的目的。

DBS治疗Meige综合征常规选择的靶点为苍白球内侧部(GPi)。GPi在肌张力障碍的发病过程中起到了重要的作用,在正常情况下,GPi能够抑制丘脑腹外侧核和腹前核,进而调控运动皮质活动。而研究者在原发性肌张力障碍与苍白球的相关研究中发现,原发性肌张力障碍患者的GPi神经元放电频率与正常的运动皮质活动协调性较差,这些均提示GPi是治疗Meige综合征的一个重要靶点。

此外,丘脑底核是运动环路调节的重要部分,可接受苍白球外侧核和大脑皮质的纤维传入,还可向GPi及黑质网状部发出投射纤维,一旦丘脑底核节律性活动发生改变,可能导致肌张力障碍的发生。近年来,有越来越多的病例报道显示丘脑底核(subthalamic nucleus,STN)DBS对Meige综合征同样有效。

(1)术前准备。

①术前评估、筛选。严格的适应证把握是术后获得满意疗效的前提之一。因此术前应明确诊断,仔细对患者的病情严重程度、非手术疗法疗效,以及手术指征、禁忌证等进行评估,筛选出符合DBS适应证的患者。

②术前计划。

a. 根据患者的病情、诊断选择刺激电极植入靶点。术前行头颅MRI,将获得的影像数据输入计算机计划工作站系统并标示欲植入的靶点位置。头颅MRI一般在术前1～3天完成,同时完成其他各项术前检查。

b. 手术当天,在局麻下安装固定头架,然后行头颅CT,将获得的CT影像数据输入计算机计划工作站系统,与头颅MRI影像融合,建立大脑立体定向坐标系统。

c. 计算植入靶点的坐标,设计电极穿刺路径(穿刺路径需避开脑组织表面血管、脑沟及脑室)。

(2)DBS系统植入。

①刺激电极植入。手术一般在局麻下进行,术前给予抗生素预防感染,患者取半坐卧位,固定头架通过适配锁扣与头架连接并固定在床头。消毒头顶术区及固定头架,铺巾,铺巾时注意不要覆盖固定头架上的坐标数字。

根据植入靶点的坐标及穿刺路径要求设置好整个立体定向仪的参数和角度并将整个立体定向仪组装好。根据穿刺路径标记头皮表面的穿刺点,设计切口,局麻后切开头皮,并在颅骨入点钻孔。在颅孔处安装电极固定底座,在硬膜穿刺点处使用带芯套管针连同电极电刀热凝切开硬脑膜,切开硬脑膜后继续使用带芯套管针沿穿刺路径向脑深部建立穿刺通道。

取下针芯,植入微电极进行电生理定位。使用电动推进器将微电极沿着穿刺通道缓慢推进脑内,连续记录微电极周围神经组织的电活动,根据记录到的电信号特征对微电极所经过的皮质下各结构进行定位,直至微电极记录到靶点神经核团特征性的电信号。

微电极定位成功后,从套管中取下微电极并植入刺激电极。刺激电极植入后给予术中电刺激测试,观察患者症状改善情况及电刺激相关副作用及出现的阈值。如果较低的刺激电流即出现副作用,如刺激侧对侧肢体麻木、僵直,提示刺激电极植入位置偏移,根据患者出现副作用的性质判断电极偏移的方向,调整位置后再次按照上述步骤植入刺激电极,直至测试效果满意,且副作用阈值合理。电极植入成功后固定刺激电极,闭合骨孔。逐层缝合头皮。

双侧刺激电极植入时,按上述步骤植入另一侧刺激电极。

②电极延伸导线及脉冲发生器植入。延伸导线及脉冲发生器的植入在全麻下进行,患者取仰卧位,头偏向脉冲发生器植入侧的对侧,植入侧同侧肩下放置肩垫。消毒术区,消毒范围包括头皮、耳后、颈部及上胸部皮肤,铺巾。在耳后做一长4～6 cm纵切口,局部颅骨使用磨钻磨出两条纵向骨槽。一侧锁骨下3 cm处做一长约6 cm横切口,在此皮下制备囊袋,大小以良好容纳植入的脉冲发生器为准。使用通条建立耳后切口至胸部切口的皮下隧道,并在皮下隧道中植入延伸导线。再建立头皮切口至耳后切口的

皮下隧道,将刺激电极脑外端通过皮下隧道引至耳后切口处,在耳后切口处将刺激电极与延伸导线连接,将连接处植入骨槽中并使用钛板及钛钉固定。在胸部切口处连接脉冲发生器及延伸导线,将过长的延伸导线盘绕至脉冲发生器后方,使用缝线将脉冲发生器缝合固定在胸大肌筋膜上。使用程控仪测试 DBS 系统电阻,正常电阻范围为 50~4000 Ω,确定 DBS 系统电阻正常后,逐层缝合各切口。

(3) 术后 DBS 系统开机与程控。常规情况下,DBS 术后刺激器处于关机状态。一般在 DBS 术后 4 周开机。

开机时需再次测试 DBS 系统电阻,确定设备电路连接良好。

首次开机时需测定每个电极触点的治疗阈值和副作用阈值,确定"治疗窗口"。选择治疗阈值低而副作用阈值高的触点为刺激触点,即该触点应满足以下条件:在较低的电刺激强度下即出现治疗效果,而在较高刺激强度下才出现副作用,治疗窗口宽。

选择好刺激触点后,根据触点测定时获得的治疗阈值给予初始刺激参数,主要包括电压、脉宽、频率的参数设置。

术后定期随访,评估患者疗效并调整刺激参数,使患者能获得持续的疗效,并且避免电刺激的副作用。

Meige 综合征是颅颈肌张力障碍的一种常见类型,近年来,DBS 在 Meige 综合征治疗中的有效性逐渐得到临床研究的证实,然而 Meige 综合征 DBS 治疗的研究报道以个例研究、小样本量研究、短期随访研究为主,缺乏随机对照大样本量研究和长期随访报道,临床还需对 Meige 综合征的 DBS 治疗进行深入研究,以进一步明确其治疗效果。

第二节　颈部肌张力障碍的治疗

一、概述

颈部肌张力障碍(cervical dystonia)过去曾习惯性地被称为痉挛性斜颈(spasmodic torticollis),是临床上最常见的一种局限于颈部的局灶性肌张力障碍。但严格来说,颈部肌张力障碍并不等同于痉挛性斜颈,因为并不是所有颈部肌张力障碍都表现为痉挛性;此外,颈部肌肉本身的病变也可能导致痉挛性斜颈的表现,因此目前在临床工作中使用的颈部肌张力障碍这一术语已经逐渐替代了痉挛性斜颈。根据国外文献报道,颈部肌张力障碍的发病率约为 8.9/100000,女性相对多发,女性与男性发病率比例约为1.4 : 1。

二、临床表现

颈部肌张力障碍临床上常表现为一侧颈部(包括胸锁乳突肌)肌群的不自主强直性收缩,引起头颈部同向侧屈,下颌转向对侧。同时,因为颈部受累肌群的位置和范围不同(如颈前肌群、颈后肌群),患者颈部异常运动或姿势可表现出不同的形式。根据临床表现可将颈部肌张力障碍分为旋转型、后仰型、前屈型、侧屈型及混合型。除了颈部异常运动或姿势,2/3~3/4 的患者还伴有明显的颈部疼痛,这些都会对患者的生活质量造成严重影响。

患者的症状通常在起病的前 5 年进行性加重,然后趋于稳定。除了颈部异常运动或姿势的严重程度加重外,患者肌张力障碍累及躯体的范围可能随着病情的进展而出现扩展蔓延,20%~30% 的患者症状会扩展至面部、上肢、躯干。

针对肌张力障碍患者的遗传学研究表明,部分单基因突变的临床表现有颈部肌张力障碍。例如 DYT6 型肌张力障碍,产生突变的基因为 THAP1,位于 8 号染色体短臂上,以常染色体显性方式遗传,携带者可能在儿童期或青春期出现累及颅、颈及上肢的肌张力障碍表现,且大概 2/3 的患者会出现言语受累。因此,颈部肌张力障碍的患者,随着病情进展,症状可能累及多个部位,颈部肌张力障碍可能仅是疾病的初期表现。

10%～20%的患者在发病后会出现自发缓解，但一般会在缓解数月至数年后复发。

三、诊断及辅助检查

颈部肌张力障碍缺乏特异的检查方法，其诊断主要依靠典型的临床表现。对于有明确家族史，或者早发（儿童期或青春期起病）的，肌张力障碍表现始于颈部并向躯体其他部位扩展的病例，可行基因检测，如判断是否存在 THAP1 基因突变，以协助诊断。

虽然颈部肌张力障碍的诊断主要依靠症状，但是颅颈部影像学及电生理检查依然是必要的。

（一）颅颈部 CT、MRI 检查

颈部肌张力障碍多数并无影像学异常的证据，但是颅颈部的 CT 或 MRI 检查依然是必要的，它可以帮助排除颅后窝肿瘤、颈椎骨骼畸形等原因造成的继发性的颈部姿势或运动异常。

（二）肌电图检查

颈部肌电图检查可以用于评估颈部肌张力障碍累及的肌肉的位置及范围、发现不曾怀疑的痉挛肌、指导肉毒毒素注射的靶位置，及评估肉毒毒素注射后的疗效。

四、治疗

（一）非手术治疗

治疗颈部肌张力障碍常用的非手术方式主要包括口服药物和肉毒毒素局部注射。有研究报道，抗胆碱能药物（如苯海索）较其他口服药物如苯二氮䓬类、GABA 受体激动剂等疗效更佳，且往往在发病的 5 年内药物反应率较高，而 5 年后则可能出现药物反应率下降。随着病情进展，为了维持口服药物的疗效，往往需要加大药物剂量，而这通常会引起不能耐受的药物副作用。对口服药物疗效不佳或不能耐受药物副作用的患者可采用颈部肌肉肉毒毒素局部注射的方法治疗，术前进行颈部肌肉肌电图检查有助于发现受累的颈部肌肉的位置、范围及功能状态，指导确定肉毒毒素注射的靶肌肉，当肉毒毒素注射治疗反应不佳时，颈部肌电图检查可以帮助发现是否存在临床不曾怀疑的痉挛肌。

（二）手术治疗

对于口服药物无效及肉毒毒素局部注射治疗失败，且颈部肌张力障碍症状明显影响日常生活能力的患者，可以考虑手术治疗。

早期常用的手术方式包括选择性外周神经切断术、丘脑毁损术等，目前临床上应用越来越广泛的是苍白球内侧部脑深部电刺激术。

1. 选择性外周神经切断术　选择性外周神经切断术是 Claude Bertrand 推广的可用于治疗颈部肌张力障碍的一种手术技术，是早期治疗颈部肌张力障碍的主要手术方式。保守治疗及其他手术方式治疗无效的患者可考虑该手术方式。

这种手术方式通过选择性地切断外周神经根，消除导致头部异常姿势的靶肌肉的异常活动，同时保留未受累的肌肉的神经支配，以改善患者头颈部姿势及运动异常的症状，因此，术前需要通过体格检查及电生理检查定位异常的颈部肌肉及其支配神经。体格检查通常是对颈部肌肉直接的视诊及触诊，以发现痉挛肌，然后通过肌电图检查确认。

肌电图检查时通常需要记录双侧的胸锁乳突肌和头夹肌，此外，还需要根据体格检查的情况，选择其他可疑的颈肌进行描记。不但要记录到患者静息状态时各颈部肌肉的肌电图，还要获得患者自主活动头颈部时（前屈、后仰、侧斜、旋转）的肌电图。当患者未进行任何主动运动时，此时肌电图所记录到的过度激活的肌肉往往是导致颈部异常姿势或运动的责任肌肉，也是手术需要处理的主要靶肌肉。而在患者颈部主动运动时描记的肌电图可以显示出活动受到抑制的颈肌，这些颈肌的支配神经需要保留，因为这些肌肉对于术后头颈部的正常活动至关重要。此外，术前还可用 1% 利多卡因暂时阻滞相应的颈部肌肉进

行观察，以进一步评估各个颈肌的相对作用以及预测术后疗效。

Bertrand 推广的选择性外周神经切断术是将副神经及 $C_1 \sim C_6$ 后支切断。1998 年，Bertrand 回顾既往接受选择性外周神经切断术治疗的颈部肌张力障碍病例，结果显示 88% 的患者获得满意的长期疗效。

该手术的常见并发症包括颈部活动受限，支撑困难，稳定性下降，吞咽困难、颈部皮肤麻木等。20 世纪 60 年代之后，为避免双侧颈神经根切断术的后遗症，临床上开始关注应用丘脑损毁术治疗颈部肌张力障碍的疗效。

2. 丘脑毁损术　虽然丘脑毁损术早期主要应用于全面性肌张力障碍的治疗，随着其在临床上的推广，也有应用于局灶性或节段性肌张力障碍的报道，但是大多数颈部肌张力障碍患者往往需要接受双侧丘脑毁损，而这会增加术后出现言语障碍及吞咽困难等并发症的风险，因此目前临床上已很少使用。1964 年，Copper 等报道了 160 例接受丘脑毁损术的颈部肌张力障碍患者的疗效与安全性，结果提示 60% 的患者疗效满意，20% 的患者出现言语障碍。

3. 苍白球内侧部脑深部电刺激术（GPi-DBS）　苍白球内侧部（GPi）是治疗肌张力障碍的经典靶点。近年来，临床上应用 GPi-DBS 治疗颈部肌张力障碍的病例报道逐渐增多。2005 年，Bittar 等报道了 12 例药物难治性肌张力障碍患者采用 GPi-DBS 治疗的疗效及不良事件，其中 6 例为颈部肌张力障碍的患者（另外 6 例为全面性肌张力障碍患者），术后 1 年平均改善率为 62.3%，术后 2 年平均改善率为 59%。术后 3 例患者出现不良事件，1 例出现电极移位及感染，1 例出现电极连接线断裂，1 例出现脉冲发生器电池故障，整体评价 GPi-DBS 对颈部肌张力障碍的治疗安全有效。而 Hung 等在 2007 年发表的文献报道了 10 例接受了双侧 GPi-DBS 治疗的原发性颈部肌张力障碍患者，术后随访 11 ~ 53 个月，结果显示症状平均改善率为 55%，生活能力残疾平均改善率为 59%，疼痛平均改善率为 51%。这提示 GPi-DBS 对颈部肌张力障碍长期有效。

（刘如恩　丁虎）

第三节　全身型肌张力障碍的治疗

当肌张力障碍累及躯干和至少 2 个其他部位时，诊断为全身型肌张力障碍。全身型肌张力障碍患者的起病年龄较早，多数在 30 岁以前发病。从病因学角度分析，遗传性肌张力障碍更易发展为全身型，而发病年龄较大的全身型肌张力障碍患者中迟发性运动障碍比例较高，应注意仔细询问患者的既往史和用药史。全身型肌张力障碍是肌张力障碍中症状最重、对患者生活质量影响最大的类型，应积极进行治疗。

抗胆碱能药物（苯海索）、苯二氮䓬类药物（氯硝西泮）、肌松剂（巴氯芬）等可用于全身型肌张力障碍，其中苯海索是少数通过前瞻性双盲安慰剂对照试验进行评估的口服药之一。这些药物应用时从低剂量开始，在数周内缓慢滴定，可以减少不良反应，提高耐受性。如果治疗没有带来任何获益，或出现了严重不良反应，应及时停止药物治疗。停用时应该逐渐减量，避免出现撤药反应。儿童期发病的全身型肌张力障碍患者，应首选左旋多巴进行试验性治疗，以排除多巴胺反应性肌张力障碍。对于急性肌张力障碍和迟发性运动障碍，抗胆碱能药物常有较好疗效。对于运动诱发的发作性全身型肌张力障碍，考虑使用卡马西平等抗癫痫药物治疗，疗效较好且持久。

肉毒毒素对于全身型肌张力障碍疗效不佳，但如果局部症状突出或 DBS 术后遗留局部症状，也可考虑注射肉毒毒素进行改善。

全身型肌张力障碍患者当药物治疗效果不佳或症状已明显影响生活质量时，应考虑外科治疗，方式包括：脑深部电刺激术（deep brain stimulation，DBS）、立体定向射频毁损术及中枢靶控巴氯芬输注术。在应用 DBS 以前，单侧或双侧丘脑或苍白球立体定向射频毁损术一直是难治性肌张力障碍首选的外科治疗方式，但由于疗效有限且双侧手术风险较高等原因，目前已被 DBS 逐渐替代。鞘内注射巴氯芬也可用于难治性全身型肌张力障碍的治疗，特别是伴有严重痉挛状态的患者，如脑性瘫痪引起的肌张力障碍可能从中获益,但不同诊疗中心的治疗结果差异较大。这种手术本身风险不大,药物的不良反应与口服药相似,但需要频繁更换给药泵和随访,并存在泵故障、导管阻塞或移位、感染等设备相关问题的风险。

目前 DBS 是治疗全身型肌张力障碍的首选外科治疗方式,术前应对患者的病因进行详尽的探究,以保证术后的疗效。所有患者均推荐进行基因检测,全外显子组测序和家系验证有利于明确患者的病因。TOR1A(DYT1)、TUBB4(DYT4)、THAP1(DYT6)、SGCE(DYT11)、CACNA1B(DYT23)、ANO3(DYT24)、COL6A3(DYT27)、KMT2B(DYT28)等基因导致的肌张力障碍可考虑 DBS 治疗,特别是TOR1A、THAP1 型肌张力障碍应优先考虑 DBS,而 ATP1A3(DYT12)、GCH1(DYT5a)、TH(DYT5b)等基因导致的肌张力障碍并不适合 DBS。无明确基因异常的特发性全身型肌张力障碍也是 DBS 的适应证,但存在个体疗效的差异。获得性肌张力障碍中,DBS 对于迟发性运动障碍的疗效良好,脑性瘫痪、创伤等因素导致的肌张力障碍疗效不佳。其他特殊类型的全身型肌张力障碍,如泛酸激酶相关性神经退行性疾病(pantothenate kinase-associated neurodegeneration,PKAN)、舞蹈症-棘红细胞增多症(chorea-acanthocytosis)也有 DBS 治疗的成功病例,但病例数较少,还有待进一步研究。多巴胺反应性全身型肌张力障碍和运动诱发的发作性全身型肌张力障碍由于药物疗效良好,一般不推荐进行 DBS。全身型肌张力障碍患者中儿童较多,应以改善症状、提高生活质量为治疗目的,不应对 DBS 做过于严格的年龄限制,目前根据国内外的经验,3 岁以上的患儿即可进行 DBS。全身型肌张力障碍的其他疗法效果欠佳时,应尽早考虑 DBS 治疗,避免骨骼出现固定畸形,从而导致患者手术疗效下降,预后变差。

DBS 治疗的靶点可选择苍白球内侧部(GPi)或丘脑底核(STN),目前已有的高级别循证医学证据均来自 GPi-DBS,对于合适的遗传性或特发性全身型肌张力障碍患者,Burke-Fahn-Marsden 肌张力障碍评分量表(BFMDRS)的改善率可达 40%~90%,而且 5 年以上的长期疗效稳定。而对于 STN-DBS,多项研究证实其对遗传性或特发性全身型肌张力障碍的短期和长期疗效良好,但多为Ⅳ级证据,尚缺乏大规模对照研究,对于不同类型的肌张力障碍如何选择靶点尚无明确意见。笔者的经验:STN-DBS 对肌张力障碍的治疗效果与 GPi-DBS 差异不大,而刺激参数往往低于后者。

用于治疗全身型肌张力障碍的 GPi-DBS 标准刺激参数为频率在 130 Hz 以上,脉宽为 90~450 μs,但也有病例显示,60 Hz 左右的低频刺激可以取得良好的疗效。STN-DBS 的刺激参数往往低于 GPi-DBS,与治疗帕金森病的参数类似。

总体而言,DBS 和慢性电刺激的耐受性良好。感染、脑出血、硬件破裂或错位、新发的帕金森综合征等是主要并发症。有研究表明,肌张力障碍患者 DBS 后导线断裂的风险高于帕金森病患者,这可能与颈部明显的运动过多有关。对于非常严重的全身型肌张力障碍患者,笔者建议术后尽早开启电刺激,尽快改善患者的症状,减少术后并发症。

(郭毅)

第四节 获得性肌张力障碍的治疗

一、概述

肌张力障碍(dystonia)是一种由持续或间歇性的对立肌群不自主收缩导致的不自主运动或姿势异常的神经系统疾病。依据病因,肌张力障碍可分为原发性和继发性。原发性肌张力障碍患者仅有异常的临床表现,但没有已知的明确病因或遗传性疾病。获得性肌张力障碍(acquired dystonia),又称继发性肌张力障碍(secondary dystonia),是由环境因素及各种疾病继发中枢性损害所引起的,即存在明确病因的肌张力障碍。本节对获得性肌张力障碍的发病、临床表现、诊断及外科治疗相关研究进展进行介绍,为临床诊疗提供参考。

二、流行病学

关于获得性肌张力障碍的发病率资料有限。欧洲流行病学调查资料显示其发病率为 15.14/10 万，英国为 43/10 万，美国为 32.9/10 万，日本为 10.1/10 万。一项针对 3000 多例肌张力障碍患者的研究显示，29％的患者为获得性肌张力障碍，其中以迟发性肌张力障碍为主要病因。在一项针对 122 例肌张力障碍患者的研究中，最常见的原因是迟发性肌张力障碍（35％）和围产期脑损伤（30％）。其他原因包括卒中（13％）、脑炎（6.5％）和肝豆状核变性（4％）。常见发病原因在不同年龄组间有差异。在年轻患者中，常见病因为围产期脑损伤和脑炎。而在老年患者中，卒中和药物暴露（迟发性肌张力障碍）更为常见。

三、病因

凡是累及新纹状体、旧纹状体、丘脑、蓝斑、脑干网状结构等位置的病变，均可导致肌张力障碍的症状出现，如肝豆状核变性、核黄疸、神经节苷脂沉积病、苍白球黑质色素变性、进行性核上性麻痹、双侧基底节钙化、甲状旁腺功能低下、中毒、脑血管病变、脑外伤、脑炎、脑裂畸形、药物诱发（左旋多巴、吩噻嗪类、丁酰苯类、胃复安、化疗药物）等。

病因可大致分为以下几类。

1. 局灶性脑损伤　所有累及基底节区（豆状核和尾状核）的中枢神经系统（CNS）局灶性病变，特别是那些破坏运动前皮质和脑干纹状-丘脑投射系统的病变，均可能引起获得性肌张力障碍。

2. 外周损伤　周围神经损伤可由直接神经损伤或由手术、神经压迫和电损伤引起，并引起肌张力异常综合征。其潜在的发病机制尚不清楚。通常，只有损伤区域出现肌张力障碍的症状。

3. 神经退行性疾病　一些神经退行性疾病，特别是累及基底节的神经退行性疾病，可能会出现获得性肌张力障碍。例如，肌张力障碍可能出现在未经治疗的帕金森病患者中，作为原发疾病病程的一部分。肌张力障碍常与一些遗传性症状相关，例如常染色体显性的家族性帕金森病、左旋多巴反应性肌张力障碍、青少年性帕金森病或早发性帕金森病。然而，未经治疗的帕金森病患者中局灶性肌张力障碍的发病率与同一年龄组的受试者相似。因此，肌张力障碍在未经治疗的帕金森病患者中是代表了原发疾病病程的一部分，还是仅仅是共同发病暂不确定。

4. 代谢紊乱　肌张力障碍可能是脂质、能量、嘌呤、有机酸以及氨基酸代谢障碍等的一个特征性表现。通过影像学和神经病理学研究，可证实某些代谢障碍基底神经节受累。

5. 化学药剂　几种化学制剂可引起肌张力障碍。这些药物可以细分为药理学药物和神经毒性药物，如锰、铜、甲醇、氰化物、麦角菌衍生物等。已知其中一些药物通过阻断多巴胺受体来干扰多巴胺代谢，特别是在易发生肌张力障碍的中枢神经系统区域（壳核和尾状核）。对于神经抑制剂，动物研究多次表明，这些化合物可引起纹状体乙酰胆碱的增加，胆碱能药物可在神经抑制剂治疗的猴子中引起肌张力障碍，而抗胆碱能药物可逆转这一情况。

四、病理生理和发病机制

不同的中枢神经结构损伤均可能引起获得性肌张力障碍。较多的研究表明，获得性肌张力障碍与基底节区的病变或损伤相关。Bhatia 等在对 240 例基底核损伤的患者的随访研究中发现，36％的患者发生获得性肌张力障碍。Marsden 等在分析 28 例偏身性或肢体肌张力障碍患者的脑 CT 影像后发现，常见的损伤部位是基底核、尾状核、壳核和丘脑腹后外侧核。Cuny 等人对啮齿类和灵长类动物的基底核黑质多巴胺系统进行选择性毁损后，都可得到肌张力障碍动物模型。借助正电子发射断层成像（PET）的动态显像研究则显示尾状核、豆状核以及丘脑背内侧核的额叶投射区的代谢率降低，因此基底核及额叶联系的功能紊乱也被认为是肌张力障碍的发病原因。当然，大脑中其他神经核团的病变或损伤同样可能引起获得性肌张力障碍。Kumandas 等发现在对因颅后窝占位性病变，如良恶性肿瘤、神经鞘膜瘤、蛛网膜囊肿等，引起的肌张力障碍患者进行颅后窝病变手术移除后，其症状明显改善。还有一些研究显示，获得性肌张力障碍可能与脑干、小脑、丘脑、顶叶皮质及某些脊髓损伤等有关。总而言之,基底节区域损伤是较常见的引起获得性肌张力障碍的病因,中枢神经其他部位损伤均可能引起各种获得性肌张力障碍。

此外,电生理学表明,肌张力障碍患者还存在神经生理异常,主要表现为神经交互抑制受损、可塑性增加及体感输入异常。典型肌张力障碍发作是由主动肌和拮抗肌之间交互抑制失衡造成的。Murase 等在针对书写痉挛和原发性肌张力障碍的研究中发现,突触的早期晚期交互抑制均被降低,这提示肌张力障碍与调节相互抑制的 1 个或 2 个时相下行脊髓神经元出现变化相关。在经颅刺激治疗肌张力障碍的患者中,调节肌电静息期的神经环路被破坏。在肌张力障碍的患者中,体感异常已被证实存在。中枢神经系统体感异常模式的输入,可能会导致感觉运动整合不完全,但体感异常能否触发肌张力障碍仍需要进一步研究。

五、临床表现

获得性肌张力障碍的主要临床表现包括异常运动或异常姿势(伴或不伴震颤)、感觉异常或拮抗动作、泛化现象、镜像现象等,常按临床症状分布特征分为局灶型、节段型、多灶型、偏身型、全身型。

获得性肌张力障碍以异常的肌肉收缩为特点,全身骨骼肌的主动肌和拮抗肌运动不协调,肌肉间歇性持续收缩,可造成反复的不自主运动和异常的扭转姿势,且异常姿势不自主地缓慢变换,可在某一姿势固定一段时间,接着变为另一种异常的姿势,扭转反复出现,形似蚯蚓蠕动,其中扭曲是肌张力障碍与其他运动障碍性疾病的主要区别。常累及颈部、四肢、躯干甚至全身,如眼睑痉挛、颅面部肌张力障碍及书写痉挛等,在焦虑状态、情绪激动时均可加重,而在安静、放松时可以减轻,深度睡眠时可以消失,但严重的患者甚至在安静时也会出现异常的肌肉活动。在早期,当患者行走时活动性肌张力障碍导致特殊的腿部抽动,表现为姿势异常,而背向行走、跑步或跳舞时可正常。局灶性肌张力障碍也可造成手指弯曲、腕屈曲内翻,影响书写。到晚期,肌张力障碍持续存在,并可扩展到躯干肌肉,导致身体局部出现扭曲的姿势异常。

六、辅助检查

神经影像学可能发现一些位于基底核、脑干、小脑或皮质区(顶叶和额叶)的病变,病变的位置可能与获得性肌张力障碍患者症状发生的位置有关。例如,有人提出丘脑病变更有可能导致手肌张力障碍;脑干病变多与颅肌张力障碍有关,如眼睑痉挛;硬膜病变可能与偏身型肌张力障碍或肢体肌张力障碍有关,并且在偏身型肌张力障碍中,病变侧常位于肌张力障碍发作侧的对侧。

当然由于病变的原因多样,如肿瘤、创伤、出血、炎症、神经退行性病变或金属(如铁、铜、锰等)积累等,不同的病变原因表现出的影像学也各有差异。金属沉积可以通过 CT(如铜)或 MRI(如铁)的神经成像被检测到。铜沉积在 T2 加权序列上表现为高信号。铜沉积在壳核、苍白球、肝脏和角膜是肝豆状核变性的特征,是获得性肌张力障碍的重要鉴别点,尤其是在年轻患者中。这就是所谓的大熊猫脸征(指除了红核外被盖高信号,黑质网状部外侧部分信号强度保留,上丘低信号的组合)。尾状核萎缩应立即考虑亨廷顿病或神经棘细胞增多症。泛酸激酶相关性神经退行性疾病(PKAN)与虎眼征有关。基底节钙化提示 Fahr 病。白质中差异性信号异常增加了脑白质病变的可能性。其他具有 MRI 特征的代谢综合征包括神经铁蛋白病、戊二酸尿和甲基丙二酸尿。在从事焊工相关工作的人群中,会发现锰积累,其常与继发性帕金森病有关。在基底节区,锰在苍白球内对称堆积,在 T1 序列上表现为高信号。同时,这类患者也可能出现明显的获得性肌张力障碍症状。除了脑成像,颈椎 MRI 可以帮助评估颈椎或臂肌张力障碍患者,因为它可以揭示病变,如肿瘤、脱髓鞘斑块等。

钙沉积在 CT 影像上较容易发现,表现为高信号影,伴随高频率的钙化(CT 的 1.5%)。在基底神经节内,钙主要累及苍白球,通常是良性的,在大多数病例中是特发性的或与年龄有关。鉴于此,有人提出,只有当患者年龄小于 40 岁时,才需要进一步关注苍白球钙化的存在。当其他基底神经节区域或者其他脑区出现钙化时,无论年龄大小,都应该进一步检查。钙沉积的鉴别范围较广,包括代谢性、感染性、毒性和退行性等病因。在代谢性疾病中,特发性或手术性甲状旁腺功能减退可能是对称性基底神经节钙化的最常见原因。肌弛缓可作为其特征性表现。弓形虫病、风疹、细胞肿大、疱疹和艾滋病病毒感染(包括先天性)也可导致基底神经节损伤,并伴有钙化和获得性肌张力障碍。一氧化碳中毒后发生的迟发性脑病可出现肌张力障碍的症状,其影像学可显示基底神经节钙化。

PET 目前在肌张力障碍的评估中还没有广泛应用,但随着 PET 在肌张力障碍中的深入应用,PET 可能会发挥更重要的作用。

此外,其他如血细胞涂片(排除神经棘红细胞增多症)、代谢筛查(排除遗传性代谢疾病)、铜代谢测定及裂隙灯检查(排除肝豆状核变性)、DYT1 基因突变筛查(排除儿童期发病的扭转痉挛)等相关检查在诊断和鉴别获得性肌张力障碍的病因时也起到了重要作用。

七、诊断

目前尚无公认的获得性肌张力障碍的诊断流程,应结合临床表现、肌电图、基因检测、影像学及其他临床检查综合判断。对于肌张力障碍,首先进行症状学诊断,一旦诊断成立,则按照临床特征及病因学进行进一步诊断和分类。

排除原发性肌张力障碍的诊断后,则可继续对获得性肌张力障碍进行检查,或者当临床特征提示有获得性肌张力障碍可能时,可从一开始就进行检查。以下临床特征常提示获得性肌张力障碍:①突然发作或迅速发展;②偏身型肌张力障碍;③儿童期颅内发作;④儿童期发病的局灶性、节段性肌张力障碍;⑤成年期发病的以腿部症状为主的肌张力障碍;⑥成年期发病的进展为全身性发作的肌张力障碍;⑦症状主要累及口至延髓段;⑧除震颤外的其他神经性或全身性症状。神经影像学检查可以揭示肌张力障碍的某些特征。

当确诊为获得性肌张力障碍后,须进一步确定获得性肌张力障碍的类别,这对于后续选择何种治疗方式有较大意义。通常可以从发病年龄、家族史和存在发育迟缓、共济失调或痉挛等方面进行考虑,同时可以咨询遗传或代谢方面的专家。

八、鉴别诊断

本病须与原发性肌张力障碍、面肌痉挛、颈部骨骼肌先天性异常导致的先天性斜颈、僵人综合征、心因性肌张力障碍、器质性假性肌张力障碍等鉴别。器质性假性肌张力障碍是由于肌肉骨骼异常、补偿疼痛或中枢/周围神经系统功能异常而导致的异常姿势或运动。由于局限于身体的某个部位,需要与局灶性或节段性肌张力障碍进行区分,如眼睑痉挛、口下颌肌张力障碍、颈部肌张力障碍、臂腿肌张力障碍或躯干肌张力障碍。心源性肌张力障碍通常伴有相关的不典型无力或感觉症状,姿势固定,动作或感觉刺激后不加重。此外,不自主运动的模式根据情况而变化,例如是否有医疗和护理人员。

九、治疗选择

目前对于大多数获得性肌张力障碍,尚无有效的病因治疗方法,主要采用对症治疗。临床治疗的目的包括减少不自主运动、纠正异常姿势、减轻疼痛、改善功能和提高生活质量。肌张力障碍治疗主要包括药物治疗、肉毒毒素治疗和神经外科手术治疗三个方面。治疗的选择取决于病因和获得性肌张力障碍的类型。

1. 药物治疗　抗胆碱能药物、苯二氮䓬类药物、GABA 受体激动剂、多巴胺能药物、多巴胺受体阻断剂和多巴胺耗竭剂等均可用于肌张力障碍的治疗。

2. 肉毒毒素治疗　肉毒毒素通过化学性去神经支配作用,从而减轻姿势和运动异常。还可作用于感觉神经末梢,缓解疼痛。

3. 神经外科手术治疗　神经外科手术治疗获得性肌张力障碍通常被认为疗效不如原发性肌张力障碍。但也有很多病例报道显示,获得性肌张力障碍患者手术后取得良好效果。不同类型的获得性肌张力障碍对不同手术的疗效有一定差异。神经外科手术治疗主要有以下几种方式,应根据患者的肌张力障碍类型,选择恰当的手术方式。

(1)脑深部电刺激术(DBS):DBS 的主要刺激靶点为双侧苍白球和双侧丘脑底核(STN)。相关临床研究已经证明 DBS 治疗原发性肌张力障碍有明显的疗效。尽管有些文献已经报道了一些 DBS 治疗获得性肌张力障碍并取得良好疗效的病例,但其临床疗效仍存在争议。文献报道,DBS 治疗迟发性肌张力障碍、肌张力障碍性脑瘫、神经退行性肌张力障碍(如泛酸激酶缺乏症和 Lubag 综合征等)都能取得相对较好的疗效。

迟发性运动障碍是慢性抗精神病药物治疗的一种迟发性并发症,通常与应用高效抗精神病药物一起发生。医学治疗包括停止使用违规药物,必要时用非典型的抗精神病药物和四苯嗪以及抗胆碱能药物代替。但是即使改用适当药物治疗,肌张力障碍的症状也可能持续存在。有研究显示,DBS 对这类患者有较好疗效,且并没有发生明显的不良精神事件。

外科手术治疗获得性肌张力障碍合并脑瘫的研究还没有广泛展开。Vidailhet 等在脑瘫患者中评估了双侧苍白球刺激对 13 例全身型肌张力障碍患者的影响,BFMDS 评分显示术后患者症状得到了明显改善。其中 3 例患者表现出与原发性肌张力障碍相似的显著改善(BFMDS 评分改善 50%),3 例患者没有改善,其余 7 例患者有中度缓解。总体平均改善率为 76.9%。

累积的病例报告表明,双侧苍白球刺激对于治疗难治性遗传性肌张力障碍非常有效。其中最敏感的是泛酸激酶相关性神经退行性疾病(PKAN)和 Lubag 综合征。PKAN 和 Lubag 综合征患者最终都会发展为基底节区特有的异常解剖结构。在这两种疾病的自然病程中,苍白球萎缩发生相对较晚。苍白球中进行性的铁沉积加上周围胶质细胞增生,在 T2 加权成像上产生了特征性的"老虎眼征",这是 PKAN 的一种特征性现象。这种现象在肌张力障碍症状发作的开始阶段不会出现,而是随着病程的延长逐渐出现。当出现明显的铁沉积现象时,DBS 治疗苍白球的疗效较差。相反,当没有铁沉积或者沉积较轻微时,DBS 的疗效较好。同样的,对于 Lubag 综合征,有报道认为其随着病程的延长,基底节区逐渐退化,DBS 治疗的疗效也随之下降。

(2)鞘内巴氯芬治疗:许多病例报道描述了鞘内巴氯芬治疗对于各种获得性肌张力障碍的良好疗效,例如脑瘫、外伤性脑损伤、PKAN 和肝豆状核变性等相关的肌张力障碍。总体而言,鞘内巴氯芬治疗对于伴有下肢姿势不稳的痉挛效果显著,可以有效减少固定畸形的发生。然而鞘内巴氯芬治疗对于颈部和上肢肌张力障碍的有效性仍存在争议。值得注意的是,长期的鞘内巴氯芬治疗可能与儿童脊柱侧弯的发生发展有关。最近有研究提出将导管插入第三脑室,而非椎管硬膜下间隙,临床上用此方法治疗了多例获得性肌张力障碍,其中有 3 例患者的症状得到显著改善,他们分别继发于严重的缺氧性脑损伤、甲基丙二酸尿和晚期 PKAN,而这些情况对于苍白球 DBS 治疗的反应较差。这也为这三种获得性肌张力障碍提供了针对性治疗的参考。

(3)选择性周围神经或肌肉切断术:主要用于继发性局灶性肌张力障碍。可缓解肌肉痉挛,但易引起颈部肌肉无力和吞咽困难,目前逐渐被肉毒毒素治疗所替代。

(4)射频毁损:在应用 DBS 以前,单侧或双侧丘脑或苍白球立体定向射频毁损术一直是难治性肌张力障碍首选的外科治疗方式,目前已被 DBS 所替代。只有少量研究比较丘脑毁损术和苍白球毁损术的疗效。一项回顾性研究结果显示,原发性肌张力障碍采用苍白球毁损术的长期预后明显优于丘脑毁损术。而获得性肌张力障碍无论接受何种手术都只有部分改善,两种手术方式的预后没有差别。双侧射频毁损术出现吞咽困难、构音障碍等严重不良反应的风险较高,已不再推荐。

(5)立体定向丘脑切开术(stereotaxic thalamotomy):立体定向丘脑切开术常用于脑瘫伴肌张力障碍患者的治疗。

十、围手术期处理

获得性肌张力障碍 DBS 围手术期处理基本遵循 2018 年发表的《肌张力障碍脑深部电刺激疗法中国

专家共识》。

（一）适应证

部分非手术治疗效果不佳的中重度获得性肌张力障碍，主要指药物迟发性全身型、节段型、局灶型肌张力障碍（C级推荐）。部分药物治疗效果不佳，以肌张力障碍（全身型、节段型、局灶型）为突出表现，伴或不伴其他运动障碍性疾病症状的神经系统变性疾病可以谨慎尝试DBS，如脑组织铁沉积神经变性病、棘红细胞增多症。

（二）患者选择

（1）患者获得性肌张力障碍诊断明确。对于有症状波动的患者，必须尝试应用左旋多巴口服替代治疗，以排除多巴反应性肌张力障碍。此外，还需要注意识别由精神心理障碍引起的肌张力障碍和器质性假性肌张力障碍。

（2）患者的年龄范围应为7～75岁；老年患者进行获益和风险的个体化评估后可放宽；对于严重获得性全身型肌张力障碍患者，年龄不应作为单一剔除的指征。为了制订全面且安全的治疗方案，必须多学科联合会诊，在慎重评估风险及获益后再决定是否手术。

（3）病程不应作为独立因素来评估患者是否适宜行DBS。

（三）术前评估

（1）影像学检查：术前应行头颅MRI检查，筛查结构异常。此外，MRI检查有助于发现可能构成手术禁忌或增加手术难度的其他异常（如脑萎缩等），以及评估选择手术靶点。

（2）运动评估：肌张力障碍缺乏可预测DBS疗效的药物负荷试验。通常采用Burke-Fahn-Marsden肌张力障碍评分量表（Burke-Fahn-Marsden dystonia rating scale，BFMDRS）、肌张力障碍评定量表（unified dystonia rating scale，UDRS）、总体肌张力障碍评分量表（global dystonia rating scale）和西多伦多痉挛性斜颈评分量表（TWSTRS）评定患者的肌张力障碍症状，应侧重于患者充分暴露于各种加重诱因时对不自主运动症状的评定。

（3）认知评估：严重认知障碍（痴呆）是DBS的禁忌证，尤其对于棘红细胞增多症、泛酸激酶相关性神经退行性疾病等获得性肌张力障碍患者，需评估患者的认知状态。对于术前已诊断为痴呆的患者不建议手术治疗。可采用简易精神状态检查量表（MMSE）、蒙特利尔认知评估量表（MoCA）、阿登布鲁克改良认知评估量表（ACE-R）或韦氏成人智力量表（Wechsler adult intelligence scale，WAIS）等进行评估。

（4）精神评估：建议采用汉密尔顿焦虑量表（Hamilton anxiety scale，HAMA）和汉密尔顿抑郁量表（Hamilton depression scale，HAMD），HAMA得分应小于29分，HAMD得分应小于35分。对于服用精神类药物导致的迟发性肌张力障碍患者，需评估患者目前的精神症状，精神分裂症阳性和阴性症状量表（positive and negative syndrome scale，PANSS）得分应小于50分。

（5）基因检测：条件许可时推荐患者行基因检测，有助于进一步明确病因。

（6）其他非运动症状评估：对于肌张力障碍患者，还需评估其骨骼固定畸形的情况、伤残程度、生活质量（使用PDQ-39）、日常生活能力和疼痛强度（使用视觉模拟量表（visual analog scales，VAS））。

（四）立体定向手术

结合影像资料通过手术计划系统或术中导航系统计算手术靶点坐标（GPi或STN）及最佳进针角度（应避开侧脑室和颅内血管）。患者进入手术室后，消毒、铺巾、颅骨钻孔，根据靶点坐标和进针角度植入DBS电极。对于可以耐受局部麻醉手术的患者，在电极植入时可以进行术中神经电生理测试；对于症状严重的原发性全身型肌张力障碍，建议直接行全身麻醉手术，通过影像学辅助验证刺激电极的位置，随即植入延伸导线和刺激器，并测试系统电阻，确认DBS系统连接正常。对于效果不确切的肌张力障碍，可以进行分期手术：一期手术时仅植入DBS电极，电极植入后在病房接通临时刺激器，调节刺激参数并观察疗效；根据症状改善情况，决定是否进行二期手术。

（五）术后管理

（1）DBS 术后影像学复查：术后常规进行头颅影像学检查，以再次确认电极植入的位置，明确术后颅内情况。头颅 CT 无特殊要求，术后可以进行头颅 1.5 T MRI，但是需参考特定的 MRI 系统以及 DBS 系统的特殊参数设置和限定。

（2）术后药物调整：依据症状改善情况，可逐渐减少药量，切忌迅速撤药，以免引起患者不适。

（3）DBS 治疗后首次开机程控的时机：患者通常一般情况良好，脑水肿消退后即可开机，肌张力障碍症状严重者可尽早开机。

（4）开机 DBS 刺激参数的设定：一般频率为 130 Hz，脉宽为 60 μs，电压可根据患者的症状改善程度和反应进行调整，一般不超过 3 V。

十一、后续治疗和注意事项

（一）长期 DBS 治疗刺激参数的变化

术后半年内，通常需要调整参数 2～3 次，以达到最佳疗效；通常 STN 长期刺激的脉宽为 60～120 μs，GPi 为 90～150 μs。靶点为 GPi 时，调整参数后疗效出现的时间为数小时至数天，稍长于 STN。通常在长期刺激（1 年以上）后，刺激疗效稳定，无须不断增大刺激参数。

（二）非手术治疗

对于 DBS 术后半年以上，DBS 系统电阻正常而且再次确认电极植入位置正确，但是经过数次参数调整仍存在影响生活质量的局灶型、节段型肌张力障碍症状的患者，可以进行口服药物、肉毒毒素注射、康复等非手术治疗。

十二、预后

不同类型获得性肌张力障碍预后不尽相同，一般为良性过程，病程可持续数十年。

十三、讨论

尽管近年来在肌张力障碍的理解和治疗方面取得了进展，但仍有进一步发展的迫切需要。肉毒毒素注射和 DBS 已经彻底改变了肌张力障碍的治疗，但症状缓解可能不完全，并不是所有形式的肌张力障碍都能获益。综合治疗最终可能依赖多种不同的方法，如药物治疗、肉毒毒素注射、康复和神经调节等多种组合，而不是单独依赖一种方法。随着研究者对肌张力障碍潜在病理生理学的进一步了解，将来会有越来越复杂的针对潜在异常的治疗方法。

DBS 是否对所有的获得性肌张力障碍有效？这一问题仍然存在争议。从一些 DBS 治疗获得性肌张力障碍的个案或小规模实验中并未观察到像治疗原发性肌张力障碍那样戏剧性的疗效。同时，DBS 刺激靶点的选择及术后参数的调整均未有相关指南明确。我们对导致神经和精神疾病临床表现的脑网络电路故障的理解正在增加，这些见解为新的 DBS 硬件设计和刺激方法提供了信息。我们设想，在未来，神经调节将是更安全、更少侵入性、更准确和有效的，并将应用于更大比例的患者，而其他形式的治疗已被证明是不够的。特别是，我们期待电极设计、IPG 能力、编程和刺激方法方面的进步；复杂的成像技术将改善大脑目标的识别，验证目标的参与，并确认达到预期的生理电路刺激效果。然而，与其他的新技术一样，道德、隐私和安全保障至关重要，必须与技术进步同时考虑，及时改进手术选择和时机的标准以避免意外后果。新的数据也将阐明 DBS 在获得性肌张力障碍中的应用。因此，在未来，研究者将对肌张力障碍的发病机制有更多的了解，反过来，也将有助于靶向新的、潜在的相关领域。

（刘如恩　郭　毅　付　朋）

参 考 文 献

［1］ Balint B，Mencacci N E，Valente E M，et al. Dystonia［J］. Nat Rev Disease Primers，2018,4(1)：25.

［2］ 郭钢花，张秋珍，李哲. 继发性肌张力障碍研究及治疗进展［J］. 中国康复医学杂志,2014,29(2)：192-195.

［3］ Schneider S A，Bhatia K P. Secondary dystonia-clinical clues and syndromic associations［J］. J Mov Disord,2009,2(2)：58-63.

［4］ Lorenzana L，Cabezudo J M，Porras L F，et al. Focal dystonia secondary to cavernous angioma of the basal ganglia：case report and review of the literature［J］. Neurosurgery,1992,31(6)：1108-1111；discussion 1111-1102.

［5］ Jankovic J. Post-traumatic movement disorders：central and peripheral mechanisms［J］. Neurology,1994,44(11)：2006-2014.

［6］ Rupniak N M，Jenner P，Marsden C D. Acute dystonia induced by neuroleptic drugs［J］. Psychopharmacology(Berl),1986,88(4)：403-419.

［7］ Bhatia K P，Marsden C D. The behavioural and motor consequences of focal lesions of the basal ganglia in man［J］. Brain,1994,117(Pt 4)：859-876.

［8］ Marsden C D，Obeso J A，Zarranz J J，et al. The anatomical basis of symptomatic hemidystonia［J］. Brain,1985,108(Pt 2)：463-483.

［9］ Cuny E，Ghorayeb I，Guehl D,et al. Sensory motor mismatch within the supplementary motor area in the dystonic monkey［J］. Neurobiol Dis,2008,30(2)：151-161.

［10］ Kumandas S，Per H，Gumus H，et al. Torticollis secondary to posterior fossa and cervical spinal cord tumors：report of five cases and literature review［J］. Neurosurg Rev,2006,29(4)：333-338；discussion 338.

［11］ LeDoux M S，Brady K A. Secondary cervical dystonia associated with structural lesions of the central nervous system［J］. Mov Disord,2003,18(1)：60-69.

［12］ Strader S，Rodnitzky R L，Gonzalez-Alegre P. Secondary dystonia in a botulinum toxin clinic：clinical characteristics，neuroanatomical substrate and comparison with idiopathic dystonia［J］. Parkinsonism Relat Disord,2011,17(10)：749-752.

［13］ Vidailhet M，Dupel C，Lehéricy S，et al. Dopaminergic dysfunction in midbrain dystonia：anatomoclinical study using 3-dimensional magnetic resonance imaging and fluorodopa F 18 positron emission tomography［J］. Arch Neurol,1999,56(8)：982-989.

［14］ Gimeno H，Tustin K，Selway R，et al. Beyond the Burke-Fahn-Marsden dystonia rating scale：deep brain stimulation in childhood secondary dystonia［J］. Eur J Paediatr Neurol,2012,16(5)：501-508.

［15］ Neychev V K，Gross R E，Lehericy S，et al. The functional neuroanatomy of dystonia［J］. Neurobiol Dis,2011,42(2)：185-201.

［16］ Tanabe L M，Kim C E，Alagem N,et al. Primary dystonia：molecules and mechanisms［J］. Nat Rev Neurol,2009,5(11)：598-609.

［17］ Tierney T S，Sankar T，Lozano A M. Deep brain stimulation emerging indications［J］. Prog Brain Res,2011,194：83-95.

［18］ Murase N，Rothwell J C，Kaji R，et al. Subthreshold low-frequency repetitive transcranial magnetic stimulation over the premotor cortex modulates writer's cramp［J］. Brain,2005,128(Pt

1）：104-115.

［19］ Quartarone A，Sant'Angelo A，Battaglia F，et al. Enhanced long-term potentiation-like plasticity of the trigeminal blink reflex circuit in blepharospasm［J］. J Neurosci,2006,26(2):716-721.

［20］ Hitoshi S，Iwata M，Yoshikawa K. Mid-brain pathology of Wilson's disease: MRI analysis of three cases［J］. J Neurol Neurosurg Psychiatry,1991,54(7):624-626.

［21］ Jacobs D A，Markowitz C E，Liebeskind D S,et al. The "double panda sign" in Wilson's disease ［J］. Neurology,2003,61(7):969.

［22］ Sethi K D，Adams R J，Loring D W,et al. Hallervorden-Spatz syndrome: clinical and magnetic resonance imaging correlations［J］. Ann Neurol,1988,24(5):692-694.

［23］ Hayflick S J，Westaway S K，Levinson B，et al. Genetic, clinical, and radiographic delineation of Hallervorden-Spatz syndrome［J］. N Engl J Med,2003,348(1):33-40.

［24］ Kenangil G，Ertan S，Sayilir I，et al. Progressive motor syndrome in a welder with pallidal T1 hyperintensity on MRI:a two-year follow-up［J］. Mov Disord,2006,21(12):2197-2200.

［25］ Huang C C，Chu N S，Lu C S,et al. The natural history of neurological manganism over 18 years［J］. Parkinsonism Relat Disord,2007,13(3):143-145.

［26］ Huang C C，Chu N S，Lu C S，et al. Long-term progression in chronic manganism: ten years of follow-up［J］. Neurology,1998,50(3):698-700.

［27］ Josephs K A，Ahlskog J E，Klos K J，et al. Neurologic manifestations in welders with pallidal MRI T1 hyperintensity［J］. Neurology,2005,64(12):2033-2039.

［28］ Cammarota A，Gershanik O S，García S，et al. Cervical dystonia due to spinal cord ependymoma: involvement of cervical cord segments in the pathogenesis of dystonia［J］. Mov Disord,1995,10(4):500-503.

［29］ Uncini A，Di Muzio A，Thomas A,et al. Hand dystonia secondary to cervical demyelinating lesion［J］. Acta neurologica Scandinavica,1994,90(1):51-55.

［30］ Choi I S，Cheon H Y. Delayed movement disorders after carbon monoxide poisoning［J］. Eur Neurol,1999,42(3):141-144.

［31］ Illum F. Calcification of the basal ganglia following carbon monoxide poisoning ［J］. Neuroradiology,1980,19(4):213-214.

［32］ Carbon M，Su S，Dhawan V,et al. Regional metabolism in primary torsion dystonia: effects of penetrance and genotype［J］. Neurology,2004,62(8):1384-1390.

［33］ Asanuma K，Ma Y，Okulski J，et al. Decreased striatal D2 receptor binding in non-manifesting carriers of the DYT1 dystonia mutation［J］. Neurology,2005,64(2):347-349.

［34］ Tierney T S，Lozano A M. Surgical treatment for secondary dystonia［J］. Mov Disord,2012,27(13):1598-1605.

［35］ Tian H，Xiong N X，Xiong N，et al. Similar long-term clinical outcomes of deep brain stimulation with different electrode targets for primary Meige syndrome: one institution's experience of 17 cases［J］. Neuromodulation,2021,24(2):300-306.

［36］ Elkaim L M，De Vloo P，Kalia S K,et al. Deep brain stimulation for childhood dystonia: current evidence and emerging practice［J］. Expert Rev Neurother,2018,18(10):773-784.

［37］ Volkmann J，Wolters A，Kupsch A，et al. Pallidal deep brain stimulation in patients with primary generalised or segmental dystonia: 5-year follow-up of a randomised trial［J］. Lancet Neurol,2012,11(12):1029-1038.

[38] Wu Y S, Ni L H, Fan R M, et al. Meta-regression analysis of the long-term effects of pallidal and subthalamic deep brain stimulation for the treatment of isolated dystonia[J]. World Neurosurg,2019,129:e409-e416.

[39] Wadia P M, Lim S Y, Lozano A M, et al. Bilateral pallidal stimulation for X-linked dystonia parkinsonism[J]. Arch Neurol,2010,67(8):1012-1015.

[40] Giménez-Roldán S, Mateo D, Bartolomé P. Tardive dystonia and severe tardive dyskinesia. A comparison of risk factors and prognosis[J]. Acta psychiatrica Scandinavica, 1985, 71 (5): 488-494.

[41] Kang U J, Burke R E, Fahn S. Natural history and treatment of tardive dystonia[J]. Mov Disord,1986,1(3):193-208.

[42] Damier P, Thobois S, Witjas T, et al. Bilateral deep brain stimulation of the globus pallidus to treat tardive dyskinesia[J]. Arch Gen Psychiatry,2007,64(2):170-176.

[43] Vidailhet M, Yelnik J, Lagrange C, et al. Bilateral pallidal deep brain stimulation for the treatment of patients with dystonia-choreoathetosis cerebral palsy: a prospective pilot study[J]. Lancet Neurol,2009,8(8):709-717.

[44] Taylor T D, Litt M, Kramer P, et al. Homozygosity mapping of Hallervorden-Spatz syndrome to chromosome 20 p12. 3-p13[J]. Nature genetics,1996,14(4):479-481.

[45] Zhou B, Westaway S K, Levinson B, et al. A novel pantothenate kinase gene (PANK2) is defective in Hallervorden-Spatz syndrome[J]. Nat genet,2001,28(4):345-349.

[46] Lee L V, Munoz E L, Tan K T, et al. Sex linked recessive dystonia parkinsonism of panay, philippines(XDP)[J]. Mol pathol,2001,54(6):362-368.

[47] Krause M, Fogel W, Tronnier V, et al. Long-term benefit to pallidal deep brain stimulation in a case of dystonia secondary to pantothenate kinase-associated neurodegeneration[J]. Mov Disord, 2006,21(12):2255-2257.

[48] Isaac C, Wright I, Bhattacharyya D, et al. Pallidal stimulation for pantothenate kinase-associated neurodegeneration dystonia[J]. Arch Dis Child,2008,93(3):239-240.

[49] Shields D C, Sharma N, Gale J T,et al. Pallidal stimulation for dystonia in pantothenate kinase-associated neurodegeneration[J]. Pediatric neurology,2007,37(6):442-445.

[50] Starr P A, Bejjani P, Lozano A M,et al. Stereotactic techniques and perioperative management of DBS in dystonia[J]. Mov Disord,2011,26(Suppl 1):S23-S30.

[51] Clement F, Devos D, Moreau C, et al. Neurodegeneration with brain iron accumulation: clinical, radiographic and genetic heterogeneity and corresponding therapeutic options[J]. Acta Neurol Belg,2007,107(1):26-31.

[52] Castelnau P, Cif L, Valente E M, et al. Pallidal stimulation improves pantothenate kinase-associated neurodegeneration[J]. Ann Neurol,2005,57(5):738-741.

[53] Krause M, Fogel W, Tronnier V, et al. Long-term benefit to pallidal deep brain stimulation in a case of dystonia secondary to pantothenate kinase-associated neurodegeneration[J]. Mov Disord, 2006,21(12):2255-2257.

[54] Albright A L, Barry M J, Shafton D H,et al. Intrathecal baclofen for generalized dystonia[J]. Dev Med Child Neurol,2001,43(10):652-657.

[55] Ford B, Greene P E, Louis E D, et al. Intrathecal baclofen in the treatment of dystonia[J]. Adv Neurol,1998,78:199-210.

[56] Motta F, Stignani C, Antonello C E. Effect of intrathecal baclofen on dystonia in children with

cerebral palsy and the use of functional scales[J]. J Pediatr Orthop,2008,28(2):213-217.

[57] Walker R H，Danisi F O，Swope D M，et al. Intrathecal baclofen for dystonia：benefits and complications during six years of experience[J]. Mov Disord,2000,15(6):1242-1247.

[58] Woon K，Tsegaye M，Vloeberghs M H. The role of intrathecal baclofen in the management of primary and secondary dystonia in children[J]. Br J Neurosurg, 2007,21(4):355-358.

[59] Motta F，Antonello C E，Stignani C. Upper limbs function after intrathecal baclofen therapy in children with secondary dystonia[J]. J Pediatr Orthop,2009,29(7):817-821.

[60] Albright A L，Ferson S S. Intraventricular baclofen for dystonia：techniques and outcomes. Clinical article[J]. J Neurosurg Pediatr,2009,3(1):11-14.

[61] Rocque B G，Leland Albright A. Intraventricular vs intrathecal baclofen for secondary dystonia：a comparison of complications[J]. Neurosurgery，2012，70（2 Suppl Operative）：321-325；discussion 325-326.

[62] Taira T，Kobayashi T，Takahashi K,et al. A new denervation procedure for idiopathic cervical dystonia[J]. J Neurosurg,2002,97(2 Suppl):201-206.

[63] 中国医师协会神经外科医师分会功能神经外科专家委员会,中华医学会神经外科学分会功能神经外科学组,中国医师协会神经调控专业委员会,等. 肌张力障碍脑深部电刺激疗法中国专家共识[J]. 中华神经外科杂志，2018,34(6):541-545.

第三十七章 其他运动障碍性疾病的外科治疗

第一节 亨廷顿病的 DBS 治疗

一、概述

亨廷顿病(Huntington disease,HD)是最常见的舞蹈症,是一种常染色体显性遗传的神经退行性疾病,其特征是运动和认知功能的渐进性恶化,以及精神表现。通过检测 HTT 基因中 36 个 CAG 三核苷酸重复扩张,以具有 HD 临床体征和症状的先证者为确诊对象。肢体、面部或躯干不自主的、非定型的抽搐是该病的主要体征。超过 90% 的 HD 病例存在运动障碍,并且通常在发病前十年严重程度加重。

HD 患者的神经退行性变和舞蹈症可能与纹状体和皮层中谷氨酸和多巴胺神经传递平衡的各种变化有关。通过减少多巴胺神经传递或阻断多巴胺受体,可以改善舞蹈症,这一观察结果支持舞蹈症背后的高多巴胺状态。HD 的纹状体变性可能是谷氨酸、多巴胺和异常受体调节之间复杂的相互作用引起的兴奋性毒性的结果。对 HD 小鼠模型的研究表明,在直接和间接通路中,谷氨酸神经传递增加,这可能反映了 HD 患者中 GPi 和 GPe 放电率改变的潜在病理生理学。

HD 的治疗方法从详细的临床评估开始,根据严重程度考虑对症治疗。一些患者甚至可能没有意识到他们的舞蹈症状,许多人可能只是觉得这在社交上令人尴尬,对于其他人,舞蹈症状可能相当严重甚至导致残疾。因此,治疗范围从简单的教育到使用药物和外科干预。通常,如果 HD 的舞蹈症状损害患者的生活质量,就需要考虑手术治疗。

二、DBS 患者的选择

(1) 入选标准:①基因确认的 HD 临床诊断;②病程至少 3 年,UHDRS(亨廷顿病统一评定量表)运动评分大于 30 分;③对药物治疗无反应或反应不良,包括丁苯那嗪或至少一种抗精神病药物和另一种药物的联合治疗;④轻度运动迟缓;⑤无严重认知障碍;⑥有可靠的护理人员支持。

(2)排除标准:①有自伤行为史或不稳定的精神疾病共病史;②MRI 或麻醉禁忌证;③手术禁忌证。

三、苍白球内侧部脑深部电刺激术(GPi-DBS)

神经电生理及基础研究已经表明,苍白球在 HD 的病理生理中起重要作用,鉴于 GPi-DBS 也已经广泛应用于治疗帕金森病和肌张力障碍等疾病,一些临床研究已经证明 GPi-DBS 对主要伴有舞蹈症状的 HD 患者的治疗有效,多数研究评估了 GPi-DBS 的疗效,少量研究评估了 GPe-DBS 的疗效。在所有研究中,双侧 GPi-DBS 均被报道对降低舞蹈症评分有效。然而,这种影响的程度在不同的研究之间有所不同,UHDRS 运动评分平均降低 21.4%~73.6%。

2014 年,Gonzalez 等人报道了开放性研究结果,涉及 7 例 GPi-DBS 患者(中位随访时间为 3 年),他们的报道主要集中在 UHDRS 评分的提高(12 个月的随访提高 58.34%,3 年结果为 59.8%),虽然动作迟缓、肌张力障碍等症状随病情进展逐渐加重,但这些可以通过调节 DBS 参数进行修正。在最后一次随访中,关闭刺激导致舞蹈症状的加重,这也证明了 DBS 的治疗效果。2015 年,Wojtecki 等人设计了一项交叉研究,将 6 例 HD 患者随机分为 GPi 刺激 6 周组,GPe 刺激 6 周组。作者观察到在 6 个月的随访中,舞蹈症亚项评分显著下降(60.2%),但总的 UHDRS 评分没有下降。正如作者所报道的那样,GPe 在 2

例患者中比 GPi 刺激更有效,但在另外 2 例患者中,GPi 刺激的耐受性更好,并被选择用于慢性刺激。单独 GPe-DBS 的报道极少,Beste 等研究评估了 GPe-DBS 对 2 例患者的效果,报道显示 GPe-DBS 在运动和认知功能方面存在潜在的好处。

关于生活质量的结果是有争议的,在一项短期随访研究中,仅在一些结果中报告了显著改善。在手术后的第一年,一些病例报告显示整体恶化,而另一些略有改善;在随访 1 年以上的研究中,DBS 对日常生活能力没有影响,并在 2 年以上随访中报告有功能下降的趋势。

关于 DBS 的不良反应及并发症,DBS 治疗 HD 总体上被认为是安全的;然而也存在一些问题,包括运动迟缓、步态障碍、吞咽困难、构音障碍、肌张力障碍、强直等刺激诱发的症状;此外,还有感染、出血、排异等。因为患者有明显的舞蹈样动作,增加了电极断裂等硬件相关并发症的发生率。

四、总结

以舞蹈症状为主的 HD 患者可能是手术的最佳人选,但其他临床特征和疾病的临床进展的作用应予以阐明。因此,需要有更可靠的标准来指导选择适合 DBS 的 HD 患者。这需要进一步的研究,包括以功能结果作为主要终点。

第二节 肝豆状核变性的手术治疗

一、概述

肝豆状核变性,又称威尔逊病(WD),是一种常染色体隐性遗传的铜沉积和随后的铜毒性疾病。编码一种膜结合 ATP 酶的 ATP7B 基因突变导致 WD,发病率为 1/40000。由于肝脏排泄途径的缺陷和铜进入胆汁的排泄障碍,铜结合蛋白功能的丧失导致铜的沉积。未经治疗的 WD 不可避免地会导致肝脏、神经或精神问题,或各种问题的组合。有效的治疗方法使 WD 的正确诊断至关重要,因为及时开始螯合可以完全逆转肝或脑损伤。

二、WD 的神经表型

在所有 WD 患者中,有 20%~75% 的患者出现神经系统异常,不同系列患者的这种高变异性可能反映了评估医生的临床偏倚。传统上,WD 可分为四种亚型,即关节炎、肌张力障碍型、假性硬化型(以震颤为特征)和帕金森病型表现。尽管一种单独的神经症状可能预示着疾病的发生,但在疾病的晚期,它们通常同时存在,特别是在大多数患者中存在的构音障碍。因此,WD 发病年龄不同,临床表现多样,需要较高的怀疑指数才能早期诊断。延迟识别疾病可导致神经系统症状的进行性恶化,这可能影响整体预后的改善。如果首次出现症状到开始治疗之间的间隔小于 1 个月,治疗效果最好,当诊断延迟增加到 16 个月时,只有大约五分之一的患者在非常轻微的残疾情况下取得了良好的预后。目前,从症状出现到正确诊断和适当治疗的平均时间仍然不令人满意,从发病到诊断平均大约 1 年。因为这个原因,许多患者经历残疾、神经问题,需要额外的对症治疗。

持续需要有效的对症治疗的另一个原因是,即使开始了适当的治疗,一些患者的神经症状仍会进一步恶化,对于表现为神经症状的 WD 患者的初始治疗仍然具有挑战性。螯合治疗开始后神经系统问题改善的时间尚不完全清楚。然而,经验数据表明,在达到稳定的负铜平衡后持续 2 年的症状往往是静止的或只有最低限度的改善。接受治疗的 WD 患者中有残留神经问题的确切比例也不清楚,但 Holscher 等人最近的一项研究发现,这些患者中有 60% 有永久性的神经症状,并经常致残,此外,只有三分之一的患者报告接受过对症治疗,这进一步说明了这一人群的治疗需求。

三、手术方式

在这里,我们总结了 WD 患者中螯合治疗后残余或基本症状稳定后的震颤和肌张力障碍的手术治疗。

（一）震颤

震颤是 WD 常见的神经体征之一，在确诊为 WD 的患者中有 22.55% 的患者存在震颤。震颤可以在休息时被观察到，在采取姿势或行动时也可以被观察到。震颤的初始表现与特发性震颤（ET）难以区分。对于年龄小于 40 岁的患者，尤其是没有阳性家族史的患者，诊断 WD 是至关重要的，震颤主要累及手臂，但头部和躯干的中线震颤和腿部震颤也常见。动作性震颤尤其可能导致功能性残疾，因为它可能损害许多日常生活的基本活动，如吃、喝或打扮。它通常与另一种典型的震颤同时存在，这种震颤在 WD 患者中被描述为扑翼样震颤，该震颤为近端震颤，出现于抱臂半屈伸时，其振幅随抱姿持续时间的延长而增大。在这些患者中，残余震颤在医学上是难治性的，并且很大一部分患者出现功能丧失。

WD 引起的震颤的治疗方法与 ET 的治疗方法类似，药物治疗效果不佳或不能耐受的患者为难治性震颤。明确这一点很重要，因为外科治疗的可用性，在一些关键药物治疗失败后，应该在治疗过程的相对早期考虑外科治疗，而不是尝试其他未经证实的药物。对顽固性震颤的外科治疗，丘脑腹中间核已成为治疗 ET 和帕金森病相关的顽固性震颤最有效和确定的靶点。采用针对性的丘脑切开术可治疗 WD 患者的震颤症状。1997 年，DBS 被美国 FDA 最早批准用于治疗 ET 和以震颤为主的帕金森病患者，Vim-DBS 已成为药物难治性震颤的标准治疗方法，此外，这种方法已被有效地用于其他类型的震颤，包括创伤后震颤、Holmes 震颤和多发性硬化症（MS）引起的震颤。根据影响上肢的震颤程度，DBS 可采用双侧或单侧手术。关于 WD 相关震颤的外科治疗发表的结果很少，我们的个人经验仅包括少数患者。然而，WD 患者的功能性失能性震颤与创伤后、多发性硬化相关性或小脑性震颤相似，因为近端明显受累，且动作持续时间较长，手臂震颤幅度增大。因此，对这些患者的 DBS 结果进行分析，可能有助于勾勒 WD 患者手术治疗的潜力。Vim-DBS 可以减少大约 80% 的与 WD 震颤表型相似的多系统萎缩和外伤导致的震颤患者的震颤幅度，改善率为 25%～80%。然而，对生活质量数据的分析显示，许多患者的生活质量只有一定程度的改善，如果基线震颤特别严重，剩余的震颤仍可能在功能上非常致残。手术前讨论预期的治疗效果是至关重要的，因为完全控制震颤相对少见，患者可能有其他不切实际的期望。手术相关的不良反应和 Vim-DBS 治疗 ET 等疾病相同。

高频刺激的功能性神经外科手术已成为治疗顽固性震颤的金标准。DBS 取代了毁损术，因为毁损术存在缺乏调节性、可逆性以及安全性等问题，而且 DBS 可以行双侧手术，消除双侧毁损术对认知和言语造成的不可接受的不良影响。然而，对于一些不适合 DBS 的患者，或者 DBS 术后效果不良的患者，单侧丘脑损毁术可能是一种合适的方法。放射外科（伽玛刀丘脑损毁术）或高强度聚焦超声手术已经成功应用。已发表的丘脑损毁术治疗 WD 的报道也仅限于少数患者，但总体而言，他们的治疗结果是良好的，震颤减少超过 80%。扩大的毁损术，不仅包括 Vim，还包括下丘脑未定带（ZI）和丘脑前腹嘴前核（Voa），对 WD 尤其有效，也可能在单侧手术后达到双侧震颤控制效果。但对于基底节区结构发生更广泛改变的 WD 患者，可能应该避免进行毁损，以减少额外的组织损伤。

（二）肌张力障碍

肌张力障碍的特征是身体各部分的不正常姿势，通常伴有抽搐或扭转运动，这是由竞争肌群和对抗肌群同时收缩引起的姿势异常和躯体相关肌肉的意志控制受损导致的。这是 WD 中一个常见的神经问题，定义了 WD 运动表现的一个异常亚组，有 10%～65% 的患者出现。肌张力可以是局灶性的，如眼睑痉挛引起的用力闭眼；节段性的，如痉挛性斜颈中所见的伴单侧肩抬高的不自主头旋转；多灶性的，影响多个身体节段；或全身性的，引起躯干、颈部或四肢的不正常姿势。肌张力障碍的严重程度从轻微到严重不等，包括无法行走。颅面部的节段性或局灶性肌张力障碍主要表现为严重的发音困难、构音困难、苦笑（强迫的，经常是夸张的微笑）、吞咽困难并完全丧失语言能力和吞咽能力。

WD 肌张力障碍是由高铜血症引起的基底节区结构性病变导致的继发性肌张力障碍的一种形式。它很少有多动成分，这是特发性、遗传性肌张力障碍的典型表现。异常体位的固定性质是令人担忧的，其会导致肌肉骨骼继发畸形和挛缩。肌张力障碍的存在是 WD 的一个消极的预后因素，也是螯合治疗后最难改善的症状。在一项神经性 WD 患者的前瞻性研究中最初诊断为肌张力障碍的患者中的 86％在最终评估中表现出持续性,平均随访 34.7 个月,肌张力障碍的对症治疗包括使用 A 型或 B 型肉毒毒素进行化学神经支配。局灶性或节段性肌张力障碍应将其作为首选治疗方法,然而,肉毒毒素在广泛的肌张力障碍症状中可能不实用,抗胆碱能化合物(三己苯尼啶或苯托品)或 GABA 能化合物(苯二氮䓬或巴氯芬)的药物治疗对这些患者是有益的。然而,肌张力障碍的对症治疗仍不理想,严重的患者应考虑功能性手术。

苍白球内侧部(GPi)的 DBS 已被一致证明能够缓解肌张力障碍的症状,特别是原发性肌张力障碍。刺激 GPi 对治疗全身性和节段性肌张力障碍都是有益的,而且几乎总是双侧进行。严重的单侧症状可以通过在对侧 GPi 放置 DBS 导联得到改善。GPi-DBS 对肌张力障碍的最大作用通常在刺激开始后延迟数周或数月。自 2003 年以来,DBS 治疗肌张力障碍已经在人道主义器械豁免批准下实施。对于基底节区结构改变的继发性肌张力障碍,包括 WD,DBS 结果通常不太一致。在这些患者中,大约 50％的患者在手术后有所改善,使用标准肌张力障碍量表测得的平均改善率为 25％。Sidiropoulos 等人报道了一例临床特征明显的 WD 患者,患者有中重度肌张力障碍症状,双侧 GPi-DBS 仅使肌张力障碍的严重程度改善了 14％,这只是一个有限的好处,生活质量和照顾者负担的总体指标提高了近 50％。这与我们的个人经验相似,尽管肌张力异常症状的绝对缓解可能相对较弱,但我们的大多数患者都经历了有临床意义的生活质量改善,疼痛减少,活动能力改善。双侧 GPi-DBS 对肌张力障碍状态也有益。肌张力障碍是 WD 恶化的一种危及生命的并发症,表现为急性和严重的全身型肌张力障碍,并伴有横纹肌溶解、高热、急性肾功能衰竭和呼吸功能不全。

尽管有越来越多的文献支持使用 DBS 治疗继发性肌张力障碍,但 DBS 仍存在一定的争议,且存在一些风险和不确定性,继发性肌张力障碍患者通常具有混合运动表型,这可能会对 DBS 的结果产生负面影响。口面部肌张力障碍对吞咽和说话有负面影响。然而,GPi-DBS 通常不能改善吞咽困难和构音障碍的严重程度,在一些患者中可以看到进一步恶化,原发性肌张力障碍患者接受 GPi-DBS 不会对认知产生负面影响,复杂 WD 的继发性结构改变也可能损害认知功能,对于这些患者的 GPi 靶向不良认知影响知之甚少。DBS 的对象需要逐案考虑,由神经心理学家和语言治疗师进行多学科团队评估,这应该是术前评估的一部分。最后,治疗目标和可能的结果需要与患者及其护理人员的目标相匹配,以避免患者产生不切实际的期望。

GPi 是治疗肌张力障碍的首选手术靶点,但许多类型的继发性肌张力障碍,包括 WD,会导致基底神经节的结构改变,在极端情况下可能导致苍白球的完全破坏,也被称为自动苍白球毁损。因此,对于继发性肌张力障碍不采用带苍白球切开术的损伤性手术。GPi 是基底神经节网络的主要输出核,通过丘脑投射到皮层。整个基底神经节丘脑-运动皮层回路与肌张力障碍的病理生理学有关,运动皮层区域的运动特异性降低和抑制性控制,导致肌张力障碍的异常运动输出丘脑底核(STN)被认为是肌张力障碍的替代靶点,与刺激 GPi 相比,刺激 STN 可以更快地改善肌张力障碍。对于 GPi 区域遭受结构性损伤的 WD 患者,STN 可能是一个特别吸引人的靶点。然而,一些类型的继发性肌张力障碍,如泛酸激酶 2 基因(PANK2)突变引起的肌张力障碍或线粒体 DNA 缺失引起的肌张力障碍,可能对 GPi 靶向有良好的反应,尽管基底神经节发生了显著的结构改变。

接受苍白体投射的丘脑腹嘴前核和后核刺激已被尝试用于治疗肌张力障碍。这种丘脑 DBS 可能更适合于强直性震颤,其特点是强直性姿势和同体节段震颤重叠。WD 患者也可能出现这种类型的肌张力障碍,尽管大多数 WD 患者的肌张力是相对固定的。这支持了 STN 靶向治疗的考虑。然而,在手术计划前需要评估丘脑结构改变的程度。在这一点上,没有足够的证据支持对前运动皮层的刺激。

四、总结

震颤或肌张力障碍的致残性运动症状治疗效果不理想的 WD 患者可能受益于手术治疗,因为这些症状在医学上仍是难治性的。已发表的文献相当具有争议性,并且仅限于少数患者的 DBS 或损伤性手术的预后良好。在进行更正式和全面的临床研究之前,建议采用单独的方法。WD 震颤可以通过靶向 Vim

来治疗,但需要考虑替代方法,包括靶向丘脑下部区域或植入两根电极以使刺激的不良影响最小化。精心挑选的肌张力障碍患者可以通过靶向 GPi 治疗,特别是肌张力障碍有多动成分者。需要将预期获益与可能的风险和并发症进行权衡。

(孙伯民   李殿友   田宏   刘金龙)

参 考 文 献

[1] Bonomo R,Latorre A,Balint B,et al. Voluntary inhibitory control of chorea:a case series[J]. Mov Disord Clin Pract,2020,7(3):308-312.

[2] Starr P A,Kang G A,Heath S,et al. Pallidal neuronal discharge in Huntington's disease: support forselective loss of striatal cells originating the indirect pathway[J]. Exp Neurol,2008, 211(1):227-233.

[3] Gonzalez V,Cif L,Biolsi B,et al. Deep brain stimulation for Huntington's disease: long-term results of a prospective open-label study[J]. J Neurosurg,2014,121(1):114-122.

[4] Beste C,Mückschel M,Elben S,et al. Behavioral and neurophysiological evidence for the enhancement of cognitive control under dorsal pallidal deep brain stimulation in Huntington's disease[J]. Brain Struct Funct,2015,220(4):2441-2448.

[5] Bonomo R,Elia A E,Bonomo G,et al. Deep brain stimulation in Huntington's disease: a literature review[J]. Neurol Sci,2021,42(11):4447-4457.

[6] Walshe J M,Potter G. The pattern of the whole body distribution of radioactive copper (^{67}Cu, ^{64}Cu) in Wilson's disease and various control groups[J]. Q J Med,1977,46(184):445-462.

[7] Benabid A L,Pollak P,Gervason C,et al. Long-term suppression of tremor by chronic stimulation of the ventral intermediate thalamic nucleus[J]. Lancet,1991,337(8738): 403-406.

[8] Eltahawy H A,Saint-Cyr J,Giladi N,et al. Primary dystonia is more responsive than secondary dystonia to pallidal interventions:outcome after pallidotomy or pallidal deep brain stimulation[J]. Neurosurgery,2004,54(3): 613-619.

[9] Sidiropoulos C,Hutchison W,Mestre T,et al. Bilateral pallidal stimulation for Wilson's disease [J]. Mov Disord,2013,28(9): 1292-1294.

[10] Baizabal-Carvallo J F,Roze E,Aya-Kombo M,et al. Combined pallidal and subthalamic nucleus deep brain stimulation in secondary dystonia parkinsonism[J]. Parkinsonism Relat Disord,2013, 19(5): 566-568.

[11] Hedera P,Phibbs F T,Dolhun R,et al. Surgical targets for dystonic tremor:considerations between the globus pallidus and ventral intermediate thalamic nucleus[J]. Parkinsonism Relat Disord,2013,19(7): 684-686.

第三十八章　阿尔茨海默病的外科治疗

一、概述

阿尔茨海默病(Alzheimer disease,AD)是一种以进行性认知障碍和记忆力损害为主要特征的常见神经变性疾病,也是全球痴呆的主要原因,主要表现为记忆能力和日常生活能力的进行性减退。随着人口老龄化,发病率将急剧增长。全球约有5000万AD患者,轻度认知障碍患者3877万,预计到2050年将增长到1.52亿。其中,中国的AD患者将超过4000万人。

AD不仅给患者自身带来痛苦,而且使患者的家庭长期承受着巨大的精神、经济压力。2015年中国AD患者的人均年花费为19144.36美元,AD所致社会经济负担总额更是达到1677.4亿美元。预计到2030年,我国AD经济负担将达到2.54万亿美元,而到2050年将进一步升高为9.12万亿美元。同时,AD患者因记忆、认知功能障碍,逐渐失去生活自理能力,需要亲人长期照料。因此,对AD的研究已成为目前老年性疾病的重点。

目前,针对AD药物治疗的研究较多,但仅有五种经美国FDA批准用于治疗AD的药物,分别是胆碱酯酶抑制剂加兰他敏、利凡斯的明、他克林、多奈哌齐和N-甲基-D-天冬氨酸受体拮抗剂美金刚,包括在国内上市的甘露特钠胶囊(九期一)等药。在神经康复治疗方面,经颅磁刺激、经颅直流电刺激、交流电刺激、声音刺激等康复手段也成为目前探索疾病治疗的手段。但这些药物和康复只能控制症状,并不改变疾病的进程。因此神经外科医生也在积极开展外科治疗手段的探索,期待能解决AD历史难题。

AD外科治疗的临床试验和动物模型研究主要是通过脑深部电刺激术(DBS)进行治疗,其中DBS的靶点包括穹窿、Meynert基底核等。

二、阿尔茨海默病的穹窿电刺激治疗

AD是痴呆症最常见的形式,其病理特征主要包括区域性和连续性的脑萎缩、淀粉样蛋白沉积、神经纤维缠结、突触功能障碍和神经元死亡,通常伴随着精神症状、功能能力恶化、人格改变和生活质量的普遍下降。目前的药物治疗(如乙酰胆碱酯酶抑制剂和美金刚)显示出的效果仍然非常有限。因此,迫切需要新的治疗方法来治疗AD。DBS被认为可以解决这种疾病的神经元网络功能障碍,并可能提供新的治疗选择。其中穹窿作为刺激靶点在AD外科治疗中获得显著效果。

(一)穹窿的解剖学结构

穹窿(fornix)是大脑海马至乳头体的弓状纤维束。主要由海马的传出纤维组成,海马的大锥体细胞的轴突先沿侧脑室内表面走行,称室床,继而在海马内侧集中成海马伞。后者于胼胝体压部下方向后上行,绕过压部的后方,形成穹窿脚,继而绕过丘脑后端,左右汇合形成穹窿体。在穹窿体形成处,双侧大脑半球的海马结构之间,有大量纤维相互投射至对侧,形成一薄的白质层,称穹窿连合。穹窿体继续前行,在室间孔上方,左右纤维再次分开形成穹窿柱。此柱又分为两小部:在前连合前方下降者,称为连合前穹窿,主要止于隔区和扣带回;在前连合的后方下降者,称连合后穹窿,主要止于乳头体核、板内核前部、丘脑前核群、下丘脑外侧区和中脑网状结构。其在临床中的深部脑刺激如图38-1所示。

(二)靶点的选择

DBS已被证明是治疗基底节起源运动障碍的一种方法,具有良好的安全性及有效性,它在其他神经通路如Papez环路中的应用也正在研究中。Papez环路是边缘系统的主要通路之一,主要涉及情绪表达、

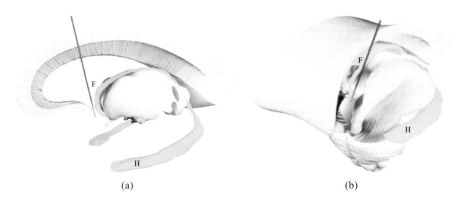

图 38-1　临床研究中穹窿深部脑刺激的解剖学定位简图

穹窿(F)和海马(H)用黄色表示。(a)穹窿 DBS 电极位置的矢状面观;(b)穹窿 DBS 电极在一侧大脑半球的正面观。

神经营养功能和记忆。经典回路由海马结构、穹窿、乳头体、乳头丘脑束、丘脑前核、扣带和内嗅皮质组成。作为 Papez 回路的重要组成部分,穹窿被认为有助于有效编码和正常回忆新的情节信息。并且,穹窿损伤会产生严重的记忆障碍。定量纤维追踪已证明在衰老过程中,穹窿完整性随年龄而下降,穹窿和乳头体的萎缩可伴随着从轻度认知障碍到临床 AD 的变化。相关研究还发现,穹窿的 DBS 对某些轻度 AD 患者的认知功能减退、脑葡萄糖代谢、海马体积和皮质灰质体积有明显影响。关于啮齿动物的研究也表明,DBS 与胆碱能神经递质增加、海马神经发生、突触可塑性和淀粉样斑块减少有关,可以减少病理性 tau 样蛋白并提供突触神经保护。上述研究均为穹窿作为阿尔茨海默病 DBS 潜在靶点提供了强有力证据。

(三)穹窿电刺激治疗 AD 的基础研究及临床治疗

在基础研究中,2013 年,Hescham 等人在东莨菪碱诱导的痴呆大鼠模型中应用了具有不同刺激参数的双侧穹窿 DBS,发现穹窿 DBS 改善了空间记忆缺陷并且无副作用,对焦虑和一般运动活动有改善。2016 年,他们又在海马中进行了免疫组织化学以及微透析采样,以研究穹窿 DBS 与记忆改善相关的神经机制,发现穹窿 DBS 选择性激活海马 CA1 和 CA3 亚区的细胞。此外,海马中的细胞外神经递质如乙酰胆碱在刺激后 20 min 显著增加。2019 年,Leplus 等人在一项首次报告 AD 转基因大鼠模型的慢性穹窿 DBS 研究中,研究了慢性穹窿刺激对淀粉样蛋白负荷、炎症反应和神经元丢失的影响。研究人员在手术后 10 天对大鼠进行永久性、双侧和单极刺激(130 Hz、80 μs、100 μA)。结果表明,穹窿 DBS 术后皮质和海马的淀粉样变性、炎症反应和神经元丢失均有所减少。

2008 年,当一例患者通过 DBS 治疗肥胖症时,该治疗并未对患者的食欲产生影响,但意外地唤起了一种"似曾相识"的体验,因此猜测双侧穹窿刺激可能有助于提高记忆力。在这项研究之后,2010 年,加拿大的 Lozano 团队,在 6 例轻度至中度 AD 患者中进行了双侧穹窿 DBS 的 I 期研究。穹窿的双侧刺激被证明是可行和安全的,没有严重的不良事件。主要结果是,手术 6 个月后,6 例患者中有 4 例患者的 AD 评估量表-认知分量表(ADAS-Cog)评分有所改善,5 例患者的简易精神状态检测量表(MMSE)得分下降。Fontaine 等人于 2013 年另一项前瞻性研究中,评估了穹窿 DBS 在轻度 AD 患者中的安全性和可行性,研究者招募了最近诊断为情景记忆主要受损的 AD 患者($n=110$),但只有 8.2% 的患者($n=9$)达到了所有纳入标准,最终只有 1 例患者接受了手术并完成研究。在穹窿中使用永久性刺激(双极,130 Hz,210 ms,2.5 V)1 年,通过记忆测试分数(ADAS-Cog、MMSE、FCSRT)评估患者,并与基线进行比较。结果显示,记忆测试成绩稳定,颞叶内侧代谢率增高。这项研究证明了穹窿 DBS 的安全性与可行性,并且可以通过海马的逆向刺激发挥作用。2015 年,Sankar 等人又在一研究中通过磁共振成像(MRI)显示,穹窿 DBS 在治疗 1 年后不仅降低了平均海马萎缩,而且 2 例患者的海马体积增大,这表明穹窿 DBS 驱动的长期结构可塑性的可能性。由于初步结果较为理想,Lozano 团队于 2016 年又开始了一项为期一年的 II 期研究,对 42 例轻度 AD 患者进行穹窿 DBS。穹窿刺激期间,患者在 6 个月时表现出代谢率增高,但到 12 个月时现象消失。并意外发现,大于或等于 65 岁的患者效果明显,而小于 65 岁的患者并未见获益。作者得出结论:该手术在不同年龄中存在差异性的治疗效果,这证明了穹窿 DBS 效果的同时,暗示了针对不同患者制订特异性治疗方案的必要性。同时,我国在穹窿电刺激治疗 AD 中也做出了积极探索,毛之奇教授研究团队注册了世界上第一个重度 AD 患者穹窿 DBS 治疗的临床试验,研究结果初步表明,DBS 治疗重度 AD 患者,早期能在一定程度上改善患者部分维度的认知功能,患者的照料者对此结果均表示满意。7 例患者的情绪改善较明显,从术前的淡漠到术后积极主动,更愿意参与日常活动；大部分患者术前没有笑容,术后经常可看到笑容,目前具体机制不清。1 例患者的记忆力和视空间能力术后得到改善,4 例患者睡眠改善。初步研究认为,穹窿 DBS 能够改善严重 AD 患者的一些认知功能,并至少在早期改善他们的情绪和社会表现。并且该团队率先在国内进行了重度痴呆患者下丘脑/穹窿 DBS 电极植入的技术,实现了电极植入靶点准确率100％,进一步验证了其安全、有效性。

综上所述,不同研究均体现了穹窿 DBS 治疗阿尔茨海默病的良好治疗前景。然而,目前为止,对于穹窿 DBS 治疗 AD 的最佳刺激参数还没有达成共识。目前研究仍处于初级阶段,在电生理、新陈代谢和记忆能力方面,开环穹窿 DBS 治疗 AD 已经取得了令人鼓舞的初步基础和临床结果,但这一方法显然需要改进和优化。因此,闭环穹窿 DBS 治疗 AD 的研究应加快进行,为疾病治疗开辟光明道路。

三、阿尔茨海默病基底核电刺激治疗

（一）Meynert 基底核解剖学结构

Meynert 基底核(NBM)是指前脑基底结构的组成部分,位于前连合下的区域,与其他大脑区域有广泛的纤维联系。内含许多细胞群及与其相接触穿过此区的纤维束,如斜角带、前连合、内侧前脑束、豆核袢、脚袢、丘脑下脚。其神经元相当大,直径 $30\sim50$ μm。免疫组化研究证实,此核内至少 80％的神经元为胆碱能神经元,散在于大胆碱能神经元中的为小的 γ-氨基丁酸能细胞。其传入纤维主要来自杏仁核、部分岛叶、颞叶皮质及梨状前区和内嗅区皮质。

（二）靶点选择

NBM 被认为是上行网状激活系统的主要中转站,其传入纤维来自边缘系统和旁边缘系统皮质,传出纤维到达额叶、顶叶、颞叶、扣带回皮质、杏仁核、眶皮质和脑岛等部位,核内 90％的胆碱能神经元发出纤维投射至大脑皮质广泛区域,是皮质胆碱能递质的主要来源。胆碱能纤维为皮质的所有层提供重要的调节输入。起源于基底前脑 Ch1-Ch4 区域的胆碱能系统在 AD 中起主要作用。痴呆患者 NBM 受损严重,NBM 的变性被认为是 AD 发病机制中的关键。DBS 通过电刺激 NBM,对剩余的胆碱能系统产生兴奋作用,促进皮质胆碱能递质释放,导致胆碱能传递增加,这类似于 AD 的药物治疗效果,因此能够改善实验动物和患者的认知障碍,所以为 AD DBS 治疗的靶点选择方面提供了新方案。

（三）基底核电刺激治疗 AD 的基础研究及临床治疗

早在 1985 年,Turnbull 教授就通过 NBM-DBS 治疗了第一例 AD 患者,在 9 个月的随访中,并没有发现确切的临床表现的变化,而糖代谢的结果提示,在电刺激的同侧颞顶叶皮质糖代谢率没有变化,而其他区域的皮质糖代谢率降低。德国 Kuhn 等人对 6 例 AD 患者进行 NBM-DBS,连续刺激 12 个月并使用 AD 评估量表-认知分量表(ADAS-Cog)、简易精神状态检测量表(MMSE)进行评估。其中 1 例 ADAS-Cog 评分有所改善,2 例趋于稳定,3 例认知功能继续恶化。随后此团队又对接受 NBM-DBS 治疗的 6 例 AD 患者进行了营养状况评估。在治疗 1 年后,除 1 例患者外,其他所有患者在试点研究期间体重增加。可以说在接受 NBM-DBS 治疗后,AD 患者在 1 年内营养状况基本稳定。2016 年,Hardenacke 等人报道了 8 例轻度 AD 患者进行 NBM-DBS 治疗后的长期随访数据。他们发现 4 例病情较重的患者在 24 个月的随访中 ADAS-Cog 评分呈上升趋势,而另外 4 例基线时 ADAS-Cog 评分偏低的患者在 24 个月随访期内评分保持稳定,并且其中 1 例患者评分有小幅下降。这种试点研究表明,与病情较重的 AD 患者相比,NBM-DBS 对轻度损伤的患者更有效。还有一案例报道了 1 例临床痴呆等级评分为 3 分的 80 岁男性患者,接受了双侧 NBM-DBS 治疗。经过 10 周的刺激后 MMSE 评分从 5 分提高到 9 分,蒙特利尔认知评估量表(MoCA)得分从 2 分提高到 4 分,ADAS-Cog 的评估显示总分从 43 分显著降低到 33 分,这表明 NBM-DBS 对这种晚期 AD 患者的认知改善是有益的。研究者在对 2 例早发性（63 岁和 61 岁）AD 患者的研究中发现，低频 NBM-DBS（20 Hz，1 V）对感觉门控存在有益影响，并且试验结果支持 NBM-DBS 对感觉记忆的改善作用。

对机制的研究能更好地解释表象变化的深层原因，并且给临床试验提供更多治疗依据。对大鼠的研究表明，NBM-DBS 可以改善记忆获取、记忆巩固和内容检索。NBM-DBS 可能通过影响早期记忆的编码和维护而产生这种效果。Hotta 等人通过免疫吸附试验测得大鼠大脑皮质神经元生长因子由于 NBM 的电刺激（50 Hz，200 μA）而增加，因此猜测 DBS 诱导的 NBM 激活可能有助于维持神经元可塑性，并且可能对大脑皮质也有保护作用。Huang 等人在对转基因 AD 小鼠进行的 NBM-DBS 实验中发现，在对 4 个月大的 AD 小鼠进行 21 天的刺激（100 Hz，90 μm，1 A，每天 60 min）后，海马和皮质中的可溶性 Aβ 水平显著下调。DBS 增加了海马和皮质的存活神经元，减少了凋亡细胞。同时，凋亡相关蛋白 caspase-3、caspase-8 和 Bid 表达水平下调。此外，DBS 引起超氧化物歧化酶、谷胱甘肽过氧化物酶和胆碱乙酰转移酶活性的显著增加，以及甲烷二羧酸醛（MDA）含量和乙酰胆碱酯酶活性的降低。激活磷脂酰肌醇 3-激酶（PI3K）/Akt 通路和抑制 ERK1/2 通路对 AD 有治疗作用。此外，研究者提出双侧 NBM-DBS 会导致更严重的并发症和更高的死亡率。相比之下，单侧刺激会表现出良好的神经保护作用。

四、阿尔茨海默病的其他治疗探索

对于 AD 其他治疗的探索也一直在进行中。其中迷走神经电刺激术（VNS）包括有创刺激和间接经皮无创刺激。侵入性 VNS 将电极连接到左侧迷走神经，并将其连接到植入左胸区的脉冲发生器上，脉冲发生器向迷走神经提供可编程的电刺激，进而调控大脑及神经网络，国际临床上广泛用于治疗癫痫。在临床上，研究者对 VNS 治疗心力衰竭、肥胖、卒中、AD、微意识状态等多种疾病进行了研究。临床研究表明 VNS 可以改善 AD 患者特异性认知功能，未来有希望在 AD 治疗中发挥巨大作用。

非侵入性脑刺激技术包括经颅磁刺激（TMS）、经颅直流电刺激（tDCS）、经颅交流电刺激（tACS）、电休克治疗（ECT）、磁性癫痫治疗（MST）、颅电刺激（CES），刺激的靶点主要有背外侧前额叶皮质、顶叶体感相关皮质等。越来越多的研究表明，重复经颅磁刺激（rTMS）具有改善 AD 和相关痴呆症状的潜力。TMS 是一种用强大、快速波动的手持电磁铁诱导颅内电流短脉冲的手段，可以使神经元膜去极化，改变动作电位。每日的 TMS 被认为会产生累积效应，并成为美国 FDA 批准的用于临床治疗耐药性重度抑郁症和强迫性障碍患者的刺激方案的基础。tDCS 应用恒定电流（通常为 1～2 mA）来产生电梯度，电梯度被认为通过增加或降低阳极或阴极附近的静息膜电位来间接调节皮质的兴奋性。在 tACS 治疗中，电流在特定频率快速交替以进入皮质振荡。然而，非侵入性脑刺激技术作为标准治疗过程而被广泛采用仍然受到一些方法上的挑战和阻碍，包括对最佳刺激参数缺乏明确的共识，刺激的类型、强度、频率、位置和持续时间存在可变性，以及刺激靶点的确认。

新鲜冰冻血浆在治疗轻度至中度 AD 患者的动物实验研究中取得一定效果，在此基础上，研究者进行了临床试验，分组治疗后未发现显著性差异。血浆交换治疗 AD 为我们增加了一个重要的途径，但需要进一步的研究和讨论来确定血浆交换治疗的机制。

聚焦超声（FUS），超声波的特点是其对周围器官的成像能力，产生声学信号的传感器的各种能量在颅骨内精确聚焦。FUS 克服了血脑屏障穿透的问题。在一些 AD 转基因小鼠模型中，带有微气泡的 FUS 减少了斑块负荷和参与斑块清除的小胶质细胞的激活，提高了小鼠的认知能力。FUS 技术的成功临床前应用表明，其在临床环境中的引入可能为神经退行性疾病的治疗提供新的途径。

近年来，外源性干细胞再生和再生耗尽的神经元回路被作为一种新的治疗策略，用于恢复退化的神经元网络。神经干细胞（NSC）移植直接替代神经元，可能有助于减轻 AD 患者的神经元丢失和认知能力下降。干细胞治疗已经成功地用于 AD 小鼠，但是在人类临床试验中却尚未得到印证。干细胞移植在治疗 AD 等神经退行性疾病方面具有巨大的潜力，但仍需解决多方面的实际问题和理论问题。例如，如何将干细胞输送到目标脑区。

（毛之奇　凌至培）

参 考 文 献

[1]　Liu H J，Temel Y，Boonstra J，et al. The effect of fornix deep brain stimulation in brain diseases [J]. Cell Mol Life Sci,2020,77(17)：3279-3291.

[2]　Papez J W. A proposed mechanism of emotion. 1937[J]. J Neuropsychiatr Clin Neurosci,1995,7 (1)：103-112.

[3]　Browning P G，Gaffan D，Croxson P L，et al. Severe scene learning impairment，but intact recognition memory，after cholinergic depletion of inferotemporal cortex followed by fornix transection[J]. Cereb Cortex,2010,20(2):282-293.

[4]　Mugikura S，Takahashi S. Infarction in the pars libera of the column of fornix including pre (cholinergic)-and post(circuit of Papez fiber tracts)commissural fibers causes "basal forebrain" amnesia[J]. Neuroradiology,2015,57(7):757-759.

[5]　Zahr N M，Rohlfing T，Pfefferbaum A，et al. Problem solving，working memory，and motor correlates of association and commissural fiber bundles in normal aging：a quantitative fiber tracking study[J]. Neuroimage,2009,44(3):1050-1062.

[6]　Copenhaver B R，Rabin L A，Saykin A J，et al. The fornix and mammillary bodies in older adults with Alzheimer's disease，mild cognitive impairment，and cognitive complaints：a volumetric MRI study[J]. Psychiatry Res,2006,147(2-3):93-103.

[7]　Aldehri M，Temel Y，Jahanshahi A，et al. Fornix deep brain stimulation induces reduction of hippocampal synaptophysin levels[J]. J Chem Neuroanat,2019,96：34-40.

[8]　Chételat G，Desgranges B，Landeau B，et al. Direct voxel-based comparison between grey matter hypometabolism and atrophy in Alzheimer's disease[J]. Brain,2008,131(1)：60-71.

[9]　Gondard E，Chau H N，Mann A，et al. Rapid modulation of protein expression in the rat hippocampus following deep brain stimulation of the fornix[J]. Brain Stimul,2015,8(6)：1058-1064.

[10]　Laxton A W，Tang-Wai D F，McAndrews M P，et al. A phase Ⅰ trial of deep brain stimulation of memory circuits in Alzheimer's disease[J]. Ann Neurol,2010,68(4):521-534.

[11]　Sankar T，Chakravarty M M，Bescos A，et al. Deep brain stimulation influences brain structure in Alzheimer's disease[J]. Brain Stimul,2015,8(3):645-654.

[12]　Lozano A M，Fosdick L，Chakravarty M M，et al. A phase Ⅱ study of fornix deep brain stimulation in mild Alzheimer's disease[J]. J Alzheimers Dis,2016,54(2):777-787.

[13]　Fontaine D，Deudon A，Lemaire J J，et al. Symptomatic treatment of memory decline in Alzheimer's disease by deep brain stimulation：a feasibility study[J]. J Alzheimers Dis,2013,34 (1):315-323.

[14]　Leplus A，Lauritzen I，Melon C，et al. Chronic fornix deep brain stimulation in a transgenic Alzheimer's rat model reduces amyloid burden，inflammation，and neuronal loss[J]. Brain Struct Func,2019,224(1):363-372.

[15]　Hescham S，Lim L W，Jahanshahi A，et al. Deep brain stimulation of the forniceal area enhances memory functions in experimental dementia：the role of stimulation parameters[J]. Brain Stimul,2013,6(1):72-77.

[16]　Hescham S，Jahanshahi A，Schweimer J V，et al. Fornix deep brain stimulation enhances acetylcholine levels in the hippocampus[J]. Brain Struct Funct,2016,221(8):4281-4286.

[17]　毛之奇,王鑫,徐欣,等.穹窿脑深部电刺激术治疗重度阿尔茨海默病[J].中华神经外科杂志,

2019,35(4):378-381.

[18]　Mao Z Q，Wang X，Xu X，et al. Partial improvement in performance of patients with severe Alzheimer's disease at an early stage of fornix deep brain stimulation[J]. Neural Regen Res，2018,13(12)：2164-2172.

[19]　谢祎，肖劲松. Meynert 基底核与认知[J]. 国际神经病学神经外科学杂志,2015,42(4):377-380.

[20]　Liu A K,Chang R C,Pearce R K,et al. Nucleus basalis of Meynert revisited：anatomy,history and differential involvement in Alzheimer's disease and Parkinson's disease［J］. Acta Neuropathol,2015,129(4)：527-540.

[21]　Hardenacke K,Kuhn J,Lenartz D,et al. Stimulate or degenerate：deep brain stimulation of the nucleus basalis Meynert in Alzheimer dementia[J]. World Neurosurg,2013,80(3):35-43.

[22]　Gratwicke J,Kahan J,Zrinzo L,et al. The nucleus basalis of Meynert：a new target for deep brain stimulation in dementia？[J]. Neurosci Biobehav Rev,2013,37(10)：2676-2688.

[23]　Grothe M J，Heinsen H，Amaro E，et al. Cognitive correlates of basal forebrain atrophy and associated cortical hypometabolism in mild cognitive impairment[J]. Cereb Cortex,2016,26(6)：2411-2426.

[24]　Whitehouse P J，Price D L，Struble R G，et al. Alzheimer's disease and senile dementia：loss of neurons in the basal forebrain[J]. Science,1982,215(4537):1237-1239.

[25]　Teipel S，Heinsen H，Amaro E Jr，et al. Cholinergic basal forebrain atrophy predicts amyloid burden in Alzheimer's disease[J]. Neurobiol Aging,2014,35(3):482-491.

[26]　Buzsàki G，Gage F H. The cholinergic nucleus basalis：a key structure in neocortical arousal [J]. EXS,1989,57:159-171.

[27]　Massoud F，Gauthier S. Update on the pharmacological treatment of Alzheimer's disease[J]. Curr Neuropharmacol,2010,8(1):69-80.

[28]　Turnbull I M，McGeer P L，Beattie L,et al. Stimulation of the basal nucleus of Meynert in senile dementia of Alzheimer's type. A preliminary report[J]. Appl Neurophysiol,1985,48(1-6):216-221.

[29]　Kuhn J，Hardenacke K，Lenartz D，et al. Deep brain stimulation of the nucleus basalis of Meynert in Alzheimer's dementia[J]. Mol Psychiatry，2015，20(3):353-360.

[30]　Noreik M，Kuhn J，Hardenacke K，et al. Changes in nutritional status after deep brain stimulation of the nucleus basalis of meynert in alzheimer's disease—results of a phase Ⅰ study [J]. J Nutr Health Aging,2015,19(8):812-818.

[31]　Hardenacke K，Hashemiyoon R，Visser-Vandewalle V，et al. Deep brain stimulation of the nucleus basalis of Meynert in Alzheimer's dementia：potential predictors of cognitive change and results of a long-term follow-up in eight patients[J]. Brain Stimul,2016,9(5):799-800.

[32]　Montero-Pastor A，Vale-Martínez A，Guillazo-Blanch G，et al. Effects of electrical stimulation of the nucleus basalis on two-way active avoidance acquisition，retention，and retrieval[J]. Behav Brain Res,2004,154(1):41-54.

[33]　Hotta H，Uchida S，Kagitani F. Stimulation of the nucleus basalis of Meynert produces an increase in the extracellular release of nerve growth factor in the rat cerebral cortex[J]. J Physiol Sci,2007,57(6):383-387.

[34]　Hotta H，Kagitani F，Kondo M，et al. Basal forebrain stimulation induces NGF secretion in ipsilateral parietal cortex via nicotinic receptor activation in adult，but not aged rats［J］. Neurosci Res,2009,63(2):122-128.

[35] Huang C Y，Chu H L，Ma Y，et al. The neuroprotective effect of deep brain stimulation at nucleus basalis of Meynert in transgenic mice with Alzheimer's disease[J]. Brain Stimul，2019，12(1)：161-174.

[36] 凌至培，毛之奇，潘隆盛，等. 脑深部电刺激术治疗痴呆的初步临床结果[J]. 中华神经医学杂志，2017，16(1)：55-59.

[37] Merrill C A，Jonsson M A，Minthon L，et al. Vagus nerve stimulation in patients with Alzheimer's disease：additional follow-up results of a pilot study through 1 year[J]. J Clin Psychiatry，2006，67(8)：1171-1178.

[38] Buss S S，Fried P J，Pascual-Leone A. Therapeutic noninvasive brain stimulation in Alzheimer's disease and related dementias[J]. Current Opinion in Neurology，2019，32(2)：292-304.

[39] Sha S J，Deutsch G K，Tian L，et al. Safety，tolerability，and feasibility of young plasma infusion in the plasma for Alzheimer symptom amelioration study：a randomized clinical trial[J]. JAMA Neurol，2019，76(1)：35-40.

[40] Jorao J F，Thévenot E，Markham-Coultes K，et al. Amyloid-β plaque reduction，endogenous antibody delivery and glial activation by brain-targeted，transcranial focused ultrasound[J]. Exp Neurol，2013，248：16-29.

[41] Burgess A，Dubey S，Yeung S，et al. Alzheimer disease in a mouse model：MR imagingguided focused ultrasound targeted to the hippocampus opens the blood-brain barrier and improves pathologic abnormalities and behavior[J]. Radiology，2014，273(3)：736-745.

[42] Duncan T，Valenzuela M. Alzheimer's disease，dementia，and stem cell therapy[J]. Stem Cell Res Ther，2017，8(1)：111.

[43] Cummings J L，Morstorf T，Zhong K. Alzheimer's disease drug-development pipeline：few candidates，frequent failures[J]. Alzheimers Res Ther，2014，6(4)：37.

[44] Ager R R，Davis J L，Agazaryan A，et al. Human neural stem cells improve cognition and promote synaptic growth in two complementary transgenic models of Alzheimer's disease and neuronal loss[J]. Hippocampus，2015，25(7)：813-826.

第五篇

疼痛

第三十九章 疼痛概述

第一节 疼痛的定义及分类

一、疼痛的定义

国际疼痛学会(International Association for the Study of Pain，IASP)2020 年关于疼痛的最新定义：疼痛是一种与实际或潜在的组织损伤相关的不愉快的感觉和情绪情感体验，或与此相似的经历。

新定义同时附加了 6 项说明：

（1）疼痛始终是一种主观体验，同时又不同程度地受到生物学、心理学以及社会环境等多方面因素的影响。

（2）疼痛与伤害性感受不同，纯粹生物学意义上的感觉神经元和神经通路的活动并不代表疼痛。

（3）人们可以通过生活经验和体验学习、感知疼痛并认识疼痛的实际意义。

（4）个体对自身疼痛的主诉应该予以接受并尊重。

（5）疼痛通常是一种适应性和保护性感受，但疼痛同时也可以对身体机能、心理健康和社会功能产生不利影响。

（6）语言描述仅仅是表达疼痛的方式之一，语言交流障碍并不代表一个人或动物不存在疼痛感受。

疼痛医学是神经科学的分支和边缘学科，如果只关注疼痛的感觉和情感维度，不但会忽略疼痛患者对认知和社会行为的理解，而且忽视了疼痛患者的认知能力对内在躯体状况和外在物理和社会环境的影响。因此，研究疼痛，不仅要关注患者的个人体验，更要从感觉、情感、认知和社会特征等多个维度进行综合研究。

二、疼痛的分类

疼痛按病程可分为急性疼痛和慢性疼痛。慢性疼痛是相对于急性疼痛而言的，一般指持续或者反复发作超过 3 个月的疼痛。此外，还有另一种定义方法：当急性损伤愈合后，仍持续存在的疼痛，可称为慢性疼痛。由于不同类型的急性损伤愈合的时间不同，所以急性疼痛和慢性疼痛之间的转换应依据损伤的特性，而不仅仅是时间的长短。慢性疼痛有时不仅仅反映某一种疾病，而其本身已成为一种疾病，影响健康和生活的各个方面。

慢性疼痛的分类方法多种多样，可根据不同的分类标准进行分类。按疼痛强度可分为轻度痛、中度痛、重度痛；按疼痛部位可分为躯体痛、内脏痛；按疼痛时间模式可分为间断性疼痛、周期性疼痛、持续性疼痛；按疼痛表现形式可分为原发痛、牵涉痛、反射痛；按受累的神经部位可分为中枢神经性痛、外周神经性痛、自主神经性痛；按病理生理机制可分为伤害感受性疼痛和神经病理性疼痛。

临床上最常用的分类方法是按病理生理机制分类，即分为伤害感受性疼痛和神经病理性疼痛。伤害感受性疼痛是由于外伤或疾病刺激伤害性感受器，激活了中枢神经系统的伤害性传导通路，疼痛的特征为跳痛、酸痛或钝痛。神经病理性疼痛则是由外周或中枢神经系统的病理性改变导致神经元异常兴奋、自发放电和假突触传递而引起的疼痛，其特征为烧灼痛、放射痛、针刺痛或电击痛。

第二节　神经病理性疼痛的常见类型

神经病理性疼痛(neuropathic pain，NP)是指由躯体感觉系统的损害或病变导致的疼痛。神经病理性疼痛通常表现为持续存在或反复发作的慢性疼痛，各种疾病累及外周或中枢神经系统都可能产生神经病理性疼痛，例如外伤、代谢性疾病、神经退行性病变、脑血管病变、自身免疫疾病、肿瘤、感染、中毒、遗传性疾病等。神经病理性疼痛不只是疾病的一种常见症状，其本身就是一种疾病。此外，躯体感觉系统的损伤或疾病会引起功能障碍，同时也会增加疼痛敏感性或引起自发性疼痛。

国际疼痛学会在 2019 年与 WHO 共同推出的《国际疾病分类第十一次修订本(ICD-11)》，将神经病理性疼痛分为两大类：①周围神经病理性疼痛，包括三叉神经痛、周围神经损伤后疼痛、痛性多神经病变、带状疱疹后神经痛和痛性神经根病变等；②中枢神经病理性疼痛，包括脊髓或脑损伤后疼痛、卒中后疼痛、多发性硬化相关性疼痛等。

需要手术治疗的主要是慢性顽固性神经病理性疼痛，对此采取镇痛药物治疗、物理治疗、神经阻滞等常规治疗的效果非常有限。

常见的神经病理性疼痛的类型主要如下。

一、卒中后中枢性疼痛

(一)概述

卒中后中枢性疼痛是最常见的中枢性疼痛，各种脑血管病变都可以引起卒中后中枢性疼痛。卒中分为出血性卒中和梗死性卒中，至于到底是出血还是梗死更容易造成卒中后中枢性疼痛，一直没有定论。一般认为出血和梗死在引起疼痛的倾向上并没有明显的差异，只是由于梗死大约占所有卒中的 85％，所以临床上由梗死引起的卒中后中枢性疼痛更多见一些。

实际上，引起卒中后中枢性疼痛的关键并不在于血管病变的大小，更主要的是病变的部位。常见的能够导致疼痛的部位包括延髓背外侧、丘脑、内囊后肢、中央后回的皮层或皮层下，其中延髓背外侧和丘脑较常见。

(二)临床特点

卒中后中枢性疼痛一般不是在卒中后立即出现，大多会延迟出现。疼痛累及的范围一般较大，常常累及半身、半侧躯体或半侧头面部。如果卒中部位在延髓背外侧，可能会出现 Wallenberg 综合征，出现身体双侧不同部位的疼痛，表现为卒中同侧头面部和对侧躯干疼痛。如果单纯皮层下卒中，疼痛的累及范围一般较小，可以局限在对侧头面部或躯干的某一区域内。

疼痛的性质可表现为烧灼样、刀割样、钻凿样、击穿样、跳动样、针刺样、撕裂样、压榨样等多种性质，可以单独出现，也可以多种疼痛性质合并存在。其中，烧灼样痛最为常见，疼痛绝大多数持续存在，而且随着病程的延长，有进行性加重的趋势，多种因素如情绪变化、肌肉收缩、肢体运动、冷热刺激，甚至触摸、风吹等因素，能够诱发疼痛或加重疼痛。

患者几乎都伴有其他神经系统阳性症状和体征，最常见的是感觉异常，还可能出现肢体瘫痪、共济失调、吞咽呛咳、声音嘶哑、复视、失语、锥体束征阳性等。

(三)治疗原则

卒中后中枢性疼痛一旦发生，常常迁延难愈，甚至伴随患者终生，长期以来如何有效治疗卒中后中枢性疼痛一直是困扰科学家和临床医生的难题。药物治疗往往只能暂时减轻疼痛而无法消除疼痛，神经阻滞、康复治疗、针刺治疗、心理治疗等治疗方法也有一定的辅助价值。神经外科止痛手术往往是有效治疗的主要手段，常用的手术主要有立体定向脑内核团或传导束毁损术、慢性神经电刺激手术等。

二、脊髓损伤后疼痛

(一)概述

脊髓损伤后疼痛(spinal cord injury pain，SCIP)是脊髓损伤常见的后果之一，除了感觉、运动和括约肌功能障碍，疼痛往往是脊髓损伤患者最大的烦恼和痛苦。大约 2/3 的脊髓损伤患者会发生疼痛，近年来也有报道称有多达 75%～80% 的脊髓损伤患者会出现疼痛。

脊髓损伤后疼痛的发生与否和轻重程度可能与多种因素有关，例如损伤的原因、节段、严重程度等。一般认为枪击伤、机械性损伤等致伤原因引起疼痛的概率较大。

(二)临床特点及治疗原则

脊髓损伤后疼痛分为两大类：伤害感受性疼痛和神经病理性疼痛。这两大类又进一步细分为 5 种类型：伤害感受性疼痛分为肌肉骨骼疼痛和内脏疼痛，神经病理性疼痛分为损伤平面以上神经病理性疼痛、损伤平面神经病理性疼痛和损伤平面以下神经病理性疼痛。

(1)肌肉骨骼疼痛：这是脊髓损伤后急性期最常出现的疼痛，表现为肌肉、骨骼、韧带、椎间盘、关节的急性疼痛，疼痛发作多与肌肉收缩、肢体活动、体位变化有关，有时疼痛甚至会放射传导至四肢和躯干。这类疼痛对非甾体抗炎药和阿片类药物敏感，药物能够有效消除和控制疼痛。此外，受伤部位或疼痛部位的有效制动、稳妥固定及适当休息也能够缓解疼痛。

(2)内脏疼痛：主要表现为胸腔、腹腔或盆腔的疼痛，往往范围较弥散，定位不精确，性质多为钝痛、绞痛、隐痛等，强度较肌肉骨骼疼痛要轻。这种内脏疼痛多在脊髓损伤后数月或数年才出现，一般是间断性出现。非甾体抗炎药和阿片类药物有一定的治疗效果，但要比对肌肉骨骼疼痛的治疗效果差。如果内脏疼痛慢性存在，治疗无效，应注意评估是否存在神经病理性疼痛。

(3)损伤平面以上神经病理性疼痛：脊髓损伤后出现损伤平面以上身体的部分或全部区域的神经病理性疼痛，可表现为复杂区域疼痛综合征、反射性交感神经功能紊乱、灼性神经痛、肩-手综合征等形式。可选择非甾体抗炎药、类固醇激素、抗惊厥药、抗抑郁药等药物，功能锻炼、理疗、热疗等方法，以及星状神经节阻滞，但总体疗效难以令人满意。

(4)损伤平面神经病理性疼痛：多表现为比较锐利、剧烈的电击样痛、枪击样痛、烧灼样痛、刀割样痛或针刺样痛，有时会合并束带样感觉异常或疼痛，主要分布在脊髓损伤平面对应的节段性的神经分布区域，上下累及范围一般不超过损伤平面上下 2 个脊髓节段。阿片类药物对损伤平面神经病理性疼痛的治疗效果较差，抗惊厥药和抗抑郁药却有部分疗效。椎管内阻滞或神经根阻滞能够引起相应区域的感觉减退，也能缓解疼痛。目前，临床上最为有效的治疗方法是脊神经背根入髓区切开术和脊髓电刺激术，远期疗效也较为稳定。

(5)损伤平面以下神经病理性疼痛：疼痛位于脊髓损伤平面以下身体的部分或全部区域，常常伴有感觉减退、幻肢痛或去传入神经痛，可表现为自发性疼痛，也可表现为诱发性疼痛，情绪波动、感染甚至外界声音变化等因素常可诱发疼痛，而体位变化、肢体活动等对疼痛的影响往往较小。损伤平面以下神经病理性疼痛多在脊髓损伤后很早出现，大多数为烧灼样、刀割样、针刺样、电击样等性质的疼痛，常伴有感觉过敏。口服阿片类及其他镇痛药物疗效较差，脊髓传导束切断术、脑内核团毁损术等传统的神经外科止痛手术成功率也不高，目前值得尝试的治疗方法主要是脊神经背根入髓区切开术、脊髓电刺激术或鞘内镇痛药物输注。

三、臂丛神经损伤后疼痛

(一)概述

臂丛神经损伤后疼痛是指臂丛神经受损后导致的其支配区域的疼痛。臂丛神经由颈 5～8 与胸 1 神经根组成，主要支配上肢和肩背、胸部的感觉和运动。

　　臂丛神经损伤大多数是由交通事故、工伤等原因引起的,工作时上肢不慎被机器或运输皮带卷入、肩部被矿井塌方或高处坠物砸伤是常见原因。此外,临床上还有一部分臂丛神经损伤可能是产伤、肿瘤压迫、手术损伤或放射线损伤所致。根据不同的分类标准和方法,可以将臂丛神经损伤分为闭合性臂丛神经损伤和开放性臂丛神经损伤,也可以分为部分性臂丛神经损伤和完全性臂丛神经损伤。

　　疼痛是臂丛神经损伤患者的常见症状,发病率可达 60%～95%,多数学者报道的发病率为 75%～80%。臂丛神经损伤后疼痛的具体发生机制还不完全清楚,既有外周机制在起作用,也有中枢机制的影响。一般认为,臂丛神经损伤后可导致脊髓后角、Lissauer 束和背外侧束的浅层神经元活性增加,并向后角深层胶状质传递,引起神经元异常兴奋,并导致中枢敏化,出现顽固性剧烈疼痛。

(二)临床特点

　　臂丛神经损伤后疼痛患者多有明确的上肢或肩部的暴力外伤史,一般为单侧加速伤或减速伤,或有肿瘤、局部手术或放疗史。患侧臂丛神经支配区域部分性或完全性感觉功能和运动功能障碍。

　　臂丛神经损伤后疼痛可在伤后即刻出现,也可在伤后数月或数年发生,累及的范围可大可小,取决于神经损伤的范围。疼痛多位于前臂和手部,也可累及整个上肢。疼痛一旦出现,绝大多数呈持续性存在,阵发性加重,多表现为电击样、撕裂样、绞榨样、搏动样、针刺样、刀割样、痉挛样、紧束样、烧灼样等性质的疼痛,可单独存在,也可混合存在。

(三)治疗原则

　　臂丛神经损伤后疼痛的药物治疗效果不佳,神经阻滞、神经松解、神经移植、吗啡泵等治疗也难以获得满意疗效,是临床上的一个治疗难题。有些臂丛神经根撕脱后疼痛的患者为了止痛,甚至盲目地要求截除已经丧失运动和感觉功能的肢体,但结果却适得其反,不仅无法减轻疼痛,而且患者还会感觉到已经截除的肢体仍然存在,并伴有疼痛,这实际上继发了幻肢痛。可以肯定,采用截肢的方法是无法治疗臂丛神经根撕脱后疼痛的,应该避免患者和医生进入盲目截肢的误区。

　　目前最有效的治疗手段是脊神经背根入髓区(dorsal root entry zone,DREZ)切开术,取得了比其他各种方法都要令人满意的止痛疗效。2005 年,Sindou 等报道 55 例临床病例,94.6%的患者在出院时止痛疗效满意,术后 3 个月时疗效优秀和良好的占 81.8%,随访超过 1 年的患者中有 65.9%疗效优秀或满意。也有学者报道随访时间最长的 1 例患者,在脊神经背根入髓区切开术后 26 年仍有满意的止痛效果。首都医科大学宣武医院功能神经外科应用脊神经背根入髓区切开术治疗臂丛神经撕脱后疼痛近 300 例,术后 1 年疗效优秀和良好的患者约占 85%,术后 2 年以上仍有超过 80%的患者能够获得良好和优秀的止痛效果。脊神经背根入髓区切开术在国外已经得到了较广泛的应用,逐渐成为治疗臂丛神经根撕脱后疼痛首选的成熟术式,具有疗效确切、效果持久、安全性高等优点,但在国内开展得还较少。

　　对于部分性臂丛神经损伤患者出现的疼痛,可能患侧上肢还保留部分感觉和运动功能,这些功能对患者来说弥足珍贵。虽然脊神经背根入髓区切开术能够确切地消除疼痛,但是手术必定会破坏患者残存的感觉功能,而且有可能会影响原有的运动功能,为了避免脊神经背根入髓区切开术的这些副作用,可以选择采用脊髓电刺激治疗。

四、幻肢痛与截肢痛

(一)临床特点

1. 幻肢痛

　　(1)幻肢痛的概念:幻肢痛是指主观感觉已被截除的肢体仍然存在,并且伴有剧烈疼痛,甚至常常能感觉到肢体的长度、大小和温度的变化,但实际上这是一种幻觉。截肢的患者 90%以上会有"幻肢"感觉,表现为对已失去肢体的感觉,患者可以感受到非正常的肌肉运动,感觉到肢体不在正常位置,甚至常能感觉到其长度、大小和温度的变化。65%～85%的截肢患者会出现幻肢痛,表现多种多样,绝大部分与截肢痛合并存在。

（2）幻肢痛的特点：①疼痛通常在截肢后就出现，部位主要在截除的肢体远端，实际上这一部分肢体已被截除；②疼痛的程度和性质变化很大，可为搏动性痛、烧灼样痛、针刺样痛、钻孔样痛或压迫感、强直感、痒感等；③疼痛大多阵发性出现或加重，常于安静时或夜间发作，情绪变化、气候变化、疲劳或其他疾病可以诱发或加重疼痛；④截肢残端可有瘢痕硬结或神经瘤，局部皮肤感觉过敏，轻轻触摸即可引起整个肢体的放射性疼痛。

2. 截肢痛

（1）截肢痛的概念：截肢痛又称残肢痛，是指截肢后出现的残端疼痛，常在伤口愈合后一段时间才出现，多由残端瘢痕中的神经瘤引起。

（2）截肢痛的特点：①截肢痛多发生于高位截肢或肩关节、髋关节离断术后，上肢多于下肢；②疼痛范围较弥散，可累及整个残端并向身体其他部位放射；③疼痛性质多呈刺痛、灼痛或跳痛，常伴有异常出汗或异常血管舒缩，情绪、天气、外界声音等对疼痛影响较大；④截肢残端皮肤局部异常敏感，触摸多有剧痛和明显的压痛。

（二）治疗原则

对于幻肢痛和截肢痛采用镇痛药物、神经阻滞等治疗效果非常有限，最有效的治疗方法是脊神经背根入髓区切开术，消除疼痛的同时大部分患者的幻肢感也能去除。对于没有神经根撕脱和神经丛完全损伤的单纯幻肢痛或截肢痛患者，脊髓电刺激术也是一个很好的治疗选择，不仅镇痛效果比较满意，而且可以避免脊神经背根入髓区切开术的手术风险和并发症，患者也更乐于接受。

此外，对于幻肢痛的治疗还有一种特别的镜像治疗。镜像治疗是让患者坐在一面特殊的镜子前面，截肢的部位隐藏在镜子之外，患者在镜子里只能看到自己健全的肢体的映象，这样可以使患者产生截除的肢体仍然存在的视觉错觉，患者移动健全肢体时会主观感觉到自己又能移动和控制"幻肢"了。这种方法的循证医学证据尚显不足、推荐级别不高，大多作为康复治疗过程中的一种辅助治疗手段。

第三节　神经病理性疼痛的四阶梯治疗原则

神经病理性疼痛的治疗应采用综合治疗，包括药物治疗、物理治疗、微创介入、神经调控以及毁损手术等，单一的治疗方法有时无法获得满意的止痛效果。对于初诊的神经病理性疼痛患者，应先明确诊断，寻找病因，首选针对病因的治疗方法。当病因无法彻底去除或病因治愈后疼痛仍不缓解时，应循序渐进，由简入繁，遵循四阶梯治疗原则。

第一阶梯为无创的药物治疗和物理治疗。

第二阶梯为微创介入治疗，包括靶点药物注射、射频治疗等。

第三阶梯为神经调控治疗。

第四阶梯为外科毁损手术治疗。

神经调控是利用植入性和非植入性技术，依靠电或化学手段，来改善中枢、周围或自主神经系统的功能，包括周围神经电刺激术（peripheral nerve stimulation，PNS）、脊髓电刺激术（spinal cord stimulation，SCS）、脑深部电刺激术（deep brain stimulation，DBS）、运动皮层电刺激术（motor cortex stimulation，MCS）和鞘内药物输注系统植入术。神经调控治疗的优点是安全、可逆和可调节，最主要的缺点是费用昂贵，需要维持治疗。

神经毁损手术可在痛觉传导的不同水平阻断伤害性刺激向中枢神经系统的传递，包括周围神经切断术、背根切断术、背根神经节切除术、交感神经切除术、脊神经背根入髓区切开术、脊髓前侧束切断术、脊髓前连合切断术、脊髓后正中点状切开术、中脑毁损术、丘脑毁损术、扣带回切开术等。

总之，慢性神经病理性疼痛的成功治疗取决于选择合适的患者、合适的方法和合适的治疗时间。应严格掌握适应证，根据患者的疼痛性质、基础疾病、生存期、生活质量、社会保障和经济承受能力等因素来科学、合理地选择治疗方法。

第四节　常见的神经外科止痛手术

神经外科止痛手术的基本原理是在疼痛传导通路的某个水平阻断传导，或者降低相关神经核团、大脑皮层的异常兴奋，对疼痛的调制和形成进行干扰或抑制，从而达到缓解或消除疼痛的作用。神经外科止痛手术的历史久远，最早开展的脊神经后根切断术在 1889 年，距今已 130 多年，此后陆续出现了脊髓前外侧束切断术、脊髓前连合切断术、丘脑核团毁损术、扣带回切开术、额叶皮层切除术、额叶下纤维束切断术等多种术式，虽然都曾得到过不同程度的应用，但由于长期疗效和并发症的问题，这些术式在国际上很少开展，国内开展的例数也不多。

实际上，国内外在临床上应用最广泛、疗效最满意的神经外科止痛手术当属颅神经根显微血管减压术治疗三叉神经痛和舌咽神经痛，也有很多学者把这两种疼痛视为特殊类型的颅神经疾病来对待。

近年来国际上报道较多、疗效确切、日益得到重视和肯定的神经外科止痛手术主要有以下几种。

一、神经电刺激术

神经电刺激术是近十多年来逐渐得到广泛认可和推崇的神经外科止痛术式。该术式采用植入刺激电极和刺激脉冲发生器，通过慢性电刺激对疼痛的传导、呈递、形成等环节进行调制，达到减轻或消除疼痛的效果。根据刺激部位的不同，可以分为周围神经电刺激术、脊髓电刺激术、脑深部电刺激术和运动皮层电刺激术。

脊髓电刺激术主要适用于周围神经损伤后疼痛、脊柱术后疼痛综合征、复杂性区域疼痛综合征、带状疱疹后遗神经痛、肢体缺血性疼痛以及心绞痛等。脑深部电刺激术和运动皮层电刺激术则适用于各种中枢性疼痛、去传入神经痛等。其中，脊髓电刺激术和运动皮层电刺激术镇痛效果更为确切和稳定。

神经电刺激术具有创伤小、可程控、可测试、可逆转等优点，在欧美发达国家的疼痛神经外科手术治疗中已经得到了广泛应用，甚至有些已成为首选术式。在国内，较为昂贵的费用在一定程度上限制了其在临床上的广泛应用，但是神经电刺激术的技术优势和应用前景毋庸置疑。

二、程控鞘内药物输注治疗

自 20 世纪 80 年代开始，持续鞘内药物输注系统最早用于治疗癌性疼痛，能够有效控制疼痛，同时避免大量口服镇痛药物的副作用，从而提高患者的生活质量。随后，程控鞘内药物输注系统也逐渐应用于多种伤害感受性疼痛和神经病理性疼痛，均获得了较为满意的疗效。

利用可植入的程控鞘内药物输注系统，通过微电子控制流速能够更精确、更灵活地输注药物，将药物持续输注至脑室内或鞘内，达到镇痛效果。手术植入程控鞘内药物输注系统的操作相对简便，但输注药物的配伍要选择恰当，尤其是对于神经病理性疼痛。可以鞘内输注的镇痛药物包括吗啡、氢吗啡酮、齐考诺肽、布比卡因、芬太尼、可乐定等，其中最常用的药物是吗啡。此外，巴氯芬可用于治疗中枢神经系统外伤或其他病变后出现的异常肌张力增高，解除痉挛的同时也能减轻疼痛。

三、脊神经背根入髓区切开术

脊神经背根入髓区切开术始于 20 世纪 70 年代，通过毁损脊髓背角的 Rexed I～IV 板层，破坏痛觉传导的二级神经元（背角神经元），同时可以部分破坏脊髓丘脑束和脊髓网状束，减少疼痛冲动的上传，从而消除疼痛，能够有效治疗脊神经根撕脱伤后疼痛、脊髓损伤后疼痛、幻肢痛、截肢痛、疱疹感染后遗神经痛等，止痛效果好且持久，国内外文献报道的长期有效率均超过 80%。

脊神经背根入髓区切开术造成同侧肢体对应区域的感觉减退和肌张力降低几乎不可避免，但患者大多能够耐受，特别是对于脊髓损伤、臂丛或腰丛神经撕脱伤的患者，这些患者绝大多数在术前已存在相应肢体明显的感觉和运动功能障碍，上述并发症并无多大影响。真正严重的并发症是如果手术对皮层脊髓束造成损伤,可导致同侧肢体肌力减退、呼吸肌或括约肌功能障碍,甚至可能出现肢体瘫痪、截瘫等。随着术中神经电生理技术的应用,以及手术技术的不断改进,手术的有效性和安全性也在不断提高。脊神经背根入髓区切开术在国外已经较多应用,成为治疗臂丛神经根撕脱后疼痛和脊髓损伤后疼痛的首选术式,但目前国内还未广泛开展。

四、立体定向中脑传导束加双侧前扣带回毁损术

20世纪80年代以后,随着神经影像学、立体定向技术和微电极记录技术的发展,脑内靶点定位的精确度得到了极大提高,中脑传导束毁损术的准确性和安全性大大提高,并发症显著降低,因而受到学者们的重视。中脑的脊髓丘脑束和三叉丘束分别是躯体和头面部的痛觉传导到达丘脑之前在脑内走行最集中的部位,可以用较小的毁损灶比较完全地阻断。扣带回在解剖上联系着纹状体、前丘脑、海马、边缘系统、额叶皮层等结构,对控制精神状态和情绪反应有重要作用。扣带回毁损切开后患者的焦虑、抑郁、强迫等症状得到改善,疼痛也会明显缓解。

但是,单纯毁损一侧中脑传导束或单纯毁损双侧前扣带回的长期疗效不稳定,而联合毁损中脑传导束加双侧前扣带回的长期止痛效果较为满意。一般认为,疼痛存在躯体感觉和情感反应两个主要通路,毁损一侧中脑的传导束能够阻断对侧的躯体感觉通路,而毁损双侧前扣带回能够阻断情感反应通路,如果联合毁损中脑传导束和双侧前扣带回,就可以把上述两个通路同时阻断,因而会获得更为确切、持久的止痛效果。

在手术治疗神经病理性疼痛的临床实践中,神经调控性手术和神经毁损手术各有侧重,不能互相替代,各自有明确的最佳适应证。例如,臂丛神经根撕脱后疼痛和脊髓损伤后疼痛是脊神经背根入髓区切开术的最佳适应证,但是对于残留部分感觉和运动功能的不完全性的臂丛神经损伤或脊髓损伤后疼痛,为了保护残存的功能,合理的选择是先尝试脊髓电刺激术,确实无效后再采用脊神经背根入髓区切开术。

第五节 手术治疗神经病理性疼痛的并发症和术后处理

一、并发症

神经外科止痛手术的危险性和并发症的发生率与一般的神经外科手术相比均较低,如昏迷、肢体瘫痪、出血、癫痫、感染等并发症都很少发生,相比较而言,容易出现的手术并发症主要有以下几种。

(一)感觉障碍和感觉异常

止痛手术在达到止痛目的的同时,常常也会造成相关区域其他感觉的减退或丧失,如触觉和深感觉的障碍等;有时也会出现麻木感、烧灼感、冰凉感、蚁行感等异常感觉,这种感觉异常大多是暂时性的,经过一段时间通常可以消失。

(二)大小便功能障碍

脊髓止痛手术和扣带回毁损术后,部分患者会出现大小便功能障碍,主要表现为尿失禁。少数由手术直接损伤引起的大小便功能障碍会在术后立即出现,大多数为术后2~3天发生的迟发性大小便功能障碍,主要是由术后脊髓和脑组织的水肿所致,一般经脱水药物治疗或水肿消退后,大小便功能可以逐渐恢复。

(三)颅神经功能障碍

可能出现的颅神经功能障碍主要有第Ⅲ、Ⅳ、Ⅵ、Ⅶ、Ⅷ对颅神经的功能障碍,表现为眼球活动受限、复视、周围性面瘫、听力减退等,原因是脑部的止痛手术损伤或刺激了相应的颅神经核或颅神经,大多发生于中脑毁损术或三叉神经根显微血管减压术之后。这些并发症一旦出现,会持续存在一段时间,恢复较慢。

上述手术并发症除了感觉障碍和感觉异常有时难以避免，比较容易出现以外，随着医学科学技术的不断发展和微侵袭手术技巧的日益提高，其他手术并发症的发生率正在逐渐降低，神经外科止痛手术的疗效也会更加满意。相信将来的神经外科止痛手术一定能够成为一种理想的真正安全有效的疼痛治疗方法。

二、术后处理

神经外科止痛手术的术后处理除了常规给予预防感染、营养神经等药物治疗，严密观察患者生命体征和神经系统症状、体征变化，及时进行对症处理外，还应考虑如何处理好以下几个问题。

（一）术后镇痛药物的使用问题

神经外科止痛手术后，有些患者的疼痛会完全消失，例如三叉神经显微血管减压术后，三叉神经痛可能立刻停止发作，这时可以不再服用原来的镇痛药物。但是，其他顽固性疼痛患者在手术后大多数只有疼痛的缓解和减轻，疼痛很难即刻完全消失，这类患者不应该匆忙停用镇痛药物，而是要根据术后具体的疼痛情况来调整镇痛药物的用量和用法，逐渐减量，争取最终能够达到使用最少的镇痛药物最佳地控制疼痛。不主张为了显示手术的镇痛效果，术后盲目地强迫患者停用所有的镇痛药物。

术前长期使用麻醉镇痛药物的疼痛患者，几乎全部存在对麻醉镇痛药物的依赖性和成瘾性，止痛手术后，无论疼痛是否完全消失，都不宜完全停用麻醉镇痛药物，可以将原来使用的麻醉镇痛药物逐渐减量或换用低阶梯用药，也可以由静脉、肌内注射改为口服。总之，麻醉镇痛药物的停用要有一个逐渐减量和替代的过程，避免出现戒断症状，影响疼痛患者术后的恢复和对止痛疗效的评价。

（二）术后疼痛患者的精神心理治疗问题

慢性疼痛患者长期经受疼痛的折磨和煎熬，大多会出现易激惹、焦虑、恐惧、抑郁、强迫等精神情绪异常，而且这些精神情绪异常往往与疼痛的发作或加重密切相关，因此治疗疼痛也要重视精神心理治疗，特别是在止痛手术之后，精神心理治疗的作用更不容忽视，适当的精神心理治疗能够加强手术的止痛效果。

医生应该取得疼痛患者的充分信任，术后注意加强对疼痛患者的心理辅导和暗示治疗，帮助疼痛患者调整和控制精神情绪状态，使疼痛患者能够对治疗充满信心，始终处于一种健康良好的心理状态之中，必要时可以根据疼痛患者的情况适当使用一些抗焦虑药物或抗抑郁药物进行辅助治疗。

（三）术后疼痛情况的客观评估问题

疼痛主要是一种主观感觉，缺乏能够确切评价疼痛情况的客观指标和标准。止痛手术后对患者疼痛情况的评估要注重客观性，注意避免两个错误倾向：一个是疼痛患者夸大疼痛程度的倾向，另一个是医生夸大手术止痛效果的倾向。

目前，临床上手术前后对患者疼痛情况的评价多采用各种疼痛评价量表，其中比较常用和实用的是视觉模拟量表（VAS）和 McGill 疼痛问卷。为了尽量减少医生和患者的主观偏差，最好由不直接参加手术和治疗的同一位医生来对疼痛患者进行量表评估，而且应该在手术前后的不同时间和不同情况下进行多次评估。除了量表上的评价指标外，还应记录手术前后患者疼痛强度和持续时间的变化，以及镇痛药物种类、用法和用量的变化等等。这样，从多个侧面，利用多个指标，才能基本上做到对术后患者的疼痛情况和手术的镇痛效果的客观评估。

（四）术后疼痛复发问题

从某种意义上来看，神经外科止痛手术面临的最大问题是术后止痛效果减退或疼痛复发，如果随访时间无限推移，这似乎是不可避免会出现的情况。疼痛复发可能与多种因素有关，例如手术对痛觉传导通路的毁损或阻断不完全、原发疾病的进展、神经元和神经轴突的再生、新的疼痛感觉环路的形成等等。一旦术后疼痛复发，要仔细分析可能的原因，必要时可以积极考虑再次手术或采用另外一种止痛手术来治疗。

第六节 手术治疗神经病理性疼痛的应用前景

理想的神经外科止痛手术应该只针对痛觉,而不影响其他的感觉功能和运动功能;应该具有微侵袭性,对周围的正常组织和结构基本没有损伤和破坏;应该具有很高的安全性,不会产生严重的并发症或出现新的病痛;此外还应该镇痛效果确切持久,疼痛不易复发,这些也正是神经外科手术治疗疼痛努力的方向。随着神经影像技术、神经电生理技术、显微外科手术技术和立体定向技术的不断发展和完善,神经外科止痛手术也在逐渐得到应用并取得了较为满意的镇痛疗效,是治疗各种神经病理性疼痛的一种常用方法,对某些特殊类型的神经病理性疼痛具有重要的不可替代的治疗作用。

对于如何科学、安全、有效地开展手术治疗神经病理性疼痛,有一些问题还值得思考。

首先,各种神经外科止痛手术的适应证尚待进一步明确和细化,不同类型的疼痛需要选择不同的术式治疗才能获得好的疗效。例如,卒中后中枢性疼痛适合采用运动皮层电刺激术治疗,而脊髓损伤后疼痛应用脊神经背根入髓区切开术疗效更佳。同样是卒中后中枢性疼痛,如果存在完全性肢体瘫痪、明显脑萎缩,运动皮层电刺激术的疗效可能也不会太令人满意。同样是脊髓损伤后疼痛,如果感觉仍存在,脊髓电刺激术应该有效;如果感觉完全缺失,恐怕只有脊神经背根入髓区切开术才能奏效。对于这些经验和推断,还需要大宗手术病例的长期临床研究结果来加以确认和修正。

其次,神经外科止痛手术的顺利开展不仅仅要依靠显微外科技术和立体定向技术,还需要比较完备和先进的神经电生理技术来"保驾护航"。感觉诱发电位、运动诱发电位、肌电图、皮层电图、脊髓电图、皮层刺激、脊髓刺激、神经微电极记录等多种术中电生理监测技术的应用,既可以提高手术的安全性,也能够提高手术的有效性。显然,这些技术要求也限制了此类手术短期内可能只适合在较大的功能神经外科中心应用,客观条件不完备的,不宜仓促开展。

再次,止痛手术不是治疗神经病理性疼痛唯一的手段,且往往需要多种方法综合应用,特别是药物治疗和心理治疗应该得到足够重视。有些神经外科止痛手术不一定能够完全消除疼痛,可能只是部分缓解或控制疼痛,此时需要根据患者的具体病情继续服用镇痛、抗癫痫、抗抑郁或抗焦虑药物,加上适当的心理治疗,可以巩固和提高手术疗效。

最后,不容忽视的一个问题是专业医生培训和疼痛患者宣教的严重不足。神经外科医生日常工作主要面对的是大量的肿瘤、外伤、血管病患者,对于功能神经外科特别是疼痛方面的理论知识和手术技能相对了解有限,这无疑影响了神经外科止痛手术的深入开展。另外,神经外科医生往往并不会直接面对众多的神经病理性疼痛患者,真正需要也是必须要采用神经外科止痛手术治疗才能有效控制疼痛的那些患者,应该有一个顺畅的渠道来获得相关知识和推荐,这既需要加强对患者的健康宣教,也需要所有的疼痛治疗医生对此有所了解,最重要的还是应该加强在疼痛治疗上的多专业、多学科的互补和协作。

作为神经外科医生,其面对的主要是那些经过常规治疗效果不佳或无效的慢性顽固性神经病理性疼痛,虽然在疼痛患者人群中的比例不是最大,但病例的绝对数并不少,而且个个都是治疗的难题。疼痛医学和功能神经外科的发展方兴未艾,手术治疗神经病理性疼痛的临床应用也正日益受到重视和关注。

总之,神经外科止痛手术是神经病理性疼痛有效的治疗手段,特别是对于中枢神经病理性疼痛而言,可能是目前疗效最好的方法,有必要在临床上得到更为广泛的应用和研究。神经电刺激、程控鞘内药物输注、经颅重复磁刺激等神经调制技术的广泛应用,为神经病理性疼痛的外科治疗提供了崭新的治疗理念、先进的技术手段、多样的可能性和广阔的应用前景。

(胡永生 李勇杰)

参 考 文 献

[1] 胡永生,李勇杰.头面痛的外科治疗原则和体会[J].中国疼痛医学杂志,2014,20(4):193-195.

［2］ 胡永生. 中枢性疼痛与神经外科止痛手术［J］. 中国微侵袭神经外科杂志,2013,18(2)：49-52.

［3］ 胡永生,李勇杰,陶蔚,等. 运动皮质电刺激术治疗顽固性神经病理性疼痛［J］. 中国微侵袭神经外科杂志,2013,18(2)：53-56.

［4］ 胡永生,李勇杰,陶蔚,等. 脊髓后根入髓区切开术治疗臂丛神经根撕脱后疼痛［J］. 中华神经外科杂志,2012,28(8)：799-801.

［5］ 胡永生,李勇杰,陶蔚,等. 中枢性疼痛的神经外科治疗［J］. 中华神经外科杂志,2011,27(12)：1238-1240.

［6］ 胡永生,李勇杰,石长青,等. 脑立体定向手术治疗中枢性疼痛［J］. 中国疼痛医学杂志,2005,11(4)：197-200.

［7］ 胡永生,李勇杰,石长青,等. 中脑加扣带回联合毁损术治疗中枢性疼痛的应用研究［J］. 首都医科大学学报,2005,26(4)：386-388.

［8］ 李勇杰. 神经源性疼痛与运动皮层刺激治疗［J］. 中国疼痛医学杂志,2005,11(4)：196,200.

［9］ 郑喆,胡永生,陶蔚,等. 脊髓后根入髓区切开术治疗臂丛神经损伤后疼痛的疗效和并发症分析［J］. 中华创伤杂志,2010,26(10)：885-888.

［10］ Bing N,Yonsheng H,Wei T,et al. Dorsal root entry zone lesion for neuropathic pain due to thoracolumbar spine fracture：long-term result［J］. World Neurosurg,2019,125：e1050-e1056.

［11］ Boccard S G,Pereira E A,Aziz T Z. Deep brain stimulation for chronic pain［J］. J Clin Neurosci,2015,22(10)：1537-1543.

［12］ Burchiel K J,Raslan A M. Contemporary concepts of pain surgery［J］. J Neurosurg,2019,130(4)：1039-1049.

［13］ Chang K L,Fillingim R,Hurley R W,et al. Chronic pain management：nonpharmacological therapies for chronic pain［J］.FP Essent,2015,432：21-26.

［14］ Cohen S P,Vase L,Hooten W M. Chronic pain：an update on burden,best practices,and new advances［J］. Lancet,2021,397(10289)：2082-2097.

［15］ Felix E R. Chronic neuropathic pain in SCI：evaluation and treatment［J］. Phys Med Rehabil Clin N Am,2014,25(3)：545-571.

［16］ Gebreyohanes A M H,Ahmed A I,Choi D. Dorsal root entry zone lesioning for brachial plexus avulsion：a comprehensive literature review［J］. Oper Neurosurg(Hagerstown),2021,20(4)：324-333.

［17］ Gutierrez J,Raju S,Riley J P,et al. Introduction to neuropathic pain syndromes［J］. Neurosurg Clin N Am,2014,25(4)：639-662.

［18］ Honey C M,Tronnier V M,Honey C R. Deep brain stimulation versus motor cortex stimulation for neuropathic pain：a minireview of the literature and proposal for future research［J］. Comput Struct Biotechnol J,2016,14：234-237.

［19］ Ji R R,Nackley A,Huh Y,et al. Neuroinflammation and central sensitization in chronic and widespread pain［J］. Anesthesiology,2018,129(2)：343-366.

［20］ Knotkova H,Hamani C,Sivanesan E,et al. Neuromodulation for chronic pain［J］. Lancet,2021,397(10289)：2111-2124.

［21］ Lee G I,Neumeister M W. Pain：pathways and physiology［J］. Clin Plast Surg,2020,47(2)：173-180.

［22］ Montalvo Afonso A,Ruiz Juretschke F,González Rodrigálvarez R,et al. DREZotomy in the treatment of deafferentation pain：review of results and analysis of predictive factors for success［J］. Neurocirugia(Astur ：Engl Ed),2021,32(1)：1-9.

［23］ Murphy D，Lester D，Clay Smither F，et al. Peripheral neuropathic pain［J］. Neuro Rehabilitation，2020,47(3)：265-283.

［24］ Pereira E A，Aziz T Z. Neuropathic pain and deep brain stimulation［J］. Neurotherapeutics，2014,11(3)：496-507.

［25］ Raja S N，Carr D B，Cohen M，et al. The revised international association for the study of pain definition of pain：concepts，challenges，and compromises［J］. Pain，2020,161(9)：1976-1982.

［26］ Ranjan M，Kumar P，Konrad P，et al. Finding optimal neuromodulation for chronic pain：waves，bursts，and beyond［J］. Neurol India，2020,68(Supplement)：S218-S223.

［27］ Scholz J，Finnerup N B，Attal N，et al. The IASP classification of chronic pain for ICD-11：chronic neuropathic pain［J］. Pain，2019,160(1)：53-59.

［28］ Dong S，Hu Y S，Du W，et al. Changes in spontaneous dorsal horn potentials after dorsal root entry zone lesioning in patients with pain after brachial plexus avulsion［J］. J Int Med Res，2012,40(4)：1499-1506.

［29］ Shiao R，Lee-Kubli C A. Neuropathic pain after spinal cord injury：challenges and research perspectives［J］. Neurotherapeutics，2018,15(3)：635-653.

［30］ Sindou M，Mertens P，Wael M. Microsurgical DREZotomy for pain due to spinal cord and/or cauda equina injuries：long-term results in a series of 44 patients［J］. Pain，2001,92(1-2)：159-171.

［31］ Treede R D，Rief W，Barke A，et al. Chronic pain as a symptom or a disease：the IASP classification of chronic pain for the international classification of diseases(ICD-11)［J］. Pain，2019,160(1)：19-27.

［32］ Zhang X L，Zhu H W，Tao W，et al. Motor cortex stimulation therapy for relief of central post-stroke pain-a retrospective study with neuropathic pain symptom inventory［J］. Stereotact Funct Neurosurg，2018,96(4)：239-243.

［33］ Zhang X L，Hu Y S，Tao W，et al. The effect of motor cortex stimulation on central post stroke pain in a series of 16 patients with a mean follow-up of 28 months［J］. Neuromodulation，2017,20(5)：492-496.

［34］ Hu Y S，Li Y J. A study on neurosurgical treatment for intractable pain［J］. Neurosurgery，2005,57(2)：414.

［35］ Zheng Z，Hu Y S，Tao W，et al. Dorsal root entry zone lesions for phantom limb pain with brachial plexus avulsion：a study of pain and phantom limb sensation［J］. Stereotact Funct Neurosurg，2009,87(4)：249-255.

第四十章 脊神经背根入髓区切开（毁损）术治疗疼痛

神经外科治疗慢性疼痛的历史悠久，经历了漫长的发展过程，在疼痛治疗中一直占有重要地位，手术方式主要分为毁损手术（lesional surgery）、刺激性手术（stimulation procedures）和纠正性手术（corrective surgery）。脊神经背根入髓区（dorsal root entry zone，DREZ）切开（毁损）术是基于 20 世纪 60 年代 Wall 和 Melzach 提出脊神经背根入髓区是疼痛感觉初级调节中枢的原理，Sindou 在 1972 年最先采用显微外科方法破坏 DREZ 治疗乳腺癌侵犯臂丛所致的神经性疼痛。其后，Nashold 等在 Duke 大学开创性地使用射频热凝毁损 DREZ 治疗臂丛神经撕脱后幻肢痛，均取得满意疗效。

一、DREZ 的定义及 DREZ 切开术原理

DREZ 包括脊神经背根的外侧部分、脊髓后角最背侧的 Rexed Ⅰ～Ⅴ层及背外侧束（Lissauer 束）的最内侧部分。

DREZ 是中枢神经系统和周围神经系统之间在脊髓水平相延续的部位，尽管周围神经的传入纤维是随机组合的，但在 DREZ 水平是按照纤维的粗细和纤维到达部位的不同排列的，有髓鞘和无髓鞘的细纤维走行于外侧，粗的有髓鞘纤维走行于内侧。疼痛传导通路的二级神经元位于脊髓后角，它的表浅部分接受无髓鞘纤维的传入，深部的神经元（Rexed Ⅴ层）接受细的有髓鞘的 Aδ 纤维传入，然后通过脊髓丘脑束投射到丘脑。脊髓后角二级神经元同时受到中枢神经和外周传入神经的影响，并行于脊髓后柱的有髓鞘粗纤维的抑制性冲动可以调节脊髓后角的疼痛信号传导，这也就是已经广为人知的 Melzack 和 Wall 的门控理论。

位于 DREZ 的病损可以破坏作用于后角二级神经元的兴奋性和抑制性冲动之间的平衡。在 DREZ 病损患者的脊髓后角，微电极记录可以发现有自发的阵发性高频率、高波幅、爆发样放电，这提示 DREZ 可能在这类患者起到了疼痛发生器的作用。

DREZ 正是由于包括了疼痛传导相关纤维和相当于疼痛发生器的脊髓后角神经元而成了治疗疼痛的有效靶点。DREZ 切开的范围（图 40-1）应包括脊神经后根外侧分支的兴奋性细纤维、后外侧束最内侧的兴奋性部分、脊髓后角的最外层（Rexed Ⅰ～Ⅴ层）。尽可能保留脊神经后根内侧分支的粗纤维、后外侧束

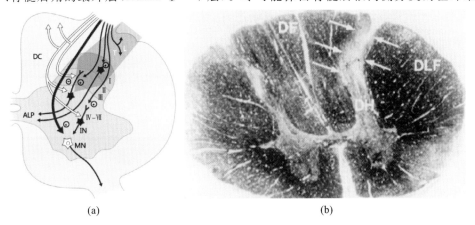

(a)   (b)

图 40-1 DREZ 毁损部位示意图

粉红色大箭头，DREZ 毁损范围；黑色实心小箭头，兴奋性细纤维；黑色空心小箭头，抑制性纤维；白色小箭头，DREZ 毁损部位；DF 或 DC，脊髓后束；TL 或 DLF，脊髓后外侧束；IN，中间神经元；MN，运动神经元；Ⅰ～Ⅶ，后角 Rexed 分层；ALP，脊髓前支。

的外侧部分以及脊髓后角的大部分结构,避免完全损毁患者的触觉(如果术前存在)和保护本体感觉。

二、适应证

DREZ 切开术对神经根撕脱伤(臂丛神经或马尾神经等)所致的神经源性疼痛和脊髓损伤所致的肢体疼痛疗效最好。亦可用于癌性肿瘤侵犯臂丛神经、马尾神经等引起的顽固性疼痛。该方法也用于治疗其他周围神经损伤所致的神经源性疼痛,如幻肢痛和残端痛、带状疱疹后遗痛等。周围神经损伤或截肢后疼痛的患者在刺激性手术失败后,也可以选择 DREZ 毁损术。DREZ 毁损术还可用于治疗痉挛状态伴疼痛。该术式还可以用于严重的枕部神经痛以及无法忍受的颈旁痛(lateralcervical pain),但相关手术应用得较少,并且复发率较高。通常认为 DREZ 毁损术主要对阵发性电击样痛、痛觉过敏有效,对持续性烧灼样痛效果不佳。

三、辅助检查

臂丛撕脱伤等疾病可有影像学阳性表现。影像学检查如颈椎 MRI,常可见患者均存在患侧 $C_4 \sim T_1$ 节段不同程度的部分节段或全部节段的脊髓萎缩变细。臂丛神经根撕脱节段的脊神经根鞘增宽,甚至可表现为囊肿。脊髓损伤后患者可以在相应节段有脊髓不同程度萎缩或椎体椎板外伤后改变。

四、术中相关电生理监测

Sindou 等最早开展 DREZ 毁损术,术中常规推荐体感诱发电位(SEP)和运动诱发电位(MEP)监测,既可以帮助鉴别脊髓节段,又可以监测外科手术的安全性。术中 MEP 持续监测对防止运动功能损害有一定参考价值。胡永生等在部分臂丛神经根撕脱后疼痛患者 DREZ 切开术中,采用脊髓表面电极记录脊髓后角神经元场电位,发现 DREZ 切开前,在后根撕脱节段的患侧 DREZ 可记录到后角神经元自发放电较健侧异常活跃,反复间断出现高频率、高波幅、爆发样放电;DREZ 切开后,患侧异常放电消失。这提示臂丛神经根撕脱后疼痛患者的脊髓后角神经元可能存在异常活跃的自发放电,很可能与疼痛的发生有关。

五、手术方法

取俯卧位,全身麻醉,背后正中直切口,半椎板或全椎板显露疼痛节段,显露相对应脊髓节段的后外侧面,手术在显微镜直视下进行,术中需仔细辨别脊髓后外侧沟,神经根缺如和瘢痕形成常使脊髓后外侧沟不易辨认,一般借助于残留的脊神经后根加以确认,当神经根完全缺如时,常需要暴露神经根撕脱部位的上方或下方的一个节段,借助上端或下端的正常神经根帮助确认。在脊髓后根小分支进入后外侧沟入口的腹外侧纵向切开软脊膜,分离进入脊髓后外侧沟,在后外侧沟的内外侧壁上可以看到供应脊髓深部的微小血管,逐渐深入,抵达后角灰质时可以看到颜色由白色变为淡灰红色,然后用显微双极电凝镊子小功率连续热灼毁损,镊子与脊髓正中矢状面夹角为 35°(颈段)至 45°(腰骶段),深度一般在 3 mm 左右,毁损应该严格局限在灰质后角内,避免损伤周围的传导束而引起并发症。DREZ 切开的上下端应超过未撕脱的基本正常的脊神经后根。也可以采用机械切开、射频热凝、超声、激光等方法毁损 DREZ(图 40-2)。

六、疗效

(一)臂丛或者腰骶丛神经根撕脱伤后疼痛

臂丛或者腰骶丛神经撕脱伤后,20%~90% 的患者可能发展为严重的传入神经阻滞性疼痛,有些立即发病,部分可延缓到 3 个月后发病。首都医科大学宣武医院功能神经外科报道了 58 例臂丛神经根撕脱后疼痛,其中 22 例合并幻肢痛。术后近期患者疼痛均消失或明显减轻。随访 6 个月时,有 87.9% 的患者止痛疗效优秀或良好。术后 12 个月时,疗效优秀和良好的患者占 84.5%。超过 24 个月的 47 例中,失访 2 例,仍有 36 例(80%)获得良好或优秀的止痛效果。术后各时期患者 VAS 评分较术前均显著降低

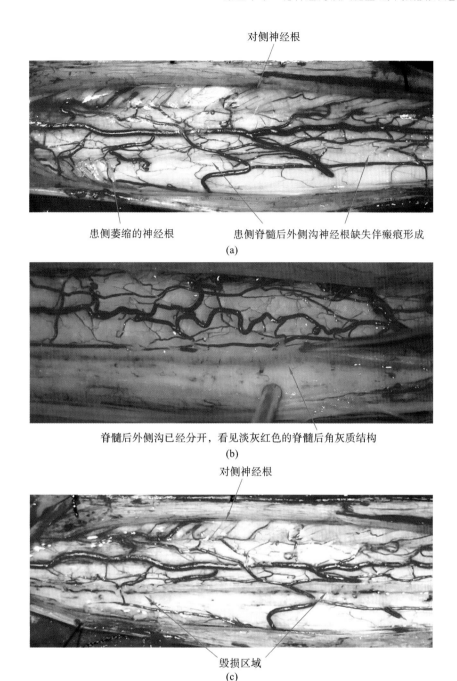

对侧神经根

患侧萎缩的神经根　　　患侧脊髓后外侧沟神经根缺失伴瘢痕形成

(a)

脊髓后外侧沟已经分开，看见淡灰红色的脊髓后角灰质结构

(b)

对侧神经根

毁损区域

(c)

图 40-2　DREZ 毁损术中照片

($P<0.01$)。有 2 例 DREZ 切开术后疗效欠佳，分别于术后 1 周和 2 周再次行 DREZ 切开术，疼痛消失。

国外报道，DREZ 切开术治疗臂丛神经根撕脱后疼痛的疗效优于其他方法。Sindou 等报道 55 例，94.6％的患者在出院时止痛疗效满意，术后 3 个月疗效优秀和良好者占 81.8％，随访超过 1 年的患者中有 65.9％疗效优秀或满意。Prestor 报道 DREZ 切开术疗效优秀和良好的在术后 1 年内为 96.2％，超过 3 年的为 83.3％。

(二)癌性疼痛

DREZ 切开(毁损)术适用于有较长的预期生存时间，身体状况能够耐受手术，疼痛部位比较局限的患者。Sindou 于 1982 年报道了当时最大宗的 DREZ 切开(毁损)术治疗癌性疼痛的病例数，13 例患者中，2 例术后因并发症死亡，其余 11 例患者中 10 例有良好的疼痛缓解效果。其后 1995 年 Sindou 报道了 81 例癌性疼痛患者，87％接受颈胸段 DREZ 手术以及 78％接受腰骶段手术的患者获得良好的疼痛缓解率（＞75％）；随访 1 个月至 4 年（平均生存期 13 个月）。

（三）脊髓损伤后疼痛

脊髓损伤后慢性疼痛并不少见，经常发生于脊髓圆锥和马尾节段，主要是神经病理性疼痛。Sindou 等报道了 44 例此类患者，大部分影响节段为脊髓圆锥。脊髓损伤后疼痛可以分为两类：病变下疼痛（infralesional pain）和节段性疼痛（segmental pain）。节段性疼痛位于脊髓损伤部位所支配的区域，主要为锐利的阵发性电击样的疼痛，病变下疼痛通常位于脊髓损伤部位以下感觉缺失区域，主要为持续性烧灼样痛。长期随访显示，大部分病变下疼痛患者没有从 DREZ 毁损术中获益，三分之二的节段性疼痛获得治愈。损伤后的脊髓常常发生明显变形伴瘢痕和粘连，导致术者不易识别后外侧沟，需要暴露病损上下正常的脊髓帮助辨认，毁损范围通常包括上下各一个正常脊髓节段。Falci 等报道在脊髓横断性损伤部位尾端行 DREZ 切开术对缓解脊髓损伤平面以下的神经病理性疼痛有效。

（四）带状疱疹后遗痛

DREZ 切开术对带状疱疹后遗痛的疗效不确切，Friedman 报道长期随访中，18％的患者疼痛完全缓解，小于 50％的患者疼痛部分缓解。作者认为该术式对此类疾病的疼痛缓解作用不持久。一般认为只对其中的阵发性疼痛和痛觉过敏有效。

（五）痉挛状态伴疼痛

DREZ 切开术可以阻断肌本体觉和痛觉反射的传入，从而降低相应支配区域的肌张力，对痉挛状态伴疼痛疗效较好。除了神经病理性因素外，严重的肌腱和肌肉挛缩及关节畸形也是这类疼痛的原因之一。对于偏瘫伴上肢痉挛的患者，DREZ 毁损范围包括脊髓 $C_5 \sim T_1$ 节段，对于截瘫伴下肢痉挛的患者，毁损范围包括 $L_2 \sim S_2$，如果伴有逼尿肌过度收缩所致的尿失禁，毁损范围需扩大至 S_5 节段。

七、并发症

DREZ 切开术安全性较高，由于患者不同的身体状况，并发症在癌性疼痛和脊髓损伤患者中的发生率更高一些。主要并发症是与毁损切开区域相对应的节段性感觉减退或缺失，但神经根撕脱伤等患者往往术前已经存在相应节段的感觉障碍，因此对这类患者的影响较小。其他可能发生的副作用包括手术侧深感觉障碍、肌力减退、共济失调、括约肌障碍、感染、出血、脑脊液漏等，临床发生率都比较低，通常小于 5％。

术后神经功能障碍并发症的发生与毁损（切开）的范围有关，毁损范围过大可能损伤脊髓后束、后外侧束、锥体束以及与内脏功能相关的传导束，从而产生相应症状。相比于毁损深度或范围，DREZ 毁损（切开）的路径是与术后并发症相关的更重要的因素，仔细正确地辨认后外侧沟和显微镜直视下操作有助于减少这一类并发症，还需要注意保护脊髓后外侧沟内的重要血管。脊椎圆锥部位 DREZ 毁损术有引起括约肌功能障碍的风险；胸髓的后角较狭小，需特别注意避免毁损过度。

首都医科大学宣武医院报道 58 例接受 DREZ 毁损术的患者，无严重并发症出现，出现同侧胸背部麻木 35 例，同侧下肢麻木 17 例，深感觉减退 10 例，轻度肌力减弱 9 例，绝大多数在术后 2 周内恢复；大小便功能障碍 1 例，术后 3 个月恢复正常。超过 3 个月的长期并发症有同侧胸背部麻木（15 例）、同侧下肢麻木（10 例）、深感觉减退（3 例）、轻度力弱（2 例）。笔者近年的 14 例 DREZ 手术患者，无括约肌功能障碍，深感觉轻度减退 2 例，肌力轻度减弱 1 例，短期恢复正常。

（胡杰）

参 考 文 献

[1] Sindou M. Surgery in the DREZ for refractory neuropathic pain after spinal cord/cauda equina injury[J]. World Neurosurg,2011,75(3-4)：447-448.

［2］ Nashold B S Jr. Current status of the DREZ operation：1984［J］. Neurosurgery,1984,15(6)：942-944.

［3］ Gadgil N,Viswanathan A. DREZotomy in the treatment of cancer pain：a review［J］. Stereotact Funct Neurosurg,2012,90(6)：356-360.

［4］ Kanpolat Y,Tuna H,Bozkurt M,et al. Spinal and nucleus caudalis dorsal root entry zone operations for chronic pain［J］. Neurosurgery,2008,62(3 Suppl 1)：235-242；discussion 242-234.

［5］ Ruiz-Juretschke F, García-Salazar F, García-Leal R, et al. Treatment of neuropathic deafferentation pain using DREZ lesions：long-term results［J］. Neurologia,2011,26(1)：26-31.

［6］ 胡永生,李勇杰,陶蔚,等. 脊髓后根入髓区切开术治疗臂丛神经根撕脱后疼痛［J］. 中华神经外科杂志,2012,28(8)：799-801.

［7］ Sindou M P,Blondet E,Emery E,et al. Microsurgical lesioning in the dorsal root entry zone for pain due to brachial plexus avulsion：a prospective series of 55 patients［J］. J Neurosurg,2005,102(6)：1018-1028.

［8］ Prestor B. Microcoagulation of junctional dorsal root entry zone is effective treatment of brachial plexus avulsion pain：long-term follow-up study［J］. Croat Med J,2006,47(2)：271-278.

［9］ Aichaoui F,Mertens P,Sindou M. Dorsal root entry zone lesioning for pain after brachial plexus avulsion：results with special emphasis on differential effects on the paroxysmal versus the continuous components. A prospective study in a 29-patient consecutive series［J］. Pain,2011,152(8)：1923-1930.

［10］ Montalvo Afonso A,Ruiz Juretschke F,González Rodrigálvarez R,et al. DREZotomy in the treatment of deafferentation pain：review of results and analysis of predictive factors for success［J］. Neurocirugia(Astur：Engl Ed),2021,32(1)：1-9.

［11］ Friedman A H,Bullitt E. Dorsal root entry zone lesions in the treatment of pain following brachial plexus avulsion,spinal cord injury and herpes zoster［J］. Appl Neurophysiol,1988,51(2-5)：164-169.

［12］ Bing N,Yonsheng H,Wei T,et al. Dorsal root entry zone lesion for neuropathic pain due to thoracolumbar spine fracture：long-term result［J］. World Neurosurg,2019,125：e1050-e1056.

［13］ Sindou M,Mertens P,Wael M. Microsurgical DREZotomy for pain due to spinal cord and/or cauda equina injuries：long-term results in a series of 44 patients［J］. Pain,2001,92(1-2)：159-171.

［14］ Falci S,Indeck C,Barnkow D. Spinal cord injury below-level neuropathic pain relief with dorsal root entry zone microcoagulation performed caudal to level of complete spinal cord transection［J］. J Neurosurg Spine,2018,28(6)：612-620.

第四十一章　脑毁损手术治疗疼痛

疼痛是一种多种模式的主观体验。痛觉体验主要体现在 3 个维度上：认知、情感和感觉。额叶和边缘系统主要负责疼痛的主观评价功能。边缘皮层、扣带回、下丘脑、丘脑以及中脑的部分区域负责疼痛的情感驱动功能。初级躯体感觉皮层、丘脑、脊髓丘脑束和局部神经末梢都与疼痛感觉的形成有关。尽管近年来随着神经调控技术的出现，毁损技术的使用率有所下降。但当周围神经相关治疗失败且无法进行神经调控治疗时，对于疼痛形成环路中的脑部靶点毁损，依然是治疗疼痛的重要手段。

疼痛的定性和诊断是临床常见的问题。疼痛的体验具有躯体感觉、情感和认知成分。从早期尝试，比如 McGill 疼痛问卷，到目前的分类体系，慢性疼痛的准确诊断和分类仍然是一个具有挑战性的问题。然而，疼痛的三组分模型（认知、情感和感觉）仍然是大多数疼痛治疗方案的基础，是研究脑毁损手术对疼痛治疗效果的良好框架。

文献中的临床结果以及研究趋势的总结表明，脑毁损手术治疗疼痛的应用越来越少。2008 年，一篇关于毁损手术的综述总结了近期发表的关于毁损手术治疗非癌性疼痛的文章。在纳入的 146 篇文章中，有 131 篇是Ⅲ类证据，大部分Ⅰ类和Ⅱ类证据的研究主要是在射频神经根毁损方面，没有包括中枢毁损治疗疼痛。而且扣带回、中脑、丘脑毁损类的手术在非癌性疼痛的治疗中应用越来越少（图 41-1）。对于癌性疼痛，以色列的 Berger 等在 2020 年总结了 60 例脊髓或脑毁损手术的病例，通过多学科筛选，疼痛控制方面得到了很好的结果。这意味着需要进行更多的研究来判断中枢毁损治疗各种疼痛的有效性，以及与最近应用比较多的神经调控的方法在疗效、安全性以及卫生经济学方面进行对比分析。MRI 引导的聚焦超声等新的无创毁损技术的应用，可能会促进脑毁损技术的复兴。因此，本章着重介绍脑毁损手术治疗疼痛的靶点及个案疗效，对循证医学证据等级不做重点说明。

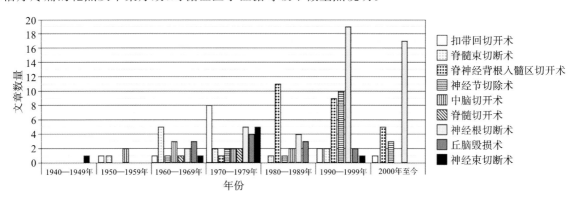

图 41-1　截至 2006 年 8 月破坏性手术治疗疼痛不同靶点发表文章的趋势

丘脑毁损术受到重视，主要是因为研究者在疼痛发病机制中，对丘脑中生物标志物的病理生理机制做了比较详细的研究，同时也研究了不同的毁损方式在调控丘脑治疗疼痛方面的作用。一年以上的药物难治性顽固性疼痛是对侧丘脑毁损的适应证。脊髓丘脑束和脊髓网状丘脑束在向前额叶外侧皮层投射之前，换元于内侧及外侧丘脑，主要包括丘脑腹后外侧核（ventral posterolateral nucleus，VPL）以及丘脑腹后内侧核（ventral posteromedial nucleus，VPM）。对丘脑腹后内侧核以及丘脑腹后外侧核的毁损能够破坏特异性感觉传导通路的完整性，对辨别性疼痛的缓解有积极作用。丘脑内侧非特异核团包括中央外侧核（CL）以及中央中核-束旁核复合体（CM-Pf），纤维从这些核团发出主要投射到联络区域以及旁边缘区域，对于这些核团的毁损可以调控情感性疼痛。外侧核团包括腹尾核（ventrocaudal nucleus）、后内侧核(medial posterior nucleus)以及后中央外侧核(posterior centrolateral nucleus,CLp)。双侧脊髓后角 5～7 区的感受纤维通过脊髓丘脑束向上传到后中央外侧核,后中央外侧核的传出纤维投射到初级感觉皮层、岛叶、前扣带回以及丘脑网状核的广大区域。

丘脑内侧核群与外侧核群的不平衡理论形成了丘脑手术靶点的理论基础。一种理论是丘脑内侧核群对丘脑外侧核群产生了过度抑制,另一种理论是内侧丘脑热灼信号失抑制的过度传出,是由外侧丘脑寒冷信号的传入减少导致的。最后,后中央外侧核周围低阈值的钙离子通道介导的持续性的放电显示丘脑网状核的兴奋。所有这些表明脊髓丘脑束通过兴奋性的传入神经进入丘脑内侧核群以及外侧核群。丘脑网状核可以抑制丘脑内侧核群及外侧核群,同时也可以反过来通过丘脑内侧核群及外侧核群的兴奋性的传入形成一个反馈环路。在以痛性麻木为主要表现的中枢性疼痛状态下,推测外侧丘脑不再接受脊髓丘脑束的兴奋性传入,而仅仅接受网状核的抑制传入,导致进入丘脑的信息和对丘脑皮层网络的调控作用的缺失。通过电生理及影像学研究能够找到支持这一理论的证据。中枢性疼痛患者的术中电生理记录也能看到外侧丘脑核团比内侧丘脑核团更明显地出现自发电活动的减少。影像学研究也发现神经病理性疼痛患者丘脑后背侧局部区域血流量是减少的,主要就是背侧的中央外侧后部核团。

CM-Pf 是内侧丘脑毁损的主要靶点,靶点的坐标定位为中线旁开 8～10 mm,AC-PC 平面上 4 mm,PC 前 5 mm。但是具体靶点还要根据既往手术的情况以及患者大脑的个体化解剖来确定。术中微电极记录能够帮助确定 CM-Pf 的生理坐标,电生理信号的主要表现为术中感觉刺激诱导的爆发性放电模式。术中粗刺激可以诱导对侧肢体的轻度的刺痛和灼痛。另外,CM-Pf 内有两组广泛分布的痛觉神经元。一组神经元分布比较弥散,主要表现为痛觉刺激结束后仍持续出现的长潜伏期反应。另外一组局限在 CM-Pf 核团的内侧基底,主要是短潜伏期反应,随着刺激的停止,反应也消失。此外,Jeanmonod 和他的同事发现 CM 核团里也有与疼痛刺激无关的自发性放电细胞(图 41-2)。Lenz 提出通过味觉刺激能够帮助定位 CM-Pf,出现刺激诱发的反应可以定位在 CM 中外侧 1/3 的下缘。而刺激其他的内侧核团(背内侧及脑室内核团)则可以诱发广泛的不适反应。

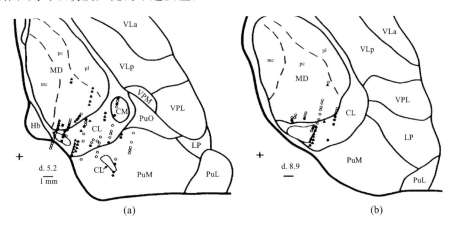

图 41-2 不同丘脑核团中的电生理特点

中央外侧核毁损的主要靶点是 CLp 后部,此核团的坐标位于 PC 后 2 mm,丘脑内侧脑室壁边界旁开 6 mm,平 AC-PC 平面。靶点坐标也需要根据患者的具体个人解剖结构来确定。CLp 作为毁损靶点的优点是距离躯体感觉核团比较远,能够降低出现感觉缺失的风险。而且也有明确的证据表明 CLp 有直接脊髓丘脑束的纤维传入。毁损靶点一般定在 AC-PC 平面上 1～2 mm 的位置,以避免毁损范围向后扩展导致对顶盖前区的意外损伤。背内侧核和壳核紧邻 CLp 的后方,意外损伤壳核仅能暂时性地缓解疼痛,而背内侧核的损伤一般无临床症状。技术难度主要是在定位核团的时候,应用经脑室路径,针道可能因为需要穿过室管膜而产生偏斜。这种机械性的误差可能会导致在前后及内外方向产生 1 mm 的偏斜,头尾方向可能会出现至高 1.9 mm 的偏斜。CLp 术中靶点的确定也可以通过微电极细胞电生理来明确,主要表现为低阈值、低频率(4 Hz)的病理性放电。这种低阈值的放电可以在很多疾病中出现,我们称之为阳性征象,包括耳鸣、运动障碍、多灶性的癫痫、中枢和周围性的神经病理性疼痛等。大脑皮层正常的低频的震荡在睡眠的某些特定阶段以及认知过程中都可以出现。广泛的、持续的、非状态依赖性的低频振荡则是病理性的，常常与疾病状态相伴，这种状态被称为丘脑皮层节律失常。关于 CL 毁损的一项最大人群的研究纳入了 96 例患者，超过 50% 的患者疼痛缓解超过 50%，还有 20% 的患者疼痛完全消失。疼痛平均持续时间减少 65%～90%。间歇性疼痛综合征的患者有 54% 症状得到改善，持续性疼痛综合征的患者有 30% 症状得到改善，痛觉过敏的患者有 60% 症状得到改善。总的来讲，有 30% 的患者术后减少了镇痛药物的应用。并发症主要包括顶盖前区受损伤导致的部分性暂时视野缺损。严重并发症的出现概率为 5%，包括脑室内出血、丘脑水肿、丘脑出血。

对于新技术的应用，Jeanmonod 团队把 MRI 引导的聚焦超声应用到了治疗慢性病理性疼痛的领域，主要是毁损丘脑的 CLp，优势是完全无创，能够避免放射性损伤、感染以及机械性的脑组织移位。定位更准确的多源超声可以聚焦在 CLp 核团上，然后产生热的毁损效应。MRI 的温度成像能够帮助控制毁损温度来达到合适的毁损范围。在一项纳入 12 例患者的研究中，以慢性顽固性神经病理性疼痛作为研究对象。有 1 例患者因为毁损温度只达到了 42 ℃，未能形成有效毁损，所以排除在外。其他 11 例患者均顺利完成手术，但术后 T2 影像发现 2 例患者毁损范围不够。剩下的 9 例患者达到了足够的毁损范围，温度在 51～64 ℃。对这 9 例患者进行分析，随访 3 个月，疼痛平均缓解 49%，8 例患者随访 1 年，缓解率达到了 57%（图 41-3）。

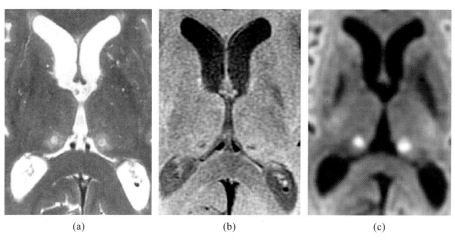

(a)　　　　　　　　(b)　　　　　　　　(c)

图 41-3　CLp 超声毁损后 2 天的影像学表现

通过 DPI 白质成像来确定丘脑的靶点也被成功地应用到了治疗疼痛上，DTI 可以通过个体化的纤维追踪找到合适的个体毁损靶点。为了更好地理解丘脑毁损手术效果不理想患者的原因，研究者建立了一种丘脑皮层环路的神经元放电模型，能够模拟疼痛出现的时候的丘脑皮层节律失常。通过模拟毁损模拟出皮层神经元出现低频爆发受到抑制。对丘脑皮层环路的电生理的研究也发现，持续出现病理性节律失常的患者手术效果较差，而这种低频的电活动受到抑制的患者手术效果相对理想。这也可能是预测手术疗效潜在的生物标记。

中脑传导束毁损能够用于治疗上肢、头部或颈部的去神经性疼痛。适应证主要是药物、神经调控、神经或脊髓毁损失败的难治性头颈癌性疼痛患者，而慢性非癌性疼痛患者效果较差。目前的靶点是基于 Nashold 和 Wilson 进行的人类电生理学电刺激研究所得。坐标位于 PC 后 5 mm，AC-PC 平面下 5 mm，中线旁开 5～10 mm。冠状面与 AC 成 65°～70°，矢状面旁开 2°～4°。入点在冠状缝前，防止损伤靶点后邻近的动眼神经纤维。术中生理也有助于确认或优化毁损部位。Nashold 通过术中应用电极进行电刺激发现，在 PC 水平对脊髓丘脑束的刺激可以诱导对侧面部、手臂和胸部产生灼烧、麻木或冷感。上丘水平的刺激同样会导致对侧感觉异常，而刺激内侧丘系会导致对侧半身肢体震颤。如果刺激向外侧移动，累及网状结构或导水管周围灰质，会产生广泛的非特异性异常感觉，如震动、脸红、惊恐。

扣带回毁损术的应用开始于在进行前额叶离断治疗精神疾病的实践过程中，研究者发现对扣带回的破坏能够同时缓解患者的疼痛。机制主要是扣带回参与形成疼痛的情感成分，如对疼痛的恐惧、忍受、焦虑。对慢性疼痛患者的功能影像研究也发现，与对照组相比，其扣带回皮层活性有很大改变。椎间盘突出患者腰背部疼痛也能够影响额叶灰白质的体积，其中就包括前扣带回背侧结构。磁共振及纤维素成像研究也发现，前扣带回结构对负性情感体验、疼痛、认知控制形成都有重要作用。最早使用扣带回手术治疗疼痛主要是进行脑回切除，切除范围包括扣带束的较大范围。立体定向技术的进步使扣带回切除术逐渐过渡到扣带回毁损术。早期手术主要通过脑室造影进行定位。虽然随着影像学的发展逐渐通过磁共振定位，但靶点主要还是以脑室为参考：位于侧脑室额角最前端向后 20～25 mm，中线旁开 7 mm，脑室顶壁上 1～2 mm 的前扣带回。从冠状缝进入，对预定靶点进行 85°、90 s 的毁损，继而后退 10 mm 进行第二次毁损，扩大毁损范围（图 41-4）。对于慢性疼痛，通常进行双侧毁损。对于癌性疼痛的有效率从 32%～83% 不等，副作用主要是认知功能的轻度下降。

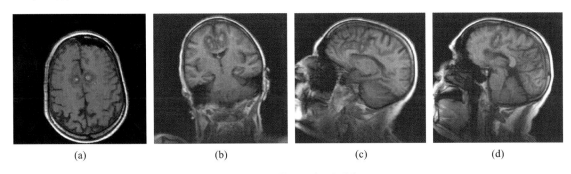

(a)　　　　　　　　(b)　　　　　　　　(c)　　　　　　　　(d)

图 41-4　扣带回毁损后影像

垂体切除术或立体定向放射垂体毁损术也曾应用于弥漫性癌性疼痛的治疗，并能够达到 70%～87% 的有效率。但因副作用及并发症，且随着神经调控治疗的兴起，此项治疗技术逐渐被淘汰。近期对于立体定向放射垂体毁损术治疗癌性或非癌性严重疼痛综合征的价值，有文章提出了期待性的观点，但因应用较少，在此处不做详细介绍。

（任杰）

参 考 文 献

[1] Nashold B S Jr，Wilson W P. Central pain. Observations in man with chronic implanted electrodes in the midbrain tegmentum[J]. Confin Neurol，1966，27(1)：30-44.

[2] Lenz F A，Kwan H C，Dostrovsky J O，et al. Characteristics of the bursting pattern of action potentials that occurs in the thalamus of patients with central pain[J]. Brain Res，1989，496(1-2)：357-360.

[3] Jeanmonod D，Magnin M，Morel A. Thalamus and neurogenic pain：physiological，anatomical and clinical data[J]. Neuroreport，1993，4(5)：475-478.

[4] Jeanmonod D，Magnin M，Morel A，et al. Surgical control of the human thalamocortical dysrhythmia：Ⅰ. Central lateral thalamotomy in neurogenic pain[J]. Thalamus Relat Syst，2001，1(1)：71-79.

[5] Cetas J S，Saedi T，Burchiel K J. Destructive procedures for the treatment of nonmalignant pain：a structured literature review[J]. J Neurosurg，2008，109(3)：389-404.

[6] Jeanmonod D，Werner B，Morel A，et al. Transcranial magnetic resonance imaging-guided focused ultrasound：noninvasive central lateral thalamotomy for chronic neuropathic pain[J]. Neurosurg Focus，2012，32(1)：E1.

[7] Viswanathan A，Harsh V，Pereira E A，et al. Cingulotomy for medically refractory cancer pain[J]. Neurosurg Focus，2013，35(3)：E1.

[8] Fillingim R B，Bruehl S，Dworkin R H，et al. The ACTTION-American pain society pain taxonomy(AAPT)：an evidence-based and multidimensional approach to classifying chronic pain conditions[J]. J Pain，2014，15(3)：241-249.

[9] Menon J P. Intracranial ablative procedures for the treatment of chronic pain[J]. Neurosurg Clin N Am，2014，25(4)：663-670.

[10] Berger A，Hochberg U，Zegerman A，et al. Neurosurgical ablative procedures for intractable cancer pain[J]. J Neurosurg，2019，10：1-8.

[11] Chernov M F，Hayashi M. Pituitary radiosurgery for management of intractable pain：Tokyo women's medical university experience and literature review[J]. Acta Neurochir Suppl，2021，128：133-144.

第四十二章　神经调控技术治疗疼痛

世界神经调控学会将神经调控定义为利用先进的植入式或非植入式技术，采用电刺激或药物手段来增强或抑制神经系统的活动从而治疗疾病，提高患者生活质量的生物医学工程技术。神经调控较其他医疗技术具有鲜明的特点，以神经电刺激疗法和药物输注系统为主要技术手段的神经调控技术，越来越显示出其在疼痛性疾病治疗领域的巨大优势，不断为患者提供新的治疗手段和可能性，被称为 21 世纪最具活力的疗法。

人类应用电刺激来治疗疼痛的历史可以追溯到古埃及时代，罗马医生 Scribonius Largus 描述电鳐鱼的射线冲击可以用于缓解头痛和痛风。直到 1745 年"莱顿瓶"的发明，在储存和控制电成为可能后，人类开始对电的本质和特性进行研究。19 世纪，电刺激开始应用于医疗，拉开了电刺激疗法治疗疾病的序幕；"电疗之父"法国神经病学家杜兴·德·布伦发明的电疗仪用于治疗多种疾病，其中包括坐骨神经痛、三叉神经痛等，极大推动了这个新兴疗法的发展。由于神经系统的损伤本身就会导致慢性疼痛，人们开始逐渐从破坏性的手术转向可逆的、可调节的神经调控手术。现代神经调控技术始于 20 世纪 60 年代初，首先是脑深部电刺激术（1954 年），随后是脊髓电刺激术（1967 年），两者都用于治疗难治性疼痛。1965 年，Melzack 和 Wall 提出的具有里程碑意义的"疼痛门控理论"为神经电刺激的蓬勃发展提供了理论基础。

经典的疼痛学研究指出，痛觉的上传过程中存在两条平行通路。外侧通路由脊髓背角深层广动力神经元发出，经过丘脑外侧核群投射到躯体感觉皮质，负责传递疼痛的感觉辨别成分（包括强度、位置和性质等）；内侧通路由脊髓背角浅层痛觉特异性神经元发出，经由丘脑中线核群及板内核群投射到前扣带回和岛叶，传递反映情绪效应以及产生逃避行为的情感动机成分。躯体感觉皮质、前扣带回皮质（ACC）、前额叶皮质（PFC）、岛叶、丘脑和杏仁核等不同的脑区相互协同作用，形成一个庞大的、复杂的功能网络，对上传的伤害性信息进行整合及处理。最终，高位中枢向脑干发出信号投射，经由下行疼痛调控系统将整合的信息下传至脊髓，引起或抑制疼痛感受。大量研究结果证实，由中脑导水管周围灰质（PAG）、延髓、头端腹内侧区（RVM）和一部分脑桥背外侧网状结构组成的下行疼痛调控系统能双向调节疼痛。本章着重介绍电刺激技术在痛觉上行传导通路以及中枢痛觉调控通路上不同靶点的应用（图 42-1）。

目前，全世界电刺激疗法治疗疼痛的研究，以回顾性队列研究为主，虽然结果一致显示神经刺激疗法治疗某一类别难治性疼痛具有较高有效性及安全性。但研究数据的不完整、纳入标准的不一致、治疗目标的不统一，让电刺激疗法的应用缺乏高质量的证据支持。因此，2014 年，国际神经调控学会（INS）主席 Timothy Deer 牵头组织成立了"神经调控适宜性共识委员会（NACC）"，近年来陆续发布了各种电刺激疗法治疗疼痛的疗效以及在手术并发症（出血、感染以及神经损伤等方面）预防和治疗方面的专家共识。因此，本章将侧重于从循证医学角度来介绍电刺激治疗疼痛。

一、各种电刺激疗法类型及其应用

（一）周围神经刺激或周围神经区域刺激

周围神经电刺激术（peripheral nerve stimulation，PNS）可追溯到 1967 年，基于"闸门控制理论"的理论概念，Wall 和 Sweet 通过植入的电极刺激自己的眶下神经时发现，刚开始，刺激区域的针刺感会被可耐受的酥麻感代替；随后，他们将此疗法应用在一例复杂区域疼痛综合征（CRPS）患者的尺神经和正中神经中。但开放式的 PNS 手术延缓了该疗法的开展和普及，只有当 1999 年 Weiner 和 Reed 开发出经皮穿刺电极来治疗顽固性枕神经痛时，PNS 才开始被更多人接受和广泛使用。由于电极并非与神经直接接

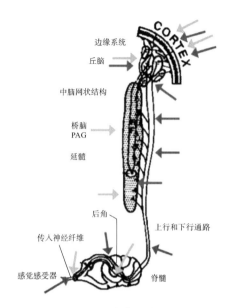

边缘系统
丘脑
中脑网状结构
桥脑 PAG
延髓
后角
传入神经纤维
感觉感受器
上行和下行通路
脊髓

扣带回切开术/扣带回 DBS
运动皮层电刺激
丘脑切开术/丘脑 DBS
下丘脑切开术
中脑纤维束切开术
脑室周围灰质 DBS
脑桥神经束切开术
延髓神经束切开术
脊髓丘脑神经束切开术
脊髓电刺激
脊神经背（后）根切断术
鞘内泵入吗啡
周围神经切除术
周围神经阻滞

图 42-1　不同治疗方式在疼痛传导通路及调控环路的应用（绿色代表神经调控技术）

触,而是放置在周围神经支配的疼痛区域,2009 年 Abajon 和 Krames 在神经调控领域首先提出周围神经区域刺激(peripheral nerve field stimulation,PNFS)的概念。

越来越多的证据表明,在各种临床适应证中使用了周围神经刺激,包括:①枕神经刺激(ONS)治疗偏头痛;②周围神经电刺激(针对臀部神经及其分支)治疗慢性腰痛;③蝶腭神经节（SPG）电刺激治疗丛集性头痛;④周围神经电刺激(针对腋神经和肩胛上神经)治疗卒中后肩痛;⑤周围神经电刺激治疗四肢和躯干神经病理性疼痛,包括髂腹股沟神经/髂腹下神经、肋间神经和臀神经电刺激治疗躯干相应部位疼痛,以及正中神经、尺神经、腓肠神经、腓浅神经和股外侧皮神经电刺激治疗四肢相应部位疼痛;⑥胫神经电刺激治疗慢性盆腔疼痛。基于美国预防医学工作组用于评价治疗的证据质量的分级方法,①②为Ⅰ级证据,③④⑤为Ⅱ级证据,⑥为Ⅲ级证据。

（二）背根神经节电刺激(dorsal root ganglion stimulation, DRGS)

背根神经节(dorsal root ganglion,DRG)是各椎间孔附近脊神经背根的膨胀结节,包含了初级感觉神经元的胞体,负责接收来自身体感受器的全部神经冲动(包括一般躯体感觉和内脏感觉),将它们传送到脊髓;DRG 是感觉的始发站。近年来,有研究者专门针对 DRG 提出了一项新的神经调控技术。DRGS 的发展解决了传统脊髓电刺激治疗时脑脊液可能产生的能量分散和电极移位问题。此外,DRGS可以在低波幅下实现镇痛作用,避免了过强刺激造成的感觉异常。

2017 年,Deer 等公布了一项多中心前瞻性 RCT 研究的结果,该研究纳入了 152 例下肢 CRPS 患者,并使用传统的低频脊髓电刺激术(SCS)作用于对照组。该研究在术后 3 个月以及 12 个月的数据表明,DRGS 组均优于 SCS 组(P<0.01)。此外,DRGS 组出现姿势变化产生的感觉异常以及非疼痛区域的异常感觉明显少于 SCS 组。

2018 年,神经调控适宜性共识委员会(NACC)发布 DRGS 临床应用的专家共识:①建议 DRGS 主要应用于局灶性神经病理性疼痛患者;②建议将 DRGS 作为下肢Ⅰ型或Ⅱ型 CRPS 的有效疗法;③ DRGS治疗上肢Ⅰ型或Ⅱ型 CRPS 需要更多研究;④推荐 DRGS 治疗神经病理性腹股沟区疼痛;⑤DRGS 治疗糖尿病周围神经病变(DPN)可能是有效的;⑥DRGS 对于非糖尿病周围神经病变的证据是有限的;⑦建议对术后慢性疼痛患者使用 DRGS;⑧应使用严格的标准来选择应用 DRGS 治疗盆腔疼痛的患者;⑨可以考虑在特定患者中使用 DRGS 治疗幻肢痛。基于美国预防医学工作组用于评价治疗的证据质量的分级方法,其中①②为Ⅰ级证据,③④为Ⅱ级证据,⑤⑥⑦⑧⑨为Ⅲ级证据。

目前美国 FDA 仅批准 DRGS 疗法用于治疗 CRPS,但现在已经发表的证据表明 DRGS 疗法治疗的疼痛类型越来越多。高性能的国产化 DRGS 系统正在研发中,将会使更多的患者受益于这项先进的治疗技术。

(三)脊髓电刺激术(spinal cord stimulation,SCS)

脊髓电刺激术是指将刺激电极(柱状经皮穿刺电极或桨状外科电极)安放于相应节段的椎管硬膜外腔,通过电流刺激脊髓后柱的传导束和后角感觉神经元,从而治疗疼痛或其他疾病。该技术是通过实验室方法发展而来的,通过在脊髓附近放置电极,给予调制的电流刺激,从而有效地控制慢性疼痛,目前已被广泛应用到临床疼痛治疗中。

1965年,"疼痛门控理论"问世,1967年,Shealy等人首先通过椎板切开方法将电极置于脊髓背侧柱表面的蛛网膜下腔来刺激脊髓,开创了SCS治疗疼痛的先河;1970年,诞生了完全植入式SCS系统;1975年,Dooley提出了经皮穿刺将电极植入脊髓背侧硬膜外腔的新方法;1989年,美国FDA批准SCS用于疼痛治疗;2003年,我国完成首例植入式SCS系统成功治疗臂丛神经损伤所致的慢性疼痛;2019年,清华大学自主研发的国产SCS系统进入临床试验。经过几十年的发展,SCS逐渐成为有效治疗慢性疼痛的公认方法,其疗效和安全性已在随机对照试验中得到证实。对常规治疗无效的慢性疼痛患者,在充分考虑适应证和禁忌证的前提下,应尽早接受SCS治疗。在临床实践中,SCS短时程刺激治疗模式也能达到长时间疼痛缓解的效果。

2021年中国专家发布《脊髓电刺激治疗慢性疼痛专家共识》,共识里列出的适应证包括但不限于以下内容:①腰椎术后疼痛综合征(failed back surgery syndrome,FBSS);②复杂性区域疼痛综合征(complex regional pain syndrome,CRPS);③周围神经损伤性疼痛;④慢性神经根性疼痛;⑤交感神经相关性疼痛;⑥带状疱疹后神经痛;⑦痛性糖尿病周围神经病变;⑧周围血管性疾病;⑨顽固性心绞痛(经规范内外科治疗无法缓解);⑩内脏痛;⑪多发性硬化引起的神经痛;⑫放化疗引起的痛性神经病变;⑬卒中后疼痛;⑭脊髓损伤后疼痛;⑮神经根(丛)性撕脱伤;⑯癌性疼痛等。

SCS分测试期和植入期两期进行。测试期进行7~10天的体验性治疗,观察疗效和患者对电刺激的耐受程度。若患者疼痛缓解不低于50%和(或)患者对测试效果满意,则可以植入脉冲发生器;若测试效果不满意,则行手术取出测试电极。

SCS成功的关键是将电极准确放置到目标脊髓节段。穿刺电极通常采用局麻经皮穿刺放置,术中通过X线透视确认电极位置,再通过术中测试了解电刺激是否覆盖疼痛区域。外科电极一般需全麻放置,术中借助X线透视确认电极位置,也可借助体感诱发电位或肌电图辅助确认电极位置。二期脉冲发生器的植入一般在局麻或全麻下进行,一般在臀上、锁骨下、腹部等不影响患者功能的部位制作皮下囊袋,将电极经皮下隧道与脉冲发生器连接。

SCS是电刺激疗法中应用最广泛的技术。传统SCS通常使用的电脉冲频率低于1200 Hz,常见的为50 Hz左右。它产生感觉异常(一般频率低于300 Hz),以覆盖疼痛区域,但这对于某些患者来讲可能无法忍受。SCS疗法亟须改进以期提高疗效。近年来神经调控的发展已经取得了巨大的进步,包括暴发式SCS、高频SCS以及闭环电刺激等一些新的SCS模式有望提高SCS疗法在慢性疼痛管理中的价值。这些新型SCS模式的作用机制逐渐被揭开,但还需继续深入探究。

1. 暴发式SCS 暴发式SCS能够减少传统SCS引起的感觉异常并缓解疼痛。传统SCS使用强直低频电刺激,而暴发式SCS产生间歇性暴发式脉冲,即40 Hz与500 Hz的5个尖波脉冲暴发交替。在一项应用暴发式技术进行神经调控的多中心随机非盲交叉研究中,100例患者经强直电刺激有效试验被筛选出来后,被随机分配到两组,其中一组先接受暴发式SCS治疗后进行传统SCS治疗,另一组与前者治疗顺序相反。该研究发现,暴发式SCS镇痛效果显著,且优势明显。更多受试者(70.8%)倾向于选择暴发式SCS(P<0.001),即使1年后,仍有68.2%的受试者选择暴发式SCS,而23.9%的受试者选择传统SCS,有8.0%的受试者没有偏好。研究过程中,未发生难以预料的不良事件,其安全性与其他SCS研究相似。

2. 高频SCS 传统SCS通常对腿部疼痛覆盖范围可靠,但难以覆盖躯干。因此,近年来应用高频SCS(10 kHz)来解决这些问题。高频SCS产生的刺激强度低于感觉异常阈值,患者不会有感觉异常。在

SENZA 试验中,研究者纳入腰椎术后疼痛综合征、神经根性病变或退行性椎间盘疾病导致腰腿痛的患者,进行高频 SCS 治疗($n=90$)和传统 SCS 治疗($n=81$)的对照研究,1 年随访结果表明,高频 SCS 组患者腰背痛治疗有效率达到 80%,而传统 SCS 组约为 50%,两组患者均未发生电刺激相关的神经功能障碍。两组患者的疼痛评分相比较,前者疼痛程度大约下降 67%,而后者下降约 44%。

(四)脑深部电刺激术

脑深部电刺激术(deep brain stimulation,DBS)是将刺激电极植入患者脑内作为靶点的深部核团,运用脉冲发生器给刺激靶点一定频率和电压的电刺激治疗方式。DBS 疗法微创、可逆,已取代传统的损毁术,成为功能神经外科治疗疾病的首选方案。已有研究发现,丘脑腹后外/内侧核(VPL/VPM)、导水管旁周围/脑室周围灰质区域(PAG/PVG)以及前扣带回皮质(ACC)在难治性神经病理性疼痛中发挥重要的作用,且电刺激上述核团能显著改善患者的疼痛症状。从 1954 年开始至今,全球已有数千例难治性神经病理性疼痛患者接受了 DBS,该疗法给难治性中枢性疼痛患者带来了新的希望。

1954 年,基于动物实验的结果,Robert G. Heath 首次报道在透明隔室间孔前下方部位植入临时电极,使用 DBS 治疗精神分裂症患者和转移癌所致癌性疼痛患者。1960 年,Mazars 通过刺激丘脑腹后外侧核治疗慢性顽固性去传入神经痛。1973 年,Hosobuchi Y、Admas 实施丘脑腹后内侧核 DBS 治疗顽固性面部痛性麻木,标志着慢性疼痛领域的 DBS 治疗诞生;1977 年,Richardson 和 Akil 实施首例中脑导水管周围灰质(PAG)DBS 治疗疼痛;1977 年,Hosobuchi Y 等报道脑室周围灰质(PVG)受到刺激后也产生镇痛效果,阿片类受体拮抗剂纳洛酮能拮抗镇痛效果;2007 年,Spooner 等报道第一例前扣带回 DBS 治疗脊髓损伤后疼痛。其他尝试过的脑内靶点包括内囊、下丘脑内后部、中央中核-束旁核复合体、岛叶后部等。

一篇 Meta 分析总结国外 13 项 DBS 治疗难治性疼痛的长期随访结果,对总共 1114 例患者进行了评估。在这些患者中,有 561 例(50%)可以通过 DBS 长期缓解疼痛(超过 50% 的疼痛缓解)。长期疼痛缓解率从 19% 到 79% 不等,随着随访时间延长,疼痛缓解率会下降。疼痛类型不同,有效率也有区别。42% 神经病理性疼痛患者以及 61% 伤害性疼痛患者获得了长期缓解。

2019 年,一篇综述共纳入 22 篇文章,共计 228 例疼痛患者接受 DBS 治疗。目前 DBS 应用最广泛的适应证依次是卒中后中枢性疼痛、幻肢痛和臂丛神经损伤。最常用的脑深部靶点分别是导水管周围/脑室周围灰质区域(PAG/PVG)、感觉丘脑(包括 VPM 和 VPL)。多篇文献支持:伤害性疼痛首选 PAG/PVG 作为靶点,神经病理性疼痛首选感觉丘脑作为靶点。两组针对 ACC-DBS 的研究已证明生活质量指标有所改善,但疼痛评分没有降低。

DBS 治疗疼痛同 SCS 一样,需要进行分期手术,根据测试期疼痛改善情况,决定是否植入脉冲发生器。常用的手术靶点如下。

1. 感觉丘脑(包括 VPM 和 VPL)　感觉丘脑在 AC-PC 线中点(MCP)后 10~13 mm,AC-PC 平面上方 2 mm 至下方 5 mm 范围;其中,丘脑腹后内侧核(VPM)针对面部区域的旁开距离为第三脑室侧壁和内囊丘脑边界距离的一半;丘脑腹后外侧核(VPL)针对手臂区域的旁开距离为内囊丘脑边界向内 2~3 mm,针对腿部区域的旁开距离为内囊丘脑边界向内 1~2 mm。感觉丘脑内侧以中央中核-束旁核复合体(CM-Pf)为界;外侧以内囊为界,下方毗邻丘脑束、未定带、丘脑底核;前界为丘脑腹外侧核,后界为丘脑枕。熟悉其毗邻关系,可以根据出现的刺激反应指导术中穿刺针道调整以及术后程控。感觉丘脑电刺激选择在疼痛的对侧,术中宏刺激产生相应区域酥麻感。术后开机的初始刺激参数:双极刺激模式,电压 0.8~4.5 V,脉宽 90~300 μs 和频率 10~50 Hz。

2017 年,牛津大学报道为 16 例患者(其中 6 例为截肢后幻肢痛、10 例为臂丛神经损伤后去传入神经痛)实施感觉丘脑 DBS 测试,其中 15 例患者植入脉冲发生器。36 个月的随访结果显示:疼痛视觉模拟量表(VAS)改善率为 52.8%,华盛顿神经病理性疼痛评分改善率为 30.7%,简明疼痛评估量表(BPI)改善率为 55.0%,36 项简表健康调查(SF-36)改善率为 16.3%;无手术并发症或刺激副作用发生。

2. 导水管周围/脑室周围灰质区域(PAG/PVG)　PVG 靶点位于 AC-PC 线中点(MCP)后 10 mm,

第三脑室侧壁外侧 2～3 mm,深度在后连合水平。PVG 外侧毗邻内侧丘系、后下方毗邻上丘、前下方毗邻红核。PAG 或 PVG 电刺激可选择在疼痛的对侧,术中宏刺激产生温热感。程控参数一般设置为电压 2～3 V、脉宽 180～200 μs 和频率 20～30 Hz。

1997 年 Kumar 等报道一组 65 例疼痛患者接受 DBS 治疗的长期随访结果:其中 49 例选择 PVG/PAG 靶点,16 例选择感觉丘脑/内囊靶点。平均随访时间为 78 个月,成功的定义为 VAS 评分减少超过 50%。不同疼痛类型的疼痛缓解率不一样,对于腰椎术后疼痛综合征患者,32/43 有长期改善;对于周围神经病变,3/5 有改善;对于丘脑痛,1/5 有改善;对于三叉神经病变,4/4 有改善;对于脊髓损伤,0/3 有改善;对于带状疱疹后神经痛,0/3 有改善;对于幻肢痛,1/1 有改善。

3. 前扣带回皮质(ACC)　ACC 靶点位于侧脑室额角前端向后 2 cm,深度设置在胼胝体,触点主要分布在扣带束白质。ACC 电刺激必须选择在双侧植入电极,程控参数一般设置为双极模式,最腹侧的触点为阴极,最背侧的触点为阳极;电压 4～6.5 V、脉宽 450 μs 和频率 130 Hz。

2017 年,Boccard 等人报道 24 例神经病理性疼痛患者接受双侧前扣带回 DBS 测试,其中 22 例患者植入脉冲发生器。最终分析中纳入 12 例患者(平均随访 38.9 月),6 个月以及 12 个月时疼痛数字评分(NRS)分别改善了 60%(P<0.001)和 43%(P<0.01),结果显示 DBS 镇痛效果随着时间的推移而逐渐下降。但在更长时间的随访中,一些患者的疗效可持续长达 42 个月,其中 NRS 可低至 3 分。值得注意的是,4 例患者在随访期间出现了癫痫发作,其中 2 例患者出现了刺激诱发性癫痫,而当刺激被关闭时,这种癫痫仍然持续存在。

4. 下丘脑后部(posterior hypothalamus)　下丘脑后部靶点位于 AC-PC 线中点(MCP)后 3 mm,AC-PC 平面下 5 mm,中线旁开 2 mm。下丘脑后部电刺激选择在疼痛同侧植入电极,程控参数一般设置为电压 2～4 V、脉宽 60 μs 和频率 185 Hz。

2001 年,下丘脑后部 DBS 开始应用于治疗药物难治性慢性丛集性头痛(CCH)。到目前为止,全球已超过 100 例病例报道;多项临床研究证实,下丘脑 DBS 能够改善难治性丛集性头痛患者的发病频率和严重程度。2016 年 Akram 报道 21 例 CCH 患者接受 DBS 治疗,中位随访 18 个月,头痛频率降低 60%,头痛严重程度改善 30%;每月曲坦(舍雷肽酶肠溶片)服药量下降了 57%。2020 年,一项 Meta 分析纳入 4 个队列研究的 40 例患者,平均随访 44 个月,总体应答率为 75%,头痛发作频率平均降低了 77%。

(五)运动皮质电刺激术(motor cortex stimulation,MCS)

MCS 是通过在大脑运动皮质的硬膜外或者硬膜下放置条片状电极,再与埋置在锁骨下皮下囊袋的刺激器连接,对运动皮质进行持续的微电流刺激。1991 年,日本 Tsubokawa 教授通过前期的动物实验结果,首先应用硬膜外运动皮质电刺激治疗 7 例丘脑疼痛综合征,取得显著疗效。1993 年,Meyerson 等发现 MCS 治疗三叉神经源性疼痛也有效。目前运动皮质电刺激主要用于治疗顽固性疼痛(包括丘脑痛、幻肢痛、痛性麻木)等疾病。

根据刺激电极安放位置不同可将 MCS 分为硬膜外刺激和硬膜下刺激。目前,国外开展的大多数为硬膜外刺激,因为硬膜外刺激理论上比硬膜下刺激更安全。MCS 术中的关键问题是如何准确定位运动皮质,一般将常用的以下几种方法结合起来使用,综合判断进行定位:①立体定向框架定位;②正中神经体感诱发电位 N20 记录,在中央沟 N20 波会发生位相逆转;③fMRI 定位;④术中神经影像导航;⑤术中直接电刺激运动皮质。其中,第五种方法更为准确和实用,能够诱发对侧肢体的肌肉收缩,准确判定运动皮质的位置。术中也可以将刺激电极直接与刺激发生器连接,进行试验性电刺激,既可以判断电极的位置,同时也可测定引起对侧肢体肌肉痉挛或抽搐的刺激阈值,作为术后慢性电刺激治疗参数调试的依据。一般先行试验性电刺激 1～2 周,确实有效后再植入永久脉冲发生器。

一般来说,刺激电极调节参数:双极模式,频率为 30～50 Hz,脉宽为 210～300 μs,电压为 3.5～7.0 V。

2001 年,法国 Sindou 等回顾分析 127 例卒中后疼痛和三叉神经源性疼痛患者接受 MCS 的疗效,结果显示:术后随访 1 年以上、疼痛缓解超过 50% 的比例均为 2/3。2018 年,加拿大一篇研究 MCS 术后生活质量的 Meta 分析显示:64 例接受 MCS 手术的神经病理性疼痛患者,在 6~84 个月不等的随访时间内,生活质量评分改善 35%~85%。

(六)其他:rTMS、tDCS、TNES

1. 经颅磁刺激(transcranial magnetic stimulation,TMS)或经颅直流电刺激(transcranial direct current stimulation,tDCS) TMS 的作用基于法拉第电磁感应定律,即快速变化的磁场穿过导体时可产生感应电流。TMS 可直接作用于大脑,通过线圈传导的磁场只被头皮、颅骨、脑膜、脑脊液等组织轻度削弱,并产生充足的电流使大脑皮质神经元去极化或者超极化。1985 年,Barker 等报道了首例 TMS 的临床应用,利用 TMS 直接刺激人大脑运动皮质(M1 区),产生肌肉反应。目前,美国 FDA 批准的 TMS 唯一神经适应证是有先兆偏头痛。在欧洲,TMS 已经获得了合格认证,并在临床应用于多种神经性障碍,包括疼痛、痴呆、卒中康复、癫痫以及运动障碍。关于 TMS 治疗疼痛,Migita 等首次利用 TMS 中枢性疼痛患者 M1 区,使疼痛减轻 30% 并持续 1 h。此后大量文献报道重复性经颅磁刺激(rTMS)能缓解慢性疼痛,刺激靶点包括 M1 区、左侧前额叶和后顶叶皮质、初级躯体感觉皮质等。其中,法国临床与科学协会于 2011 年出版了关于 rTMS 治疗疼痛安全性和指征的指南。rTMS 治疗慢性疼痛的参数包括刺激强度、频率、总脉冲数。刺激强度表述为肌肉在静止时(静止肌张力)运动阈值(RMT)的百分数。为避免治疗过程中产生肌肉收缩,使用的刺激强度一般不大于 RMT。对于刺激频率,大量研究发现高频 rTMS(10~20 Hz)较低频 rTMS 镇痛效果好。根据刺激频率合理设定刺激时长,每次刺激在 1200 个脉冲以上可达到较好的镇痛效果。

tDCS 通过置于头皮的电极中的微弱电流,在一定程度上改变皮质神经元的兴奋性而诱发脑功能变化,是一种非侵入式脑刺激方法。作为一种无创而高效的脑功能调节技术,tDCS 在治疗慢性疼痛领域中展现出一定的临床应用价值。Fregni 等首次报道了 tDCS 对脊髓损伤后病理性疼痛的作用,随后出现了tDCS 治疗其他类型慢性疼痛的研究报道。tDCS 治疗疼痛的靶点与 TMS 类似,刺激强度通常定在 1 mA 或 2 mA,刺激电极一般为阳极,刺激持续时间为 10~15 min。

2. 经皮神经电刺激(transeutaneous electrical nerve stimulation,TENS) TENS 是近年来国内外广泛使用的一种镇痛手段。Wall 和 Sweet 于 1967 年首次报道了利用 TENS 治疗慢性疼痛。与镇痛药物相比,TENS 具有无副作用、成瘾性小、使用方便及镇痛效果优良等特点,因此受到普遍欢迎。TENS 不仅在医院各科室及康复中心内使用,还可以在患者家中使用。根据刺激频率和电流强度,TENS 分为两种类型:①"标准"的或"传统"的 TENS,使用 70~100 Hz 的刺激频率,低电流,在痛阈以下,引起疼痛区的感觉异常(针刺样,振动感);②"针刺样"TENS,使用经皮电极或"电针刺"针,用低频(1~2 Hz)的强电流刺激。目前 TENS 最好的指征是慢性神经根病、单神经病及带状疱疹痛。先行试验治疗以选择合适的患者、刺激部位、刺激频率及最大刺激强度。通常推荐每天 3~4 次,每次 30~60 min 的治疗。

二、电刺激疗法相关并发症

(一)穿刺部位出血、血肿

根据发生出血的潜在风险,国际神经调控学会神经调控适宜性共识委员会(NACC)将神经调控技术中的 DBS、MCS 定义为高风险;将 SCS、DRGS 以及吗啡泵定义为中高风险;将 PNS 以及脉冲发生器置换定义为低中风险。NACC 还对口服阿司匹林、非阿司匹林类非甾体抗炎药(NSAID)、新型抗凝剂、抗抑郁药等方面做了推荐。

DBS 发生颅内出血的风险很低,增强磁共振图像可用于识别浅表和深部血管,针道设计是至关重要的。MCS 出血的风险很小,NACC 建议谨慎的标准手术技术以降低出血风险。SCS、DRGS 以及 PNS 置入过程中出血比较罕见,术前排除凝血功能异常或正在进行抗凝治疗的患者,术前应常规进行凝血功能检查。植入部位即使发生局部小的血肿,大多会自行消失。

(二)感染

植入式神经调控疗法的手术部位感染(SSI)发生率与临床预后和经济成本相关。开展神经调控技术的医生需要了解并考虑适当的感染预防和治疗指南。发生感染时,需要及时识别和合理治疗。在推动神经调控领域的发展上,预防和减少手术部位感染至关重要。据报道,SCS 的感染率从 1% 到 10% 不等,有两个大型系统评价报告的感染率为 3.4% ~4.6%。SCS 感染大多数为浅表性,且硬膜外感染极少。在一期测试期间,由于硬膜外处于开放状态,应严格无菌操作,一旦刺激器植入部位或硬膜外发生脓肿,应该立刻取出植入物。

(三)电极移位

经皮穿刺 SCS 术后电极移位是相对比较常见的并发症,Cameron 总结了 2972 例患者,总并发症发生率为 36.2%,电极移位占到 22.3%。电极植入早期(数日内)应避免剧烈身体活动,如提超过 2.5 kg 的重物、伸展运动、扭曲、扭转、举手超过头顶等易造成颈部、躯干过度屈伸及回旋的动作。MCS 以及椎板切开式 SCS 由于植入的电极片活动范围小,并且与硬膜锚定,发生电极移位的概率较小;DBS 由于电极固定装置的改进,电极移位的发生率也大为减小。

三、电刺激疗法治疗疼痛的前景

神经调控技术是多领域合作的生物医学工程技术,作为"中国脑计划"研究的重要手段之一,神经调控技术尤其是 DBS 的发展具有重大意义。电刺激疗法作为神经调控最为重要的组成部分,在治疗慢性疼痛上优势巨大。对于那些慢性疾病导致痛苦和残疾的患者,它可以带来相当大的症状缓解和改善。神经调控技术机制研究的逐步深入,将有利于疼痛新适应证的推广应用和现有疗法效率的提高。同时,随着国产化的神经调控技术在变频刺激、MRI 兼容性、闭环应用等方面的创新,电刺激疗法治疗疼痛将会有更广阔的前景和未来。

(蔡晓东)

参 考 文 献

[1] Melzack R,Wall P D. Pain mechanisms:a new theory[J]. Science,1965,150(3699):971-979.

[2] Wall P D, Sweet E H. Temporaly abolition of pain in man[J]. Science,1967,155(3758):108-109.

[3] Abajón D,Krames E S. Peripheral nerve stimulation or is it peripheral subcutaneous field stimulation:what is in a moniker? [J]. Neuromodulation,2009,12(1):1-4.

[4] Weiner R L,Reed K L. Peripheral neurostimulation for control of intractable occipital neuralgia [J]. Neuromodulation,1999,2(3):217-221.

[5] Deer T R,Esposito M F,McRoberts W P,et al. A systematic literature review of peripheral nerve stimulation therapies for the treatment of pain[J]. Pain Med,2020,21(8):1590-1603.

[6] Deer T R,Pope J E,Lamer T J,et al. The neuromodulation appropriateness consensus committee on best practices for dorsal root ganglion stimulation[J]. Neuromodulation,2019,22(1):1-35.

[7] Deer T R,Grider J S,Lamer T J,et al. A systematic literature review of spine neurostimulation therapies for the treatment of pain[J]. Pain Medicine,2020,21(7):1421-1432.

[8] Deer T R,Levy R M,Kramer J,et al. Dorsal root ganglion stimulation yielded higher treatment success rate for complex regional pain syndrome and causalgia at 3 and 12 months:a randomized comparative trial[J]. Pain,2017,158(4):669-681.

[9] Shealy C N,Mortimer J T,Reswick J B. Electrical inhibition of pain by stimulation of the dorsal columns:preliminary clinical report[J]. Anesth Analg,1967,46(4):489-491.

[10] Mazars G,Roge R,Mazars Y. Results of the stimulation of the spinothalamic fasciculus and

their bearing on the pathophysiology of pain[J]. Rev Neurol(Paris),1960,103: 136-138.

[11] Hosobuchi Y, Adams J E, Linchitz R. Pain relief by electrical stimulation of the central gray matter in humans and its reversal by naloxone[J]. Science,1977,197(4299):183-186.

[12] Spooner J, Hong Y, Kao C, et al. Neuromodulation of the cingulum for neuropathic pain after spinal cord injury. Case report.[J]. J Neurosurg,2007,107(1):169-172.

[13] Frizon L A, Yamamoto E A, Nagel S J,et al. Deep brain stimulation for pain in the modern era: a systematic review[J]. Neurosurgery,2020,86(2):191-202.

[14] Kumar K, Toth C, Nath R K. Deep brain stimulation for intractable pain: a 15-year experience [J]. Neurosurgery,1997,40(4):736-746.

[15] Akram H, Miller S, Lagrata S, et al. Ventral tegmental area deep brain stimulation for refractory chronic cluster headache[J]. Neurology,2016,86(18):1676-1682.

[16] Franzini A, Ferroli P, Leone M,et al. Stimulation of the posterior hypothalamus for treatment of chronic intractable cluster headache:first reported series[J]. Neurosurgery,52(5):1095-1099.

[17] Tsubokawa T, Katayama Y, Yamamoto T,et al. Treatment of thalamic pain by chronic motor cortex stimulation[J]. Pacing Clin Electrophysiol,1991,14(1):131-134.

[18] Barker A T, Jalinous R, Freeston I L, et al. Non-invasive magnetic stimulation of the human motor cortex[J]. Lancet,1985,1(8437):1106-1107.

[19] Migita K, Uozumi T, Arita K, et al. Transcranial magnetic coil stimulation of motor cortex in patients with central pain[J]. Neurosurgery,1995,36(5):1037-1040.

[20] Lefaueheur J P, Ménard-Lefaueheur I, Goujon C, el al. Predictive value of rTMS in the identification of responders to epidural motor codex stimulation therapy for pain[J]. J Pain, 2011,12(10):1102-1111.

[21] Leo R J, Latif T. Repetitive transcranial magnetic stimulation (rTMS) in experimentally induced and chronic neuropathic pain: a review[J]. J Pain,2007,8(6):453-459.

[22] Fregni F, Boggio P S, Lima M C, et al. A sham-controlled, phase II trial of transcranial direct current stimulation for the treatment of central pain in traumatic spinal cord injury[J]. Pain, 2006,122(1-2):197-209.

[23] Deer T R, Narouze S, Provenzano D A, et al. The neurostimulation appropriateness consensus committee (NACC): recommendations on bleeding and coagulation management in neurostimulation devices[J]. Neuromodulation,2017,20(1):51-62.

[24] Deer T R, Provenzano D A, Hanes M, et al. The neurostimulation appropriateness consensus committee (NACC) recommendations for infection prevention and management [J]. Neuromodulation,2017,20(1):31-50.

[25] Deer T R, Lamer T J, Pope J E, et al. The neurostimulation appropriateness consensus committee (NACC) safety guidelines for the reduction of severe neurological injury [J]. Neuromodulation,2017,20(1):15-30.

第四十三章　鞘内药物输注治疗疼痛

一、概述

鞘内药物输注治疗疼痛是通过植入体内的程控药物泵,将药物持续输入蛛网膜下腔或脑室内,以达到缓解疼痛的目的。20世纪70年代,动物研究显示脑和脊髓内存在阿片受体,对阿片类药物具有亲和力,二者结合后可阻止疼痛信息的传递,在蛛网膜下腔给予小剂量吗啡即可产生强效的镇痛效应。20世纪80年代末期,出现了可植入式鞘内药物输注系统,研究者通过该系统将吗啡持续输入蛛网膜下腔以缓解癌性疼痛,提高了患者的生活质量。该系统早期主要用于治疗癌性疼痛,随着鞘内药物的发展,许多非癌性疼痛患者也逐渐采用这种方法治疗疼痛。

脊髓后角不仅仅是痛觉传导的中继站,也是痛觉调节机制中的重要组成部分,例如上行和下行抑制系统。脊髓后角灰质中存在多种神经递质的受体,其中阿片受体分布于后角的各个Rexed板层,在Rexed Ⅱ板层最为集中,将阿片类药物注入蛛网膜下腔,可以直接抑制投射神经元的突触末端,或作用于Rexed Ⅱ板层中的调节性中间神经元,从而抑制伤害性冲动向中枢的传导。而在全身用药中,药物需穿过血脑屏障才能作用于脊髓的受体,因此与其他途径用药相比,鞘内药物注射显著降低了药物的剂量。口服、静脉、鞘内三种给药途径与剂量的关系一般为300 : 100 : 1。

单次鞘内药物注射后,注射部分的药物浓度较高,向头侧和尾侧依次递减。而向鞘内持续输注药物,会使药物在脑脊液中的分布逐渐达到一种稳定的状态,这个过程可能需要几个小时。

二、适应证

(一)癌性疼痛

癌性疼痛是鞘内药物输注系统植入术的主要适应证之一。慢性癌性疼痛患者的治疗必须遵循世界卫生组织(World Health Organization,WHO)规定的疼痛三阶梯治疗原则,只有那些使用大剂量阿片类药物仍无法控制疼痛或出现无法耐受的药物副作用的患者才适合进行鞘内药物输注系统植入术,输注的药物主要为阿片类药物和局麻药。由于鞘内药物输注系统比较昂贵,应选择预计生存期大于3个月的患者。若生存期较短,可以选择经皮鞘内置管和非植入式体外泵。

鞘内药物输注系统植入术对癌性疼痛患者效果良好,可以缓解疼痛,减轻药物副作用,改善生活质量。Stearns等总结分析了多中心的1403例鞘内持续泵药治疗癌性疼痛患者的疗效,证实此法安全有效,而且由于鞘内用药剂量明显减少,副作用较全身用药显著减少。

(二)非癌性慢性疼痛

由于非癌性慢性疼痛患者的治疗时间较长,阿片类药物的耐药性和心理依赖性等问题往往令人担忧。所以,对于采用鞘内阿片类药物输注治疗非癌性慢性疼痛,曾经是有较大争议的。21世纪以来,越来越多的研究表明,在没有药物成瘾史的患者中,采用鞘内阿片类药物输注治疗后药物依赖的发生率很低。在非癌性慢性疼痛患者的长期治疗中,阿片类药物的使用逐渐增加。一些学者报道鞘内药物输注治疗对非癌性慢性疼痛效果良好,伤害感受性疼痛的疗效优于神经病理性疼痛。与传统治疗方法相比,2年后鞘内药物输注治疗能明显降低患者的平均医疗费用,即使少数患者出现了阿片类药物的副作用,例如恶心、呕吐、瘙痒和水肿,经过对症治疗后,这些副作用都能缓解。

在采用鞘内阿片类药物治疗非癌性慢性疼痛的过程中,受到关注的问题是耐药性。耐药性确实存在,但是大多数患者阿片类药物剂量的增加通常比较缓慢,要经过若干年才会产生耐药性。其中有部分患者的剂量增加较快,对长期阿片类药物治疗反应不佳,这些患者通常患有神经病理性疼痛,神经病理性疼痛患者似乎更容易对鞘内阿片类药物治疗产生耐药性。因此,对于对阿片类药物不敏感的神经病理性疼痛,多采用配伍用药,常用的为阿片类药物和局麻药,或者与可乐定配伍使用。

(三)痉挛状态

痉挛状态是鞘内药物输注系统植入术的另一个主要适应证,输注的药物是巴氯芬。这类患者包括多发性硬化或脊髓损伤引起的痉挛、脑源性的痉挛和脑瘫等患者。鞘内输注巴氯芬能够明显降低肌张力,减轻肌强直,改善痉挛状态,提高生活质量。

三、操作过程

(一)鞘内药物输注系统

可植入式鞘内药物输注系统包括泵和导管两个部分。

泵有两种类型,一种类型是恒定流速泵,在泵的储液囊下方有一个动力系统。当在储液囊内注入药液后,压缩其下方金属箱内的氟利昂,被压缩的氟利昂产生压力使储液囊里的药液以恒定的速度流出。不同型号的泵,储液囊大小不同(25～60 ml),泵内的药液过满或少于 5 ml,流速也会相应加快或减慢,而且温度和海拔对流速也有影响。但是,对大多数患者来说,这些微小的流速变化不会产生任何不良后果,也不会显著影响治疗效果。这种恒定流速泵可以通过调节药物的浓度,来调整药物输注的剂量。有代表意义的恒定流速泵包括 Infusaid 公司(Norwood,MA)制造的第一代用于持续输注的可植入泵和 Medtronic 公司(Minneapolis,MN,USA)生产的 IsoMed 恒定流速泵(图 43-1)。

另一种类型是程控泵,通过无线电频率程控编程以改变输注流速,能够进行快速和精确的剂量滴定,可精确至±5%范围内。程控泵是带有锂电池的可程控微电脑泵,电池的平均寿命约为 5 年。最常用的是 Medtronic 公司(Minneapolis,MN,USA)生产的 SynchroMed 程控泵(图 43-2)。

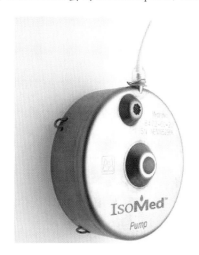

图 43-1 IsoMed 恒定流速泵

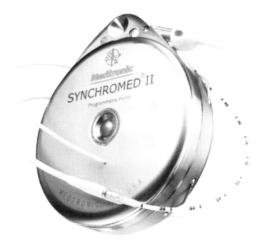

图 43-2 SynchroMed 程控泵

连接泵和蛛网膜下腔的硅胶导管十分柔软,导入并留置在蛛网膜下腔的过程中不会损伤脊髓和神经根。但是,硅胶导管的机械强度较低,容易被折断。在整个系统中,导管是最容易损伤的部分,患者活动越多,导管越容易损坏。

(二)术前评估和筛选

术前对患者的评估和筛选十分有必要,往往是影响疗效的主要因素。

首先,应评估患者是否存在心理问题,有严重人格障碍或精神疾病的患者不宜进行这种手术治疗。慢性疼痛患者多伴有抑郁症,若心理评估仅存在抑郁症或焦虑症,仍可接受手术,但是应先给予抗抑郁和抗焦虑药治疗。

其次,术前必须进行筛选试验,选择对鞘内用药有明显疗效的患者。筛选试验的方法包括单次鞘内或硬膜外注射、持续鞘内或硬膜外输注,最常用的是单次鞘内注射。在筛选试验阶段,主要应观察患者的疼痛缓解程度,以及是否出现严重的药物副作用,如尿潴留、呼吸抑制等。吗啡测试时,将原液稀释 100 倍,鞘内注射前后均需回抽脑脊液以确认吗啡准确注入蛛网膜下腔。初始剂量为 0.05 mg,再次剂量为 0.10 mg,当疼痛缓解不低于 50%,并且没有出现无法耐受的药物副作用时,适合进行鞘内药物输注系统植入术。

另外,对于痉挛状态的患者,应观察患者肌强直和痉挛状态缓解的程度,以及是否出现无法耐受的药物副作用,常用 Ashworth 量表进行肌张力评价。

(三) 植入技术

鞘内药物输注系统植入术常在局麻下完成,最好有 X 线监测引导。患者取侧卧位,在 L2~L3 或 L3~L4 间隙,通过旁正中入路将 Tuohy 穿刺针经皮刺入蛛网膜下腔。穿刺针应从下 1~2 个节段棘突旁向头侧向中线斜行穿刺,以使导管送入蛛网膜下腔更加顺畅并避免导管弯折。

将带导丝的导管沿穿刺针置入蛛网膜下腔,在 X 线监测下可以将导管尖端送至疼痛区域对应的脊椎节段,但是通常将导管置于腰椎水平,尖端大约位于 L1 或 L2。这样既能保证足够的导管进入蛛网膜下腔,不至于在活动中移位脱出,又能保证吗啡能和脊髓圆锥的大量脑脊液充分混合。大部分情况下,无须将导管放置于疼痛的体表水平,药物随着脑脊液的流动能够分布到鞘内的相应部位,甚至上肢的疼痛也能解除。

拔出导丝,检查导管是否有脑脊液流出。旁正中入路能够避免柔软的导管受到棘突或韧带的压迫,减小导管挤压或断裂的概率。

导管放置完毕后,做腰部纵切口,用锚将导管固定于腰背肌筋膜上,导管周围可用缝线缝合加固,以避免脑脊液沿导管壁向外渗漏。缝合完毕后,再次检查导管内是否有脑脊液流出。

在植入之前,应检查泵是否正常工作。在泵内装满药物,根据泵和导管的无效腔量,计算药物通过导管进入蛛网膜下腔的时间。通常将泵埋置于腹部肋骨下缘的皮下组织中,用不可吸收缝线固定于腹外斜肌筋膜上。泵置于皮下的深度一般不超过 2.5 cm,以便在皮肤表面能够轻易触摸到泵储液池的穿刺孔。然后,将导管经皮下隧道从腰部引至腹部切口处,与泵稳妥连接,将多余的导管置于泵的后方,注意避免导管缠绕打结。

根据病情需要,有时候也可以将硅胶导管通过脑室穿刺,植入脑室内,泵则埋置在胸前锁骨下的皮下组织内。

四、并发症

(一) 输注药物的副作用

阿片类药物的早期副作用包括瘙痒、恶心、呕吐、嗜睡、呼吸抑制、尿潴留、便秘和低血压等,阿片类药物过量会导致呼吸暂停、昏迷、癫痫发作和高热等。在长期应用阿片类药物鞘内输注治疗的过程中,大多数患者会对一些副作用逐渐耐受,极少出现阿片类药物过量导致的严重情况。

长期鞘内阿片类药物输注会出现一些迟发的副作用,包括肌阵挛、水肿、男性性欲减低甚至阳痿、女性月经紊乱等。对这些副作用常采用对症治疗,大多数患者经过一段时间后均能耐受或缓解。

(二) 手术相关并发症

最常见的手术相关并发症是脑脊液漏。如果脑脊液沿着导管渗漏,泵的周围就会出现脑脊液聚积,表现为局部肿胀。若脑脊液漏比较严重,可以进行手术修补,闭合腰部导管周围的间隙。

其次是感染,发生率与其他植入装置类似,约为 3%。当泵周围或导管感染时,通常需要移除全部药物输注系统。脑膜炎极少发生,如有必要可通过泵向鞘内输注抗生素来治疗。

穿刺所致的脊髓损伤或脊神经损伤非常少见,柔软的硅胶导管在导入过程中一般不会引起根性刺激症状。

(三)硬件相关并发症

最常见的硬件相关并发症是导管缠绕打结、破损或被纤维瘢痕包绕而闭塞。如果出现无法解释的镇痛效果明显减退,并持续存在,提示可能是药物的输注通路出现异常,其中多数是导管的问题。

个别患者由于营养状态太差、皮下组织太薄,而泵的体积又比较大,容易造成局部皮肤的磨损甚至破溃。

较为罕见且严重的导管并发症是导管尖端形成肉芽肿,可见于输注高浓度吗啡的患者,可能会出现脊髓或马尾受压的症状和体征,需要手术切除肉芽肿。

(胡永生)

参 考 文 献

[1] Abd-Elsayed A，Karri J，Michael A，et al. Intrathecal drug delivery for chronic pain syndromes：a review of considerations in practice management[J]. Pain Physician,2020,23(6)：E591-E617.

[2] Al Malyan M，Becchi C，Boncinelli S，et al. Novel drug delivery systems in pain therapy[J]. Minerva Anestesiol,2007,73(3)：173-179.

[3] Belverud S，Mogilner A，Schulder M. Intrathecal pumps[J]. Neurotherapeutics，2008,5(1)：114-122.

[4] Bruel B M，Burton A W. Intrathecal therapy for cancer-related pain[J]. Pain Med,2016,17(12)：2404-2421.

[5] Czernicki M，Sinovich G，Mihaylov I，et al. Intrathecal drug delivery for chronic pain management-scope，limitations and future[J]. J Clin Monit Comput,2015,29(2)：241-249.

[6] De Andrés J，Rubio-Haro R，De Andres-Serrano C，et al. Intrathecal drug delivery[J]. Methods Mol Biol,2020,2059：75-108.

[7] Deer T R，Pope J E，Hayek S M，et al. The polyanalgesic consensus conference（PACC）：recommendations on intrathecal drug infusion systems best practices and guidelines[J]. Neuromodulation,2017,20(2)：96-132.

[8] Deer T R，Hayek S M，Pope J E，et al. The polyanalgesic consensus conference（PACC）：recommendations for trialing of intrathecal drug delivery infusion therapy[J]. Neuromodulation，2017,20(2)：133-154.

[9] Deer T R，Pope J E，Hayek S M，et al. The polyanalgesic consensus conference（PACC）：recommendations for intrathecal drug delivery：guidance for improving safety and mitigating risks[J]. Neuromodulation,2017,20(2)：155-176.

[10] Govender T，Choonara Y E，Kumar P，et al. Implantable and transdermal polymeric drug delivery technologies for the treatment of central nervous system disorders[J]. Pharm Dev Technol,2017,22(4)：476-486.

[11] Hatheway J A，Bansal M，Nichols-Ricker C I，et al. Systemic opioid reduction and discontinuation following implantation of intrathecal drug-delivery systems for chronic pain：a retrospective cohort analysis[J]. Neuromodulation,2020,23(7)：961-969.

[12] Jain S，Malinowski M，Chopra P，et al. Intrathecal drug delivery for pain management：recent advances and future developments[J]. Expert Opin Drug Deliv,2019,16(8)：815-822.

[13] Kleiner L W，Wright J C，Wang Y B. Evolution of implantable and insertable drug delivery

systems[J]. J Control Release,2014,181：1-10.

[14] Konrad P E，Huffman J M，Stearns L M，et al. Intrathecal drug delivery systems(IDDS)：the implantable systems performance registry(ISPR)[J]. Neuromodulation,2016,19(8)：848-856.

[15] Pons-Faudoa F P，Ballerini A，Sakamoto J，et al. Advanced implantable drug delivery technologies：transforming the clinical landscape of therapeutics for chronic diseases[J]. Biomed Microdevices,2019,21(2)：47.

[16] Pope J E，Deer T R. Intrathecal drug delivery for pain：a clinical guide and future directions[J]. Pain Manag,2015,5(3)：175-183.

[17] Prager J，Deer T，Levy R，et al. Best practices for intrathecal drug delivery for pain[J]. Neuromodulation,2014,17(4)：354-372.

[18] Stearns L M，Abd-Elsayed A，Perruchoud C，et al. Intrathecal drug delivery systems for cancer pain：an analysis of a prospective，multicenter product surveillance registry[J]. Anesth Analg,2020,130(2)：289-297.

[19] Xing F F，Yong R J，Kaye A D，et al. Intrathecal drug delivery and spinal cord stimulation for the treatment of cancer pain[J]. Curr Pain Headache Rep,2018,22(2)：11.

第六篇

精神疾病

第四十四章　精神疾病概述

采用手术治疗精神疾病有着长久且引人关注的历史。其中最为人所知的莫过于葡萄牙医生埃加斯·莫尼斯(Egas Moniz)发明的前额叶白质切开术。莫尼斯在20世纪30年代首先提出该术式可治疗严重精神疾病,并在早期的少数病例中获得了不错的疗效,随后该手术在全世界范围内广泛应用,埃加斯·莫尼斯也因此获得了1949年的诺贝尔生理学或医学奖。但该术式的滥用和严重并发症又很快招来了批判,在20世纪50年代抗精神病药物出现后,该术式的使用急剧减少。尽管如此,同时代的神经外科先驱们并没有放弃手术治疗精神疾病的探索,特别是立体定向技术的出现使得大脑结构的准确定位和毁损成为可能。近20年来,以脑深部电刺激术为代表的神经调控技术再次促进了精神疾病外科治疗的发展。

一、精神疾病手术的历史

1889年,瑞士精神科医生戈特利布·伯克哈特(Gottlieb Burckhardt)在柏林医学大会上报道了他选择性切除左额颞叶大脑皮层治疗精神疾病的结果。该研究由6例不同诊断的患者组成,其中1例躁狂症,1例原发性痴呆症,4例精神分裂症。伯克哈特声称他的6例患者中有3例取得了成功,但他的非常规工作受到国际医学同行的严厉批评,他在1891年发表手术结果后停止了该项目。1910年,爱沙尼亚神经外科医生罗多维库斯·卡彭特(Lodovicus Puusepp)破坏了3例躁狂抑郁症患者或"癫痫症患者"的额叶和顶叶皮层之间的"关联纤维",但他对结果不满意,一直到精神外科受到认可后才把结果发表出来。在1935年于伦敦召开的神经科学大会上,来自耶鲁大学的神经科学家约翰·弗尔顿(John Fulton)发表了一项研究成果:他们毁损了两只黑猩猩的前脑叶与其他脑区的神经连接,结果发现这两只黑猩猩变得温顺了许多。这项研究启发了常被视为"精神病外科学创始人"的埃加斯·莫尼斯。埃加斯·莫尼斯当时是里斯本大学神经病学系主任,并曾在葡萄牙议会任职。1935年,他与神经外科医生阿尔梅达·利马(Almeida Lima)合作,对20例患有精神分裂症、双相情感障碍、焦虑症的患者进行了前额叶白质切开术,并在短短4个月后就报道手术取得良好治疗效果。尽管长期随访结果未知,但前额叶白质切开术还是成为一种世界范围内广泛使用的手术。到1949年,据估计,在美国进行了10000次前额叶白质切开术,与英国的总体数字相似。

莫尼斯因此于1949年获得诺贝尔奖,尽管在当时对该手术已经出现异议。除了伦理争议之外,粗放的手术操作本身也受到质疑。该术式对脑实质的破坏没有特异性,可能包括多个大脑结构。1949年,法国医生塔莱拉什(Talairach)在巴黎第四届国际神经病学大会上提出使用立体定向技术选择性热凝毁损内囊前肢的丘脑前辐射纤维。此后,立体定向手术取代前额叶白质切开术,并被应用于各种精神疾病:内囊前肢毁损术用于焦虑症和强迫症;扣带回毁损术用于成瘾、双相情感障碍、抑郁症、强迫症、分裂情感性障碍和精神分裂症;尾状核下束毁损术用于抑郁症、强迫症和精神分裂症;前胼胝体毁损术用于分裂情感性障碍和精神分裂症;丘脑毁损术用于妥瑞氏综合征(Tourette syndrome, TS);下丘脑毁损术用于成瘾、攻击行为和性心理障碍;杏仁核毁损术用于精神障碍相关的攻击行为。

自20世纪50年代氯丙嗪、利血平、锂、氟哌啶醇和地西泮等抗精神病药物出现以后,需要立体定向毁损手术治疗的患者数量大幅减少,目前仅应用于极少数药物难治性精神障碍患者。1987年,Benabid等人发表了长期丘脑电刺激可以抑制特发性震颤和帕金森病震颤的文章,随后在运动障碍性疾病手术治疗中,脑深部电刺激术(deep brain stimulation, DBS)几乎取代了传统的立体定向毁损手术,并逐渐应用于精神疾病中。

二、脑深部电刺激术治疗精神疾病

脑深部电刺激术(DBS)是一种可逆、可调节的神经外科干预手术,通过立体定向手术植入电极将可控制的电脉冲传送到大脑的目标区域。该技术的出现引发了功能神经外科的复兴,已经成功用于帕金森病、特发性震颤和肌张力障碍等运动障碍性疾病的治疗,并且在癫痫、疼痛、精神疾病等领域探索应用。对于药物难治性精神疾病,DBS 是很有前景的疗法。

(一)强迫症

强迫症(obsessive-compulsive disorder,OCD)的终生患病率约为 2.5%,是一种常见的精神疾病,也可能与其他神经精神疾病共病。强迫症的核心症状是强迫观念和强迫行为。强迫观念是不由自主地反复出现的想法、表象或冲动,强迫行为是反复出现的刻板行为或者仪式动作,患者明知道这些观念或者动作无意义却无法控制。神经影像学、神经心理学和药理学研究表明,强迫症与皮层-基底节-丘脑-皮层环路的功能障碍有关。强迫症的治疗包括药物治疗和认知行为治疗,其中选择性 5-羟色胺再摄取抑制剂(selective-serotonin reuptake inhibitors,SSRI)是推荐用于强迫症的一线药物。迄今为止,强迫症是唯一获得美国 FDA 批准的 DBS 精神科适应证。更准确地说,针对药物难治性强迫症的腹侧内囊/腹侧纹状体(ventral capsule/ventral striatum, VC/VS)的 DBS 于 2009 年获得了人道主义器械豁免。随后还有采用其他靶点的研究,包括伏隔核(nucleus accumbens, NAc)、终纹床核(bed nucleus of stria terminalis, BNST)、丘脑底核(subthalamic nucleus, STN)、内囊前肢(anterior limb of the internal capsule, ALIC)和丘脑下脚(inferior thalamic peduncle, ITP)等,这些研究多为非随机非盲的研究,一般以耶鲁-布朗强迫症量表(Y-BOCS)进行评估,结果发现 Y-BOCS 分数降低了 30% 以上,强迫观念、强迫行为以及社会功能均改善。

(二)妥瑞氏综合征

妥瑞氏综合征是一种病因不清的特发性神经精神疾病,发病率约为 1%,其特征是少年时期出现长期不自主运动和声音抽动。该病平均起病年龄为 5~7 岁,发病率在 10 岁时达到顶峰,三分之二的患者发育至青少年晚期或者成年早期时症状会趋于稳定或减轻,但一小部分患者仍会有持续存在的、严重的药物难治性抽动。解剖和生理学研究表明,TS 是由于皮层-基底节-丘脑-皮层环路的功能异常,目前治疗包括行为疗法、药物和外科治疗。在目前采用 DBS 治疗 TS 的病例中,大约 50% 的患者接受了丘脑中央中核-束旁核复合体(CM-Pf)或者丘脑背内侧核的 DBS,40% 的患者接受了苍白球(globus pallidus pars interna, GPi)的 DBS(包括前内侧(GPi)、后腹(GPi)或两者的组合),其余靶点还有 ALIC/NAc 或 STN。这些研究一般采用耶鲁综合抽动严重程度量表(Yale global tic severity scale,YGTSS)进行评分,治疗改善程度多超过 50%,表明了 DBS 在 TS 治疗中的积极作用。

(三)重性抑郁障碍

重性抑郁障碍(major depressive disorder,MDD)是一种常见且治疗困难的精神疾病,有相当高的发病率。MDD 是一种复杂的疾病,有多种不同的症状表现,患者除了有传统上的抑制性症状如抑郁心境和精神运动迟滞外,还可能合并注意力减退和自杀观念等,其诊断标准可以参考第五版精神障碍诊断与统计手册(DSM-S)。MDD 治疗的主要方法是联合应用认知行为疗法和药物治疗。然而,高达 30%~40% 的患者在最佳治疗后仍有抑郁症状,这被定义为难治性抑郁症(treatment-resistant depression,TRD)。多个核团被用于 TRD 的 DBS 治疗,包括膝下扣带回(subgenual cingulate cortex,SCC,也被称为 Cg25)、NAc、ITP、缰核以及内侧前脑束(medial forebrain bundle,MFB)。这些研究发现,DBS 对抑郁症的疗效不一。迄今为止最大的一项随机对照试验评估了膝下扣带回 DBS 的作用,但结果并未显示出显著的抗抑郁疗效。DBS 治疗 MDD 还需要进一步的工作来确定理想的靶点和刺激参数。

(四)成瘾

成瘾和药物滥用是严重的社会问题,尽管有最佳药物治疗和康复治疗支持,但仍有很高的复吸率。在过去的 15 年中,已经有多个药物成瘾 DBS 的动物实验研究,大多数报告在电刺激下动物觅药行为减少。DBS 治疗药物成瘾的临床试验多为病案报道或病例系列报道,刺激靶点包括 NAc 和 STN 等。有一项前瞻性非对照、非盲的临床试验同时刺激了 NAc 和 ALIC,发现 60% 以上的患者在术后 3 年未复吸,但仍需要进一步研究来确定疗效。

(五)进食障碍和肥胖

病理性肥胖和神经性厌食症是两个极端,病理性肥胖被定义为 BMI＞ 40 kg/m²,神经性厌食症(anorexia nervosa,AN)被定义为极低的 BMI(＜18.5 kg/m²),并以强烈恐惧增重、无法维持最低正常体重为特征。进食障碍的潜在生物学机制非常复杂,涉及大脑奖励系统、体内平衡机制和饥饿/饱腹中枢。有少数 DBS 试验旨在治疗病理性肥胖,目标是调节动机、意志控制、奖赏和饥饿/饱腹中枢。一些病例表明外侧下丘脑 DBS 导致体重减轻,但需要进一步研究来证实这些发现。NAc 被视为减少进食奖励的 DBS 靶点,也有成功案例的报道。针对神经性厌食症的 DBS 研究中,靶点包括 SCC、NAc、VC/VS 和 BNST,取得了有希望但不确定的结果。

三、精神疾病外科治疗的团队和伦理要求

精神疾病的 DBS 治疗需要神经外科、神经内科、精神病学、神经心理学、伦理学家等多学科组成的团队来共同决定。仔细选择患者是 DBS 治疗的关键,因此需要具有专业知识的精神科医生来进行诊断,评估症状严重程度以及是否存在合并症,并评估 DBS 治疗的纳入与排除标准。对于精神疾病患者,应该首选心理和药物治疗,仅当其他疗法无效或者无法耐受时,才应考虑外科治疗。此外,最好由心理师和专科护士进行心理和社会评估,以评估患者的手术动机、社会功能和患者能得到的社会家庭支持。DBS 应该由立体定向和功能神经外科专科医生团队实施。如果手术时需要患者清醒,建议术中由熟悉患者的精神科团队提供支持。由于 DBS 治疗精神疾病仍是一种试验性治疗,因此需要对其效果、可能的副作用和潜在作用机制进行系统研究,这也需要由多学科研究团队进行。

2014 年,世界立体定向和功能神经外科学会(WSSFN)发布了神经外科手术治疗精神疾病的共识,指出了伦理委员会参与精神疾病 DBS 治疗监管的重要性,具体如下。

(1)运用外科技术治疗精神疾病时必须由独立运行的伦理委员会或机构审查委员会进行伦理学方面的调查监管。

(2)调查监管的重点:与患者达成知情同意的过程;避免对治疗的误解;研究中的相称性、调查研究团队以及开展这项工作所需的跨学科组成的其他独立专家。

(3)对于特别复杂的情况,功能神经外科医生们要与精神病治疗团队一起去寻求医学伦理学家的建议和帮助。

(4)所有精神外科手术都需要区分为成熟疗法还是仍处于研究阶段。前者应作为临床实践处理,后者作为研究,应需要独立监督。

(5)医生要注意不能根据历史先例或有限的数据过早地将研究认定为成熟疗法,应寻求伦理委员会和机构的建议指导。

四、结语

外科治疗在精神疾病中的应用前景广阔,但仍有待研究。WSSFN 的共识指出:对于相同的精神疾病指征,临床试验的靶点应位于相同的大脑区域,至少需存在两项来自两个不同研究团队的随机盲法对照临床试验且均报道了可接受的风险-收益比,并且疗效有至少与其他现有疗法相当的高级别循证医学证据后,该疗法才能视为被认可的成熟疗法。按照这一标准,即使是 VC/VS DBS 治疗强迫症,仍然是一项处于研究中的技术。对于各种精神疾病,需要双盲对照试验来确定最有效的靶点和刺激参数,证实 DBS 的疗效。另外,使用神经影像学和动物实验对作用机制进行更多的研究,能有助于 DBS 治疗精神疾病的靶点选择和刺激参数设置。

(王学廉　李楠)

参 考 文 献

［1］ 凌至培，汪业汉. 立体定向和功能神经外科手术学［M］. 2 版. 北京：人民卫生出版社，2018.

［2］ 王学廉，陈礼刚. 脑深部电刺激术［M］. 北京：人民卫生出版社，2018.

［3］ Chen L，Li N，Ge S，et al. Long-term results after deep brain stimulation of nucleus accumbens and the anterior limb of the internal capsule for preventing heroin relapse：an open-label pilot study［J］. Brain Stimul，2019，12（1）：175-183.

［4］ Lee D J，Lozano C S，Dallapiazza R F，et al. Current and future directions of deep brain stimulation for neurological and psychiatric disorders［J］. J Neurosurg，2019，131（2）：333-342.

［5］ Luigjes J，de Kwaasteniet B P，de Koning P P，et al. Surgery for psychiatric disorders［J］. World Neurosurg，2013，80（3-4）：S31. e17-e28.

［6］ Mahoney D E，Green A L. Psychosurgery：history of the neurosurgical management of psychiatric disorders［J］. World Neurosurg，2020，137：327-334.

［7］ Nuttin B，Wu H，Mayberg H，et al. Consensus on guidelines for stereotactic neurosurgery for psychiatric disorders［J］. J Neurol Neurosurg Psychiatry，2014，85（9）：1003-1008.

［8］ Wu H，Hariz M，Visser-Vandewalle V，et al. Deep brain stimulation for refractory obsessive-compulsive disorder（OCD）：emerging or established therapy？［J］Mol Psychiatry，2021，26（1）：60-65.

第四十五章 扣带回毁损术治疗精神疾病

精神疾病的保守治疗包括药物治疗、行为治疗、心理治疗等,尽管这些治疗在最近有了长足的进步,但仍然对15%～30%的患者,尤其是强迫症、抑郁症、双相情感障碍等患者疗效较差。立体定向外科手术治疗成为难治性精神疾病患者的选择。扣带回毁损术是立体定向手术中常见的一种,对相关疾病的主要精神症状如强迫、抑郁、躁狂等有显著的改善作用,同时,该手术对顽固性疼痛也有明显效果。

一、扣带回毁损术治疗的相关精神疾病

(1) 强迫症(obsessive-conpulsive disorder,OCD):一类以自我强迫为突出症状的神经症,患者有强迫思维及强迫动作,严重影响个人生活。强迫症的保守治疗包括心理行为治疗和药物治疗。据文献报道,20%～30%的患者保守治疗无效,症状逐步恶化甚至慢性精神致残,成为难治性强迫症。对这一类患者,双侧扣带回毁损术可以缓解患者的强迫症状。对患者手术前后分别使用Y-BOCS、HAMD、HAMA进行评分,一般以Y-BOCS评分降低50%以上作为临床有效的指标。

(2) 广泛性焦虑障碍(general anxiety disorder,GAD):一种对生活中的事件表现为广泛的、过分担忧的慢性精神疾病。此类患者常常生活在一种持续紧张、担忧和不安之中。最新的中国精神障碍疾病负担及卫生服务利用研究表明,在各类精神障碍中,焦虑障碍患病率最高,终生患病率为7.6%,12个月患病率为5.0%,每年新增患病人数超过240万。GAD被众多研究者认为是情绪调节困难的结果。

(3) 抑郁症(depression):以显著而持久的心境低落为表现,伴有思维迟缓,意志活动减少,部分患者有躯体不适,病程呈现持续性。躯体和实验室检查无阳性表现,心理量表可提供诊断参考,国际疾病分类(第十版)(ICD-10)及中国精神障碍分类与诊断标准(第三版)(CCMD-3)均列举了抑郁症的特征性症状:情感症状(抑郁心境、兴趣缺乏)、精神运动性障碍(迟滞、激越、精力和活力丧失)、认知和记忆障碍(内疚感、无价值感、妄想、记忆减退、注意力缺陷)以及自主神经功能紊乱和躯体障碍(睡眠障碍、食欲减退、性功能障碍、疼痛综合征)。

(4) 双相情感障碍(bipolar affective disorder):一种既有躁狂发作,又有抑郁发作的常见精神障碍,首次发病可见于任何年龄。当躁狂发作时,患者有情感高涨、言语活动增多、精力充沛等表现;而当抑郁发作时,患者又常表现出情绪低落、愉快感丧失、言语活动减少、疲劳、迟钝等症状。其临床表现复杂,其复杂性体现在情绪低落和高涨反复交替,不规则呈现。同时伴有注意力分散、轻率、夸大、思维奔逸、睡眠减少和言语增多等紊乱症状。还常见焦虑症、强迫症、滥用金钱,甚至幻听、被害妄想等精神分裂症状。其病情常呈发作性、循环往复、混合迁徙性、潮起潮落性。病程无一定规律,抑郁躁狂交替,间歇期或长或短,间歇期社会功能相对正常,但大脑已经发生了功能性损害,反复发作后,会出现发作频率增加、转化频繁、病情越发复杂等情况。

此外,扣带回毁损术也适用于各类疼痛,例如癌性疼痛、幻肢痛、带状疱疹所致疼痛等。

二、扣带回毁损术发展史

扣带回是边缘系统的主要组成部位之一,其功能与情感、行为有关,目前是神经外科治疗难治性精神疾病和顽固性疼痛的常用靶点之一。扣带回位于胼胝体和扣带沟之间,扣带回绕胼胝体的轮廓走行,扣带束位于扣带回内,是皮质之间的联系纤维。其丰富的传出纤维与纹状体、胼胝体、壳核、海马、杏仁核、额叶、颞极、眶区等存在广泛的联系。从功能分区上,情感功能的部分位于扣带回的前部,而中后部主要为认知功能区,运动功能区位于扣带沟的背侧。胼周动脉位于胼胝体上方并与之平行,旁中央动脉发自

胼周动脉向后上方走行,供应旁中央小叶。扣带回毁损术主要选择主管情绪功能的前部,偏后易导致认知障碍,偏上可能出现运动功能损害,或损伤旁中央血管导致尿失禁等并发症。

Moniz 和 Freeman 等早期所做的精神外科手术为双侧额极切除或前额叶白质切开术。大量统计数据显示,虽然 50% 的患者精神症状获得改善,但病死率偏高,少数患者遗留严重的"额叶综合征",此后,精神外科同行寻求新的手术方法。20 世纪 50 年代,研究者在大量尸体解剖中发现,凡额叶内侧及底部白质纤维切断者,较未被切断者的疗效差。结合 Papez 1937 年提出的"扣带回是情绪体验和情感表达的重要环节",Fulton 指出"扣带回白质局部切除可能是精神外科的一个可取方法"。1962 年,Foltz 和 White 率先应用扣带回毁损术代替前者。他们当时确定靶点的方法:鼻根后 9.5 cm,发际线横切口,旁中线 1.3 cm 双侧颅骨钻孔,脑室造影后取额角尖后 2～4 cm,中线外 1 cm,侧脑室顶上 1～2 cm 为靶点。

需要指出的是,前扣带回白质切除和扣带回毁损术的手术范围是不同的。前者限于 Brodmann 24 区(前扣带回),后者不仅涉及 24 区,还涉及 32 区(额极与边缘叶过渡区)和眶回等部位的纤维连接。1962 年起,Ballantine 采用 Foltz 的方法,随着经验逐渐积累,他们将靶点调整为额角尖后 3 cm,中线旁 0.5 cm,侧脑室顶上仍为 1～2 mm。Ballantine 等在 1967 年称,如此调整后,毁损灶不是在侧脑室最高处,故不会穿入侧脑室,且不会遗漏扣带束内下部纤维,而且胼胝体浅层会被连带毁损,该部位也是情感环路的一部分,故改进后的手术效果更显著。在此之后,Ballantine 将毁损部位改为额角尖后 10 mm,其余定位不变,称"前扣带毁损术"。

现在,最常用的扣带回毁损术基于 Leksell 立体定向头架,MRI-CT 图像定位,辅助定位系统为手术计划系统,可精确定位前扣带回靶点坐标,为医生术前定位提供了优化的流程和更精准的坐标,实现了精准治疗。具体定位及手术操作方法见下文。

目前认为,前扣带回毁损术是一种安全、有效的治疗精神疾病的神经外科手术方式。

三、扣带回毁损术手术技术

(1) 术前行头部磁共振轴位 T1、冠状位 T1、矢状位 T1 扫描。

(2) 手术当天,消毒、局部麻醉下将定向仪框架牢固安装在患者头颅上。框架尽量与颅内 AC-PC 连线水平面平行,尽量减小框架与头颅间旋转角、倾斜角、仰屈角。将患者送至 CT 室进行全颅平扫,无间距,图像重建为 0.625 mm。

(3) 应用手术计划系统寻找靶点的 X、Y、Z 坐标值,定出前扣带回靶点的坐标,在冠状位和矢状位上定出射频针的进针角度。

(4) 患者进手术室,取半坐卧位,消毒手术范围皮肤,颈部以下用消毒铺巾隔离。头皮手术部位局部麻醉,根据靶点坐标,在左额头皮切开约 3 cm 纵切口,钻孔,十字形切开硬膜,准确置入射频针(采用的射频仪为 Cosman 射频仪,电极直径 2 mm,头端裸露 5 mm。)。毁损时射频针连接温控射频热凝仪,要求温度控制在 75～80 ℃,时间为 60 s。靶区毁损灶长度约 12 mm。

(5) 在靶点位置核准确定后,首先可做靶区 50 ℃ 可逆性毁损,若患者无感觉、运动障碍,再将温度提高至 75～80 ℃,持续 60 s,轻柔拔除射频针,修补硬膜、颅骨,缝合头皮,同理处理右侧毁损灶,拆除定向仪,手术结束。

(6) 必要时术中复查 MRI 或 CT,毁损位置确认正确后结束手术。

四、扣带回毁损术的注意事项和并发症

1. 术中注意事项

(1) 术中做好血压、脉搏、呼吸、血氧饱和度监测。

(2) 术中毁损前做好各种靶点核对工作。

(3) 术中应注意癫痫发作,使用预防性抗癫痫药物。术前原先的抗精神病药物不可立即减量或停药,应依据接下来的症状改善情况酌量递减。

2. 术后并发症及注意事项

(1) 出血:由于扣带回的毁损路径接近中线,冠状位上进针角度较小,容易损伤回流到矢状窦的静脉引起出血。术中应注意仔细操作,术后严密监测生命体征。在手术中,我们常规应用生物蛋白胶封闭术野,既达到止血的目的,又可以防止术中脑脊液过度流失造成组织移位。

(2) 局部脑水肿:术后患者复查 CT 可见局部脑水肿,可使用脱水药物,适当应用小剂量激素消除水肿。

(3) 扣带回综合征:毁损范围过大后可能产生。临床表现为不语、运动不能、对外界反应极其冷漠等,故应适当控制毁损范围。

(4) 尿失禁:大多数文献报道尿失禁呈一过性,术后患者尿失禁多在 2 周内缓解,但是部分患者尿失禁长达数月。术后尿失禁是困扰医护人员、患者和家属的问题。一般认为尿失禁的原因是大脑皮质的膀胱代表区是旁中央小叶,控制初级排尿中枢。旁中央小叶的血供来自大脑前动脉的胼缘动脉和胼周动脉,射频毁损的热效应以及脑组织水肿有可能导致胼缘动脉和胼周动脉的痉挛,影响旁中央小叶功能,产生尿失禁。

解决办法:将扣带回坐标向前调整约 5 mm,远离旁中央动脉,使得术后旁中央动脉痉挛减轻,旁中央小叶功能所受到的影响最小。参考坐标:$X=7\sim8$ mm,$Y=$ 侧脑室前角尖后 $10\sim15$ mm,$Z=$ 侧脑室上 2 mm,毁损范围为 20 mm×10 mm×10 mm(前后×左右×上下)。

(5) 短期副作用:近事记忆障碍、认知障碍、定向障碍、大小便失禁、睡眠障碍、烦躁无力等,通常在一周至数周恢复。

(6) 迟发副作用:人格改变、性功能改变、兴趣缺乏等,可持续数月。术前应向患者及家属告知清楚。

五、总结

扣带回毁损术运用广泛,对强迫症、抑郁症、双相情感障碍、难治性疼痛等疾病有较显著的疗效。手术患者应选择那些经过充分的药物治疗、心理及行为治疗,症状仍进行性加重、影响生活质量的难治性神经精神疾病患者。应该组成一个有神经外科、精神科、神经影像医生的治疗小组,明确诊断,规范手术指征,并采用合适的精神量表对手术效果进行评估。

对于难治性强迫症,可先采用双侧内囊前肢毁损术治疗,总体有效率在 80% 左右。对双侧内囊前肢毁损术无效的患者,术后可复查磁共振,如内囊前肢靶点毁损充分,可再次做双侧扣带回毁损术,也能起到较好的治疗效果。随访资料证明,立体定向双侧扣带回毁损术定位精确,对顽固性精神病有明显疗效,鲜有严重的并发症,具有较高的安全性。

(孙伯民)

参 考 文 献

[1]　占世坤,孙伯民,沈建康. 精神疾病的扣带回立体定向毁损术[J]. 中国神经精神疾病杂志,2007,33(2):112-114.

[2]　Sheppes G,Suri G,Gross J J. Emotion regulation and psychopathology[J]. Annu Rev Clin Psychol,2015,11(1):379-405.

[3]　陆林. 沈渔邨精神病学[M]. 6 版. 北京:人民卫生出版社,2018.

[4]　孙伯民,李殿友,郎黎琴. 内囊前肢毁损术治疗难治性强迫症[J]. 中国神经精神疾病杂志,2003,(2):81.

[5]　马廉亭. 微侵袭神经外科学[M]. 北京:人民军医出版社,1999.

[6]　林志国. 中国人脑立体定向 MRI 应用解剖图谱[M]. 上海:上海科学技术出版社,2009.

第四十六章　内囊前肢毁损术治疗精神疾病

内囊前肢毁损术在针对精神疾病,尤其是难治性精神疾病的治疗中的效果已得到广泛认可,该术式的局限性以及不良反应也在长期实践中得到充分认知。本章主要从内囊前肢结构功能、术式及其适应证和并发症、术式前沿技术应用等方面总结经验,以期提高疗效。

第一节　内囊前肢生理结构与功能

一、解剖结构

大脑的水平切面上内囊为宽阔的白质带,向外侧凹,与豆状核向内侧的突出吻合,向下连接大脑脚底,其间有视束通过,视束与豆状核下部相邻,内囊纤维向上走行为放射冠。内囊各部分别为前肢、膝部、后肢、豆状核后部纤维和豆状核下部纤维。

内囊于豆状核的苍白球内缘围绕弯曲成直角,形成位于外侧的豆状核苍白球部分和内侧尾状核之间的前肢。内囊前肢位于尾状核和豆状核之间,主要由连接前部和内侧丘脑的丘脑前束、脑桥核团与前额叶之间的额桥束纤维构成。内囊前肢向前构成前峡部纤维,分隔前环岛沟和侧脑室额角。向外侧和岛盖部纤维以及向上和放射冠相融合,没有明确边界。前连合在终板上方横过中线经尾状核头的下方连接两侧内囊前肢,然后经苍白球的外侧向大脑两侧延伸。

二、纤维联系

内囊前肢主要由丘脑皮层投射纤维、额桥束、尾状核与豆状核间联络纤维组成。丘脑皮层投射纤维由丘脑前核、丘脑内侧核与额叶之间的投射纤维,丘脑与前额叶的大部分投射纤维,以及边缘系统的内侧额回/眶额回与丘脑前核、丘脑内侧核之间的双向投射纤维组成。内囊前肢还与前额叶皮层的背外侧、腹外侧部分广泛联系,其中最腹侧部分纤维与伏隔核的尾侧部分直接相邻。

有关非人类灵长类动物与正常人类神经网络模式的研究结果共同表明,内囊前肢可从功能角度划分为4个功能部分相交而相对独立的区域:包括腹侧眶额叶纤维、腹内侧前额叶纤维、背内侧扣带回背前侧纤维、背外侧前额叶腹外侧纤维,以及最背侧前额叶背内侧纤维、最背侧前额叶背外侧纤维(图46-1)。尽管存在显著的个体间差异,健康个体样本的纤维示踪成像仍观察到两侧内囊前肢自后上至前下的较为常见的走行方式(图46-2)。

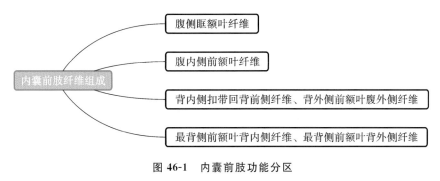

图 46-1　内囊前肢功能分区

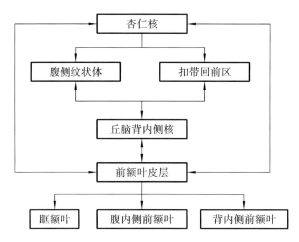

图46-2　内囊前肢纤维联系

三、生理功能

涉及情绪处理和调控的丘脑前辐射,以及介导寻求奖赏、满足欲求的核心部位内侧前脑束,可能也在内囊前肢汇聚。同时,内囊前肢参与大量神经认知过程。通过在给出命令刺激之前进行警告提示与否的方法衡量内囊前肢的 MRI 表现差异,结果显示内囊前肢结构整合体与进入及维持对周围环境的注意(觉醒状态)有关。神经学的前脉冲抑制现象,即强脉冲受到之前存在的较弱刺激的抑制,也与内囊前肢有关。前脉冲抑制减弱的现象广泛存在于神经分裂症以及其他几种精神疾病,这也为以内囊前肢为靶点的干预治疗提供了临床依据。术中对内囊前肢刺激引出微笑、笑声、积极情绪表现、欣快症样改变具有再现性。A. Machado 等的研究表明,刺激内囊前肢腹侧可引出积极情绪样改变,而刺激内囊前肢中部以及背侧未引出明显精神、认知、躯体反应。内囊前肢还涉及奖赏机制相关的伏隔核激活反应,其髓鞘内容物与认知处理的速度有关。总之,内囊前肢在神经认知方面的重要性和参与度还有待进一步阐释,但在影响情绪处理等精神性过程方面的作用毋庸置疑,从而成为临床干预治疗精神疾病的重要靶点。

四、血管支配

内囊前肢的浅层血供主要由大脑中动脉的豆状核纹状体分支负责,深层血供由大脑前动脉的霍伊布内(Heubner)返动脉分支负责。通过进一步分析相关缺血性卒中病理报告,研究者发现,涉及内囊前肢的脑梗死病例可表现出不同程度的偏瘫、轻偏瘫、失语、构音困难、动作忽略、动作消除、偏侧投掷样舞蹈症、人格改变、执行功能障碍、偏侧不注意、失算症、工作记忆损伤、突发性冷漠,或无明显异常症状表现。上述血管损伤不仅仅局限于内囊前肢,还波及毗邻的神经结构。尽管上述症状大多并非内囊前肢功能紊乱所导致的直接后果,但也足以表明内囊前肢汇聚了不同脑区的大量信息,参与介导多种独特的神经功能。对于涉及内囊前肢的大范围或不精确的毁损术等可能造成损伤的干预治疗,要依据其广泛症状谱,慎重考虑可能引发的严重副作用。

五、实验研究

一系列动物实验表明,内囊前肢的建构、功能,以及损伤造成的相关功能障碍,在不同物种间表现出高度保守化倾向。运用放射自显影技术,在恒河猴体内始终可以观察到走行在内囊前肢的多种皮层纹状体纤维。运用类似方法在猫体内也可以观察到,起始于黑质及毗邻腹侧被盖区的神经纤维,在终止于壳核及尾状核之前,也会通过内囊前肢。进一步研究表明,内囊前肢的白质组织形式在灵长类动物、猫、鼠体内都得到较好保留。以上研究成果共同表明,内囊前肢的结构,尤其是皮层纹状体神经纤维的组织形式,在多种哺乳动物间均呈现高度保守化倾向。

动物实验中内囊前肢损伤所导致的功能障碍,也与人体内囊前肢处理情感、认知的功能定位保持一致。值得注意的是，对于负面条件培养下的非人类灵长类动物可以选择性损害内囊前肢的发育，导致成年后内囊前肢完备性受损。对猕猴施加早期刺激后发现，内囊前肢完备性受损与杏仁核肥大呈正相关。内囊前肢的功能解剖在多物种体内都得到了较好保留，在介导情感抑郁方面尤其如此。这为支持人类与非人类灵长类动物边缘系统进化保守倾向提供了又一证据，也突出了内囊前肢在高级功能调控中的重要性。

第二节　内囊前肢毁损术

一、术前准备

静脉复合麻醉，麻醉后安装 CRW 立体定位头架，螺旋 CT 以层厚 1.5 mm，间隔 2 mm 连续扫描，在 AC-PC 平面上重建三维立体图像，确定大脑原点及其在定向仪上的坐标值，计算选定在定向仪上的相对坐标值。杏仁核坐标在计算后用颞角验证靶点，若靶点在颞角内，则以颞角为参照向前、向上各 5 mm 进行调整。取眉间上 8～12 cm，中线旁开 2.5～3 cm 切开头皮，在颅骨上对称钻取 2 个直径为 1 cm 的骨孔，由微推器将射频电极植入核团，术中电阻抗辅助定位。手术核团依据诊断和核心症状，采用不同组合。各核团坐标：扣带回，$X=5$ mm，$Y=$ 侧脑室前脚后 10～20 mm，$Z=$ 侧脑室上 2 mm；杏仁核，$X=17～20$ mm，$Y=6.5$ mm，$Z=-15$ mm；内囊前肢，$X=17～19$ mm，$Y=24$ mm，$Z=0$；内侧隔区，$X=3$ mm，$Y=$AC 点前 5 mm，$Z=0$。依据定位数据和手术计划对拟定靶点用 N100 射频仪进行射频热凝治疗毁损，采用 1.1 mm×2 mm 电极，以核团为中心自下向上做三点毁损，每点毁损参数为 60 s，75 ℃，毁损范围约为 4 mm×5 mm×8 mm，扣带回为双侧各 9 个靶点，杏仁核为双侧各 3 个靶点，内囊前肢双侧各 3 个靶点，内侧隔区 1 个靶点。热凝参数：60～75 s，70～85 ℃。依据疾病诊断和核心症状，结合术前服药史与神经递质的关系，采用不同核团组合。

二、手术部位（多靶点联合）

对于精神障碍（强迫症、精神分裂症、抑郁症），用选择性双侧扣带回、杏仁核、内囊前肢、内侧隔核、伏隔核等多靶点联合毁损（表 46-1）。

表 46-1　内囊前肢毁损术联合靶点

疾病类型	联合靶点
强迫症	双侧内囊前肢＋双侧伏隔核
癫痫性精神病	内囊前肢＋杏仁核海马回＋红核前区
情感性精神病	双侧内囊前肢＋双侧杏仁核＋双侧扣带回
精神分裂症	双侧扣带回＋双侧内囊前肢 双侧扣带回＋双侧内囊前肢＋双侧杏仁核
抽动秽语综合征	扣带回＋单侧纹状体苍白球＋内囊前肢＋杏仁核 扣带回＋单侧纹状体苍白球＋内囊前肢＋丘脑 Vim＋杏仁核
神经性厌食症	双侧杏仁核＋内囊前肢＋尾状核下束
重性抑郁症	选择性双侧扣带回＋杏仁核＋内囊前肢＋内侧隔核＋伏隔核

三、术后检查

毁损灶影像学表现：位于杏仁核的毁损灶均为类圆形，内囊前肢多见短条状及类圆形毁损灶，扣带回的毁损灶各种类型均可见到，虽然病灶多呈对称性分布，但其形态不尽相同。大部分毁损灶 CT 表现为边缘光整、密度均匀的低密度影,少数病灶边界不清,呈略低密度,在毁损区出现点条状高密度,骨窗可见双侧额骨对称性类圆形骨质缺损区;MRI 的主要表现为边缘锐利的长 T1、长 T2 信号,部分病灶边缘可见胶质增生。

四、适应证及其并发症或不良反应

(一)强迫症

双侧内囊前肢毁损术最早是为探索治疗严重帕金森综合征而创立的术式,之后数十年用于难治性强迫症,并体现出不同程度的效果。作用机制可能有两方面:其一,阻断皮层丘脑神经纤维,从而改善抑郁、焦虑等症状;其二,毁损扣带回与海马体、杏仁核之间的神经纤维,阻断 Papez 环路,从而改善边缘系统异常造成的情绪情感处理异常。通过尾状核下内囊前肢毁损术干预治疗难治性强迫症的 12 个月后,双侧内囊前肢、双侧尾状核头、双侧海马体、双侧丘脑均表现出不同程度的萎缩。萎缩部位根据毁损部位差异、个体差异而表现出一定的不同,但都与内囊前肢有所联系。难治性强迫症患者术后 MRI 显示,右侧内囊前肢表现出损伤部位的高度重叠。损伤部位特异性地分布在和室间孔高度与前后连合构成的平面平行的平面上,内囊前肢的中段部分。左侧内囊前肢未见特异性损伤部位分布。

内囊前肢毁损术针对强迫症治疗的不良反应包括情感迟钝、情感淡漠、积极性低、虚弱、意识障碍、人格改变、持续症、记忆衰退、疏忽、一过性幻觉、癫痫发作、体重增加,及其他手术并发症。

另外,内囊前肢毁损术在使用联合靶点治疗强迫症时,根据上海交通大学医学院附属瑞金医院功能神经外科中心的经验,有两点注意事项。

第一,在选择杏仁核作为联合靶点时,毁损术后易导致患者出现对侧偏瘫,在双侧杏仁核毁损术中毁损一侧杏仁核后更容易引发对侧偏瘫。这可能是由于杏仁核毁损的标准靶点毗邻豆状核纹状体动脉,在毁损时易引起该动脉损伤,术后该动脉负责的大脑皮层相关区域失去血液供应所导致的。而联合双侧杏仁核进行毁损时,毁损一侧杏仁核后脑脊液灌注可能引起大脑偏位,导致另一侧毁损靶点难以定位,因此此时毁损术更容易引起豆状核纹状体动脉损伤。术中一旦发现患者有一侧肢体肌张力减退及其他相关不良反应,应立即终止手术,并及时使用促动脉扩张药物,如酚妥拉明、硝苯地平等,以暂时降低动脉血压,避免偏瘫等不良后果。考虑到这种可能,我们建议在选择单侧或双侧杏仁核作为毁损术联合靶点时,应比标准靶点偏后 1~2 mm,以避免偏瘫及其他相关不良反应的发生。

第二,在选择扣带回作为联合靶点时,考虑到扣带回为有关神经环路的相对功能亚区,对精神疾病以外的机体功能影响不大,因此为阻断可能存在的所有导致精神疾病发生的异常环路,以达到毁损术的最佳疗效,我们建议对扣带回的毁损要一全二大,完全离断。具体操作是在扣带回毁损的标准靶点向外侧旁开 5 mm 进行第二靶点毁损,以完全阻断相关神经环路。

(二)重性抑郁症

双侧内囊前肢毁损术适用于重度、难治性重性抑郁症。该术式尽管对多数患者有效,但并不能完全阻断导致重性抑郁症发病的神经环路。在 Hurwitz T A 等的研究中,尽管半数受试者都达到治疗反应,但只有 1 例在 2 年后仍能维持停药状态。

内囊前肢毁损术针对重性抑郁症治疗的不良反应包括意识障碍、假性视幻觉、食欲增加、动机减少、嗅觉味觉减退、性欲增加、记忆缺失、情感淡漠、虚弱、体重增加、排尿控制损伤,以及手术并发症。部分病例尚出现术后抑郁症状加剧。

(三)精神分裂症

神经分裂症的神经环路较为复杂,尚未得到系统性阐述,因此限制了手术的实施。针对难治性精神分裂症的内囊前肢毁损术的研究至今仅有 1 例,74% 的受试者在术后 2 年的随访中表现出不同程度的症状改善。

内囊前肢毁损术针对神经分裂症治疗的不良反应包括尿失禁、定向障碍、睡眠障碍、虚弱、暴食症、健忘症、人格改变、懒惰行为、性欲亢进，以及手术并发症。

（四）其他精神疾病

其他精神疾病适应证包括抽动秽语综合征、焦虑症、自闭症、神经性厌食症、各种药物成瘾、反社会型人格障碍等。

五、术式评价

各类精神疾病为相关神经环路独立或联合出现异常所导致，病因复杂，无根治方法。内囊前肢毁损术旨在毁损阻断异常神经环路，最大限度提高患者的生活质量，但通常无法阻断所有致使起病的异常神经环路，且容易引发毁损靶点毗邻部位损伤而引起相关不良反应，而最终导致术后疗效低于预期。因此，内囊前肢毁损术仅可作为精神疾病，尤其是难治性精神疾病的一般药物治疗的有效补充，在术后需要向患者宣教相关事项，培养患者依从性，嘱患者按医嘱服药，以巩固疗效（表 46-2）。

表 46-2　双侧内囊前肢毁损术对各类精神疾病的疗效

组别	样本量	随访时长	术式	症状改善
强迫症	$n = 5$	12 个月	双侧内囊前肢毁损术	"Significant improvement", better than cingulotomy
	$n = 5$	12 个月	双侧内囊前肢毁损术	CPRS：12.88（$P < 0.001$）GAF：1.6（$P < 0.001$）
	$n = 19$		双侧内囊前肢毁损术	9 "good" outcomes 5 "poor" outcomes
	$n = 15$	12 个月	双侧内囊前肢毁损术	Y-BOCS：10.55（$P < 0.05$）GAF：9.39（$P > 0.05$）
	$n = 12$		双侧内囊前肢毁损术	Y-BOCS：14.9（$P < 0.001$）
	$n = 45$	24～72 个月	双侧内囊前肢毁损术	BDI：21.20
精神分裂症	$n = 100$	24 个月	双侧内囊前肢毁损术	74% of patients showed at least "improvement in symptom severity"
焦虑症	Generalized anxiety disorder：$n = 13$ Panic disorder：$n = 8$ Social phobia：$n = 5$	12 个月	双侧内囊前肢毁损术	Brief Scale for Anxiety：17.4

第三节　小结与展望

内囊前肢走行着大量神经纤维，联系负责情绪情感调控、认知行为功能、人格表现等精神性状态维持的脑区，同时也是皮层-纹状体-丘脑-皮层环路的核心组件，因此与各种精神疾病的发生密切相关，成为相关精神疾病采取干预治疗选择的重要靶点。

内囊前肢毁损术作为针对这一靶点较早提出的术式之一，针对各类精神疾病的干预治疗已经成功地应用了数十年，成功改善了多数患者的症状，在部分病例上甚至达到了基本治愈的效果。但是，作为一种干预性的不可逆的术式,其局限性也较明显。部分患者在术后出现了症状加重的现象,大范围、不精确的毁损靶点也具有导致其他医源性损伤的倾向。同时,手术引起的多种并发症也不容忽视。

值得注意的是,走行于内囊前肢的神经纤维微结构可以用弥漫张量成像中的各向异性分数来表征,在各种精神疾病或精神疾病发生高风险人群中都观察到内囊前肢各向异性分数相比于正常人群有所降低。

前沿技术与内囊前肢毁损术相结合如伽玛刀放射治疗、MR引导下的聚焦超声治疗等,进一步提高了该术式的安全性和可行性,使得内囊前肢毁损术重新被考虑作为治疗难治性精神疾病的一种选择。内囊前肢脑深部电刺激术作为一种可逆的可调控的微创性术式,在近年来的精神疾病治疗中也取得了良好的效果。个体化治疗的神经显像实时反馈技术、精细精确的靶向技术的应用,都为难治性、消耗性的精神疾病的干预治疗提供了新的可能。

(王军　唐运林)

参 考 文 献

[1] 姜克明,王晓峰,彭雅滨,等.内囊前肢在立体定向手术中的应用与潜在风险[J].立体定向和功能性神经外科杂志,2008,4(4):196-198.

[2] 陈小峰,蒋宇钢,匡卫平,等.立体定向多靶点毁损术治疗难治性神经性厌食的临床分析[J].中国临床神经外科杂志,2013,18(2):86-88,91.

[3] 陈邱明,袁邦清,林川淼,等.立体定向颅内多靶点毁损术治疗难治性精神障碍疗效分析[J].立体定向和功能性神经外科杂志,2014,27(5):257-260.

[4] 张强,张莲香,王峰.国人内囊前肢的解剖及在脑立体定向手术治疗难治性精神疾病中的应用[J].世界最新医学信息文摘,2016,16(96):79-80.

[5] 周连银,汪鲁刚,唐运林,等.多靶点射频损毁术治疗难治性抽动秽语综合征的疗效分析[J].中国医学物理学杂志,2017,34(10):1078-1080.

[6] 吴永彬,蒋俭峰,李萍.难治性精神分裂症多靶点联合毁损术后CT及MRI表现[J].中华神经外科疾病研究杂志,2018,17(1):71-73.

[7] Chowdhury F,Haque M,Sarkar M,et al. White fiber dissection of brain: the internal capsule: a cadaveric study[J]. Turk Neurosurg,2010,20(3):314-322.

[8] Axer H,Lippitz B E,von Keyserlingk D G. Morphological asymmetry in anterior limb of human internal capsule revealed by confocal laser and polarized light microscopy[J]. Psychiatry Res,1999,91(3):141-154.

[9] Gutman D A,Holtzheimer P E,Behrens T E J,et al. A tractography analysis of two deep brain stimulation white matter targets for depression [J]. Biol Psychiatry,2009,65(4):276-282.

[10] Lehman J F,Greenberg B D,McIntyre C C,et al. Rules ventral prefrontal cortical axons use to reach their targets: implications for diffusion tensor imaging tractography and deep brain stimulation for psychiatric illness[J]. J Neurosci,2011,31(28):10392-10402.

[11] Jbabdi S,Lehman J F,Haber S N,et al. Human and monkey ventral prefrontal fibers use the same organizational principles to reach their targets: tracing versus tractography[J]. J Neurosci,2013,33(7):3190-3201.

[12] Safadi Z,Grisot G,Jbabdi S,et al. Functional segmentation of the anterior limb of the internal capsule: linking white matter abnormalities to specific connections[J]. J. Neurosci,2018,38(8):2106-2117.

[13] Nanda P,Banks G P,Pathak Y J,et al. Connectivity-based parcellation of the anterior limb of

the internal capsule[J]. Hum Brain Mapp,2017,38(12):6107-6117.

[14] Coenen V A, Panksepp J, Hurwitz T A, et al. Human medial forebrain bundle (MFB) and anterior thalamic radiation (ATR): imaging of two major subcortical pathways and the dynamic balance of opposite affects in understanding depression[J]. J Neuropsychiatry Clin Neurosci,2012,24(2):223-236.

[15] Niogi S, Mukherjee P, Ghajar J, et al. Individual differences in distinct components of attention are linked to anatomical variations in distinct white matter tracts[J]. Front Neuroanat,2010,4:2.

[16] Ota M, Sato N, Matsuo J, et al. Multimodal image analysis of sensorimotor gating in healthy women[J]. Brain Res,2013,1499:61-68.

[17] Okun M S, Bowers D, Springer U,et al. What's in a "smile?" Intra-operative observations of contralateral smiles induced by deep brain stimulation [J]. Neurocase,2004,10(4):271-279.

[18] Okun M S, Mann G, Foote K D,et al. Deep brain stimulation in the internal capsule and nucleus accumbens region: responses observed during active and sham programming [J]. J Neurol Neurosurg Psychiatry,2007,78(3):310-314.

[19] Machado A, Haber S, Sears N,et al. Functional topography of the ventral striatum and anterior limb of the internal capsule determined by electrical stimulation of awake patients[J]. Clin Neurophysiol,2009,120(11):1941-1948.

[20] Chopra S, Shaw M, Shaw T,et al. More highly myelinated white matter tracts are associated with faster processing speed in healthy adults[J]. Neuroimage,2018,171:332-340.

[21] Dunker R O, Harris A B. Surgical anatomy of the proximal anterior cerebral artery[J]. J Neurosurg, 1976,44(3):359-367.

[22] Donzelli R, Marinkovic S, Brigante L,et al. Territories of the perforating (lenticulostriate) branches of the middle cerebral artery[J]. Surg Radiol Anat,1998,20(6):393-398.

[23] Marinkovic S, Gibo H, Milisavljevic M, et al. Anatomic and clinical correlations of the lenticulostriate arteries[J]. Clin Anat,2001,14(3):190-195.

[24] Vitosevic Z, Cetkovic M, Vitosevic B, et al. [Blood supply of the internal capsule and basal nuclei][J]. Srp Arh Celok Lek,2005,133(1-2):41-45.

[25] Djulejic V, Marinkovic S, Georgievski B,et al. Clinical significance of blood supply to the internal capsule and basal ganglia[J]. J Clin Neurosci,2016,25:19-26.

[26] Rascol A, Clanet M, Manelfe C, et al. Pure motor hemiplegia: CT study of 30 cases[J]. Stroke,1982,13(1):11-17.

[27] Viader F, Cambier J, Pariser P. [Left motor extinction due to an ischemic lesion of the anterior limb of the internal capsule (author's transl)]. Rev Neurol (Paris), 1982,138(3):213-217.

[28] Ichikawa K, Kageyama Y. Clinical anatomic study of pure dysarthria[J]. Stroke, 1991,22(6):809-812.

[29] Werring D J, Clark C A, Barker G J,et al. The structural and functional mechanisms of motor recovery: complementary use of diffusion tensor and functional magnetic resonance imaging in a traumatic injury of the internal capsule [J]. J Neurol Neurosurg Psychiatry, 1998,65(6):863-869.

[30] Kumral E, Evyapan D, Balkir K. Acute caudate vascular lesions[J]. Stroke,1999,30(1):100-108.

[31] Kalashnikova L A, Gulevskaya T S, Kashina E M. Disorders of higher mental function due to

single infarctions in the thalamus and in the area of the thalamofrontal tracts[J]. Neurosci Behav Physiol，1999,29(4):397-403.

[32] Tanji K，Suzuki K，Fujii T，et al. A case of frontal network amnesia[J]. J Neurol Neurosurg Psychiatry,2003,74(1):106-109.

[33] Bosshart H，Capek S. An unusual case of random fire-setting behavior associated with lacunar stroke[J]. Forensic Sci Int,2011,209(1-3):e8-e10.

[34] Spalletta G，Cravello L，Piras F,et al. Rapid-onset apathy may be the only clinical manifestation after dorsal striatum hemorrhagic lesion: a case report[J]. Alzheimer Dis Assoc Disord,2013,27(2):192-194.

[35] Smith E E，Salat D H，Jeng J,et al. Correlations between MRI white matter lesion location and executive function and episodic memory[J]. Neurology,2011,76(17):1492-1499.

[36] Sandyk R. Hemichorea-hemiballismus caused by lacunar infarction in the basal ganglia. A case report[J]. S Afr Med J，1983,63(19):739-740.

[37] Fisher C M. Capsular infarcts: the underlying vascular lesions[J]. Arch Neurol，1979,36(2):65-73.

[38] Corbett A J，McCusker E A，Davidson O R. Acalculia following a dominant-hemisphere subcortical infarct[J]. Arch Neurol,1986,43(9):964-966.

[39] Ozaki I，Baba M，Narita S，et al. Pure dysarthria due to anterior internal capsule and/or corona radiata infarction: a report of five cases[J]. J Neurol Neurosurg Psychiatry,1986,49(12):1435-1437.

[40] Croisile B，Henry E，Trillet M，et al. Loss of motivation for speaking with bilateral lacunes in the anterior limb of the internal capsule[J]. Clin Neurol Neurosurg,1989,91(4):325-327.

[41] de la Sayette V，Bouvard G，Eustache F,et al. Infarct of the anterior limb of the right internal capsule causing left motor neglect: case report and cerebral blood flow study[J]. Cortex,1989,25(1):147-154.

[42] Caplan L R，Schmahmann J D，Kase C S,et al. Caudate infarcts Arch[J]. Neurol,1990,47(2):133-143.

[43] Sousa A M M，Meyer K A，Santpere G,et al. Evolution of the Human nervous system function，structure，and development[J]. Cell,2017,170(2):226-247.

[44] Yeterian E H，Van Hoesen G W. Cortico-striate projections in the rhesus monkey: the organization of certain cortico-caudate connections[J]. Brain Res,1978,139(1):43-63.

[45] Van Hoesen G W，Yeterian E H，Lavizzo-Mourey R. Widespread corticostriate projections from temporal cortex of the rhesus monkey[J]. J Comp Neurol，1981,199(2):205-219.

[46] Giguére M，Marchand R，Poirier L J. The nigrostriatal nervous pathways in the brain of the cat. An autoradiographic study[J]. Adv Neurol,1984,40:77-83.

[47] Coizet V，Heilbronner S R，Carcenac C,et al. Organization of the anterior limb of the internal capsule in the rat[J]. J Neurosci,2017,37(10):2539-2554.

[48] Coplan J D，Abdallah C G，Tang C Y,et al. The role of early life stress in development of the anterior limb of the internal capsule in nonhuman primates[J]. Neurosci Lett,2010,480(2):93-96.

[49] Coplan J D，Kolavennu V，Abdallah C G,et al. Patterns of anterior versus posterior white matter fractional anistotropy concordance in adult nonhuman primates: effects of early life stress [J]. J Affect Disord,2016,192:167-175.

［50］ Coplan J D，Fathy H M，Jackowski A P，et al. Early life stress and macaque amygdala hypertrophy：preliminary evidence for a role for the serotonin transporter gene[J]. Front Behav Neurosci,2014,8:342.

［51］ Barger N，Hanson K L，Teffer K，et al. Evidence for evolutionary specialization in human limbic structures[J]. Front Hum Neurosci，2014,8:277.

［52］ Scoville W B. Selective cortical undercutting as a means of modifying and studying frontal lobe function in man；preliminary report of 43 operative cases[J]. J Neurosurg,1949,6(1):65-73.

［53］ Kelly D. Psychosurgery and the limbic system[J]. Postgrad Med J,1973,49(578):825-833.

［54］ Christmas D，Eljamel M S，Butler S，et al. Long term outcome of thermal anterior capsulotomy for chronic，treatment refractory depression[J]. J Neurol Neurosurg Psychiatry,2011,82(6):594-600.

［55］ Taren J A，Curtis G C，Gebarski S S. Late local and remote structural changes after capsulotomy for obsessive compulsive disorder[J]. Stereotact Funct Neurosurg,1994,63(1-4):1-6.

［56］ Lippitz B，Mindus P，Meyerson B A，et al. Obsessive compulsive disorder and the right hemisphere：topographic analysis of lesions after anterior capsulotomy performed with thermocoagulation[J]. Acta Neurochir Suppl,1997,68:61-63.

［57］ Lippitz B E，Mindus P，Meyerson B A，et al. Lesion topography and outcome after thermocapsulotomy or gamma knife capsulotomy for obsessive-compulsive disorder：relevance of the right hemisphere[J]. Neurosurgery,1999,44(3):452-460.

［58］ Hurwitz T A，Honey C R，Allen J，et al. Bilateral anterior capsulotomy for intractable depression[J]. J Neuropsychiatry Clin Neurosci,2012,24(2):176-182.

［59］ Subramanian L，Bracht T，Jenkins P，et al. Clinical improvements following bilateral anterior capsulotomy in treatment-resistant depression[J]. Psychol Med,2017,47(6):1097-1106.

［60］ Liu W，Hao Q，Zhan S，et al. Long-term follow-up of MRI-Guided bilateral anterior capsulotomy in patients with refractory schizophrenia[J]. Stereotact Funct Neurosurg,2014,92(3):145-152.

第四十七章　神经调控技术治疗精神疾病

早期的精神外科始于 19 世纪 30 年代,使用双侧额极切除或前额叶白质切开术,由于当时精神病患者数量庞大且缺乏有效的药物治疗,大量患者接受了这样的手术。1950 年,随着氯丙嗪等抗精神病药物的问世,以及手术后各种并发症的出现,手术适应证的选择缺乏严格界定,手术治疗受到严厉的质疑和伦理批评。然而,精神疾病药物并不能解决精神病患者的所有问题,仍有许多患者病情发展为药物难治性精神疾病。立体定向毁损手术能够更精准地定位,降低手术风险,使得针对特定靶点进行治疗成为可能,促进了精神外科的进一步发展。1987 年,法国 Benabid 教授开创了脑深部电刺激术,该技术基于电场手段,通过在脑内特定位点调节神经功能及状态,具有可调节性、可逆性、侵袭性小等特点。而脑深部电刺激术(DBS)用于治疗抑郁症则是在 2005 年由 Lozano 等首次报道,他们将 DBS 电极植入胼胝体膝部下的扣带回进行电刺激。2007 年 Schlaepfer 等选择伏隔核为刺激靶点,发现刺激伏隔核也能取得很好疗效。精神外科已从传统的毁损术发展到现代的神经调控技术。神经调控技术包括 DBS、脊髓电刺激术(SCS)和迷走神经电刺激术(VNS)。DBS 是精神外科常用手术方式。

近年来,国内功能神经外科发展较快,精神外科手术精准率高,不良反应降低,国内学者继续尝试应用立体定向神经调控的方式治疗精神疾病,如难治性强迫症、神经性厌食症、难治性抑郁症、抽动秽语综合征等。

一、强迫症

强迫症(obsessive-compulsive disorder,OCD)是一种慢性致残性精神疾病,临床特征是反复出现强迫性思维,从而产生强烈的紧张、焦虑和不适感,并由此诱发患者不可控制的强迫思维及行为。这一病症包含情感、认知和运动行为等多种异常。直到 20 世纪 60 年代,OCD 仍被认为是无法医治的精神疾病。随着认知行为学、抗强迫症药物的发展,OCD 的治疗有了进步。但是,仍然有 20%~30% 的患者对于药物和认知行为治疗无反应,约 10% 的患者选择自杀。OCD 的药物治疗包括 5-羟色胺再摄取抑制剂(SSRI)等。对小部分难治性 OCD 患者,接受神经毁损术是不得已的选择。进入 21 世纪,DBS 为外科手术治疗 OCD 带来了新的机遇。伏隔核被认为是 DBS 治疗 OCD 的首选靶点。手术患者的选择依据如下。

1. 长期严重的药物和心理行为治疗无效的 OCD 患者　满足以下条件:①由正规医疗机构按美国精神疾病诊断标准 DSM-Ⅳ 诊断为原发性的 OCD;Y-BOCS 评分在 25 分以上;②为难治性 OCD:最佳的药物治疗无效(至少 3 种选择性 SSRI(包括氯米帕明),每种药在美国 FDA 推荐剂量下治疗 3 个月,并且经过 SSRI 加量和苯二氮䓬类治疗);最少 20 个疗程的心理行为治疗无效。

2. 慢性发展,持续 3 年以上

(1)排除标准:①有严重的神经疾病或内科疾病不能耐受手术者;严重的大脑结构异常。②伴有其他精神疾病(OCD 共病除外)。③存在药物滥用或依赖,有自杀倾向。

(2)术前准备:各项临床检查和精神科评估,采集头部影像资料。签署患者及家属知情同意书,如果是研究性治疗,应该有当地伦理委员会的批准。

二、难治性抑郁症

难治性抑郁症(treatment-resistant depression,TRD)是最常见的精神疾病,临床特征包括认知、情感、躯体和自主神经多系统的复杂的功能紊乱。具备下列症状中的 5 条并持续至少 2 个月者,可做出抑郁症的诊断。其严重程度常用汉密尔顿抑郁量表评估。

（1）大部分时间处于情绪压抑中。

（2）对以往感兴趣的活动缺乏兴趣。

（3）显著的体重增加或减少。

（4）几乎每天都失眠或睡眠过度。

（5）精神运动迟滞或激越。

（6）感到疲惫或精力不足。

（7）感到生活没有意义或有过度的不恰当的负罪感。

（8）缺乏思考能力或犹豫不定、难以决断。

（9）反复出现死的念头或自杀的妄想，但没有具体实施。

抑郁症的治疗主要是药物治疗和心理治疗，严重者可以选择改良电抽搐治疗。其中 80% 的患者通过这些治疗可以缓解。但仍然有 20% 的患者发展为 TRD，严重影响生活质量甚至有自杀风险。立体定向神经毁损术治疗 TRD 有较长的历史，先后有尾核下束（SCT）、前扣带回（AC）和内囊前肢被作为损毁术的靶点。2005 年，Lozano 等根据 PET 影像对 TRD 患者脑代谢活动的提示，将 DBS 电极植入胼胝体膝部下的扣带回进行电刺激。6 例患者双侧植入 Medtronic 3387 电极，6 个月后 4 例患者症状得到明显改善。Schlaepfer 等选择伏隔核（nucleus accumbens，NAc）作为刺激靶点，发现也取得了很好的疗效。其他可用于 TRD-DBS 治疗的靶点还包括前扣带回（AC）和丘脑下脚。

患者选择严格遵循以下几点。

（1）所有接受手术的患者满足成人抑郁症（MDD）的诊断标准。

（2）症状持续 1 年以上，并且非手术治疗无效，包括足量足疗程的抗抑郁药物治疗、循证心理治疗和改良电抽搐治疗。

（3）所有患者签署手术知情同意书并且经当地伦理委员会批准。

三、抽动秽语综合征

抽动秽语综合征（TS）是一种慢性精神疾病，临床特征是突发、快速、刻板而非节律性的不随意肌肉抽动，或由于气流通过喉和口鼻而产生异常的声音。TS 可以表现为突发的快速而简短的阵挛性抽动，也可以是缓慢而持续的肌张力障碍性或强直性的抽动。涉及单一肌肉的简单抽动，或涉及多块肌肉的复杂性抽动。少部分患者有污言秽语的表现。情绪紧张时加重。TS 多伴发注意力缺失多动症（attention deficit hyperactivity disorder，ADHD）、强迫症和自残行为（self-injurious behavior，SIB）。TS 多在儿童时发病，病程较长，病情起伏变化，成年后多可缓解。多数 TS 患者症状轻微，只需心理、行为和药物治疗。当 TS 症状较重并且影响生活、学习和工作，且心理、行为和药物治疗无效的患者才考虑外科手术治疗。在应用神经调控技术之前，人们尝试神经损毁术治疗该病。损毁靶点包括前额叶、双额叶内侧面、扣带回、腹外侧核、小脑齿状核、胼胝体、尾状核、苍白球、丘脑底核等，甚至多靶点联合应用，结果并不满意。资料显示，双侧苍白球 DBS 刺激效果较好。

1. 手术适应证

（1）由两名精神科医生根据美国精神疾病诊断标准 DSM-Ⅳ 确诊的 TS。

（2）患者以抽动症状为主，严重影响生活、学习和工作。

（3）心理、行为和药物治疗无效（包括至少 3 种药物足量、足疗程应用，每种药物治疗至少 12 周无效，或由于严重的副作用不能耐受）。使用过以下几种不同类型的药物：①多巴胺拮抗剂（氟哌啶醇）；②新型抗精神病药物（利培酮、奥氮平、氯氮平等）。同时进行 10 个疗程的心理行为治疗。

（4）年龄大于 18 岁。

2. 手术禁忌证　合并有严重的心肺疾病或凝血功能障碍者，MRI 显示有明显的脑结构异常者，有强烈的自杀妄想者。国际上有 DBS 治疗 TS 的指南可供参考。

四、神经性厌食症

神经性厌食症(anorexia nervosa,AN)是一种以体重明显减轻、停经、体象障碍和极端追求瘦为主要特点的精神疾病,患者 BMI≤17.5 kg/m²。女性终生患病风险达 0.3%～1%,男性为 0.03%～0.1%。在西方国家,神经性厌食症患者的死亡率高达 20%,是精神疾病中死亡率最高的疾病。患者刻意节食、强迫性过度运动、极度消瘦、内分泌紊乱,严重者可出现恶病质状态、凝血功能障碍从而危及生命。多数患者存在体象障碍及焦虑、抑郁、强迫观念等精神科共病。

神经性厌食症的诊断标准如下。

(1) 体重减轻:比正常平均体重减轻 15%以上,或者 BMI≤17.5 kg/m²,或在青春期前没有达到所期望的躯体增长标准,并有发育延迟或停止。

(2) 故意造成体重减轻,至少有下列 1 项表现:①回避"导致发胖的食物";②自我诱发呕吐;③自我引发排便;④过度运动;⑤服用食欲抑制剂或利尿剂等。

(3) 有病理性怕胖观念。

(4) 常有下丘脑-垂体-性腺轴的内分泌紊乱。女性表现为停经(至少 3 个连续月经周期),男性表现为兴趣丧失或性功能低下。

(5) 症状至少持续 3 个月。

(6) 可有间歇发作的暴饮暴食。

(7) 排除躯体疾病所致体重减轻(如恶性肿瘤、恶病质、肠道疾病(如克罗恩病或吸收不良综合征)等)。

神经性厌食症的临床治疗相当困难,保守治疗主要是心理治疗、行为治疗、营养治疗、药物治疗、家庭治疗。在 2010 年的亚洲立体定向及功能神经外科大会上,孙伯民教授提出了难治性神经性厌食症的手术治疗方法并报道了取得的良好效果,为神经性厌食症的治疗打开了新局面。

神经性厌食症的治疗方法除传统的立体定向毁损术外,还包括神经调控手术。神经性厌食症属于强迫谱系障碍,基于以往对毁损或脑深部电刺激伏隔核治疗强迫性神经症的经验,2006 年,上海交通大学医学院附属瑞金医院开展了我国第一例伏隔核脑深部电刺激术治疗神经性厌食症。脑深部电刺激术大大提高了手术的安全性和有效性。现今研究表明,伏隔核具有行为调控、镇痛作用,参与精神分裂症和神经性厌食症的发生、药物成瘾、学习记忆和心血管活动的调节及运动活动的调节。

五、神经调控 DBS 的手术基本过程

(1) 术前扫描:将患者送至 MRI 室,用 3.0 T 磁共振扫描全颅,无间距;取轴位 T1、T2,冠状位 T1、T2。

(2) 手术当天安装头架:患者在局部麻醉下安装立体定向头架。头架基座平行于 AC-PC 线,进行头部 CT。

(3) 应用立体定向手术计划系统计算出靶点 X、Y、Z 坐标值,弓架左右角度及前后角度,计算出最佳的入颅点和轨迹。伏隔核的参考坐标:$X=$中线旁开 5.5～7.5 mm,$Y=$大脑原点前 20～22 mm,$Z=$AC-PC 下 8.0～9.5 mm。

(4) 体位与麻醉:同神经性厌食症立体定向毁损术,患者取平卧位或半坐卧位。电极植入过程在局部麻醉下进行,脉冲发生器植入过程改用气管插管全身麻醉。

①植入电极和脉冲发生器准备:目前植入电极有 Medtronic 公司生产的 DBS-3387 或 DBS-3389 型电极以及苏州景昱 DBS 设备,清华大学自主研发的品驰脑深部电刺激组件可供选用的电极型号为 L301、L302。

②电极植入:患者于手术室取平卧位或半坐卧位,选好切口,消毒,铺巾,局部麻醉,颅骨钻孔。骨孔直径为 14 mm,将电极固定环置于骨孔上,以伏隔核的核心部位作为原始靶点植入颅内电极,术中临时刺

激观察有无明显副作用。

③脉冲发生器植入。

六、术中、术后注意事项

（1）术者对DBS刺激器的功能要有很好的了解并熟练掌握操作技巧。手术后第3～4天开机刺激，刺激参数：频率135～185 Hz，脉宽120～210 μs，电压2.5～4.0 V。多数患者对于此刺激模式能够较好地适应。

（2）术后观察同扣带回毁损术。建议术后复查CT或MRI（MRI场强为1.5 T，脉冲发生器处于关闭状态，电压为0 V。）

（3）植入DBS刺激器的患者日常生活基本不受影响，大部分家用电器不影响刺激器的功能。但是应注意以下几点：①不能直接对着刺激器植入处进行热疗；②刺激器植入处不能直接进行放射治疗；③外科电凝器不宜在刺激器及延长导线附近操作，要使电凝器的正、负极尽可能远离刺激器处，建议使用双极电凝，囊袋止血更精确；④强磁场可抑制刺激器的输出，行MRI检查时应将刺激器从开状态转换到关状态，仅可使用1.5 T磁共振；⑤安检系统会对刺激器输出造成影响，从而影响刺激效果。此时患者需出示医疗证明，要求走安全通道。

（4）由于DBS程控需要一定的时间，可能暂时不如接受毁损手术治疗的患者恢复得快，术前需向患者做好解释，取得理解和配合。

七、总结

精神外科是某些药物难治性精神疾病患者保守治疗之外的选择，甚至是症状极度严重的患者唯一的选择，比如严重的神经性厌食症患者因恶病质、肝功能衰竭等濒临死亡，如果继续考虑调整药物、心理、行为治疗等，则对挽救患者生命于事无补。此时应尽快调整患者营养状况及内环境、凝血功能，使患者符合外科手术及麻醉条件，尽快接受手术治疗，对挽救患者生命有至关重要的作用。

但同时我们也要看到精神外科的局限性，如伦理学、不同精神疾病脑区定位及靶点选择、远期疗效、不良反应等。精神外科的开展需要多学科合作。在这个过程中，需要严格掌握适应证，对患者进行充分筛查，并更多地考虑伦理、治疗管理、手术安全等。神经外科的同行们应该进一步加强神经解剖细微结构的辨识和掌握、获得更多的循证医学依据，将来在临床中更好地发展神经外科。

DBS较立体定向核团毁损术有明显的优点，它是非破坏性的手术，其多种刺激参数（强度、频率和波宽）可以根据病情随时做出调整，刺激的部位和范围也有调控空间，当刺激器处于"关闭"状态时，则对患者无任何影响。DBS也有其本身的缺点，如植入设备的机械故障、感染、需要更换电池和定期调控参数，以及费用昂贵等。

长期以来限制精神外科发展的有若干因素，譬如精神疾病的生物学原理没有阐明，这也导致了伦理学的质疑和限制。在过去20多年，DBS被广泛用于治疗运动障碍性疾病、疼痛、癫痫、微意识状态，然而用于精神疾病的治疗仍处于探索研究阶段。现今常用的精神疾病的神经调控靶点，主要是建立在脑立体定向毁损术的成功经验之上，缺乏有力的实验支持。但是功能性神经成像（PET和fMRI），为我们选择靶点提供了一些新的线索。探索新的靶点仍面临巨大挑战，精神外科发展曲折而充满争议，但是DBS使我们对精神疾病的外科治疗充满期待。虽然伦理学的争论仍将继续，但是值得欣喜的是，神经调控技术已经克服了伦理学的障碍。随着神经科学的飞速发展和生物工程技术的不断进步，我们相信神经调控治疗精神疾病将会为患者和社会带来前所未有的收益。

（孙伯民　王学廉）

参 考 文 献

[1]　吴承瀚·潘宜新，李锋，等.功能神经外科治疗神经性厌食症的回顾与前瞻[J].医学综述，2010，16

(15),2290-2292.

［2］ 孙伯民,李殿友,朗黎琴,等. 内囊前肢毁损术治疗难治性强迫症［J］. 中国神经精神疾病杂志, 2003,29(2):81-83.

［3］ 颜文伟,成良正,常义. 全国精神外科协作组关于现代精神外科手术治疗的要求(草案)［J］. 立体定向和功能性神经外科杂志,1990,3(2):55-68.

［4］ 马廉亭. 微侵袭神经外科学［M］. 北京:人民军医出版社,1999.

［5］ 林志国. 中国人脑立体定向 MRI 应用解剖图谱［M］. 上海:上海科学技术出版社,2009.

［6］ Liu W,Li D Y,Sun F F,et al. Long-term follow-up study of MRI-guided bilateral anterior capsulotomy in patients with refractory anorexia nervosa［J］. Neurosurgery,2018,83(1):86-92.

［7］ Halmi K A,Sunday S R,Klump K L,et al. Obsessions and compulsions in anorexia nervosa subtypes［J］. Int J Eat Disord,2003,33(3):308-319.

［8］ Key A,Lacey H. Progress in eating disorder research［J］. Curr Opin Psychiatry,2002,15(2):143-148.

［9］ Benabid A L,Pollak P,Louveau A,et al. Combined(thalamotomy and stimulation)stereotactic surgery of the VIM thalamic nucleus for bilateral Parkinson disease［J］. Appl Neurophysiol,1987, 50(1-6):344-346.

［10］ Lozano A M,Mayberg H S,Giacobbe P,et al. Subcallosal cingulate gyrus deep brain stimulation for treatment-resistant depression［J］. Biological Psychiatry,2008,64(6):461-467.

［11］ Schlaepfer T E,Cohen M X,Frick C,et al. Deep brain stimulation to reward circuitry alleviates anhedonia in refractory major depression［J］. Neuropsychopharmacology,2008,33(2):368-377.

［12］ Bear R E,Fitzgerald P,Rosenfeld J V,et al. Neurosurgery for obsessive-compulsive disorder: contemporary approaches［J］. J Clin Neurosci,2010,17(1):1-5.

［13］ Mink J W,Walkup J,Frey K A,et al. Patient selection and assessment recommendations for deep brain stimulation in Tourette syndrome［J］. Mov Disord,2006,21(11):1831-1838.

［14］ Albin R L,Mink J W. Recent advances in Tourette syndrome research［J］. Trends in Neurosciences,2006,29(3):175-182.

第七篇

慢性意识障碍

第四十八章　慢性意识障碍概述

意识障碍(disorder of consciousness, DOC)是指各种严重脑损伤导致的意识丧失状态,主要包括昏迷、植物状态(vegetative state, VS)和微意识状态(minmally conscious state, MCS)(表 48-1)。慢性意识障碍(prolonged DOC, PDOC)是指意识丧失超过 28 天的意识障碍。

表 48-1　昏迷、植物状态和微意识状态的诊断标准

意识水平	诊断标准
昏迷	无觉醒/睁眼
	无觉知的征象表现
	自主呼吸损害
	脑干反射损害
	无发声
	>1 h
植物状态	觉醒/自发或刺激睁眼
	无觉知的征象表现
	保留自主呼吸
	保留脑干反射
	无有目的的行为
	无言语或无法理解言语
	保留(部分或全部)下丘脑和脑干自主神经功能
	保留睡眠-觉醒周期
	>1 个月:持续性植物状态
	伴随症状:
	对疼痛刺激的痛苦表情
	声音定位
	少见的伴随症状:
	凝视
	对威胁有反应
	可有单音节词
微意识状态	觉醒/自发睁眼
	波动但可重复的意识行为征象
	与外界变化有关的哭、笑
	物品定位和操用
	持续的凝视及视物追踪
	有言语
	有目的性,但无法有效交流
	脱离 MCS
	有功能性交流(可交流)
	会正确使用物品

DOC 患病率目前仍无精确的统计数据。2013 年,荷兰的一项流行病学研究报告 DOC 患病率在(0.2～6.1)/10 万。2002 年,美国成人和儿童 MCS 患者估计在 112000～280000 人之间,每年新增 2 万～3 万患者,日本约 2 万人,而我国 DOC 患者每年新增 7 万～10 万,总数达 30 万～50 万。DOC 患者存活时间一般为 2～5 年,其中 VS 患者意识恢复较困难,MCS 患者有较好的恢复潜力。

一、概念及诊断

(一)慢性意识障碍

慢性意识障碍(PDOC),强调涵盖的是 VS 和 MCS,且特指意识丧失超过 28 天的患者,在病程上有别于各类脑损伤后急症期的意识异常状态。根据内涵及病情特点,PDOC 具备以下特征:病程大于 4 周,病情基本平稳,已进入恢复期;为一组症状的集合;有具体且明确的病情指向。

(二)植物状态(VS)或无反应觉醒综合征

1972 年,Jennett 和 Plum 首创持续性 VS 这一名称,即各种原因导致的脑损伤患者,由昏迷转入觉醒而未觉知的状态。当 VS 超过 1 个月时,称为持续性 VS。外伤 3 个月和非外伤 12 个月意识仍未恢复时,则称为永久性 VS。2010 年,欧洲提出无反应觉醒综合征(unresponsive wakefulness syndrome,UWS),试图取代 VS 诊断,但目前使用范围及认可度较低。目前 Aspen 推荐使用 VS 加患病时间,如外伤后 VS 3 个月。主要目的是客观描述病情状态与病程,去除暗示预后的持续性、永久性等,以规避诊断风险和不必要的争论。

(三)微意识状态(MCS)

MCS 最早于 2002 年由 Giacino 提出,基本的定义是有明确意识,但具有不连续性和波动性特征。这些患者可表现出情感和定向行为反应,如遵嘱活动、使用物件、痛觉定位、视物追踪或凝视目标。出现功能性交流和(或)正确使用物品后即定义为脱离 MCS。尽管 MCS 预后好于 VS,但有部分患者会长期停滞于此状态,而无法完全恢复意识。2012 年,Bruno 进一步将 MCS 分为 MCS+和 MCS-。正式的病案系统及法律文书中,为规范及统一诊断名称,建议统一使用具有 ICD 编码的诊断,即持续性 VS。一般性医学文件及学术交流中,建议使用诊断名称+时间,如 MCS 3 个月。

(四)认知运动分离(cognitive motor dissociation,CMD)或功能性闭锁

由于 DOC 患者的运动与认知功能恢复有时并非同步,对于部分临床诊断为 VS 的患者,借助功能脑成像或神经电生理辅助诊断技术,可以推断其具有相当程度的认知功能。因而 Schiff 等提出了基于认知和运动功能二维分类的模式,并建议采用认知运动分离,用以描述认知功能部分甚至较高水平恢复,但运动功能仍存在严重障碍的 DOC 患者人群。

闭锁综合征(locked-in syndrome,LIS)是指由于脑干病损导致的去传出状态。患者具有基本正常的理解能力,但仅能或不限于以眼动示意表示其意识清醒。往往容易误诊为意识障碍。而功能性闭锁特指仅能以辅助检测手段证明意识清楚或接近清楚的脑干以上部位病变。

二、病因及病理

意识障碍的发病机制不明。意识的主要构成部分为觉醒和觉知。觉醒主要由脑干网状上行激活系统支持,脑干网状结构的一些神经核团纤维经上行传导投射到丘脑和大脑皮层,因此,无论是脑干还是大脑半球的受损都会导致觉醒度的下降。若是腹侧脑桥被盖和中脑未受损,则患者可保持觉醒状态。觉知涉及大脑皮层和皮层下多个脑区的功能整合。中央环路模型(the mesocircuit model)表明,丘脑中央神经元的丢失或神经冲动向大脑皮层和纹状体的传递过程受阻,会使纹状体中间型多棘神经元(medium spiny neurons,MSN)的激活减少,从而使纹状体对苍白球内侧部(GPi)的抑制减弱,而内侧苍白球原本对丘脑和脚桥核的抑制作用进一步加强,如此循环使丘脑对皮层和纹状体的兴奋作用下降,最终导致患者出现意识障碍。其他如神经影像和电生理技术表明额顶叶网络连接的减少与意识的丧失有关。

导致 DOC 的病因多样且复杂,可归纳为创伤性和非创伤性。创伤性病因是 DOC 的首位病因,非创伤性病因主要包括卒中和缺氧性脑病(如心肺复苏后、中毒等)。创伤性 DOC 患者中 71% 为弥漫性轴索损伤,丘脑异常者占 80%,生存期大于 3 个月者丘脑异常达 96%,其他损伤包括新皮层缺血性损害和颅内血肿。非创伤性 DOC 患者有 64% 存在新皮层的弥漫性缺血性损伤,29% 有局灶性损伤;而丘脑损伤存在于所有非创伤性 DOC 患者中。然而两类患者中也有大脑皮层、小脑和脑干结构都正常的患者,两类患者受损最严重的是皮层下白质和(或)丘脑的主要中继核。

(何江弘)

参 考 文 献

［1］ Giacino J，Katz D I，Schiff N D，et al. Practice guideline update recommendations summary：disorders of consciousness：report of the guideline development，dissemination，and Implementation Subcommittee of the American Academy of Neurology；the American Congress of Rehabilitation Medicine；and the National Institute on disability，independent living，and rehabilitation research[J]. Neurology,2019，93(3)：135.

［2］ Kondziella D，Bender A，Diserens K，et al. European academy of neurology guideline on the diagnosis of coma and other disorders of consciousness[J]. Eur J Neurol，2020,27(5)；741-756.

［3］ Monti M M，Laureys S，Owen A M. The vegetative state[J].BMJ，2010,341：c3765.

［4］ Owen A M. Improving diagnosis and prognosis in disorders of consciousness[J]. Brain，2020，143(4)：1050-1053.

［5］ Owen A M，Coleman M R，Boly M，et al. Detecting awareness in the vegetative state[J]. Science，2006，313(5792)：1402.

［6］ Giacino J T，Ashwal S，Childs N，et al. The minimally conscious state：definition and diagnostic criteria[J]. Neurology，2002，58(3)：349-353.

［7］ Bruno M A，Majerus S，Boly M，et al. Functional neuroanatomy underlying the clinical subcategorization of minimally conscious state patients[J]. J Neurol，2012，259(6)：1087-1098.

［8］ Song M，Yang Y，Yang Z，et al. Prognostic models for prolonged disorders of consciousness：an integrative review[J]. Cell Mol Life Sci，2020，77(20)：3945-3961.

［9］ Stender J，Gosseries O，Bruno M A，et al. Diagnostic precision of PET imaging and functional MRI in disorders of consciousness：a clinical validation study[J]. Lancet，2014，384(9942)：514-522.

［10］ Striano P，Zara F，Minetti C. Willful modulation of brain activity in disorders of consciousness[J]. N Engl J Med，2010，362(20)：1937.

［11］ Sergent C，Faugeras F，Rohaut B，et al. Multidimensional cognitive evaluation of patients with disorders of consciousness using EEG：a proof of concept study[J]. Neuroimage Clin，2017，13：455-469.

［12］ Landsness E C，Bruno M A，Noirhomme Q，et al. Electrophysiological correlates of behavioural changes in vigilance in vegetative state and minimally conscious state[J]. Brain，2011,134(Pt8)：2222-2232.

［13］ Claassen J，Doyle K，Matory A，et al. Detection of brain activation in unresponsive patients with acute brain injury[J]. N Engl J Med，2019，380(26)：2497-2505.

［14］ Gui P，Jiang Y，Zang D，et al. Assessing the depth of language processing in patients with disorders of consciousness[J]. Nat Neurosci，2020，23(6)：761-770.

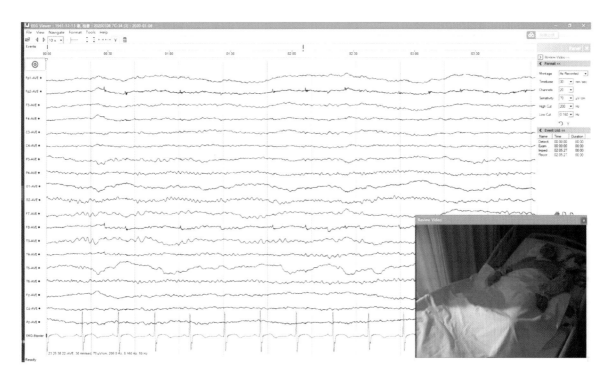

图 49-3　DOC 患者的标准脑电图

时谱熵、脑电复杂度、功能连接等相关的指标也可在组间水平上区分 VS 和 MCS；双谱指数也是一个良好的指标，范围是从 0（非活动脑电）至 100（正常脑电），它是通过时间参数和频率参数的结合计算得到的，VS 患者比 MCS 患者的 BIS 值更低（图 49-4）。

二、诱发脑电

（一）经颅磁刺激联合脑电图（TMS-EEG）

TMS 可通过时变磁场诱发出感应电场，引起邻近神经组织产生继发电流，通过感应电流激活大脑皮质，从而改变大脑内的生理过程。其联合脑电图能够直接检测 TMS 下的大脑活动及反应性。在 DOC 患者中，皮质各区域间的连接大幅度减少，尤其在距离较长时更为明显。诱发的脑电反应持续时间短暂、单调，短暂刻板的响应反映了大脑区域特异性的减少、丰富度的降低，即信息量的减少；响应范围局限反映了有效连接的减少。可通过复杂干扰指数（PCI）来描述不同意识水平下 TMS 诱发脑活动的复杂程度。PCI 能够在个体水平区分意识程度，清醒状态、MCS 患者的 PCI＞0.3，而深度睡眠和 VS 患者的 PCI＜0.3（图 49-5）。

（二）诱发电位

1. 外源性诱发电位　视觉诱发电位（visual evoked potential，VEP）、听觉诱发电位（auditory evoked potential，AEP）和躯体感觉诱发电位（somatosensory evoked potential，SEP）有助于评定意识相关传导通路的完整性，但对高级认知活动的评价意义有限。听觉诱发电位通常由耳机发出声响来诱发。躯体感觉诱发电位由手腕附近的正中神经刺激来诱发。视觉诱发电位由闪烁光刺激来诱发。为了观察到诱发电位，需要以刺激时刻为基准，截取相同窗长的脑电信号进行分析。如昏迷患者大脑两侧都没有 N20 成分，这与意识恢复缺失高度相关（99%～100%病例）。脑干听觉诱发电位有助于研究听觉信号通过听觉神经和瘤体的传导过程，它们会在 10 ms 内出现。这种电位的缺失与严重脑损伤患者（外周听觉未损伤）的恢复较差有关。这种成分比 N20 的预测价值要低。外源性成分缺失是预后较差的标志之一。

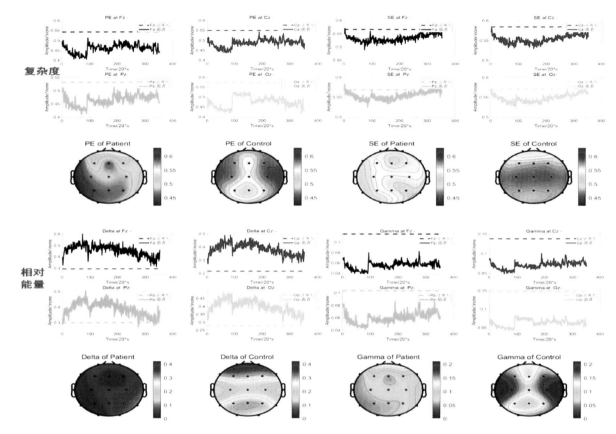

图 49-4 DOC 患者的定量脑电图

2. 事件相关性诱发电位(event-related evoked potential, EREP)

(1) N100:被试接受听觉刺激后约 100 ms 时记录到的第一个负向波即命名为 N100,任何听觉刺激均可诱发,无须患者主动注意。初级听觉皮质的激活程度和前额叶背外侧皮质的活动性皆与 N100 存在一定相关性。在 DOC 患者中,如能记录到 N100,则说明这类患者的初级听觉皮质残存部分功能。N100 的消失与 DOC 患者不良预后相关,N100 的存在提示患者预后良好,其对 DOC 患者苏醒预后的敏感性较高,但其特异性较 MMN(失匹配负波)低。

(2) P300:在受试者受到少量、非期望刺激时产生的脑电正向变化。对于听觉电位,它常出现在刺激发生后 300 ms 左右,而对于视觉电位则出现在刺激后 500 ms 或 600 ms。P300 与更加复杂的认知过程相关,是感觉、知觉、记忆、理解、学习、判定、推理及智能等心理过程的电位变化的反映,是人对客观事物的反映过程,现已作为判定大脑高级功能的一个客观指标。刺激蕴含的情感内容会影响 P300 成分的幅度。其波形又可分为 P3a 和 P3b。P3a 是早期(220~280 ms)出现的正相波,而 P3b 是晚期(310~380 ms)出现的正相波。P3a 是对信号的初始反映,反映了从刺激出现到大脑开始意识到刺激信号到觉醒状态(初级皮质反应)所需的时间,P3b 反映了信号加工过程中的留意和记忆过程。

(3) N400:出现在一个单词刺激后约 400 ms 的负变化。当刺激在单词或语句内容上出现语义上或者语音上不协调时,它的幅度会增大。N400 可能起源于大脑的颞叶内侧和外侧皮质、左侧额叶和顶叶皮质。其主要反映与语言加工有关的过程。N400 的产生要求多个脑区同步激活和语言网络的完整性,虽然这并不等同于意识的恢复,但产生 N400 的神经网络可能在生理和功能上更接近于意识网络。N400 的产生在一定程度上说明了意识网络的损伤程度较轻,预示该患者可能恢复意识的概率较高。有研究发现,被试在非注意状态下仍可以检测到 N400,这表明该成分在一定程度上反映了大脑的自动化加工过程。同时 N400 与远期良好预后呈显著性相关,因此可应用该成分来预测 VS 和 MCS 患者的远期预后。

(4) P600:语义的不一致导致的另外一种成分,是一种出现在刺激后 600 ms 的正变化。任何正或者

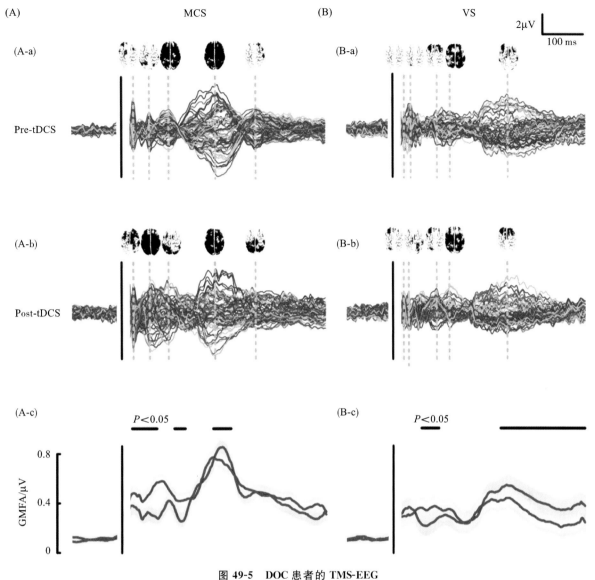

图 49-5　DOC 患者的 TMS-EEG

负的改变,都被认为是不一致的处理过程。这些变化也可以在注意力不集中的健康受试者身上出现。

(三)失匹配负波(mismatch negativity,MMN)

MMN 是一个变化的或奇怪的声音出现之后 $100\sim250$ ms 之间诱发的波幅在 $0.5\sim5.0$ μV 的负波。其经典范式是在快速呈现的重复标准刺激中偶然插入一个失匹配刺激。MMN 范式不需要受试者集中注意力,它表明了不协调声音与之前保留在记忆中的其他声音的差异而触发的自动响应,其产生机制是少量感觉刺激偏离先前的频繁标准感觉刺激。MMN 来源于颞上回和额叶皮质。MMN 的出现对意识恢复而言是一种较好预后的标志。其幅度及潜伏期可能对意识水平有一定判断价值,因此可根据其对 DOC 进行分类诊断。波幅参考值:≤0.5 μV 为昏迷,$0.6\sim0.9$ μV 为 VS,$1.0\sim1.7$ μV 为微意识状态-,$1.8\sim2.0$ μV 为微意识状态+。

之前在昏迷患者身上做的 MMN 范式试验得到的数据表明,这个成分具有重要的与病因学独立的预测价值。实际上,在 $91\%\sim93\%$ 病例中这种响应缺失与恢复缺失相关。Kotchoubey 等人的研究成果表明 MMN 成分能够在 34% 的 MCS 患者和 65% 的 VS 患者中出现,与 N20 成分类似,这个成分具有比 N100 更好的预测价值(图 49-6)。

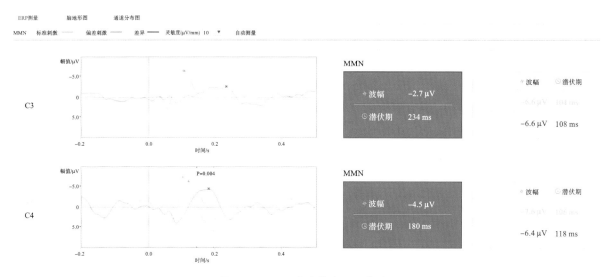

图 49-6   DOC 患者的失匹配负波

第四节   血清生物标志物

　　预测昏迷患者神经功能预后的生物标志物,通常由死亡的神经元或神经胶质细胞分泌,可通过血清和脑脊液进行检测,常见的血清生物标志物包括神经元特异性烯醇化酶(NSE)、S100B 蛋白、胶质纤维酸性蛋白、肌酸激酶同工酶等。到目前为止,对脑功能预后评估研究最为广泛的血清生物标志物是 NSE。当神经元损伤时,细胞膜及血脑屏障被破坏,NSE 由于不与细胞内的肌动蛋白结合,随着神经元水肿、受损而被释放至脑脊液和外周血中。有研究发现,昏迷患者血清 NSE 水平和 GCS 评分具有明显相关性,GCS 评分≤12 分的患者血清 NSE 水平明显高于 GCS 评分 13～15 分的患者,这提示 NSE 水平变化与缺血缺氧后脑损伤程度呈正相关。2006 年 AAN 指南首次提出 1～3 天 NSE 峰值水平>33 g/L 时可判断脑功能预后不良(FPR 0%)。一项研究显示,昏迷后任何时段 NSE 峰值水平达到 80 g/L 时,其预后均为死亡或持续性植物状态,特异度为 100%,敏感度为 63%。因此,NSE 可作为昏迷后神经系统预后不良的一个特异性较高但中度敏感的指标。

(杨艺　何江弘)

参 考 文 献

[1]　Carpentier A,Galanaud D,Puybasset L,et al. Early morphologic and spectroscopic magnetic resonance in severe traumatic brain injuries can detect "invisible brain stem damage" and predict "vegetative states"[J]. J Neurotrauma,2006,23(5):674-685.

[2]　Huisman T A,Sorensen A G,Hergan K,et al. Diffusion-weighted imaging for the evaluation of diffuse axonal injury in closed head injury[J]. J Comput Assist Tomogr,2003,27(1):5-11.

[3]　Arfanakis K,Hermann B P,Rogers B P,et al. Diffusion tensor MRI in temporal lobe epilepsy [J]. Magn Reson Imaging,2002,20(7):511-519.

[4]　Kraus M F,Susmaras T,Caughlin B P,et al. White matter integrity and cognition in chronic traumatic brain injury:a diffusion tensor imaging study[J]. Brain,2007,130(Pt 10):2508-2519.

[5]　Galanaud D,Perlbarg V,Gupta R,et al. Assessment of white matter injury and outcome in severe brain trauma:a prospective multicenter cohort[J]. Anesthesiology,2012,117(6):1300-1310.

［6］ Luyt C E，Galanaud D，Perlbarg V，et al. Diffusion tensor imaging to predict long-term outcome after cardiac arrest：a bicentric pilot study［J］. Anesthesiology，2012，117(6)：1311-1321.

［7］ Wu F，Tang Y，Xu K，et al. Whiter matter abnormalities in medication-naive subjects with a single short-duration episode of major depressive disorder［J］. Psychiatry Res，2011，191(1)：80-83.

［8］ Fernandez-Espejo D，Bekinschtein T，Monti M M，et al. Diffusion weighted imaging distinguishes the vegetative state from the minimally conscious state［J］. Neuroimage，2011，54 (1)：103-112.

［9］ Cecil K M，Hills E C，Sandel M E，et al. Proton magnetic resonance spectroscopy for detection of axonal injury in the splenium of the corpus callosum of brain-injured patients［J］. J Neurosurg，1998，88(5)：795-801.

［10］ Garnett M R，Blamire A M，Corkill R G，et al. Early proton magnetic resonance spectroscopy in normal-appearing brain correlates with outcome in patients following traumatic brain injury ［J］. Brain，2000，123(Pt 10)：2046-2054.

［11］ Boly M，Faymonville M E，Schnakers C，et al. Perception of pain in the minimally conscious state with PET activation：an observational study［J］. Lancet Neurol，2008，7(11)：1013-1020.

［12］ Laureys S，Owen A M，Schiff N D. Brain function in coma，vegetative state，and related disorders［J］. Lancet Neurol，2004，3(9)：537-546.

［13］ Laureys S，Goldman S，Phillips C，et al. Impaired effective cortical connectivity in vegetative state：preliminary investigation using PET［J］. Neuroimage，1999，9(4)：377-382.

［14］ Laureys S，Faymonville M E，Luxen A，et al. Restoration of thalamocortical connectivity after recovery from persistent vegetative state［J］. Lancet，2000，355(9217)：1790-1791.

［15］ Laureys S，Faymonville M E，Peigneux P，et al. Cortical processing of noxious somatosensory stimuli in the persistent vegetative state［J］. Neuroimage，2002，17(2)：732-741.

［16］ de Jong B M，Willemsen A T M，Paans A M J. Regional cerebral blood flow changes related to affective speech presentation in persistent vegetative state ［J］. Clinical Neurology and Neurosurgery，1997，99(3)：213-216.

［17］ Owen A M，Coleman M R，Menon D K，et al. Residual auditory function in persistent vegetative state：a combined pet and fMRI study［J］. Neuropsychological Rehabilitation，2005，15(3-4)：290-306.

［18］ Beckmann C F，DeLuca M，Devlin J T，et al. Investigations into resting-state connectivity using independent component analysis［J］. Philos Trans R Soc Lond B Biol Sci，2005，360(1457)：1001-1013.

［19］ Vanhaudenhuyse A，Noirhomme Q，Tshibanda L J，et al. Default network connectivity reflects the level of consciousness in non-communicative brain-damaged patients［J］. Brain，2010，133 (Pt 1)：161-171.

［20］ Song M，Yang Y，He J H，et al. Prognostication of chronic disorders of consciousness using brain functional networks and clinical characteristics［J］. Elife，2018，7：e36173.

［21］ He J H，Yang Y，Zhang Y，et al. Hyperactive external awareness against hypoactive internal awareness in disorders of consciousness using resting-state functional MRI：highlighting the involvement of visuo-motor modulation［J］. NMR Biomed，2014，27(8)：880-886.

［22］ Owen A M，Coleman M R，Boly M，et al. Detecting awareness in the vegetative state［J］.

Science，2006，313(5792)：1402.

[23] Monti M M，Vanhaudenhuyse A，Coleman M R，et al. Willful modulation of brain activity in disorders of consciousness[J]. N Engl J Med，2010，362(7)：579-589.

[24] Posner J B，Saper C B，Schiff N D，et al. Plum and Posner's diagnosis of stupor and coma[M]. New York：Oxford University Press，2007.

[25] Synek V M. Prognostically important EEG coma patterns in diffuse anoxic and traumatic encephalopathies in adults[J]. J Clin Neurophysiol，1988，5(2)：161-174.

[26] Young G B，McLachlan R S，Kreeft J H，et al. An electroencephalographic classification for coma[J]. Can J Neurol Sci，1997，24(4)：320-325.

[27] Rosanova M，Fecchio M，Casarotto S，et al. Sleep-like cortical OFF-periods disrupt causality and complexity in the brain of unresponsive wakefulness syndrome patients[J]. Nat Commun，2018，9(1)：4427.

[28] Sergent C，Faugeras F，Rohaut B，et al. Multidimensional cognitive evaluation of patients with disorders of consciousness using EEG：a proof of concept study[J]. Neuroimage Clin，2017，13：455-469.

[29] Casarotto S，Romero Lauro L J，Bellina V，et al. EEG responses to TMS are sensitive to changes in the perturbation parameters and repeatable over time [J]. PLoS One，2010，5(4)：e10281.

[30] Laureys S，Perrin F，Schnakers C，et al. Residual cognitive function in comatose，vegetative and minimally conscious states[J]. Curr Opin Neurol，2005，18(6)：726-733.

[31] Daltrozzo J，Wioland N，Mutschler V，et al. Predicting coma and other low responsive patients outcome using event-related brain potentials：a meta-analysis[J]. Clin Neurophysiol，2007，118(3)：606-614.

[32] Gui P，Jiang Y，Zang D，et al. Assessing the depth of language processing in patients with disorders of consciousness[J]. Nat Neurosci，2020，23(6)：761-770.

[33] Naccache L，Puybasset L，Gaillard R，et al. Auditory mismatch negativity is a good predictor of awakening in comatose patients：a fast and reliable procedure[J]. Clin Neurophysiol，2005，116(4)：988-989.

[34] Wijnen V J，van Boxtel G J，Eilander H J，et al. Mismatch negativity predicts recovery from the vegetative state[J]. Clin Neurophysiol，2007，118(3)：597-605.

[35] Kotchoubey B，Lang S，Mezger G，et al. Information processing in severe disorders of consciousness：vegetative state and minimally conscious state[J]. Clin Neurophysiol，2005，116(10)：2441-2453.

第五十章　慢性意识障碍的外科治疗

对意识障碍(disorder of consciousness,DOC)神经调控治疗的研究历史已近50年,从20世纪60年代外科治疗的尝试开始,调控方式经历了正中神经刺激、迷走神经刺激及巴氯芬泵等,脑深部电刺激术(deep brain stimulation,DBS)及上颈段脊髓电刺激术(spinal cord stimulation, SCS)治疗DOC,意识及行为学得到明显改善,这证明外源性电刺激能够改善患者的意识状态。尽管神经调控治疗正成为未来DOC治疗的主要研究热点及方向之一,但当穷尽所有的可能治疗仍无法获得意识恢复时,手术治疗成为可行的选择。神经调控治疗研究受疾病认知水平所限,在患者选择、治疗靶区确定及研究设计上存在诸多缺陷,因此,在神经调控成为DOC临床治疗手段前,谨慎、科学的大样本研究是必要的。

第一节　手术方式

一、脑深部电刺激术(deep brain stimulation,DBS)

DBS旨在通过在丘脑的中央中核植入电极,激活植物状态(VS)相应的神经网络来增强觉醒和意识水平。

(一) DBS治疗DOC的研究发展

1. 第一个阶段:早期研究　早期动物研究发现中脑网状结构刺激引起类似于觉醒状态的EEG去同步化表现,中脑网状结构和警觉水平间的相互关系。1968年,麦拉迪(McLardy)第一次对1例19岁脑外伤后8个月的VS患者实施了左侧板内核和中脑网状结构DBS治疗。随后的研究使用板内核和延髓腹丘脑核作为DBS靶点。由于时代所限,这些研究都是持续数周的短期刺激,没有明确证据证明刺激靶点在结构上符合觉醒系统。但是,研究者都注意到刺激能提高行为反应和产生EEG去同步活动。

2. 第二阶段:寻找符合生理基础的靶点和适应证　20世纪80年代,一项由法国、日本和美国参与的多中心研究,对病程超过3个月的25例VS患者进行队列研究,以丘脑束旁板内核和丘脑中央中核为靶点实施DBS治疗,13例在治疗1~3周后出现显著的人际交往和意识水平改善。坪川(Tsubokawa)等对8例患病2~3个月的VS患者,通过行为和电生理检查(EEG、脑干听觉诱发电位和体感诱发电位)进行评估。3例出现行为改善(响应命令和发声/语言表达),1例出现部分行为学改善(恢复经口进食和表达情感)。2010年,日本Yamamoto等报道对21例VS患者进行DBS治疗的结果,8例苏醒(38.1%)。2013年Yamamoto等报道对36例VS和微意识状态(minmally conscious state,MCS)患者进行DBS或SCS的结果,其中DBS组意识恢复15例(15/26例)。片山(Katayama)等、细渊(Hosobuchi)和英林(Yingling)也报道了类似改善。

3. 第三阶段:符合生理学机制的个体化DBS治疗方案　在目前所有的研究报告中,2007年 *Nature* 报道Schiff等发表的研究被普遍认可,且对未来的研究具有极高的参考价值。据报道,1例外伤后6年微意识状态的患者,采用丘脑板内核DBS治疗。这些报道证明神经刺激器植入后症状确有改善。表现为在早期参数滴定阶段即出现的可理解语言表达和物品正确使用,随后是遵嘱活动、肢体自主运动及经口进食,特别是与外界的功能性交流能力得以恢复。

丘脑板内核持续DBS可产生持续的行为影响。如Schiff等治疗的1例微意识状态患者,即使在DBS刺激关闭期行为提高仍得以保持。同样,动物研究也有类似结果。至于治疗持续作用可能涉及的神经重塑现象,尚需进一步的观察和研究。尽管Schiff等的研究严格遵循了上述所有原则,并证明了DBS

治疗的确切疗效,但个案报道结果尚不足以推断出对其他患者有效的结论。因此,在 DBS 这种侵入性治疗方式成为 DOC 临床治疗手段前,进行大样本研究是必要的。

（二）DBS 治疗 DOC 的机制

丘脑 DBS 旨在通过激活 VS 相应的神经网络来增强觉醒和意识水平,若这个大网络内部或丘脑和该网络间的连接被破坏,DBS 就不太可能通过丘脑对该网络产生明显作用。外伤性病灶常多但散在,从而使更多的神经连接得以保留,所以 DBS 对外伤患者可能会更有效。丘脑板内核可能是与高级皮层区特异连接的核团。当前部和中线部核团损伤时,功能保留程度较高;若叠加板内核区损害则常导致严重残疾,甚至 VS。因此,丘脑中央核群(特别是板内核)在 DOC 病理机制中可能发挥着核心作用。

在意识形成和维持的关键整合中枢即中央丘脑(中央中核及束旁核)的持续低频刺激能诱发 EEG 的募集增加(incremental recruiting)、反应增强(augmenting response)及诱导 EEG 的调幅现象,从而达到激活和增强意识相关的脑网络活动,提高意识水平等目的。DBS 还有修复神经元的作用,可有效地控制并延缓疾病的发展。

二、脊髓电刺激术(spinal cord stimulation，SCS)

脊髓电刺激术(SCS)即通过手术放置刺激电极在 $C_2 \sim C_4$ 水平硬膜外正中部,电刺激经高颈部脊髓上行达脑干,通过上行网状激活系统及丘脑下部激活系统传达到大脑皮层。

（一）SCS 治疗 DOC 的研究发展

20 世纪 80 年代初,Komai 首次报道 SCS 治疗 VS,之后 Kanno 和 Momose 等评价 SCS 术后 DOC 患者的脑葡萄糖代谢和脑血流变化,证实刺激前后脑局部葡萄糖代谢率及脑血流量均明显增加。他们发现 130 例 VS 中,56 例(占 43%)意识恢复。2012 年,Yamamoto 对 10 例 MCS 患者施行 SCS,7 例意识水平明显提高。2013 年,Yamamoto 等再次报道对 10 例 MCS 患者进行 SCS,其中意识恢复 5 例。目前认为 SCS 疗效确切,总的有效率在 20%～40%,而对于脑外伤后的 VS 促醒率和有效率更高。

国内最早于 2001 年,王培东等报道 6 例 VS 患者施行 SCS,2 例获得清醒。2011 年,董月青报道 1 例外伤性 VS 患者 SCS 获得意识恢复。2013 年,何江弘团队报道当时国内最大宗病例(110 例 DOC 患者)神经电刺激治疗,该研究中使用 fMRI 对患者进行病情判断及筛选,并使用标准临床量表 CRS-R 评分,在获得随访的患者中 37% 获得意识恢复。在 DOC 的神经电刺激治疗方面,首都医科大学附属北京天坛医院在治疗病例及治疗水平上处于国内领先地位,其促醒率也已接近国际一流医疗中心的水平。

（二）SCS 治疗 DOC 的机制

SCS 通过自主神经系统激活,改善全脑血流量;通过在上行网状激活系统起始部的脉冲刺激,增强意识冲动的活动,改善神经传导状态,使脑电活动增加;通过调节颈部交感神经节的活动增加脑血流量(cerebral blood flow,CBF),提高脑糖代谢水平;通过促进神经递质儿茶酚胺 DA 和 NE 的释放并激活部分蛋白酶增强生物信号调制。

第二节　手术适应证与流程

一、适应证

（一）筛选标准

(1) 符合 VS 或 MCS 诊断标准。

(2) 突发 DOC,非神经退行性疾病、颅内感染及脑肿瘤术后昏迷。

(3) 患病时间>3 个月。

（4）年龄：18～65 岁。

（5）入组前 1 个月内意识无持续改善或恶化者。

（6）无严重并发症者。

（二）评定指标

（1）优秀：出现稳定、持续的遵嘱活动。

（2）有效：临床评定及检查结果较术前改善。

（3）无效：无改变。

（三）时间标准

由于患者在 3 个月内的自然恢复率达 43％，而目前神经调控治疗的有效率为 20％～40％，与自然恢复率相近或低于自然恢复率，因此，没有证据证明在此时间段内外科促醒治疗的价值。中期：1 年内（理论上有自发恢复的可能）。在此阶段，如果患者知情且对治疗有较好预期，可以考虑使用 DBS 等侵入性治疗。晚期：患者恢复希望渺茫，且死亡率达 40％。DBS 趋向于针对这个时期的患者。

（四）病因

由于临床诊断中较难鉴别 VS 和 MCS，因此，在其他辅助检查证明 VS 可能是 MCS 时，如保留广泛整合脑网络的患者，通过神经电生理或脑成像测试证实，也可将临床诊断的 VS 纳入治疗组。

二、手术流程

（一）脑深部电刺激术（deep brain stimulation，DBS）

1. 靶点　目前大多数的 DBS 治疗，选择的都是中央中核-束旁核复合体（CM-Pf）。解剖坐标：$X=7$～9 mm，AC-PC 线中点后，$Y=8$ mm，$Z=0$～3 mm。CM，$X=9$ mm，$Y=-8$ mm，$Z=3$ mm；束旁核，$X=5$ mm，$Y=-10$ mm，$Z=1$ mm。Yamamoto，$X=5$～6 mm，$Y=7$～9 mm，$Z=0$～1 mm。鉴于大脑工作是双侧协同，尤其是意识，故不建议单侧植入，而应该进行双侧植入。当伴有明显脑萎缩，第三脑室宽度大于 10 mm 时，丘脑因脑变形明显，核团发生了较明显的位移，且这种位移是多个径向，因此，通过经验及计划系统等方法已经较难矫正以完成精确的植入，建议放弃。当一侧丘脑有明显病灶或手术残腔时，无论从结构和功能上都已经不适合植入。鉴于 DOC 患者普遍存在的脑萎缩，术中规划较为费时，为缩短手术时间及更好地计划手术路径，最好术前使用能更好显示脑图像的 MR8 通道线圈进行扫描，并在手术计划系统进行预计划。术中将 CT 或 MR 图像与预计划融合，直接显示出手术靶点及路径。

2. 麻醉　全麻。由于 DOC 患者无意识，无法配合框架的安装，而使用常规的局麻，患者头动明显，无法保证安装的准确性，因此，应在全麻或较深的镇静状态下进行立体定向仪基环的安装。通常 VS 患者都有气管切开，可以直接接麻醉机。由于气管切开固定线环绕患者颈部，影响皮下连接导线区域消毒；术前应去除固定带，将气管套管临时缝合在颈部皮肤处，并用手术贴膜固定。待手术结束后再重新用固定带固定气管套管。在钻孔完毕后，为获得满意的微电极记录信息和植入电极进行术中临时测试，应停止全麻或强的镇静药物的使用。

3. 体位　同其他 DBS，取仰卧位，上身略抬高，用固定器将头部固定于手术床。由于大多数情况下，麻醉机直接接在气管切开处，较经口气管插管更易脱落，术中需注意连接情况。

4. 微电极记录　DBS 的植入借助的神经监测手段，主要是微电极记录。微电极对指定部位进行微电流刺激，记录其诱发电信号，是通过先验知识获得的靶点电生理特征，在植入时通过动态监测，验证电极植入靶点是否出现核团细胞放电特征，来验证植入的准确性，并做出必要的靶点调整及程控设置。

5. 刺激电极植入　植入电极选择长间距电极，目的是尽可能地覆盖中央丘脑的各个核团，为术后程控提供足够的空间和选择余地。DBS 植入后的临时刺激，是功能性疾病术中测试的一个重要部分，通过观察症状改善情况及不良反应，来确定或调整植入位置。DOC 患者由于处于昏迷状态，无法反映出以上情况,尽管有报告提示在刺激的同时出现心率加快、呼吸急促等。

6. 连接导线及 IPG 连接延长导线,将脉冲发生器植入胸前皮下,而后连接导线接口处(容易破损导致 DBS 较严重并发症的部位)。对于 DOC 患者长期卧床以及较严重的营养不良,耳后皮肤破溃感染发生的概率远大于连接导线被牵拉断裂,因此,我们选择在耳后不做固定,而是将接口置于颈部皮下。DOC 患者皮下脂肪菲薄,胸前囊袋应尽量靠近胸大肌侧,囊袋适中并使切口处处于无张力状态。

(二)脊髓电刺激术(spinal cord stimulation, SCS)

1. 体位 国外采用俯卧位,首先植入刺激电极,然后将 IPG 植入一侧的腹外侧部。但考虑到皮下穿行的通路过长,增加损伤及术后皮肤破损机会,我们使用侧卧位,这样利于在一次手术消毒中,将全部过程完成,不但使手术损伤大大减少,也减少了摩擦皮肤致破损的可能。若无影响手术头架的颅骨缺损、修补等因素,建议尽量使用手术头架,以增加颈部的暴露。

2. 手术方法 透视下定位 C_5 椎体,全麻后取颈后正中直切口 5~7 cm。沿中线切开,暴露 C_5 棘突,咬除 C_5 棘突及椎板,宽度约 2 cm。使用植入电极套件附带的扩张器,在咬除的椎板处向上、沿中线将 C_2~C_4 硬膜外空间予以充分松解。扩张器带有刻度,深入椎管内达到标记刻度后,放入模拟的硅胶电极模型,确认安放无误后,将外科电极上送至 C_2~C_4 水平硬膜外正中部。连接临时刺激器测试,主要观察不同频率及强度导致的不良反应,如心率、血压变化,以及引起肢体的肌肉收缩。测试无误后,套入 2 或 3 点固定锚,将电极椎管外段固定于 C_6 棘突及椎旁肌肉,以防止牵拉导致电极脱出。

胸前 IPG 囊袋准备同 DBS。沿皮下隧道将电极由颈部切口通过连接导线引至锁骨下 IPG 囊袋,连接 IPG 后放入囊袋,测试连接通路,确认工作正常后,缝合切口,术毕。

第三节　术后程控

一、开机时间

鉴于 DOC 患者症状的改善需要较长的过程,核团刺激以兴奋环路活动为主要目的。因此植入微毁损并不能导致症状的立即改善。且因患者通常病程较长,需要尽早治疗,所以选择 1~2 周后开机为宜。

二、开机前准备

开机前需检查切口愈合情况,若愈合不理想或有感染迹象,应推迟开机时间。进行必要的影像学检查,以了解植入电极的位置和各触点与目标靶区的关系,以便选取合适的刺激触点。同时排除有出血、植入电极偏倚等不利于开机的情况。

通常 DBS 在 1.5 T 的低场强 MR 进行复查,方法同其他 DBS 植入。有条件的中心,可在手术计划系统中将复查 MR 情况与术中影像进行融合,以进一步了解实际植入与设计入路及靶点的关系;对于 SCS 在术后 1 周拍摄颈部(含锁骨下 IPG)的正侧位 X 片,以了解植入电极及 IPG 的位置。由于 DOC 患者在 X 线检查时,尤其是正位投照时,较难保证正确的位置,有时需要进行颈部 CT 及三维重建,以确定植入电极触点的中线冠状位置。

DOC 患者不同于其他意识清醒的运动障碍性疾病患者可以即时反馈刺激效果及不良反应,对 DOC 患者的测试一般是通过观察患者的一些异常表现来确定的,因此,在开机时,应请熟悉患者情况的陪护人员在场,协助判断患者在程控过程中出现的各种反应的可能含义。

三、程控参数设置

(一)指导/定义模式

确定了治疗的阈值和副作用后,即可确定最初的程控参数。DBS 和 SCS 选择 IPG 为正、电极触点为负的单极模式,对于电极触点,根据刺激效果选择 1~2 个触点。在美敦力的 SCS 新产品中,只能设计为双极模式,因此,将较低的触点设置为正。通常设定 25～100 Hz,100～150 μs,1.0～4.0 V,通过 2～3 周对不同参数的调整和"滴定测试",选定最后的程控组合。

（二）循环模式

将刺激模式设定为循环模式:开 15 min,关 15 min,日间刺激,夜间关闭,以对应正常的清醒-睡眠周期。后期可根据治疗要求和患者的反应,适当调整开机的持续时间。

（三）电流/电压模式

使用电压控制模式。开放患者程控器的电压调整权限,指导家属根据病情恢复情况及对刺激耐受程度的适应,逐渐提高电压以达到更好的程控效果。

（四）程序组

由于 DOC 患者的刺激参数具有相当大的个体差异及个性化设计,推荐在 IPG 设置不同的刺激组,以供后期治疗时选择,并相应减少患者来院的程控次数。在不同频率设置中,应该事先测试不同电压的上限,通过不断调高刺激电压,观察患者的反应,以出现明显的不适或检测指标异常为准。据此设置刺激调整的安全上限。通常刺激后需要较长的观察时间(2～3 个月),若无变化,可调整刺激频率。

通常刺激 2 年仍无法获得意识恢复,可以基本判定对本治疗无效。刺激参数的设定即使在最大范围,也可保证在该时间段内正常工作,故大部分患者并不存在更换电池的问题。

四、患者教育

当刺激参数初步设定后,嘱咐陪护人员注意观察患者对刺激的反应,并做详细记录,以供医生进一步程控参考。教会陪护人员正确使用患者程控仪,每天按医生要求定时开、关机,当遇到特殊或紧急情况时,立即关闭刺激器并与医生联系。

DOC 患者术后仍可能接受各种康复治疗,高压氧治疗是可行的。各种电针刺激,需要在 IPG 关机情况下进行。进行透热疗法或烤电等,需要用厚的物品遮挡 IPG 及导线穿行的区域。禁止在植入物 15 cm以内,进行针刺及其他可能损坏系统或导致皮肤破溃感染的操作。

第四节　并发症及产生机制

DOC 患者由于处于慢性昏迷状态,总体来讲,无法及时反馈刺激引起的不适症状,所以临床可观察到的副作用较其他疾病少。而且研究病例很少,报告中较少提及副作用及不良事件,相关的经验也不是很多。本节结合文献及自身的经验,就相关的并发症做简单的描述。

一、手术及硬件并发症

（一）电极位置偏差

少量的 DOC-DBS 尸检报告表明,一些病例植入电极位置与预想靶点有所不同。这种误差可能是因为医生对靶点位置的不同理解、脑变形或萎缩、手术过程等多个因素导致的。DBS 电极植入靶点的准确性一直是功能神经外科面临的难题,在 DOC 研究刚刚启动时可能更为突出。因此,除在植入过程中的仔细核对和操作外,目前通常选择有较长触点暴露的 3387 刺激电极,就是为了使有效触点尽量覆盖到靶区,避免可能的植入误差。

SCS 电极位置偏差较容易观察到。原因:① 由于对椎体节段的定位误差,有时会错误地打开 C_4 或 C_6 椎板,从而使植入的电极位置改变。② 沿硬膜外腔向 C_2～C_4 上送电极时,未能严格沿脊髓中线方向,使植入的电极偏向一侧。电极偏离中线明显时,开启刺激时,较低的刺激强度就会导致电极靠近神经根的一侧出现强烈的不适感。这对程控刺激强度及触点的选择,都会产生不利影响。

（二）皮肤磨损

由于 DOC 患者普遍存在营养不良，皮下脂肪少，皮肤菲薄，故植入电极后皮肤破损发生的风险较高。我们共见过 4 例破损，包括 DBS 头部切口破溃、锁骨上导线破溃、胸部 IPG 切口裂开感染。

1. DBS 头部切口破溃   DBS 头部一侧切口感染 1 例，皮肤破溃伴感染。考虑原因：①下方固定帽及导线反复摩擦所致；②直切口。因此推荐使用弧形切口，以减少破溃机会。并在局部盘线时，均匀分布。DBS 常见的耳后电极接口处的皮肤破损较少。考虑到 VS 患者普遍存在的营养不良现象，卧床且较少活动，因过度活动导致的电极线过紧、牵拉甚至断裂等发生机会少。在手术中我们在耳后不做固定，直接将导线下牵，从而避免了破损。

2. 锁骨上导线破溃   颈部切口，由于肌肉组织丰富，部位深在，没有发生过切口感染的情况。锁骨处皮肤最为菲薄，且摩擦较多，在搬动患者时反复摩擦会出现该处的破溃。主要需要对陪护进行相关教育，多可避免。

3. 胸部 IPG 切口裂开感染   发生最多的部位为 IPG 植入处。多由于囊袋准备过小、浅，以及术后皮肤牵拉导致。发生切口裂开后，应早期进行清创，并扩大囊袋，深埋。无张力情况下缝合切口多可治愈。不可盲目在局部换药，试图待伤口自愈。IPG 下皮下积液发生不多，进行局部加压，多可自行吸收。我们曾对 1 例 SCS 术后患者的 IPG 植入囊袋进行了连续的 B 超监测，发现术后 1～2 周，存在 5～10 ml 左右的液性回声，皮下触诊未见。在 2 周后完全消失。

（三）出血

出血是 DBS 常见的严重手术并发症，发生率为 1%～2%。由于 DOC 的病例数较少，目前尚未见相关的并发症报告。我们的病例组中也未发生穿刺出血病例。

（四）意外关机

尚未发现意外关机的情况。多见于陪护在开关机时忘记时间及系统的工作状态，而引起长时间的开机或关机状态。

（五）电极线断路/短路、电极线过紧

由于 DOC 患者长期处于卧床状态，因此在其他运动障碍性疾病中常见的因过度活动导致的电极线过紧、牵拉甚至断裂等较少发生。

二、刺激相关的并发症

DOC 的病例数较少，目前尚未见相关的并发症报告。

（一）眩晕

据报道，1 例 DBS 患者，在提高刺激强度后，表现为开机后立即出现的闭眼，觉醒状态下降，停机后好转，最终将刺激频率及强度降低后完全消失。研究者推测，可能是 DBS 触点在植入点的深部影响了视束，导致不适感。另外，在 DBS 开机刺激时，常见立即的睁眼等反应，但刺激强度过大时，会出现痛苦样表情及肢体强直。可能的机制是刺激累及丘脑外侧的内囊等结构。

（二）癫痫发作

由于 SCS 主要的作用机制是外源的电刺激信号传入，经过传导后增强皮层的脑电活动。因此，当刺激参数设置不当，或强度过大时，会使患者皮层脑电活动过度，导致癫痫发作，多为全身性发作。超过 100 Hz，有时导致严重的抽搐。诱发抽搐的另外一个机制，是刺激强度过大导致患者不适或疼痛，出现反应性的强直抽搐发作。一旦发生上述不良反应，应立即停机，给予抗癫痫治疗。停止刺激 2～3 天无发作后，可开机刺激，并调低刺激强度，逐渐观察后调整为合适强度。

（三）抽搐

SCS 电极偏向一侧而过于靠近该侧的颈神经根，刺激时极易导致一侧肢体的抽动及患者不适感，需

要被迫调低刺激强度,甚至放弃该刺激触点。由于通常是在刺激电极的顶端发生偏移更加严重,而在 C_2 的触点对刺激又至关重要,放弃该触点会严重影响手术效果。

(四)呕吐

同样是由于位置偏差,一侧的电极触点过于接近该侧的颈神经节,刺激导致类似于"可逆性功能性交感神经阻滞术"的效果。处理较为棘手,通常需要调低刺激触点及强度。

(五)咽后壁的异物不适感

据报道,1 例 SCS 患者在意识恢复后,述刺激时感觉咽后壁明显的异物、麻木不适感。将频率由 10 Hz 调整至 25 Hz 以上后好转。我们在治疗后清醒的 DOC 患者中观察到过高频率的刺激或低频(10~25 Hz)刺激会引起咽部的麻木及异物感。

第五节　相关程控经验

关于 DOC 的神经调控治疗研究少,程控相关的经验非常有限。由于意识环路及程控的机制尚不明确,程控参数多根据个人经验及临床观察设定,研究报告对程控参数的描述普遍较为含糊,参数提供不完整且差异较大。本节结合文献及我们的初步经验进行讨论。

一、程控参数

1968—2010 年共有 6 项临床研究,涉及 55 例 DBS 病例。1988 年以来,关于 SCS,共有 10 篇论文,涉及 308 例患者。资料总结见表 50-1、表 50-2。

表 50-1　脑深部电刺激术(DBS)研究报告

作者/发表年	靶点	频率/Hz	电压/V	刺激模式
McLardy 等/1968	板内核和中脑网状结构	250		1 个月后拔除
Hassler 等/1969	左:中央丘脑前部 右:Gpi	左:50 右:8		每次刺激 15 min,3~4 次/天
Sturm 等/1979	左:丘脑网状核 右:板内核	50	6~7	10 min/h,全天
Cohadon 等/1993	CM-Pf	50		8:00—20:00
Yamamoto 等/2013	中脑网状结构 CM-Pf	2 24		早期:50 h/d 后期:25 2 h/d 后期:开/关(30 min/ 60 min),日间刺激
Shiff 等/2012	中央丘脑	100	4	

表 50-2　脊髓电刺激术(SCS)研究报告

作者/发表年	频率/Hz	脉宽/ms	电压/V	刺激模式
Kanno 等/1989	50~100	0.05~0.2	1~8	12 h 日间连续刺激
Matsui 等/1989	120	0.1~0.5	2~10	8 h/d
Momose 等/1989	25~120	0.3~0.5	2.5~6	3~11 h/d
Kanno 等/1989	25~120	0.3~0.5	2.5~6	3~11 h/d
Yokoyama 等/1990	15~100	0.125~0.5	1~10	6 h/d

续表

作者/发表年	频率/Hz	脉宽/ms	电压/V	刺激模式
Kuwata 等/1993	25~200	0.2~0.5	0.4~6	2~12 h/d
Fujii 等/1998	100	0.2	2~3	8 h/d
Liu 等/2008	60~100	0.12~0.21	1.0~4.7	开 15 min/关 15 min，14 h/d
Kanno 等/2009	70	0.12	2.0~3.0	开 15 min/关 15 min，12 h/d
Yamamoto 等/2013			5	开 5 min/关 25 min，全天

程控中刺激频率的确定最为重要。通常认为，高频率刺激会产生抑制作用，而低频率刺激导致脑的激活效应。因电压、脉宽设置相对简单，DOC 应该采用低于 100 Hz 的低频刺激，这是多数研究者普遍遵循的原则。低频范围是 5~50 Hz，高频范围是 130~180 Hz。100 Hz 被认为是高频的最低限。尽管如此，各研究的频率仍无法统一在一个相对明确的频率段内。

脑深部电刺激术（DBS）常用的程控参数：8~250 Hz，120~200 μs，1.0~7.0 V。

动物实验显示，100~250 Hz 提高神经活动，产生清醒样的 EEG；但临床研究中，Cohadon 通过"参数滴定"测试各种刺激的范围、振幅和频率，最后选择了 50 Hz 为最优频率。大多数临床实践显示 50 Hz 左右低频效果更好。值得注意的是，Yamamoto 早期 DBS 研究使用的频率是 50 Hz，后续研究调整为 25 Hz，似有选择更低频率刺激的趋势，但并没有客观依据，仅依靠临床观察确定。然而，Schiff 参数滴定范围为 70~250 Hz，最后设定在 100 Hz、电压 4 V。因此，他认为意识的恢复可能需要 100 Hz，甚至更高的频率。但是，Hassler 报道 DBS 超过 100 Hz 可能诱发严重的癫痫发作。因此，对使用高频刺激仍需进一步的研究。

脊髓电刺激术（SCS）常用的程控参数：25~200 Hz，2~15 V，0.3~1.0 ms。SCS 在促醒生理机制上与 DBS 并不完全相同，因此在刺激频率上差异幅度更大。Yamamoto 与众不同地使用 5 Hz 的刺激频率，也报道了不错的治疗效果，且认为该频率对肢体的运动功能的恢复有益。但研究缺乏必要的生理学机制解释，并未获得其他研究者的认同。

二、程控经验

DOC 的程控在没有大样本以获得规律性结果前，依然需要依据已有研究、个人经验及相应的检查手段，进行综合考虑，个体化设定。

DBS 为获得更大的刺激范围和效果，并尽量覆盖到刺激区域，一般选择最下方的 1~2 个触点作为负极，考虑到刺激机制更接近于肌张力障碍治疗，因此电压的设定比 PD 略高，一般高限为 4~5 V。在前期初步研究中，使用动态 EEG 观察不同刺激参数组合对皮层脑电活动的影响，使用 qEEG 的功率谱、时频及因果分析等，观察不同参数下脑电变化，并使用分析结果优化了神经调控参数，根据分析结果进行 3~4 周参数滴定以进一步确定最终参数组合，获得较好的效果。根据临床观察和 EEG 分析结果，DBS 及 SCS 在 50~100 Hz 的频率范围内刺激效果较好。脉宽一般是 100~150 μs。周期为开 15 min/关 15 min，日间刺激模式。3 个月为一个周期，切换刺激组。SCS 在刺激机制上与 DBS 略有不同。刺激频率仍以较高频（50~70 Hz）为主，其他设置同 DBS。

三、小结

目前，绝大多数神经刺激器采用开环控制，即刺激参数（频率、脉宽、幅度等）由医生根据临床经验以及患者的体验反馈确定，大多数是先验经验及临床积累中获得的经验型数据，缺乏客观检测下的数据评价与反馈。但是 DOC 患者无法反馈调控即时的刺激效果信息,所以程控参数的合理设置一直是 DOC 神经调控治疗中最具挑战性的工作。

近年来,基于靶点细胞放电规律的治疗策略和脑电监测下的神经调控,结合行为变化,为个体化的参数制订提供了很好的思路。未来通过大样本、前瞻、对照研究的数据积累,程控参数及模式设定会越来越明确,并有据可循。

(何江弘　杨艺)

参 考 文 献

[1] Carpentier A, Galanaud D, Puybasset L, et al. Early morphologic and spectroscopic magnetic resonance in severe traumatic brain injuries can detect "invisible brain stem damage" and predict "vegetative states"[J]. J Neurotrauma,2006,23(5):674-685.

[2] Huisman T A, Sorensen A G, Hergan K,et al. Diffusion-weighted imaging for the evaluation of diffuse axonal injury in closed head injury[J]. J Comput Assist Tomogr,2003,27(1):5-11.

[3] Arfanakis K, Hermann B P, Rogers B P, et al. Diffusion tensor MRI in temporal lobe epilepsy [J]. Magn Reson Imaging,2002,20(7):511-519.

[4] Kraus M F, Susmaras T, Caughlin B P, et al. White matter integrity and cognition in chronic traumatic brain injury: a diffusion tensor imaging study[J]. Brain,2007,130(Pt 10):2508-2519.

[5] Galanaud D, Perlbarg V, Gupta R,et al. Assessment of white matter injury and outcome in severe brain trauma: a prospective multicenter cohort[J]. Anesthesiology,2012,117(6):1300-1310.

[6] Luyt C E, Galanaud D, Perlbarg V,et al. Diffusion tensor imaging to predict long-term outcome after cardiac arrest: a bicentric pilot study[J]. Anesthesiology,2012,117(6):1311-1321.

[7] Wu F, Tang Y, Xu K,et al. Whiter matter abnormalities in medication-naive subjects with a single short-duration episode of major depressive disorder[J]. Psychiatry Res,2011,191(1):80-83.

[8] Fernandez-Espejo D, Bekinschtein T, Monti M M,et al. Diffusion weighted imaging distinguishes the vegetative state from the minimally conscious state[J]. Neuroimage,2011,54(1):103-112.

[9] Cecil K M, Hills E C, Sandel M E, et al. Proton magnetic resonance spectroscopy for detection of axonal injury in the splenium of the corpus callosum of brain-injured patients[J]. J Neurosurg,1998,88(5):795-801.

[10] Garnett M R, Blamire A M, Corkill R G, et al. Early proton magnetic resonance spectroscopy in normal-appearing brain correlates with outcome in patients following traumatic brain injury [J]. Brain,2000,123(Pt 10):2046-2054.

[11] Boly M, Faymonville M E, Schnakers C,et al. Perception of pain in the minimally conscious state with PET activation: an observational study[J]. Lancet Neurol,2008,7(11):1013-1020.

[12] Laureys S, Owen A M, Schiff N D, et al. Brain function in coma, vegetative state, and related disorders[J]. Lancet Neurol,2004,3(9):537-546.

[13] Laureys S, Goldman S, Phillips C,et al. Impaired effective cortical connectivity in vegetative state: preliminary investigation using PET[J]. Neuroimage,1999,9(4):377-382.

[14] Laureys S, Faymonville M E, Luxen A,et al. Restoration of thalamocortical connectivity after recovery from persistent vegetative state[J]. Lancet,2000,355(9217):1790-1791.

[15] Laureys S, Faymonville M E, Peigneux P, et al. Cortical processing of noxious somatosensory stimuli in the persistent vegetative state[J]. Neuroimage, 2002, 17(2): 732-741.

［16］ de Jong B M，Willemsen A T，Paans A M． Regional cerebral blood flow changes related to affective speech presentation in persistent vegetative state［J］． Clin Neurol Neurosurg，1997，99（3）：213-216.

［17］ Owen A M，Coleman M R，Menon D K，et al． Residual auditory function in persistent vegetative state：a combined PET and fMRI study［J］．Neuropsychol Rehabil，2005，15（3-4）：290-306.

［18］ Beckmann C F，DeLuca M，Devlin J T，et al．Investigations into resting-state connectivity using independent component analysis［J］．Philos Trans R Soc Lond B Biol Sci，2005，360（1457）：1001-1013.

［19］ Vanhaudenhuyse A，Noirhomme Q，Tshibanda L J，et al．Default network connectivity reflects the level of consciousness in non-communicative brain-damaged patients［J］．Brain，2010，133（Pt 1）：161-171.

［20］ Song M，Yang Y，He J H，et al．Prognostication of chronic disorders of consciousness using brain functional networks and clinical characteristics［J］．Elife，2018，7：e36173.

［21］ He J H，Yang Y，Zhang Y，et al． Hyperactive external awareness against hypoactive internal awareness in disorders of consciousness using resting state fMRI：highlighting the involvement of visuo-motor modulation［J］．NMR Biomed，2014，27（8）：880-886.

［22］ Owen A M，Coleman M R，Boly M，et al．Detecting awareness in the vegetative state［J］．Science，2006，313（5792）：1402.

［23］ Monti M M，Vanhaudenhuyse A，Coleman M R，et al．Willful modulation of brain activity in disorders of consciousness［J］．N Engl J Med，2010，362（7）：579-589.

［24］ Synek V M． Prognostically important EEG coma patterns in diffuse anoxic and traumatic encephalopathies in adults［J］．J Clin Neurophysiol．1988，5（2）：161-174.

［25］ Young G B，McLachlan R S，Kreeft J H，et al． An electroencephalographic classification for coma［J］．Can J Neurol Sci，1997，24：320-325.

［26］ Rosanova M，Fecchio M，Casarotto S，et al． Sleep-like cortical OFF-periods disrupt causality and complexity in the brain of unresponsive wakefulness syndrome patients［J］．Nat Commun，2018，9（1）：4427.

［27］ Sergent C，Faugeras F，Rohaut B，et al． Multidimensional cognitive evaluation of patients with disorders of consciousness using EEG：a proof of concept study［J］．Neuroimage Clin，2017，13：455-469.

［28］ Casarotto S，Romero Lauro L J，Bellina V，et al． EEG responses to TMS are sensitive to changes in the perturbation parameters and repeatable over time［J］．PLoS One，2010，5（4）：10281.

［29］ Laureys S，Perrin F，Schnakers C，et al． Residual cognitive function in comatose，vegetative and minimally conscious states［J］．Curr Opin Neurol，2005，18（6）：726-733.

［30］ Daltrozzo J，Wioland N，Mutschler V，et al． Predicting coma and other low responsive patients outcome using event-related brain potentials：a meta-analysis［J］．Clin Neurophysiol，2007，118（3）：606-614.

［31］ Gui P，Jiang Y，Zang D，et al． Assessing the depth of language processing in patients with disorders of consciousness［J］．Nat Neurosci，2020，23（6）：761-770.

［32］ Naccache L，Puybasset L，Gaillard R，et al． Auditory mismatch negativity is a good predictor of awakening in comatose patients：a fast and reliable procedure［J］．Clin Neurophysiol，2005，116

(4):988-989.

[33] Wijnen V J, van Boxtel G J, Eilander H J, et al. Mismatch negativity predicts recovery from the vegetative state[J]. Clin Neurophysiol, 2007, 118(3): 597-605.

[34] Kotchoubey B, Lang S, Mezger G, et al. Information processing in severe disorders of consciousness: vegetative state and minimally conscious state[J]. Clin Neurophysiol, 2005, 116 (10):2441-2453.

第八篇

痉挛状态

第五十一章　痉挛状态概述

痉挛状态(spasticity)是指以速度依赖的牵张反射(肌肉紧张度)增加及过强腱反射为特征的运动失调,作为上运动神经元综合征的一个组成部分,它由牵张反射的超兴奋性引起。

痉挛状态是中枢神经系统损伤(分为脑源性和脊髓源性)造成的。脑源性包括脑外伤、卒中、脑瘫、缺氧性脑病和脑代谢性疾病等。脊髓源性主要为脊髓外伤、多发性硬化、脊髓缺血、变性型脊髓病、颈椎病和横断性脊髓炎等。

痉挛状态产生机制主要为牵张反射的过度增高。脊髓牵张反射属于单突触反射。该反射传入支包括骨骼肌肌梭、相应脊神经后根内的传入纤维(Ⅰa、Ⅰ类传入纤维),传出支包括相应脊髓节段前α运动神经元、周围神经运动支(开始位于相应脊神经前根,后来位于相应周围神经)、神经肌肉连接及肌单位。肌梭和腱器官内的牵张感受器将冲动通过Ⅰa、Ⅰ类传入纤维直接或间接地传到兴奋脊髓前角α运动神经元,然后通过反射传出支协调协同肌和拮抗肌的运动。牵张反射在机体内受高级神经中枢的调控,在正常情况下存在抑制机制以保证反射适度。如下肢在正常情况下所需的一定的肌张力如站立和行走即依靠适度牵张反射来维持。当各种脑和脊髓疾病累及锥体束时,不同类型的抑制(如Ⅰa、Ⅰ类传入抑制,突触前抑制,腱器官抑制,α运动神经元抑制等)丧失导致牵张反射过度,协同肌和拮抗肌的运动失衡,使姿势趋向于过度收缩,最终导致痉挛状态。

痉挛状态有两个基本特征:肌肉变化与随意运动控制的变化。也就是说,患者要承受上运动神经元瘫痪和痉挛,或者是上运动神经元麻痹和痉挛。患者表现为躯干与肢体的强直以及不能控制的肌肉痉挛,痉挛可以发生在一块肌肉或多组肌肉,并能向远处传递。脊髓损伤所致的痉挛状态,由于损伤的部位与节段不同可有不同的临床表现。患者除有下肢的轻瘫和麻痹外,有的患者仅有一个肢体痉挛,而且痉挛的肢体在身体的同侧(如脊髓半切综合征),或仅有上肢痉挛并且保留一定的运动功能(如中央脊髓综合征)。大脑半球损伤引起的痉挛状态,如脑外伤、卒中、脑瘫及其他脑功能障碍,有更复杂的临床症状。肌张力增加是上运动神经元功能紊乱的首要临床特征,此外,它还伴随有肌张力障碍、瘫痪、运动不能、共济失调、肌阵挛以及其他的非随意运动障碍种类。

痉挛状态依据其病因学及临床特征不难诊断。患者首先具备比较明确的病因,其次必须具有痉挛状态的基本特征,如躯干与肢体的强直与痉挛。痉挛状态需与肌张力障碍、帕金森病、肌阵挛等鉴别。

痉挛状态的治疗包括康复医学治疗、口服药物治疗、外科手术治疗等。

在痉挛状态中,康复医学治疗主要指的是对肌肉痉挛状态进行康复评估,用肉毒毒素注射、神经阻滞等方法治疗后,再配上相应的运动物理疗法(主要包括加强痉挛肌肉拮抗肌的活动、采用牵张法使痉挛状态放松等)。康复医学治疗对改善患者运动能力,提高生活质量具有重要意义。外科手术干预后,必须通过规范、系统的康复医学治疗,才能得到理想的效果。

口服药物治疗是其中一种有效、简便的方法。常用药物有巴氯芬、地西泮、可乐定、替扎尼定、丹曲林钠等。这些药物基本的作用机制就是抑制脊髓下运动神经元的活动,抑制肌肉的活动,降低肌肉敏感性,从而达到减少肌肉兴奋性、缓解痉挛状态的目的。随着新技术的应用及相关研究的深入,可乐定逐渐由口服给药转向鞘内注射给药,取得较好的疗效并减少了不良反应。目前各种口服药物的治疗效果相近,替扎尼定是其中副作用较小者,目前相关的研究较多。地西泮等口服药物临床应用呈减少趋势。此外,在治疗过程中应注意相关的不良反应。

外科手术治疗包括神经外科手术治疗及骨科手术治疗。

骨科手术治疗:当痉挛症状进展到挛缩畸形阶段时,单独行神经外科手术也无法改善肌挛缩及关节畸形等症状,只能通过骨科矫形手术来治疗。通过骨科矫形手术可以改善异常的骨和关节畸形,纠正力线,改善关节活动度,在某种程度上也可以减轻痉挛症状。临床上常见的是跟腱延长术、肌腱切断术、骨骼畸形截骨矫正、关节融合术等。

神经外科手术治疗:选择性脊神经后根切断术(SPR)、选择性周围神经切断术(SPN)、颈部去交感神经术(如双侧颈总动脉鞘交感神经网剥脱术)、巴氯芬泵植入术、脑深部电刺激术(deep brain stimulation, DBS)等。目前巴氯芬泵植入术在国内尚未正式准入,不能常规开展;DBS对于紧张性痉挛有一定疗效,但治疗费用昂贵,目前临床开展尚不广泛。

（于炎冰　张黎　许骏）

参 考 文 献

[1] Smyth M D, Peacock W J. The surgical treatment of spasticity[J]. Muscle Nerve,2000,23(2): 153-163.

[2] 于炎冰,张黎,伍成奇,等. 显微神经外科手术治疗痉挛型脑瘫738例临床观察[J].中华神经外科杂志,2004,20(1):59-62.

[3] 于炎冰,张黎,马延山,等. 1244例痉挛状态的显微神经外科手术治疗[J]. 中华神经外科杂志,2005,21(9):542-545.

[4] Mittal S, Farmer J P, Al-Atassi B, et al. Long-term funcional outcome after selective posterior rhizotomy[J]. J Neurosurg,2002,97(2): 315-325.

[5] Kim D S, Choi J U, Yang K H, et al. Selective posterior rhizotomy in children with cerebral palsy: a 10-year experience[J]. Childs Nerv Syst,2001,17(9): 556-562.

[6] 张黎,张继武,于炎冰,等.改良选择性腰骶段脊神经后根部分切断术治疗痉挛型脑瘫下肢痉挛状态[J].中华神经外科杂志,2007,23(12):886-888.

[7] 于炎冰,张黎,伍成奇,等.神经内镜下腰骶段神经后根选择性部分切断术治疗脑瘫性下肢痉挛[J].中华神经外科疾病研究杂志,2004,3(6):515-517.

[8] 徐晓利,于炎冰,许骏,等.改良颈动脉外膜交感神经切除术治疗混合型脑瘫[J].中华神经外科杂志,2007,23(12):891-893.

[9] 于炎冰,张黎,徐晓利,等.改良选择性腰骶段脊神经后根部分切断术治疗痉挛性截瘫的初步疗效报告[J].中华神经外科杂志,2009,25(7):601-603.

[10] Steinbok P, Schrag C. Complications after selective posterior rhizotomy for the spasticity in children with cerebral palsy[J]. Pediatr Neurosurg,1998, 28(6): 300-313.

第五十二章　选择性脊神经后根切断术治疗痉挛状态

第一节　概　　述

神经外科大师 Foerster 于 1908 年第一次采用脊神经后根切断术治疗痉挛状态,但因其对肢体感觉和括约肌功能的不良影响,一直未得到广泛应用。20 世纪六七十年代,有学者开始考虑采用选择性更高的脊神经后根切断术以降低其不良影响,并开始用于痉挛状态的治疗。最初的改良包括了切断 $L_1 \sim S_1$ 脊神经后根的 $1/3 \sim 2/3$。20 世纪 70 年代,Gros 等提出根据术前对痉挛状态的评估和术中电刺激后根小束观察肢动来决定后根的切断比例。现代腰骶段选择性脊神经后根切断术(selective posterior rhizotomy,SPR)由意大利人 Fasano 于 20 世纪 70 年代末创立,他的创新之处在于术中电刺激方法的确立,即采用双极电极刺激后根小束,通过观察分析下肢肌肉肌电反应,来决定切断哪些小束。他认为不同的后根小束对电刺激的反应是完全不同的,当电刺激可引发持续或广泛的肌痉挛时,说明该后根小束异常而应予以切断。20 世纪 80 年代末,美国的 Peacock 对腰骶段 SPR 做出进一步改良,将手术平面自圆锥降至马尾水平,并进一步完善了术中电刺激方法。这两位学者为现代 SPR 的完善和推广做出了巨大贡献。Sindou 等认为圆锥部位手术可因对局部解剖的熟悉和严格的术中电生理监测而变得安全,而且可以同时行椎板复位固定,对术后脊柱稳定性有益。进入 21 世纪,Park 和 Johnston 提出在圆锥水平做单椎板 SPR,并取得同样好的效果,且能减少术后疼痛及降低远期腰椎不稳定的风险。Ou 等在比较了单椎板及多椎板 SPR 后发现,除单椎板术式术后住院时间较短之外,两者疗效无差别。

进入 21 世纪,于炎冰教授对传统 SPR 进行改良,采用个体化治疗、跳跃式限制性椎板切除及应用神经肌电生理刺激仪对患者严格选择后行 SPR,即显露 $L_3 \sim S_1$ 椎板,行跳跃式限制性椎板切除(跳跃式指只切除 L_3、L_5 椎板,保留 L_4 椎板和棘突;限制性指椎板切除开槽宽度仅 $5 \sim 8$ mm,完全保留两侧小关节突),切开硬脊膜后在手术显微镜下找到双侧 L_2、L_3、L_5 和 S_1 脊神经后根,用显微器械分别将其分为 $4 \sim 6$ 小束。术中监测肛周括约肌和下肢靶肌肉电活动,避免伤及 S_2 神经根及脊神经前根。使用神经肌电生理刺激仪刺激各后根小束,同时监测下肢相关肌肉的电活动,根据电刺激阈值大小及肌肉痉挛程度切断相应的后根小束。各后根切断比例:L_2 为 $20\% \sim 30\%$,L_3 为 $25\% \sim 35\%$,L_5 为 $40\% \sim 55\%$,S_1 为 $40\% \sim 60\%$。将切断的各后根小束切除 10 mm,以防止神经再生。并首次将软性神经内镜应用于腰骶段 SPR,增大了手术显露范围,减少了术中对脊神经产生过度牵拉而损伤到脊髓圆锥导致术后肌力下降等并发症。

外科治疗的原则是先行 SPR 降低肌张力,解除痉挛;根据肢体残留的畸形情况再行矫形治疗。一期 SPR 在先,二期矫形手术在后,二期手术是对 SPR 的重要补充,二者次序不宜颠倒。两期手术应相隔半年以上,两期手术之间还应加强康复训练,且此阶段是康复训练的黄金时段。

（于炎冰　张黎　许骏　赵海康）

第二节　选择性脊神经后根切断术术前评估

在腰骶段 SPR 的选择标准方面应遵循四项原则,即病例的选择、脊神经后根节段的选择、各后根切断比例的选择、各后根切断小束的选择。神经外科手术治疗痉挛状态总的原则为全面临床评估,严格掌握手术适应证,通过解除痉挛、纠正畸形为康复治疗提供条件或起辅助作用。目前国际尚无统一的 SPR 患者选择标准。Robinson 认为理想的 SPR 患者符合以下条件:①有认知力、耐力且渴望完成术后所需的强化物理治疗;②痉挛性双下肢痉挛瘫痪;③有随着时间的推移维持行走的机会;④具有足够的躯干和下肢力量维持直立;⑤有条件进行术后强化物理治疗。Aquilina 等的选择标准包括:①双下肢痉挛状态,无明显的肌张力障碍及共济失调;②粗大运动功能分级系统(gross motor function classfication system,GMFCS)Ⅱ级或Ⅲ级;③头颅 MRI 显示无基底核、脑干及小脑损伤,有典型的脑室周围白质软化;④有足够的躯干和下肢力量;⑤6 个月内未行肉毒毒素注射,1 年内未行矫形手术;⑥能完成康复过程。综合来讲,手术适应证:①痉挛状态患者肌张力 3 级或以上,痉挛较严重,影响患者日常生活和康复训练;②身体随意运动功能尚好,无严重肌无力、肌腱挛缩和不可逆性骨关节畸形;③痉挛状态已趋于稳定;④智力正常或接近正常以利于术后康复训练。

具体到 SPR,它适用于同时存在下肢髋、膝、踝或上肢肩、肘、腕、指等关节多处痉挛(肢体肌群整体痉挛)的痉挛状态患者,在整体解除痉挛上有任何其他手术所不具备的优越性。对腰骶段 SPR 而言,一般选择的脊神经后根节段为 L_2、L_3、L_5、S_1。L_4 主要支配股四头肌,对维持站立的稳定性具有重要作用,一般不主张行部分切断。虽然大多数人认为包括 S_2 的腰骶段 SPR 能更好地缓解踝部痉挛,但 S_2 的部分纤维参与膀胱感觉,在没有完善的术中电生理监测的条件下行 S_2 部分切断存在较大风险。术前痉挛状态、运动功能、相关肌肉肌力的评估情况和术中电刺激结果是各后根切断比例选择的决定因素。对于大腿内收肌痉挛,L_2 部分切断更重要,L_3 为次重要;对于膝关节屈曲痉挛,只有 L_3 部分切断重要;对于马蹄足、内翻足,L_5、S_1 部分切断同样重要。理论上来讲,术前评估痉挛越重,相应后根切断比例宜越大。术前相关肌肉肌力弱、运动功能不良者相应后根切断比例宜小。中日友好医院神经外科的切断比例经验:L_2,25%~45%;L_3,30%~50%;L_5,40%~60%;S_1,45%~65%。当然,术中电刺激结果是选择各后根切断哪些小束的金标准。

1. 腰骶段 SPR 的手术适应证

(1)股四头肌、腘绳肌肌张力增高,下肢广泛的痉挛状态。

(2)3 岁以上,能坐立、扶站。

(3)智力中等或以上,术后能配合康复锻炼。

(4)配合矫形手术的一期或前期治疗。

(5)严重的痉挛状态,为便于护理及康复锻炼,适应证可放宽。

2. 腰骶段 SPR 的手术禁忌证

(1)智力低下,不能配合术后康复锻炼。

(2)腰部无力,不能坐立、扶站。

(3)腰骶部椎管内手术后粘连严重、腰骶部不稳、严重畸形等。

(4)严重脑积水、脑血管畸形等。

3. 颈段 SPR 的手术适应证

(1)上肢广泛的痉挛状态。

(2)6 岁以上,智力中等或以上,术后能配合康复锻炼。

4. 颈段 SPR 的手术禁忌证

(1)智力低下,不能配合术后康复锻炼。

(2)竖头无力,颈椎严重畸形、颈椎不稳等。

(3)颈部椎管内手术后粘连、解剖结构不清等。

(4)严重脑积水、脑血管畸形等。

(张黎 赵海康)

第三节　选择性脊神经后根切断术手术技术

一、手术中电生理监测

Gros 应该算是腰骶段 SPR 术中电生理监测的先驱，但真正将其确立并完善的当属 Fasano。如今各种各样的术中电生理监测技术被应用于腰骶段 SPR 术中。术中电生理监测是保证手术安全有效的重要条件。Sindou 术式中应用电刺激同时观察诱发肌电反应来确认 $L_1 \sim S_1$ 脊神经后根；支配膀胱感觉功能的 S_2、S_3 感觉根可通过监测膀胱压力证实；电刺激支配肛门括约肌的 S_3、S_4 后，可通过肛门括约肌肌电图监测；电刺激脊神经后根后在脊神经（$L_5 \sim S_1$）和阴茎背神经（$S_1 \sim S_3$）记录到的诱发神经动作电位也会有所帮助。在常规腰骶段 SPR 手术中，通过观察脊神经根出硬脊膜的位置可以简捷确认 $L_2 \sim S_2$ 脊神经后根，术中电生理监测更多地被用于切断后根小束的选择，以最大限度地降低有害肌张力、保留感觉神经纤维、保护膀胱和肛门括约肌功能，这也是所谓功能性脊神经后根切断术的重点所在。

二、常规腰骶段 SPR 手术方法

中日友好医院神经外科常规腰骶段 SPR 手术方法：采用静吸复合气管内插管行全身麻醉，取俯卧位，取腰骶段后正中纵向切口，显露 $L_3 \sim S_1$ 椎板，行跳跃式限制性椎板切除（跳跃式指只切除 L_3、L_5 椎板，保留 L_4 椎板和棘突；限制性指椎板切除开槽宽度仅 $5 \sim 8$ mm，完全保留两侧小关节突），切开硬脊膜后在手术显微镜下找到两侧 L_2、L_3、L_5、S_1 脊神经后根并将其各分为 $4 \sim 8$ 小束，使用神经肌电生理刺激仪刺激确认并记录各后根小束阈值，根据阈值高低及痉挛情况将后根部分切断，切断比例如前述。分别在切断处的上、下方刺激后根观察相应肌肉收缩情况以决定部分切断的比例，将切断的各后根小束切除 10 mm，以防日后神经再生，严密缝合硬脊膜。术中神经电生理监测过程中，神经肌电生理刺激仪以 $0.05 \sim 0.1$ mA 不同电流双极电刺激确认并根据观察肢体肌肉收缩或描记多导肌电图来记录各脊神经后根小束的阈值，根据阈值高低（切断阈值低者）及痉挛情况（痉挛重者切断比例高）将后根小束选择性部分切断。

目前国内外其他神经外科中心行腰骶段 SPR 手术方式略有不同，脊髓圆锥段 SPR、椎板间入路 SPR、内镜下 SPR 等均在开展，其手术原理及术中电生理监测、脊神经后根节段的选择、各后根切断比例的选择、各后根切断小束的选择等大致相仿，各个术式的远期疗效随访及并发症分析提示无明显差异。

三、椎板间入路 SPR 手术技术

1981 年，Peacock 将手术部位从胸腰段下降至腰骶段，行多节段椎板切除，暴露腰骶段神经根，通过解剖定位、肌电刺激来识别感觉及运动神经根，降低了手术风险。术中多节段椎板切除对脊椎稳定性造成不利影响。1990 年徐林等在国内首先开展。暴露腰骶段脊神经后根术式：1991 年，保留两侧小关节的限制性椎板切除，1996 年，分段跳跃式椎板切除。2002 年于炎冰等首次将软性神经内镜应用于腰骶段 SPR，减少了对脊柱稳定性的影响。

全椎板切除椎板复位对脊柱的稳定性影响减少，但有椎板棘突复合体不愈合甚至坏死的严重并发症，且术中需要特殊器械及耗材，手术相关费用增加，一定程度上限制了该技术的进一步推广。

2015 年，Sindou 和 Georgoulis 首次报道尝试行锁孔椎板间入路脊神经后根切断术，在其报道的 6 例儿童患者中，手术过程顺利，均完成术前既定目标，降低了下肢肌张力，且没有造成任何手术相关的并发症（运动、感觉和括约肌功能）。该术式保留了棘间及棘上韧带的完整性，虽切除部分椎板，但对脊柱的稳定性影响很小。术后数天患者可坐起，2 周时进行辅助运动。1 个月后于康复机构行专业康复治疗。

腰骶段 SPR 脊神经后根的暴露术式经历了从全椎板棘突切除,到跳跃式限制性椎板棘突切除,到椎板棘突部分切除。自 2016 年,笔者对部分椎板间隙宽大的儿童患者采取显微镜下单纯椎板间入路,仅从相邻腰椎或腰骶椎的椎板间隙进入椎管,保持脊柱骨质结构完整。2017 年后在儿童及部分成人患者中广泛应用,取得了与椎板切除同样的治疗效果。

腰骶椎棘突间隙大,活动性较大,棘突牵拉后有较大的椎板间隙空间;脊神经后根松弛,能做适当牵拉;电生理监测可协助判断脊神经节段及明确区分前后根;显微镜扩大了操作视野,电磁锁控制下可进行不同方向快捷观察。这些都为腰骶段椎板间入路提供了可行性。

手术体位与常规的腰骶段 SPR 相同。根据临床表现选择好相应的手术节段:下肢主要四组肌群内收肌肌张力增高,选择 L_2 脊神经根;股四头肌肌张力增高,选择 L_2、L_3 脊神经根;腘绳肌、小腿三头肌肌张力增高,选择 L_5、S_1 脊神经后根。腰椎三维 CT(图 52-1)在术前定位及操作方向方面起到了指导性的作用。术中根据解剖定位、电生理监测、脊神经的形态等来确定脊神经节段,区分脊神经前根、后根。按肌群痉挛程度,在电生理监测下确定后根切除比例(图 52-2 至图 52-4)。

手术切口可采用上下两个切口,术中仅分离选定的椎板间隙上下部分软组织,最大限度地减少对椎旁肌肉的剥离。牵拉棘突,可以增加椎板间隙的操作空间。于上位椎体下关节突之间切除黄韧带,沿正中纵向切开硬脊膜(图 52-5)。60% 以上可以直接看到脊神经根出口位置(图 52-6)。少数患者按术前三维 CT 定位,向上或下仍可看到脊神经根出口位置。术前定位位置异常的可行常规椎板部分切除。

术后卧床,第 2 天即进行被动直腿抬高练习,逐步进行下肢主动抬腿锻炼。因剥离肌肉减少,术后患者疼痛减轻,床上灵活翻身及下地时间提前,对下肢肌力的影响明显降低。术后 5 天开始侧身起立,在腰围保护下进行扶站、扶走。

椎板间入路在原有的暴露中保留了椎体骨质的完整性,减少了椎旁肌肉的广泛剥离,创伤减少。实际操作中,手术空间较小且局部,术前需要准确定位、熟悉解剖。遇到暴露不充分的情况及时采取椎板部分切除,避免本末倒置。随访患者 1~3 年,无腰椎前凸、棘突间隙变窄等影像学变化。这种手术方式的进一步推广还需要更多的摸索和探讨,相信随着操作技术的娴熟,该方式会为脑瘫患者的手术治疗提供一种创伤更小、安全和经济有效的尝试。

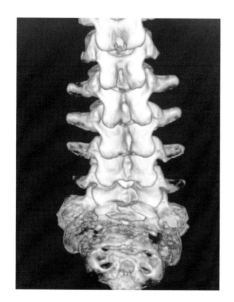

图 52-1 术前三维 CT 片

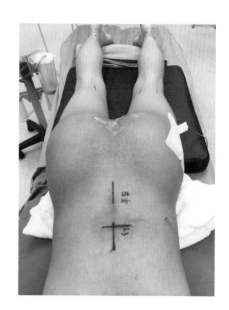

图 52-2 手术体位

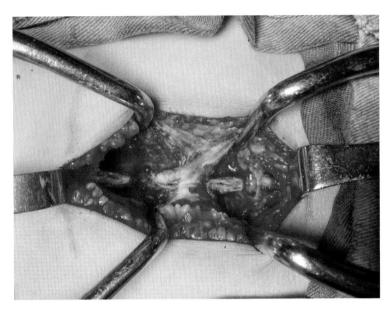

图 52-3　分离相邻椎板部分椎旁肌肉

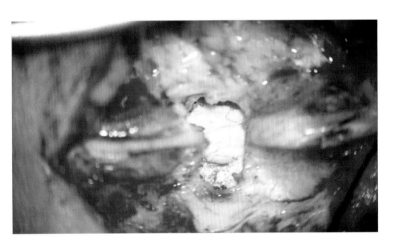

图 52-4　暴露硬脊膜

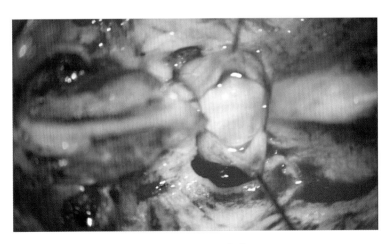

图 52-5　打开硬脊膜

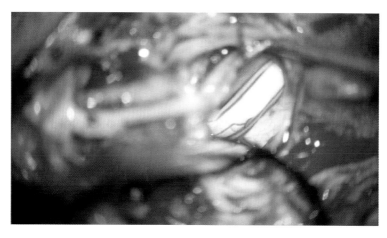

图 52-6　暴露神经根出口

（于炎冰　张黎　陈业涛　许骏）

第四节　选择性脊神经后根切断术疗效分析与并发症

术后随访内容及疗效分析包括痉挛缓解情况、运动功能恢复情况、姿势异常改善情况等。具体评估内容包括临床症状、临床体征、肌力评估、牵张反射评估、肌张力评估等。中日友好医院神经外科使用标准化评估手段系统地探讨 SPR 治疗脑瘫性下肢痉挛状态的远期疗效，分别在术前，术后 1 年、5 年，终末时进行随访。评估手段包括定量的下肢肌张力标准化评估（改良 Ashworth 量表）、粗大运动功能分级情况（GMFCS 分级）、日常生活能力（activity of daily living，ADL）评分，并结合患者后续接受的治疗措施进行统计分析，以评估 SPR 的远期疗效。结果表明患者下肢三大肌群肌张力改良 Ashworth 量表评分、GMFCS 分级、日常生活能力评分与术前比较改善明显；腰骶段 SPR 治疗脑瘫性下肢痉挛状态的疗效可长期持续存在。

国内外大宗病例研究结果表明，SPR 对于脑瘫的疗效逐渐得到广泛验证和认可。与单纯物理治疗相比，SPR 结合物理治疗可明显提高患者的粗大运动功能评分（gross motor function measure，GMFM）及 Ashworth 量表评分。诸多研究证实了 SPR 的远期疗效，其可有效改善患者的痉挛状态，且肌张力降低的程度取决于神经根丝切断的数量。也有研究报道，SPR 并不能防止远期挛缩的出现。且有研究发现 SPR 的远期疗效不理想，考虑多由于患者的选择不当所致。因此，SPR 中的"选择性"，一方面指根据术中对电生理刺激的反应选择切断的神经根丝，也指谨慎地选择患者。SPR 在 GMFCS Ⅰ～Ⅲ级、痉挛型双瘫的患儿中可获得更佳的疗效。多学科联合评估、严格掌握手术适应证非常重要。还要积极与患儿家长沟通，帮助其树立正确、现实的手术预期。

中日友好医院于炎冰教授等通过对比研究发现，SPR 术前患者的痉挛状态、运动功能、相关肌肉肌力的评估情况和术中电刺激结果是各后根切断比例选择的决定因素。理论上，术前评估痉挛状态越重，相应后根切断的比例宜越大；术前相关肌肉肌力较弱、运动功能不良者，其相应后根切断的比例宜小，推荐的切断比例：L_2 为 25%～45%，L_3 为 30%～50%，L_5 为 40%～50%，S_1 为 45%～65%。根据术中电刺激结果决定各后根切断哪些小束。腰骶段 SPR 的手术平面以 L_2～S_1 为宜，虽然局限于脊髓圆锥部位的手术可获得更小的切口和骨切除范围，但因为神经根节段辨识困难和对圆锥可能造成的干扰妨碍了其被广泛接受和推广。跳跃式限制性椎板骨切除术可最大限度地减小腰椎骨切除的范围，而成年患者则可采用椎板复位技术，尽量减小对腰椎后柱稳定性的影响。SPR 缓解痉挛的长期有效率可达 90%～95%，下肢运动功能的改善率可达 90%。在经过系统正规的康复运动训练后，大部分患者在站坐稳定性、纠正不良姿势和步态协调性方面均有了长足的进步。即使少部分重度痉挛患者最终未能获得功能上的改善，但肌张力的降低将有助于缓解患者的痉挛性疼痛和降低日常护理难度。此外,可能由于α运动神经元的兴奋性降低,部分患者合并的斜视、流涎、上肢痉挛、言语不清等症状得到不同程度的缓解。

SPR术后并发症分为近期(术后1个月内)以及远期(术后1个月以上)两类。

术后近期并发症主要包括:①发热:大部分发热原因考虑为术后应激、术后吸收热、术中低体温等,体温均在术后3～5天恢复正常。如出现持续性发热,则要积极查找发热原因并针对原因进行针对性处理。②头痛:考虑原因多为术中脑脊液丢失、低颅压,术后予以补液及对症应用镇痛药物基本可控。③大小便障碍:术后发生一过性尿失禁的比例在1%左右,一过性尿潴留占1.5%左右,手术涉及与膀胱感觉功能有关的S_2脊神经时,应严格在电生理监测下进行,且S_2切断比例应小于30%。④颅内出血血肿:罕见,避免术中脑脊液过多过快丢失有助于该并发症的预防。⑤椎管内出血血肿:罕见,双极电凝器的使用应列为常规,术中严格止血有助于该并发症的预防。⑥切口并发症:切口并发症的发生概率低于1%,一旦发生,几乎都需要彻底清创、换药处理,有的甚至迁延数月才愈。⑦脑脊液漏:少见,术毕时应将硬脊膜严密缝合至不漏水,如无法做到则需用人工硬膜修补漏口,并逐层严密关闭切口。⑧肢体感觉障碍:术中电生理监测用于切断后根小束的选择可以最大限度地保留感觉,术后应用神经营养药物有利于感觉障碍症状的改善。⑨肢体运动障碍:术前肌力差、运动功能不良者应高度警惕该并发症的发生,术后强化康复训练是促进肌力和运动功能恢复的唯一有效方法等。

术后远期并发症主要包括:①下肢感觉障碍:术后远期随访的结果表明下肢感觉障碍有缓解甚至消失的可能,不足10%的患者虽然还遗留有麻木等症状,但不对其生活质量构成影响。②下肢运动障碍:虽然少见但严重妨碍运动功能恢复,是较令人担心的术后远期并发症之一,几乎都与术前病例选择不当、术中后根切断比例过大或误切前根、术后未强化康复训练有关。③腰背部间断疼痛:个别患者会在劳累后出现腰背部酸胀痛,不伴有下肢症状,休息后可好转。④脊柱畸形:少见,辅以术后腰部支具保护和康复训练有助于减少此类并发症的发生。⑤大小便障碍:少见,术中应用电生理监测、严格控制S_2切除比例有望减少此类并发症。⑥痉挛状态复发或加重:一般来说,术后肢体痉挛状态不同程度复发的概率低于5%,且多数与未进行及时、长期、正规的康复训练有关。

(张黎　许骏　陈业涛)

参 考 文 献

[1] Nordmark E, Josenby A L, Lagergren J, et al. Long-term outcomes five years after selective dorsal rhizotomy[J]. BMC Pediatr,2008,14(8):54.

[2] Lewis J, Bear N, Baker F, et al. Australian children undergoing selective dorsal rhizotomy: protocol for a national registry of multidimensional outcomes[J]. BMJ Open,2019,9(4):e025093.

[3] Park T S, Johnston J M. Surgical techniques of selective dorsal rhizotomy for spastic cerebral palsy. Technical note[J]. Neurosurg Focus,2006,21(2):e7.

[4] Warsi N M, Tailor J, Coulter I C, et al. Selective dorsal rhizotomy: an illustrated review of operative techniques[J]. J Neurosurg Pediatr,2020,7:1-8.

[5] Abou Al-Shaar H, Imtiaz M T, Alhalabi H, et al. Selective dorsal rhizotomy: a multidisciplinary approach to treating spastic diplegia[J]. Asian J Neurosurg,2017,12(3):454-465.

[6] 张传鹏,张黎,许骏,等.痉挛型脑性瘫痪患儿改良腰骶段选择性脊神经后根切断术后脊柱稳定性的随访观察[J].中华神经外科杂志,2019,35(1):20-24.

[7] Summers J, Coker B, Eddy S, et al. Selective dorsal rhizotomy in ambulant children with cerebral palsy: an observational cohort study[J]. Lancet Child Adolesc Health,2019,3(7):455-462.

[8] Ravindra V M, Christensen M T, Onwuzulike K, et al. Risk factors for progressive

neuromuscular scoliosis requiring posterior spinal fusion after selective dorsal rhizotomy[J]. J Neurosurg Pediatr,2017,20(5):456-463.

[9]　Sindou M,Georgoulis G. Keyhole interlaminar dorsal rhizotomy for spastic diplegia in cerebral palsy[J]. Acta Neurochir(Wien),2015,157(7):1187-1196.

[10]　Enslin J M N,Langerak N G,Fieggen A G. The evolution of selective dorsal rhizotomy for the management of spasticity[J]. Neurotherapeutics,2019,16(1):3-8.

[11]　Funk J F,Haberl H. Monosegmental laminoplasty for selective dorsal rhizotomy—operative technique and influence on the development of scoliosis in ambulatory children with cerebral palsy[J]. Childs Nerv Syst,2016,32(5):819-825.

[12]　Grunt S,Fieggen A G,Vermeulen R J, et al. Selection criteria for selective dorsal rhizotomy in children with spastic cerebral palsy:a systematic review of the literature[J]. Dev Med Child Neurol,2014,56(4):302-312.

[13]　Canty M J,Breitbart S,Siegel L, et al. The role of social media in selective dorsal rhizotomy for children:information sharing and social support[J]. Childs Nerv Syst,2019,35(11):2179-2185.

[14]　Oppenheim W L. Selective posterior rhizotomy for spastic cerebral palsy. a review[J]. Clin Orthop Relat Res,1990(253):20-29.

[15]　Peacock W J,Staudt L A. Selective posterior rhizotomy:further comments[J]. J Child Neurol,1991,6(2):173-180.

[16]　于炎冰,张黎,马延山,等. 1037例痉挛性脑瘫显微神经外科手术治疗[J]. 中华神经外科疾病研究杂志,2005,4(2):121-124.

[17]　邵旭,于炎冰,张黎. 腰骶段选择性脊神经后根切断术治疗脑瘫性下肢痉挛状态的远期疗效分析[J]. 中华神经外科杂志,2014,30(9):912-916.

[18]　于炎冰,张黎,伍成奇,等. 内镜下选择性腰骶段脊神经后根部分切断术治疗脑瘫性下肢痉挛[J]. 中华神经外科疾病研究杂志,2004,3(6):515-517.

[19]　于炎冰,张黎,徐晓利,等. 改良选择性腰骶段脊神经后根部分切断术治疗痉挛性截瘫的初步疗效报告[J]. 中华神经外科杂志,2009,25(7):601-603.

[20]　张黎,张继武,于炎冰,等. 改良选择性腰骶段脊神经后根部分切断术治疗脑瘫性下肢痉挛状态[J]. 中华神经外科杂志,2007,23(12):886-888.

第五十三章　选择性周围神经切断术治疗痉挛状态

第一节　选择性周围神经切断术的适应证

选择性周围神经切断术(selective peripheral neurotomy,SPN)也可以按日本学者的习惯称为选择性显微缩小术,其前身是周围神经切断术。1887年Lorenz、1913年Stoffel先后将周围神经切断术用于髋内收肌群痉挛和足痉挛畸形的治疗。周围神经完全切断后虽可极大程度地缓解痉挛,但存在肌力低下、感觉障碍、肌萎缩、建立对立畸形等严重缺点,故未能广泛应用。20世纪七八十年代,Gros,Shindo等学者对其进行了改良。显微缩小术的改进之一是术中应用神经肌电生理刺激仪,达到神经部分切断后降低有害肌张力而不过多影响有用肌力的目的;改进之二是显微镜下选择性部分切断而非全部切断周围神经,术中应至少保留1/4的运动纤维,保留肌肉的运动功能。

SPN通过术中应用电刺激选择达到周围神经部分切断后降低有害肌张力而不过多影响有用肌力的目的。手术针对四肢不同部位的痉挛而分别采用胫神经(针对踝痉挛)、坐骨神经(针对膝痉挛)、肌皮神经(针对肘痉挛)、正中(及尺)神经(针对腕、指痉挛)、闭孔神经(针对大腿内收肌痉挛)、臂丛神经(针对肩关节内收痉挛)选择性显微缩小。本手术具有切口小、出血少、疗效确切、并发症少等优点,尤其适用于痉挛症状和体征比较单一的痉挛状态患者。与肉毒毒素肌内注射一样,SPN本身并不减轻痉挛,而是减弱肌肉的挛缩。因此,SPN主要用于治疗局灶性痉挛而非全面性痉挛。SPN一般用来增加关节活动度及减少挛缩的形成,方便护理。

该术式针对不同部位痉挛而选择相应的周围神经进行手术。

1. 小腿三头肌、胫骨后肌痉挛　临床表现为马蹄足、马蹄内翻足、踝阵挛阳性。选择胫神经。对于踝部痉挛状态患者采用选择性胫神经分支部分切断术,疗效确切,安全易行,并发症少,应用广泛。对于症状比较单一的马蹄足、马蹄内翻足患者尤为适用。严格选择适应证是手术成功的关键。本手术的适应证:小腿屈肌(主要是腓肠肌和比目鱼肌)痉挛状态下的内翻足、马蹄足、踝阵挛,痉挛严重,影响患者的日常生活和康复训练。胫神经分支的切断比例应根据术前、术中的评估来决定。术前详细查体,确认痉挛严重程度和肢体运动功能障碍情况,并记录踝关节主动及被动运动范围、步态(速度、节奏、步长)、踝反射、踝阵挛、病理征、牵张反射、肌张力情况。在此基础上,术中使用神经肌电生理刺激仪刺激神经分支观察相应肌肉收缩情况从而决定初始切断比例,然后分别在切断处的上、下方刺激以决定最终切断比例。

2. 股二头肌、半膜肌、半腱肌痉挛　临床表现为屈膝,膝关节伸直困难。选择坐骨神经。膝关节屈曲痉挛是痉挛型脑瘫的一个常见表现,不仅可导致步态异常和行走困难,而且对整个下肢和腰部的稳定性会造成严重不良影响,常规康复治疗效果不佳。对于单纯膝部屈曲痉挛状态患者采用选择性坐骨神经分支部分切断术,疗效确切,安全易行,并发症少。对于症状比较单一、不涉及多个关节的患者尤为适用。

3. 内收肌痉挛　临床表现为髋内收、内旋畸形(剪刀步态)。选择闭孔神经。大腿内收肌痉挛对髋关节的运动功能将造成严重不良影响,进而妨碍整个下肢的运动康复。对于单纯大腿内收肌痉挛患者采用选择性闭孔神经前支部分切断术可获良效。大腿内收肌痉挛较为严重时尚需解剖位于短收肌深面的闭孔神经后支,将导致大腿内收肌痉挛的分支部分切断。

4. 股四头肌痉挛　临床表现为屈膝困难,屈膝时折刀样改变或出现僵直膝,髌阵挛阳性。选择股神经。

5. 肱二头肌、肱肌痉挛　临床表现为肘关节屈曲,伸直困难。选择肌皮神经。

6. 上肢前臂屈肌痉挛　临床表现为前臂旋前,腕关节屈曲,拇指内收、四指关节屈曲,腕阵挛阳性。选择正中神经。肘、腕、指关节屈曲痉挛是痉挛状态比较常见的临床症状,不仅可导致姿势异常和关节运动功能障碍,而且对整个上肢和手的运动功能也将造成严重不良影响。常规康复治疗一般疗效不佳。对于肘关节屈曲痉挛患者采用选择性肌皮神经分支部分切断术,对于腕、指关节屈曲痉挛患者采用选择性正中、尺神经分支部分切断术,针对性强,疗效满意,创伤小、出血少,术后无严重并发症,尤其适用于症状比较单一局限的患者。对上述神经行显微缩小术后虽可有效缓解痉挛,但整个上肢尤其是手的功能恢复尚需坚持不懈的康复训练。

SPN 与 SPR 及矫形手术的关系:SPR 适用于同时存在下肢髋、膝、踝或上肢肩肘、腕、指等关节多处痉挛(肢体肌群整体痉挛)的患者,在整体解除痉挛方面有其他手术所不具备的优越性,而 SPN 适用于痉挛症状和体征比较单一、局限的患者,如痉挛仅局限于某一肌群者。腰骶段椎管存在严重畸形不适合行SPR,或患者(家属)不同意行 SPR 时,我们提出组合 SPN 概念,即采用多根周围神经 SPN 组合一次或分次手术治疗多部位痉挛,效果良好。骨关节、肌肉、肌腱的矫形手术在痉挛状态的外科治疗中占有重要地位。外科手术治疗痉挛状态的一个原则是先行解除痉挛的神经术式,然后后期(6 个月后)根据情况(有无骨关节畸形、肌腱挛缩、神经术式疗效不佳等)再决定是否行矫形手术治疗,二者顺序不能颠倒。对于已有肌腱挛缩的患者,在肌肉、肌腱的矫形手术之前或之后采用神经术式对于预防痉挛症状复发有重要意义。对于已有骨关节畸形的患者,在行矫形手术之前或之后行神经术式则意义不大。

（于炎冰　张黎　许骏　王东）

第二节　选择性周围神经切断术手术技术

SPN 手术原理是术前采用表面肌电(sEMG)和(或)改良 Ashworth 量表对目标痉挛肌群评定分级,术中监测痉挛肌群中每一块痉挛的肌肉,根据刺激肌电的波幅数值选择性切断相对应神经肌支的部分神经纤维,但具体方法及参考数值(刺激电流大小、刺激肌电波幅)仍需进一步探讨研究。

一、麻醉

采用全身麻醉。麻醉注意事项:①禁用肌肉松弛药物;②慎用吸入性麻醉药物;③俯卧位手术时慎用喉罩全身麻醉。

二、手术切口

针对不同部位的肌肉痉挛,选择相对应的周围神经,采用不同的手术切口。

1. 胫神经　手术切口位于腘窝区,做与腘横纹垂直的"枪刺刀"状切口或横切口。

2. 坐骨神经　取患侧臀部臀大肌外下缘弧形切口,切口中心位于大转子与坐骨结节连线中点或沿坐骨神经走行做纵向切口。

3. 闭孔神经　取腹股沟内侧下方切口,起自长收肌起点,向下沿长收肌走行方向做纵向切口。

4. 股神经　取腹股沟韧带下,沿缝匠肌内侧缘做纵向切口。

5. 肌皮神经　取上臂肱二头肌肌腹内侧中上 1/3 交界处做竖直切口。

6. 正中神经　取肘关节内侧正中做弧形或纵向切口。

三、手术体位

1. 胫后神经、坐骨神经缩窄　采用俯卧位,膝关节伸直位。

2. 闭孔神经缩窄　采用仰卧位,膝关节屈曲、髋关节屈曲外展位。

3. 股神经缩窄　采用仰卧位,膝关节伸直、髋关节伸直外展位。

4. 肌皮神经、正中神经、尺神经缩窄　采用仰卧位,上肢伸直及外展外旋体位。

手术切口及手术体位见图 53-1。

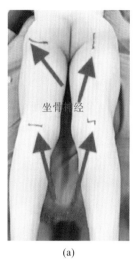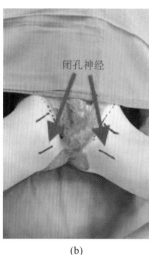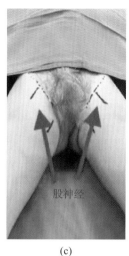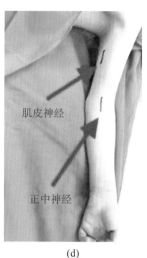

(a)　　　　　(b)　　　　　(c)　　　　　(d)

图 53-1　手术切口及手术体位

四、消毒范围

所涉及的痉挛肌群对应的肢体均需要消毒。

五、肌电图监测

术前用表面肌电(sEMG)对肌张力评级时需要监测肌群中肌张力高的肌肉。不具备表面肌电评级硬件设备的医疗单位,用改良 Ashworth 量表评定分级时需要监测相对应肌群中的每一块肌肉。

1. 小腿肌群痉挛做胫神经肌支选择性部分切断　需要监测比目鱼肌、腓肠肌内外侧及胫骨后肌。

2. 坐骨神经肌支选择性部分切断　监测半膜肌、半腱肌、股二头肌。

3. 闭孔神经肌支选择性切断　监测股薄肌、长收肌、短收肌、大收肌。

4. 股四头肌痉挛做股神经肌支选择性切断　需要监测股直肌、股内侧肌、股外侧肌、股中间肌。

5. 肌皮神经肌支选择性切断　监测肱肌、肱二头肌。

6. 正中神经肌支选择性切断　监测掌长肌、旋前圆肌、桡侧腕屈肌。

肌电图监测如图 53-2 所示。

六、选择性周围神经神经肌支切断

(一)胫神经选择性显微缩小术

切开浅筋膜后于腓肠肌内、外侧头之间显露胫神经主干及其分支。根据患者踝部痉挛情况在手术显微镜下显露支配腓肠肌内外侧、比目鱼肌、胫骨后肌的神经分支,电刺激神经分支,观察肌肉收缩情况以确认并记录阈值。打开神经分支外膜以显露神经束,根据阈值高低及痉挛情况切断 1/3～3/4 的神经束。分别在切断处的上、下方刺激神经,观察肌肉收缩情况以决定神经部分切断的比例。将切断的神经束切除 10 mm 长的一段以防日后神经再生。缝合神经外膜,关闭切口。

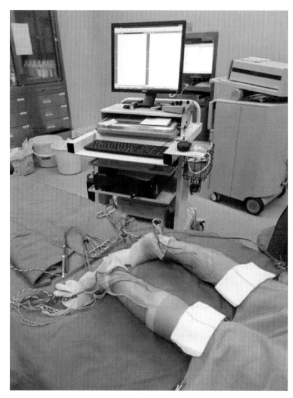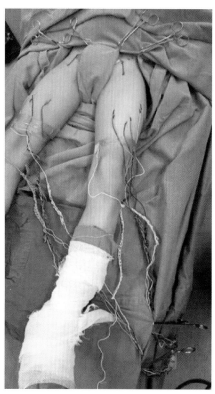

图 53-2　表面肌电监测肌张力

（二）坐骨神经选择性显微缩小术

钝锐结合切开部分臀大肌及部分阔筋膜张肌上部，将臀大肌向内侧牵开，显露坐骨神经主干及其分支。在手术显微镜下显露支配相应股后肌群的坐骨神经分支（腘绳支），电刺激神经分支，观察肌肉收缩情况以确认并记录阈值。打开神经分支外膜以显露神经束，根据阈值高低及痉挛情况切断 1/3～3/4 的神经束。分别在切断处的上、下方刺激神经，观察肌肉收缩情况以决定神经部分切断的比例。将切断的神经束切除 10 mm 长的一段。缝合神经外膜，关闭切口。

（三）正中神经、肌皮神经、尺神经选择性显微缩小术

切开后将肱二头肌牵向外侧，依次显露正中神经、肌皮神经、尺神经主干。在手术显微镜下打开神经外膜以显露神经束并分离，电刺激神经束，观察肌肉收缩情况及关节运动以确认导致痉挛的神经束并记录阈值。根据阈值高低及腕、指屈曲痉挛的严重程度切断 1/3～3/4 的神经束。分别在切断处的上、下方刺激肌支，观察肌肉收缩情况以决定神经部分切断的比例。将切断的神经束切除 10 mm 长的一段。缝合神经外膜，关闭切口。

（四）闭孔神经选择性显微缩小术

切开后将长收肌牵向外侧，将股薄肌牵向内侧，解剖显露位于短收肌浅面的闭孔神经前支及其支配长收肌、短收肌、股薄肌的分支。在手术显微镜下打开神经外膜以显露神经束并分离，电刺激神经束，观察肌肉收缩情况及关节运动以确认导致痉挛的神经束并记录阈值。根据阈值高低及大腿内收肌痉挛的严重程度切断 1/3～2/3 的神经束。分别在切断处的上、下方刺激肌支，观察肌肉收缩情况以决定神经部分切断的比例。将切断的神经束切除 10 mm 长的一段。缝合神经外膜，关闭切口。

在肌电图监测下选择性部分切断神经肌支如图 53-3 所示。

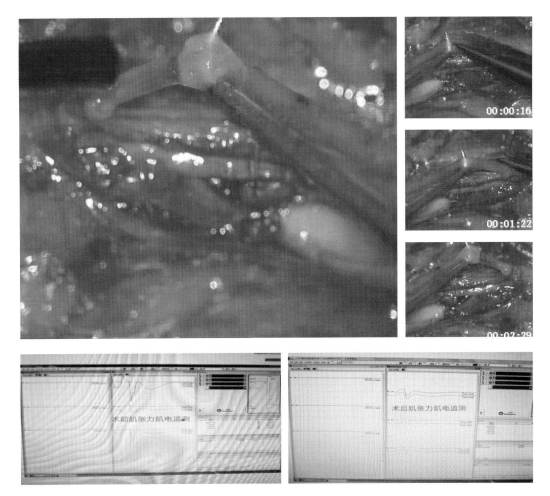

图 53-3　肌电图监测下选择性部分切断神经肌支

（于炎冰　张黎　王东　许骏）

第三节　选择性周围神经切断术疗效与并发症

采用选择性周围神经切断术后早期的疗效明显,术后复发率较低。有学者认为神经再生是术后复发的重要原因,术后长期坚持正确的康复训练也对其是否复发有影响。长期正确的康复训练是术后有力的治疗手段,手术治疗只能为康复治疗创造条件,而不能代替康复治疗。

常见的并发症为肢体麻木与肌力下降,前者多为术中刺激皮神经所致,多数可以自行恢复。肌力下降多由于术前主动运动减弱、丧失而存在不同程度的肌力低下和肌肉萎缩,手术将相应的神经肌支部分切断后,虽可减低肌张力,但同时丧失了部分肌力。术后必须进行严格的康复训练方能达满意效果。

关于手术疗效与并发症,Feve 等对一组 12 例因卒中、颅脑损伤导致的踝部痉挛状态成人患者行选择性胫神经分支部分切断术,平均随访 4.9 个月,Held 评分及步态均有改善;Abdennebi 等于 1985—1994 年 10 年间应用本术式治疗 66 例踝部痉挛状态患者,平均随访长达 4.2 年,术后全部患者均立即感觉痉挛状态全部或部分缓解,随访期间缓解率为 72.4%,自主运动功能提高率为 65.5%,68.9%患者生活质量提高;Berard 等应用胫神经部分切断术治疗 13 例痉挛性脑瘫患儿,其中 4 例复发;之后对复发患儿行肌肉的活体组织检查,发现肌肉重新出现广泛的神经支配,提示神经再生是术后复发的重要原因,因此,术中建议多切除约 1 cm 长的一段神经束以防止神经再生导致复发。胫神经选择性显微缩小术的并发症包括局部感觉障碍、肌无力、痉挛状态复发、切口并发症等。由于术中尽量避免损伤腓肠内侧皮神经及在严格术前、术中评估的基础上决定神经分支切断比例,故术后发生局部感觉障碍及肌无力的比例较低。

　　Abdennebi 等应用本术式治疗 15 例膝部痉挛状态患者,术后全部患者感觉痉挛状态均立即全部或部分缓解,随访期间缓解率为 70%,自主运动功能提高率为 66.6%,无并发症发生。因运动支部分切断而导致的肌无力可通过术后康复训练得到恢复。

(张黎　许骏　王东)

参 考 文 献

[1] Taira T，Hori T. Selective peripheral neurotomy and selective dorsal rhizotomy[J]. Brain Nerve,2008,60(12):1427-1436.

[2] Sindou M P，Simon F，Mertens P,et al. Selective peripheral neurotomy(SPN) for spasticity in childhood[J]. Childs Nerv Syst,2007,23(9):957-970.

[3] 刘秋华,黄新,张鉴文,等. 选择性周围神经切断术治疗脑外伤后肢体肌张力增高(附 25 例临床分析)[J]. 立体定向和功能性神经外科杂志,2007,20(6):364-366.

[4] 王明鑫,宗强,韩光良,等.周围神经选择性部分切断术治疗成人脑源性痉挛状态[J]. 中华神经外科杂志,2019,35(1):43-46.

[5] 于炎冰,张黎,马延山,等.1244 例痉挛状态的显微神经外科手术治疗[J]. 中华神经外科杂志,2005,21(9):542-545.

[6] 于炎冰,张黎,马延山,等. 1037 例痉挛性脑瘫显微神经外科手术治疗[J]. 中华神经外科疾病研究杂志,2005,4(2):121-124.

[7] Smyth M D,Peacock W J. The surgical treatment of spasticity[J]. Muscle Nerve,2000,23(2):153-163.

[8] 王东,金永健,杨凯,等. 痉挛性肌张力增高的神经外科治疗[J]. 现代生物医学进展,2016,16(10):1955-1957.

[9] 苗素华,王世杰,陈业涛,等. 遗传性痉挛性截瘫的神经外科治疗[J]. 立体定向和功能性神经外科杂志,2011,24(3):138-140.

[10] 王世杰,崔志强,殷天樵,等.周围神经缩窄术在治疗脑瘫痉挛肢体中的应用[J]. 中华神经外科杂志,2006,22(5):293-295.

第五十四章　颈部去交感神经术治疗痉挛状态

颈部去交感神经术,又称为颈动脉外膜交感神经切除术、颈动脉鞘交感神经网剥离术、颈总动脉周围交感神经网剥脱切除术等,目前尚无统一命名,主要通过手术切除颈动脉周围交感神经网来达到治疗疾病的目的。该术式已在神经外科领域应用数十年,随着人们对其认识的不断深入,其应用范畴也在不断发生变化。该术式目前在痉挛状态外科治疗领域的适应证为混合性脑瘫、扭转痉挛及紧张性痉挛。长期临床实践中,痉挛状态又细分为静止性痉挛和紧张性痉挛两个亚型。静止性痉挛指患者即使在静息状态下也存在较固定的痉挛症状;紧张性痉挛指患者在静息状态下痉挛症状不固定,甚至可以完全正常,而在运动或紧张时痉挛出现或明显加重。对于静止性痉挛,选择性脊神经后根切断术(SPR)或者选择性周围神经切断术(SPN)有望缓解患者痉挛状态;而对于紧张性痉挛患者,SPR 或者 SPN 非但无法缓解症状,甚至有导致症状加重的可能。

(一)可能机制

颈部去交感神经术治疗痉挛状态的机制尚不明确,可能与以下因素有关。

(1)改善脑血供:切除颈动脉周围交感神经网,可使颈总动脉、颈内动脉及颅内动脉扩张,增加颅内脑血流,改善大脑血液循环,使得一些处于临界状态的神经元在不同程度上恢复功能,从而改善中枢神经对效应器官的调节功能。

(2)去除交感神经对靶器官的支配效应:如颈动脉外膜交感神经切除术能够显著改善流涎症状。唾液腺由交感神经和舌咽神经支配,支配唾液分泌的交感神经节后纤维自颈上神经节发出后,攀附在颈总动脉外膜上,向上分布至唾液腺。手术切除颈总动脉外膜,阻断了交感神经的传导,交感神经的直接支配效应减弱,从而减少唾液的分泌量。

(3)去除交感神经对肌张力的影响:动物实验发现,切除颈上交感神经节及颈总动脉鞘交感神经后,痉挛肌肉肌电图 F 波波幅下降,肌肉内乙酰胆碱酯酶活性下降,快肌纤维活动减少,慢肌纤维活动增加,表明交感神经切除可降低痉挛肌肉的兴奋性,这似乎可以对部分患者术后肢体痉挛的缓解做出解释。

(4)降低"兴奋毒"的释放:脑内与神经元损伤脆弱性联系最紧密的神经递质是兴奋性氨基酸,主要有谷氨酸、天冬氨酸及甘氨酸,切除颈动脉外膜交感神经网可减少交感突触末梢兴奋性递质的释放。对于改良术式(颈部去交感神经术＋局部迷走神经孤立术)的机制,考虑与消除交感神经对迷走神经的抑制作用,从而间接提高迷走神经兴奋性有关。此外,术中切除迷走神经干周围结缔组织及颈动脉鞘的后壁部分鞘膜,较传统术式更彻底地阻断自颈动脉鞘后方的颈交感干发出的节后纤维,从而更彻底地消除交感神经对颈动脉及迷走神经的影响,提高了手术疗效。

(二)手术方法

气管插管(静吸复合)全身麻醉成功后,患者仰卧,肩部垫高,头部后仰。双侧切口各位于胸锁乳突肌中下 1/3 内侧缘,长 3～4 cm,切开皮肤、颈阔肌、颈前筋膜,于胸锁乳突肌内侧分离至颈动脉鞘,打开并切除部分鞘膜,在显微镜下切除颈总动脉外膜一周,长度约为 2.5 cm,并切除迷走神经干周围结缔组织及颈动脉鞘的后壁部分鞘膜。彻底止血,不放置引流物,分层缝合肌肉及皮肤。同样方法行对侧手术。

(三)手术疗效

秦泗河等共行手术治疗 269 例,术后观察发现多数病例的语言功能不同程度地改善,流涎好转,大部分病例的上肢痉挛减轻,功能有所改善,少部分病例的下肢功能得到改善。尹彪中、李如求等单纯应用该项手术治疗脑瘫 124 例,各年龄段及各型脑瘫均占不同比例,近期有效率为 80%,1 年随访有效率为

58%。徐晓利等回顾性分析270例混合型脑瘫患者,术后1周及随访期间总显效率分别为60%、95.6%。

(四)手术并发症

本术式创伤小,操作简便,并发症较为少见。有报道术中出现颈动脉破裂、颈内静脉破裂,但均于术中缝合修补成功。个别患者术后可能发生痉挛加重、癫痫发作,可能与脑血流量增加、手术创伤刺激有关,一般均为暂时性的,经对症治疗后多可恢复。术后发生饮水呛咳、吞咽困难、声音嘶哑、Horner综合征等多因术中钝性牵拉过重或锐性分离造成喉返神经或颈交感干损伤所致。熟悉局部解剖及术中仔细操作可有效降低并发症发生率。

（于炎冰　张黎　许骏）

参 考 文 献

[1] Singer H S. Tourette syndrome and other tic disorders[J]. Handb Clin Neurol,2011,100:641-657.

[2] 中华医学会儿科学分会神经学组.儿童抽动障碍诊断与治疗专家共识(2017实用版)[J].中华实用儿科临床杂志,2017,32(15):1137-1140.

[3] Leckman J F, Riddle M A, Hardin M T,et al. The Yale global tic severity scale:initial testing of a clinical related scale of tic severity[J]. J Am Acad Child Adolesc Psychiatry,1989,28(4):566-573.

[4] Oluwabusi O O, Parke S, Ambrosini P J. Tourette's syndrome associated with attention deficit hyperactivity disorder:the impact of tics and psychopharmacological treatment options[J]. World J Clin Pediatr,2016,5(1):128-135.

[5] 刘爱军,李安民,张海涛,等.难治性抽动秽语综合征伴强迫症的立体定向手术治疗[J].中国临床神经外科杂志,2012,17(2):69-71.

[6] 李玉辉,赵开,郝青峰,等. 立体定向手术治疗难治性抽动-秽语综合征[J].临床合理用药杂志,2016,9(32):11-12.

[7] 汪鑫,王学廉,李楠,等. 脑内多靶点射频毁损与脑深部电刺激治疗抽动秽语综合征[J].中华神经医学杂志,2013,12(12):1192-1196.

[8] Porta M,Servello D, Sassi M, et al. Issues related to deep brain stimulation for treatment-refractory Tourette syndrome[J]. Eur Neurol,2009,62(5):264-273.

[9] 刘建明,张晓华,胡永生,等. 脑深部电刺激治疗成人抽动秽语综合征长期疗效观察[J].中华神经医学杂志,2012,11(2):160-163.

[10] Suzuki J, Takaku A, Kodama N, et al. An attempt to treat cerebrovascular 'Moyamoya'disease in children[J]. Childs Brain,1975,1(4):193-206.

[11] 徐晓利,于炎冰,许骏,等. 改良颈动脉外膜交感神经切除术治疗混合型脑瘫[J]. 中华神经外科杂志,2007(12):891-893.

[12] Kurlan R. Clinical practice. Tourette's syndrome[J]. N Engl J Med,2010,363(24):2332-2338.

第五十五章　C₇神经根移位重建术治疗痉挛性中枢瘫

中华人民共和国成立后,随着我国工业化的不断发展,工业伤及交通事故的发生率也在上升,随之而来的是臂丛神经损伤的发生率越来越高。臂丛神经损伤主要机制包括工业伤、交通事故、产瘫、高处坠落伤等,大多为高能量损伤,特别是臂丛神经根性撕脱伤。此类患者多为中青年,神经损伤引起的上肢功能障碍严重影响了患者的工作与生活,也给家庭和社会带来了极大的压力和负担。目前臂丛神经根性撕脱伤的治疗主要是通过神经移位的方法进行修复。1989年,顾玉东等在世界上首先提出使用健侧C₇修复臂丛神经根性撕脱伤,取得了良好的疗效。2008年,徐文东等将此术式的适用范围扩大到治疗因脑瘫、卒中、脑外伤等中枢性损伤导致的痉挛性肢体瘫痪。经过40余年的基础及临床研究,健侧C₇神经根移位术已成为世界各国学者公认的治疗臂丛神经损伤和上肢脑源性瘫痪的安全而有效的术式。

利用C₇神经进行移植修复的理论依据:C₇神经根包含1.6~4.0万根有髓神经纤维,大于其他可供神经移位的臂丛外供体神经(如膈神经、副神经、肋间神经)轴突数量总和,具有强大的神经元动力;单独切断C₇神经根几乎不影响健侧上肢的功能。此外,臂丛神经损伤患者常伴有同侧副神经、膈神经损伤和肋骨骨折,传统的丛外神经移位术无法进行。影响神经移位术修复臂丛神经损伤的因素较多,其中动力神经元、桥接神经、效应器是三个主要因素。由于人体健侧C₇神经根的解剖特点已定,而目前临床对效应器的退变尚无有效的预防和治疗方法,有效缩短桥接神经的长度就成为目前影响修复效果的主要因素之一,也成为周围神经修复医师们不断探索的研究方向。本章回顾了健侧C₇神经根移位术的术式演变过程,包括食管前椎体前通路、食管后椎体前通路、经椎体通路和椎体后通路,分析了各个术式的适用范围、手术要点、发展变化及优缺点,对其发展现状和未来的发展方向进行阐述。希望本部分内容能够引起临床同行的共鸣。

一、食管前椎体前通路

(一)颈前皮下组织隧道通路

经皮下通路由我国顾玉东院士于1986年首创,是健侧C₇神经根移位术最早的经典术式。由于成人全臂丛神经根性撕脱伤手内肌无恢复可能,因此尺神经常被用作桥接神经。该术式经两次手术,采用患侧尺神经反折或大段腓肠神经移植的方法将健侧C₇神经和患侧目的神经(如桡神经、正中神经、肌皮神经等)进行连接。以尺神经作为桥接神经为例,一期手术时,做锁骨上臂丛探查切口,充分暴露并于总干部或前/后股部切断健侧C₇神经;于患侧腕部切断尺神经,向腋部游离尺神经直达尺侧上副动脉进入尺神经主干处,将尺神经远端通过胸前皮下隧道移位至健侧颈部切口,与C₇神经根断端吻合。待临床与肌电图证实神经再生达患侧腋部时行二期手术,切断尺神经近端,与目的神经吻合。术后随访证实部分患者手腕运动功能改善,手部感觉恢复,疼痛减轻,生活质量明显提高。

由于健侧C₇神经与目标神经直接缺损较大,神经再生距离较长,有两个吻合口,术后恢复时间长,同时尺神经直径小于C₇神经直径,故常采用切取C₇神经前股或后股的方法进行移位,未能充分利用动力神经元的所有纤维束,故C₇神经这一强大的神经动力源作用受限,术后临床疗效也有限。此外,使用尺神经也导致了其所支配区域的运动和感觉功能的完全丧失,以及过长的手术切口。因此,在临床上寻找一条最短且安全的符合解剖学特点的通道,甚至实现健侧C₇神经与被修复神经的直接吻合,无疑将会提高健侧C₇神经根移植效果,这也成了几代外科医师奋斗的目标。

（二）经胸锁乳突肌下方通路

为缩短移植神经长度，人们将受区神经由臂丛的束支部变为根干部，逐渐取代了尺神经桥接术式。2003 年，彭峰等对皮下组织隧道通路进行了改良，首次提出经胸锁乳突肌下方通路进行健侧 C₇ 神经根移位术，对 10 例臂丛神经根干部损伤患者进行了患侧 C₅、C₆ 神经根上干或下干的修复。为缩短移植神经长度，一方面在局麻下向远端行干支分离，以延长供体神经长度；另一方面，在保护颈动脉鞘的同时，于双侧胸锁乳突肌深层进行分离，打通连接双侧颈部的通道，必要时可切除双侧前斜角肌（注意保护膈神经）以缩短神经断端距离。术中发现两神经断端间的缺损长度为 5.5～10 cm，平均 7.8 cm，于是将腓肠神经切成 2～5 股行电缆式桥接。此术式与皮下组织通路相比，缩短了桥接神经长度，使其来源从带血供的长段神经（>10 cm）变为短段游离神经（≤10 cm），同时避免了皮下盲穿形成血肿的风险。

（三）改良颈前皮下组织隧道通路

为避免尺神经桥接的缺点，冯俊涛等于 2010 年通过改良颈前皮下组织隧道走向，将患侧 C₇ 神经下干经颈前皮下隧道移位至健侧与 C₇ 神经进行吻合，为健侧 C₇ 神经修复患侧手屈曲等功能进行了进一步探索。此术式的理论依据在于，健侧 C₇ 神经直接修复下干可恢复尺神经和正中神经的感觉与运动功能。手术过程大体如下：①于患侧做锁骨下纵向切口以显露臂丛神经下干，切断下干后股后将其从切口抽出；②显露健侧 C₇ 神经根，于股束移行处切断前、后股；③在健侧胸锁关节处做切口，将健侧 C₇ 神经经胸锁乳突肌锁骨头后方牵至该切口，将下干及其近端的 C₈ 和 T₁ 神经根通过颈-胸前皮下组织隧道在健侧胸锁关节处与健侧 C₇ 神经吻合。在 4 例患者中，2 例完成直接神经吻合，另 2 例仍需约 4.5 cm 的桥接神经。术后随访证实患者手腕屈曲功能改善，手部感觉恢复。此术式充分利用了健侧 C₇ 神经这一良好动力来源，为恢复多根神经功能提供了可能；显著缩短了移植神经长度，避免为实现直接神经吻合行截骨术，但仍未完全解决移植神经直接吻合的问题，因此临床上尚未广泛开展。

（四）经颈动脉鞘通路

2016 年，Doshi 等在利用改良食管后椎体前通路术式对患侧臂丛下干进行修复时，观察到该神经既可向锁骨深部移位到患侧前斜角肌处，也可沿锁骨下方转移到胸骨上切迹，因此，只要设法将健侧 C₇ 神经转移至胸骨上切迹即可完成直接神经吻合。最终，他们确立了经颈动脉鞘通路，即健侧 C₇ 神经经颈内动、静脉间隙转移至胸骨上切迹，并在 10 例患者中应用，在肩外展体位下均实现了直接神经吻合，无须行肱骨缩短术，但患者术后恢复情况尚在随访中。由于椎动、静脉，喉返神经，交感干和甲状腺下动脉等重要结构均位于颈内动脉内下方，健侧 C₇ 神经从颈内动脉外侧经过时不会损伤这些结构。鉴于此，作者建议采用该通路取代椎体前通路进行健侧 C₇ 神经与患侧下干的吻合。此术式一个潜在的并发症是颈动脉搏动可能波及 C₇ 神经，引起健侧上肢感觉异常，这仍需临床进一步观察。

二、食管后椎体前通路

（一）早期食管后椎体前通路

为缩短移植神经距离，Mcguiness 等于 2002 年对颈前皮下组织隧道通路进行改良，首次提出了穿过脊柱前方的食管后间隙-椎体前筋膜通路。由于咽后间隙和椎体前筋膜之间多为疏松结缔组织，易分离，直视下即可建立通路，同时，移位神经位于深部组织可获得保护。该通路前方为食管、气管、颈动脉鞘及胸锁乳突肌，后方为椎体、颈长肌、前斜角肌及膈神经，在建立通路时应注意对前斜角肌表面膈神经的保护。该个案中，作者采用此通道转移健侧 C₇ 神经时，明显拉近了健侧 C₇ 神经至患肢正中神经的距离，为缩短桥接神经长度（带血管蒂的尺神经）进行了重要探索。此外，经颈部对深层组织进行移位也对神经起到了保护作用。

（二）改良食管后椎体前通路

2003 年，国内王树锋团队对 Mcguiness 等的术式进行改良，经同侧前斜角肌和颈长肌深面并通过食管-颈椎间隙将健侧 C₇ 神经移位至患侧，以患侧上、下干为目标神经，建立了"改良食管后椎体前通路"。

术中在斜角肌深面打通隧道时,应注意对椎动脉的防护。在 60 例臂丛上干修复的患者中,3 例健侧 C_7 神经与上干直接缝合,腓肠神经平均移植长度为 6.8 cm±1.7 cm;在 140 例下干修复的患者中,通过缩短伤侧肱骨干(74 例)和大范围松解受区神经等方法,均能实现直接缝合。但术后患侧需肩关节内收前屈位固定以消除吻合口张力,在去除外固定架后上肢体位改变可能会增大吻合口张力,影响神经纤维再生。

(三)切断前斜角肌的食管后椎体前通路

2007 年,徐雷等进一步对该术式进行改良,建立了"切断前斜角肌的食管后椎体前通路"。本术式采用双侧锁骨上横切口,在保护膈神经的情况下,切断双侧前斜角肌,以 C_7 为骨性标志在膈神经下方翻转,实现了在食管-颈椎间隙的双侧神经会师。切除前斜角肌既可避免因移位健侧 C_7 神经对膈神经产生的压迫,也进一步缩短了移植神经长度,无需截骨术,仅需 3~4 cm 的桥接神经即可修复患侧上干前、后股,进一步缩短了再生神经到达靶肌肉所需的时间,有利于患肢肩肘关节功能的恢复。

(四)椎体前经颈长肌通路(徐氏 C_7 神经通路)

近年来因卒中等中枢损伤性疾病导致的偏瘫患者人数逐年攀升,这类患者因一侧运动皮质或皮质下运动通路受损,呈现对侧肢体痉挛性偏瘫,尤以手功能为著。徐文东团队首次将健侧 C_7 神经根移位术应用到中枢性偏瘫的治疗,其理论基础是通过健侧 C_7 神经将健侧大脑和同侧瘫痪上肢进行连接,促进健侧半球代偿性支配患肢运动。与臂丛神经损伤不同的是,此类患者拥有完好的周围神经,增加了双侧 C_7 神经直接吻合的可能性。自 2008 年起,徐文东团队实施该术式 110 余例,术后大多数患者上肢痉挛明显改善,伸腕伸指功能出现,抓握能力不断提高,生活自理能力恢复。在临床实践中,徐文东团队寻找到了距离最短的"华山椎体前通路",即"椎体前经颈长肌通路"。其手术要点为于双侧颈长肌中外 1/3 交点处建立隧道,将健侧 C_7 神经于椎动脉外侧牵出,并通过食管后-椎前间隙与患侧 C_7 神经进行吻合。除个别因 C_7 神经过短需移植神经外,绝大部分案例无须移植神经,可行直接吻合。此术式另一要点在于对椎动脉的保护。虽然椎动脉损伤发生率较低,但后果严重。显露椎动脉起始段后,直视下进行操作是防止此并发症的有效方法。通过解剖测量分析发现,椎动脉相对于矢状面(以甲状软骨为起点)的倾斜角为 25.5°±4.5°,因此术中在直视椎动脉下穿越椎前组织建立通路时,钻孔角度应超过 35°,以保护椎动脉。

虽然食管后椎体前通路较传统的颈前皮下通路大大缩短了桥接神经的距离,但该通路解剖结构复杂,有椎动、静脉,胸导管,喉返神经,膈神经,交感干,甲状腺下动脉,食管等重要组织,行神经移位术损伤重要组织的风险较大,对术者技能要求高;此外,进食后食管蠕动可能对 C_7 神经造成卡压,引起健侧上肢感觉异常,同时影响神经愈合。Li 等对 425 例经改良椎体前通路行健侧 C_7 神经根移位术的患者进行了回顾性研究,观察到该术式中与椎体前通路有关的并发症发生率为 2.8%,包括椎动脉损伤导致的严重出血 2 例,一过性喉返神经麻痹 5 例,吞咽时健肢疼痛 4 例,脑干血栓引起呼吸循环衰竭死亡 1 例。因此建立该通路时,应仔细操作,避免相关并发症。值得一提的是,Leblebicioglu 等首次报道了内镜辅助下食管后椎体前通路术式治疗分娩性臂丛神经损伤的案例,微创技术的引用无疑将大大降低椎体前通路手术的风险。

三、经椎体通路

(一)椎体隧道通路

2009 年,王玉发等在人体标本上首次建立了椎体隧道通路,根据两点间直线距离最短的原则,他们在经臂丛常规手术入路暴露 C_7 椎体后,于 C_7 椎间孔前下方,紧贴椎间孔沿水平方向钻孔,将 C_7 神经根于椎动脉后内侧翻转,穿过骨孔到达对侧,在 30 例标本中均实现了与对侧上、下干的无张力吻合。解剖测量结果表明 C_7 神经前、后股最大长度分别为 7.67 cm±1.06 cm 和 7.79 cm±1.36 cm,C_7 神经经椎体径路、椎前径路、颈前皮下径路至对侧上干的距离分别为 6.97 cm±0.56 cm、10.04 cm±0.94 cm 和16.56 cm±1.24 cm,至对侧下干的距离分别为 6.82 cm±0.92 cm、9.91 cm±0.83 cm 和 17.64 cm±0.97 cm,三组相比差异均有统计学意义,这提示经椎体径路是健侧 C_7 神经根移位修复臂丛神经损伤最近的手术径路。

为最大限度地保护椎体稳定性,钻孔直径控制在 6.0 mm 左右,恰好能容纳 C_7 神经通过,约破坏侧方皮质的 1/3。椎体压缩试验证实钻孔组椎体的极限载荷较对照组仅下降 14.89%,两组差异无统计学意义,这提示椎体隧道几乎不影响其生物力学稳定性。此外,解剖测量结果还表明 C_7 椎体活动对 C_7 神经造成的牵拉影响较小。以上结果提示椎体隧道通路理论上是可行的。然而,该术式带来的其他问题,如钻孔对周围结构的损伤、术后局部血肿和隧道内骨生长对神经根的卡压,仍有待探讨。基于此,此术式目前未被临床医师采用。

(二)椎间隙通路

2015 年,Vanaclocha 等基于人体解剖研究建立了经椎间隙通路,经臂丛常规手术入路暴露 C_7 椎体后,摘除 $C_6 \sim C_7$ 椎间盘,咬除横突孔,释放椎动脉,将健侧 C_7 神经经椎动脉内侧沿椎间隙转移至对侧,随后采用自体髂骨移植物填充椎间隙,必要时可使用椎间融合器增强其稳定性,此过程中应注意在移植物和脊髓间留出足够空间容纳 C_7 神经。解剖测量结果提示,与咽后椎前间隙相比,经椎间隙通路转移可增加 5.3 cm±1.2 cm 的可用神经长度,在 10 具新鲜尸体上均实现了与患侧 C_8 和 T_1 神经根的直接吻合。然而,该术式还有潜在的并发症,如自体骨移植可能移位,对 C_7 神经产生压迫,椎间盘融合术对脊柱功能的影响,C_7 神经改道可能对根动脉及椎动脉带来损伤。基于此,该术式临床应用的可行性还有待验证。

四、椎体后通路

(一)早期椎体后椎板上通路

为寻求更短的手术通路,且避免椎体前路潜在的并发症,早在 2012 年,向前生等就进行了椎体后路的探索。他们在人体标本上观察到,颈后方解剖结构简单,无重要的神经、血管;C_7 在矢状面上向后下方走行,与胸椎存在 8°~10° 夹角,且 C_7 横突前结节很小,对 C_7 神经转向后方无卡压,在一定程度上减小了神经绕行距离;颈、胸椎连接处棘突间隙较宽,远超 C_7 神经根直径,C_7 神经易于通过。以上解剖学特征为关节突后椎板上通路的建立提供了理论基础。他们经臂丛常规手术入路暴露双侧 C_7 神经后,经颈椎后路暴露 C_7 颈椎和 T_1 棘突,于棘突间靠近椎体侧去除棘间韧带,建立直径约 6 mm 的神经通路,将健侧 C_7 神经向后方绕过关节突经此通路移位到对侧。术后活动颈部未观察到颈椎侧屈、前屈、后伸对神经的卡压现象,且棘突还可对神经通道起到保护作用。解剖测量结果表明,C_7 神经前股长度为 5.86 cm±0.87 cm,后股为 6.52 cm±0.91 cm,经椎板后通路到达对侧臂丛上干的距离为 7.21 cm±1.02 cm,到达下干的距离为 9.52 cm±1.25 cm,显著超过经咽后-椎体前通路到达对侧臂丛的距离(至上干的距离为 5.61 cm±1.26 cm,至下干的距离为 7.17 cm±1.59 cm)。因此,经关节突后路在移植距离上并不存在优势,仍需桥接神经的辅助才能实现神经直接吻合。

(二)椎体后黄韧带后通路(关氏 C_7 神经通路)

2018 年,中国人民解放军北部战区总医院关靖宇等发挥脊柱神经外科的独特优势,创立了黄韧带后方入路,首次对 1 例卒中后截瘫患者实施了椎体后路健侧 C_7 神经根移位术。为进一步部分打开双侧上、下关节突,去除部分 $C_6 \sim C_7$ 棘突间韧带和椎板以建立神经移位通道,术者将患侧 C_7 神经根经由此通道转移到对侧进行吻合。此术式的优势在于,打开关节突之后在黄韧带后方建立移位通路,与向外后方绕过关节突相比显著缩短了神经移位距离,接受手术的 20 余例患者均实现神经直接吻合。术后随访也表明患者患肢肌张力下降,痛温觉有所恢复,因此该术式得到了其他中心的认可。本术式的不足是手术创伤较大,经前路分离臂丛神经后患者需变换体位行后路手术进行神经吻合,对麻醉管理要求较高,经验丰富的神经外科医师一般能在 5 h 内完成手术,最大限度地降低手术风险,关节内镜等微创技术的引入也必将进一步减少该术式的手术创伤。此外,对于人们所关心的脊柱稳定性和术后颈部运动可能牵拉移植神经的问题,我们认为:本术式保留了大部分的棘间韧带,且未破坏棘上韧带及其他重要组织,同时在术后对双侧上、下关节突进行复位和固定,因此术后颈部运动几乎不会牵拉移植神经,也不会引起脊柱稳定性的改变。

另外,该入路做到的百分之百的神经一次性吻合(神经移位),而不需要神经移植的意义也有相关文献讨论。2017年,Bhatia教授的一篇文章针对C_7神经根移位与移植的区别做了比较分析。在针对一组22例全臂丛神经撕脱伤的患者应用健侧C_7神经修复患侧臂丛下干手术回顾性分析,12例患者做到了神经移位(直接修复),10例患者需要神经移植。神经移位(直接修复)组平均年龄为23岁(17~35岁),神经移植组平均年龄为24岁(15~27岁)。伤后手术时机:神经移位(直接修复)组3个月(1~6个月),神经移植组3.5个月(1.5~11个月)。手术方式均为健侧C_7神经与患侧臂丛下干吻合。平均随访时间:神经移位(直接修复)组为26个月(23~39个月),神经移植组为28.5个月(23~36个月)。腕指功能评测使用英国医学研究委员会(MRC)肌力分级标准。在神经移位(直接修复)组,所有患者均取得了一定的疗效。手腕和手指的弯曲功能改善通常在术后12~14个月出现,仅有1例患者在术后24个月显示此功能。10例恢复至MRC 3级(83.3%),2例恢复至MRC 2级(16.7%)。神经移植组2例恢复至MRC 3级(20%),7例恢复至MRC 2级(70%),1例无恢复。而且,神经移植组手腕和手指的弯曲功能改善出现在术后16~18个月,较神经移位(直接修复)组晚3~6个月。最后,Bhatia教授认为,如果不可能进行健侧C_7神经与对侧直接吻合,宁愿不使用健侧C_7神经手术。

椎体后路黄韧带上C_7神经根移位可以保证所有患者做到直接修复,对神经功能恢复意义重大。另外,脑出血、脑外伤、脑瘫引起的上肢瘫常常为痉挛性的,椎体后路C_7神经根移位同时,可以结合选择性脊神经后根切断术,进一步改善痉挛状态,促进功能恢复。椎体前路做不到这一点。

(三)硬膜下通路

2019年,Jiang等首次在人体标本上建立了硬膜下通路,其手术要点如下:经颈椎后路暴露并切除棘突和椎弓根,打开硬膜和蛛网膜,暴露双侧$C_6 \sim C_8$脊神经前、后根,切除齿状韧带,尽可能向远端分离健侧脊神经根,在近端切断患侧脊神经根,利用约2 cm的桥接神经对双侧神经根进行吻合。此术式的优点在于在同一术野下可完成对患侧多根不同性质的神经根的连接。本案例中,作者一方面完成了健侧和患侧C_7感觉根间以及运动根间的连接,还尝试了健侧C_7感觉根与患侧C_7和C_8感觉根的一对多修复(运动根亦然),充分利用了健侧C_7神经这一强大的神经动力源,也必将提高神经再生的效率。然而该术式还有许多并发症和缺点:大量椎骨组织的切除可能导致脊柱结构的不稳定;打开硬膜可能导致脊髓损伤、硬膜下血肿、脑脊液漏和感染;蛛网膜下腔内行神经吻合可能对脊髓起到挤压效果;蛛网膜下腔内神经根缺乏硬膜包裹,质地较软,分离长度有限,吻合难度大,且难以实现直接吻合。

(四)硬膜外通路

2020年,Yang等对健侧C_7移位术的硬膜外通路进行了尝试,与Jiang等不同的是,他们在硬膜外对双侧C_7感觉根及运动根进行分离,在9例标本上均实现了双侧C_7感觉根之间和运动根之间的直接吻合。相对于蛛网膜下腔通路,硬膜外通路更容易获得较长的移植神经根,且更容易辨认感觉根与运动根,因此更容易实现不同性质神经的直接吻合,还避免了切开硬膜的并发症。但是,此术式也存在着移植神经受椎管压迫的风险,其临床实用价值还有待进一步观察。

五、小结与展望

自顾玉东院士于1986年建立健侧C_7神经根移位术后,安全、有效、最短、可普及的移位通路一直备受神经修复医师们的关注,通过几代人的努力,健侧C_7神经根移位术不断完善、创新和拓展。通过回顾健侧C_7神经根移位术术式的演变过程,我们可以清晰地观察到该术式经历了由浅入深、由前到后的路径演变,相应地,被修复臂丛神经也由最初的束支段不断向近端转移,以配合手术路径的不断变化,而最终的目的均是不断缩短桥接神经长度,甚至实现神经直接吻合,提高神经再生效率,改善患肢术后功能的恢复。

在临床工作中,我们应该辩证地看待各类改良术式的优缺点,根据疾病种类和个体差异,特别是臂丛神经局部解剖学变异,制订个体化、安全、有效的移位通路,切不可盲目地只追求最短的神经移位路径。

对于臂丛神经根性撕脱伤患者,可根据伤情和目标修复神经的不同选择改良皮下组织隧道通路或食管后椎体前通路;对于因中枢神经损伤导致肢体痉挛性偏瘫的患者,华山椎体前通路是最为经典的手术路径,而椎体后黄韧带后通路也能实现神经的直接吻合,可行性高,这也体现了神经外科在神经移植领域的独特魅力;而对于经椎体路径以及硬膜外、下通路,目前仍处于基础研究阶段,其临床可行性仍有待进一步探讨。

除了手术路径的改良,各类影像学检查手段(如利用磁共振技术评估臂丛神经解剖结构)和微创技术的引入,也必将对该手术的优化起到关键作用。随着基础研究领域的不断进步,我们仍需进一步探究健侧 C₇神经根移位后的脑功能重塑机制,并结合康复医学技术,探索利用各类神经刺激术促进大脑术后神经功能重塑,在周围和中枢神经系统两个方面促进患者术后的功能恢复。

(关靖宇 钱伟强)

参 考 文 献

[1] Gu Y D，Zhang G M，Chen D S，et al. Seventh cervical nerve root transfer from the contralateral healthy side for treatment of brachial plexus root avulsion[J]. J Hand Surg Br，1992，17(5)：518-521.

[2] 彭峰，蔡佩琴，陈德松，等. 健侧 C₇神经移位修复臂丛神经根干部损伤的改良术式[J]. 中华手外科杂志,2003,19(2):4-6.

[3] 冯俊涛，王涛，顾玉东. 健侧 C₇移位后的下干分支修复受损神经[J]. 临床骨科杂志,2016,19(3):378-379.

[4] Zheng M X，Hua X Y，Feng J T，et al. Trial of contralateral seventh cervical nerve transfer for spastic arm paralysis[J]. The New England Journal of Medicine,2018,378(1):22-34.

[5] Feng J，Wang T，Luo P. Contralateral C7 transfer to lower trunk via a subcutaneous tunnel across the anterior surface of the chest and neck for total brachial plexus root avulsion：a cadaveric study[J]. 2019,14(1):27.

[6] Yu Z J，Sui S，Yu S，et al. Contralateral normal C7 nerve transfer after upper arm shortening for the treatment of total root avulsion of the brachial plexus：a preliminary report[J]. Plastic and Reconstructive Surgery,2003,111(4):1465-1469.

[7] Doshi P B，Bhatt Y C. Passage through the carotid sheath：an alternative path to the pre-spinal route for direct repair of contralateral C7 to the lower trunk in total brachial plexus root avulsion injury[J]. Indian Journal of Plastic Surgery ：Official Publication of the Association of Plastic Surgeons of India,2016,49(2):159-163.

[8] McGuiness C N，Kay S P. The prespinal route in contralateral C7 nerve root transfer for brachial plexus avulsion injuries[J]. J Hand Surg Br,2002,27(2):159-160.

[9] 王树锋，胡琪，王海华，等. 健侧 C₇神经根移位经椎体前通路的应用解剖及临床研究[J]. 中华手外科杂志,2003,19(2):7-9.

[10] 王树锋，王海华，苏彦农，等. 健侧 C₇神经根经椎体前通路移位修复臂丛神经损伤疗效的初步观察[J]. 中华骨科杂志,2004,24(8):8-11.

[11] 杨勇，王树锋，栗鹏程，等. 健侧颈 7 神经根经改良椎体前通路移位修复臂丛神经根性损伤[J]. 中华手外科杂志,2017,33(1):32-35.

[12] Wang S F，Li P C，Xue Y H，et al. Contralateral C7 nerve transfer with direct coaptation to restore lower trunk function after traumatic brachial plexus avulsion[J]. J Bone Joint Surg Am,2013,95(9):821-827,s1-s2.

［13］ 徐雷，顾玉东，徐建光,等. 经椎体前路移位健侧颈 7 神经根修复臂丛上中干根性撕脱伤[J]. 中华手外科杂志,2007,23(6):345-348.

［14］ 徐雷，顾玉东，徐建光,等. 健侧颈 7 神经根经椎体前路移位修复臂丛神经根性撕脱伤的疗效观察[J]. 中华显微外科杂志,2007,30(4):270-273,322.

［15］ Xu L，Gu Y，Xu J,et al. Contralateral C7 transfer via the prespinal and retropharyngeal route to repair brachial plexus root avulsion：a preliminary report[J]. Neurosurgery,2008,63(3):553-558；discussion 558-559.

［16］ Feng J，Wang T，Gu Y,et al. Contralateral C7 transfer to lower trunk via a subcutaneous tunnel across the anterior surface of chest and neck for total root avulsion of the brachial plexus：a preliminary report[J]. Neurosurgery,2010,66(6 Suppl Operative):252-263；discussion 263.

［17］ Xu W D，Hua X Y，Zheng M X,et al. Contralateral C7 nerve root transfer in treatment of cerebral palsy in a child：case report[J]. Microsurgery,2011,31(5):404-408.

［18］ Hua X Y，Qiu Y Q，Li T,et al. Contralateral peripheral neurotization for hemiplegic upper extremity after central neurologic injury ［J］. Neurosurgery, 2015, 76（2）：187-195；discussion 195.

［19］ Li P，Shen Y，Xu J,et al. Contralateral cervical seventh nerve transfer for spastic arm paralysis via a modified prespinal route：a cadaveric study[J]. Acta Neurochirurgica,2020,162（1）:141-146.

［20］ Xu W D. Surgical technique of Xu's CC7 procedure "contralateral C7 to C7 cross nerve transfer through a trans longus colli，prespinal route for treating spastic arm"[J]. Oper Neurosurg (Hagerstown),2020,20(1):61-68.

［21］ Li W，Wang S，Zhao J,et al. Complications of contralateral C7 transfer through the modified prespinal route for repairing brachial plexus root avulsion injury：a retrospective study of 425 patients[J]. Journal of Neurosurgery,2015,122(6):1421-1428.

［22］ Leblebicioglu G，Ayhan C，Firat T,et al. Recovery of upper extremity function following endoscopically assisted contralateral C7 transfer for obstetrical brachial plexus injury[J]. J Hand Surg Eur Vol,2016,41(8):863-874.

［23］ 王玉发，王斌，李福,等. 健侧颈 7 神经移位经椎体径路的应用解剖学研究[J]. 中华显微外科杂志,2009,32(2):133-135.

［24］ 夏长丽，井月，田勇,等. 第 7 颈神经通过椎体隧道治疗对侧臂丛神经根性损伤的可行性[J]. 吉林大学学报(医学版),2010,36(4):727-730,822-823.

［25］ Vanaclocha V，Herrera J M，Verdu-Lopez F,et al. Transdiscal C6-C7 contralateral C7 nerve root transfer in the surgical repair of brachial plexus avulsion injuries[J]. Acta Neurochirurgica,2015,157(12):2161-2167.

［26］ 李浩，杨俊涛，谭文甫,等. 健侧 C7 神经移位经椎体前通路的解剖学研究及经颈椎后入路解剖学探讨[J]. 现代生物医学进展,2012,12(11):2054-2056.

［27］ 向前生，杨俊涛，刘冠兰,等. 健侧 C7 神经经椎体后通路治疗臂丛神经根性撕脱伤的解剖学研究[J]. 中国修复重建外科杂志,2012,26(2):235-237.

［28］ Guan J，Lin J，Guan X,et al. Treatment of central paralysis of upper extremity using contralateral C7 nerve transfer via posterior spinal route[J]. World Neurosurgery,2019,125:228-233.

［29］ Guan J，Lin J，Guan X,et al. Preliminary results of posterior contralateral cervical 7 nerve transposition in the treatment of upper limb plegia after a stroke[J]. Brain and Behavior,2020,

10(11):e01821.

[30] Guan J，Lin J，Guan X，et al. Contralateral C7 nerve transfer through posterior vertebral approach combined with selective posterior rhizotomy of the affected cervical nerve in the treatment of central upper limb spastic paralysis:a case report[J]. Medicine，2021，100(12):e25061.

[31] 吴鹤鸣，唐勇，李翔，等. 经椎体后路健侧颈 7 神经移位术治疗脑出血后上肢痉挛性瘫痪 1 例报告及文献复习[J]. 临床神经外科杂志，2020，17(3):347-350.

[32] Feng J，Qiu Y，Jiang S，et al. Letter to the editor regarding "treatment of central paralysis of upper extremity using contralateral C7 nerve transfer via posterior spinal route"[J]. World Neurosurgery，2019，128:618-619.

[33] Bhatia A，Doshi P，Koul A，et al. Contralateral C7 transfer:is direct repair really superior to grafting? [J]. Neurosurg Focus，2017，43(1):E3.

[34] Jiang S，Chen W，Shen Y D，et al. C7 transfer in a posterior intradural approach for treating hemiplegic upper-limbs:hypothesis and a cadaver feasibility study[J]. British Journal of Neurosurgery，2019，33(4):413-417.

[35] Yang K，Jiang F，Zhang S，et al. Extradural contralateral C7 nerve root transfer in a cervical posterior approach for treating spastic limb paralysis:a cadaver feasibility study[J]. Spine，2020，45(11):E608-E615.

[36] Yu A P，Jiang S，Zhao H L，et al. Application of CUBE-STIR MRI and high-frequency ultrasound in contralateral cervical 7 nerve transfer surgery[J]. British Journal of Neurosurgery，2023，37(3):442-447.

第五十六章　神经调控技术治疗痉挛状态

第一节　痉挛状态的定义与病因

广义的痉挛状态，是指由上运动神经元损害之后的运动感觉控制障碍导致的，各种间歇或持续的非自主的肌肉活动。痉挛状态是一组表现为痉挛性运动障碍及姿势异常的疾病的总称。狭义的痉挛状态是指一种运动障碍，表现为速度依赖性牵张反射（stretch reflex，SR）亢进，伴腱反射亢进和（或）阵挛，是上运动神经元综合征（upper motor neuron syndrome，UMNS）的症状之一，该定义的要点在于肌肉痉挛的速度依赖现象，以区别于由挛缩、肌张力障碍或帕金森病引起的非速度依赖性的强直。在临床检查中，被动牵拉患者肢体时阻力增加，且随着牵拉速度的增快而增加。痉挛状态有两个基本特征：肌张力的变化与随意运动控制的变化。患者表现为躯干与肢体的强直及不能控制的肌肉痉挛，可呈现一块肌肉或多组肌肉的痉挛，并向远处传递。据估计，全世界有超过1200万的痉挛状态患者，大约75％的重型颅脑损伤患者、60％的重度多发性硬化和脊髓损伤患者、一半的卒中患者会发生痉挛状态，并可导致主动和被动活动受损、疼痛、护理困难和外观受损，进而影响活动，并需要进行抗痉挛治疗。

痉挛状态常为锥体束损害的结果，病因多种多样，可分为脑源性和脊髓源性，包括脑性瘫痪、颅脑及脊髓损伤、脑与脊髓血管病变、脑炎与脑膜炎、颅脑肿瘤（或术后）、脊柱脊髓肿瘤（或术后）、多发性硬化、脊髓缺血、变性型脊髓病、痉挛性截瘫、痉挛性斜颈、脊髓栓系综合征等，并且这些原因可能交叉或重叠，使痉挛状态的病因更为复杂。按照累及范围，痉挛状态可分为局灶性、多灶性、区域性和全身性。大多数患者的痉挛状态是缓慢形成的，尤其是脊髓活动受抑制一段时间后。临床表现多种多样，肌张力增加是首要临床特征，一般表现为四种形式：①关节僵硬，肢体活动性下降；②腱反射亢进；③肌肉被动屈伸时呈现强烈的阻力；④屈肌反射过强。

第二节　痉挛状态的评估

改良 Ashworth 量表痉挛评定标准见表 56-1。

表 56-1　改良 Ashworth 量表痉挛评定标准

级别	评定标准
0 级	无肌张力的增加
Ⅰ 级	肌张力轻度增加，受累部分被动屈伸时，ROM 之末突然出现卡住然后释放或出现最小的阻力
Ⅰ⁺ 级	肌张力轻度增加，被动屈伸时，在 ROM 后 50％范围内突然出现卡住，当继续把 ROM 检查进行到底时，始终有小的阻力
Ⅱ 级	肌张力较明显增加，通过 ROM 的大部分时，阻力均较明显增加，但受累部分仍能较容易地移动
Ⅲ 级	肌张力严重增高，进行 PROM 检查有困难
Ⅳ 级	僵直，受累部分不能屈伸

痉挛指数(spasticity index,SI):根据 Wartenberg 试验膝关节角度起始角度(Start)、第一次摆位时膝关节弯曲角度峰值(Flex)和膝关节静息状态角度(Rest)计算。

$$SI=\frac{Flex-Start}{1.6\times(Rest-Start)}$$

SI≥1 表示非痉挛状态,SI=0 表示极端痉挛。

该指标与肌肉的 Ashworth 量表临床评分具有良好的相关性,可提供更客观和精细化的评估指标,但痉挛指数应以双侧三次不同时间点的评估均值表示。

第三节　痉挛状态的治疗方式

痉挛状态的治疗目的是通过降低牵张反射的高兴奋性,缓解痉挛状态,避免畸形,改善运动功能,减轻疼痛和不适,改善姿势,方便坐、站和走,减轻护理负担,改善手掌、腋窝和腹股沟等部位的卫生,改善身体形象,预防压疮等并发症。目标是促进康复,提高 ADL 能力,保持肌肉长度,维持肢体的正常位置,防止发生继发性软组织缩短以及减轻疼痛。痉挛状态的治疗是一项对症性综合性系统工程,包括药物治疗、手术治疗、物理治疗、中医治疗及康复治疗与训练等多种途径。

口服药物包括盐酸苯海索和氯硝西泮,可部分缓解症状,局部肌内注射肉毒毒素可抑制突触前乙酰胆碱的释放,阻断神经肌肉传导,从而缓解局部肌肉痉挛状态,一般可维持几个月,疗效确切。

痉挛状态的药物干预分为全身作用或局部作用 2 种,全身作用的药物包括巴氯芬、替扎尼定、硝苯呋海因钠(丹曲林)、乙哌立松等。巴氯芬是 γ-氨基丁酸的衍生物,能抑制兴奋性氨基酸神经递质的释放,降低脊髓单突触和多突触反射的兴奋性,减少 P 物质的释放和钙内流,从而缓解肌强直和痛性痉挛。替扎尼定是一种咪唑啉(间二氮杂环戊烯)衍生物,可选择性地抑制与肌肉过度紧张有关的多突触机制,减少中间神经元释放兴奋性氨基酸,替扎尼定不影响神经和肌肉的传递,且耐受性良好,可减小被动运动的阻力,减轻痉挛和阵挛,增强随意运动强度。硝苯呋海因钠是作用于末梢水平的抗痉挛药物,通过部分抑制骨骼肌兴奋收缩偶联,使钙离子从肌浆网释放,减弱肌收缩力,以改善锥体损害造成的痉挛症状,以及不同原因造成的痉挛性偏瘫。乙哌立松能阻滞肌梭传入神经纤维,阻断 γ 运动神经元发出的神经冲动,也可通过作用于 γ 运动神经元降低肌梭敏感性,使骨骼肌松弛,抑制感觉反射,具有止痛作用。局部作用的药物包括苯酚和肉毒毒素注射液。苯酚通过化学神经溶解作用于神经肌肉接头,肉毒毒素通过阻止乙酰胆碱的释放来阻断神经肌肉传导。两者可以联合使用。

肉毒毒素(botulinum neurotoxin,BoNT)是近年来痉挛状态治疗方面的关注焦点。BoNT 是肉毒梭菌在生长繁殖过程中产生的一种细菌外毒素。根据毒素抗原的不同,将其分为 A、B、C、D、E、F、G 七个抗原型。目前国际上商用肉毒毒素产品主要有保妥适(Botox,Allergan 公司产)、衡力(兰州产)、丽舒妥(Dysport,Ipsen 公司产)、Xeomin(Merz 公司产)、Neurobloc/Myobloc(Solstice 公司产)。国内被批准的产品只有进口的 Botox 和国产(兰州)的衡力。除 Neurobloc/Myobloc 外,其他都是 A 型肉毒毒素。虽然属于同一类型的肉毒毒素,但由于每个产品的生产工艺、配方、结构及测试方法不同,各产品的剂量相互之间不能换算。因此谈到剂量时,一定要注明具体产品。

手术治疗包括两大类:神经调控手术和神经破坏性手术。神经调控手术通过电刺激或药物泵的方式,改变神经系统功能或状态以达到治疗目的,包括脊髓电刺激和巴氯芬泵。

大多数已发表的关于脑性瘫痪治疗的文献报道使用选择性脊神经根切开术(selective dorsal rhizotomy,SDR)(54%),其余为鞘内巴氯芬泵(intrathecal baclofen pump)疗法(29%)和体外冲击波治疗(extracorporeal shock wave therapy,ESWT)(17%)。鞘内巴氯芬泵疗法是一种全方位的治疗脑性瘫痪儿童痉挛的方法,因为它允许一个侵入性较小的治疗,可以滴定到个别患者的需要;然而,它的缺点包括要求长期维护。SDR 似乎是一种有效的方法,可以永久缓解年轻患者的痉挛。ESWT 是一种创新的技术,在提供痉挛缓解的同时具有最小的侵入性。

第四节　神经调控技术在痉挛状态中的应用

已有文献报道小脑上脚深部电刺激(同时贯穿小脑上脚及小脑齿状核)治疗脑性瘫痪(简称脑瘫)(cerebral palsy,CP)痉挛状态,双侧小脑前深部刺激(deep anterior cerebellar stimulation,DACS)可应用于年轻 CP 患者。在这些患者中,痉挛症状与局灶性或节段性肌张力障碍症状并存,可引起慢性疼痛。我们研究了 DACS 对痉挛、继发性肌张力障碍和疼痛的治疗效果。

一、脊髓电刺激术

脊髓电刺激术(spinal cord stimulation,SCS)是将电极植入椎管内,以脉冲电流刺激脊髓后柱以减轻或缓解症状的方法,最早用于各种疼痛的治疗。近年来,随着神经调控技术的发展以及医生与患者对相关疗法的认识,SCS 的应用在国内取得了较快的进展。

关于 SCS 的机制有许多理论,包括闸门控制学说、脊髓丘脑通路的阻断、脊髓节段以上抑制、神经递质的释放以及交感神经系统的影响等。SCS 可改变突触前抑制、牵张反射与抑制痉挛状态。

SCS 系统包括电极、延伸导线、脉冲发生器和患者程控仪四部分,分为全植入式和半植入式,前者是指将电极、延伸导线和脉冲发生器均植入患者体内,通过体外的程控仪改变体内脉冲发生器的刺激参数,使其发出刺激电流。后者是指只有电极植入体内,通过临时刺激导线与体外的临时脉冲发生器连接,一般仅用于临床筛选,或称为体验式治疗。目前可使用的电极包括经皮穿刺电极和外科电极,穿刺电极又分为测试电极和植入电极,前者用于试验性治疗,不能永久植入,后者可以永久植入。电极触点有 4 个、8 个和 16 个三种规格。穿刺电极的优点是易于植入,通过经皮硬膜外穿刺即可植入,操作简单,但是较易移位,且耗电量高;外科电极需通过部分椎板切开植入,术者可根据患者的症状影响范围决定植入部位并选择不同型号的电极。需要强调的是,精准植入电极和设置适当的刺激参数对实现治疗特异性十分必要。

国产品驰医疗穿刺电极及刺激器见图 56-1。

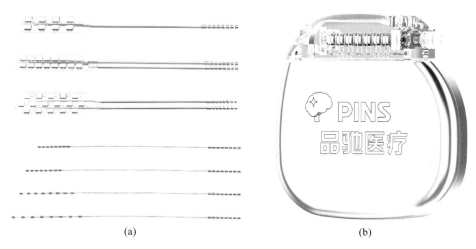

(a)　　　　　　　　　(b)

图 56-1　国产品驰医疗穿刺电极及刺激器

(a)电极;(b)刺激器。

雅培公司电极家族见图 56-2。

新一代的爆发式脊髓神经刺激器整套系统见图 56-3。

穿刺电极植入方法:患者侧卧,局麻下将穿刺针经皮穿刺进入硬膜外腔,X 线透视下定位,点击植入的位置,与痉挛状态的肌肉群对应,如上肢痉挛的电极置于 $C_4 \sim C_5$,下肢痉挛的电极置于 L_1、L_2、L_3,并妥善固定。确保好的手术效果的关键在于:①电极位置的准确;②测试刺激参数,频率 50~100 Hz,刺激电压 2~7 V,刺激脉宽 210 μs;③刺激参数应根据临床评估和触点及参数的不同组合反复测试;④必须调

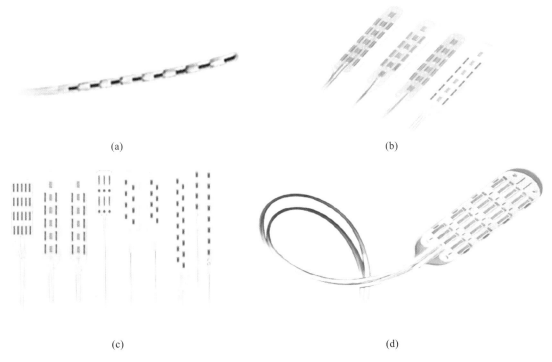

(a)　　　　　　　　　　　　　　(b)

(c)　　　　　　　　　　　　　　(d)

图 56-2　雅培公司电极家族

包括 8 触点经皮穿刺电极和外科电极家族(单列,2 排,3 排,5 排外科电极)。

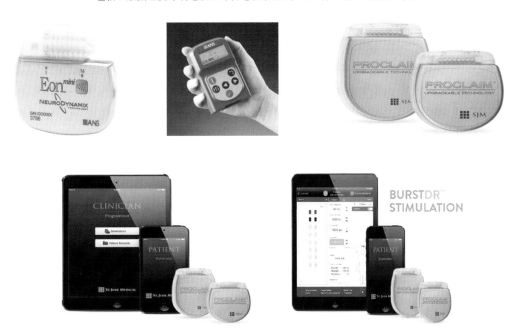

图 56-3　新一代的爆发式脊髓神经刺激器整套系统

包括爆发式脊髓神经刺激器、新一代 ipad 程控系统、ipod touch 患者程控仪和临时体外刺激器。

整刺激幅度以适应不同的体位。刺激参数的调整需要根据肌电图的记录结果具体分析。如下肢痉挛,需记录患者平卧位,将表面电极置于双侧股四头肌(Q)、内收肌(A)、腘绳肌(H)、胫骨前肌(TA)、小腿三头肌(TS)、腹肌(AB)和棘旁肌(P)的肌电图。

外科电极植入方法:在对应的脊髓节段行部分椎板切开,将电极植入硬膜外腔,为防止移位,应妥善固定电极,依据患者状况可采用局麻或全麻。

脊髓外伤后手术的适应证包括:①成人创伤后闭合性脊髓损伤,身体健康;②损伤后 1 年或以上;

③严重痉挛状态,Ashworth 量表评分＞2.0;④抗痉挛药物无效;⑤损伤部位以下完整的拉伸和腱反射正常。禁忌证包括原发疾病的神经系统并发症和进行性感染。

二、巴氯芬泵

巴氯芬片是一种作用于脊髓部位的肌肉松弛剂。巴氯芬通过刺激 $GABA_B$(γ-氨基丁酸 B 型)受体,从而抑制兴奋性氨基酸谷氨酸和天冬氨酸的释放,抑制脊髓内的单突触反射和多突触反射。对于一些患者,能透过血脑屏障的药物剂量不足以缓解他们的痉挛性瘫痪。如果加大剂量,可能会影响中枢神经系统,导致镇静、眩晕、肌无力等副作用,会造成不同程度的肌张力降低等,并且 70％～85％ 的药量在 24 h 内从肾脏排出而致效果极其有限。

鞘内巴氯芬泵通过植入体内的可编程药物泵实现巴氯芬椎管腔内持续给药,将药物直接输注到脊髓周围的蛛网膜下腔。对于痉挛性双下肢瘫患者,导管末端通常放置在 T_{10}～T_{12};对于痉挛性四肢麻痹患者,导管末端通常放置在 C_5～T_2;对于痉挛性四肢麻痹患者,导管末端通常放置在 C_1～C_4。在鞘内给予相对小剂量的巴氯芬可使药物在脊髓内达到高浓度,使肌肉得到良好的放松而无全身副作用。鞘内巴氯芬泵通过导管将可控制剂量的巴氯芬储存和输送到脊髓蛛网膜下腔。该泵可按程序设定给予选定剂量的巴氯芬。对治疗脊髓疾病、卒中和多发性硬化继发的痉挛有效。在鞘内巴氯芬泵植入之前,有必要进行筛选测试,以验证其有益效果和不利影响,尤其是在不能行走的脑瘫患者中。但因为种种原因,该药物泵使用的药物至今未在国内应用。

2018 年,一项随机、对照、开放标签、多中心的 4 期研究,评估鞘内巴氯芬泵疗法与口服抗痉挛药物治疗卒中后痉挛的传统医疗管理的 SISTERS(spasticity in stroke-randomized study)结果在 *Stroke* 杂志发表,纳入欧美 11 家中心历时 7 年的 60 例卒中后痉挛患者,从基线到第 6 个月,两个治疗组的 Ashworth 量表评分总体下降,鞘内巴氯芬泵疗法组有更大的改善。

一项针对 162 例脊髓损伤患者的鞘内巴氯芬泵治疗的 8 项非随机对照试验的系统综述表明,用 Ashworth 量表测量的痉挛显著减少。使用鞘内巴氯芬泵的并发症包括感染、皮肤糜烂、脑脊液漏和泵周围形成血清瘤。由于泵故障、电池故障、导管阻塞或患者不服从治疗而导致鞘内巴氯芬的突然停药可引起临床急诊,其特征类似于神经安定药恶性综合征。急性巴氯芬戒断的症状包括高热、精神错乱、反复性痉挛和肌肉僵硬。因此,患者需要遵医嘱治疗,并定期到医院进行监测和补充泵。急性鞘内巴氯芬停药的治疗是通过鞘内临时外置管进行的。在此之前,患者应开始口服巴氯芬 90～120 mg/d。巴氯芬泵治疗痉挛状态示意图见图 56-4。

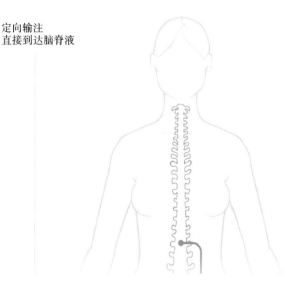

定向输注
直接到达脑脊液

图 56-4　巴氯芬泵治疗痉挛状态示意图

三、重复经颅磁刺激与经颅直流电刺激

非侵入性神经调节(non-invasive neuromodulation,NINM)包括重复经颅磁刺激(rTMS)和经颅直流电刺激(tDCS)。根据相关的随机对照试验,推断 NINM 联合常规治疗比单独治疗在减轻痉挛方面更有效。然而,NINM 后的效果取决于应用大脑半球和潜在的病理特点,在慢性卒中后,未受影响大脑半球的低频经颅磁刺激和阴极 tDCS 在减轻痉挛方面比受影响大脑半球的高频经颅磁刺激和阳极 tDCS 更有效。然而,大多数研究在刺激设置、患者选择、随访时间等方面存在差异,因此,关于 NINM 在减轻痉挛方面的有效性需要进一步的更大的多中心随机对照试验来证实。关于卒中后慢性意识障碍患者的研究发现,重复经颅磁刺激能调节皮质的兴奋性,诱导皮质功能可塑性改变,影响多种神经递质表达和释放,导致局部脑血流减少和代谢水平降低,进而调节纹状体苍白球直接环路和间接环路的兴奋性,改善皮质对脊髓的控制,恢复对脊髓运动神经元的抑制作用,从而起到减轻痉挛的作用,进而改善运动功能。

(章文斌)

参 考 文 献

[1] Lefaucheur J P,Aleman A,Baeken C, et al. Evidence-based guidelines on the therapeutic use of repetitive transcranial magnetic stimulation (rTMS):an update (2014-2018)[J]. Clin Neurophysiol, 2020, 131(2):474-528.

[2] Synnot A, Chau M, Pitt V, et al. Interventions for managing skeletal muscle spasticity following traumatic brain injury[J]. Cochrane Database Syst Rev, 2017, 11(11):CD008929.

[3] Leo A, Naro A, Molonia F, et al. Spasticity management:the current state of transcranial neuromodulation[J]. PM R, 2017, 9(10):1020-1029.

[4] Balsara K, Jea A, Raskin J S. Neurosurgical management of spastic conditions of the upper extremity[J]. Hand Clin, 2018, 34(4):547-554.

[5] Minassian K, Hofstoetter U, Tansey K, et al. Neuromodulation of lower limb motor control in restorative neurology[J]. Clin Neurol Neurosurg, 2012, 114(5):489-497.

[6] Kudva A, Abraham M E, Gold J, et al. Intrathecal baclofen, selective dorsal rhizotomy, and extracorporeal shockwave therapy for the treatment of spasticity in cerebral palsy:a systematic review[J]. Neurosurg Rev, 2021,44(6):3209-3228.

[7] Uchiyama T, Nakanishi K, Fukawa N, et al. Neuromodulation using intrathecal baclofen therapy for spasticity and dystonia[J]. Neurol Med Chir (Tokyo), 2012, 52(7):463-469.

[8] Levy R M. Neuromodulation for spasticity and dystonia[J]. Neuromodulation, 2013, 16(3):183-187.

[9] Sokal P, Rudaś M, Harat M, et al. Deep anterior cerebellar stimulation reduces symptoms of secondary dystonia in patients with cerebral palsy treated due to spasticity[J]. Clin Neurol Neurosurg, 2015, 135:62-68.

[10] Liu Z H, Dong S S, Zhong S, et al. The effect of combined transcranial pulsed current stimulation and transcutaneous electrical nerve stimulation on lower limb spasticity in children with spastic cerebral palsy:a randomized and controlled clinical study[J]. BMC Pediatr, 2021, 21(1):141.

[11] Estes S, Zarkou A, Hope J M, et al. Combined transcutaneous spinal stimulation and locomotor training to improve walking function and reduce spasticity in subacute spinal cord injury:a randomized study of clinical feasibility and efficacy[J]. J Clin Med, 2021, 10(6):1167.

[12]　Hodge J O, Brandmeir C L, Brandmeir N J. Neuromodulation therapies for spasticity control: now and beyond[J]. Neurol India, 2020, 68(Supplement): S241-S248.

[13]　Oo W M. Efficacy of addition of transcutaneous electrical nerve stimulation to standardized physical therapy in subacute spinal spasticity: a randomized controlled trial[J]. Arch Phys Med Rehabil, 2014, 95(11): 2013-2020.

[14]　Hofstoetter U S, McKay W B, Tansey K E, et al. Modification of spasticity by transcutaneous spinal cord stimulation in individuals with incomplete spinal cord injury[J]. J Spinal Cord Med, 2014, 37(2): 202-211.

[15]　Hofstoetter U S, Freundl B, Danner S M, et al. Transcutaneous spinal cord stimulation induces temporary attenuation of spasticity in individuals with spinal cord injury[J]. J Neurotrauma, 2020, 37(3): 481-493.

[16]　Ping Ho Chung B, Kam Kwan Cheng B. Immediate effect of transcutaneous electrical nerve stimulation on spasticity in patients with spinal cord injury[J]. Clin Rehabil, 2010, 24(3): 202-210.

[17]　Hofstoetter U S, Freundl B, Lackner P, et al. Transcutaneous spinal cord stimulation enhances walking performance and reduces spasticity in individuals with multiple sclerosis[J]. Brain Sci, 2021, 11(4): 472.

[18]　Nagel S J, Wilson S, Johnson M D, et al. Spinal cord stimulation for spasticity: historical approaches, current status, and future directions[J]. Neuromodulation, 2017, 20(4): 307-321.

[19]　Intiso D, Santamato A, Di Rienzo F. Effect of electrical stimulation as an adjunct to botulinum toxin type A in the treatment of adult spasticity: a systematic review[J]. Disabil Rehabil, 2017, 39(21): 2123-2133.

[20]　Abramovich S G, Drobyshev V A, Pyatova A E, et al. Comprehensive use of dynamic electrical neurostimulation and botulinum toxin therapy in patients with post-stroke spasticity[J]. J Stroke Cerebrovasc Dis, 2020, 29(11): 105189.

[21]　Pin T W, McCartney L, Lewis J, et al. Use of intrathecal baclofen therapy in ambulant children and adolescents with spasticity and dystonia of cerebral origin: a systematic review[J]. Dev Med Child Neurol, 2011, 53(10): 885-895.

[22]　Nair K P, Marsden J. The management of spasticity in adults[J]. BMJ, 2014, 349: g4737.

[23]　Pinter M M, Gerstenbrand F, Dimitrijevic M R. Epidural electrical stimulation of posterior structures of the human lumbosacral cord: 3. Control of spasticity[J]. Spinal Cord, 2000, 38(9): 524-531.

[24]　Sivaramakrishnan A, Solomon J M, Manikandan N. Comparison of transcutaneous electrical nerve stimulation (TENS) and functional electrical stimulation (FES) for spasticity in spinal cord injury—a pilot randomized cross-over trial[J]. J Spinal Cord Med, 2018, 41(4): 397-406.

[25]　Creamer M, Cloud G, Kossmehl P, et al. Effect of intrathecal baclofen on pain and quality of life in poststroke spasticity[J]. Stroke, 2018, 49(9): 2129-2137.

[26]　Ertzgaard P, Campo C, Calabrese A. Efficacy and safety of oral baclofen in the management of spasticity: a rationale for intrathecal baclofen[J]. J Rehabil Med, 2017, 49(3): 193-203

[27]　Pucks-Faes E, Hitzenberger G, Matzak H, et al. Intrathecal baclofen in paroxysmal sympathetic hyperactivity: impact on oral treatment[J]. Brain Behav, 2018, 8(11): e01124.

[28]　Lake W, Shah H. Intrathecal baclofen infusion for the treatment of movement disorders[J]. Neurosurg Clin N Am, 2019, 30(2): 203-209.

[29] Winter G，Beni-Adani L，Ben-Pazi H. Intrathecal baclofen therapy-practical approach：clinical benefits and complication management[J]. J Child Neurol，2018，33(11)：734-741.

[30] McCormick Z L，Chu S K，Binler D，et al. Intrathecal versus oral baclofen：a matched cohort study of spasticity，pain，sleep，fatigue，and quality of life[J]. PM R，2016，8(6)：553-562.

[31] Taira T，Ueta T，Katayama Y，et al. Rate of complications among the recipients of intrathecal baclofen pump in Japan：a multicenter study[J]. Neuromodulation，2013，16(3)：266-272.

[32] Kawano O，Masuda M，Takao T，et al. The dosage and administration of long-term intrathecal baclofen therapy for severe spasticity of spinal origin[J]. Spinal Cord，2018，56(10)：996-999.

[33] Yoon Y K，Lee K C，Cho H E，et al. Outcomes of intrathecal baclofen therapy in patients with cerebral palsy and acquired brain injury[J]. Medicine (Baltimore)，2017，96(34)：e7472.

[34] Kim H S，Kim N Y，Kim Y W. Successful intrathecal baclofen therapy for intractable paroxysmal sympathetic hyperactivity in patient with pontine hemorrhage：a case report[J]. Clin Neuropharmacol，2018，41(4)：138-141.

[35] McLaughlin M J，He Y，Brunstrom-Hernandez J，et al. Pharmacogenomic variability of oral baclofen clearance and clinical response in children with cerebral palsy[J]. PM R，2018，10(3)：235-243.

[36] Ho B L，Shih P Y. Successful intrathecal baclofen therapy for seronegative stiff-person syndrome：a case report[J]. Acta Neurol Taiwan，2008，17(3)：172-176.

[37] Li T C，Chen M H，Huang J S，et al. Catheter migration after implantation of an intrathecal baclofen infusion pump for severe spasticity：a case report[J]. Kaohsiung J Med Sci，2008，24(9)：492-497.

[38] Yang T F，Wang J C，Chiu J W，et al. Ultrasound-guided refilling of an intrathecal baclofen pump—a case report[J]. Childs Nerv Syst，2013，29(2)：347-349.

[39] Bonouvrié L A，Becher J G，Vles J S H，et al. The effect of intrathecal baclofen in dyskinetic cerebral palsy：the IDYS trial[J]. Ann Neurol，2019，86(1)：79-90.

[40] Wang Z M，Law J H，King N K K，et al. Treatment of severe，disabling spasticity with continuous intrathecal baclofen therapy following acquired brain injury：the experience of a tertiary institution in Singapore[J]. Singapore Med J，2016，57(1)：8-12.